辽宁省中药资源普查系列丛书

辽宁省中药资源志要

Notes of Traditional Chinese Medicine Resources in Liaoning Province

康廷国　尹海波　主编

北方联合出版传媒（集团）股份有限公司

辽宁科学技术出版社

图书在版编目（CIP）数据

辽宁省中药资源志要 / 康廷国 , 尹海波主编 .

沈阳 : 辽宁科学技术出版社 , 2024. 12. -- ISBN 978-7
-5591-3757-9

Ⅰ . R281.431

中国国家版本馆 CIP 数据核字第 2024XE6967 号

出版发行：辽宁科学技术出版社
　　　　　（地址：沈阳市和平区十一纬路 25 号 邮编：110003）
印　刷　者：辽宁鼎籍数码科技有限公司
经　销　者：各地新华书店
幅面尺寸：210mm×285mm
印　　张：42.75
字　　数：1300 千字
出版时间：2024 年 12 月第 1 版
印刷时间：2024 年 12 月第 1 次印刷
责任编辑：丁　一
封面设计：冰宇设计
版式设计：袁　舒
责任校对：王春茹

书　　号：ISBN 978-7-5591-3757-9
定　　价：228.00 元

编辑电话：024-23284363
邮购热线：024-23284502

编　委　会

主　编

康廷国（辽宁中医药大学）　　　　　尹海波（辽宁中医药大学）

副主编

张建逵（辽宁中医药大学）　　　　　许　亮（辽宁中医药大学）

路金才（沈阳药科大学）　　　　　　谢　明（辽宁中医药大学）

张　慧（辽宁中医药大学）

编　委（以姓氏笔画排序）

王　丹（辽宁中医药大学）　　　　　王添敏（辽宁中医药大学）

宁　伟（沈阳农业大学）　　　　　　邢艳萍（辽宁中医药大学）

曲寿河（沈阳药科大学）　　　　　　孙文松（辽宁省农科院经济作物研究所）

李　娜（辽宁中医药大学）　　　　　李东霞（大连大学）

李宏博（沈阳农业大学）　　　　　　吴　杰（沈阳医学院）

吴　莹（辽宁中医药大学）　　　　　邸　学（辽宁中医药大学）

邸子真（辽宁中医药大学附属二院）　冷玉杰（辽宁中医药大学附属医院）

陈月华（辽宁中医药大学）　　　　　赵　容（辽宁中医药大学）

高　松（大连大学）

审 委 会

序 一

中药资源是中医药事业传承和发展的物质基础，是关系国计民生的战略性资源。为促进中药资源保护、开发和合理利用，国家中医药管理局组织实施第四次全国中药资源普查工作。在辽宁省委、省政府的高度重视和辽宁省卫健委的组织管理下，以辽宁中医药大学为技术牵头单位，集合全省各方面力量，对 100 个县市区开展了中药资源普查工作。摸清了辽宁省中药资源的家底，取得显著的成果，对于促进辽宁省中药资源的可持续利用、推动中医药事业和社会经济发展具有重要的意义。

《辽宁省中药资源志要》在梳理辽宁省中药资源种类的基础上，针对每种中药资源介绍了其名称、药用部位、功效及少数民族用药等内容。该书基于中药资源普查相关工作，将野外实地调查与文献资料整理相结合、现代科学研究与民间实践经验相结合，内容丰富、方便实用，专业性与科普性并存，具有重要的学术价值和实用价值。该书的出版发行，将对辽宁及全国的中药资源科研、教学、生产等工作发挥重要的指导作用。

该书即将付梓，欣然作序！

中国工程院院士
中国中医科学院院长
二〇二四年十月

序　二

　　自然资源是一切财富的基础，离开自然资源，人类文明就失去了存在的条件，没有人类对自然资源的不断认识和开发利用，就不会有今天人类社会的繁荣和富裕。

　　中药资源是国家战略资源，是中医药事业和中药产业发展的物质基础。随着国内外市场对中药及天然药物资源需求量的日益剧增，大大促进了中药资源的开发利用，导致野生资源的不敷应用和人工生产补偿替代的日益扩张，资源生产与环境保护之间的矛盾不断加剧，中药资源科学生产、合理利用以及生态保护也成为社会和行业关注的重大问题。

　　我国幅员辽阔，地跨寒、温、亚热三带，植被类型丰富多样，孕育了变化万千的生物多样性。我国的高等植物种类超过三万种，其中药用植物种类占三分之一以上。如此规模庞大且具药用价值类群的发现，正是由于我国56个民族在长期的生活实践中不断认知自然资源和发现总结形成的，护佑中华民族生存繁衍成为世界第一大民族。

　　辽宁省地处中国东北地区南部，地貌类型种类主要由火山地貌、侵蚀剥蚀地貌、冲洪积地貌和冲积平原地貌构成，大体为"六山一水三分田"，地势北高南低，从陆地向海洋倾斜；山地丘陵分列于东西两侧，向中部平原倾斜，划分为东部山地丘陵、西部山地丘陵和中部平原三大区。生态多样性孕育了辽宁特殊地理气候条件下丰富的中药资源种群多样性。长期临床应用和生产实践中也形成了诸多具有地域特色的优质道地药材，为保障中医临床用药和中药工业化生产做出了独特的贡献。

　　为了摸清辽宁省中药资源的本底数据与变化状况，按照国家中医药管理局的总体部署，辽宁省政府成立了"辽宁省中药资源普查办公室和专家委员会"，由辽宁中医药大学作为技术牵头单位，并于2014年正式启动实施。该专项工作是在以黄璐琦院士为组长的全国第四次中药资源普查工作技术专家组的指导下，在项目技术负责人康廷国教授的精心策划和带领下，历时8年全面系统的完成了辽宁省100个行政县区的中药资源普查设计任务，全面摸清了本省的中药资源家底。

　　该项工作是新世纪后第一次全国性的中药资源"家底勘察"过程，对于做好中药资源保护利用，重要中药材资源的生产及供需现状，建立中药材资源数据库、动态监测网络和预警体系，保障基本药物目录中原药材供应，促进辽宁地方经济发展具有十分重要的意义。辽宁省本次中药资源普查取得了丰硕的成果，依托普查成果，辽宁省又先后建设了药用植物重点物种保存圃和中药原料药质量监测体系，为辽宁省珍稀濒危物种保护及中药质量保障体系的建立提供了发展动力。同时，通过普查又对辽宁省满药、蒙药和朝药等民族用药进行了系统的收集、整理和深度挖掘。

　　《辽宁省中药资源志要》一书的编写出版，是基于规范化规模化野外考察和标本采集，源于大量的第一手材料，凝聚着从事这项伟大事业的专家学者和管理者的智慧结晶，饱含着所有普查队员"伙计们"的辛勤付出！因此，本专著既有药用植物学、动物学、矿物学及相关领域前辈们的长期积累，又包含了此次系统性中药资源调查的大量新信息和新内容；不仅厘清了辽宁省的中药资源本底情况及其发展演化特点，也为该地区的经济和社会发展服务提供了宝贵的科学依据。

资源科学的发展是人类文明与进步的象征。相信该专著的出版，必将为辽宁省及周边区域的中药资源保护与开发利用、中药资源生产与农村产业结构的合理规划和优化布局等提供重要参考，也必将为区域及我国中药资源学学科建设和科学研究提供详实资料，具有重要的学术价值和实用价值。

欣然为序！

中国自然资源学会中药及天然药物资源研究专业委员会主任委员

南京中医药大学教授

二零二四年七月于南京

前　言

　　"医无药不能扬其术，药无医不能奏其效"，二者相辅相成。中药是祖国中医药学的重要组成部分，是中医药事业传承与发展的物质基础，是关系国计民生的战略性资源，而中药资源则是中药的根本来源。自中华人民共和国成立以来，我国相继在 20 世纪 50 年代、70 年代、80 年代开展了三次全国性的中药资源普查，第三次全国中药资源普查至今已有 30 余年。近年来，我国中药产业快速发展，中药需求逐年递增，导致不少资源急剧减少并处于濒危状态；同时，环境的不断变化也使中药资源的地理分布不断发生变化，中药资源的可持续利用面临巨大的压力。家底不清、信息不准，导致中药资源的保护与利用以及产业政策的制定依据不足。在野生资源急剧减少的情况下，了解中药资源的分布状况、蕴藏量及其动态变化势在必行。为此，国家于 2011 年启动了第四次中药普查试点工作，并于 2017 年年底全面启动普查工作；此次普查不仅是进入 21 世纪后的第一次全国性中药资源"摸清家底"的过程，更肩负着国家新时代的战略使命。妥善继承、发展和利用中医药的宝贵财富，做好中药资源管理评估，确保中药质量可控，对于保障人民健康和发展中医药事业意义重大。

　　辽宁省位于东北地区南部，地处华北、内蒙古和长白三大植物区系的交汇地带，拥有绵长的黄海和渤海海岸线，是我国传统的关药产区，蕴藏了丰富的中药资源。独特的地理条件和复杂的地形地貌，形成了独特的多样性气候，不同的生态环境和复杂多样的植被类型，野生药材可大致分为四个分布区域：辽宁东部山区、辽宁中部平原丘陵区域、辽宁西部丘陵和低山区域，以及辽宁南部丘陵沿海区域。其中野生药材资源最为丰富的区域多集中在辽宁省东部和西部地区，也是我省中药材的主要分布区。这里盛产林下山参、北五味子、关龙胆、辽细辛、鹿茸、蛤蟆油、白鲜皮、北苍术、辽藁本、苦参、黄芩等道地药材，是我国重要的中药材主产区之一。其中"辽药六宝"质量上乘、道地性明显，享誉海内外。

　　辽宁省独特的地理和气候条件孕育了丰富的中药资源。第三次全国中药资源普查结果显示，辽宁省共有中药资源 1649 种。其中植物药 189 科，1205 种；动物药 181 科，382 种；矿物药 62 种。野生中药资源蕴藏量约为 4.7 亿公斤 (不含矿物药)。30 余年来，环境发生了巨大变化，中药资源状况也已今非昔比。为解决省级层面中药资源不明、变化不清的问题，按照国家中医药管理局的要求，2014 年 6 月 11 日，辽宁省卫生健康委员会在沈阳市召开了"全省中药资源普查试点工作动员会议"；并于 2018 年 1 月全面启动，标志着第四次全国（辽宁省）中药资源普查正式启动实施，不仅实现了辽宁 100 个县（市、区）的全覆盖，同时还建设了国家药用植物重点物种保存圃及全国中药原料药质量动态监测辽宁信息与技术服务中心，为中药资源的保护与利用长效机制的建设，贯彻落实国家多项中药材产业规划，加强成果转化和应用提供了有力支撑。

　　为凝练这次中药资源普查成果，我们在辽宁省多次中药资源普查及第四次全国中药资源普查工作的基础上，系统查阅了国内外相关文献资料及科研成果，组织一线普查人员编写了这部《辽宁省中药资源志要》。

本书采用基于分子分类学的分类系统，整体框架采用 Thomas Cavalier-Smith 的七界分类系统。担子菌采用赵瑞琳系统，苔藓类采用多识苔藓系统，蕨类和石松类采用 PPG I 系统，裸子植物采用杨永系统，被子植物采用 APG IV 系统。两栖类和爬行类动物采用王剀等在《中国两栖、爬行动物更新名录》中的分类系统，鱼类依据 Nelson 系统（2016），鸟类使用张国捷等在 2024 年发布的"万种鸟类基因组计划"成果的系统发育树，哺乳动物采用蒋志刚等在《中国哺乳动物多样性（第 2 版）》中的分类系统。部分分类系统结合了近年来的分子研究进展有所调整。其他各类群均参照近年来分子分类学的相关文献，构建了各自的分类系统。

物种的中文名称和学名大多数依据 Species2000，少部分基于最新研究文献。

最新的生物分类系统认为地衣并非单独的生物类群，而是一种专化型真菌，即地衣型真菌；同时，蓝藻、色藻和真菌也不再被视为植物。但考虑到中药的传统用药习惯，本书仍将上述类群归入药用植物类中。

对于种下单位的处理，分为三种情况：如牛尾菜 *Smilax riparia* A. DC. 与东北牛尾菜 *S. nipponica* var. *manshurica* (Kitag.) Kitag.，如果种下单位的功效应用或药用部位与原种不同，无论该种下单位是否被生物学界承认都收载，以备今后研究；如银粉背蕨 *Aleuritopteris argentea* (Gmel.) Fée 与陕西粉背蕨（无银粉背蕨）*A. argentea* var. *obscura* (Christ) Ching，若其功效应用或药用部位与原种相同且被生物学界认可，则收载；如葎叶蛇葡萄 *Ampelopsis humulifolia* Bunge 和三叶白蔹 *A. humulifolia* f. *trisecta* (Nakai) Kitag，若功效应用或药用部位与原种相同但未被生物学界认可，则将其与原种归并，其种下单位名称另作为别名记录。这样的处理既符合中药资源的现状，又兼顾了生物学的科学性。

本书系统归纳整理了辽宁省内的中药资源，共计收录中药资源 3309 种（含种下单位），分属 22 门、563 科，1572 属的药用生物和 16 类药用矿物。其中，植物类中药资源 11 门、279 科，990 属、2211 种、171 变种、43 亚种、17 变型和 3 栽培品种。具体分类包括：藻类 4 门、37 科、48 属、83 种、1 变种和 1 亚种；真菌和地衣类 3 门、58 科、91 属、158 种；苔藓类植物 1 门、19 科、29 属、33 种；蕨类植物 1 门、17 科、34 属、68 种、5 变种和 1 亚种；裸子植物 1 门、7 科、16 属、30 种和 5 变种；被子植物 1 门、141 科、774 属、1839 种、160 变种、41 亚种，17 变型和 3 栽培品种。动物类中药资源 11 门、32 纲、284 科、580 属、781 种、12 亚种。其中，无脊索动物 10 门、24 纲、127 科、259 属、329 种和 6 亚种。脊索动物 1 门、8 纲、157 科、321 属、452 种和 6 亚种。矿物类中药资源 16 类，共 71 种。每种中药资源项下均包括别名、药用部位、生境分布、功效应用及民族用药等具体内容。

该书是辽宁省中药资源较为全面的基本资料，对于深入了解辽宁省中药资源状况具有重要的参考价值，适用于中药生产、经营、检验、科研、教学和资源保护管理等部门的人员使用。但由于编者水平有限，书中难免存在不足和遗漏之处，敬请广大中药资源工作者批评指正，提出宝贵意见，以便再版修订和完善。

目　录

药用动物 ················ 403

无脊索动物 ················ 403

药用植物

藻类植物

1. 颤藻科 Oscillatoriaceae

鞘丝藻属 *Lyngbya* C. Agardh ex Gomont

巨大鞘丝藻 *Lyngbya majuscula* Harvey ex Gomont

【别　　名】鞘丝藻。

【药用部位】藻体（鞘丝藻）。

【生境分布】生于沿海岩石上。分布于长海。

【功效应用】抗真菌，抗病毒。

2. 伪枝藻科 Rivulariaceae

拟伪枝藻属（新拟）*Scytonematopsis* E. I. Kiseleva

苔垢菜 *Scytonematopsis crustacea* (Thuret ex Bornet & Flahault) Kováčik & Komárek—*Calothrix crustacea* Thuret ex Bornet & Flahault

【别　　名】紫菜苔、紫海苔、海泡菜、眉菜。

【药用部位】藻体（苔垢菜）。

【生境分布】生于沿海中、高潮带岩石或贝壳上。分布于长海。

【功效应用】味咸，性寒。清热解毒，利水消肿。用于水肿，小便不利，疮疖等症。

3. 念珠藻科 Nostocaceae

念珠藻属 *Nostoc* Vaucher ex Bornet & Flahault

念珠藻 *Nostoc commune* Vaucher ex Bornet & Flahault

【别　　名】地木耳、地皮菜、地瓜皮、葛仙米。

【药用部位】藻体（葛仙米）。

【生境分布】生于潮湿草地或林缘阴湿土表。分布于辽宁各地。

【功效应用】味甘、淡，性寒。清热明目，益气，收敛。用于目赤红肿，夜盲，久痢脱肛，烧伤、烫伤。

4. 胶聚线藻科 Symphyonemataceae

海雹菜属 *Brachytrichia* Zanardini ex Bornet & Flahault

海雹菜 *Brachytrichia quoyi* Bornet & Flahault

【别　　名】扩氏短毛藻。

【药用部位】藻体（海雹菜）。

【生境分布】生于沿海沙地石块上。分布于兴城、长海、瓦房店、大连、旅顺口等地沿海。

【功效应用】味咸，性寒。利水，解毒。用于水肿。

5. 诺尔柄球藻科 Noelaerhabdaceae

艾密里藻属 *Emiliania* W. W. Hay & H. P. Mohler

赫氏艾密里藻 *Emiliania huxleyi* (Lohmann) W. W. Hay & H. P. Mohler—*Coccolithus huxleyi* (Lohmann) Kamptner

【别　　名】颗石藻、钙板金藻、赫氏球石藻、海洋球石藻、赫氏圆石藻。

【药用部位】藻体（板金藻）。

【生境分布】生于海水中。分布于辽东半岛海域。

【功效应用】抗菌。

6. 脆杆藻科 Fragilariaceae

星杆藻属 *Asterionella* A. H. Hassall

日本星杆藻 *Asterionella japonica* Cleve

【药用部位】藻体（日本星杆藻）。

【生境分布】生于海水中。分布于辽宁沿海。

【功效应用】抗菌。

7. 楔形藻科 Licmophoraceae

楔形藻属 *Licmophora* C. Agardh

短纹楔形藻 *Licmophora abbreviata* C. Agardh

【药用部位】藻体（短纹楔形藻）。

【生境分布】生于海水中。分布于辽宁沿海。

【功效应用】抗菌。

8. 网地藻科 Dictyotaceae

网地藻属 *Dictyota* J. V. Lamouroux

叉开网地藻 *Dictyota implexa* (Desfontaines) J. V. Lamouroux—*D. divaricata* J. V. Lamouroux

【别　　名】网地藻。

【药用部位】藻体（网地藻）。

【生境分布】生于低潮线的岩礁上。分布于长海、庄河、金州、大连、旅顺口等地沿海。

【功效应用】解毒消炎，杀虫。用于肠炎，溃疡，疮疖，脚气等症。

9. 马尾藻科 Sargassaceae

马尾藻属 *Sargassum* C. Agardh

1. 羊栖菜 *Sargassum fusiforme* (Harvey) Setchell

【别　　名】海藻、小叶海藻、鹿角尖、鹿尾菜、羊家菜、海菜芽、海带花、玉梅草、灯笼藻，海角（朝药）。

【药用部位】藻体（海藻）。

【生境分布】生于低潮带和大干潮线下的岩礁上，常为波浪冲击处。分布于长海、庄河、金州、大连等地沿海。

【功效应用】味苦、咸，性寒。消痰软坚散结，利水消肿。用于瘿瘤，瘰疬，睾丸肿痛，痰饮水肿。

【民族用药】朝医：海藻为太阴人药，消痰软坚，利水。用于太阴人中消证。

附注：本种为《中国药典》2020年版收载药材海藻的基原植物之一。

2. 铜藻 *Sargassum horneri* (Turner) C. Agardh

【别　　名】柱囊马尾藻、海柳麦、草茜、竹茜菜。

【药用部位】藻体（海茜）。

【生境分布】生于低潮带深沼中或大干潮线下深至4m的岩石上。分布于兴城、长海、瓦房店、金州、大连、旅顺口等地沿海。

【功效应用】味咸，性寒。软坚散结，清热化痰，利水。用于瘿瘤，瘰疬，咽喉肿痛，咳嗽痰结，小便不利，水肿，疮疖，心绞痛，缺碘性地方性甲状腺肿，高血压，高血脂。

3. 海蒿子 *Sargassum pallidum* (Turner) C. Agardh

【别　　名】海藻、大叶海藻、海黍子、大蒿子、海枣子，海角（朝药）。

【药用部位】藻体（海藻）。

【生境分布】生于低潮线下海水冲击的岩石上。分布于绥中、兴城、长海、瓦房店、金州、大连等地沿海。

【功效应用】味苦、咸，性寒。消痰软坚散结，利水消肿。用于瘿瘤，瘰疬，睾丸肿痛，痰饮水肿。

【民族用药】朝医：消痰软坚，利水。用于太阴人中消证。

附注：本种为《中国药典》2020 年版收载药材海藻的基原植物之一。功效相似的有**海黍子 *S. muticum* (Yendo) Fensholt—*S. kjellmanianum* f. *muticum* Yendo**，分布于兴城、营口、长海、瓦房店、金州、大连等地沿海；**裂叶马尾藻（三角藻）*S. siliquastrum* (Mertens ex Turner) C. Agardh—*S. tortile* C. Agardh**，分布于兴城、庄河、长海、金州、大连、旅顺口等地沿海；**鼠尾藻 *S. thunbergii* (Mertens ex Roth) Kuntze**，分布于盖州、长海、瓦房店、金州、大连、旅顺口等地沿海。

10. 墨角藻科 Fucaceae

鹿角菜属 *Silvetia* E. A. Serrão, T. O. Cho, S. M. Boo & S. H. Brawley

鹿角菜 *Silvetia siliquosa* (C. K. Tseng & C. F. Chang) E. A. Serrão, T. O. Cho, S. M. Boo & S. H. Brawley—*Pelvetia siliquosa* C. K. Tseng & C. F. Chang

【别　　名】鹿角棒、鹿角豆。

【药用部位】藻体（鹿角菜）。

【生境分布】生于低潮线岩石上。分布于长海、金州、大连、旅顺口等地沿海。

【功效应用】味咸，性寒。软坚散结，清热，祛痰。用于瘰疬，瘿瘤，咳嗽痰喘，肺痨。

附注：本种被《国家重点保护野生植物名录》列为二级保护植物。

11. 翅藻科 Alariaceae

裙带菜属 *Undaria* Suringar

裙带菜 *Undaria pinnatifida* (Harvey) Suringar

【别　　名】海白菜、海芥菜、若莼菜。

【药用部位】藻体（裙带菜）。

【生境分布】生于海湾低潮线以下 1~4m 深的岩礁上。分布于葫芦岛、庄河、长海、瓦房店、金州、大连、旅顺口等地沿海。

【功效应用】味咸，性寒。化痰，软坚散结，利尿通淋。用于瘿瘤，瘰疬，肝脾肿大，水肿。

12. 海带科 Laminariaceae

糖海带属 *Saccharina* Stackhouse

海带 *Saccharina japonica* (J. E. Areschoug) C. E. Lane, C. Mayes, Druehl & G. W. Saunders—*Laminaria japonica* J. E. Areschoug

【别　　名】江白菜、昆布，贝赫、堪音（满药）。

【药用部位】叶状体（昆布）；固着器（海带根）。

【生境分布】生于低潮线 2~3m 深的岩石上。现多为人工养殖。分布于兴城、庄河、长海、瓦房店、金州、大连、旅顺口等地沿海。

【功效应用】叶状体（昆布）：味咸，性寒。消痰软坚散结，利水消肿。用于瘿瘤，瘰疬，睾丸肿痛，痰饮水肿。固着器（海带根）：味咸，性寒。清热化痰，止咳，平肝。用于痰热咳喘，肝阳偏亢之头晕、头痛，烦躁易怒，少寐多梦。

【民族用药】满医：叶状体入药，消痰软坚，利水退肿。用于水肿，瘰疬，瘿瘤，胸腹胀满，嗳气。

朝医：海带为太阴人药，消痰软坚，利水。用于太阴人中消证。

附注：本种为《中国药典》2020 年版收载药材昆布的基原植物之一。

13. 巨藻科 Lessoniaceae

昆布属 *Ecklonia* Hornemann

昆布 *Ecklonia cava* subsp. *kurome* (Okamura) S. Akita, K. Hashimoto, T. Hanyuda & H. Kawai—*E. kurome* Okamura

【别　　名】鹅掌菜、黑菜，贝赫、堪音（满药），塔西玛（朝药）。

【药用部位】叶状体（昆布）。

【生境分布】生于潮线附近的岩礁上。分布于葫芦岛、长海、金州、大连、旅顺口等地沿海。

【功效应用】味咸，性寒。消痰软坚散结，利水消肿。用于瘿瘤，瘰疬，睾丸肿痛，痰饮水肿。

【民族用药】满医：叶状体入药，消痰软坚，利水退肿。用于水肿，瘰疬，瘿瘤，胸腹胀满，嗳气。

朝医：昆布为太阴人药。消痰软坚，清热利水。用于太阴人中消证。

附注：本种为《中国药典》2020 年版收载药材昆布的基原植物之一。

14. 绳藻科 Chordaceae

绳藻属 *Chorda* Stackhouse

绳藻 *Chorda filum* (L.) Stackhouse

【别　　名】海嘎子、海麻线、麻绳菜。

【药用部位】藻体（绳藻）。

【生境分布】生于中潮带的岩石上。分布于兴城、庄河、长海、大连、旅顺口等地沿海。

【功效应用】软坚散结，利尿，降压，祛痰。用于瘰疬，瘿瘤，高血压。

15. 索藻科 Chordariaceae

髓叶藻属 *Myelophycus* Kjellman

肠髓藻 *Myelophycus caespitosus* Kjellman

【药用部位】藻体（肠髓藻）。

【生境分布】生于波浪冲击的高潮线附近岩石上，分布于兴城、盖州、丹东、庄河、长海、大连等地沿海。

【功效应用】利尿消肿，防治甲状腺肿。

海蕴属 *Nemacystus* A. Derbès & A. Solier

海蕴 *Nemacystus decipiens* (Suringar) Kuckuck

【别　　名】滑溜菜。

【药用部位】藻体（海蕴）。

【生境分布】生于大干潮线，缠绕于其他藻体上。分布于兴城、长海、瓦房店、大连等地沿海。

【功效应用】味咸，性寒。软坚散结，祛痰。用于瘿瘤结气，咽喉痛，咳嗽痰喘。

16. 萱藻科 Scytosiphonaceae

萱藻属 *Scytosiphon* C. Agardh

萱藻 *Scytosiphon lomentaria* (Lyngb.) Link

【别　　名】海麻线、海嘎、海嘎线、捞子筋、黄海菜、海菜管。

【药用部位】藻体（海麻线）。

【生境分布】生于中潮带的岩石和石沼中，高潮带的岩礁和低潮带的石沼中也有分布。分布于兴城、营口、丹东、长海、瓦房店、金州、大连等地沿海。

【功效应用】味咸，性寒。软坚散结，祛痰。用于瘿瘤，瘰疬，干咳肺痨，咽喉痛。

17. 红毛菜科 Bangiaceae

红毛菜属 *Bangia* Lyngbye

红毛菜 *Bangia fuscopurpurea* (Dillwyn) Lyngbye

【别　　名】红毛藻。

【药用部位】藻体（红毛菜）。

【生境分布】生于高、中潮带的岩石、木头、竹筏或其他藻体上。分布于旅顺口沿海。

【功效应用】解毒，利水。

新紫菜属（新拟） *Neopyropia* J. Brodie & L.-E. Yang

长紫菜 *Neoporphyra dentata* (Kjellman) L.-E. Yang & J. Brodie—*Porphyra dentata* Kjellman

【别　　名】紫菜、乌菜、紫塔膜菜。

【药用部位】叶状体（紫菜）。

【生境分布】生于高、中潮带风浪较大的岩礁上。分布于兴城、长海、瓦房店、金州、大连、旅顺口等地沿海。

【功效应用】味甘、咸，性寒。软坚散结，化痰，利咽，止咳，养心除烦，利水除湿。用于瘿瘤，咽喉肿痛，咳嗽，烦躁失眠，脚气，水肿，小便淋痛，泻痢，高血压。

赤菜属 *Pyropia* J. Agardh

圆紫菜 *Pyropia suborbiculata* (Kjellm.) J. Sutherland, H. Choi, M. Hwang & W. Nelson—*Porphyra suborbiculata* Kjellman

【别　　名】紫菜、乌菜、紫塔膜菜。

【药用部位】叶状体（紫菜）。

【生境分布】生于中潮带上部的岩礁上。分布于兴城、长海、金州、大连、旅顺口等地沿海。

【功效应用】味甘、咸，性寒。软坚散结，化痰，利咽，止咳，养心除烦，利水除湿。用于瘿瘤，咽喉肿痛，咳嗽，烦躁失眠，脚气，水肿，小便淋痛，泻痢，高血压。

　　附注：功效相似的有**条斑紫菜 *Neopyropia yezoensis* (Ueda) L.-E. Yang & J. Brodie—*Pyropia yezoensis* (Ueda) M. S. Hwang & H. G. Choi—*Porphyra yezoensis* Ueda**，分布于兴城、长海、瓦房店、金州、大连、旅顺口等地沿海；**甘紫菜 *N. tenera* (Kjellman) L.-E. Yang & J. Brodie—*Porphyra tenera* Kjellman**，分布于兴城、葫芦岛、长海、瓦房店、金州、大连、旅顺口等地沿海；**边紫菜 *Porphyra marginata* C. K. Tseng & T. J. Chang**，分布于瓦房店、大连等地沿海；**半叶紫菜华北变种 *Porphyra katadae* var. *hemiphylla* C. K. Tseng & T. J. Chang**，分布于大连黄海海域。

18. 海索面科 Nemaliaceae

海索面属 *Nemalion* Duby

海索面 *Nemalion vermiculare* Suringar—*N. helminthoides* var. *vermiculare* (Suringar) C. K. Tseng

【别　　名】梳头菜。

【药用部位】藻体（海索面）。

【生境分布】生于中、低潮带的海水激荡处。分布于兴城、长海、大连、旅顺口等地沿海。

【功效应用】降血压。

19. 珊瑚藻科 Corallinaceae

珊瑚藻属 Corallina L.

珊瑚藻 Corallina officinalis L.

【别　　名】钙化藻。

【药用部位】藻体（珊瑚藻）。

【生境分布】生于中、高潮带下的岩礁上。分布于兴城、营口、丹东、庄河、长海、瓦房店、金州、大连等地沿海。

【功效应用】驱蛔虫。用于蛔虫病。

附注：功效相似的尚有**小珊瑚藻 C. pilulifera Postels & Ruprecht**，分布于金州等地沿海。曾在辽宁发现本种作海浮石伪品使用。

20. 混石藻科 Hapalidiaceae

石枝藻属 Lithothamnion Heydrich

瘤孢石枝藻 Lithothamnion phymatodeum Foslie—L. pacificum (Heydrich) Foslie

【别　　名】太平洋石枝藻、小海浮石、石花、大花、海藻石。

【药用部位】钙质化藻体（海藻石）。

【生境分布】生于潮间带 2~3m 或更深处的礁石上或牡蛎壳等基质上。分布于长海獐子岛沿海。

【功效应用】清肺止咳，化痰软坚，利水通淋。用于肺热咳喘，痰稠，吐血，瘰疬，瘿瘤，淋病，小便不利。

附注：功效相似的尚有**中间石枝藻 L. intermedium Kjellman**，分布于庄河、长海、大连、旅顺口等地沿海。曾在辽宁发现本种作海浮石伪品使用。

21. 内枝藻科 Endocladiaceae

海萝属 Gloiopeltis J. Agardh

海萝 Gloiopeltis furcata (Postels & Ruprecht) J. Agardh

【别　　名】牛毛菜、毛毛菜、海毛菜、鹿角菜。

【药用部位】藻体（海萝）。

【生境分布】生于中、高潮带下的岩礁上。分布于兴城、东港、长海、瓦房店、金州、大连、旅顺口等地沿海。

【功效应用】味咸，性寒。清热，消食，化痰，软坚散结，祛湿。用于劳热，骨蒸，泄泻，痢疾，痰结，咳嗽，痞块，痔疮，关节酸痛，风湿痛。

附注：功效相似的有**鹿角海萝 G. tenax (Turner) Decaisne**，分布于兴城、庄河、长海、大连等地。

22. 育叶藻科 Phyllophoraceae

拟伊藻属 Ahnfeltiopsis P. C. Silva & T. C. DeCew

1. 扇形拟伊藻 Ahnfeltiopsis flabelliformis (Harvey) Masuda—Gymnogongrus flabelliformis Harvey

【别　　名】扇形叉枝藻、软骨红藻、叉枝藻、扁枝子。

【药用部位】藻体（叉枝藻）。

【生境分布】生于大干潮线间海底岩石上。分布于兴城、盖州、东港、长海、瓦房店、大连等地沿海。

【功效应用】味咸，性寒。缓泻。用于慢性便秘。

2. 叉枝伊谷藻 Ahnfeltiopsis okamurae P. C. Silva & T. C. DeCew—Ahnfeltia furcellata Okamura

【别　　名】叉枝伊谷草。

【药用部位】藻体（叉枝伊谷藻）。

【生境分布】生于中、低潮带易受波浪冲击的岩石或石沼中。分布于辽宁沿海。

【功效应用】驱肠道寄生虫。

23. 杉藻科 Gigartinaceae

软刺藻属 *Chondracanthus* Kützing

中间软刺藻 *Chondracanthus intermedius* (Suringar) Hommersand—*Gigartina intermedia* Surpingar

【别　　名】小杉藻、小杉海苔、小杉海苔、小葡萄藻。

【药用部位】藻体（小杉藻）。

【生境分布】生于中、低潮带的岩石或石沼中。分布于葫芦岛、长海、大连、旅顺口等地沿海。

【功效应用】味甘、咸，性寒。清热，和胃，通便。用于胃痛，胃及十二指肠溃疡，慢性便秘。

角叉菜属 *Chondrus* Stackhouse

角叉菜 *Chondrus ocellatus* Holmes

【别　　名】鹿角菜、海石花、海木耳。

【药用部位】藻体（角叉菜）。

【生境分布】生于大干潮线下的岩礁上。分布于兴城、长海、金州、大连、旅顺口等地沿海。

【功效应用】味甘、咸，性寒。清热解毒，和胃通便。用于咽喉肿痛，跌打损伤，感冒寒热，疟腮，胃脘疼痛，肠燥便秘。

24. 江蓠科 Gracilariaceae

江蓠属 *Gracilaria* Greville

真江蓠 *Gracilaria vermiculophylla* (Ohmi) Papenfuss—*G. asiatica* Zhang & Xia

【别　　名】江蓠、龙须菜、牛毛菜、线菜、海菜。

【药用部位】藻体（龙须菜）。

【生境分布】生于肥沃、平静的内海湾中，从高潮带到潮下带均有生长。分布于兴城、盖州、东港、瓦房店、金州、大连等地沿海。

【功效应用】味甘、咸，性寒。软坚散结，化痰，清热利尿。用于瘿瘤热结，内热，小便淋痛。

附注：辽宁分布的该种在 1985 年之前被误定为**江蓠 *G.verrucosa* (Hudson) Papenfuss**。功效相同的有**芋根江蓠 *G. blodgettii* Harvey**，分布于瓦房店沿海；**脆江蓠 *G. chouae* Zhang & B. M. Xia**，分布于绥中、长海、大连、旅顺口等地沿海；**扁江蓠 *G. textorii* (Suringar) De Toni** 分布于兴城、长海、瓦房店、大连、旅顺口等地沿海；**龙须菜 *Gracilariopsis lemaneiformis* (Bory) E. Y. Dawson, Acleto & Foldvik—*Gracilaria lemaneiformis* (Bory) Greville**，分布于兴城、瓦房店、金州东海岸等地沿海。

25. 海膜科 Halymeniaceae

蜈蚣藻属 *Grateloupia* C. Agardh

亚洲蜈蚣藻 *Grateloupia asiatica* S. Kawaguchi & H. W. Wang

【别　　名】蜈蚣藻、海赤菜、冬家烂、膏菜。

【药用部位】藻体（蜈蚣藻）。

【生境分布】生于潮间带的石沼中或泥沙滩碎砂石上。分布于兴城、庄河、长海、瓦房店、金州、大连等地沿海。

【功效应用】味淡，性凉。清热解毒，驱虫。用于泄泻，咽喉痛，蛔虫病。

附注：辽宁分布的该种在 2001 年之前被误定为**蜈蚣藻 *G. filicina* (J. V. Lamour.) C. Agardh**。功效相同的有**舌状蜈蚣藻 *G. livida* (Harvey) Yamada**。功效相似的有**带形蜈蚣藻（海膜）*G. turuturu* Yamada—**

Halymenia sinensis **Tseng & C. F. Chang**，均分布于大连等地沿海。

海柏属 *Polyopes* J. Agardh

海柏 *Polyopes polyideoides* Okamura

【别　　名】牛角树。

【药用部位】藻体（海柏）。

【生境分布】生于大干潮线附近的岩礁上或低潮带石沼中。分布于长海、瓦房店、金州、大连等地沿海。

【功效应用】味甘、咸，性寒。清热，泻火。用于泄泻，胃痛，高血压症。

26. 鸡毛菜科 Pterocladiaceae

拟鸡毛菜属 *Pterocladiella* B. Santelices & Hommersand

拟鸡毛菜 *Pterocladiella capillacea* (S. G. Gmelin) Santelices & Hommersand—*Pterocladia tenuis* Okamura

【别　　名】鸡毛菜、冻菜渣渣。

【药用部位】藻体（鸡毛菜）。

【生境分布】生于大干潮线附近的岩礁上和中、低潮带的石沼中或石块上。分布于兴城、庄河、长海、瓦房店、金州、大连、旅顺口等地沿海。

【功效应用】味咸，性寒。清热，泻火，软坚散结，化痰。用于肺热干咳痰结，咽喉痛，慢性便秘。

27. 石花菜科 Gelidiaceae

石花菜属 *Gelidium* J. V. Lamouroux

石花菜 *Gelidium amansii* (J. V. Lamouroux) J. V. Lamouroux

【别　　名】鸡毛菜、牛毛菜、冻菜、海凉粉、琼胶、洋菜。

【药用部位】藻体（石花菜）。

【生境分布】生于大干潮线附近深 5~15m 的海底岩礁上。分布于兴城、庄河、长海、瓦房店、金州、大连、旅顺口等地沿海。

【功效应用】味甘、咸，性寒。清热解毒，化瘀散结，缓下，驱蛔。用于肠炎腹泻，肾盂肾炎，瘿瘤，肿瘤，痔疮出血，慢性便秘，蛔虫症。

　　附注：功效相同的有**细毛石花菜 *G. crinale* (Hare ex Turner) Gaillon**，分布于葫芦岛、兴城、长海、大连等地沿海；**大石花菜 *G. pacificum* Okamura**，分布于瓦房店沿海；**异形石花菜 *G. vagum* Okamura**，分布于大连沿海。

拟石花菜属 *Gelidiophycus* G. H. Boo, J. K. Park & S. M. Boo

小石花菜 *Gelidiophycus divaricatus* (G. Martens) G. H. Boo, J. K. Park & S. M. Boo—*Gelidium divaricatum* G. Martens

【别　　名】海花菜。

【药用部位】藻体（小石花菜）。

【生境分布】生于中潮带的岩石和贝壳上。分布于兴城、葫芦岛、长海、瓦房店、金州、大连等地沿海。

【功效应用】味咸，性寒。清热化瘀，泻下通便。用于肠炎，痢疾，皮下出血，慢性便秘。

28. 仙菜科 Ceramiaceae

凝菜属 *Campylaephora* J. Agardh

钩凝菜 *Campylaephora hypnaeoides* J. Agardh

【别　　名】钩仙菜、牛毛石花菜。

【药用部位】藻体（钩凝菜）。

【生境分布】生于沿海岛屿岩石上。分布于绥中、长海、瓦房店、金州、大连等地沿海。

【功效应用】软坚散结，化痰，利尿。用于便秘。

仙菜属 *Ceramium* Roth

1. 三叉仙菜 *Ceramium kondoi* Yendo

【别　　名】糕兜菜、红缨菜、二叉仙菜、红蒿子。

【药用部位】藻体（糕菜）。

【生境分布】生于低潮带岩石或其他藻体上。分布于兴城、盖州、东港、庄河、长海、瓦房店、普兰店、金州、大连等地沿海。

【功效应用】化痰，软坚散结，缓泻通便，利尿。用于痰核瘰疬，慢性便秘。

附注：功效相同的有**波登仙菜（轮枝仙菜）*C. boydenii* E. S. Gepp**，分布于兴城、盖州、东港、长海、瓦房店、大连等地沿海。

2. 柔质仙菜 *Ceramium tenerrimum* (G. Martens) Okamura

【别　　名】柔枝仙菜。

【药用部位】藻体（柔质仙菜）。

【生境分布】生于高、中潮带的石沼中，固定于岩石或其他大型藻体上。分布于金州、大连等地沿海。

【功效应用】清热解毒。

29. 松节藻科 Rhodomelaceae

软骨藻属 *Chondria* C. Agardh

粗枝软骨藻 *Chondria crassicaulis* Harvey

【别　　名】粗茎软骨藻、软骨藻。

【药用部位】藻体（软骨藻）。

【生境分布】生于低潮带岩石上。分布于辽宁沿海。

【功效应用】味咸，性微寒。驱虫。用于蛲虫、蛔虫症。

附注：功效相同的有**细枝软骨藻 *Ch. capillaris* (Hudson) M. J. Wynne—*Ch. tenuissima* (Withering) C. Agardh**，分布于兴城、大连、旅顺口等地。

凹顶藻属 *Laurencia* J. V. Lamouroux

1. 齐藤凹顶藻 *Laurencia saitoi* Perestenko

【别　　名】钝叶凹顶藻。

【药用部位】藻体（钝叶凹顶藻）。

【生境分布】生于低潮带岩石上。分布于葫芦岛、长海、瓦房店、大连等地沿海。

【功效应用】味咸，性寒。杀虫疗癣。用于湿疮，顽癣，疥疮。

附注：辽宁分布的该种在 2003 年之前被误定为**钝形凹顶藻 *L. obtusa* (Hudson) J. V. Lamouroux**。

2. 冈村凹顶藻 *Laurencia okamurae* Yamada

【别　　名】凹顶藻。

【药用部位】藻体（凹顶藻）。

【生境分布】生于低潮带的石沼中或岩石上。分布于大连等地沿海。

【功效应用】味咸，性寒。清热，软坚散结，化瘀祛痰，攻邪。

新松节藻属 *Neorhodomela* Masuda

被新松节藻 *Neorhodomela munita* (Perestenko) Masuda—*Rhodomela munita* Perestenko

【别　　名】松节藻。

【药用部位】藻体（松节藻）。

【生境分布】生于潮间带岩石上或高潮附近波浪所冲击的岩石上。分布于兴城、盖州、庄河、长海、大连、旅顺口等地沿海。

【功效应用】驱肠道寄生虫。

附注：辽宁分布的该种在 2011 年之前被误定为**松节藻** *Rh. confervoides* (Hudson) P. C. Silva。

多管藻属 *Polysiphonia* Greville

丛托多管藻 *Polysiphonia morrowii* Harvey

【别　　名】内枝多管藻。

【药用部位】藻体（内枝多管藻）。

【生境分布】生于低潮带背光的岩石上及其他基质上。分布于长海、大连等地沿海。

【功效应用】驱蛔虫。用于蛔虫症。

附注：功效相同的有**多管藻** *P. senticulosa* Harvey，分布于长海县、庄河、瓦房店、大连等地。

30. 小球藻科 Chlorellaceae

原壳藻属 *Auxenochlorella* (I. Shihira & R. W. Krauss) T. Kalina & M. Puncochárová

蛋白核小球藻 *Auxenochlorella pyrenoidosa* (H. Chick) Molinari & Calvo-Pérez—*Chlorella vulgaris* Beyerinck—*Ch. pyrenoidosa* H. Chick

【别　　名】小球藻。

【药用部位】藻体（小球藻）。

【生境分布】生于淡水中和水底物体上，有时生于纤毛虫和水螅体上。分布于辽宁各地。

【功效应用】清热利水，补血。用于水肿，泄泻，肝炎，贫血。

31. 栅藻科 Scenedesmaceae

四链藻属 *Tetradesmus* G. M. Smith

斜生栅藻 *Tetradesmus obliquus* (Turpin) M. J. Wynne—*Scenedesmus obliquus* (Turpin) Kützing

【别　　名】栅藻。

【药用部位】藻体（栅藻）。

【生境分布】生于湖泊、池塘、沟渠等各种水体中。分布于沈阳等地。

【功效应用】清热解毒。

32. 礁膜科 Monostromataceae

礁膜属 *Monostroma* Thuret

1. 袋礁膜 *Monostroma angicava* Kjellman

【别　　名】绿紫菜、青菜、礁膜、下锅烂、石菜、绿苔。

【药用部位】叶状体（石菜）。

【生境分布】生于中、高潮带的岩礁上。分布于瓦房店、金州、大连等地沿海。

【功效应用】味咸，性寒。清热化痰，软坚散结，利水，解毒。用于咽喉痛，咳嗽痰结，水肿。

附注：功效相似的有**北极礁膜** *M. grevillei* var. *arcticum* (Wittrock) Rosenvinge—*M. arcticum* Wittrock，分布于长海、瓦房店、普兰店、金州、大连、旅顺口等地。

2. 礁膜 *Monostroma nitidum* Wittrock

【别　　名】皱紫菜、紫菜、下锅烂、石菜、绿苔。

【药用部位】叶状体（紫菜）。

【生境分布】生于高潮带的岩礁上。分布于长海、瓦房店、大连、旅顺口等地沿海。

【功效应用】味甘、咸，性寒。清热利尿，软坚散结，消痰。用于瘿瘤结气，淋证，水肿。

附注：文献报道**皱紫菜** *Porphyra crispata* Kjellman 的模式标本系本种的误鉴定。

33. 丝藻科 Ulotrichaceae

丝藻属 *Ulothrix* Kützing

软丝藻 *Ulothrix flacca* (Dillwyn) Thuret

【别　　名】紫菜苔、绿苔、绿菜苔、青苔。

【药用部位】藻体（软丝藻）。

【生境分布】生于中潮带石块、贝壳和大型的藻体上。分布于兴城、金州、大连等地沿海。

【功效应用】味咸，性寒。清热利水，化痰止咳。用于水肿，咳嗽痰结。

34. 科恩藻科 Kornmanniaceae

科恩藻属 *Kornmannia* Bliding

薄科恩藻 *Kornmannia leptoderma* (Kjellm.) Bliding—*K. zostericola* (Tilden) Bliding—*Monostroma zostericola* Tilden

【别　　名】小礁膜。

【药用部位】叶状体（小礁膜）。

【生境分布】生于近岸边浅海中，多附于大叶藻上。分布于兴城菊花岛、长海獐子岛沿海。

【功效应用】味咸，性寒。清热化痰，软坚散结，利水，解毒。用于咽喉痛，咳嗽痰结，水肿。

35. 石莼科 Ulvaceae

石莼属 *Ulva* L.

1. 蛎菜 *Ulva conglobata* Kjellman

【别　　名】蛎皮菜。

【药用部位】藻体（蛎皮菜）。

【生境分布】生于中、高潮带的小石沼边缘或具有细沙的岩石上。分布于兴城、庄河、长海、瓦房店、金州、大连等地沿海。

【功效应用】味咸，性寒。清热解毒，利水，降压。用于甲状腺肿，中暑，高血压症，水肿，小便不利。

2. 石莼 *Ulva lactuca* L.

【别　　名】菜石莼、海莴苣、海白菜、海菠菜、海条、石被。

【药用部位】藻体（白昆布）。

【生境分布】生于海湾内的岩石上或石沼中。分布于锦州、营口、丹东、长海、瓦房店、金州、大连、旅顺口等地沿海。

【功效应用】味甘，性平。清热祛痰，软坚散结，利水，解毒。用于咽喉痛，水肿，疮疖。

3. 孔石莼 *Ulva pertusa* Kjellman

【别　　名】海白菜、海菠菜。

【药用部位】藻体（海菠菜）。

【生境分布】生于中、低潮带及大于潮线附近的岩石上或石沼中。分布于兴城、庄河、长海、瓦房店、金州、大连、旅顺口等地沿海。

【功效应用】味甘，性平。软坚散结，利水，降血压。用于瘿瘤，高血压症，水肿。

4. 浒苔 *Ulva prolifera* O. F. Müll.—*Enteromorpha prolifera* (O. F. Müll.) J. Agardh

【别　　名】苔菜、干苔、鸡肠菜、海青菜、菜条。

【药用部位】藻体（苔菜）。

【生境分布】生于中潮带的石沼中。分布于长海、庄河、瓦房店、金州、大连等地沿海。

【功效应用】味咸，性寒。软坚散结，化痰消积，解毒消肿。用于瘿瘤，瘰疬，痈肿，疮疖，食积，虫积，脘腹胀闷，鼻衄。

附注：功效相同的有**条浒苔** *U.clathrata* **(Roth) C. Agardh**—*E. clathrata* **(Roth) Grev.**，分布于长海、瓦房店、金州、大连等地沿海；**扁浒苔** *U.compressa* **L.**—*E.compressa* **(L.) Grev.**，分布于兴城、庄河、长海、瓦房店、大连、旅顺口等地沿海；**曲浒苔（管浒苔）** *U. flexuosa* **Wulfen**—*E. tubulosa* **(Kützing) Kützing**—*E. flexuosa* **(Wulfen) J. Agardh**，分布于瓦房店沿海；**肠浒苔** *U. intestinalis* **L.**—*E. intestinalis* **(L.) Link**，分布于兴城、葫芦岛、庄河、长海、瓦房店、金州、大连、旅顺口等地沿海；**缘管浒苔（长石莼）** *U. linza* **L.**—*E. linza* **(L.) J. Agardh**，分布于兴城、庄河、长海、瓦房店、金州、大连、旅顺口等地沿海。

36. 松藻科 Codiaceae

刺松藻属 *Codium* Stackhouse

刺松藻 *Codium fragile* **(Suringar) Hariot**—*Acanthocodium fragile* **Suringar**

【别　　名】刺海松、鼠尾巴、老鼠尾、鸡爪菜、青虫子、软软菜、鹿角菜。

【药用部位】藻体（水松）。

【生境分布】生于中、低潮带岩石或石沼中。分布于兴城、长海、瓦房店、金州、大连、旅顺口等地沿海。

【功效应用】味甘、咸，性寒。清热解毒，利水消肿，驱虫。用于水肿，小便不利，中暑，蛔虫病。

附注：孕妇慎服。

37. 双星藻科 Zygnemataceae

水绵属 *Spirogyra* Link

异形水绵 *Spirogyra varians* **(Hassall) Kützing**

【别　　名】水绵。

【药用部位】藻体（水绵）。

【生境分布】生于水沟、池塘及水渠中。四季均可生长。分布于沈阳等地。

【功效应用】味甘，性平。清热解毒，利湿。用于丹毒，痈肿，漆疮，烫伤，泄泻。

真菌和地衣

1. 霜霉科 Peronosporaceae

指梗霉属 *Sclerospora* J.Schröt.

谷子白发病菌 *Sclerospora graminicola* **(Sacc.) J. Schröt**

【别　　名】禾生指梗霉、枪谷老、栗白发、谷子白发、老枪谷。

【药用部位】病菌穗（糠谷老）。

【生境分布】秋季寄生于粟穗上，也寄生于玉米及狗尾草属植株上。分布于辽宁各地。

【功效应用】味淡，性微寒。清热利湿，利尿消肿。用于水肿，小便不利，心烦，口渴，体虚浮肿，痢疾，淋证，湿疹，疮疖。

2. 黑粉菌科 Ustilaginaceae

孢堆黑粉菌属 *Sporisorium* Ehrenb. ex Link

高粱生孢堆黑粉菌 *Sporisorium sorghi* **Ehrenb. ex Link**—*Sphacelotheca sorghi* **(Ehrenb. ex Link) G. P. Clinton**

【别　　名】高粱黑粉、高粱黑粉菌、高粱坚轴黑粉菌、高粱坚黑粉菌。

【药用部位】孢子堆（高粱乌米）。

【生境分布】寄生于高粱穗上。分布于辽宁各地。

【功效应用】味甘，性平。调经止血。用于月经不调，血崩，便血。

附注：功效相同的有**高粱散孢堆黑粉菌（长轴高粱黑粉菌）** *Sporisorium cruentum* (J. G. Kühn) Vánky—*Sphacelotheca cruenta* (J. G. Kühn) Potter，分布于辽宁各地。

黑粉菌属 *Ustilago* (Pers.) Roussel

1. 谷子黑粉菌 *Ustilago crameri* Körn.

【别　　名】粟黑粉、谷黑穗菌、谷子黑穗、谷子黑粉、谷粒黑粉菌。

【药用部位】冬孢子粉（粟奴）。

【生境分布】寄生于粟、狗尾草等植物的果穗上。分布于辽宁各地。

【功效应用】味淡，微苦，性温。除烦，利尿，消食。用于胸中烦闷，小便不利，肠胃不适，消化不良，胸腹满闷。外用治烫伤。

2. 玉米黑粉菌 *Ustilago maydis* (DC.) Corda

【别　　名】玉蜀黍黑粉菌、玉米黑霉、玉米黑粉、棒子包、苞米乌米。

【药用部位】孢子堆（玉米黑粉）。

【生境分布】寄生于玉米植株的任何部位，为玉米的主要病害之一。分布于辽宁各地。

【功效应用】味甘，性寒。利肝脏，益肠胃，消食，通便，解毒。用于消化不良，肾虚，小儿疳积。

3. 麦散黑粉菌 *Ustilago nuda* (Jens.) Rostr.

【别　　名】黑疸、裸黑粉菌、麦子黑勃、小麦奴、鬼麦、霉麦。

【药用部位】孢子堆（麦奴）。

【生境分布】寄生于大麦和小麦的穗上。分布于辽宁各地。

【功效应用】味淡，性温。解肌清热，除烦止渴，止痛。用于热病发热，心烦口渴，口噤，温疟。外用治烧烫伤。

3. 耳包革科 Naemateliaceae

耳包革属 *Naematelia* Fr.

金耳 *Naematelia aurantialba* (Bandoni & M. Zang) Millanes & Wedin—*Tremella aurantia* Schwein.—*T. mesenterica* Retz. ex Fr.

【别　　名】金木耳、黄金银耳、黄耳。

【药用部位】子实体（金耳）。

【生境分布】生于栎树及其他阔叶树的朽木上。栽培或野生。分布于建昌、抚顺等地。

【功效应用】味甘，性温。滋阴润肺，生津止渴，降压。用于肺痨，虚劳咳嗽，感冒，痰中带血，气喘，骨蒸潮热，盗汗，高血压症。

4. 银耳科 Tremellaceae

银耳属 *Tremella* Pers.

1. 银耳 *Tremella fuciformis* Berk.

【别　　名】白木耳。

【药用部位】子实体（银耳）。

【生境分布】生于夏、秋季栎、杨等数十种阔叶树的朽木上，多为栽培。分布于清原、抚顺、本溪、岫岩等地。

【功效应用】味甘、淡，性平。润肺生津，清热养阴，补气活血，强身，补脑。用于肺热咳嗽，肺燥干咳，久咳喉痹，咳痰带血，肺痈，肺痿，便血，大便秘结。

2. 茶银耳 *Tremella foliacea* Pers.

【别　　名】茶耳。

【药用部位】子实体（茶银耳）。

【生境分布】春至秋季多生于林中阔叶树腐木上，往往似花朵，成群生长。分布于清原、新宾、桓仁、岫岩等地。

【功效应用】用于妇科疾病。

5. 齿菌科 Hydnaceae

鸡油菌属 *Cantharellus* Adans. ex Fr.

鸡油菌 *Cantharellus cibarius* Fr.

【别　　名】鸡蛋黄菌、杏菌。

【药用部位】子实体（鸡油菌）。

【生境分布】生于秋季雨后混林交林内地上。分布于新宾、抚顺、桓仁、岫岩、庄河等地。

【功效应用】味甘，性寒。清目，润燥，益肠胃。用于视力失常，夜盲，结膜炎，皮肤干燥。

附注：功效相同的有**小鸡油菌 *C. minor* Peck**，分布于阜新、抚顺。

6. 木耳科 Auriculariaceae

木耳属 *Auricularia* Bull.

黑木耳 *Auricularia heimuer* F. Wu, B. K. Cui&Y. C. Dai

【别　　名】木耳、耳子、木蛾、光木耳、木茸，三查。

【药用部位】子实体（木耳）。

【生境分布】生于夏、秋季山林及庭园中的栎、榆、杨、柳、桑、槐、栗、枣等阔叶树种的朽木上，栽培或野生。分布于建昌、北镇、阜新、清原、新宾、抚顺、沈阳、辽阳、本溪、桓仁、鞍山、岫岩、凤城、宽甸、庄河等地。

【功效应用】味甘，性平。益气强身，润肺止咳，活血，止血，止痛，降压。用于气虚血亏，肺虚久咳，咳血，衄血，血痢，肠风痔血，妇女崩漏，淋证，跌打损伤。

【民族用药】满医：子实体入药，润肺补脑，活血止血。用于肺虚咳喘，咳血，血痢，痔疮出血，妇女崩漏。

附注：本种在 2014 年之前被误鉴定为 *A. auricula-judae* (Bull.) Quél.。功效相同的有**毛木耳 *A. cornea* Ehrenb.—*A. polytricha* (Mont.) Sacc.**，分布于朝阳、建昌、北镇、阜新、抚顺、沈阳、本溪、岫岩、庄河等地。**皱木耳 *A. delicata* (Mont.) Henn.**，分布于抚顺、凤城等地。

7. 刺革菌科 Hymenochaetaceae

针孔菌属 *Inonotus* P. Karst.

粗毛针孔菌 *Inonotus hispidus* (Bull.) P. Karst.

【别　　名】粗毛黄褐孔菌、粗毛纤孔菌、粗毛黄孔菌、粗毛背菌、白色腐朽、槐蘑、桑黄。

【药用部位】子实体（粗毛纤孔菌）。

【生境分布】生于多种阔叶树活木或倒木上，以水曲柳最为常见。分布于辽宁东部山区。

【功效应用】用于消化不良，止血，抗癌。

木层孔菌属 *Phellinus* Quél.

1. 发火本层孔菌 *Phellinus igniarius* (L.) Quél.

【别　　名】针层孔菌、火木层孔菌、桑黄、老牛肝、胡孙眼、桑黄、桑臣、桑耳。

【药用部位】子实体（桑黄）。

【生境分布】生于杨、柳、桦、花楸、杜鹃等阔叶树的树干上。分布于阜新、本溪、宽甸等地。

【功效应用】味微苦，性寒。止血，活血，和胃，止泻。用于脾虚泄泻，癥瘕积聚，瘰疬，癖饮，带下，经闭，妇人劳伤，血崩，血淋，脱肛泻血。

2. 裂缝木层孔菌 *Phellinus rimosus* (Berk.) Pilát

【别　　名】裂蹄。

【药用部位】子实体（裂蹄）。

【生境分布】生于杨、栎、漆等树木的枯木及立木树干上，分布于宽甸。

【功效应用】用于血崩，血淋，脱肛泻血，带下，经闭。

8. 猴头菌科 Hericiaceae

猴头菌属 *Hericium* Pers.

1. 珊瑚状猴头菌 *Hericium coralloides* (Scop.) Pers.

【别　　名】珊瑚猴头、玉髯。

【药用部位】子实体（玉髯）。

【生境分布】生于阔叶类树种的朽木或活立木上。分布于抚顺。

【功效应用】味甘，性平。助消化，利五脏，滋补，抗癌。

2. 猬状猴头菌 *Hericium erinaceus* (Bull.) Pers.

【别　　名】猴头菌、刺猬菌、猬菌、猴头、羊毛菇、猴菇、猴头菇、猴头蘑（满药）。

【药用部位】子实体（猴头）。

【生境分布】生于胡桃及栎类等朽木上。分布于新宾、抚顺、本溪、桓仁、岫岩、凤城、宽甸等地。

【功效应用】味甘，性平。健脾养胃，安神，抗癌。用于体虚乏力，消化不良，失眠，消化道肿瘤。

【民族用药】满医：子实体入药，行气消食，健脾开胃，安神益智，抗癌。用于体虚乏力，食积不消，脘腹胀痛，脾虚食少，失眠多梦，慢性胃炎，消化道肿瘤。

附注：子实体可食，是著名的山珍。列入《中国生物多样性红色名录——大型真菌卷》——易危（VU）。

9. 刺孢多孔菌科 Bondarzewiaceae

异担子菌属 *Heterobasidion* Bref.

多年异担子菌 *Heterobasidion annosum* (Fr.) Bref.—*Fomitopsis annosus* (Fr.) P. Karst.—*Fomes annosus* (Fr.) Cooke

【别　　名】多年拟层孔菌、多年层孔菌。

【药用部位】子实体（多年层孔菌）。

【生境分布】生于云杉、落叶松的树干基部和根上。分布于阜新、抚顺、本溪、凤城、宽甸等地。

【功效应用】消炎，止血，解毒。用于慢性扁桃体炎，喉炎，声音嘶哑，咳嗽等。

10. 韧革菌科 Stereaceae

盘革菌属 *Aleurodiscus* Rabenh. ex J.Schröt.

串球盘革菌 *Aleurodiscus amorphus* (Pers.) Rabenh.

【别　　名】橙盘革菌。

【药用部位】子实体（串球盘革菌）。

【生境分布】生于冷杉及云杉的树皮上。分布于建昌。

【功效应用】舒筋活络，追风散寒。用于风湿关节痛。

韧革菌属 *Stereum* Hill ex Pers.

毛韧革菌 *Stereum hirsutum* (Willd.) Pers.

【别　　名】粗毛硬革菌、毛栓菌。

【药用部位】子实体（毛韧革菌）。

【生境分布】生于多种阔叶树的倒木、伐桩和储木上。分布于北镇。

【功效应用】抗菌。

11. 红菇科 Russulaceae

乳菇属 *Lactarius* Pers.

1. 黑乳菇 *Lactarius lignyotus* Fr.

【别　　名】黑褐乳菇。

【药用部位】子实体（黑乳菇）。

【生境分布】生于林中地上。分布于抚顺、本溪等地。

【功效应用】祛风湿。

2. 辣乳菇 *Lactarius piperatus* (L.) Pers.

【别　　名】白乳菇、板栗菌。

【药用部位】子实体（白乳菇）。

【生境分布】夏、秋季雨后散生于阔叶林中地上。分布于阜新、新宾、抚顺、桓仁、宽甸等地。

【功效应用】味苦、辛，性温。舒筋活络，祛风散寒。用于腰腿疼痛，四肢抽搐，筋骨不舒，手足麻木。

3. 绒白乳菇 *Lactarius vellereus* (Fr.) Fr.

【别　　名】石灰菌。

【药用部位】子实体（石灰菌）。

【生境分布】夏、秋季雨后散生于阔叶林中地上。分布于新宾、本溪、桓仁、岫岩等地。

【功效应用】味苦，性温。追风散寒，舒筋活络。用于手足麻木，四肢抽搐，筋骨疼痛，半身不遂。

4. 多汁乳菇 *Lactarius volemus* Fr.

【别　　名】红奶汁菌。

【药用部位】子实体（多汁乳菇）。

【生境分布】夏、秋季在针阔叶林中地上散生、群生至稀单生。分布于朝阳、清原、岫岩等地。

【功效应用】清肺胃，去内热，追风散寒，舒筋活络。

5. 轮纹乳菇 *Lactarius zonarius* (Bull.) Fr.—*L. insulsus* (Fr.) Fr.

【别　　名】劣味乳菇、环纹苦乳菇、铜钱菌。

【药用部位】子实体（铜钱菌）。

【生境分布】夏、秋季单生或群生于阔叶林中地上。分布于辽宁。

【功效应用】味苦，性温。追风散寒，舒筋活络。用于腰腿酸痛，四肢麻木。

附注：含有抗癌物质的有**浓香乳菇** *L. camphoratus* (Bull.) Fr.、**湿乳菇（稀褶乳菇）** *L. hygrophoroides* Berk. & M. A. Curtis，分布于辽宁。**松乳菇** *L. deliciosus* (L.) Gray，分布于朝阳。

红菇属 *Russula* Pers.

1. 革红菇 *Russula alutacea* (Fr.) Fr.

【别　　名】革质红菇、大红菇。

【药用部位】子实体（大红菇）。

【生境分布】夏、秋季雨后散生于针阔叶混交林及阔叶林中地上。分布于新宾、抚顺、沈阳、桓仁、岫岩等地。

【功效应用】味甘，性平。祛风散寒，舒筋活络。用于腰腿酸痛，四肢麻木，筋骨不舒，四肢抽搐。

附注：功效相似的有**臭红菇（臭黄菇）** *R. foetens* (Pers.) Pers.，分布于清原、岫岩、凤城、宽甸等地。**黑红菇** *R. nigricans* (Bull.) Fr.，分布于岫岩。**变色红菇（全绿红菇）** *R. integra* (L.) Fr.，分布于阜新。

2. 美味红菇 *Russula delica* Fr.

【别　　名】背泥菌。

【药用部位】子实体（美味红菇）。

【生境分布】生于针叶林或混交林中地上。分布于建昌、北镇等地。

【功效应用】抗癌。

3. 密褶红菇 *Russula densifolia* Secr. ex Gillet

【别　　名】密褶黑红菇、密褶黑菇、小黑菇、火炭菌、灰炭菌。

【药用部位】子实体（灰炭菌）。

【生境分布】夏、秋季雨后群生于阔叶林及针叶林中地上。分布于辽宁。

【功效应用】味微咸、涩，性温，有毒。祛风散寒，舒筋活络，温中止泻。用于风湿腰腿疼痛，四肢麻木，腹泻。

4. 酒色红菇 *Russula vinosa* Lindblad

【别　　名】葡酒红菇、正红菇。

【药用部位】子实体（正红菇）。

【生境分布】夏、秋季群生于阔叶林中地上。分布于沈阳、宽甸等地。

【功效应用】用于产后贫血。

5. 变绿红菇 *Russula virescens* (Schaeff.) Fr.

【别　　名】绿菇、绿豆菌、青头菌。

【药用部位】子实体（青头菌）。

【生境分布】夏、秋季雨后单生或散生于针阔叶混交林和阔叶林中地上。分布于岫岩。

【功效应用】味甘、淡、微酸，性寒。清肝明目，理气解郁。用于肝热目赤，目暗不明，妇女肝郁内热，胸闷不舒。

12. 革菌科 Thelephoraceae

革菌属 *Thelephora* Ehrh. ex Willd.

莲座革菌 *Thelephora vialis* Schwein.

【别　　名】莲花菌。

【药用部位】子实体（莲座革菌）。

【生境分布】生于针、阔叶林中地上。分布于庄河。

【功效应用】味淡，性平。舒筋活络，追风散寒。用于风湿关节痛。

13. 干朽菌科 Meruliaceae

射脉菌属 *Phlebia* Fr.

射脉菌 *Phlebia radiata* Fr.

【别　　名】榆蘑。

【药用部位】子实体（射脉菌）。

【生境分布】生于榆树等阔叶树的朽木上。分布于开原。

【功效应用】开原地区用于治疗痢疾。

14. 原毛平革菌科 Phanerochaetaceae

烟管菌属 *Bjerkandera* P. Karst.

烟色黑管菌 *Bjerkandera fumosa* (Pers.) P. Karst.

【别　　名】亚黑管菌。

【药用部位】子实体（亚黑管菌）。

【生境分布】生于阔叶树的倒木上。分布于沈阳、本溪、岫岩、丹东等地。

【功效应用】味微涩，性平。抗癌。丹东地区用于治疗子宫癌。

附注：功效相同的有**黑管菌** *B. adusta* (Willd.) P. Karst.，分布于辽宁。

15. 齿毛菌科 Cerrenaceae

齿毛菌属 *Cerrena* Gray

单色下皮黑孔菌 *Cerrena unicolor* (Bull.) Murrill—*Coriolus unicolor* (Bull.) Pat.

【别　　名】单色齿毛菌、一色齿毛菌、单色革盖菌、单色云芝、齿毛芝、云芝。

【药用部位】子实体（云芝）。

【生境分布】生长于桦、杨、柳、花楸、稠李、山楂等多种阔叶树的活立木、倒木、腐朽木及树桩上。分布于阜新、本溪、桓仁、岫岩、宽甸等地。

【功效应用】味微苦、涩，性平。用于抗多种肿瘤，慢性支气管炎，慢性肝炎。

16. 革耳科 Panaceae

革耳属 *Panus* Fr.

贝壳状革耳 *Panus conchatus* (Bull.) Fr.—*P. torulosus* (Pers.) Fr.

【别　　名】光革耳、紫革耳。

【药用部位】子实体（紫革耳）。

【生境分布】夏、秋季生于阔叶树的腐木上。为食用菌。分布于宽甸。

【功效应用】味苦，性温。舒筋活络，追风散寒。用于手足麻木，腰腿疼痛，筋络不舒，四肢抽搐。

17. 炮孔菌科 Laetiporaceae

炮孔菌属 *Laetiporus* Murrill

硫色炮孔菌 *Laetiporus sulphureus* (Bull.) Murrill—*Tyromyces sulphureus* (Bul. & Fr.) Donk—*Polyporus sulphureus* Fr.

【别　　名】硫黄多孔菌、硫色干酪菌、硫色绚孔菌、硫色菌、树鸡蘑、硫黄菌。

【药用部位】子实体（硫黄菌）。

【生境分布】生于阔叶树及针叶树的树干及木桩上。分布于朝阳、清原、新宾、抚顺、本溪、桓仁、岫岩、宽甸、丹东等地。

【功效应用】味甘，性温。益气补血。用于气血不足，体虚，衰弱无力。

附注：幼嫩的子实体可食，味道鲜美，营养丰富。功效相同的有**奶油炮孔菌** *L. cremeiporus* Y. Ota & T. Hatt.，分布同硫色炮孔菌。

18. 拟层孔菌科 Fomitopsidaceae

拟层孔菌属 *Fomitopsis* P. Karst.

药用拟层孔菌 *Fomitopsis officinalis* (Vill.) Bondartsev & Singer—*Fomes officinalis* (Will.) Bres.

【别　　名】苦白蹄、阿里红、药用落叶松层孔菌、药用层孔菌、药用拟孔菌、落叶松茸。

【药用部位】子实体（苦白蹄）。

【生境分布】生于针叶及落叶阔叶类植物的树干上。分布于岫岩、宽甸。

【功效应用】味甘、苦，性温。温肺化痰，祛风除湿，降气平喘，消肿止痛，利尿，解蛇毒。用于咳嗽痰喘，哮喘，胃痛，咽喉痛，牙周炎，石淋，水肿，毒蛇咬伤。

19. 奇果菌科（新拟） Grifolaceae

奇果菌属 *Grifola* Gray

贝叶奇果菌 *Grifola frondosa* (Dicks.) Gray—*Polyporus frondosus* (Dicks.) Fr.

【别　　名】灰树花、舞菇、舞茸、贝叶多孔菌、栗子蘑、云蕈。

【药用部位】子实体（灰树花）。

【生境分布】生于阔叶树的树干上或木桩周围。分布于朝阳。

【功效应用】益气健脾，补虚扶正。用于脾虚气弱，体倦乏力，神疲懒言，饮食减少，食后腹胀，肿瘤患者放疗或化疗后有上述症状者。

20. 多孔菌科 Polyporaceae

角孔菌属 *Cerioporus* Quél.

多变蜡孔菌 *Cerioporus varius* (Pers.) Zmitr. & Kovalenko—*Polyporus varius* (Pers.) Fr.

【别　　名】多变拟多孔菌、变形多孔菌、黑柄多孔菌、多孔菌。

【药用部位】子实体（多孔菌）。

【生境分布】生于杨、楝、桦等阔叶树腐木上，稀生于云杉树上。分布于辽宁。

【功效应用】追风散寒，舒筋活络。用于风湿关节痛，四肢麻木。

隐孔菌属 *Cryptoporus* (Peck) Shear

遮孔隐孔菌 *Cryptoporus volvatus* (Peck) Shear

【别　　名】隐孔菌、香木菌、香木兰、松橄榄。

【药用部位】子实体（松橄榄）。

【生境分布】生于针叶及阔叶树的树干上，其中以松属树木上最为常见。分布于凤城。

【功效应用】味微苦，性平。止咳平喘，解毒。用于咳嗽痰喘，哮喘，痔疮，牙痛。

层孔菌属 *Fomes* (Fr.) Fr.

木蹄层孔菌 *Fomes fomentarius* (L.) Fr.—*Pyropolyporus fomentarius* (L.ex Fr.) Teng

【别　　名】木蹄、桦灵芝、桦菌芝。

【药用部位】子实体（木蹄）。

【生境分布】生于栎类、桦、杨、柳、桤木、椴、榆、水曲柳、李、梨、苹果等树干上。分布于建昌、新宾、抚顺、本溪、桓仁、岫岩、宽甸等地。

【功效应用】微苦，性平。消积，化瘀，抗癌。用于食积，食管癌，胃癌，子宫癌，小儿食积。

革裥菌属 *Lenzites* Fr.

桦革裥菌 *Lenzites betulina* (L.) Fr.

【别　　名】桦褶孔菌。

【药用部位】子实体（桦革裥菌）。

【生境分布】生于阔叶树腐木上，桦树上尤甚，针叶树上偶有生长。分布于清原、抚顺、本溪、岫岩等地。

【功效应用】味淡，性温。祛风散寒，舒筋活络。用于手足麻木，腰腿疼痛，筋络不舒，四肢抽搐。

茯苓属 *Wolfiporia* Ryvarden & Gilb.

茯苓 *Wolfiporia hoelen* (Fr.) Y. C. Dai & V. Papp—*Pachyma hoelen* Fr. —*W. cocos* (Schwein.) Ryvarden & Gilb.—*Poria cocos* (Schwein.) F. A. Wolf

【别　　名】茯灵、茯菟、那日松—西莫、玛格（蒙药），苏木帕（满药），卜亮（朝药）。

【药用部位】菌核（茯苓）；菌核的外皮（茯苓皮）；干燥菌核近外皮部的淡红色部分（赤茯苓）；菌核中间的松根（茯神木）；菌核中间的松根白色部分（茯神）。

【生境分布】生于松树类的树根上，分布于宽甸南部。

【功效应用】菌核（茯苓）：味甘、淡，性平。健脾宁心，利水渗湿。用于水肿尿少，痰饮眩悸，脾虚食少，便溏泄泻，心神不安，惊悸失眠。菌核的外皮（茯苓皮）：味甘、淡，性平；利水消肿。用于水湿肿满，小便不利。干燥菌核近外皮部的淡红色部分（赤茯苓）：味甘、淡，性平；行水，利湿热。用于小便不利，水肿，淋浊，泄泻。菌核中间的松根白色部分（茯神）：味甘、淡，性平；宁心，安神，利水。用于惊悸，健忘失眠，惊痫，小便不利。菌核中间的松根（茯神木）：味甘，性平；平肝安神。用于惊悸健忘，中风语蹇，脚气转筋。

【民族用药】蒙医：菌核入药，味涩、甘，性平。效燥、轻、糙。止泻，利尿，助消化。主治协日病，寒热性泄泻，毒症。满医：菌核入药，渗湿利水，益脾和胃，宁心安神。用于脾胃不和，腹胀，浮肿。朝医（茯苓）：固肾立肾。补脾行水。用于肾虚而引起的腰痛、小便不利、五淋、阴痒、浮肿。

附注：本种为《中国药典》2020年版收载药材茯苓的基原植物。

多孔菌属 *Polyporus* P.Micheli ex Adans.

猪苓 *Polyporus umbellatus* (Pers.) Fr.—*Grifola umbellata* (Pers.) Pilát

【别　　名】野猪食、粉猪苓、猪茯苓、假猪屎、野猪粪、地乌桃、猪苓（满药）、祖亮（朝药）。

【药用部位】菌核（猪苓）。

【生境分布】生于阔叶及针叶林下树根旁和腐木桩旁地上。分布于清原、新宾、辽阳、本溪、岫岩、宽甸等地。

【功效应用】味甘、淡，性平。利水，渗湿。用于水肿，小便淋痛，泄泻，淋浊，带下病。

【民族用药】满医：菌核入药，利尿除湿，散结止痛。用于小便不利，腹胀水肿。朝医：涤肾之秽气，行水。用于少阳人水逆证，头痛，口渴，小便不利。朝医：猪苓为少阳人药。涤肾之秽气，行水。用于少阳人水逆证，头痛，口渴，小便不利。

附注：本种为《中国药典》2020年版收载药材猪苓的基原植物。被《国家重点保护野生药材物种名录》列为三级保护野生药材物种。

密孔菌属 *Pycnoporus* P. Karst.

朱红密孔菌 *Pycnoporus cinnabarinus* (Jacq.) P. Karst.—*Trametes cinnabarina* (Jacq.) Fr.

【别　　名】朱砂菌、朱红栓菌、红栓菌、红孔菌、胭脂酸菌、胭脂菰。

【药用部位】子实体（朱砂菌）。

【生境分布】生于栎、桦、椴、桦等阔叶树的腐木上，偶尔生于松木上。分布于朝阳、抚顺、本溪、岫岩、庄河等地。

【功效应用】味微辛、涩，性温。除湿，消炎，清热解毒，止血。用于咳嗽痰喘，风湿关节痛，外伤出血。

附注：功效相同的有**血红密孔菌（血红孔菌）*Fabisporus sanguineus* (L.) Zmitr.—*P. sanguineus* (L.) Murrill—*T. sanguinea* (L.) Lloyd**，分布于清原、新宾、桓仁、庄河等地。

栓菌属 *Trametes* Fr.

1. 硬毛栓菌 *Trametes hirsuta* (Wulfen) Lloyd

【别　　名】杨柳粗毛菌、杨柳白腐菌、粗毛栓菌、毛栓孔菌、毛云芝。

【药用部位】子实体（毛栓菌）。

【生境分布】生长在多种阔叶树的倒木、伐桩和储木上，尤其是杨、柳树桩上。分布于朝阳、建昌、北镇、沈阳、本溪等地。

【功效应用】祛风除湿，润肺止咳，化脓生肌。

2. 紫椴栓菌 *Trametes palisoti* (Fr.) Imazeki

【别　　名】皂角菌、密孔菌、密褶菌。

【药用部位】子实体（皂角菌）。

【生境分布】生于腐木上。分布于本溪。

【功效应用】祛风，止痒。

3. **变色栓菌 Trametes versicolor (L.) Lloyd—Coriolus versicolor (L.) Quél.**

【别　　名】云芝栓孔菌、杂色云芝、彩绒革盖菌、树鸡、云芝、灰芝、千层蘑，木鸡（满药）。

【药用部位】子实体（云芝）。

【生境分布】生于阔叶树的腐木上，偶见于针叶树的朽干上。分布于朝阳、建昌、北镇、西丰、清原、新宾、抚顺、沈阳、辽阳、本溪、桓仁、鞍山、岫岩、凤城、宽甸、庄河等地。

【功效应用】味微甘，性寒。健脾利湿，清热解毒。用于湿热黄疸，胁痛，纳差，倦怠乏力，肿瘤。

【民族用药】满医：子实体入药，健脾利湿，止咳平喘，清热解毒。用于慢性支气管炎，急、慢性肝炎，风湿性关节炎。

附注：本种为《中国药典》2020年版收载药材云芝的基原植物。

灵芝属 Ganoderma P. Karst.

1. **平盖灵芝 Ganoderma applanatum (Pers.) Pat.**

【别　　名】扁木灵芝、扁芝、扁蕈、白斑腐菌、老母菌、皂角树舌、树舌。

【药用部位】子实体（树舌）。

【生境分布】生于夏、秋季雨后潮湿环境中的多种阔叶树干上，导致腐朽，有时也生在针叶树的树干上和竹竿的基部。分布于朝阳、彰武、新宾、抚顺、沈阳、本溪、鞍山、岫岩等地。

【功效应用】味苦，性平。清热，消积，化痰，止血，止痛。用于咽喉炎，食管癌，鼻咽癌。

【民族用药】满医：子实体入药，清热解毒，化积导滞，止血化痰。用于食积腹胀，胸胁胀满，咽喉肿痛。

2. **四川灵芝 Ganoderma sichuanense J. D. Zhao & X. Q. Zhang—G. lingzhi Sheng H. Wu, Y. Cao & Y. C. Dai—G. lucidum (Curtis) P. Karst.**

【别　　名】灵芝、赤芝、红芝、木灵芝、菌灵芝、万年蕈、灵芝草，沙炳阿参（满药），凉孜、不老草（朝药）。

【药用部位】子实体（灵芝）。

【生境分布】生于夏、秋季阔叶林内的朽桩旁。分布于朝阳、建昌、清原、本溪、岫岩、庄河等地。

【功效应用】味甘，性平。补气安神，止咳平喘。用于心神不宁，失眠心悸，肺虚咳喘，虚劳短气，不思饮食。

【民族用药】满医：子实体入药，补气养血，养心安神，止咳平喘。灵芝泡酒饮用，用于久病体虚，心悸怔忡，失眠健忘，咳喘气短；灵芝水煎服，用于慢性病毒性肝炎，癌症，白细胞减少症等的辅助治疗。朝医：子实体入药，镇静，止痛，化痰，强心。用于身体衰弱，神经痛，动脉硬化。

附注：本种为《中国药典》2020年版收载药材灵芝的基原植物。

21. 黏褶菌科 Gloeophyllaceae

新韧伞属 Neolentinus Redhead & Ginns

洁丽新韧伞 Neolentinus lepideus (Fr.) Redhead & Ginns—Lentinus lepideus (Fr.) Fr.

【别　　名】洁丽香菇、豹皮菇。

【药用部位】子实体（豹皮菇）。

【生境分布】生于夏、秋季针叶树的腐木上，近丛生。分布于阜新、抚顺、本溪、宽甸等地。

【功效应用】味甘，性平。补气血，益心肝。用于气血不足，心脾两虚，疲乏无力，失眠心悸。

22. 地星科 Geastraceae

地星属 Geastrum Pers.

1. **毛嘴地星 Geastrum fimbriatum Fr.**

【别　　名】毛咀地星、小灰色、地星。

【药用部位】孢子粉（毛嘴地星）。

【生境分布】生于林中腐殖落叶层地上，散生或近群生，有时单生，分布于建昌、北镇、阜新、抚顺、岫岩、宽甸、庄河等地。

【功效应用】消炎，止血，解毒。

2. 袋形地星 *Geastrum saccatum* Fr.

【别　　名】袋状地星、地星。

【药用部位】孢子粉（袋形地星）。

【生境分布】生于阔叶林或针阔混交林地上，有时生于林缘空旷地上。分布于建昌、阜新、清原、抚顺、宽甸、庄河等地。

【功效应用】清肺，利咽，止血，消肿，解毒。

3. 尖顶地星 *Geastrum triplex* Jungh.

【别　　名】土地星、地星。

【药用部位】子实体（地星）。

【生境分布】夏、秋季雨后群生于林中地上。分布于北镇、清原、沈阳、本溪、鞍山、岫岩等地。

【功效应用】味辛，性平。清肺，利咽，止血，消肿，解毒。用于感冒咳嗽，咽喉肿痛，音哑，痈肿疮毒，冻疮流水，吐血，衄血，消化道出血，外伤出血。

23. 钉菇科 Gomphaceae

枝瑚菌属 *Ramaria* Fr. ex Bonord.

疣孢黄枝瑚菌 *Ramaria flava* (Schaeff.) Quél.

【别　　名】黄枝瑚菌。

【药用部位】子实体（黄枝瑚菌）。

【生境分布】常在阔叶林中地上成群生长。分布于本溪。

【功效应用】祛风，破血，缓中，和胃气。

24. 鬼笔科 Phallaceae

散尾鬼笔属 *Lysurus* Fr.

五棱散尾鬼笔 *Lysurus mokusin* (L.) Fr.

【别　　名】五棱柱散尾菌、棱柱散尾菌。

【药用部位】子实体（五棱散尾鬼笔）。

【生境分布】生于草地或林地上。散生或群生，分布于抚顺、鞍山、庄河等地。

【功效应用】止血，消炎。用于疮疽。

鬼笔属 *Phallus* Junius ex L.

1. 白鬼笔 *Phallus impudicus* L.

【别　　名】鬼笔菌。

【药用部位】子实体（白鬼笔）。

【生境分布】夏、秋季雨后单生或群生于林中地上。分布于建昌、本溪、岫岩等地。

【功效应用】味甘、淡，性温。祛风除湿，活血止痛。用于风湿骨痛。

2. 短裙竹荪 *Phallus duplicatus* Bosc—*Dictyophora duplicata* (Bosc) E. Fisch.

【别　　名】竹荪、网纱菇。

【药用部位】子实体（竹荪）。

【生境分布】夏、秋季单生或群生于地上。分布于朝阳、新宾、桓仁、岫岩、丹东等地。

【功效应用】味甘、微苦，性凉。补气养阴，润肺止咳，清热利湿。用于肺虚热咳，喉炎，痢疾，白带，高血压，高脂血症，抗肿瘤的辅助治疗，一般作营养食品。

附注：功效相同的有**长裙竹荪** *P. indusiatus* Vent.—*D. indusiata* (Vent.)Desv.，分布于本溪。

3. 黄裙竹荪 *Phallus multicolor* (Berk. & Broome) Cooke—*Dictyophora multicolor* Berk. & Broome

【别　　名】杂色竹荪、网纱菇。

【药用部位】子实体（杂色竹荪）。

【生境分布】单生或群生于阔叶林地上。分布于庄河。

【功效应用】燥湿杀虫，多作外涂药，用于足癣湿烂，瘙痒。有毒。

4. 红鬼笔 *Phallus rubicundus* (Bosc) Fr.

【别　　名】深红鬼笔。

【药用部位】子实体（红鬼笔）。

【生境分布】夏、秋季单生或群生于竹林、针阔叶林中地上、田野及草丛中。分布于朝阳、新宾、抚顺、本溪、桓仁、岫岩、庄河等地。

【功效应用】清热解毒，消肿生肌。用于恶疮，痈疽，喉痹，刀伤，烫火伤。

附注：本品有毒，不可内服。

5. 细皱鬼笔 *Phallus rugulosus* (E. Fisch.) Lloyd

【别　　名】朝生暮落花、狗溺台。

【药用部位】子实体（细皱鬼笔）。

【生境分布】生于阴湿林地上。分布于岫岩等地。

【功效应用】清热，除恶。用于恶疮，痈疽，疥癣，蚁瘘，下疳疮。

25. 铆钉菇科 Gomphidiaceae

色钉菇属 *Chroogomphus* (Singer) O. K. Mill.

血红色钉菇 *Chroogomphus rutilus* (Schaeff.) O. K. Mill.—*Gomphidius rutilus* (Schaeff.) S. Lundell—*G. viscidus* (L.) Fr.

【别　　名】血红铆钉菇、铆钉菇、红蘑、松蘑、红树伞、松树钉。

【药用部位】子实体（红蘑）。

【生境分布】单生或群生于松树林地上，特别是油松林地上。分布于朝阳、建昌、北镇、阜新、清原、新宾、本溪、桓仁、岫岩、丹东、庄河等地。

【功效应用】用于神经性皮炎。

附注：子实体可食，味道鲜美，有"食用菌之王"的美称。

26. 乳牛肝菌科 Suillaceae

乳牛肝菌属 *Suillus* Gray

1. 空柄乳牛肝菌 *Suillus cavipes* (Klotzsch) A. H. Sm. & Thiers

【别　　名】空柄假牛肝菌、空柄小牛肝菌、小牛肝菌、杂蘑。

【药用部位】子实体（小牛肝菌）。

【生境分布】夏、秋季雨后群生或丛生于林中地上。分布于清原、新宾、桓仁、凤城等地。

【功效应用】味微咸，性温。舒筋活络，追风散寒。用于手足麻木，腰腿疼痛。

2. 点柄乳牛肝菌 *Suillus granulatus* (L.) Roussel

【别　　名】点柄粘盖牛肝菌、粟壳牛肝菌。

【药用部位】子实体（粟壳牛肝菌）。

【生境分布】夏、秋季散生或群生于针叶林或混交林中地上。分布于朝阳、阜新、清原、凤城、宽甸、丹东等地。

【功效应用】味甘，性温。散寒止痛，消食。用于大骨节病，消化不良。

3. 厚环乳牛肝菌 *Suillus grevillei* (Klotzsch) Singer—*S. elegans* (Fr.) Snell

【别　　名】厚环粘盖牛肝菌、雅致乳牛肝菌、台蘑。

【药用部位】子实体（台蘑）。

【生境分布】夏、秋季单生或群生于针叶林中地上。分布于阜新、清原、抚顺、岫岩、凤城、丹东等地。

【功效应用】味甘，性温。舒筋活络，追风散寒。用于腰腿疼痛，手足麻木。

4. 褐环乳牛肝菌 *Suillus luteus* (L.) Roussel

【别　　名】土色牛肝菌、厚环粘盖牛肝菌、松蘑。

【药用部位】子实体（松蘑）。

【生境分布】夏、秋季单生或群生于黑松林或混交林中地上。分布于朝阳、清原、凤城、岫岩等地。

【功效应用】味甘，性温。散寒止痛，消食。用于大骨节病，消化不良。

27. 桩菇科 Paxillaceae

桩菇属 *Paxillus* Fr.

卷边桩菇 *Paxillus involutus* (Batsch.) Fr.

【别　　名】落褶菌、卷边网褶菌、卷伞菇、桩菇、台蘑。

【药用部位】子实体（卷边桩菇）。

【生境分布】春末到秋季散生或群生于林中或林缘草地上。为食用菌。分布于阜新、抚顺、本溪、岫岩、丹东等地。

【功效应用】味微咸，性温。祛风散寒，舒筋活络。用于风寒湿痹，腰腿疼痛，手足麻木，筋络不舒。

28. 硬皮马勃科 Sclerodermataceae

硬皮马勃属 *Scleroderma* Pers.

大孢硬皮马勃 *Scleroderma bovista* Fr.

【别　　名】硬皮马勃。

【药用部位】子实体（硬皮马勃）。

【生境分布】夏、秋季生于林中地上或草中，多与树木形成菌根。分布于清原、本溪等地。

【功效应用】味辛，性平。清热利咽，解毒消肿，止血。用于咽喉肿痛，疮疡肿毒，冻疮流水，痔疮出血，消化道出血，外伤出血。

29. 双被地星科 Diplocystidiaceae

硬皮地星属 *Astraeus* Morgan

硬皮地星 *Astraeus hygrometricus* (Pers.) Morgan—*Geastrum hygrometricum* Pers.

【别　　名】量湿地星、地星。

【药用部位】子实体（地星）。

【生境分布】夏、秋季散生于林中沙质地上，分布于建昌、新宾、抚顺、辽阳、本溪、桓仁、岫岩等地。

【功效应用】味辛，性平。清肺，利咽，止血，消肿，解毒。用于感冒咳嗽，咽喉肿痛，音哑，痈肿疮毒，吐血，衄血，消化道出血，外伤出血，冻疮流水。

30. 牛肝菌科 Boletaceae

牛肝菌属 *Boletus* L.

美味牛肝菌 *Boletus edulis* Bull.

【别　　名】白牛肝、山乌茸、大脚菇、大腿蘑、网纹牛肝菌。

【药用部位】子实体（大脚菇）。

【生境分布】夏、秋季单生或散生于针阔混交林中地上。分布于清原、新宾、沈阳、本溪、桓仁、岫岩、宽甸等地。

【功效应用】味淡，性温。祛风散寒，补虚止带。用于风湿痹痛，手足麻木，白带，不孕症。

附注：子实体可食，是优良的野生食用菌。

粉末牛肝菌属 *Pulveroboletus* Murrill

黄粉末牛肝菌 *Pulveroboletus ravenelii* (Berk. & M. A. Curtis) Murrill

【别　　名】黄牛肝、黄蘑菇、拉氏黄粉牛肝、黄犊菌。

【药用部位】子实体（黄蘑菇）。

【生境分布】夏、秋季单生于混交林中地上。分布于清原、岫岩等地。

【功效应用】味微咸，性温。祛风散寒，舒筋活络，止血。用于风寒湿痹，腰膝疼痛，肢体麻木，外伤出血。

31. 珊瑚菌科 Clavariaceae

冠瑚菌属 *Clavicorona* Doty

杯冠瑚菌 *Clavicorona pyxidata* (Pers.) Doty

【别　　名】杯珊瑚菌。

【药用部位】子实体（杯冠瑚菌）。

【生境分布】生林中腐木上，特别是在杨、柳属的腐木上，群生或丛生，有时可生于腐木桩上。分布于清原。

【功效应用】祛风，破血，缓中，和胃气。

32. 丝盖伞科 Inocybaceae

假孢属（新拟）*Pseudosperma* Matheny & Esteve-Rav.

裂丝盖伞 *Pseudosperma rimosum* (Bull.) Matheny & Esteve-Rav.—*Inocybe rimosa* (Bull.) P. Kumm.

【别　　名】裂丝盖菌、黄丝盖伞、裂盖毛锈伞。

【药用部位】子实体（裂丝盖伞）。

【生境分布】生于多种阔叶树和针叶树林内地上。分布于清原、抚顺等地。

【功效应用】泻下。用于积垢令人作痛，便秘。有大毒，多食令人恍惚。

33. 光柄菇科 Pluteaceae

小包脚菇属 *Volvariella* Speg.

草菇 *Volvariella volvacea* (Bull.) Singer

【别　　名】稻草菇、麻菇、南华菇。

【药用部位】子实体（草菇）。

【生境分布】春至秋季生于稻草等草堆上。宽甸有野生分布，普兰店、宽甸、凤城、义县等地有栽培。

【功效应用】味甘，性寒。消暑祛热，补益气血，降压，抗癌。用于暑热烦渴，体质虚弱，头晕乏力，高血压，齿龈出血，皮疹，坏血病，肿瘤。

34. 鹅膏科 Amanitaceae

鹅膏属 *Amanita* Pers.

1. 片鳞鹅膏 *Amanita agglutinata* (Berk. & M. A. Curtis) Lloyd—*Amanitopsis volvata* Sacc.

【别　　名】托柄菇、白托柄菇、平缘托柄菇、蘑菇。

【药用部位】子实体（蘑菇）。

【生境分布】夏、秋季生于阔叶林中地上，单生。分布于本溪。

【功效应用】味苦，性温，有毒。舒筋活络，追风散寒。用于风寒湿痹，腰腿疼痛，手足麻木，筋络不舒，四肢抽搐。

2. 浅橙黄鹅膏菌 *Amanita hemibapha* (Berk. & Broome) Sacc.

【别　　名】橙盖伞、黄罗伞、太阳菌。

【药用部位】子实体（蘑菇）。

【生境分布】夏、秋季散生或单生于混交林中地上。分布于清原、新宾、抚顺、沈阳、本溪、桓仁、宽甸、丹东等地。

【功效应用】味苦，性温。舒筋活络，追风散寒。

附注：该种在 2005 年以前被误鉴定为**橙盖鹅膏** *A. caesarea* (Scop.) Pers.。

35. 侧耳科 Pleurotaceae

侧耳属 *Pleurotus* (Fr.) P. Kumm.

1. 金顶侧耳 *Pleurotus citrinopileatus* Singer

【别　　名】榆蘑、金顶蘑。

【药用部位】子实体（金顶蘑）。

【生境分布】生于阔叶树的腐木上。分布于朝阳、抚顺、本溪、岫岩等地。

【功效应用】味甘，性温。滋补强壮，止痢。用于虚弱痿症，肺气肿，痢疾。

2. 小白侧耳 *Pleurotus ostreatus* (Jacq.) P. Kumm.

【别　　名】糙皮侧耳、侧耳、平菇、北风菌、水风菌、蚝菌、冻菌、青蘑、杂蘑、灰蘑。

【药用部位】子实体（侧耳）。

【生境分布】冬、春季在阔叶树的腐木上丛生。分布于朝阳、北镇、阜新、清原、新宾、抚顺、沈阳、本溪、桓仁、岫岩、宽甸、丹东、庄河等地。亦有人工栽培。

【功效应用】味辛、甘，性温。追风散寒，舒筋活络，补肾壮阳。用于手足麻木，筋络不适，腰腿疼痛，阳痿遗精，腰膝无力。

附注：子实体可食，营养丰富。

3. 灰白侧耳 *Pleurotus spodoleucus* (Fr.) Quél.

【别　　名】长柄侧耳、大榆蘑。

【药用部位】子实体（大榆蘑）。

【生境分布】丛生于阔叶树腐木上，分布于辽宁。

【功效应用】味甘，性温。滋补强壮，止痢。用于虚弱痿症，痢疾，肺气肿。

36. 裂褶菌科 Schizophyllaceae

裂褶菌属 *Schizophyllum* Fr.

裂褶菌 *Schizophyllum commune* Fr.

【别　　名】白参、树花。

【药用部位】子实体（树花）。

【生境分布】春至秋季生于阔叶及针叶树的枯枝和腐木上。分布于朝阳、北镇、阜新、清原、新宾、抚顺、本溪、岫岩、桓仁、宽甸、庄河等地。

【功效应用】味甘，性平。滋补强身，止带。用于体虚气弱，带下。

37. 口蘑科 Tricholomataceae

口蘑属 *Tricholoma* (Fr.) Staude

松茸 *Tricholoma matsutake* (S. Ito & S. Imai) Singer—*Armillaria matsutake* S. Ito & S. Imai

【别　　名】松蕈、松蘑、松口蘑，松依、波萨（朝药）。

【药用部位】子实体（松蘑）。

【生境分布】秋季生于松林或针、阔混交林中地上，形成蘑菇圈。为优良食用菌。分布于沈阳、辽阳、本溪、岫岩、丹东等地。

【功效应用】味淡，性平。舒筋活络，理气化痰，利湿降浊。用于腰腿疼痛，手足麻木，筋络不舒，痰多气短，小便淋浊，大便干燥。

【民族用药】朝医：子实体入药，为太阴人药。用于太阴人虚劳，消渴，健忘，痰多气短。

附注：本种被 2022 年版《世界自然保护联盟濒危物种红色名录》（IUCN）列为易危（VU）物种。被《国家重点保护野生植物名录》列为二级保护植物。

38. 离褶伞科 Lyophyllaceae

丽蘑菌属 *Calocybe* Kühner ex Donk

香杏丽蘑 *Calocybe gambosa* (Fr.) Donk—*Tricholoma gambosum* (Fr.) P. Kumm.

【别　　名】香杏口蘑、口蘑、虎皮香蕈、虎皮香杏、虎杖香蕈。

【药用部位】子实体（口蘑）。

【生境分布】夏秋季生在草原上形成蘑菇圈。分布于北镇、宽甸等地。

【功效应用】味甘，性平。健脾补虚，宣肺止咳，透疹。用于头晕乏力，神倦纳呆，消化不良，咳嗽气喘，麻疹欲出不出，烦躁不安。

玉蕈属 *Hypsizygus* Singer

榆干离褶伞 *Hypsizygus ulmarius* (Bull.) Redhead—*Pleurotus ulmarius* (Bull.) Quél.

【别　　名】榆干侧耳、榆侧耳、榆耳、大榆蘑。

【药用部位】子实体（大榆蘑）。

【生境分布】生于榆树等阔叶树的腐木上。分布于鞍山、岫岩、凤城等地。

【功效应用】味甘，性温。滋补强壮，止痢。用于虚弱痿症，痢疾，肺气肿。

扇菇属 *Panellus* P. Karst.

鳞皮扇菇 *Panellus stipticus* (Bull.ex Fr.) Karst.

【别　　名】鳞皮扇菌、止血扇菇、山葵菌。

【药用部位】子实体（止血扇菇）。

【生境分布】生于阔叶树的腐木上，有时会发光。分布于新宾、抚顺、岫岩、本溪、桓仁、宽甸等地。

【功效应用】味辛，性温。止血消炎。用于外伤出血。有毒。

39. 杯伞科 Clitocybaceae

金钱菌属 *Collybia* (Fr.) staude

1. 草原白口蘑 *Collybia mongolica* (S. Imai) Z. M. He & Zhu L. Yang—*Leucocalocybe mongolica* (S. Imai) X. D. Yu & Y. J. Yao—*Tricholoma mongolicum* S. Imai

【别　　名】蒙古口蘑、草原白蘑、口蘑、白蘑。

【药用部位】子实体（蒙古口蘑）。

【生境分布】夏秋季生于草原上，形成蘑菇圈。分布于葫芦岛。

【功效应用】味甘，性平。宜肠益气，散血热，透发麻疹。用于小儿麻疹欲出不出，烦躁不安。

附注：本种被《国家重点保护野生植物名录》列为二级保护植物。

2. 紫丁香蘑 *Collybia nuda* (Bull.) Z. M. He & Zhu L. Yang—*Lepista nuda* (Bull.) Cooke—*Tricholoma nudum* (Bull.) P. Kumm.

【别　　名】裸口蘑、紫晶蘑。

【药用部位】子实体（紫晶蘑）。

【生境分布】秋季群生于林中地上，分布于北镇、阜新、清原、新宾、本溪、桓仁、岫岩、宽甸、丹东、庄河等地。

【功效应用】味甘，性平。健脾祛湿。用于治疗和预防脚气病。

40. 泡头菌科 Physalacriaceae

蜜环菌属 *Armillaria* (Fr.) Staude

蜜环菌 *Armillaria mellea* (Vahl) P. Kumm.—*Armillariella mellea* (Vahl) P. Karst.

【别　　名】榛蘑、蜜蘑、栎蘑、根腐菌、小蜜环菌，斯斯森策（满药）。

【药用部位】子实体（蜜环菌）。

【生境分布】生于夏、秋季雨后的针、阔叶树的树干基部、根部或倒木上，丛生。常导致树木的根腐病，并使腐木发光。是栽培天麻不可或缺的生物因子。分布于朝阳、建昌、北镇、阜新、清原、新宾、抚顺、辽阳、本溪、桓仁、鞍山、岫岩、凤城、宽甸、丹东、庄河等地。

【功效应用】味甘，性寒。强筋健骨，祛风活络，息风平肝，清目，利肺，益肠胃。用于头晕，头痛，血管性头痛，眩晕综合征，癫痫，失眠，四肢麻木，腰腿疼痛，佝偻病，冠心病，高血压，眼炎，夜盲，咳嗽及消化道感染。

【民族用药】满医：子实体入药，息风平肝，祛风活络，强筋壮骨。用于四肢麻木，腰腿疼痛，佝偻病，心悸气短，头晕头痛，失眠健忘等。

附注：子实体可食，味道鲜美、营养丰富，为著名山珍。

无环蜜环菌属（新拟）*Desarmillaria* (Herink) R. A. Koch & Aime

假蜜环菌 *Desarmillaria tabescens* (Scop.) R. A. Koch & Aime—*Armillariella tabescens* (Scop.) Singer—*Clitocybe tabescens* (Scop.) Bres.

【别　　名】亮菌、易逝杯伞、易逝无环蜜环菌、光菌、发光小蜜环菌。

【药用部位】菌丝体（亮菌）。

【生境分布】丛生于阔叶树的桩上或树干的根部和基部。分布于阜新、清原、新宾、本溪、宽甸等地。

【功效应用】味苦，性寒。清热解毒。用于急慢性胆囊炎，胆管感染，肝炎，肠痛，中耳炎。

附注：子实体可食。

冬菇属 *Flammulina* P. Karst.

金针菇 *Flammulina filiformis* (Z. W. Ge, X. B. Liu & Zhu L. Yang) P. M. Wang, Y. C. Dai, E. Horak & Zhu L. Yang

【别　　名】冬菇、冻菌、朴菇、冬蘑、毛柄金线菌、毛腿金线菌、金线菌、构菌、金钱菌。

【药用部位】子实体（冬菇）。

【生境分布】生于早春、晚秋至初冬季节的阔叶树腐木桩上或根部丛生。分布于建昌、北镇、阜新、新宾、抚顺、本溪、桓仁、岫岩等地。

【功效应用】味微苦、咸，性寒。补肝，益肠胃，抗癌。用于肝炎，胃肠道炎症，溃疡，癌症。

附注：本种在 2018 年之前被误鉴定为 *F. velutipes* (Curtis) Singer。

41. 挂钟菌科 Cyphellaceae

榆耳属 *Gloeostereum* S.Ito & S.Imai

榆耳 *Gloeostereum incarnatum* S. Ito & S. Imai

【别　　名】粘韧革菌、榆蘑。

【药用部位】子实体（榆耳）。

【生境分布】生于榆或春榆的枯死树干或伐桩上。分布于本溪。

【功效应用】清热利湿，凉血止痢。用于红白痢疾。

42. 小皮伞科 Marasmiaceae

小皮伞属 *Marasmius* Fr.

硬柄小皮伞 *Marasmius oreades* (Bolt.)Fr.

【别　　名】仙环小皮伞。

【药用部位】子实体（硬柄小皮伞）。

【生境分布】夏、秋季在草地上群生并形成蘑菇圈，也见于林地上。分布于建昌、阜新、新宾、抚顺、本溪、桓仁、岫岩、宽甸等地。

【功效应用】味微咸，性温。用于腰腿疼痛，手足麻木。

43. 类脐菇科 Omphalotaceae

木菇属 *Lentinula* Earle

香菇 *Lentinula edodes* (Berk.) Pegler—*Lentinus edodes* (Berk.) Singer

【别　　名】香蕈、菊花菇、冬菇。

【药用部位】子实体（香菇）。

【生境分布】生于春、秋、冬季阔叶林中的倒木上。为传统的食用菌，分布于朝阳、建昌、西丰、清原、抚顺、本溪、海城、宽甸、岫岩、庄河等地。清原、新宾、本溪、岫岩、宽甸等多地有人工栽培。

【功效应用】味甘，性平。扶正补虚，健脾开胃，祛风透疹，化痰理气，解毒，抗癌。用于正气衰弱，神倦乏力，纳呆，消化不良，贫血，佝偻病，高血压，高脂血症，慢性肝炎，盗汗，小便失禁，水肿，麻疹透发不畅，荨麻疹，毒菇中毒，肿瘤。

裸柄伞属 *Gymnopus* (Pers.) Roussel

点地梅裸脚伞 *Gymnopus androsaceus* (L.) J. L. Mata & R. H. Petersen

【别　　名】安络小皮伞、茶褐小皮伞、鬼毛针。

【药用部位】菌索（鬼毛针）。

【生境分布】生于深山密林、阴湿处的枯枝、枯干和落叶上。分布于本溪、宽甸、庄河等地。

【功效应用】味微苦，性温。止痛，活络。用于跌打损伤，骨折疼痛，坐骨神经痛，偏头痛，麻风性神经痛，风湿痹痛。

44. 球盖菇科 Strophariaceae

田头菇属 *Agrocybe* Fayod

硬田头菇 *Agrocybe dura* (Bolton) Singer

【别　　名】茶新菇。

【药用部位】子实体（茶新菇）。

【生境分布】生于草地上，尤喜钙质土。分布于辽宁。

【功效应用】味甘，性平。健脾利尿。用于泄泻，小便不利，水肿。

附注：功效相同的有**田头菇** *A. praecox* **(Pers.) Fayod**，分布于北镇、抚顺、本溪、庄河等地。

鳞伞属 *Pholiota* (Fr.) P. Kumm.

滑子蘑 *Pholiota microspora* (Berkeley) Saccardo—*Ph. nameko* (T. Itô) S. Ito & S. Imai

【别　　名】滑子菇、光帽鳞伞。

【药用部位】子实体（滑子蘑）。

【生境分布】生于阔叶树朽木上，现多人工栽培。分布于岫岩、丹东、庄河等地。

【功效应用】镇静安神，保肝，通便，防癌抗癌。

45. 小脆柄菇科 Psathyrellaceae

拟鬼伞属 *Coprinopsis* P.Karst.

墨汁鬼伞 *Coprinopsis atramentaria* (Bull.) Redhead, Vilgalys & Moncalvo

【别　　名】鬼伞、鬼盖、鬼屋、鬼菌、地盖、地苓、一夜茸、柳树蘑、鸡腿蘑。

【药用部位】子实体（鬼盖）。

【生境分布】春至秋季雨后生于田野、道旁、林中草地上。分布于朝阳、清原、抚顺、沈阳、本溪、岫岩、凤城、丹东等地。

【功效应用】味甘，性寒。化痰理气，益肠胃，消肿解毒。用于食欲不振，消化不良，咳嗽吐痰，小儿痫病，气滞胀痛，疔肿疮疡。

46. 蘑菇科 Agaricaceae

蘑菇属 *Agaricus* L.

1. **野蘑菇** *Agaricus arvensis* Schaeff.

【别　　名】杂蘑。

【药用部位】子实体（杂蘑）。

【生境分布】夏、秋季单生于草地上。分布于建昌、北镇、阜新、新宾、本溪、桓仁、岫岩、庄河等地。

【功效应用】味甘，性温。追风散寒，舒筋活络。用于风寒湿痹，腰腿疼痛，手足麻木。

2. **双孢菇** *Agaricus bisporus* (J. E. Lange) Imbach

【别　　名】二孢蘑菇、双孢蘑菇、洋菌、洋蕈、西洋草菇、白蘑菇、洋蘑菇、蘑菇。

【药用部位】子实体（蘑菇）。

【生境分布】野生分布于新疆、四川、西藏等地。在辽东、辽西多地有栽培。

【功效应用】味甘，性平。消食，清神，平肝阴。用于消化不良，高血压。

3. **蘑菇** *Agaricus campestris* L.

【别　　名】四孢蘑菇、蘑菇。

【药用部位】子实体（蘑菇）。

【生境分布】春至秋季单生或群生于旷野、草地、路边、牧场及堆肥场等处。分布于岫岩、凤城、北镇。

【功效应用】味甘，性寒。健脾开胃，平肝提神。用于食欲不振，饮食不消，纳呆，乳汁不足，高血压症，神倦欲眠，乏力，脚气病。

鬼伞属 *Coprinopsis* Pers.

1. **毛头鬼伞** *Coprinus comatus* (O. F. Müll.) Pers.

【别　　名】毛鬼伞，鬼盖、毛头鬼盖、鸡腿蘑。

【药用部位】子实体（鸡腿蘑）。

【生境分布】夏、秋季雨后群生或单生在林中草地、路旁、田野、庭园或有机肥料堆存处。分布于新宾、本溪、桓仁、岫岩、庄河等地。

【功效应用】味甘，性平。益胃，提神，消痔。用于食欲不振，神疲，痔疮。

2. 粪鬼伞 *Coprinus sterquilinus* Fr.

【别　　名】粪鬼、鬼盖、堆肥鬼伞。

【药用部位】子实体（堆肥鬼伞）。

【生境分布】春末及夏、秋雨后散生至群生于粪堆上。分布于岫岩。

【功效应用】味甘，性寒。祛痰理气，消肿，解毒，益肠胃。用于疗毒痈疖，消化不良。

黑蛋巢菌属 *Cyathus* Haller

1. 粪生黑蛋巢菌 *Cyathus stercoreus* (Schwein.) de Toni

【别　　名】粪生黑蛋巢、鸟巢菌。

【药用部位】子实体（鸟巢菌）。

【生境分布】群生于粪土、堆肥、垃圾或田野。分布于辽宁各地。

【功效应用】味微苦，性温。健胃止痛。用于胃痛、消化不良。

2. 条纹黑蛋巢菌 *Cyathus striatus* (Huds.) Willd.

【别　　名】隆纹黑蛋巢菌、隆纹鸟巢菌、鸟巢菌。

【药用部位】子实体（鸟巢菌）。

【生境分布】夏、秋季群生于落叶林的朽木或腐殖质较多的地上。分布于朝阳、清原、抚顺、宽甸、庄河等地。

【功效应用】味微苦，性温。健胃止痛。用于消化不良，胃痛。

树丝马勃属 *Mycenastrum* Desv.

拴皮马勃 *Mycenastrum corium* (Guers.) Desv.

【别　　名】树皮丝马勃、马勃。

【药用部位】子实体（马勃）。

【生境分布】秋季生于草原上，幼嫩时可食。分布于抚顺。

【功效应用】味辛，性平。清热，利咽，消肿，止血，解毒。用于咽喉痛，乳蛾，胃出血，外伤出血。

柄灰包属 *Tulostoma* Pers.

被疣柄灰包 *Tulostoma squamosum* (J. F. Gmel.) Pers.—*T. verrucosum* Morgan

【别　　名】褐柄灰锤、褐灰锤、灰锤、褐柄灰包。

【药用部位】子实体（灰锤）。

【生境分布】夏、秋季单生或群生于土上或林缘草地。分布于岫岩。

【功效应用】味辛，性平。清热利咽，消肿，止血。用于感冒后咳嗽，咽喉肿痛，音哑，外伤出血。

附注：本种在2005年之前被误鉴定为**褐柄灰包 *T. pusillum* Berk.—*T. bonianum* Pat.**。

47. 马勃科 Lycoperdaceae

灰球菌属 *Bovista* Pers.

1. 铅色静灰球 *Bovista plumbea* Pers.

【别　　名】铅色灰球菌、马勃、马粪包、马屁包。

【药用部位】子实体（马勃）。

【生境分布】秋季生于旷野草地或草原。分布于本溪、岫岩等地。

【功效应用】味辛，性平。消肿，止血，解毒。用于外伤出血，衄血，胃出血，乳蛾，咽喉痛。

2. 小马勃 *Bovista pusilla* (Batsch) Pers.—*Lycoperdon pusillum* Batsch ex Pers.

【别　　名】小灰包、小药包、小马屁包、小马粪包、马勃。

【药用部位】子实体（马勃）。

【生境分布】夏、秋季雨后生于草地上。分布于阜新、清原、辽阳、岫岩、宽甸等地。

【功效应用】味辛，性平。清热解毒，消肿，止血。用于乳蛾，咽喉痛，外伤出血，衄血。

静灰球菌属 *Bovistella* Morgan

大口静灰球 *Bovistella sinensis* Lloyd

【别　　名】中国静灰球、马勃、马粪包、马屁包。

【药用部位】子实体（马勃）。

【生境分布】夏、秋季雨后生于草地上。分布于清原、抚顺等地。

【功效应用】味微咸，性平。清热，利喉，消肿，解毒，止血。用于胃与消化道出血，乳蛾，外伤出血。

秃马勃属 *Calvatia* Fr.

1. 龟裂马勃 *Calvatia caelata* (Bull.) Morgan

【别　　名】浮雕秃马勃。

【药用部位】子实体（龟裂马勃）。

【生境分布】秋季生于地上及山坡草丛中。分布于朝阳、阜新、抚顺等地。

【功效应用】味辛，性平。清热，利喉，止血，消肿。用于咽喉痛，痄腮，吐血，衄血，刀伤出血，无名肿毒。

2. 白秃马勃 *Calvatia candida* (Rostk.) Hollós

【别　　名】雪白马勃、白马勃、马勃、马粪包、马屁包。

【药用部位】子实体（马勃）。

【生境分布】生于林中地上。分布于抚顺、本溪等地。

【功效应用】味辛，性平。止血，解热，利咽。

3. 头状秃马勃 *Calvatia craniiformis* (Schwein.) Fr.

【别　　名】头状马勃、马勃、灰包、马粪包、马屁包。

【药用部位】子实体（马勃）。

【生境分布】夏、秋季单生或散生于林中地上。分布于阜新、抚顺、沈阳、岫岩、宽甸、丹东、庄河、大连等地。

【功效应用】消炎，生肌，消肿，止痛。

4. 大秃马勃 *Calvatia gigantea* (Batsch) Lloyd

【别　　名】大马勃、巨马勃、大颓马勃、无柄马勃、马勃、马粪包，都力—莫古（蒙药）。

【药用部位】子实体（马勃）。

【生境分布】夏、秋季单生或散生于旷野草地或草原上。分布于朝阳、建昌、阜新、清原、新宾、抚顺、沈阳、辽阳、桓仁、岫岩、宽甸、丹东、庄河等地。

【功效应用】味辛，性平。清肺利咽，止血。用于风热郁肺，咽喉痛，咳嗽，音哑，衄血，创伤出血。

【民族用药】蒙医：子实体入药，味辛，性平。止血，解毒，愈伤，燥湿。用于鼻衄，吐血，外伤出血，尿血、便血、月经淋漓、蛇咬伤、烧伤。

　　附注：功效相同的有**紫色马勃（紫色秃马勃）** *C. lilacina* (Berk. & Mont.) Henn.，分布于朝阳、清原等地。二者均为《中国药典》2020 年版收载药材马勃的基原植物之一。功效相似的有**杯形秃马勃** *C. cyathiformis* (Bosc) Morgan，分布于辽宁。

马线菰属 *Langermannia* Rostk.

脱被毛球马勃 *Langermannia fenzlii* (Reichardt) Kreisel—*Lasiosphaera fenzlii* (Reichardt) Fenzl

【别　　名】脱皮马勃、脱被马线菰、马粪包、马屁包、马勃，都力—莫古（蒙药），克库尼担嘎逆（满药）。

【药用部位】子实体（马勃）。

【生境分布】夏、秋季雨后生于地上或林中空旷地。分布于朝阳、抚顺、宽甸等地。

【功效应用】味辛，性平。清肺利咽，止血。用于风热郁肺，咽喉痛，咳嗽，音哑，衄血、创伤出血。

【民族用药】蒙医：子实体入药，味辛，性平。止血，解毒，愈伤，燥湿。用于鼻衄，吐血，外伤出血，尿血，便血，月经淋漓，蛇咬伤，烧伤。满医：子实体入药，清热解毒，利咽止血。马勃粉外敷患处，用于外伤出血，臁疮不敛；马勃水煎服，用于咽喉肿痛，咳嗽，音哑，吐血，衄血。

附注：本种为《中国药典》2020 年版收载药材马勃的基原植物之一。

马勃属 *Lycoperdon* Pers.

1. 粒皮马勃 *Lycoperdon asperum* (Lév.) Speg.

【别　　名】粗皮马勃、柄孢小灰孢、马勃。

【药用部位】子实体（马勃）。

【生境分布】生于林地腐殖质土上。分布于朝阳、阜新、抚顺、沈阳等地。

【功效应用】解毒，止血。

附注：功效相同的有**长刺马勃（长刺灰包）*L. echinatum* Pers.**，分布于抚顺。**白鳞马勃 *L. mammiforme* Pers.**，分布于大连。**赭色马勃 *L. umbrinum* Hornem.**，分布于阜新、抚顺、大连等地。

2. 网纹马勃 *Lycoperdon perlatum* Pers.

【别　　名】网纹灰包、马勃。

【药用部位】子实体（马勃）。

【生境分布】夏、秋季雨后群生于林中空旷地，有时生在腐木上。分布于朝阳、建昌、北镇、清原、新宾、抚顺、沈阳、本溪、桓仁、岫岩、凤城、宽甸、庄河等地。

【功效应用】味辛，性平。清肺，利咽，消肿，解毒，止血。用于肺热咳嗽，咽喉痛，衄血，外伤出血，疮肿，冻疮，食管、胃出血，痔疮出血。

附注：功效相同的有**多形马勃（多形灰包）*L. polymorphum* Vittad.**，分布于辽宁西部地区；**梨形马勃（梨形灰包）*L. pyriforme* Schaeff.**，分布于北镇、阜新、清原、新宾、抚顺、本溪、桓仁、岫岩、宽甸、庄河等地；**长根静马勃（长根静灰球）*L. radicatum* Durieu & Mont.—*Bovistella radicata* (Durieu & Mont.) Pat.**，分布于朝阳、阜新、抚顺等地。

48. 羊肚菌科 Morchellaceae

羊肚菌属 *Morchella* Dill. ex Pers.

羊肚菌 *Morchella esculenta* (L.) Pers.—*M. vulgaris* (Pers.) Boud.—*M. conica* Pers.

【别　　名】尖顶羊肚菌、圆锥羊肚菌、羊肚蘑、羊肚菜、羊蘑、编笠菌。

【药用部位】子实体（羊肚菌）。

【生境分布】生于阔叶林地上及林缘空旷处。分布于朝阳、新宾、本溪、桓仁、岫岩、宽甸等地。

【功效应用】味甘，性平。化痰理气，益肠胃。用于消化不良、痰多气短。

附注：羊肚菌是食药兼用菌，其香味独特，营养丰富，富含多种人体需要的氨基酸和有机锗，一直被欧美等国家用作高级补品。功效相同的有**粗柄羊肚菌 *M. crassipes* (Vent.) Pers**，分布于朝阳、岫岩等地；**小羊肚菌 *M. delicioaa* Fr.**，分布于朝阳。

49. 线虫草科 Ophiocordycipitaceae

线虫草属 *Ophiocordyceps* Petch

下垂线虫草 *Ophiocordyceps nutans* (Pat.) G. H. Sung, J. M. Sung, Hywel-Jones & Spatafora—*Cordyceps nutans* Pat.

【别　　名】垂头虫草、下垂虫草、半翅目虫草、椿象草。

【药用部位】菌核及子座（垂头虫草）。

【生境分布】生于半翅目蝽科（Pentatomidae）的成虫上，子座 1~2 个从虫体胸部生出。分布于清原、抚顺、宽甸、庄河等地。

【功效应用】理气，止痛，壮阳。用于胃痛，腰腿痛。

50. 麦角菌科 Clavicipitaceae

麦角菌属 *Claviceps* Tul.

麦角菌 *Claviceps purpurea* (Fr.) Tul.—*C. microcephala* (Wallr.) Tul.

【别　　名】麦角、小头麦角菌、黑麦乌米。

【药用部位】菌核（麦角）。

【生境分布】寄生于小麦属等禾本科植物的子房内。分布于辽宁各地。

【功效应用】味甘、辛，性平，有毒。缩宫止血，止痛。用于子宫出血，产后出血不止，偏头痛。

绿核菌属 *Ustilaginoidea* Bref.

稻绿核菌 *Ustilaginoidea virens* (Cooke) Takah.

【别　　名】稻曲菌，稻曲黑粉菌、粳谷奴、粳稻谷奴、丰年谷、丰年穗。

【药用部位】菌核及分生孢子（粳谷奴）。

【生境分布】寄生于水稻、玉米等植物果穗上。分布于辽宁各地。

【功效应用】味微咸，性平。杀菌，消炎，利咽。用于乳蛾，白喉，喉痹，咽喉肿痛。

51. 虫草科 Cordycipitaceae

虫草属 *Cordyceps* Fr.

蛹虫草 *Cordyceps militaris* (L.) Fr.

【别　　名】北虫草、北冬虫夏草、蛹草。

【药用部位】菌核及子座（蛹草）。

【生境分布】春至秋季生于半埋在土中的鳞翅目昆虫蛹上。分布于阜新、清原、新宾、抚顺、沈阳、辽阳、桓仁、鞍山、岫岩、庄河等地。

【功效应用】味甘，性平。止血，化痰，益肺，补肾，补精髓。用于肺痨，贫血虚弱，盗汗，肾虚腰病。

52. 石耳科 Umbilicariaceae

石耳属 *Umbilicaria* Hoffman

庐山石耳 *Umbilicaria esculenta* (Miyoshi) Minks

【别　　名】地耳、石耳、美味石耳、岩菇。

【药用部位】地衣体（石耳）。

【生境分布】生于山地光裸的岩石上，尤喜生在硅质岩石上。分布于桓仁、宽甸等地。

【功效应用】味甘，性平。养阴润肺，凉血止血，清热解毒。用于肺虚劳咳，吐血，衄血，崩漏，肠风下血，痔漏，脱肛，淋浊，带下，毒蛇咬伤，烫伤和刀伤。

53. 地卷菌科 Peltigeraceae

地卷属 *Peltigera* Willd.

多指地卷 *Peltigera polydactylon* (Neck.) Hoffm.

【别　　名】牛皮叶、地卷草。

【药用部位】地衣体（地卷草）。

【生境分布】生于林地土壤、苔藓或树皮上。分布于桓仁、宽甸等地。

【功效应用】味淡，性平。接骨疗伤。用于跌打损伤，骨碎筋断。

54. 肺衣科 Lobariaceae

肺衣属 *Lobaria* (Schreb.) Hoffm.

网脊肺衣 *Lobaria retigera* (Bory) Trevis.

【别　　名】网肺衣、老龙皮。

【药用部位】地衣体（老龙皮）。

【生境分布】生于树干上及岩面苔藓层上。分布于宽甸。

【功效应用】味淡、微苦，性平。健脾利湿，祛风止痒。用于消化不良，小儿疳积，肾炎水肿，皮肤瘙痒，烧伤、烫伤，疮疡肿毒。

55. 梅衣科 Parmeliaceae

小孢发属 *Bryoria* Brodo & D.Hawksw.

双色小孢发 *Bryoria bicolor* (Hoffm.) Brodo & D. Hawksw.

【别　　名】双色树发、黑丝草、黑丝带。

【药用部位】地衣体（头发七）。

【生境分布】生于大树枯木上悬垂向下。分布于辽宁。

【功效应用】味淡，性平。滋肾养肝，涩精止汗，利水消肿，收湿敛疮。用于肾虚体弱，头目眩晕，心悸，遗精，盗汗，淋证，水肿，黄水疮。

长松萝属 *Dolichousnea* (Y.Ohmura) Articus

松萝 *Dolichousnea diffracta* (Vain.) Articus—*Usnea diffracta* Vain.

【别　　名】环裂松萝、女萝、接筋草、树挂，阿拉坦—乌塔斯—乌布斯、斯日古德（蒙药），松那、松寄生（朝药）。

【药用部位】地衣丝状体（松萝）。

【生境分布】生于针、阔叶林中的树干及树枝上。分布于宽甸。

【功效应用】味甘、苦，性平。祛痰止咳，清热解毒，除湿通络，止血调经，驱虫。用于痰热温疟，咳喘，肺痨，头痛，目赤云翳，痈肿疮毒，瘰疬，乳痈，烫火伤，毒蛇咬伤，风温痹痛，跌打损伤，骨折，外伤出血，吐血，便血，崩漏，月经不调，白带，蛔虫病，血吸虫病。

【民族用药】蒙医：地衣丝状体入药，味苦，性凉。效钝、软、柔。清热，解毒，用于毒症，肠刺痛，腹鸣，泄泻，肠热，筋腱疼痛，肺脓疡。朝医：全草入药，祛痰，镇咳，强心，利尿，抗结核，镇痛，消炎，止血，解毒。用于肺结核，淋巴结核，妇女下血，咳嗽，喘息，风湿性关节痛，奶疮，疔疮，淋巴肿痛，蛇毒，牙痛等。

　　附注：功效相同的有**长松萝 *D. longissima* (Ach.) Articus—*U. longissima* (L.) Ach.**，分布于辽宁。

皱衣属 *Flavoparmelia* Hale

皱衣 *Flavoparmelia caperata* (L.) Hale—*Parmelia caperata* (L.) Ach.

【别　　名】皱梅衣、梅花衣、地花。

【药用部位】地衣体（地花）。

【生境分布】生于树干上及岩石表面苔藓层上。分布于桓仁、宽甸等地。

【功效应用】清热，止渴，泻火。

梅衣属 *Parmelia* Acharius

石梅衣 *Parmelia saxatilis* (L.) Ach.

【别　　名】乳花、藻纹梅花衣、梅衣、石花，哈敦—哈格（蒙药）。

【药用部位】地衣体（石花）。

【生境分布】生于树干上及岩层表面上层腐殖质上。分布于辽阳、岫岩。

【功效应用】味甘，性平。补肝益肾，明目，止血，利湿解毒。用于视物模糊，腰膝疼痛，吐血，崩漏，黄疸，小便涩痛，小儿口疮，白癜风，皮肤瘙痒。

【民族用药】蒙医：地衣体入药，味甘、苦，性凉。效燥。清热，解毒，开胃，止吐，止泻。用于肝热，肿毒，"宝日"破溃，吐血，鼻衄，血协日性头痛，亚玛，脑刺痛。

大叶梅属 *Parmotrema* A.Massal.

大叶梅 *Parmotrema tinctorum* (Despr. ex Nyl.) Hale—*Parmelia tinctorum* Despr.—*P. tinctorum* (Hoffm.) Schaer.

【别　　名】梅衣、染色梅衣、蛤蟆皮、白石花。

【药用部位】地衣体（白石花）。

【生境分布】生于树干及岩层表面。分布于岫岩。

【功效应用】味甘，性凉。益精，明目，凉血，止血，解毒。用于目暗不明，崩漏，无名肿毒，顽癣，外伤出血。

56. 石蕊科 Cladoniaceae

石蕊属 *Cladonia* P. Browne

1. 黑穗石蕊 *Cladonia amaurocraea* (Flörke) Schaer.

【别　　名】太白树。

【药用部位】地衣体（黑穗石蕊）。

【生境分布】生于地上、腐木上以及岩石苔藓层上，常见于阴湿的林中和高山苔原带。分布于宽甸等地。

【功效应用】祛风，镇痛。

2. 细石蕊 *Cladonia gracilis* (L.) Willd.

【别　　名】匙石蕊、地蓬草、太白针。

【药用部位】地衣体（太白鹿角）。

【生境分布】生于高山草地上、岩面、石坑苔藓层上或树皮上。分布于桓仁、庄河等地。

【功效应用】味苦，性凉。利水通淋，消肿解毒，止血生肌。用于不便淋痛，风热目赤，烂弦风眼，黄水疮。

3. 鹿石蕊 *Cladonia rangiferina* (L.) Weber

【别　　名】石蕊。

【药用部位】地衣枝状体（石蕊）。

【生境分布】生于森林中腐殖质土或砂质土上。分布于桓仁、岫岩、庄河等地。

【功效应用】味苦，性凉。祛风，镇痛，凉血止血。用于偏头痛，风湿痛，烦热心闷，咳血，淋证，外伤出血。

4. 雀石蕊 *Cladonia stellaris* (Opiz) Pouzar & Vězda—*C. alpestris* (L.)Rabenh.

【别　　名】雀儿石蕊、山岭石蕊、太白花、驯鹿苔。

【药用部位】地衣枝状体（太白花）。

【生境分布】生于高寒山地草丛中、地上或针叶林中。分布于桓仁、岫岩、庄河等地。

【功效应用】味淡，性平。平肝，健胃，调经，止血。用于眩晕、偏头痛，五脏虚劳，月经不调，带下病，衄血，高血压症。

57. 曲霉科 Monascaceae

红曲霉属 *Monascus* Tiegh.

红曲霉 *Monascus purpureus* Went

【别　　名】红曲、赤曲、丹曲、红米、福曲、红大米、红糟。

【药用部位】菌丝体及孢子（红曲）。

【生境分布】在自然界多存在于乳制品中，也可以用糯米作培养基进行人工培养。成为红曲。分布于辽宁各地。

【功效应用】味甘，性温。活血止痛，健脾燥湿，消食和胃。用于瘀血腹痛，产后恶露不净，食积胀饱，痢疾，跌打损伤。

58. 庞衣菌科 Verrucariaceae

皮果衣属 *Dermatocarpon* Eschw.

皮果衣 *Dermatocarpon miniatum* (L.) W. Mann

【别　　名】石耳子、朱红革壳衣。

【药用部位】地衣体（黑石耳）。

【生境分布】生于河岸、溪沟旁的岩石上，常见于低山较湿润的环境。分布于桓仁、宽甸等地。

【功效应用】健胃，消食，祛风湿。用于消化不良，高血压症。

苔藓植物

1. 地钱科 Marchantiaceae

地钱属 *Marchantia* L.

地钱 *Marchantia polymorpha* L.

【别　　名】地薄萍、脓痂草、米海苔、龙眼草。

【药用部位】叶状体（地梭罗）。

【生境分布】生于阴湿的土坡、岩石和潮湿的墙基上。分布于辽宁各地。

【功效应用】味淡，性凉。清热利湿，解毒敛疮。用于刀伤，骨折，湿热黄疸，毒蛇咬伤，疮痈肿毒，烧、烫伤。

2. 疣冠苔科 Aytoniaceae

石地钱属 *Reboulia* Raddi

石地钱 *Reboulia hemisphaerica* (L.) Raddi

【别　　名】石蛤蟆。

【药用部位】叶状体（石地钱）。

【生境分布】生于较干燥的土坡、石壁和石缝土上。分布于北镇、彰武、沈阳、桓仁、凤城、宽甸、岫岩、庄河等地。

【功效应用】味淡、涩，性凉。清热止血，消肿解毒。用于疮疖肿毒，烧烫伤，跌打肿痛，外伤出血。

3. 蛇苔科 Conocephalaceae

蛇苔属 *Conocephalum* Hill

蛇苔 *Conocephalum conicum* (L.) Dumort.

【别　　名】蛇皮苔、地皮斑、石皮斑、云斑。

【药用部位】叶状体（蛇地钱）。

【生境分布】生于溪边、林下阴湿土或碎石上。分布于清原、沈阳、本溪、桓仁、岫岩、凤城、宽甸等地。

【功效应用】味甘、辛，性寒。清热解毒，消肿止痛。用于毒蛇咬伤，发背痈疽，烧、烫伤，骨折，疔疮。

　　附注：功效相同的有**小蛇苔（花叶蛇苔）** *C. japonicum* (Thunb.) Grolle—*C. supradecompositum* (Lindb.) **Stephan**，分布于宽甸、本溪等地。

4. 皮叶苔科 Targioniaceae

皮叶苔属 *Targionia* L.

皮叶苔 *Targionia hypophylla* L.

【药用部位】植物体（皮叶苔）。

【生境分布】生于山地林内树干和阴坡岩石上，成片生长。分布于沈阳、本溪、桓仁、鞍山、海城、凤城等地。

【功效应用】用于脚藓，烫伤，烂脚症。

5. 耳叶苔科 Frullaniaceae

耳叶苔属 *Frullania* Raddi

列胞耳叶苔 *Frullania moniliata* (Reinwardt, Blume & Nees) Montagne—*F. tamarisci* subsp. *moniliata* (Reinw., Blume & Nees) Kamim.

【别　　名】欧耳叶苔列胞亚种。

【药用部位】植物体（串珠耳叶苔）。

【生境分布】生于山地林内树干和阴坡岩石上，成片生长。分布于宽甸、庄河等地。

【功效应用】味淡、微苦，性凉。补肾，清心，清肝明目。用于热病心烦，目赤肿痛，视力模糊。

6. 泥炭藓科 Sphagnaceae

泥炭藓属 *Sphagnum* L.

泥炭藓 *Sphagnum palustre* L.

【别　　名】大泥炭藓。

【药用部位】植物体（泥炭藓）。

【生境分布】生于水湿环境或沼泽地。分布于桓仁。

【功效应用】清热，明目，止血，止痒。用于目生云翳，皮肤病，虫叮咬瘙痒。

附注：消毒后可代替脱脂棉使用。

7. 金发藓科 Polytrichaceae

仙鹤藓属 *Atrichum* P. Beauv.

波叶仙鹤藓 *Atrichum undulatum* Palisot de Beauvois

【别　　名】波叶立苔。

【药用部位】植物体（波叶仙鹤藓）。

【生境分布】生于山地阴湿林边或路旁土坡上，群集成丛生长。分布于兴城、抚顺、本溪、桓仁、鞍山、海城、宽甸、庄河等地。

【功效应用】抗菌。

小金发藓属 *Pogonatum* P. Beauv.

东亚小金发藓 *Pogonatum inflexum* (Lindb.) Sande Lacoste

【别　　名】东亚金发藓、小金发藓、杉叶藓。

【药用部位】植物体（小土马骔）。

【生境分布】生于林边、林下湿土或路旁土坡上。分布于桓仁、凤城、宽甸、岫岩、庄河等地。

【功效应用】味辛，性温。镇静安神，散瘀止血。用于心悸怔忡，失眠多梦，癫狂，跌打损伤，吐血。

金发藓属 *Polytrichum* Hedw.

1. 金发藓 *Polytrichum commune* Hedw.

【别　　名】大金发藓、独根草。

【药用部位】植物体（土马骔）。

【生境分布】生于山野阴湿土坡、森林沼泽、酸性土壤上。分布于本溪、宽甸等地。

【功效应用】味苦，性凉。滋阴清热，凉血止血，通便。用于阴虚骨蒸，潮热盗汗，肺痨咳嗽，刀伤出血，血热吐血，衄血，咯血，便血，崩漏，二便不通，痈毒。

2. 桧叶金发藓 *Polytrichum juniperinum* Hedw.

【别　　名】桧叶大金发藓。

【药用部位】植物体（桧叶金发藓）。

【生境分布】生于高山较为干燥的红松、云杉和落叶松等针叶林地。分布于宽甸白石砬子。

【功效应用】味苦，性凉。清热解毒。用于热毒疮疖痈肿。

8. 葫芦藓科 Funariaceae

葫芦藓属 *Funaria* Hedw.

葫芦藓 *Funaria hygrometrica* Hedw.

【别　　名】石松毛、红孩儿、牛毛七、火堂须。

【药用部位】植物体（葫芦藓）。

【生境分布】生于平原、田圃、村舍的周围和火烧后的林地。分布于辽宁各地。

【功效应用】味辛、涩，性平。祛风除湿，止痛，止血。用于风湿痹痛，鼻窦炎，跌打损伤，痨伤吐血。

9. 曲尾藓科 Dicranaceae

曲柄藓属 *Campylopus* Bridel

梨蒴曲柄藓 *Campylopus pyriformis* Bridel—*C. fragilis* var. *pyriformis* (Schultz) Agst.

【别　　名】脆枝曲柄藓梨蒴变种、纤枝曲柄藓梨蒴变种、折叶曲柄藓梨蒴变种。

【药用部位】植物体（梨蒴曲柄藓）。

【生境分布】生于林地断桩倒木上，为小型腐木藓类。分布于凤城、宽甸、庄河等地。

【功效应用】味辛，性温。用于跌打损伤，老年虚咳，风湿麻木。

10. 牛毛藓科 Ditrichaceae

牛毛藓属 *Ditrichum* Timm ex Hampe

黄牛毛藓 *Ditrichum pallidum* (Hedw.) Hampe—*Trichostomum pallidum* Hedw.

【别　　名】刀口药、金牛毛。

【药用部位】植物体（黄牛毛藓）。

【生境分布】生于空旷的林地或土坡。分布于桓仁、鞍山、凤城、宽甸、庄河等地。

【功效应用】味淡，性凉。息风镇惊，用于小儿惊风。

11. 丛藓科 Pottiaceae

石灰藓属 *Hydrogonium* (Müll. Hal.) A. Jaeger

卷叶石灰藓 *Hydrogonium amplexifolium* (Mitt.) P. C. Chen

【别　　名】卷叶石炭藓。

【药用部位】植物体（卷叶石灰藓）。

【生境分布】生于石灰质岩面或钙质土上。分布于沈阳、瓦房店、大连等地。

【功效应用】清热止痢。

小石藓属 *Weissia* Hedw.

小石藓 *Weissia controversa* Hedw.

【别　　名】垣衣。

【药用部位】植物体（垣衣）。

【生境分布】生于较空旷的地上或附有薄土的岩石上。分布于北镇、沈阳、桓仁、鞍山、凤城、宽甸、庄河等地。

【功效应用】味淡，性平。清热解毒，用于急慢性鼻炎，鼻塞流涕，鼻窦炎。

12. 珠藓科 Bartramiaceae

珠藓属 *Bartramia* Hedw.

直叶珠藓 *Bartramia ithyphylla* Bridel

【药用部位】植物体（直叶珠藓）。

【生境分布】生平原或高山森林郁密处，多生于砂质黏土上或岩石表面。分布于桓仁、宽甸等地。

【功效应用】镇静安神。用于心慌心烦，癫痫，中风不语等。

泽藓属 *Philonotis* Bridel

泽藓 *Philonotis fontana* Bridel—*Mnium fontanum* Hedw.

【别　　名】阴阳草、溪泽藓、黄泽藓。

【药用部位】植物体（泽藓）。

【生境分布】生于高山带的沼泽或流水处，岩石或湿土上。分布于凌源、宽甸、庄河等地。

【功效应用】味淡，性凉。清热解毒。用于烧、烫伤，乳蛾，咽喉痛，感冒咳嗽，疮疖痈肿。

平珠藓属 *Plagiopus* Bird.

平珠藓 *Plagiopus oederianus* H. Crum & L. E. Anderson—*P. oederi* (Brid.) Limpr.

【别　　名】寒地平珠藓。

【药用部位】植物体（太阳针）。

【生境分布】生高山石上，近水湿处。分布于凤城。

【功效应用】味淡，性平。镇惊安神。用于心悸，失眠，癫痫，中风不语等。

13. 提灯藓科 Mniaceae

匐灯藓属 *Plagiomnium* T. Koponen

匐灯藓 *Plagiomnium cuspidatum* T. Koponen—*Mnium cuspidatum* Hedw.

【别　　名】尖叶匐灯藓、尖叶提灯藓。

【药用部位】植物体（水木草）。

【生境分布】生于山区、原野、溪边、阴湿土坡或树干基部，成片生长。分布于清原、新宾、抚顺、桓仁、宽甸、岫岩、庄河等地。

【功效应用】味淡，性凉。清热，止血。用于衄血，吐血，便血，崩漏。

附注：功效相同的有**湿地匐灯藓 *P. acutum* T. Koponen**，分布于清原、沈阳等地。

14. 真藓科 Bryaceae

真藓属 *Bryum* Hedw.

真藓 *Bryum argenteum* Hedw.

【别　　名】银叶真藓。

【药用部位】植物体（真藓）。

【生境分布】生于田边、房宅周围、低山土坡、薄土岩面和火烧后的林地。分布于辽宁各地。

【功效应用】味涩，性凉。清热解毒，止血。用于细菌性痢疾，黄疸，鼻窦炎，痈疮肿毒，烫火伤，衄血，咳血。

大叶藓属 *Rhodobryum* (Schimp.) Limpr.

1. **大叶藓 *Rhodobryum roseum* (Hedw.) Limpr.**

【别　　名】铁脚一把伞。

【药用部位】植物体（回心草）。

【生境分布】生于森林中阴湿土地、石上、树根或腐木上。分布于沈阳、桓仁、凤城、岫岩、庄河等地。

【功效应用】味淡、微苦，性平。镇静安神，壮阳。用于肾虚，阳痿，心悸，治外伤出血。

2. **狭边大叶藓 *Rhodobryum ontariense* (Kindb.) Paris—*Rh. spathulatum* (Hornsch.) Pócs**

【别　　名】安大略大叶藓、玫瑰藓。

【药用部位】植物体（狭边大叶藓）。

【生境分布】生于森林中阴湿土地、石上、树根或腐木上。分布于庄河。

【功效应用】味辛、微苦，性平。养心安神，清肝明目。用于心悸怔忡，神经衰弱，目赤肿痛，冠心病，高血压等。

附注：2006 年以前，本种被误定为 *Rh. aubertii* Thériot。

15. 灰藓科 Hypnaceae

灰藓属 *Hypnum* Hedw.

大灰藓 *Hypnum plumaeforme* Wilson

【别　　名】多形灰藓、羽枝灰藓。

【药用部位】植物体（大灰藓）。

【生境分布】生于阔叶林、针阔叶混交林等腐木、树干、树基、岩面薄土、土壤、草地、沙土及黏土上。分布于清原、新宾、桓仁、凤城等地。

【功效应用】味甘，性凉。清热凉血。用于咯血，吐血，衄血，血崩。

鳞叶藓属 *Taxiphyllum* M. Fleischer

鳞叶藓 *Taxiphyllum taxirameum* (Mitt.) M. Fleischer—*Stereodon taxirameus* Mitt.

【别　　名】长叶鳞叶藓、多枝鳞叶藓、杉枝鳞叶藓。

【药用部位】植物体（鳞叶藓）。

【生境分布】生于低山林地湿土、岩面薄土及树基上，常成大片群落。分布于清原、沈阳、本溪、桓仁、鞍山、海城、凤城、宽甸、庄河、瓦房店等地。

【功效应用】味淡，性凉。敛疮止血。用于外伤出血。

16. 万年藓科 Climaciaceae

万年藓属 *Climacium* F. Weber & D. Mohr

万年藓 *Climacium dendroides* (Hedw.) F. Weber & D. Mohr—*Leskea dendroides* Hedw.

【别　　名】天朋草。

【药用部位】植物体（万年藓）。

【生境分布】生于湿润林地或荫蔽的湿润草原及山地针叶林地。分布于桓仁、凤城、宽甸、庄河等地。

【功效应用】味苦，性寒。祛风除湿，舒筋活络。用于风湿劳伤，筋骨疼痛。

17. 柳叶藓科 Amblystegiaceae

柳叶藓属 *Amblystegium* Schimper

柳叶藓 *Amblystegium serpens* (Hedw.) Schimper—*Hypnum serpens* Hedw.

【别　　名】尖叶小羽藓、青苔。

【药用部位】植物体（柳叶藓）。

【生境分布】生于湿地，或高山桦木林和云杉林下的树基、腐木、湿土和岩石上。分布于兴城、清原、沈阳、本溪、桓仁、鞍山、凤城、宽甸、庄河、瓦房店、大连等地。

【功效应用】味涩，性平。止血。用于外伤出血。

牛角藓属 *Cratoneuron* (Sull.) Spruce

牛角藓 *Cratoneuron filicinum* (Hedw.) Spruce—*Hypnum filicinum* Hedw.

【别　　名】短叶牛角藓。

【药用部位】植物体（牛角藓）。

【生境分布】生于水湿的土壤上或钙质的沼泽地中。分布于北镇、本溪、桓仁、宽甸等地。

【功效应用】味淡、微涩，性平。宁心安神。用于心神不安，惊悸怔忡，肾虚。

薄网藓属 *Leptodictyum* (Schimp.) Warnst.

薄网藓 *Leptodictyum riparium* (Hedw.) Warnst.—*Hypnum riparium* Hedw.

【别　　名】龙须莫斯、云维莫丝。

【药用部位】植物体（薄网藓）。

【生境分布】生于溪流或沼泽地边缘潮湿环境，有时半沉水。分布于沈阳、本溪、鞍山、海城、宽甸等地。

【功效应用】味淡，性平。清热利湿。用于黄疸、淋证等。

18. 绢藓科 Entodontaceae

绢藓属 *Entodon* Müll. Hal.

柱蒴绢藓 *Entodon challengeri* (Paris) Cardot—*E. compressus* (Hedw.) Müll. Hal.

【别　　名】密叶绢藓、扁枝绢藓、石苔。

【药用部位】植物体（密叶绢藓）。

【生境分布】附生于高山地区的树干基部或石灰岩薄土层。分布于清原、沈阳、本溪、桓仁、鞍山、海城、凤城、宽甸、东港、大连等地。

【功效应用】味苦、涩，性平。利尿消肿。用于小便不利，水肿。

19. 羽藓科 Thuidiaceae

小羽藓属 *Haplocladium* (Müller Hal.) Müller Hal.

细叶小羽藓 *Haplocladium microphyllum* (Hedw.) Brotherus—*Hypnum microphyllum* Sw. ex Hedw.

【别　　名】尖叶小羽藓、小叶小羽藓、青苔。

【药用部位】植物体（细叶小羽藓）。

【生境分布】生于林下土壤或树基部，有时生于岩面薄土上。分布于北镇、清原、沈阳、本溪、桓仁、鞍山、海城、凤城、宽甸等地。

【功效应用】味苦、辛，性凉。清热解毒。用于急性扁桃体炎，乳痈，丹毒，疖肿，上呼吸道感染，肺炎，中耳炎，膀胱炎，尿道炎，附件炎，产后感染，虫咬高热。

羽藓属 *Thuidium* Bruch & Schimp.

大羽藓 *Thuidium cymbifolium* (Dozy & Molk.) Dozy & Molk.—*Hypnum cymbifolium* Dozy & Molk.

【别　　名】羽藓。

【药用部位】植物体（羽藓）。

【生境分布】生于岩石上或树基部，也有生于林下腐木上。分布于桓仁、鞍山、凤城、庄河等地。

【功效应用】味淡，性凉。去腐生肌，清热解毒。用于水火烫伤。

蕨类植物

1. 石松科 Lycopodiaceae

石杉属 *Huperzia* Bernh.

1. 东北石杉 *Huperzia miyoshiana* (Makino) Ching

【别　　名】铁扫把。

【药用部位】孢子（东北石杉）。

【生境分布】生于海拔 1000~1200m 的针阔叶混交林下湿地或苔藓上。分布于凌源、辽阳，以及宽甸、庄河等辽宁东部山区。

【功效应用】味甘，性温。祛湿解毒，温肾壮阳。用于小儿湿疹，疮痈肿毒及肾阳虚衰之男子阳痿，女子宫冷，下焦虚寒，腰膝冷痹等证。

附注：本种被《国家重点保护野生植物名录》列为二级保护植物。

2. 蛇足石杉 *Huperzia serrata* (Thunb. ex Murray) Trevis.

【别　　名】蛇足石松、蛇足草、万年松。

【药用部位】全草（千层塔）。

【生境分布】生于海拔 800~1300m 的山顶岩石上或针阔叶混交林下阴湿处。分布于新宾、本溪、桓仁、宽甸、凤城等地。

【功效应用】味苦、辛、微甘，性平，有小毒。清热解毒，生肌止血，散瘀消肿。用于跌打损伤，瘀血肿痛，内伤出血，外用治痈疖肿毒，毒蛇咬伤，烧烫伤等。但该品有毒，中毒时可出现头昏、恶心、呕吐等症状。

附注：该植物中所含的石杉碱具有松弛横纹肌的作用，同时 Hup A 是一种高效、低毒、可逆、高选择性的乙酰胆碱酯酶抑制剂，用于改善记忆力、治疗重症肌无力和阿尔茨海默病等疾病，并对抑制有机磷酸中毒有一定功效。本种被《国家重点保护野生植物名录》列为二级保护植物。

石松属 *Lycopodium* L.

多穗石松 *Lycopodium annotinum* L.

【别　　名】单穗石松、杉蔓石松、蔓杉石松、蔓杉、杉叶蔓石松。

【药用部位】全草（分筋草）；孢子（石松子）。

【生境分布】生于海拔 1000m 以上的针叶林、混交林或阔叶林下岩石上、林缘。分布于桓仁、宽甸等地。

【功效应用】全草（分筋草）：祛风除湿，舒筋活血。用于关节痛，跌打损伤，风湿麻木。孢子（石松子）：味苦，性温。收湿，敛疮，止咳。用于皮肤湿烂，小儿夏季汗疹，咳嗽。

玉柏属 *Dendrolycopodium* A. Haines

玉柏 *Dendrolycopodium obscurum* (L.) A. Haines—*Lycopodium obscurum* L.

【别　　名】玉柏石松、树状石松、狗尾舒筋草、玉遂、千年柏、万年松、伸筋草。

【药用部位】全草（玉柏）；孢子（石松子）。

【生境分布】生于海拔 800m 以上的林下或与苔藓混生。分布于本溪、桓仁、宽甸、凤城等地。

【功效应用】全草（玉柏）：味酸，性温。祛风除湿，舒筋通络，活血化瘀。用于风湿疼痛，肢体麻木，跌打扭伤及鸡爪风。孢子（石松子）：味苦，性温。收湿，敛疮，止咳。用于皮肤湿疹，小儿夏季汗疹，咳嗽。

2. 卷柏科 Selaginellaceae

卷柏属 *Selaginella* P. Beauv.

1. 垫状卷柏 *Selaginella pulvinata* (Hook. & Grev.) Maxim.

【别　　名】还魂草、长生不死草、石松、岩花、一把抓，玛塔日音—浩木斯—乌布斯（蒙药），巴肾（朝药）。

【药用部位】全草（卷柏）。

【生境分布】生于干旱岩石缝上。分布于辽宁各地。

【功效应用】味辛，性平。活血通经。用于经闭痛经，癥瘕痞块，跌扑损伤。卷柏炭化瘀止血。用于吐血，崩漏，便血，脱肛。

【民族用药】蒙医：全草入药，味辛，性平。利尿，止血，清血热，杀虫。用于尿闭，月经不调，鼻衄，创伤出血，产褥热，阴虫病。朝医：全草治闭经，痛经，肠出血，脱肛，全草治痔疮出血，肾结石，老年无力。朝医：全草入药，用于闭经，痛经，肠出血，脱肛。

附注：本种为《中国药典》2020 年版收载药材卷柏的基原植物之一。

2. 鹿角卷柏 *Selaginella rossii* (Baker) Warb.

【别　　名】罗斯卷柏、鹿角茶、穷山王、石花子。

【药用部位】全草（鹿角卷柏）。

【生境分布】生于岩石上或山坡林下。分布于彰武、辽阳、鞍山、海城、岫岩、盖州、盘锦、凤城、宽甸、丹东、庄河、大连等地。

【功效应用】在辽宁民间将全株烧成灰，内服消炎止血，对胃疼、手脚麻木、咳嗽等症状有治疗作用。

3. 红枝卷柏 *Selaginella sanguinolenta* (L.) Spring

【别　　名】圆枝卷柏、舒筋草、金鸡尾。

【药用部位】全草（地柏树）。

【生境分布】生于干旱岩石上。分布于凌源、建平、阜蒙、鞍山、瓦房店、金州、大连等地。

【功效应用】味辛，性温。舒筋活血，健脾止泻。用于外伤出血，舒筋活络，腹泻，痢疾等。

4. 中华卷柏 *Selaginella sinensis* (Desv.) Spring

【别　　名】地柏、地网子、地柏枝、翠云草、护山皮、黄牛皮。

【药用部位】全草（中华卷柏）。

【生境分布】生于海拔 300~1000m 灌丛中岩石或干旱山坡。分布于凌源、建平、朝阳、葫芦岛、绥中、阜蒙、彰武、辽阳、营口、盖州、鞍山、岫岩、丹东、长海、瓦房店、金州、大连等地。

【功效应用】味淡、微苦，性凉。清热利尿，清热化痰，止血，止泻。用于湿热，小便不利，淋证，咳嗽，咳痰，外伤出血，痢疾等。

5. 旱生卷柏 *Selaginella stauntoniana* Spring

【别　　名】蒲扇卷柏、卷柏。

【药用部位】全草（干蕨鸡）。

【生境分布】生于山坡岩石上。分布于凌源、绥中、桓仁、丹东等地。

【功效应用】味辛、涩，性平。散瘀止痛，止血生肌，清热息风。用于跌打损伤，筋断骨折，瘀血肿痛，经闭，胃肠止血，尿血，子宫出血，外伤出血，溃疡久不愈及小儿高热，小儿急惊风，慢惊风，破伤风等症。

6. 卷柏 *Selaginella tamariscina* (P. Beauv.) Spring

【别　　名】九死还魂草、还魂草、回阳草、不死草、石花子、孩儿拳、佛手、佛手拳、佛手草、万年青、岩松，玛塔日音—浩木斯—乌布斯（蒙药），卷柏（满药），坤柏、巴余孙（朝药）。

【药用部位】全草（卷柏）。

【生境分布】生于海拔 500~900m 的向阳山坡或岩石上。分布于北票、阜蒙、北镇、新民、西丰、清原、新宾、抚顺、辽阳、本溪、桓仁、鞍山、岫岩、凤城、宽甸、东港、丹东、营口、盖州、庄河、长海、瓦房店、大连、金州等地。

【功效应用】味辛，性平。活血通经。用于经闭痛经，癥瘕痞块，跌扑损伤。卷柏炭化瘀止血。用于吐血，崩漏，便血，脱肛。

【民族用药】蒙医：全草入药，味辛，性平。利尿，止血，清血热，杀虫。用于尿闭，月经不调，鼻衄，创伤出血，产褥热，阴虫病。朝医：全草入药，用于闭经，痛经，肠出血，脱肛。满医：全草入药，生用破血，炒用止血。新鲜卷柏全草水煎服，用于咳血，尿血，脱肛；卷柏水煎服，用于经闭，腹痛，癥瘕积聚，跌打损伤；卷柏烧炭研粉外敷伤口，用于外伤出血。

附注：本种为《中国药典》2020 年版收载药材卷柏的基原植物之一。辽宁为卷柏的主要产区。

7. 翠云草 *Selaginella uncinata* (Desv.) Spring

【别　　名】百脚草、细风藤、拦路枝、剑柏、龙须、蓝草、蓝地柏、绿绒草。

【药用部位】全草（翠云草）。

【生境分布】生于海拔 40~1000m 的山谷林下，多腐殖质土壤或溪边阴湿杂草中，以及岩洞内，湿石上或石缝中。分布于建昌、清原、本溪、东港等地。

【功效应用】味淡、苦，性寒。清热解毒，利湿通络，化痰止咳，止血。用于黄疸，痢疾，高热惊厥，胆囊炎，水肿，泄泻，吐血，便血，风湿性关节痛，乳痈、烧、烫伤等。

3. 木贼科 Equisetaceae

木贼属 *Equisetum* L.

1. 问荆 *Equisetum arvense* L.

【别　　名】公母草、搂接草、空心草、马蜂草、马草、笔头菜、节节草、问荆木贼、麻黄纲、猪鬃草、骨节草、空防草，呼荷—乌布斯、枯朱格、草枯朱格、枯朱格砸丈（蒙药）。

【药用部位】全草（问荆）。

【生境分布】生于田边、路旁、林缘湿地及河边草地等处。分布于阜蒙、彰武、清原、新宾、抚顺、新民、沈阳、辽阳、本溪、鞍山、海城、台安、盘锦、岫岩、凤城、宽甸、丹东、庄河、大连等地。

【功效应用】味苦，性凉。清热，凉血，止咳，利尿。用于鼻衄，吐血，咯血，便血，崩漏，外伤出血，咳嗽气喘，淋病，目赤翳膜等。

【民族用药】蒙医：全草入药，味苦、涩，性平。开窍，利尿，破石痞，滋补，止血。用于膀胱结石，水肿，外伤，月经淋漓，鼻衄，呕血等。

2. 木贼 *Equisetum hyemale* L.

【别　　名】千峰草、锉草、笔头草、节骨草、擦草，奥尼苏—乌布斯、阿拉（蒙药），斯波、木车日贺（满药）。

【药用部位】地上部分（木贼）。

【生境分布】生于林下湿地、林缘或沟旁。分布于凌源、清原、新宾、抚顺、新民、沈阳、辽阳、鞍山、岫岩、本溪、桓仁、凤城、宽甸、丹东、庄河等地。

【功效应用】味甘、苦，性平。疏散风热，明目退翳。用于风热目赤，迎风流泪，目生云翳。

【民族用药】蒙医：全草入药，味甘、微苦，性平。效稀、钝、轻、柔。疗伤，明目，干脓，用于创伤化脓，骨折，目赤，眼睑干性糜烂，视物模糊，昏朦证等。满医：全草入药，疏散风热，明目退翳。用于风热目赤，迎风流泪，目生翳障，肠风下血，痔疮出血，疮疖痈肿等。

附注：本种为《中国药典》2020 年版收载药材木贼的基原植物。

3. 犬问荆 *Equisetum palustre* L.

【别　　名】犬木贼、洗碗草、接骨筒、沼泽木贼、沼泽问荆。

【**药用部位**】地上部分（骨接草）。

【**生境分布**】生于针叶林、针阔混交林下的湿地、沟旁及路边等处。分布于沈阳（浑河沿岸）等地。

【**功效应用**】味甘、苦，性平。清热利尿，舒筋活血，明目，止血。用于淋证，风湿关节痛，跌打损伤，目翳，吐血等。

4. 草问荆 *Equisetum pratense* Ehrh.

【**别　　名**】马胡须，呼荷—乌布斯、枯朱格、草枯朱格、枯朱格砸丈（蒙药）。

【**药用部位**】全草（问荆）。

【**生境分布**】生于海拔 500m 以上的森林、灌木丛、草地或山沟林缘中。分布于清原、新宾、桓仁、本溪、宽甸、凤城等地。

【**功效应用**】味苦，性凉。清热，凉血，止咳，利尿。用于鼻衄，吐血，咯血，便血，崩漏，外伤出血，咳嗽气喘，淋病，目赤翳膜等。

【**民族用药**】蒙医：全草入药，味苦、涩，性平。开窍，利尿，破石痞，滋补，止血。用于膀胱结石，水肿，外伤，月经淋漓，鼻衄，呕血等。

5. 节节草 *Equisetum ramosissimum* Desf.

【**别　　名**】多枝木贼。

【**药用部位**】全草（节节草）。

【**生境分布**】生于路边湿地、沙地、荒野、低山砾石地或溪边。分布于凌源、彰武、沈阳、辽阳、本溪、盖州、岫岩、长海、普兰店等地。

【**功效应用**】清热利湿，平肝散结，祛痰止咳。用于淋证，肝炎，肾炎等。

6. 林问荆 *Equisetum sylvaticum* L.

【**别　　名**】林木贼，呼荷—乌布斯、枯朱格、草枯朱格、枯朱格砸丈（蒙药）。

【**药用部位**】全草（林木贼）。

【**生境分布**】生于森林草地、灌丛杂草中或林下湿地或沟边。分布于北票、北镇、新民、西丰、清原、新宾、抚顺、本溪、桓仁、鞍山、台安、岫岩、凤城、宽甸、东港、丹东、营口、盖州、庄河、长海、瓦房店、金州等地。

【**功效应用**】味苦，性凉。凉血止血，清热利尿，祛风止痛。用于咯血，尿血，淋病，痛风，风湿疼痛，癫痫及动脉粥样硬化等。

【**民族用药**】蒙医：全草入药，味苦、涩，性平。开窍，利尿，破石痞，滋补，止血。用于膀胱结石，水肿，外伤，月经淋漓，鼻衄，呕血等。

4. 瓶尔小草科 Ophioglossaceae

瓶尔小草属 *Ophioglossum* L.

狭叶瓶尔小草 *Ophioglossum thermale* Kom.

【**别　　名**】温泉瓶尔小草。

【**药用部位**】全草（一只箭）。

【**生境分布**】生于山坡草地。分布于桓仁、宽甸等地。

【**功效应用**】味甘、辛，性凉，有小毒。清热解毒，消肿止痛。用于跌打损伤，乳痈，肿毒，蛇咬伤。

劲直阴地蕨属 *Sahashia* Li Bing Zhang & Liang Zhang

劲直阴地蕨 *Sahashia stricta* (Underw.) Li Bing Zhang & Liang Zhang—*Botrychium strictum* Underw.

【**别　　名**】劲直假阴地蕨、劲直荫地蕨、三太草。

【**药用部位**】全草（抓地虎）。

【**生境分布**】生于林下湿地。分布于鞍山、清原、新宾、抚顺、辽阳、本溪、桓仁、宽甸、庄河等地。

【**功效应用**】味甘，性寒。清热解毒，止咳。用于毒蛇咬伤，乳痈，咽喉炎，咳嗽。

阴地蕨属 *Sceptridium* Lyon

1. 粗壮阴地蕨 *Sceptridium robustum* (Rupr. ex Milde) Lyon—*Botrychium longipedunculatum* Ching

【别　　名】长柄阴地蕨。

【药用部位】全草（粗壮阴地蕨）。

【生境分布】生于林下湿地。分布于本溪、桓仁、鞍山、岫岩、凤城、宽甸等地。

【功效应用】味甘，性寒。清热解毒。用于毒蛇咬伤，疮疡，疖毒，无名肿毒，痛疽。

2. 阴地蕨 *Sceptridium ternatum* (Thunb.) Lyon—*Botrychium ternatum* (Thunb.) Sw.

【别　　名】一朵云、花蕨、三太草。

【药用部位】全草（阴地蕨）。

【生境分布】生于海拔 400~1000m 的丘陵地灌丛阴处。分布于本溪、凤城、宽甸等地。

【功效应用】味甘、苦，性凉、微寒。清热解毒，平肝息风，止咳，止血，明目去翳。用于小儿高热惊搐，肺热咳嗽，咳血，百日咳，癫狂，痢疾，疮疡肿毒，瘰疬，毒蛇咬伤，目赤火眼，目生翳障。

5. 紫萁科 Osmundaceae

绒紫萁属 *Claytosmunda* (Y. Yatabe, N. Murak. & K. Iwats.) Metzgar & Rouhan

绒紫萁 *Claytosmunda claytoniana* (L.) Metzgar & Rouhan—*Osmunda claytomiana* L.

【别　　名】绒蕨。

【药用部位】根状茎（绒紫萁）。

【生境分布】生于林区河岸湿地。分布于宽甸、桓仁等地。

【功效应用】用于筋骨疼痛。

桂皮紫萁属 *Osmundastrum* C.Presl

桂皮紫萁 *Osmundastrum cinnamomeum* (L.) C. Presl

【别　　名】分株紫萁、紫萁、薇菜、广东菜、牛毛广东、牛毛贯众，薇菜、德非热（满药）。

【药用部位】根状茎（桂皮紫萁）。

【生境分布】生于沼泽地或潮湿山谷。分布于本溪、凤城、宽甸、丹东等地。

【功效应用】味苦、涩，性微寒。清热，解毒，止血，镇痛，利尿，杀虫。用于痢疾，麻疹，痄腮，流感，鼻衄，崩漏，外伤出血，钩虫病，蛲虫病，小便不利。

【民族用药】满医：嫩叶柄入药，清热解毒，润肺理气。用于风热感冒，心悸，体倦乏力，便秘等病症。

附注：本种幼叶可加工成干菜，称"薇菜"，是名贵的山珍。

6. 蘋科 Marsileaceae

蘋属 *Marsilea* L.

蘋 *Marsilea quadrifolia* L.

【别　　名】田字草、四叶草、破铜钱、四叶蘋。

【药用部位】全草（蘋）。

【生境分布】生于水田或池塘中。分布于凌源、大连、金州、普兰店、庄河等地。

【功效应用】味甘，性寒。利水消肿，清热解毒，止血，除烦安神。用于水肿，热淋，小便不利，黄疸，吐血，衄血，尿血，崩漏白带，月经量多，心烦不眠，消渴，感冒，小儿夏季热，痈肿疮毒，瘰疬，乳痈，咽喉肿痛，急性结膜炎，毒蛇咬伤。

7. 槐叶蘋科 Salviniaceae

满江红属 *Azolla* Lam.

满江红 *Azolla pinnata* subsp. *asiatica* R. M. K. Saunders & K. Fowler

【别　　名】红浮萍、绿蘋、紫藻、漂、紫被浮蘋、紫蘋。

【药用部位】全草（满江红）；根（满江红根）。

【生境分布】生于水田或池塘中，有时与蓝藻共生。分布于新民、鞍山、庄河等地。

【功效应用】全草（满江红）：味辛，性寒。祛风除湿，发汗透疹。用于风湿头痛，麻疹不透，胸腹痞块，带下病，烧、烫伤。根（满江红根）：润肺止咳。用于肺痨咳嗽。

槐叶蘋属 *Salvinia* Ség.

槐叶蘋 *Salvinia natans* (L.) All.

【别　　名】槐瓢、蜈蚣漂、山椒藻、都樐扎、水上飘。

【药用部位】全草（蜈蚣蘋）。

【生境分布】生于水田、沟塘及水泡子中。分布于凌源、新民、沈阳、盘山等地。

【功效应用】味苦，性平。清热解毒，消肿止痛。用于瘀血积痛，痈肿疔毒，烧、烫伤。

8. 碗蕨科 Dennstaedtiaceae

碗蕨属 *Sitobolium* Desv.

1. 细毛碗蕨 *Sitobolium hirsutum* (Sw.) L. A. Triana & Sundue—*Dennstaedtia hirsuta* (Sw.) Mett. ex Miquel—*D. pilosella* (Hook.) Ching

【别　　名】细毛鳞蕨。

【药用部位】全草（细毛碗蕨）。

【生境分布】生于山坡背阴处岩石缝间。分布于鞍山、凤城、丹东、庄河、长海、金州、大连等地。

【功效应用】味辛，性温。祛风除湿，通经活血。用于风湿性关节炎，劳伤疼痛。

2. 溪洞碗蕨 *Sitobolium wilfordii* (T. Moore) L. A. Triana & Sundue—*Dennstaedtia wilfordii* (Moore) Christ

【别　　名】魏氏鳞蕨、孔雀尾、旋鸡尾、万能解毒蕨、光叶碗蕨、金丝蕨。

【药用部位】全草（溪洞碗蕨）。

【生境分布】生于海拔 100~900m 的山地阴处石缝、水沟旁或阔叶林下。分布于凌源、阜蒙、西丰、清原、新宾、抚顺、辽阳、本溪、桓仁、鞍山、岫岩、凤城、宽甸、丹东、长海、大连等地。

【功效应用】味辛，性凉。清热解毒，祛风解表。用于风湿痹痛，筋骨劳伤疼痛，跌打损伤。

蕨属 *Pteridium* Scopoli

蕨 *Pteridium aquilinum* var. *latiusculum* (Desv.) Underw. ex A. Heller

【别　　名】蕨菜、粉蕨、山凤尾蕨、鸡爪菜、拳头菜、拳手菜、龙头菜，猫爪子、福塔拉（满药），姑萨利（朝药）。

【药用部位】嫩叶（蕨菜）；根及根茎（蕨根）。

【生境分布】生于海拔 200~1000m 的山坡向阳处、林缘或林间空地。分布于辽宁各山区。

【功效应用】嫩叶（蕨菜）：味甘，性寒。清热利湿，降逆化痰，止血。用于感冒发热，痢疾，黄疸，白带增多，风湿性关节炎，高血压。根及根茎（蕨根）：味甘，性寒，有毒。清热利湿，平肝安神，解毒消肿。用于发热，咽喉肿痛，腹泻，痢疾，高血压，风湿痹痛，痔疮，湿疹，烫伤，虫蛇咬伤。

【民族用药】满医：嫩叶入药，清热解毒，利湿滑肠，止血，降逆化痰。用于感冒，湿热腹泻或痢疾，小便不利，妇女湿热带下，风湿痹痛，慢性肝炎，肺痨咯血，便血，便秘。朝医：幼叶及根茎入药。镇静，降压，祛风湿。用于高血压，风湿性关节炎。

附注：本种既有药用价值，又有食用价值。在辽宁东部山区资源量较大，并有大量栽培。据报道，蕨菜有致癌物质，不宜多食。

9. 凤尾蕨科 Pteridaceae

铁线蕨属 *Adiantum* L.

1. 团羽铁线蕨 *Adiantum capillus-junonis* Rupr.

【别　　名】圆叶铁线蕨、猪鬃草、铁丝草、铜丝草、铁杆草、铁线草、岩浮萍、烟袋油子草、牛毛针、牛毛毡。

【药用部位】全草（翅柄铁线蕨）。

【生境分布】生于石灰岩岩石缝中。分布于凌源。

【功效应用】味微苦，性凉。清热解毒，利尿，止咳。用于小便不利，血淋，痢疾，咳嗽，乳痈，毒蛇咬伤，烧、烫伤。

2. 普通铁线蕨 *Adiantum edgeworthii* Hook.

【别　　名】爱氏铁线蕨、猪鬃草、小猪鬃草。

【药用部位】全草（猪毛参）。

【生境分布】生于林下岩石阴湿处。分布于瓦房店。

【功效应用】味苦，性凉。清热解毒，利水通淋。用于感冒发热，肺热咳嗽，湿热泄泻，痢疾，带下，乳痈，疔毒烫伤等。

3. 掌叶铁线蕨 *Adiantum pedatum* L.

【别　　名】铜丝草、乌脚枪、铁扇子。

【药用部位】全草（铁丝七）。

【生境分布】生于林下岩石阴湿处。分布于西丰、清原、新宾、抚顺、辽阳、本溪、桓仁、鞍山、岫岩、营口、凤城、宽甸、丹东、庄河等地。

【功效应用】味苦、微涩，性平。通淋利水，止痛止崩。用于小便不利，淋证，牙痛，月经过多及肺热咳嗽。

粉背蕨属 *Aleuritopteris* Fée

1. 银粉背蕨 *Aleuritopteris argentea* (S. G. Gmel.) Fée

【别　　名】铜丝草、金丝草、金线草、铜丝草、金牛草、铜丝茶、姬里白、吉斯—乌布斯、座瓦—阿瓦、孟根—奥依草（蒙药），通经草（朝药）。

【药用部位】全草（通经草）。

【生境分布】生于干旱岩石缝或旧墙缝中。分布于凌源、建昌、阜蒙、彰武、清原、新宾、本溪、桓仁、鞍山、海城、岫岩、长海、金州、大连等地。

【功效应用】味淡、微涩，性温。补虚止咳，调经活血，消肿解毒，愈疮。用于月经不调，肺痨咳血，大便泄泻，风湿关节疼痛，跌打损伤，疮肿。

【民族用药】蒙医：全草入药，味微苦，性平。效稀、钝、轻、柔。愈伤，明目，解痉。用于创伤，化脓，骨折，眼睑干性糜烂，目赤，视物模糊，昏朦证。朝医：全草入药，调经活血，补虚止咳。用于月经不调，经闭腹痛，肺痨咳嗽，吐血。

附注：功效相同的尚有**陕西粉背蕨（无银粉背蕨）*A. argentea* var. *obscura* (Christ) Ching** 分布于凌源、建昌、北镇、铁岭、抚顺、辽阳、鞍山、海城、岫岩、凤城、长海、大连、金州等地。

2. 华北薄鳞蕨 *Aleuritopteris kuhnii* (Milde) Ching

【别　　名】察隅薄鳞蕨、华北粉背蕨、宽叶薄鳞蕨、孔氏粉背蕨、白粉蕨、小紫萁。

【药用部位】全草（小蕨萁）。

【生境分布】生于海拔 500~800m 的山地石缝中。分布于凌源、建昌、本溪、凤城等地。

【功效应用】味苦，性寒。润肺止咳，凉血止血。用于咳血，外伤出血。

凤了蕨属 *Coniogramme* Fée

1. 尖齿凤了蕨 *Coniogramme affinis* Hieron.

【别　　名】尖叶凤丫蕨。

【药用部位】全草或根茎（马肋巴）。

【生境分布】生于阔叶林下。分布于本溪、桓仁、宽甸、凤城等地。

【功效应用】味苦，性寒。凉血解毒，舒筋。用于痈肿疮毒，犬咬伤，腰膝酸痛。

2. 无毛凤了蕨 *Coniogramme intermedia* var. *glabra* Ching

【别　　名】无毛凤丫蕨。

【药用部位】根状茎（秤杆七）。

【生境分布】生于林下。分布于新宾、辽阳、本溪、桓仁等地。

【功效应用】味甘、涩，性温。祛风除湿，理气止痛。用于风湿关节炎，腰痛，跌打损伤，痢疾，带下，淋浊，疮毒。

10. 铁角蕨科 Aspleniaceae

铁角蕨属 *Asplenium* L.

1. 虎尾铁角蕨 *Asplenium incisum* Thunb.

【别　　名】虎尾蕨、伤寒草、万年柏、地柏枝、止血草。

【药用部位】全草（岩春草）。

【生境分布】生于林下湿岩石上。分布于抚顺、辽阳、岫岩、凤城、丹东、大连等地。

【功效应用】味苦、甘，性凉。清热解毒，平肝镇惊，止血利尿。用于急性黄疸型传染性肝炎，肺热咳嗽，小儿惊风，小便不利，指头炎，毒蛇咬伤。

2. 倒挂铁角蕨 *Asplenium normale* Don

【别　　名】常式铁角蕨、青背连、生芽铁角蕨。

【药用部位】全草（倒挂草）。

【生境分布】生于海拔 600m 以上的密林下或溪边岩石上。分布于金州。

【功效应用】味苦，性平。镇痛止血，清热解毒。用于外伤出血，蜈蚣咬伤，湿热，痢疾，肝炎。

3. 北京铁角蕨 *Asplenium pekinense* Hance

【别　　名】万年柏、地柏枝。

【药用部位】全草（铁杆地柏枝）。

【生境分布】生于岩石上。分布于凌源、朝阳、大连等地。

【功效应用】味甘、微辛，性平。化痰止咳，清热解毒，止血。用于感冒咳嗽，肺结核，痢疾，腹泻，热痹，肿毒，疮痈，跌打损伤，外伤出血。

4. 过山蕨 *Asplenium ruprechtii* Sa. Kurata

【别　　名】过桥草、小石韦、还阳草。

【药用部位】全草（马蹬草）。

【生境分布】生于林下或溪边湿岩石上。分布于凌源、绥中、铁岭、清原、新宾、辽阳、本溪、桓仁、鞍山、岫岩、凤城、宽甸、丹东、金州、大连等地。

【功效应用】味淡，性平。活血化瘀，解毒，止血。用于血栓闭塞性脉管炎，偏瘫，子宫出血，外伤出血，神经性皮炎，下肢溃疡。

5. 华中铁角蕨 *Asplenium sarelii* Hook.

【别　　名】朝鲜铁角蕨、见血生、青旗草、退血草、风水草。

【药用部位】全草（孔雀尾）。

【生境分布】生于溪边或林下潮湿的岩石上。分布于辽阳、鞍山、大连等地。

【功效应用】味苦、微甘，性凉。清热解毒，利湿，止血，生肌。用于流行性感冒，目赤肿痛，扁桃体炎，咳嗽，黄疸，肠炎，痢疾，跌打损伤，疮肿疔毒，烧、烫伤。

11. 金星蕨科 Thelyperidaceae

沼泽蕨属 *Thelypteris* Schmidt

沼泽蕨 *Thelypteris palustris* Schott

【别　　名】金星蕨、沼泽蕨。

【药用部位】全草（沼泽蕨）。

【生境分布】生于湿草甸或沼泽旁。分布于丹东、鞍山、桓仁、西丰、彰武等地。

【功效应用】清热解毒。用于感冒咳嗽，肿毒，疮痈。

附注：功效相同的有**毛叶沼泽蕨 *Th. palustris* var. *pubescens* (Lawson) Fernald**，分布于阜蒙、西丰、清原、新宾、抚顺、桓仁、凤城、鞍山、丹东、普兰店、大连等地。

12. 岩蕨科 Woodsiaceae

二羽岩蕨属 *Physematium* Kaulf.

膀胱蕨 *Physematium manchuriense* (Hook.) Nakai—*Protowoodsia manchuriensis* (Hook.) Ching

【别　　名】膀胱岩蕨、东北岩蕨、泡囊蕨。

【药用部位】全草（膀胱蕨）。

【生境分布】生于较阴湿的岩石缝。分布于凌源、本溪、桓仁、鞍山、凤城、宽甸、庄河、瓦房店、金州、大连等地。

【功效应用】味微苦，性凉。利尿，消肿，通淋。用于淋浊，小便不利，跌打损伤。

岩蕨属 *Woodsia* R. Br.

1. 岩蕨 *Woodsia ilvensis* (L.) R. Br.

【药用部位】根茎（岩蕨）。

【生境分布】生于林下岩石缝处。分布于凤城、瓦房店等地。

【功效应用】味微苦，性凉。舒筋活血。用于扭伤筋痛，跌打损伤，瘀血肿痛。

2. 耳羽岩蕨 *Woodsia polystichoides* Eaton

【别　　名】耳羽草。

【药用部位】根茎（蜈蚣旗根）。

【生境分布】生于林下岩石缝处。分布于阜蒙、西丰、清原、新宾、本溪、鞍山、岫岩、凤城、宽甸、丹东、庄河、金州等地。

【功效应用】味微苦，性平。舒筋活络。用于筋伤疼痛，活动不利。

13. 球子蕨科 Onocleaceae

荚果蕨属 *Matteuccia* Todaro

荚果蕨 *Matteuccia struthiopteris* (L.) Todaro

【别　　名】荚果蕨贯众、小叶贯众、黄瓜香、黄瓜鲜、青毛广、青广东、绿广东、广东菜、野鸡膀子、纳日斯—乌布斯（蒙药），野鸡膀子、乌伦粗（满药）。

【药用部位】根茎及叶柄基部（荚果蕨贯众）。

【生境分布】生于林下、林缘或湿草地。分布于西丰、抚顺、辽阳、本溪、桓仁、鞍山、海城、岫岩、宽甸、丹东、庄河、大连等地。

【功效应用】味苦，性微寒。清热解毒，杀虫，止血。用于热病发斑，痄腮，湿热疮毒，蛔虫腹痛，蛲虫病，赤痢便血，尿血，吐血，崩漏。

【民族用药】蒙医：同绵马贯众，以根茎入药，愈伤，清热，解毒。用于视物昏花，胃腹胀满，干呕，刺痛，神志不清，狂犬病，协日病，外伤，各种配制毒中毒。满医：根茎及叶柄基部入药，清热解毒，凉血止血，杀虫。用于感冒发热，头痛，温热斑疹，痄腮，疮毒，蛔虫病。

附注：本种嫩叶可作野菜食用。

球子蕨属 *Onoclea* L.

球子蕨 *Onoclea sensibilis* var. *interrupta* L.

【别　　名】间断球子蕨。

【药用部位】根茎（球子蕨）。

【生境分布】生于草甸或灌丛中。分布于凌源、彰武、西丰、清原、新宾、抚顺、辽阳、本溪、桓仁、凤城、宽甸、丹东、岫岩、庄河、长海、普兰店等地。

【功效应用】清热解毒。用于感冒咳嗽，肿毒，疮痈。

14. 蹄盖蕨科 Athyriaceae

安蕨属 *Anisocampium* Presl

日本安蕨 *Anisocampium niponicum* (Mett.) Y. C. Liu, W. L. Chiou & M. Kato—*Athyrium niponicum* (Mett.) Hance

【别　　名】华东蹄盖蕨、日本蹄盖蕨、华北蹄盖蕨、牛心贯众。

【药用部位】全草（华东蹄盖蕨）。

【生境分布】生于海拔 200~600m 的低山丘陵区林下或林缘湿地。分布于凌源、清原、新宾、抚顺、沈阳、辽阳、本溪、桓仁、鞍山、岫岩、凤城、宽甸、长海、金州、大连等地。

【功效应用】味苦，性凉。清热解毒，止血，驱虫。用于疮毒，痢疾，蛔虫病。

蹄盖蕨属 *Athyrium* Roth

1. 东北蹄盖蕨 *Athyrium brevifrons* Nakai ex Kitag.—*A. multidentatum* (Döll) Ching

【别　　名】猴腿蹄盖蕨、猴腿儿、多齿蹄盖蕨、短叶蹄盖蕨、紫茎菜、绿茎菜、广东菜。

【药用部位】根茎（短叶蹄盖蕨）。

【生境分布】生于山地林缘、草坡、疏林下或采伐迹地上。分布于凌源、北镇、西丰、清原、新宾、抚顺、辽阳、本溪、桓仁、鞍山、凤城、宽甸、庄河、大连等地。

【功效应用】味微苦、涩，性凉。驱虫，止血。用于蛔虫病，外伤出血。

附注：本种幼嫩叶可作野菜食用。

2. 麦秆蹄盖蕨 *Athyrium fallaciosum* Milde

【别　　名】小叶蹄盖蕨。

【药用部位】根茎（小叶蹄盖蕨）。

【生境分布】生于林下或阴湿石上。分布于凌源、岫岩、庄河等地。

【功效应用】味微苦，性凉。清热解毒，杀虫。用于防治流感，乙脑，蛔虫病及钩虫病。

3. 中华蹄盖蕨 *Athyrium sinense* Rupr.

【别　　名】狭叶蹄盖蕨、户县蹄盖蕨、老君山蹄盖蕨、陕西蹄盖蕨。

【药用部位】根茎（中华蹄盖蕨）。

【生境分布】生于疏林下或林缘草丛。分布于北镇、开原、西丰、抚顺、辽阳、本溪、桓仁、鞍山、海城、营口、凤城、宽甸等地。

【功效应用】味微苦，性凉。清热解毒，驱虫。用于流感，麻疹，乙脑，流脑，蛔虫病及钩虫病。

4. 禾秆蹄盖蕨 *Athyrium yokoscense* (Franch. & Sav.) Christ

【别　　名】横须贺蹄盖蕨、尖裂蹄盖蕨。

【药用部位】根茎（禾秆蹄盖蕨）。

【生境分布】生于林下石缝或林缘石壁。分布于凌源、清原、新宾、抚顺、沈阳、桓仁、盖州、岫岩、凤城、宽甸、丹东、东港、庄河、普兰店、金州等地。

【功效应用】味微苦，性凉。驱虫，止血，解毒。用于蛔虫病及外伤出血。

对囊蕨属 *Deparia* Hooker & Greville

东北蛾眉蕨 *Deparia pycnosora* (H. Christ) M. Kato—*Lunathyrium pycnosorum* (Christ) Koidz.

【别　　名】东北对囊蕨。

【药用部位】根茎（东北蛾眉蕨）。

【生境分布】生于林下或林缘草地。分布于西丰、清原、抚顺、本溪、桓仁、鞍山、凤城、宽甸、长海、庄河等地。

【功效应用】味苦、涩，性微寒。清热解毒，驱虫，止血。用于痢疾，便血，血崩，蛔虫病，蛲虫病及预防流感。

附注：功效相同的有**朝鲜介蕨（朝鲜蛾眉蕨）*D. coreana* (Christ) M. Kato—*Dryoathyrium coreanum* (Christ) Tagawa**，分布于西丰、清原、新宾、辽阳、鞍山、本溪、桓仁、鞍山、凤城、庄河等地。以上 2 种曾经在辽宁作蛾眉蕨贯众伪品。

15. 鳞毛蕨科 Dryopteridaceae

贯众属 *Cyrtomium* Presl

全缘贯众 *Cyrtomium falcatum* (L. f.) C. Presl

【别　　名】贯众。

【药用部位】根茎（小贯众）。

【生境分布】生于海边岩石缝。分布于长海、大连、旅顺口等地。

【功效应用】味苦、涩，性寒。清热解毒，驱虫，止血。用于外伤出血，肠道寄生虫病。

鳞毛蕨属 *Dryopteris* Adans.

1. 粗茎鳞毛蕨 *Dryopteris crassirhizoma* Nakai

【别　　名】绵马鳞毛蕨、东北贯众、大贯众、贯众、鸡膀鳞毛蕨、野鸡膀子、鹰膀子、绵马羊齿、东绵马、牛毛广、红毛广、红广东、广东菜，纳日斯—乌布斯、额日—热拉勒（蒙药）。

【药用部位】根茎及叶柄基部（绵马贯众）。

【生境分布】生于山地林下。分布于西丰、清原、新宾、抚顺、辽阳、本溪、鞍山、岫岩、凤城、宽甸、庄河等地。

【功效应用】味苦，性微寒。清热解毒，驱虫，止血。用于预防流感，虫积腹痛，绵马贯众炒炭用于崩漏。

【民族用药】蒙医：根茎及叶柄基部入药，味微甘、苦，性凉。效钝、重。愈伤，清热，解毒。用于视物昏花，胃腹胀满，干呕，刺痛，神志不清，狂犬病，协日病，外伤，各种配制毒中毒。

附注：本种为《中国药典》2020 年版收载药材绵马贯众的基原植物。

2. 广布鳞毛蕨 *Dryopteris expansa* (C. Presl) Fraser-Jenkins & Jermy

【别　　名】阔叶鳞毛蕨。

【药用部位】根茎（大鳞毛蕨）。

【生境分布】生于山地林下。分布于凌源、西丰、清原、新宾、辽阳、本溪、鞍山、岫岩、凤城、宽甸等地。

【功效应用】味苦，性寒，有毒。驱虫。用于绦虫病。

附注：功效相同的有**中华鳞毛蕨 *D. chinensis* (Baker) Koidz.**，分布于凌源、抚顺、本溪、桓仁、鞍山、岫岩、凤城、丹东、庄河、金州、大连、旅顺口等地。

3. 香鳞毛蕨 *Dryopteris fragrans* (L.) Schott

【别　　名】香叶鳞毛蕨。

【药用部位】全草（香鳞毛蕨）。

【生境分布】生于岩石缝中。分布于桓仁、大连。

【功效应用】味苦、性平。清热解毒，抗菌，止痒。用于牛皮癣，皮疹，皮炎和痤疮等多种皮肤病，并对老年性皮肤瘙痒、青少年痤疮合扁平疣的治疗效果极其明显。

4. 华北鳞毛蕨 *Dryopteris goeringiana* (Konze) Koidz.—*D. laeta* (Kom.) C. Chr.

【别　　名】美丽鳞毛蕨、马牙贯众、猴腿。

【药用部位】根茎（花叶狗牙七）。

【生境分布】生于阔叶林下或灌丛中。分布于凌源、建昌、义县、北镇、开原、西丰、清原、沈阳、鞍山、大连、长海等地。

【功效应用】味涩、苦，性平。祛风湿，强腰膝，降血压，清热解毒。用于腰膝酸痛，脊柱疼痛，头晕，高血压。

5. 狭顶鳞毛蕨 *Dryopteris lacera* (Thunb.) Kuntze

【别　　名】半边草、毛头黄。

【药用部位】根茎（熊蕨根）。

【生境分布】生于山地疏林下。分布于丹东、长海、大连等地。

【功效应用】味微苦，性凉。清热，活血，杀虫。用于痢疾，跌打损伤，绦虫病。

6. 半岛鳞毛蕨 *Dryopteris peninsulae* Kitag.

【别　　名】辽东鳞毛蕨、小贯众。

【药用部位】根茎（辽东鳞毛蕨）。

【生境分布】生于阴湿地杂草丛中。分布于庄河、长海、大连等地。

【功效应用】味苦，性凉。清热解毒，凉血止血，驱虫。用于感冒，乙脑，吐血，衄血，崩漏，产后便血，肠寄生虫病。

耳蕨属 *Polystichum* Roth

1. 布朗耳蕨 *Polystichum braunii* (Spenn.) Fée

【别　　名】棕鳞耳蕨、耳蕨贯众。

【药用部位】根茎（耳蕨贯众）。

【生境分布】生于阔叶林下阴湿处。分布于清原、本溪、桓仁、鞍山、海城、凤城、宽甸、丹东、庄河等地。

【功效应用】味微苦，性凉。清热解毒，止血，杀虫。用于鼻衄，崩漏，蛲虫病，头疮白秃，预防流感，乙脑，痄腮。

2. 鞭叶耳蕨 *Polystichum craspedosorum* (Maxim.) Diels

【别　　名】华北耳蕨。

【药用部位】全草（鞭叶耳蕨）。

【生境分布】生于较阴湿的钙质岩石上。分布于凌源、清原、新宾、抚顺、辽阳、本溪、岫岩、凤城、宽甸、丹东、大连等地。

【功效应用】味苦，性凉。清热解毒。用于乳痈，疖肿，肠炎。

3. 戟叶耳蕨 *Polystichum tripteron* (Kunze) C. Presl

【别　　名】三叉耳蕨、三叶耳蕨、蛇舌草。

【药用部位】根茎（戟叶耳蕨）。

【生境分布】生于阔叶林下。分布于抚顺、辽阳、鞍山、本溪、桓仁、岫岩、凤城、宽甸、庄河等地。

【功效应用】味苦，性凉。清热解毒，利尿通淋。用于内热腹痛，痢疾，淋浊。

16. 骨碎补科 Davalliaceae

骨碎补属 *Lepisorus* Smith

骨碎补 *Davallia trichomanoides* Blume—*D. mariesii* Moore ex Bak.

【别　　名】海州骨碎补、申姜、毛姜、中姜、石灵芝。

【药用部位】根茎（海州骨碎补）。

【生境分布】生于岩石或树干上。分布于庄河。

【功效应用】味苦，性温。行血活络，祛风止痛，补肾坚骨。用于跌打损伤，风湿痹痛，肾虚牙疼，腰痛，久泻。

17. 水龙骨科 Polypodiaceae

瓦韦属 *Davallia* (J.Smith) Ching

乌苏里瓦韦 *Lepisorus ussuriensis* (Regel & Maack) Ching

【别　　名】剑刀草、大金刀、金星草、青叶红、铁包针、石茶、还阳草。

【药用部位】全草（乌苏里瓦韦）。

【生境分布】生于林下岩石、枯朽木及树皮上。分布于清原、新宾、辽阳、本溪、桓仁、鞍山、盖州、岫岩、凤城、宽甸、丹东、庄河、金州等地。

【功效应用】味苦，性平。清热解毒，利尿，止咳，止血。用于小便不利，涩痛，水肿，尿血，湿热痢疾，肺热咳嗽，哮喘，咽喉肿痛，疮疡肿毒，风湿疼痛，月经不调，跌打损伤，外伤出血。

多足蕨属 *Polypodium* L.

东北多足蕨 *Polypodium sibiricum* Sipliv.

【别　　名】小水龙骨、东北水龙骨。

【药用部位】全草（多足蕨）。

【生境分布】生于林下岩石或树干上。分布于桓仁、岫岩、宽甸、大连等地。

【功效应用】味甘、苦，性凉。祛风除湿，清热解毒，平喘止咳，利尿通淋，消肿止痛。用于痹证，小儿高热，疮疖痈肿，咳嗽气逆者，热淋，小便短赤，淋沥涩痛者，牙痛，跌打损伤疼痛。

石韦属 *Pyrrosia* Mirbel

1. 北京石韦 *Pyrrosia davidii* (Baker) Ching

【别　　名】华北石韦、独叶茶、八宝茶、小石韦、猫耳朵、哈担—呼吉、孟和茶（蒙药）。

【药用部位】叶（石韦）。

【生境分布】生于海拔 300m 以上的山地岩石上或石缝间。分布于凌源、宽甸、丹东等地。

【功效应用】味苦、甘，性寒。利水通淋，清肺泄热。用于淋痛，尿血，石淋，肾炎，崩漏，痢疾，肺热咳嗽，慢性支气管炎，金疮，痈疽。

【民族用药】蒙医：叶入药，清热解毒，干脓敛疮，接骨。用于骨折，脉伤，烧伤，肿痛，中毒诸症。

2. 有柄石韦 *Pyrrosia petiolosa* (Christ) Ching

【别　　名】长柄石韦、石茶、石剑、石耳朵、小石韦、猫耳朵、石韦，哈担—呼吉、孟和茶（蒙药），石韦（满药）。

【药用部位】叶（石韦）。

【生境分布】生于较干旱的裸岩上。分布于凌源、北镇、阜蒙、彰武、法库、西丰、新宾、辽阳、本溪、鞍山、盖州、岫岩、凤城、宽甸、丹东、金州、大连等地。

【功效应用】味苦、甘，性寒。消炎利尿，清湿热。用于急、慢性肾炎，肾盂肾炎，膀胱炎，尿道炎，泌尿系结石，支气管哮喘，肺热咳嗽。

【民族用药】蒙医：叶入药，味苦、涩，性凉。效糙、燥、钝。清热解毒，干脓敛疮，接骨。用于骨折，脉伤，烧伤，肿痛，中毒诸症。满医：叶入药，利尿通淋，清热止血，止咳喘。用于热淋，血淋，石淋，小便不通，吐血，衄血，崩漏，肺热咳喘。

附注：本种为《中国药典》2020年版收载药材石韦的基原植物。石韦为满族民间用于清热利尿的药材，多用鲜药口服。

裸子植物

1. 苏铁科 Cycadaceae

苏铁属 *Cycas* L.

苏铁 *Cycas revoluta* Thunb.

【别　　名】铁树、辟火蕉、凤尾蕉、凤尾松、凤尾草、美叶苏铁。

【药用部位】根（苏铁）；叶（苏铁叶）；花（苏铁花）；种子（苏铁子）。

【生境分布】自然分布于福建、台湾、广东，辽宁各地庭园、公园等常有栽培。

【功效应用】根（苏铁）：味甘、淡，性平。祛风活络，补肾止血。用于肺痨咳血，肾虚，牙痛，腰痛，带下病，风湿关节炎，跌打扭伤。叶（苏铁叶）：味甘、淡，性平。收敛止血，理气活血。用于肝胃气痛，经闭，胃炎，胃溃疡，吐血，跌打，刀伤。花（苏铁花）：味甘，性平，有小毒。理气止痛，益肾固精，活血祛瘀。用于胃痛，遗精，带下病，痛经，吐血，跌打损伤。种子（苏铁子）：味苦、涩，性平，有小毒。平肝，降血压。用于高血压症。

附注：本种被《国家重点保护野生植物名录》列为一级保护植物。

2. 银杏科 Ginkgoaceae

银杏属 *Ginkgo* L.

银杏 *Ginkgo biloba* L.

【别　　名】鸭掌树、鸭脚子、公孙树、白果树，白果（朝药）。

【药用部位】种子（白果）；叶（银杏叶）；根（白果根）；树皮（银杏树皮）。

【生境分布】野生种群在全国极少，在辽宁各地用作行道树或庭园观赏，广为栽培。

【功效应用】种子（白果）：味甘、苦、涩，性平。敛肺气，定喘咳，止带浊，缩小便。用于哮喘，痰咳，淋证，尿频。叶（银杏叶）：味甘、苦、涩，性平。活血化瘀，通络止痛，敛肺平喘，化浊降脂。用于瘀血阻络，胸痹心痛，中风偏瘫，肺虚咳喘，高脂血症。根（白果根）：益气补虚。用于带下病，遗精。树皮（银杏树皮）：外用于牛皮癣。

【民族用药】朝医：白果为太阴人药。开肺之胃气进食消食，补肺祛痰。用于太阴人伤寒头痛，喘促证及太阴人咳嗽。

附注：本种为《中国药典》2020年版收载药材白果和银杏叶的基原植物。本种为银杏科唯一物种，是著名的活化石植物，又是珍贵的用材和干果树种。被2022年版《世界自然保护联盟濒危物种红色名录》（IUCN）列为濒危（EN）物种。被《国家重点保护野生植物名录》列为一级保护植物。

3. 柏科 Cupressaceae

柳杉属 *Cryptomeria* D. Don

日本柳杉 *Cryptomeria japonica* (Thunb. ex L.f.) D. Don

【别　　名】孔雀松、柳杉、玉杉、宝树、猴爪杉、狼尾柳杉、猿尾柳杉，猴爪柳杉。

【药用部位】根皮或树皮（柳杉皮）；叶（柳杉叶）。

【生境分布】原产日本。大连有栽培。

【功效应用】根皮或树皮（柳杉皮）：味苦、辛，性寒。解毒，杀虫，止痒。用于癣疮，鹅掌风，烫伤。叶（柳杉叶）：清热解毒，用于痈疽疮毒。

杉木属 *Cunninghamia* R. Br. ex A. Rich.

杉木 *Cunninghamia lanceolata* (Lamb.) Hook.

【别　　名】杉、刺杉、木头树、正木、正杉、沙树、沙木。

【药用部位】根及根皮（杉木根）；树皮（杉皮）；树干结节（杉木节）；心材及树枝（杉材）；枝叶（杉叶）；种子（杉木子）；木材沥出的油脂（杉木油）。

【生境分布】在长江流域、秦岭以南地区栽培最广。大连有栽培。

【功效应用】根及根皮（杉木根）：微辛，性温。用于淋证，疝气，瘰疬，腹痛，关节痛，跌打损伤，疥癣。树皮（杉皮）：微辛，性微温。祛风止痛，燥湿，止血。用于水肿，脚气，金疮，漆疮，烫伤。树干结节（杉木节）：微辛，性微温。祛风止痛，散湿毒。用于脚气，痞块，骨节疼痛，带下病，跌扑血瘀。心材及树枝（杉材）：微辛，性微温。辟恶除秽，除湿散毒，降逆气，活血止痛。用于脚气肿溃，奔豚，霍乱，心腹胀满，风湿毒疮，跌打肿痛，创伤出血，烧烫伤。枝叶（杉叶）：微辛，性微温。辟秽，止痛，散湿毒，降逆气。用于漆疮，风湿毒疮，脚气，心腹胀痛。外用于跌打损伤。种子（杉木子）：微辛，性微温。散瘀消肿。用于疝气，乳痛。木材沥出的油脂（杉木油）：味苦、辛，性微温。利尿排石，消肿杀虫。用于尿闭，淋证，石淋，遗精。

刺柏属 *Juniperus* L.

1. 圆柏 *Juniperus chinensis* L.—*Sabina chinensis* (L.) Ant.

【别　　名】红柏、刺柏、桧、桧柏、翠树。

【药用部位】树皮（桧皮）；嫩枝叶（桧叶）。

【生境分布】分布于我国华北、西北各省区及长江流域。辽宁各地有栽培。

【功效应用】味苦、辛，性温，祛风散寒，活血消肿，解毒，利尿。用于风寒感冒。风湿关节痛，小便淋证，瘾疹。

2. 铺地柏 *Juniperus procumbens* (Siebold ex Endl.) Miq.

【别　　名】偃柏、矮桧、匍地柏、爬地柏、爬地桧。

【药用部位】枝叶（铺地柏叶）。

【生境分布】原产日本。朝阳、沈阳、辽阳、本溪、盘锦、丹东、大连等地有栽培。

【功效应用】祛风散寒，活血消肿，利尿。用于风湿痹痛，小便淋痛。

3. 杜松 *Juniperus rigida* Siebold & Zucc.

【别　　名】软叶杜松、棒儿松、崩松、刚桧，乌日格斯图—阿日查、树格刺儿、哈担—阿日查（蒙药）。

【药用部位】果实（杜松实）；枝叶（刺柏叶）。

【生境分布】常分布在海拔500m以下较为干燥的山地。分布于开原、抚顺、本溪、桓仁、鞍山、岫岩、营口、宽甸、丹东、普兰店等地，大连有栽培。

【功效应用】味甘、苦，性平。发汗，利尿，祛风除湿，镇痛。用于小便淋证，水肿，风湿关节痛。

【民族用药】蒙医：枝叶入药，味苦、涩，性凉。效糙、轻、钝。清肾热，利尿，燥协日乌素，愈伤，止血。用于肾热，尿血，尿道灼热，肾伤，小便脓血不利，炭疽，陶赖，赫如虎，协日乌素病，肾达日干。

4. 叉子圆柏 *Juniperus sabina* L.—*Sabina vulgaris* Ant.

【别　　名】沙地柏、臭柏、砂地柏、双子柏、天山圆柏、新疆圆柏。

【药用部位】枝、叶、果实（叉子圆柏）。

【生境分布】分布于内蒙古干旱多石山坡或沙丘上。沈阳、大连等地有栽培。

【功效应用】祛风镇静，活血止痛。用于风湿关节痛，小便淋痛，迎风流泪，头痛，视物不清。

5. 兴安圆柏 *Juniperus sabina* var. *davurica* (Pall.) Farjon.—*Sabina davurica* (Pall.) Ant.

【别　　名】兴安桧、爬山桧。

【药用部位】果实（兴安圆柏）。

【生境分布】分布于吉林、黑龙江和内蒙古。生于海拔900m以上的向阳的石质山坡或石缝中。沈阳等地有栽培。

【功效应用】镇痛利尿。

水杉属 *Metasequoia* Hu & W. C. Cheng

水杉 *Metasequoia glyptostroboides* H. H. Hu &W. C. Cheng

【别　　名】水桫、杉、落叶松。

【药用部位】叶（水杉叶）。

【生境分布】野生分布于重庆、湖北及湖南三省毗邻的局部地区。沈阳、本溪、鞍山、丹东、大连等地有栽培。

【功效应用】清热解毒，消炎止痛。用于痈疮肿毒，癣疮。

附注：本种为中国特有树种。被 2022 年版《世界自然保护联盟濒危物种红色名录》（IUCN）列为濒危（EN）物种。被《国家重点保护野生植物名录》列为一级保护植物。

侧柏属 *Platycladus* Spach

侧柏 *Platycladus orientalis* (L.) Franco

【别　　名】香柯树、香树、香柏、片松、阿日查、哈布塔盖—阿日查、浩宁—阿日查（蒙药），柏在音（朝药）。

【药用部位】根皮（柏根白皮）；枝节（侧柏枝）；枝梢和叶（侧柏叶）；种仁（柏子仁）；树脂（柏树脂）。

【生境分布】野生分布于凌源、朝阳、北镇等地海拔 300~1300m 的向阳山坡。阜蒙以南各地有栽培。

【功效应用】根皮（柏根白皮）：味苦，性平。收敛止痛；外用于烫伤。枝节（侧柏枝）：味苦、辛，性温。祛风除湿，解毒疗疮。用于霍乱转筋，齿龈肿痛。枝梢和叶（侧柏叶）：味苦、涩，性寒。凉血止血，祛风消肿，清肺止咳。用于吐血，衄血，尿血，痢疾，肠风，崩漏，风湿痹痛。种仁（柏子仁）：味甘，性平。养心安神，润肠通便。用于惊悸失眠，遗精，便秘。树脂（柏树脂）：味甘，性平。解毒，消炎，止痛。用于疥癣，癞疮，黄水疮，丹毒。

【民族用药】蒙医：嫩枝与叶入药，味苦、涩，性凉。效糙、轻、钝。清热，利尿，消肿，止血，燥协日乌素。用于肾热，膀胱热，尿闭，淋病，肺热咳嗽，肺脓痛，炭疽，陶赖，赫如虎，协日乌素病，刀伤。朝医：柏子仁为太阴人药。安神安意。用于太阴人虚烦失眠，惊悸，怔忡等症。

附注：本种为《中国药典》2020 年版收载药材柏子仁和侧柏叶的基原植物。

4. 三尖杉科 Cephalotaxaceae

三尖杉属 *Cephalotaxus* Siebold & Zucc. ex Endl.

粗榧 *Cephalotaxus sinensis* (Rehder & E. H. Wilson) H. L. Li

【别　　名】中国粗榧、粗榧杉、中华粗榧杉、鄂西粗榧。

【药用部位】枝叶（粗榧枝叶）；根或根皮（粗榧根）。

【生境分布】分布于四川、湖北、贵州、广西、广东、福建。盖州（熊岳）有栽培。

【功效应用】枝叶（粗榧枝叶）：抗癌。根或根皮（粗榧根）：祛风除湿。

附注：粗榧叶、枝、种子、根含有三尖杉酯碱和高三尖杉酯碱等 20 多种生物碱有效成分，对治疗白血病和淋巴管肉瘤等有一定的疗效。粗榧还含有除草活性的化合物，成为待开发的具有除草活性的植物。

5. 红豆杉科 Taxaceae

红豆杉属 *Taxus* L.

东北红豆杉 *Taxus cuspidata* Siebold & Zucc.

【别　　名】宽叶紫杉、米树、赤柏松、紫杉。

【药用部位】枝、叶（东北红豆杉）。

【生境分布】生于海拔 500~1000m 山地、河岸、谷地。缓坡或林中。分布于本溪、桓仁、岫岩、宽甸等地。

【功效应用】利尿，通经。用于肾炎浮肿，小便涩痛，消渴。

附注：本种树皮所含紫杉醇有抗白血病和抗肿瘤作用。被《国家重点保护野生植物名录》列为一级保护植物。

6. 松科 Pinaceae

冷杉属 *Abies* Mill.

1. 杉松 *Abies holophylla* Maxim.

【别　　名】杉松冷杉、辽东冷杉、针枞、杉木、白松、沙松。

【药用部位】枝叶（杉松）。

【生境分布】生于海拔 500~1200m，气候寒冷湿润，土层肥厚弱灰化棕色森林土地带的针阔混交林中。分布于清原、新宾、本溪、桓仁、鞍山、岫岩、凤城、宽甸、庄河等地。

【功效应用】祛风除湿，止血。用于风湿痹痛。

2. 臭冷杉 *Abies nephrolepis* (Trautv. ex Maxim.) Maxim.

【别　　名】华北冷杉、白枞、白果枞、东陵冷杉、臭枞、白松、臭松、白果松。

【药用部位】树皮、枝叶（臭冷杉）。

【生境分布】生于海拔 300~1200m 针阔混交林中。仅在本溪、桓仁、鞍山、岫岩、宽甸有少量分布；大连、鞍山、沈阳等地有栽培。

【功效应用】祛除湿气，止痛。民间外用于腰腿痛。

雪松属 *Cedrus* Trew.

雪松 *Cedrus deodara* (Roxb. ex D. Don) G. Don.

【别　　名】塔松、香柏、喜马拉雅雪松、松树。

【药用部位】树干、枝叶（雪松）。

【生境分布】原产喜马拉雅山西部。大连有栽培。

【功效应用】味苦。祛风活络，消肿生肌，活血止血。用于痢疾，肠风便血，水肿，风湿痹痛，麻风病。

落叶松属 *Larix* Mill.

落叶松 *Larix gmelinii* (Rupr.) Kuzen.

【别　　名】达乌里落叶松、齿果兴安落叶松、粉果兴安落叶松、大果兴安落叶松、兴安落叶松、一齐松、意气松。

【药用部位】树皮（落叶松）；松节油（落叶松节油）。

【生境分布】分布于大、小兴安岭，生于海拔 300~1200m 温暖湿润、排水良好的缓坡丘陵。辽宁各地有栽培。

【功效应用】树皮（落叶松）：用于痢疾，脱肛，气滞，腹胀。松节油（落叶松节油）：用于止痛。

附注：功效相似的有**华北落叶松 *L. gmelinii* var. *principis-rupprechtii* (Mayr) Pilger**，产我国华北地区，辽宁各地有栽培；**日本落叶松 *L. kaempferi* (Lamb.) Carrière**，原产日本。清原、抚顺、沈阳、本溪、桓仁、鞍山、岫岩、丹东、大连等地栽培。**黄花落叶松 *L. olgensis* A. Henry**，分布于辽宁东部山区，各地有栽培。

云杉属 *Picea* A. Dietrich.

1. 长白鱼鳞云杉 *Picea jezoensis* var. *komarovii* (V. N. Vassil.) W. C. Cheng & L. K. Fu

【别　　名】长白鱼鳞松、鱼鳞松。

【药用部位】树皮、枝叶（长白鱼鳞云杉）。

【生境分布】生于海拔 600m 以上针阔叶混交林中。分布于本溪、桓仁、鞍山、宽甸等地；各地园林有栽培。

【功效应用】用于咳嗽痰喘。

2. 红皮云杉 *Picea koraiensis* Nakai.

【别　　名】溪云杉、丰山云杉、岛内云杉、带岭云杉、沙树、针松、小片鳞松、高丽云杉、虎尾松、红皮臭、朝鲜云杉。

【药用部位】树皮、枝叶（红皮云杉）。

【生境分布】生于海拔400~1500m气候温良湿润、排水良好、土层肥厚的山麓缓坡。分布于桓仁、宽甸等地，各地有栽培。

【功效应用】祛风除湿，用于风湿痛。

3. 川西云杉 *Picea likiangensis* var. *rubescens* Rehder & E. H. Wilson

【别　　名】水平杉、西康云杉。

【药用部位】雌球果（云杉果）；节木（云杉节木）；树脂（杉脂）。

【生境分布】分布于云南西北部、四川西南部。大连有栽培。

【功效应用】雌球果（云杉果）：止咳平喘、止痛。用于咽喉疾病，咳嗽，肺部疾病。节木（云杉节木）：祛风湿，舒筋络，干黄水，杀虫。用于风寒湿痹，风湿疼痛，关节积黄水，寒性水肿病，虫病。树脂（杉脂）：祛风湿，排脓生肌，干黄水。用于风寒湿痹，筋络扭伤，疮疖痛肿，疮疡久溃不愈，关节积黄水。

4. 白杆 *Picea meyeri* Rehder & E. H. Wilson

【别　　名】毛枝云杉、红扦云杉、白杆云杉、刺儿松、钝叶杉、红扦。

【药用部位】根、树皮（松根、松树皮）；节（松节）；叶（松针）；花粉（松花粉）；树脂（松香）；球果（云杉球果）。

【生境分布】分布于山西、河北、内蒙古的山地阴坡、半阴坡或沙地。盖州、辽阳、沈阳、大连、兴城等地有栽培。

【功效应用】根、树皮（松根、松树皮）：味苦，性温。收敛，生肌，止痛。用于风湿骨痛，跌打肿伤，外伤出血。节（松节）：味苦，性温。祛风除湿，活络止痛。叶（松针）：味苦、涩，性温。祛风活血，明目安神，解毒止痒。用于风湿关节痛，跌打肿伤，感冒，夜盲，高血压症。花粉（松花粉）：味甘，性温。祛风益气，收敛止血。用于眩晕，胃疾，痢疾，疮毒湿烂，外伤出血。树脂（松香）：味甘、苦，性温。燥湿祛风，生肌止痛。用于痈疽，疔毒，痔瘘。球果（云杉球果）：味苦，性温。化痰，止咳。用于久咳，痰喘。

附注：功效相同的有**青杆 *P. wilsonii* Mast.**，凌源、沈阳、鞍山、盖州、大连等地有栽培，二者均为中国特有树种。

松属 *Pinus* L.

1. 白皮松 *Pinus bungeana* Zucc. ex Ehdl.

【别　　名】蛇皮果松、虎皮松、白果松、美人松。

【药用部位】果实（白松塔、松塔）；叶（松叶）。

【生境分布】自然分布于华北、西北。锦州、沈阳、鞍山、盖州、大连等地有栽培。

【功效应用】果实（白松塔、松塔）：味苦，性温。镇咳，祛痰，平喘。用于咳嗽痰喘。叶（松叶）：用于流感，风湿关节炎，跌打肿痛，夜盲症，高血压，神经衰弱。

附注：本种为中国特有树种。

2. 红松 *Pinus koraiensis* Siebold & Zucc.

【别　　名】朝鲜松、红果松、韩松、果松、海松、五针松，海松子、呼力（满药），松花粉、松香、松依（朝药）。

【药用部位】根（松根）；树皮（松木皮）；木材中的油树脂（松油）；挥发油（松节油）；固体树脂（松香）；节（松节）；叶（松叶）；花粉（松花粉）；球果（松塔）；种子（松子）。

【生境分布】生于海拔150~1000m的湿润缓山坡及排水良好的平地。分布于新宾、辽阳、本溪、桓仁、鞍山、凤城、宽甸等地。岫岩、庄河、大连等地有栽培。

【功效应用】根（松根）：味苦，性温。祛风除湿，活血止血。用于风湿痹痛，风疹瘙痒，白带，咳嗽，跌打吐血，风虫牙疼。树皮（松木皮）：味苦，性温。祛风除湿，活血止血，敛疮生肌。用于风湿骨痛，跌打损伤，金刃伤，肠风下血，久痢，湿疹，烧烫伤，痈疽久不收口。木材中的油树脂（松油）：味苦，性温。祛风，杀虫。用于疥疮，皮癣。挥发油（松节油）：活血通络，消肿止痛。用于关节肿痛，肌肉痛，跌打损伤。固体树脂（松香）：味苦、甘，性温。祛风燥湿，排脓拔毒，生肌止痛。用于痈疽恶疮，瘰疬，瘘症，疥癣，白秃，疬风，痹证，金疮，扭伤，妇女白带，血栓闭塞性脉管炎。节（松节）：祛风除湿，舒筋活络，止痛。叶（松叶）：味苦，性温。祛风燥湿，杀虫止痒，活血安神。用于风湿痿痹，脚气，湿疮，癣，风疹瘙痒，跌打损伤，神经衰弱，慢性肾炎，高血压病。预防乙脑、流感。花粉（松花粉）：味甘，性温。收敛止血，燥湿敛疮。用于外伤出血，湿疹，黄水疮，皮肤糜烂，脓水淋漓。球果（松塔）：味甘、苦，性温。祛风除痹，化痰止咳平喘，利尿，通便。用于风寒湿痹，白癜风，慢性气管炎，哮喘，咳嗽，气短，痰多。种子（松子）：滋补强壮，润肺滑肠，息风镇咳。用于风痹，燥咳，吐血，便秘。

【民族用药】满医：种仁入药，润肺滑肠，养液息风。直接食用海松子，用于肺阴虚之咳血，干咳少痰，气短；肝肾阴虚之头晕目眩，视物模糊，急躁易怒，耳鸣咽干，腰膝酸软，肢倦乏力，大便秘结。海松子油脂外涂患处，用于手脚冻伤。朝医：松花粉、松香、海松子均为太阴人药。松花粉润肺，补气，祛风，止血，止泻。用于外伤出血、湿疹，胃溃疡，十二指肠溃疡，咳嗽，泄泻，痢疾。松香祛风燥湿，排脓生肌止痛。用于太阴人风湿痹痛，疮疡，历节风，跌打损伤，久咳气喘等证。海松子润肺养阴，补气养血。用于太阴人肺肾虚证及气虚证。

附注：本种为《中国药典》2020 年版收载药材松花粉的基原植物之一。本种被《国家重点保护野生植物名录》列为二级保护植物。

3. 油松 *Pinus tabuliformis* Carrière

【别　　名】巨果油松、紫翅油松、东北黑松、短叶马尾松、红皮松、短叶松，那日森—格树、润兴、唐兴、珠拉—毛杜（蒙药），松香、夹克丹苏给、松明、陶龙（满药）。

【药用部位】根（松根）；树皮（松木皮）；木材中的油树脂（松油）；挥发油（松节油）；固体树脂（松香）；茎枝瘤状节或分枝节（油松节）；叶（松叶）；花粉（松花粉）；球果（松塔）；种子（松子）。

【生境分布】生于海拔 100~1000m 林中。分布于凌源、建平、绥中、建昌、阜蒙、彰武、开原、铁岭、清原、新宾、抚顺、沈阳、辽阳、本溪、鞍山、海城、台安、岫岩、凤城、宽甸、丹东、庄河、瓦房店、普兰店、金州、大连等地。

【功效应用】根（松根）：味苦，性温。祛风除湿，活血止血。用于风湿痹痛，风疹瘙痒，白带，咳嗽，跌打吐血，风虫牙疼。树皮（松木皮）：味苦，性温。祛风除湿，活血止血，敛疮生肌。用于风湿骨痛，跌打损伤，金刃伤，肠风下血，久痢，湿疹，烧烫伤，痈疽久不收口。木材中的油树脂（松油）：味苦，性温。祛风，杀虫。用于疥疮，皮癣。挥发油（松节油）：活血通络，消肿止痛。用于关节肿痛，肌肉痛，跌打损伤。固体树脂（松香）：味苦、甘，性温。祛风燥湿，排脓拔毒，生肌止痛。用于痈疽恶疮，瘰疬，瘘症，疥癣，白秃，疬风，痹证，金疮，扭伤，妇女白带，血栓闭塞性脉管炎。茎枝瘤状节或分枝节（油松节）：味苦、辛，性温。祛风除湿，通络止痛。用于风寒湿痹，关节风痛，转筋挛急，跌打伤痛。叶（松叶）：味苦，性温。祛风燥湿，杀虫止痒，活血安神。用于风湿痿痹，脚气，湿疮，癣，风疹瘙痒，跌打损伤，神经衰弱，慢性肾炎，高血压病。预防乙脑、流感。花粉（松花粉）：味甘，性温。收敛止血，燥湿敛疮。用于外伤出血，湿疹，黄水疮，皮肤糜烂，脓水淋漓。球果（松塔）：味甘、苦，性温。祛风除痹，化痰止咳平喘，利尿，通便。用于风寒湿痹，白癜风，慢性气管炎，哮喘，咳嗽，气短，痰多。种子（松子）：润肺滑肠。用于肺燥咳嗽，肠燥便秘。

【民族用药】蒙医：松节入药，味甘、苦，性温。效燥、糙、腻。止痛，消肿。用于关节红肿，屈伸受限等寒性协日乌素病，白癜风，瘙痒，疥、疮、疹等皮肤病；赫依性佝偻病，骨关节疼痛，肌肉萎缩，骨关节赫依性浮肿。满医：松香入药，祛风除湿，拔毒排脓，生肌止痛。松香研末，外用于痈疮肿毒，疥癣，白秃，瘙痒症，风湿痹痛。含油脂的树干入药，称松明，提取松油涂擦患处，用于疬疮顽癣。

附注：功效相似的有**樟子松 *P. sylvestris* var. *mongolica* Litv.**，原产大兴安岭地区，在辽宁各地有栽培；**华山松 *P. armandii* Franch.**，原产我国陕西、甘肃、华北及西南地区，在新民、沈阳、鞍山、岫岩、盘锦、大连等地作为观赏树种栽培；**赤松 *P. densiflora* Siebold & Zucc.**，分布于辽阳、本溪、桓仁、凤城、宽甸、丹东、东港、岫岩、盖州、营口、庄河、长海、瓦房店、普兰店、金州、大连等地。以上各种均为《中国药典》2020 年版收载药材松花粉的基原植物。

4. 黑松 *Pinus thunbergii* Parl.

【别　　名】日本黑松。

【药用部位】叶（松叶）；花粉（松花粉）。

【生境分布】原产日本及朝鲜南部海岸，大连、旅顺口有栽培。

【功效应用】叶（松叶）：味苦、涩，性温。祛风止痛，活血消肿，明目。用于时令感冒，风湿关节痛，跌打肿痛，夜盲，外用于冻疮。花粉（松花粉）：味甘，性温。收敛，止血。用于胃痛。咳血，黄水疮，外伤出血。

金钱松属 *Pseudolarix* Gordon.

金钱松 *Pseudolarix amabilis* (J. Nelson) Rehder

【别　　名】水树、金松。

【药用部位】树皮（土荆皮）。

【生境分布】生于我国南方海拔 100~1500m 温暖多雨、土层深厚、排水良好的山坡、林缘或林中。盖州、大连有栽培。

【功效应用】杀虫，止痒。外用于手足癣，神经性皮炎，湿疹，头部疥癣。

附注：本种为《中国药典》2020 年版收载药材土荆皮的基原植物。本种是中国特有树种。被 2022 年版《世界自然保护联盟濒危物种红色名录》（IUCN）列为易危（VU）物种。被《国家重点保护野生植物名录》列为二级保护植物。

7. 麻黄科 Ephedraceae

麻黄属 *Ephedra* L.

草麻黄 *Ephedra sinica* Stapf

【别　　名】华麻黄、麻黄草，哲日根、策都木（蒙药），麻黄、呼陶巴（满药），麻黄（朝药）。

【药用部位】草质茎（麻黄）；根（麻黄根）。

【生境分布】生于草原、山坡、平原或河床。分布于凌源、建平、朝阳、葫芦岛、彰武、辽阳、盖州、瓦房店等地。

【功效应用】草质茎（麻黄）：味辛、微苦，性温。发汗散寒，宣肺平喘，利水消肿。用于风寒感冒，胸闷喘咳，风水浮肿，痰喘咳嗽，哮喘。根（麻黄根）：味甘、微涩，性平。固表止汗。用于自汗，盗汗。

【民族用药】蒙医：草质茎入药，味苦、涩，性寒。效钝、燥、轻、糙。清肝热，止血，破痞，消肿，愈伤，发汗。用于肝损伤，肝血炽盛，身目发黄，鼻衄，咯血，吐血，子宫出血，血痢，外伤出血，讧热，协日热，毒热，查哈亚，苏日亚，肾伤，白脉后遗症等。满医：草质茎入药，发汗散寒，宣肺平喘，利水消肿。用于风寒感冒，胸闷喘咳，慢性气喘咳嗽，风水浮肿。朝医：麻黄为太阴人药。可解肺之表邪。用于太阴人胸痛，喘息，咳嗽。

附注：功效相同的有**中麻黄 *E. intermedia* Schrenk ex C. A. Mey.**，分布于北票；**木贼麻黄 *E. equisetina* Bunge**，产河北、山西、内蒙古、陕西西部、甘肃及新疆等省区，金州有引种栽培。三者均为《中国药典》2020 年版收载药材麻黄和麻黄根的基原植物。

被子植物

1. 睡莲科 Nymphaeaceae

芡属 *Euryale* Salisb.

芡 *Euryale ferox* Salisb. ex K. D. Koenig & Sims

【别　　名】鸡头荷、鸡头莲、鸡头米、鸡头果、黄实、雁喙、鸡雍，嘎然萨、拉赫毕他拉珠尔、他黑颜—套老盖—莲花（蒙药）。

【药用部位】种仁（芡实）；根及根茎（芡根）；叶（芡叶）；花茎（芡茎）。

【生境分布】生于水底疏松的黏泥质地河流附近的池沼、水泡中。分布于黑山、彰武、铁岭、法库、新民、沈阳、辽中、辽阳、海城、庄河、长海等地。

【功效应用】种仁（芡实）：味甘、涩，性平；益肾固精，补脾止泻，除湿止带。用于遗精滑精，遗尿尿频，脾虚久泻，白浊，带下。根及根茎（芡根）：味咸、甘、性平。散结止痛，止带。用于散气疼痛，无名肿毒，白带。叶（芡叶）：味苦、甘，性平。行气和血，祛瘀止血。用于吐血，便血，妇女产后胞衣不下。花茎（芡茎）：味咸、甘，性平。清虚热，生津液。用于虚热烦渴，口干咽燥。

【民族用药】蒙医：种仁入药，味甘、涩，性热。效轻、糙、锐、燥浮。调理胃火，消食，开胃，祛肾寒。用于消化不良，胃腹胀满，胃火衰败，不思饮食，肾寒，腰腿疼痛。

附注：本种为《中国药典》2020 年版收载药材芡实的基原植物。本种叶柄和花梗去皮后可食。

睡莲属 *Nymphaea* L.

睡莲 *Nymphaea tetragona* Georgi

【别　　名】子午莲、粉色睡莲、大花睡莲、矮睡莲、侏儒睡莲、蓬蓬草、蓬蓬花、水莲花。

【药用部位】根状茎（睡莲根）；花（睡莲）。

【生境分布】生于池沼中。凌源、昌图、铁岭、新民、沈阳、鞍山、盘锦、大连等地有栽培。

【功效应用】根状茎（睡莲根）：消暑，强壮，收敛。用于肾炎。花（睡莲）：味甘、苦，性平。消暑，解酒，定惊。用于中暑，醉酒烦渴，小儿惊风。

萍蓬草属 *Nuphar* Smith

萍蓬草 *Nuphar pumila* (Timm) DC.

【别　　名】金莲花、叶骨、冷骨风。

【药用部位】根状茎（萍蓬草）；种子（萍蓬草子）。

【生境分布】生于湖沼中。分布于凤城、东港等地。

【功效应用】根状茎（萍蓬草）：味甘、涩，性平。清虚热，止汗，止咳血，祛瘀调经。用于劳热，骨蒸盗汗，肺痨咳嗽，月经不调，刀伤。种子（萍蓬草子）：滋补强壮，健胃，调经。

2. 五味子科 Schisandraceae

五味子属 *Schisandra* Michx

五味子 *Schisandra chinensis* (Turcz.) Baill.

【别　　名】北五味子、血藤、五梅子、山花椒，花椒秧、花椒藤子、面藤、乌拉勒吉嘎纳、达德日格（蒙药），米苏—呼斯哈、孙扎木炭（满药），奥密匝（朝药）。

【药用部位】果实（五味子）。

【生境分布】生于阔叶林或山沟溪流旁。分布于凌源、建昌、西丰、清原、新宾、抚顺、辽阳、本溪、桓仁、鞍山、海城、岫岩、凤城、宽甸、丹东、盖州、庄河、瓦房店、普兰店、大连等地。

【功效应用】味酸，性温。固涩收敛，益气生津，补肾宁心。用于久咳虚喘，遗尿，尿频，遗精，久泻，盗汗，伤津口渴，气短脉虚，内热消渴，心悸失眠，肝炎。

【民族用药】蒙医：果实入药，味甘、酸，性平。效燥、轻、固、糙。止泻，止吐，开胃，平喘。

用于腹泻，胃火衰败，呕吐，哮喘，肺痼疾。满医：果实入药，收敛固涩，益气生津，补肾宁心。用于咳嗽虚喘，梦遗滑精，尿频遗尿，久泻不止，自汗盗汗，津伤口渴，腰膝酸软，头晕耳鸣，心悸失眠，多梦。茎叶入药，滋阴润肺。用于肺虚咳喘，咽喉肿痛。朝医：果实入药，为太阴人药。健肺，直肺，安神，生津敛汗。用于太阴人咳嗽，口渴多汗，心悸，失眠，多梦。

　　附注：本种为《中国药典》2020年版收载药材五味子的基原植物。被《国家重点保护野生药材物种名录》列为三级保护野生药材物种。五味子为辽宁"关药"道地药材品种，主产于辽宁东部山区。本种的成熟果实可食，也可酿酒，制饮料，还可提取食用红色素。嫩叶可作野菜食用，满族习将五味子叶焯或煮后凉拌或蘸酱食用。藤茎可作调料，味似花椒。

3. 三白草科 Saururaceae

蕺菜属 *Houttuynia* Thunb.

蕺菜 *Houttuynia cordata* Thunb.

【别　　名】臭狗耳、狗贴耳、狗点耳、折耳根、猪屁股。

【药用部位】带根全草（鱼腥草）。

【生境分布】分布于山西、甘肃及长江流域以南各省。大连有引种栽培。

【功效应用】辛，微寒。归肺经。清热解毒，消痈排脓，利尿通淋。用于肺痈吐脓，痰热喘咳，热痢，热淋，痈肿疮毒。

　　附注：本种为《中国药典》2020年版收载药材鱼腥草的基原植物。民间用鲜草加豆腐食用治风火赤眼，咽喉肿痛，小便红赤。

4. 马兜铃科 Aristolochiaceae

马兜铃属 *Aristolochia* L.

北马兜铃 *Aristolochia contorta* Bunge

【别　　名】斗铃、马斗铃、后老婆罐、臭老婆罐、疤瘌罐、料斗子、狗卵瓜、落斗、山漏斗、桃筐、臭瓜蒌、葫芦罐、臭铃铛、蛇参果、茶叶包，马兜铃（满药），马杜里昂（朝药）。

【药用部位】果实（马兜铃）；根（青木香）；地上部分（天仙藤）。

【生境分布】生于山沟灌丛间、林缘、溪流旁灌丛中、河岸柳丛间，缠绕于其他树木上。分布于铁岭、西丰、清原、新宾、抚顺、沈阳、辽阳、本溪、桓仁、鞍山、海城、岫岩、凤城、宽甸、长海等地。

【功效应用】果实（马兜铃）：味苦，性微寒。清肺降气，止咳平喘，清肠消痔。用于肺热咳嗽，痰中带血，肠热痔血，痔疮肿痛。地上部分（天仙藤）：味苦，性温。行气活血，和水消肿。用于脘腹刺痛，关节痹痛，妊娠水肿。根（青木香）：有小毒，健胃，理气止痛，并有降血压作用。

【民族用药】满医：果实入药，清肺化痰，止咳平喘，清肠消痔。用于肺热咳嗽，多痰，咽喉肿痛，肺虚久咳，痔疮肿痛，痔血等。朝医：藤茎入药。利尿，消炎，通经，下乳。用于尿道炎，膀胱炎，少乳，口疮，结膜炎，热痹证等。马兜铃为太阴人药，宣肺化痰，止咳平喘。用于太阴人咳嗽。

细辛属 *Asarum* L.

辽细辛 *Asarum heterotropoides* var. *mandshuricum* (Maxim.) Kitag.

【别　　名】北细辛、库页细辛、烟袋锅花、细参，乌纳根—西哈日、乌纳根—套来、乌纳根—套日高、哈日—明占（蒙药），莫日音—吐尔根、那勒赛浑（满药），细辛（朝药）。

【药用部位】根及根茎（细辛）。

【生境分布】生于针叶林及针阔叶混交林下，岩阴下腐殖质深厚且排水良好的地方。分布于凌源、兴城、西丰、清原、新宾、抚顺、辽阳、本溪、桓仁、鞍山、岫岩、凤城、宽甸、东港、丹东、庄河、瓦房店等地。

【功效应用】味辛，性温，有小毒。祛风散寒，通窍止痛，温肺化饮。用于风寒感冒，头痛，牙痛，鼻塞鼻渊，风湿痹痛，痰饮喘咳。

【民族用药】蒙医：带根全草入药，味苦，性凉。效糙。杀黏，清热，止痛，消肿，敛毒。用于黏疫，脑刺痛，炭疽，乳腺肿痛等症。满医：全草入药，解表散寒，祛风止痛通窍，温肺化饮。干全草研末少许吹入鼻中或水煎服，用于外感风寒感冒，鼻塞鼻渊，发热，咳嗽，气逆喘急，风寒咳喘，痰饮咳喘等；鲜全草捣烂外敷，用于风寒腰腿疼痛；鲜全草口嚼或水煎服，用于牙痛，头痛。朝医：全草入药，为少阴人药，祛风宣通鼻窍，用于鼻痛，头痛。

附注：功效相同的有**薄毛细辛（汉城细辛）***A. sieboldii* **var.** *seoulense* **Nakai**，分布于清原、新宾、辽阳、本溪、桓仁、宽甸等地。二者均为《中国药典》2020 年版收载药材细辛的基原植物之一。二者均被列入《国家重点保护野生药材物种名录》，均为三级保护野生药材物种。细辛为辽宁"关药"道地药材品种，主产于辽宁东部山区，以新宾质量最佳。细辛不宜与藜芦同用。

关木通属 *Isotrema* Raf.

关木通 *Isotrema manshuriense* **(Kom.) H. Huber—***Aristolochia manshuriensis* **Kom.**

【别　　名】木通马兜铃、东北木通、马木通、木通、东北木通、万年藤、空心木，巴勒嘎、钦达门—毛道（蒙药），木通（满药），马木通、木通（朝药）。

【药用部位】藤茎（关木通）。

【生境分布】生于较潮湿的山坡杂木林内或河流附近潮湿地。分布于清原、新宾、桓仁、宽甸等地。

【功效应用】味苦，性寒。清心火，利小便，通经下乳。用于口舌生疮，心烦尿赤，水肿，热淋涩痛，带下病，经闭乳少，湿热痹痛。

【民族用药】蒙医：藤茎入药，味苦，性凉。效轻、淡、糙。清热，止痛，止泻。用于肝热，肺热，腑热，肠刺痛，热泻。满医：木质茎入药，利尿通淋，清心火，通经下乳。用于膀胱湿热，小便不利，尿急，尿痛，水肿，烦热，妇女经痛，乳汁不通、乳少，湿热痹痛。朝医：利尿，消炎，通经，下乳，用于尿道炎，膀胱炎，少乳，口疮结膜炎，热痹证等。

附注：本种为中国国家二级保护植物。

5. 木兰科 Magnoliaceae

厚朴属 *Houpoea* N. H. Xia&C. Y. Wu

1. **厚朴** *Houpoea officinalis* **(Rehder & E. H. Wilson) N. H. Xia & C. Y. Wu—***Magnolia. officinalis* **var.** *biloba* **Rehder & E. H. Wilson**

【别　　名】凹叶厚朴、厚皮、淡伯、温朴、庐山厚朴、紫朴、紫油朴。

【药用部位】干皮、根皮、枝皮（厚朴）；花蕾（厚朴花）；果实（厚朴果）。

【生境分布】生于安徽、浙江、江西、福建、湖南、广东、广西。盖州（熊岳）、大连等地有栽培。

【功效应用】干皮、根皮、枝皮（厚朴）：味苦、辛，性温。燥湿消痰，下气除满。用于湿滞伤中，脘痞吐泻，食积气滞，腹胀便秘，痰饮喘咳。花蕾（厚朴花）：味苦，性微温。芳香化湿，理气宽中。用于脾胃湿阻气滞，胸脘痞闷胀满，纳谷不香。果实（厚朴果）：味甘，性温。消食，理气，散结。用于消化不良，胸脘胀闷，鼠瘘。

附注：本种为《中国药典》2020 年版收载药材厚朴和厚朴花的基原植物。被《国家重点保护野生药材物种名录》列为二级保护野生药材物种。同属植物**日本厚朴** *H. obovata* **(Thunb.) N.H. Xia & C.Y. Wu** 的树皮在民间习惯作厚朴用，在盖州、金州等地有栽培。

鹅掌楸属 *Liriodendron* L.

1. **鹅掌楸** *Liriodendron chinense* **(Hemsl.) Sarg.**

【别　　名】凹朴皮、马褂树、马褂木。

【药用部位】根、树皮（鹅掌楸）。

【生境分布】自然分布于长江流域以南。盖州（熊岳）、大连等地有栽培。

【功效应用】味辛，性温。祛风除湿，止咳。用于风湿关节痛，风寒咳嗽。

2. 北美鹅掌楸 *Liriodendron tulipifera* L.

【别　　名】美国鹅掌楸、百合木。

【药用部位】树皮（北美鹅掌楸）。

【生境分布】原产北美东南部。盖州（熊岳）、庄河、大连等地有栽培。

【功效应用】味辛，性温。除湿，止嗽。用于水湿风寒引起的咳嗽，气急，口渴，四肢浮肿等。

北美木兰属 *Magnolia* Plum. ex L.

荷花木兰 *Magnolia grandiflora* L.

【别　　名】荷花玉兰、广玉兰、洋玉兰。

【药用部位】花（荷花玉兰）；树皮（广玉兰）。

【生境分布】原产北美洲东南部。大连市区公园有栽培。

【功效应用】花（荷花玉兰）：味辛，性温。祛风散寒，止痛。用于外感风寒，鼻塞头痛。树皮（广玉兰）：燥温，行气止痛。用于湿阻，气滞胃痛。

天女花属 *Oyama* (Nakai) N. H. Xia&C. Y. Wu

天女花 *Oyama sieboldii* (K. Koch) N.H. Xia & C.Y. Wu—*Magnolia sieboldii* Koch

【别　　名】山牡丹、玉兰、山芍药、木兰、天女木兰、小花木兰。

【药用部位】花蕾（木兰花）。

【生境分布】常生于海拔200~800m的次生阔叶林中，喜生于阴坡或山谷湿润地。分布于辽阳、本溪、桓仁、丹东、凤城、宽甸、鞍山、海城、岫岩、庄河、普兰店、金州、大连等地。

【功效应用】味苦，性寒。消肿解毒，润肺止咳。用于痈毒，肺热咳嗽，痰中带血。

玉兰属 *Yulania* Spach

1. 望春玉兰 *Yulania biondii* (Pamp.) D. L. Fu—*Magnolia biondii* Pamp.

【别　　名】法式辛夷、望春花、迎春树、辛兰。

【药用部位】花蕾（辛夷）。

【生境分布】生于山坡路旁或杂木林中。盖州、大连、旅顺口等地有栽培。

【功效应用】味辛，性温。散风寒，通鼻窍。用于风寒头痛，鼻塞流涕，鼻鼽，鼻渊。

附注：功效相同的有玉兰 *Y. denudata* (Desr.) D. L. Fu—*M. denudata* Desr.，自然分布于长江流域。在凌源、辽阳、大连、丹东、盖州等地有栽培。二者均为《中国药典》2020年版收载药材辛夷的基原植物之一。

2. 紫玉兰 *Yulania liliiflora* (Desr.) D. L. Fu—*Magnolia liliflora* Desr.

【别　　名】紫花玉兰、紫木兰、辛夷、木笔花、望春。

【药用部位】花蕾（辛夷）；树皮（紫木兰皮）。

【生境分布】分布于甘肃、湖北、四川。盖州、大连等地有栽培。

【功效应用】花蕾（辛夷）：味辛，性温。祛风散寒，通窍。用于鼻塞，头痛，齿痛。树皮（紫木兰皮）：治腰痛，头痛等症。

附注：花的浸膏具丁香酚、黄樟油素、柠檬醛，可供调配香皂和化妆品香精等用。功效相似的有二乔玉兰 *Y. × soulangeana* (Soul.-Bod.) D. L. Fu—*Magnolia soulangeana* Soul.-Bod.，在辽阳、盖州（熊岳）、大连等地有栽培。

6. 蜡梅科 Calycanthaceae

蜡梅属 *Chimonanthus* Lindl.

蜡梅 *Chimonanthus praecox* (L.) Link

【别　　名】大叶蜡梅、狗矢蜡梅、狗蝇梅、腊梅、磬口蜡梅、黄梅花、黄金茶、石凉茶、梅花、瓦乌柴、麻木柴、荷花蜡梅、素心蜡梅、蜡木、卷瓣蜡梅。

【药用部位】花蕾（蜡梅花）；根（铁筷子）；叶（蜡梅叶）。

【生境分布】自然分布于山东、江苏、安徽、浙江、江西、湖南、湖北、河南、陕西等省山地林中。大连市区和旅顺口有少量栽培。

【功效应用】花蕾（蜡梅花）：味辛，性凉。开胃散郁，解暑生津，止咳。用于气郁胸闷，暑热头晕，呕吐，麻疹，顿咳，烫、火伤。根（铁筷子）：理气止痛，散寒解毒。用于跌打损伤，腰疼，风湿麻木，风寒感冒，刀伤出血，疔疮痈毒。叶（蜡梅叶）：味微苦、辛，性凉。解表祛风，清热解毒。用于预防感冒，流行性感冒，中暑，慢性支气管炎，胸闷等。

7. 樟科 Lauraceae

山胡椒属 *Lindera* Thunb.

三桠乌药 *Lindera obtusiloba* Blume

【别　　名】三桠钓樟、桂子树、香叶子、崂山棍、山辣姜、迎山黄、南姜、芦桂。

【药用部位】树皮（三钻风）。

【生境分布】生于山沟及山坡阔叶林中。分布于岫岩、东港、庄河、长海、普兰店、金州、大连等地。

【功效应用】味辛，性温。活血舒筋，散瘀消肿。用于跌打损伤，瘀血肿痛，疮毒。

8. 金粟兰科 Chloranthaceae

金粟兰属 *Chloranthus* Sw.

银线草 *Chloranthus quadrifolius* (A. Gray) H. Ohba & S. Akiyama

【别　　名】灯笼花、灯笼菜花、四块瓦、四叶细辛、四大天王、分叶芹、苏叶蒿、狍子腚、雨伞菜、山油菜、及己、胡芫眼、杨梅菜、假细辛。

【药用部位】全草（银线草）。

【生境分布】生于山坡杂木林下或沟边草丛中荫湿处。分布于凌源、西丰、清原、新宾、抚顺、辽阳、本溪、桓仁、丹东、凤城、宽甸、鞍山、海城、岫岩、庄河、长海、瓦房店、普兰店、旅顺口等地。

【功效应用】味苦、辛，性温。活血行瘀，散寒祛风，解毒。用于风寒咳嗽，风湿痛，经闭；外用于跌打损伤，瘀血肿痛，毒蛇咬伤。

附注：2014 年之前，本种曾被误定为 *C. japonicus* Siebold。

9. 菖蒲科 Acorales

菖蒲属 *Acorus* L.

菖蒲 *Acorus calamus* L.

【别　　名】白菖蒲、水菖蒲、臭蒲子、臭姑子、水蒲根子，乌莫黑—哲格苏、树达格、扎贡—乌叶图、胡如音—乌叶图（蒙药），白菖草、仓皮、菖蒲（朝药）。

【药用部位】根状茎（藏菖蒲）。

【生境分布】生于浅水池塘、水沟旁及水湿地。分布于凌源、昌图、铁岭、开原、康平、法库、新民、沈阳、辽中、清原、新宾、抚顺、辽阳、本溪、桓仁、鞍山、岫岩、营口、盘锦、凤城、宽甸、丹东、庄河、瓦房店、普兰店等地。

【功效应用】味苦、辛，性温。化痰，开窍，健脾，利湿。用于癫痫，惊悸健忘，神志不清，湿滞痞胀，泄泻痢疾，风湿疼痛，痈肿疥疮。

【民族用药】蒙医：根状茎入药，味苦、辛，性温。效糙、锐、轻。消黏，消食，调理胃火，开胃，防腐烂，除协日乌素。用于消化不良，白喉，炭疽，协日乌素病，黏虫，呃逆。朝医：全草入药，健胃，祛风，镇痛，镇静，驱虫。用于慢性胃炎，神经衰弱，健忘，臌胀腹痛，淋巴结结核，湿疹，中耳炎。

附注：本种为《中国药典》2020 年版收载药材藏菖蒲的基原植物。

10. 天南星科 Araceae

天南星属 *Arisaema* Mart.

1. 东北南星 *Arisaema amurense* Maxim.

【别　　名】东北天南星、天南星、天老星、长虫苞米、山苞米、大头参、大天落星、羹匙草、羹匙菜、驴屌菜、狼毒、山苞米疙瘩、大头参，东北天南星（满药），岑纳姆桑（朝药）。

【药用部位】块茎（天南星）。

【生境分布】生于海拔50~1200m山地林下、林缘、灌丛间的阴湿地带或沟谷、石砾中。分布于凌源、建平、喀左、绥中、建昌、北镇、西丰、铁岭、清原、新宾、抚顺、沈阳、辽阳、本溪、桓仁、鞍山、海城、岫岩、盖州、营口、凤城、宽甸、丹东、庄河、长海、瓦房店等地。

【功效应用】味苦、辛，性温。有毒。燥湿化痰，祛风止痉，散结消肿。用于顽痰咳嗽，风疾眩晕，中风痰壅，口眼㖞斜，半身不遂，癫痫，惊风，破伤风；生品用于痈肿及蛇虫咬伤。

【民族用药】蒙医：块茎入药，味苦、辛，性热。效糙、锐、轻。有毒。杀虫，消肿，制伏痈疽，防腐。用于蛀牙，蛲虫病，痈疽，白喉，秃疮，协日乌素病，疥疮，亚玛症。满医：块茎入药，燥湿化痰，祛风解痉，散结消肿。用于风痰眩晕，中风，癫痫，破伤风；鲜东北天南星捣汁外涂患处，用于疗毒初起红肿疼痛，蛇虫咬伤等。朝医：块茎入药，为少阴人药，消脾痰，用于中风不语。

附注：本种为《中国药典》2020年版收载药材天南星的基原植物之一。本种下曾有齿叶紫苞东北南星、齿叶东北南星、紫苞东北南星等3个变型，目前都被归并，用途同原变型。

2. 天南星 *Arisaema heterophyllum* Blume

【别　　名】异叶天南星、野芋头、天老星、山苞米、小苞米、羹匙草、羹匙菜、驴屌带羹匙、大扁、老鸹芋头、大天落星，巴日苏音—塔布格、都瓦、都瓦必萨瓦、毛盖—图木斯（蒙药）。

【药用部位】块茎（天南星）。

【生境分布】生于山地林下、林缘、灌丛及路旁阴湿地。分布于凌源、新宾、本溪、桓仁、鞍山、岫岩、凤城、宽甸、丹东、庄河、长海等地。

【功效应用】味苦、辛，性温。有毒。燥湿化痰，祛风止痉，散结消肿。用于顽痰咳嗽，风疾眩晕，中风痰壅，口眼㖞斜，半身不遂，癫痫，惊风，破伤风；生品用于痈肿及蛇虫咬伤。

【民族用药】蒙医：块茎入药，味苦、辛，性热。效糙、锐、轻。有毒。杀虫，消肿，治疗痈疽，防腐。用于蛀牙，蛲虫病，痈疽，白喉，秃疮，协日乌素病，疥疮，亚玛症。

附注：本种为《中国药典》2020年版收载药材天南星的基原植物之一。**细齿南星（朝鲜南星）*A. peninsulae* Nakai.**，分布于清原、新宾、抚顺、本溪、桓仁、辽阳、鞍山、岫岩、盖州、凤城、宽甸、丹东、庄河、长海等地，其块茎在辽宁民间习惯作天南星用。其种下曾有紫苞朝鲜天南星、齿叶紫苞朝鲜天南星、多裂朝鲜天南星、单叶朝鲜天南星等变型或变种，目前都被归并，用途同原种。

水芋属 *Calla* L.

水芋 *Calla palustris* L.

【别　　名】水葫芦、水浮莲。

【药用部位】根茎（水芋）。

【生境分布】生于海拔600m以下的草甸、沼泽等浅水域，多成片生长。分布于彰武。

【功效应用】有毒。祛风利湿，解毒消肿。用于风湿痛，水肿，瘰疬；骨髓炎；毒蛇咬伤。

芋属 *Colocasia* Schott

芋 *Colocasia esculenta* (L.) Schott

【别　　名】毛芋、毛芋、芋艿、水芋、芋头、台芋、红芋。

【药用部位】块茎（芋头）；叶（芋叶）；叶梗（芋梗）；花（芋头花）。

【生境分布】原产于中国和印度、马来半岛等热带地区。辽宁各地多有栽培。

【功效应用】块茎（芋头）：味甘、辛，性平。消肿散结。用于瘰疬，肿毒，腹中痞块，乳痈，口疮，牛皮癣，烧、烫伤。叶梗（芋梗）：用于泻痢，肿毒。叶（芋叶）：味辛，性凉。除烦止泻，敛汗，消肿解毒。用于瘾疹，疮疥，胎动不安，蛇虫咬伤，痈肿毒痛，蜂蛰，黄水疮等。花（芋头花）：味辛，性平。用于胃痛，吐血，阴挺，痔疮，脱肛。

附注：块茎可食：可作羹菜，也可代粮或制淀粉。叶柄可剥皮煮食或晒干贮用。

浮萍属 *Lemna* L.

1. 浮萍 *Lemna minor* L.

【别　　名】青萍、小浮萍、水藓、浮萍草、青苔，盖古力巴、卜丕昂草。

【药用部位】全草（浮萍）。

【生境分布】生于池沼、湖泊边缘、水田等静水中，常形成浮生群落。分布于辽宁各地。

【功效应用】味辛，性寒。宣散风热，透疹，利尿。用于麻疹不透，风疹瘙痒，水肿尿少。

附注：功效相同的有**稀脉浮萍 *L. aequinoctialis* Welwitsch**，分布于大连、金州、沈阳、本溪等地。

2. 品藻 *Lemna trisulca* L.

【别　　名】品萍、三叉萍、三角萍。

【药用部位】茎、叶（品藻）。

【生境分布】生于河、湖及池沼边缘的静水中。分布于沈阳等地。

【功效应用】解热。用于头癣、顽癣。

半夏属 *Pinellia* Tenore

1. 虎掌 *Pinellia pedatisecta* Schott

【别　　名】掌叶半夏、麻芋果、滇半夏、虎掌半夏、绿芋子、南星、狗爪半夏、麻芋子、半夏子、独败家子、真半夏、独角莲、独脚莲。

【药用部位】块茎（虎掌）。

【生境分布】中国特有，分布于我国华北、华东、华中及西南各省区。生于林下、山谷或河谷阴湿处。沈阳等地有栽培。

【功效应用】味辛、甘，性温。有毒。温肾，理气，消肿毒。用于毒蛇咬伤及无名肿毒。

附注：河北、山西、江苏、河南、四川等省部分地区，民间用其小块茎作半夏用。

2. 半夏 *Pinellia ternata* (Thunb.) Ten. ex Breitenb.

【别　　名】狗芋头、药狗丹、小天老星、小天南星、羊眼、羊眼半夏、地老星、裂刀菜、死不要脸、老鸦芋头、巴豆、居瓦吉力—沃尔霍（满药），班纳（朝药）。

【药用部位】块茎（半夏）。

【生境分布】生于草坡、荒地、玉米地、房前屋后或河边、疏林下阴湿的沙壤地，常见于山脚较湿润的田间荒地，为旱地杂草之一。分布于凌源、绥中、彰武、辽阳、桓仁、鞍山、海城、岫岩、营口、凤城、宽甸、丹东、庄河、瓦房店、普兰店、金州、大连等地。

【功效应用】味辛，性温。有毒。燥湿化痰，降逆止呕，消痞散结。用于痰多咳喘，痰饮眩晕，风痰眩晕，痰厥头痛，呕吐反胃，胸脘痞闷，梅核气；生品用于痈肿痰核。

【民族用药】满医：块茎入药，燥湿化痰，降逆止呕，消痞散结。半夏水煎服用于咳喘痰多，胸脘痞满，胃寒，痰饮呕吐，反胃，头痛眩晕，肢体麻木，生半夏捣烂或研细末，用醋调和后外敷患处，用于痈疽肿毒，瘿瘤未化脓者或毒蛇咬伤。朝医：半夏为少阴人药。健脾胃，消脾痰，燥湿痰。用于脾虚寒引起的呕吐，结胸证。

附注：本种为《中国药典》2020年版收载药材半夏的基原植物。

紫萍属 *Spirodela* Schleid.

紫萍 *Spirodela polyrhiza* (L.) Schleid.

【别　　名】水萍草、浮萍草，英生力沃尔霍（满药）。

【药用部位】全草（浮萍）。

【生境分布】生于静水池塘、水田、溪沟内，往往形成浮生群落。分布于凌源、开原、新民、沈阳、辽中、抚顺、辽阳、本溪、鞍山、海城、台安、盘锦、盖州、丹东、庄河、大连等地。

【功效应用】味辛，性寒。宣散风热。透疹，利尿。用于麻疹不透，风疹痛痒，水肿尿少。

【民族用药】满医：全草入药，祛风发汗，利水，清热解毒。用于水肿，风疹，皮肤瘙痒，疮癣，烧烫伤。

附注：本种为《中国药典》2020 年版收载药材浮萍的基原植物。

斑龙芋属 *Sauromatum* Schott

独角莲 *Sauromatum giganteum* (Engl.) Cusimano & Hett.—*Typhonium giganteum* Engl.

【别　　名】白附子、禹白附、疔毒豆、巴布—嘎日布、查干—巴特尔、哲格森—莲花（蒙药）。

【药用部位】块茎（白附子）；全草（独角莲）。

【生境分布】生于山坡荒地、水沟旁、林下、山涧阴湿地或栽培。辽宁各地有栽培。

【功效应用】块茎（白附子）：味辛、性温。祛风痰，定惊搐，解毒散结，止痛。用于中风痰壅，口眼㖞斜，语言謇涩，惊风癫痫，破伤风，痰厥头痛，偏正头痛，瘰疬痰核，毒蛇咬伤。全草（独角莲）：用于毒蛇咬伤，瘰病，跌打损伤。

【民族用药】蒙医：块茎入药，味苦，性凉。效钝、轻。有毒。清热，解毒。用于中毒，毒蛇咬伤，感冒头痛，关节疼痛，咳嗽。

附注：本种为《中国药典》2020 年版收载药材白附子的基原植物。

11. 泽泻科 Alismataceae

泽泻属 *Alisma* L.

1. 草泽泻 *Alisma gramineum* Lej.

【别　　名】狭叶泽泻、带叶泽泻。

【药用部位】球茎（草泽泻）。

【生境分布】生于沟渠，湖塘，河边河滩及浅水中。分布于康平、铁岭等地。

【功效应用】味甘、淡，性寒。利水渗湿，泄热通淋。用于小便淋沥涩痛，水肿，泄泻。

2. 东方泽泻 *Alisma plantago-aquatica* subsp. *orientale* (Sam.) Sam.—*A. orientale* (Sam.) Juz.

【别　　名】如意花、水泽、水泻、鹄泻、及泻、泽芝、芒芋、如意菜、水白菜、车古菜、水车前、水蛤蟆叶、天秃、天鹅蛋、禹孙、交都尔霍（满药），泰萨（朝药）。

【药用部位】球茎（泽泻），叶（泽泻叶），果实（泽泻实）。

【生境分布】生于河滩沙地、浅水池沼、水稻田及潮湿地。分布于辽宁各地。

【功效应用】球茎（泽泻）：味甘，性寒。利小便，清湿热。用于小便淋痛，水肿胀满，泄泻尿少，痰饮眩晕，热淋涩痛，高血脂症。叶（泽泻叶）：味咸，性平。用于慢性咳嗽痰喘，乳汁不通。果实（泽泻实）：味甘，性平。用于风痹，消渴。

【民族用药】满医：球茎入药，清湿热，利小便。用于湿热淋证，小便不利，浮肿，水肿，腰痛。朝医：泽泻为少阳人药。壮肾。用于下焦湿热而引起的膀胱痛，小便不利，淋浊，水肿，泄泻等症。

附注：本种为《中国药典》2020 年版收载药材泽泻的基原植物。

慈姑属 *Sagittaria* L.

野慈姑 *Sagittaria trifolia* L.

【别　　名】剪刀草、三裂慈姑、长裂叶慈姑、狭叶慈姑、长瓣慈姑、慈姑、水萍、燕尾草、剪刀草、水慈菰、野地豆、英雄草、野大豆、水地豆、地梨子，姑毕力（满药）。

【药用部位】球茎（慈姑）；地上部分（慈姑叶）；花（慈姑花）。

【生境分布】生于水泡子、沟渠、河流边或沼泽中。分布于北票、彰武、铁岭、清原、新宾、康平、法库、新民、沈阳、辽阳、本溪、鞍山、台安、岫岩、盘锦、大连等地。

【功效应用】球茎（慈姑）：味甘、味苦、微辛，性微凉。活血止血，止咳通淋，散结解毒。用于产后血闷，胎衣不下，带下，崩漏，呕血，咳嗽痰血，淋浊，疮肿，目赤肿痛，睾丸炎、骨膜炎，毒蛇咬伤。地上部分（慈姑叶）：味苦、微辛，性寒。清热解毒，凉血化瘀，利水消肿。用于咽喉肿痛，黄疸，水肿，恶疮肿毒，丹毒，湿疹，蛇虫咬伤。花（慈姑花）：味微苦，性寒。清热解毒，利湿。用于疔毒，痔漏，湿热黄疸。

【民族用药】满医：球茎入药，通淋，活血散瘀，清肺止咳。用于淋病，瘿瘤，瘰疬，肺热咳嗽，痰中带血。

12. 花蔺科 Butomaceae

花蔺属 *Butomus* L.

花蔺 *Butomus umbellatus* L.

【别　　名】莪蒢、猪尾巴菜、蒲子莲。

【药用部位】茎叶（花蔺）。

【生境分布】生于低洼沿河地区。分布于凌源、北镇、铁岭、康平、法库、沈阳、辽阳、台安、海城、盖州、盘锦、瓦房店等地。大连有栽培。

【功效应用】清热解毒，止咳平喘。

13. 水鳖科 Hydrocharitaceae

黑藻属 *Hydrilla* Rich.

黑藻 *Hydrilla verticillata* (L. f.) Royle

【别　　名】车轴草、水草、轮叶黑藻、轮叶水草、水王孙。

【药用部位】全草（黑藻）。

【生境分布】生于净水塘或长期不用的水井中。分布于凌源、铁岭、康平、法库、沈阳、辽阳、台安、海城、盖州、庄河、瓦房店、普兰店等地。

【功效应用】清热解毒，利尿祛湿。用于疮疡肿毒。

水鳖属 *Hydrocharis* L.

水鳖 *Hydrocharis dubia* (Blume) Backer

【别　　名】白萍、天泡草、水膏药、水旋复、芣菜。

【药用部位】全草（马尿花）。

【生境分布】生于净水池沼、沟渠及水田中。分布于新民。

【功效应用】味苦、微咸，性凉。用于带下病。

苦草属 *Vallisneria* L.

苦草 *Vallisneria natans* (Lour.) H. Hara

【别　　名】亚洲苦草、带子扎、脚带小草。

【药用部位】全草（苦草）。

【生境分布】生于池沼、溪沟、河流、池塘浅水中。分布于盘山。

【功效应用】味苦，性温。理气破瘀。用于夜尿，白带，产后恶露。

14. 水麦冬科 Juncaginaceae

水麦冬属 *Triglochin* L.

1. 海韭菜 *Triglochin maritima* L.

【别　　名】圆果水麦冬、芝菜、三尖叶、亚洲海韭菜、亚海韭菜。

【药用部位】全草（海韭菜）；果实（海韭菜籽）。

【生境分布】生于海边沙地、河边湿地、盐碱洼地及湖塘沟边浅水中。分布于彰武、长海、大连等地。

【功效应用】全草（海韭菜）：味甘，性平。清热生津，解毒利湿。用于热盛伤津，胃热烦渴，小便淋痛。果实（海韭菜籽）：味甘，性温。健脾止泻。用于脾虚泄泻。

2. 水麦冬 *Triglochin palustre* L.

【别　　名】小麦冬、牛毛墩、长果水麦冬。

【药用部位】全草及果实（水麦冬）。

【生境分布】生于河岸湿地、沼泽地、河湖岸边或盐碱化湿草地。分布于凌源、建平、康平、丹东、长海、大连等地。

【功效应用】清热利湿，消肿止泻。用于腹水。

15. 大叶藻科 Zosteraceae

大叶藻属 *Zostera* L.

大叶藻 *Zostera marina* L.

【别　　名】海带草、海马蔺、海草。

【药用部位】全草（大叶藻）。

【生境分布】生于浅海中。分布于绥中、大连各海域。

【功效应用】味咸，性寒。清热化痰，软坚散结，利水。用于瘿瘤结核，疝瘕，水肿，脚气。

16. 眼子菜科 Potamogetonaceae

眼子菜属 *Potamogeton* L.

1. 菹草 *Potamogeton crispus* L.

【别　　名】菹草眼子菜、鹅草、丝草、扎草、虾藻。

【药用部位】全草（菹草）。

【生境分布】生于净水池沼、河湖沟渠及水田中。分布于凌源、建昌、黑山、新民、沈阳、辽阳、长海、庄河、瓦房店、普兰店、大连等地。

【功效应用】味苦，性寒。清热利水，止血，消肿，驱蛔虫。

2. 眼子菜 *Potamogeton distinctus* A. Benn.

【别　　名】案板菜、鸭吃草、牙齿草、水案板、札水板。

【药用部位】全草（眼子菜）；根（眼子菜根）。

【生境分布】生于净水池沼、河湖浅水处或稻田中。分布于开原、康平、法库、新宾、沈阳、盖州、金州等地。

【功效应用】全草（眼子菜）：味苦，性寒。清热，利水，止血，消肿，驱蛔虫。用于目赤红痛，痢疾，黄疸，淋证，水肿，带下病，血崩，痔血、小儿疳积、蛔虫病，痈疖肿毒。根（眼子菜根）：理气和中，止血。用于气痞腹痛，腰痛，痔疮出血。

附注：功效和眼子菜相同的还有**鸡冠眼子菜（突果眼子菜）** *P. cristatus* Regel & Maack，分布于盖州、沈阳等地；**微齿眼子菜** *P. maackianus* A. Benn.，分布于新民；**竹叶眼子菜** *P. wrightii* Morong.—*P. malaianus* Miq.，分布于铁岭、康平、法库、沈阳、大连等地。

3. 浮叶眼子菜 *Potamogeton natans* L.

【别　　名】水案板、西藏眼子菜。

【药用部位】全草（水案板）。

【生境分布】生于沟塘等净水缓流中，水体多呈微酸性。分布于抚顺、新民、大连等地。

【功效应用】味苦，性寒。清热解毒，除湿利水，止血，补虚，驱蛔虫。用于目赤红痛，结膜炎，痈疽肿毒，牙痛，黄疸，水肿，痔血，干血痨，小儿疳积蛔虫病。

4. 穿叶眼子菜 *Potamogeton perfoliatus* L.

【别　　名】抱茎眼子菜。

【药用部位】全草（酸水草）。

【生境分布】生于池沼、沟渠及缓流河中。分布于凌源、北票、铁岭、抚顺等地。

【功效应用】味淡、微辛，性凉。祛风利湿。用于湿疹，皮肤瘙痒。

篦齿眼子菜属 *Stuckenia* Börner

篦齿眼子菜 *Stuckenia pectinata* (L.) Börner—*Potamogeton pectinatus* L.

【别　　名】龙须眼子菜、线形眼子菜、红线儿菹、篦叶眼子菜。

【药用部位】全草（篦齿眼子菜）。

【生境分布】生于河沟、水渠、池塘等各类水体中。分布于康平、法库、新民、沈阳、岫岩、普兰店、金州、大连等地。

【功效应用】味微苦，性凉。清热解毒。用于肺热咳嗽，疮疖。

17. 薯蓣科 Dioscoreaceae

薯蓣属 *Dioscorea* L.

1. 黄独 *Dioscorea bulbifera* L.

【别　　名】金线吊虾蟆、黄药脂、黄虾蟆、板薯、淮山薯、草苋薯。

【药用部位】块茎（黄药子）；珠芽（黄独零余子）。

【生境分布】分布于河南、安徽、浙江、福建、湖南、广东等地。沈阳、大连等地有栽培。

【功效应用】块茎（黄药子）：味苦，性寒，有小毒。散结消瘿，清热解毒，凉血止血。用于瘿瘤，喉痹，痈肿疮毒，毒蛇咬伤，肿瘤，吐血，衄血，咯血，百日咳，肺热咳喘。珠芽（黄独零余子）：味苦、辛，性寒，有小毒。清热化痰，止咳平喘，散结解毒。用于痰热咳喘，百日咳，咽喉肿痛，瘿瘤，疮疡肿毒，蛇犬咬伤。

2. 穿龙薯蓣 *Dioscorea nipponica* Makino

【别　　名】穿山龙、穿地龙、穿山虎、穿山甲、穿龙骨、穿山骨、地龙骨、土龙骨、土申姜、老常山、铁山药、狗山药、鞭梢子菜、爬山虎、山爬山虎、洋铁丝根、穿龙薯蓣（满药）。

【药用部位】根状茎（穿山龙）。

【生境分布】生于海拔100~1000m的山坡，河谷两侧林缘或灌丛中，分布于凌源、建昌、建平、北镇、阜蒙、清原、新宾、抚顺、沈阳、辽阳、本溪、桓仁、鞍山、海城、台安、岫岩、营口、盖州、凤城、宽甸、庄河、瓦房店、普兰店、金州、大连等地。

【功效应用】味甘、苦，性温。祛风除湿，舒筋活血，止咳平喘，止痛。用于风湿关节痛，腰腿酸痛，麻木，大骨节病，跌打损伤，咳嗽痰喘。

【民族用药】满医：根状茎入药，舒筋活血，止咳化痰，祛风止痛。用于风湿性关节炎，腰腿疼痛，咳嗽气喘，心跳气短、胸闷。

附注：本种为《中国药典》2020年版收载药材穿山龙的基原植物。本种的幼苗可作野菜食用。

3. 薯蓣 *Dioscorea polystachya* Turcz.

【别　　名】山药、怀山药、山药蛋、山药薯、山板薯、野脚板薯、面山药，三亚（朝药）。

【药用部位】根茎（山药）；珠芽（零余子）。

【生境分布】生于山坡、山谷林下、溪边、路旁的灌丛中或杂草中，分布于绥中、岫岩、凤城、宽甸、金州、大连等地，省内各地常见栽培。

【功效应用】根茎（山药）：味甘，性平。补脾养胃，生津益肺，补肾涩精。用于脾虚食少，久泻不止，肺虚喘咳，肾虚遗精，带下病，尿频，虚热消渴。珠芽（零余子）：味甘，性平。补虚益肾强腰。用于虚劳羸瘦，腰膝酸软。

【民族用药】朝医：山药为太阴人药。壮肺，补脾益气。用于泄泻，虚劳梦泄。

附注：本种为《中国药典》2020年版收载药材山药的基原植物。本种根茎为常见蔬菜，珠芽可食，幼苗可作野菜食用。

18. 藜芦科 Melanthiaceae

重楼属 *Paris* L.

北重楼 *Paris verticillata* Bieb.

【别　　名】七叶一枝花、露水一颗珠、轮叶王孙、人参幌子、灯台草、雨伞菜、黏心菜，重楼、七叶楼、蚤休，北重楼（满药）。

【药用部位】根状茎（上天梯）。

【生境分布】生于山坡林下、林缘、草丛阴湿地或沟边。分布于凌源、开原、西丰、清原、新宾、抚顺、辽阳、桓仁、本溪、鞍山、凤城、丹东、庄河、瓦房店等地。

【功效应用】味苦，性寒。有小毒。清热解毒，散瘀消肿。用于高热抽搐，咽喉肿痛。痈疽肿毒，毒蛇咬伤。

【民族用药】满医：根状茎入药，解毒清热，消肿止痛。北重楼水煎服，用于扁桃体炎，咽喉肿痛，乳痈；鲜北重楼捣烂外敷患处，用于痄腮，跌打损伤，毒蛇咬伤，疮痈肿痛。

延龄草属 *Trillium* L.

吉林延龄草 *Trillium camschatcense* Ker Gawl.—*T. kamtschaticum* Pall. ex Pursh

【别　　名】白花延龄草、头顶一颗珠、大花延龄草、头顶珠。

【药用部位】根及根状茎（吉林延龄草）。

【生境分布】生于海拔500~1300m的林下、林边或阴湿地。分布于桓仁、宽甸等地。

【功效应用】味甘、辛，性温，有小毒。祛风，舒肝，活血，止血，解毒。用于高血压症，肾虚，头昏头痛，跌打骨折，腰腿疼痛，月经不调，崩漏，疔疮。

藜芦属 *Veratrum* L.

藜芦 *Veratrum nigrum* L.

【别　　名】黑藜芦、老旱葱、山葱、棕色脚、人头发、石枣、天蒜、地兰、山葱、旱葱、芦藜、芦莲、山苞米、山大蒜、大叶芦、喷嚏草、药蝇子草、山白菜、山棒葱、老棒子葱、鲜白头、催生草、药狗蒜、独叶一支枪，阿嘎西日嘎、杜日吉德（蒙药）。

【药用部位】根及根茎（藜芦）。

【生境分布】生于海拔200~800m的山坡林下、林缘、灌丛或草丛中。分布于建昌、清原、新宾、抚顺、辽阳、本溪、桓仁、鞍山、海城、岫岩、丹东等地。

【功效应用】味辛、苦，性寒。有毒。涌吐风痰，杀虫疗疮。用于中风痰壅，喉痹不通，黄疸，癫痫，久疟，泄泻，头痛，鼻渊，恶疮，油调外涂治疥癣秃疮。

【民族用药】蒙医：根及根茎入药，味苦、辛，性平。效锐、糙、重、浮、稀。有毒。催吐，泻下。用于协日病，不消化症，铁垢巴达干，剑突痞，痧症，腹胀，虫症，疫热，炽热，毒热，胎衣不下，水肿，疮疽。

附注：本种为《中国药典》2020年版收载药材藜芦的基原植物。功效相似的有**毛穗藜芦** *V. maackii*

Regel，分布于西丰、清原、新宾、本溪、桓仁、鞍山、岫岩、庄河、瓦房店、金州等地；**尖被藜芦 V. oxysepalum Turcz.**，分布于凌源、西丰、本溪、桓仁、凤城、宽甸等地。

19. 秋水仙科 Colchicaceae

万寿竹属 *Disporum* Salisb.

少花万寿竹 *Disporum uniflorum* Baker—*D. sessile* D. Don

【别　　名】宝铎草、黄花宝铎草、石竹根。

【药用部位】根（宝铎草）。

【生境分布】生于山坡林下阴湿处或灌丛中。分布于绥中、辽阳、鞍山、本溪、庄河、大连等地。

【功效应用】味甘、淡，性平。清肺化痰，止咳，健脾消食，舒筋活血。用于肺痨咳嗽，咯血，食欲不振，胸腹胀满，肠风下血，筋骨疼痛，腰腿痛，烧、烫伤，骨折。

附注：功效相同的有**宝珠草 D. viridescens (Maxim.) Nakai.**，分布于西丰、沈阳、辽阳、本溪、桓仁、鞍山、海城、凤城、宽甸、岫岩、庄河等地。

20. 菝葜科 Smilacaceae

菝葜属 *Smilax* L.

1. 菝葜 *Smilax china* L.

【别　　名】红灯果、串地铃、大青草筋、金刚果。

【药用部位】根状茎（菝葜）；叶（菝葜叶）。

【生境分布】生于林下、路旁、山坡。分布于长海、庄河。

【功效应用】根状茎（菝葜）：味甘、微苦、涩，性平。利湿去浊，祛风除痹，解毒散瘀。用于小便淋浊，带下量多，风湿痹痛，疔疮痈肿。叶（菝葜叶）：味甘，性平。祛风，利湿，解毒。用于风肿、疮疖，肿毒，臁疮，烧烫伤，蜈蚣咬伤。

附注：本种为《中国药典》2020年版收载药材菝葜的基原植物。

2. 白背牛尾菜 *Smilax nipponica* Miq.

【别　　名】牛尾菜、大伸筋、长叶牛尾菜。

【药用部位】根及根状茎（马尾伸筋）；叶（白背牛尾菜叶）。

【生境分布】生于林下、路旁、山坡草丛中。分布于鞍山、岫岩、凤城、宽甸、庄河等地。

【功效应用】根及根状茎（马尾伸筋）：味苦，性平。舒筋活血，通络止痛。用于腰腿筋骨痛。叶（白背牛尾菜叶）：解毒消肿。用于癌肿，消渴，关节痛，慢性结肠炎，带下病，痢疾。

3. 牛尾菜 *Smilax riparia* A. DC.

【别　　名】米儿菜、马虎铃铛、草菝葜、大伸筋草。

【药用部位】根及根状茎（牛尾菜）。

【生境分布】生于林下、灌丛，山沟、路旁或山坡草丛中。分布于清原、新宾、抚顺、新民、沈阳、辽阳、本溪、鞍山、岫岩、凤城、宽甸、丹东、庄河、大连等地。

【功效应用】味甘、苦，性平。补气活血，舒筋通络。用于气虚浮肿，筋骨疼痛，偏瘫，头晕头痛，咳嗽吐血，骨痨，带下病。

附注：本种的叶和嫩苗可作野菜食用。浆果可食。

4. 华东菝葜 *Smilax sieboldii* Miq.

【别　　名】粘鱼须牛尾菜、鲢鱼须、粘鱼须、粘鱼须菝葜、倒钩刺、鞭杆子菜。

【药用部位】根及根状茎（铁丝威灵仙）。

【生境分布】生于林下灌丛或山坡草丛中。分布于长海、金州、旅顺口等地。

【功效应用】味苦、辛，性平。祛风除湿，散瘀，解毒。用于风湿腰腿痛，疮疖。

附注：功效相同的有**东北牛尾菜 *S. nipponica* var. *manshurica* (Kitag.) Kitag.**，分布于凤城、宽甸、岫岩等地。

21. 百合科 Liliaceae

老鸦瓣属 *Amana* Honda

老鸦瓣 *Amana edulis* (Miq.) Honda—*Tulipa edulis* (Miq.) Baker

【别　　名】山慈菇、光慈菇、尖慈菇、老鸦头、老鸦蒜、棉花包、尖贝、光菇、毛地犁、双鸭子。

【药用部位】鳞茎（光慈姑）。

【生境分布】生于向阳山坡、林下、荒地或杂草丛中。分布于凤城、宽甸、丹东、金州、大连、旅顺口等地。

【功效应用】味辛、甘，性寒，有小毒。清热解毒，消肿散结，化瘀。用于疔肿，瘰疬，蛇虫咬伤，咽喉肿痛，产后瘀滞。

七筋姑属 *Clintonia* Raf.

七筋姑 *Clintonia udensis* Trautv. & C. A. Mey.

【别　　名】蓝果七筋姑、搜山虎、剪刀七、竹叶七、对口剪。

【药用部位】全株（七筋姑）。

【生境分布】生于疏林下及林缘。分布于辽阳、本溪、桓仁、凤城、宽甸等地。

【功效应用】味苦、微辛，性凉。有小毒。祛风，败毒，散风，止痛。用于跌打损伤，劳伤。

猪牙花属 *Erythronium* L.

猪牙花 *Erythronium japonicum* Decne.

【别　　名】车前叶山慈菇、山芋头。

【药用部位】鳞茎（猪牙花）。

【生境分布】生于林下湿润处。分布于桓仁、凤城、宽甸等地。

【功效应用】通便。用于缓泻。

贝母属 *Fritillaria* L.

1. 平贝母 *Fritillaria ussuriensis* Maxim.

【别　　名】平贝、坪贝、川贝母秧子，诺格图如—乌布斯（蒙药），拜克图（满药），贝母（朝药）。

【药用部位】鳞茎（平贝）。

【生境分布】生于湿润的林下、草甸和河谷。分布于清原、新宾、辽阳、本溪、桓仁、凤城、宽甸、丹东等地。

【功效应用】味苦、甘，性微寒。清热润肺，化痰止咳。用于肺热燥咳，干咳少痰，阴虚劳嗽，咯痰带血。

【民族用药】蒙医：鳞茎入药，味苦，性平。效软、柔、稀。除热，止咳，化痰，开欲。用于肺热咳嗽，肺刺痛，慢性气管炎，痰多气喘，外感咳嗽，食欲不振。满医：鳞茎入药，清热化痰，润肺止咳，散结消肿。用于肺虚久咳，虚劳燥热，咳嗽痰喘，干咳少痰，阴虚咳痰带血，各种痈肿瘰疬。朝医：鳞茎入药，为太阴人药。清肺，止咳，化痰。用于太阴人热痰，肺虚咳嗽，外感风热咳嗽，肺结核咳嗽，痰郁等症。

附注：本种为《中国药典》2020 年版收载药材平贝母的基原植物。本种被《国家重点保护野生植物名录》列为二级保护植物。

2. 轮叶贝母 *Fritillaria maximowiczii* Freyn

【别　　名】一轮贝母、马氏贝母、北贝、土贝母。

【药用部位】鳞茎（轮叶贝母）。

【生境分布】生于山坡、沟谷溪流附近。分布于凌源、绥中、建昌等地。

【功效应用】味甘、苦，性寒。润肺散结，止咳化痰。用于肺热燥咳，瘰疬痈肿。

附注：本种被《国家重点保护野生植物名录》列为二级保护植物。该药材质量低劣，辽西地区曾以此混充川贝母用。

顶冰花属 *Gagea* Salisb.

小顶冰花 *Gagea terraccianoana* Pascher—*G. hiensis* Pascher

【药用部位】鳞茎（小顶冰花）。

【生境分布】生于山坡、沟谷及河岸草地。分布于凌源、凤城、庄河、瓦房店、普兰店、大连等地。

【功效应用】强心利尿。用于心脏病。

附注：功效相同的有**顶冰花（朝鲜顶冰花）*G. nakaiana* Kitag.—*G. lutea* (L.) Ker Gawl.**，分布于新宾、沈阳、辽阳、本溪、桓仁、鞍山、宽甸、凤城等地。上述两种在长白山个别地区使用时出现中毒现象，应慎用。

百合属 *Lilium* L.

1. 百合 *Lilium brownii* var. *viridulum* Baker

【别　　名】药百合、家百合、白花百合，萨日娜、阿必哈（蒙药），百合花根、布色赫—依勒哈依—弗勒赫、昂达哈（满药）。

【药用部位】肉质鳞叶（百合）；花（百合花）。

【生境分布】分布于河北、山西、河南、陕西、湖北、湖南、江西、安徽和浙江等省。辽宁各地常见栽培。

【功效应用】鳞茎（百合）：味甘，性寒。养阴润肺，清心安神。用于阴虚燥咳。虚劳咳血，虚烦惊悸，失眠多梦，精神恍惚。花（百合花）：味甘、微苦，性微寒。清热润肺，宁心安神。用于咳嗽痰少或黏，眩晕，心烦，夜寐不安，天疱湿疮。

【民族用药】蒙医：鳞茎入药，味甘、微苦，性凉。效轻、钝、燥、糙。清热，解毒，接骨，愈伤，止血，燥协日乌素，止咳。用于毒热，创伤，筋骨损伤，肺热咳嗽，肺包如，月经过多，虚热。满医：鳞茎入药，养阴润肺，清心安神，滋补精血。百合花根水煎服，用于肺阴虚发热引起的燥咳、痰中带血，消渴，热病后期之虚烦惊悸、失眠多梦，便秘，小便不利，痈肿疮疡，天疱湿疮。

附注：本种为《中国药典》2020 年版收载药材百合的基原植物之一。

2. 渥丹 *Lilium concolor* Salisb.

【别　　名】山丹、山丹花、渥金、野百合、红花百合、山百合、山豆子花、散莲花、花疙瘩、山蹬子、红堕儿、红辣椒。

【药用部位】鳞茎（山丹）；花（山丹花）；花蕊（山丹花蕊）。

【生境分布】生于山坡草地、灌丛间及石缝中。分布于凌源、建平、朝阳、兴城、义县、法库、西丰、清原、新宾、抚顺、辽阳、本溪、鞍山、海城、岫岩、瓦房店、大连等地。

【功效应用】鳞茎（山丹）：味甘、苦，性凉。除烦热，润肺，止咳，安神。用于虚劳咳嗽，吐血，心悸，失眠，浮肿。花（山丹花）：味甘，性凉。用于活血。花蕊（山丹花蕊）：用于疔疮恶肿。

附注：功效相同的有**有斑百合 *L. concolor* var. *pulchellum* (Fisch.) Regel**，分布于凌源、建平、北镇、阜蒙、西丰、清原、新宾、抚顺、沈阳、辽阳、本溪、桓仁、鞍山、海城、岫岩、宽甸、庄河、长海、瓦房店、普兰店、金州等地。在本溪县民间，用有斑百合的鳞茎烧食治疗腹泻。

3. 兰州百合 *Lilium davidii* var. *willmottiae* (E. H. Wilson) Raffill

【药用部位】鳞茎（兰州百合）。

【生境分布】分布于湖北西部、陕西南部、四川东部和云南。金州有栽培。

【功效应用】味甘，性平。清热润肺，止咳，清心安神。用于咳嗽吐血，虚烦不安，心慌惊悸，失眠多梦，浮肿。

4. 卷丹 *Lilium lancifolium* Thunb.

【别　　名】药百合、卷丹百合、倒垂莲、虎皮百合、山斗子、红百合，阿必哈、萨日娜（蒙药）。

【药用部位】肉质鳞叶（百合）；花（百合花）。

【生境分布】生于山坡灌木林下、草地、路边或水旁。分布于义县、北镇、清原、新宾、抚顺、沈阳、辽阳、鞍山、海城、台安、岫岩、凤城、大连等地。各地常见栽培。

【功效应用】鳞茎（百合）：味甘，性寒。养阴润肺，清心安神。用于阴虚燥咳。虚劳咳血，虚烦惊悸，失眠多梦，精神恍惚。花（百合花）：味甘、微苦，性微寒。清热润肺，宁心安神。用于咳嗽痰少或黏，眩晕，心烦，夜寐不安，天疱湿疮。

【民族用药】蒙医：鳞茎入药，味甘、微苦，性凉。效轻、钝、燥、糙。清热，解毒，接骨，愈伤，止血，燥协日乌素，止咳。用于毒热，创伤，筋骨损伤，肺热咳嗽，肺包如，月经过多，虚热。

附注：本种为《中国药典》2020 年版收载药材百合的基原植物之一。

5. 山丹 *Lilium pumilum* Redouté

【别　　名】散丹花、山丹丹、山丹、细叶百合、线叶百合、山丹花、卷莲花、灯伞花，阿必哈、萨日娜（蒙药）。

【药用部位】肉质鳞叶（百合）；花（百合花）。

【生境分布】生于林缘、路旁、山坡、草地或灌丛下。分布于凌源、建平、兴城、建昌、义县、北镇、阜蒙、昌图、清原、新宾、抚顺、法库、沈阳、辽阳、凤城、丹东、庄河、金州、大连等地。

【功效应用】鳞茎（百合）：养阴润肺，清心安神。用于阴虚久咳，痰中带血，虚烦惊悸，失眠多梦，精神恍惚。花（百合花）：味甘、微苦，性微寒。清热润肺，宁心安神。用于咳嗽痰少或黏，眩晕，心烦，夜寐不安，天疱湿疮。

【民族用药】蒙医：鳞茎入药，味甘、微苦，性凉。效轻、钝、燥、糙。清热，解毒，接骨，愈伤，止血，燥协日乌素，止咳。用于毒热，创伤，筋骨损伤，肺热咳嗽，肺包如，月经过多，虚热。

附注：本种为《中国药典》2020 年版收载药材百合的基原植物之一。功效相似的有：**条叶百合 *L. callosum* Siebold & Zucc.**，分布于凌源、义县、沈阳等地；**垂花百合（松叶百合）*L. cernuum* Kom.**，分布于葫芦岛、北镇、西丰、清原、新宾、抚顺、本溪、桓仁、凤城、宽甸、岫岩、庄河、金州等地；**东北百合 *L. distichum* Nakai ex Kamibayashi**，分布于西丰、清原、新宾、抚顺、辽阳、本溪、桓仁、鞍山、海城、岫岩、凤城、宽甸、丹东、庄河、普兰店、金州等地；**大花卷丹 *L. leichtlinii* var. *maximowiczii* (Regel) Baker**，分布于清原、新宾、桓仁、鞍山、凤城、宽甸等地；**毛百合 *L. pensylvanicum* Ker Gawl.—*L. dauricum* Ker Gawl.**，分布于本溪、庄河等地。

扭柄花属 *Streptopus* Michx.

卵叶扭柄花 *Streptopus ovalis* (Ohwi) F. T. Wang & Y. C. Tang.—*Disporum ovals* Ohwi

【别　　名】金刚草、山黄瓜。

【药用部位】根茎（金刚草）。

【生境分布】生于山地林下、林缘、灌丛间及草丛中。分布于清原、新宾、辽阳、本溪、桓仁、鞍山、岫岩、凤城、庄河等地。

【功效应用】清热利湿，健脾胃。用于湿盛脾虚，食积胃痛，小便不利，腹泻，水肿。

附注：嫩苗基部可嚼食，有类似黄瓜的味道，故山区居民称之为"山黄瓜"。

油点草属 *Tricyrtis* Wall.

黄花油点草 *Tricyrtis maculata* (D. Don) J. F. Macbr.

【别　　名】山黄瓜、柔毛油点草、黄瓜菜、疏毛油点草。

【药用部位】根或全草（黑点草）。

【生境分布】生于海拔 280~1200m 的山坡林下、路旁或灌丛中。分布于凌源。

【功效应用】味甘，性微寒。清热除烦，活血消肿。用于胃热口渴，烦躁不安，劳伤，水肿。

郁金香属 *Tulipa* L.

郁金香 *Tulipa gesneriana* L.

【别　　名】郁香、红蓝花、紫述香、洋荷花、荷兰花。

【药用部位】鳞茎（郁金香根）；花（郁金香花）。

【生境分布】原产地中海南北沿岸及中亚细亚和伊朗、土耳其等地，凌源、沈阳、大连有栽培。

【功效应用】鳞茎（郁金香根）：镇静，用于治脏躁症。花（郁金香花）：味苦、辛，性平。化湿辟秽。用于脾胃湿浊，胸脘满闷，呕逆腹痛，口臭苔腻。

22. 兰科 Orchidaceae

杓兰属 *Cypripedium* L.

1. 杓兰 *Cypripedium calceolus* L.

【别　　名】黄囊杓兰、斑花兰。

【药用部位】根状茎（杓兰）。

【生境分布】生于林下、林缘、灌木丛中或林间草地上。分布于本溪、桓仁等地。

【功效应用】味甘，性温。解热镇静，强心利尿，活血调经。用于心力衰竭，月经不调。

2. 紫点杓兰 *Cypripedium guttatum* Sw.

【别　　名】斑花杓兰、小口袋花。

【药用部位】花或全草（斑花杓兰）。

【生境分布】生于高寒山区林缘、林间、林下。分布于桓仁、凤城等地。

【功效应用】镇静止痛，发汗解热。用于神经衰弱，精神障碍，癫痫，小儿高热惊厥，头痛，胃脘痛。

3. 大花杓兰 *Cypripedium macranthos* Sw.

【别　　名】西藏杓兰、蜈蚣七、大花囊兰、大口袋花、狗卵子花、老母猪呼答。

【药用部位】根（敦盛草）。

【生境分布】生于山坡林间草地、灌丛下或沟谷河滩草丛中。分布于开原、西丰、清原、辽阳、本溪、桓仁、宽甸、丹东等地。

【功效应用】味苦，性微温，有小毒。利尿消肿，活血止痛。用于下肢水肿，淋证，白带，风湿痹痛，跌打损伤。

火烧兰属 *Epipactis* Zinn.

细毛火烧兰 *Epipactis papillosa* Franch. & Sav.

【别　　名】细叶火烧兰、牛舌片。

【药用部位】全草（鸡嗉子花）。

【生境分布】生于山坡杂木林下或林缘草甸。分布于凌源、清原、桓仁、岫岩、凤城、丹东、东港等地。

【功效应用】味甘，性平。补中益气，舒肝和中。用于病后虚弱，吐泻，疝气。

虎舌兰属 *Epipogium* Gruel.

裂唇虎舌兰 *Epipogium aphyllum* (F. W. Schmidt) Sw.

【别　　名】幽灵兰。

【药用部位】全草（裂唇虎舌兰）。

【生境分布】生于林下、岩隙或苔藓丛生之地。分布于辽宁。

【功效应用】活血散瘀。用于崩漏，带下病。

天麻属 *Gastrodia* R. Br.

天麻 *Gastrodia elata* Blume

【别　　名】赤箭、赤天麻, 山土豆、山地瓜、棒槌幌子、竹秆草、神草, 天麻（满药）, 岑麻（朝药）。

【药用部位】块茎（天麻）。

【生境分布】生于山坡稀林下阴湿环境和腐殖质较厚的土壤上。分布于清原、新宾、辽阳、本溪、桓仁、鞍山、岫岩、宽甸、庄河等地，在桓仁、宽甸等地有栽培。

【功效应用】味甘，性平。平肝息风，止痉。用于头痛眩晕，肢体麻木，小儿惊风，癫痫抽搐，破伤风。

【民族用药】满医：块茎入药，息风止痉，平抑肝阳，祛风通络。水煎服或泡酒用于肾虚，腰腿酸痛，中风，风热头痛，眩晕，肢体麻木等症。水煎服用于癫痫，惊悸，四肢拘挛，小儿惊风。朝医：天麻为太阴人药。息风止痉，止痛。用于太阴人头痛，惊风抽搐等症。

　　附注：本种为《中国药典》2020 年版收载药材天麻的基原植物。本种被 2022 年版《世界自然保护联盟濒危物种红色名录》（IUCN）列为易危（VU）物种。被《国家重点保护野生植物名录》列为二级保护植物。

斑叶兰属 *Goodyera* R. Br.

小斑叶兰 *Goodyera repens* (L.) R. Br.

【别　　名】斑叶兰。

【药用部位】全草（斑叶兰）。

【生境分布】生于林下或林缘阴湿地。分布于庄河。

【功效应用】味甘、辛，性平。润肺止咳，补肾益气，行气活血，消肿解毒。用于肺痨咳嗽，气管炎，头晕乏力，神经衰弱，阳痿，跌打损伤，骨节疼痛，咽喉肿痛，乳痈，疮疖，瘰疬，毒蛇咬伤。

手参属 *Gymnadenia* R. Br.

手参 *Gymnadenia conopsea* (L.) R. Br.

【别　　名】手掌参、佛手参、掌参、虎掌参、手儿参，旺拉嘎、额日和藤乃—嘎日（蒙药），苏尔色力、旺拉（满药），阴阳草、艾给孙（朝药）。

【药用部位】块茎（手参）。

【生境分布】生于山坡林下或湿草甸。分布于清原、辽阳、桓仁、宽甸等地。

【功效应用】味甘，性平。补肾益精，理气止痛，滋养，生津，止血。用于病后体弱，神经衰弱，肺虚咳嗽，失血，阳痿，久泻，白带，跌打损伤，瘀血肿痛等症。

【民族用药】蒙医：块茎入药，味甘、涩，性温。效重、腻、软、稀、钝。生津壮阳。用于肾寒，腰腿酸痛，遗精，亏精，阳痿，巴木病，游痛症，陶赖病，久病体虚。满医：块茎入药，补益气血，生津止渴。用于肾虚腰膝酸软，阴虚血热，干咳气喘。朝医：块茎及全草入药，味甘、微苦，性温。补肾益虚，理气和血，行血止痛。用于久病体虚，神衰，久泻，白带，慢性出血，跌打损伤，疥疮。

　　附注：本种被《国家重点保护野生植物名录》列为二级保护植物。**凹舌兰 *Dactylorhiza viridis* (L.) R. M. Bateman, Pridgeon & M. W. Chase—*Coeloglossum viride* (L.) Hartm.** 分布于朝阳，在当地民间习惯作手参用。

角盘兰属 *Herminium* L.

1. 裂瓣角盘兰 *Herminium alaschanicum* Maxim.

【别　　名】裂唇角盘兰。

【药用部位】块茎（裂唇角盘兰）。

【生境分布】生于林下、山坡灌丛草地或山坡草地上。分布于北票、凤城等地。

【功效应用】补肾壮阳。用于肾虚遗尿。

2. 角盘兰 *Herminium monorchis* (L.) R. Br.

【别　　名】开口箭、人参果。

【药用部位】带根茎的全草（人头七）。

【生境分布】生于海拔 500~1300m 的林缘、林下、灌丛间、草甸及湿草地。分布于凌源、建平、清原、沈阳、鞍山、本溪、庄河等地。

【功效应用】味甘，性平。补肾健脾，调经活血，解毒。用于头昏失眠，烦躁口渴，不思饮食，月经不调，毒蛇咬伤。

羊耳蒜属 *Liparis* Rich.

羊耳蒜 *Liparis campylostalix* Rchb. f.

【别　　名】齿唇羊耳蒜、见血清。

【药用部位】全草（羊耳蒜）。

【生境分布】生于林下、灌丛中及林缘阴湿地。分布于凌源、西丰、清原、新宾、抚顺、辽阳、本溪、桓仁、鞍山、岫岩、凤城、宽甸、大连等地。

【功效应用】味微酸，性平。止血止痛，活血调经，强心，镇静。用于带下病，崩漏，产后腹痛，外伤出血。

附注：该种学名之前被误定为 **L. japonica** (Miq.) Maxim.。功效相似的有：**曲唇羊耳蒜 L. kumokiri F. Maek.**，分布于西丰、鞍山、本溪、桓仁、宽甸、庄河等地。**北方羊耳蒜 L. makinoana Schltr.**，分布于西丰、清原等地。

原沼兰属 *Malaxis* Soland ex Sw.

原沼兰 *Malaxis monophyllos* (L.) Sw.

【别　　名】沼兰、小柱兰、一叶兰。

【药用部位】全草（沼兰）。

【生境分布】生于林下、灌丛中或草坡上。分布于桓仁、宽甸等地。

【功效应用】味甘，性平。清热解毒，活血调经，利尿，消肿。用于肾虚，虚劳咳嗽，崩漏，带下病，产后腹痛。

山兰属 *Oreorchis* Lindl.

山兰 *Oreorchis patens* (Lindl.) Lindl.

【别　　名】兰草、山慈姑。

【药用部位】假鳞茎（冰球子）；全草（山兰）。

【生境分布】生于山坡林下灌丛中或沟边湿地、岩石缝阴湿处，与苔藓、地衣混生。分布于清原、抚顺、辽阳、桓仁、凤城、宽甸、大连等地。

【功效应用】假鳞茎（冰球子）：味甘、辛，性寒。有小毒。清热解毒，消肿散结。用于痈疽疮肿，瘰疬，无名肿毒。全草（山兰）：味辛，性平。用于滋阴清肺，化痰止咳。

舌唇兰属 *Platanthera* Rich.

1. 东方舌唇兰 *Platanthera densa* subsp. *orientalis* (Schltr.) Efimov

【别　　名】大叶长距兰、土白芨。

【药用部位】块茎（蛇儿参）。

【生境分布】生于山坡林下、林缘或草丛中。分布于凌源、建昌、西丰、辽阳、本溪、桓仁、鞍山、海城、岫岩、宽甸、瓦房店、庄河等地。

【功效应用】味苦，性平。补肺，生肌，化瘀，止血。用于肺痨咳血，吐血，咯血；外用于创伤出血，痈肿，烧、烫伤。

附注：本种曾被误定为**二叶舌唇兰 P. chlorantha** (Custer) Rchb.

2. 蜻蜓兰 *Platanthera fuscescens* (L.) Kraenzl.—*P. souliei* Kraenzl.—*Tulotis fuscescens* (L.) Czer. Addit. & Collig.

【别　　名】蜻蜓舌唇兰。

【药用部位】全草（蜻蜓兰）。

【生境分布】生于林下、林缘、灌丛间和林外草地。分布于西丰、清原、辽阳、鞍山、本溪、桓仁、凤城、宽甸、丹东、庄河等地。

【功效应用】外用于烧、烫伤。

3. 密花舌唇兰 *Platanthera hologlottis* Maxim.

【别　　名】粉蝶兰、狭叶长距兰、沼兰。

【药用部位】全草（密花舌唇兰）。

【生境分布】生于山坡潮湿草地上。分布于桓仁。

【功效应用】润肺止咳。

4. 尾瓣舌唇兰 *Platanthera mandarinorum* Rchb. f.

【别　　名】东北舌唇兰、长白舌唇兰、长白长距兰、蛇尾草。

【药用部位】块茎（秤砣草）；全草（双肾草）。

【生境分布】生于林下、林间草地。分布于清原。

【功效应用】块茎（秤砣草）：味苦、辛，性温。镇惊解痉，益肾安神，利尿降压，发汗。用于癫痫，精神病，浮肿，痛经。全草（双肾草）：理气止痛，补肾止咳，味甘、性温。用于带下病，崩漏，利尿，肺热咳嗽，虚劳，眼目昏花，阳痿，遗精，遗尿。

小红门兰属 *Ponerorchis* Rchb. f.

1. 二叶兜被兰 *Ponerorchis cucullata* (L.) X. H. Jin , Schuit. & W. T. Jin—*Neottianthe cucullata* (L.) Schltr.

【别　　名】兜被兰、佛手参。

【药用部位】带根全草（百步还阳丹）。

【生境分布】生于海拔 400m 以上的山坡有土石缝中。分布于庄河、旅顺口等地。

【功效应用】味甘，性平。强心兴奋，活血散瘀，接骨生肌。用于外伤性昏迷，跌打损伤，骨折。

2. 无柱兰 *Ponerorchis gracilis* (Blume) X. H. Jin, Schuit. & W. T. Jin—*Amitostigma gracile* (Blume) Schltr.

【别　　名】细葶无柱兰、独叶一枝花、双肾草、华无柱兰。

【药用部位】全草或块茎（独叶一枝枪）。

【生境分布】生于山坡林下阴湿岩石上。分布于凤城、庄河、金州、大连等地。

【功效应用】味微甘，性凉。解毒消肿，活血止血。用于无名肿毒，毒蛇咬伤，跌打损伤，吐血。

绶草属 *Spiranthes* Rich.

绶草 *Spiranthes sinensis* (Pers.) Ames

【别　　名】盘龙草、扭劲草、猪鞭子草、青龙抱柱。

【药用部位】根和全草（盘龙参）。

【生境分布】生于山坡林下、灌丛下、草地、路边或沟边草丛中。分布于凌源、北镇、阜蒙、康平、沈阳、抚顺、辽阳、本溪、桓仁、鞍山、海城、岫岩、丹东、宽甸、庄河、普兰店、金州、大连等地。

【功效应用】味甘、淡，性平。滋阴益气，凉血解毒，涩精。用于病后气血两虚，少气无力，气虚白带，遗精，失眠，燥咳，咽喉肿痛，缠腰火丹，肾虚，肺痨咯血，消渴，小儿暑热症；外用于毒蛇咬伤，疮肿。

23. 鸢尾科 Iridaceae

番红花属 *Crocus* L.

番红花 *Crocus sativus* L.

【别　　名】藏红花、西红花，卡策—古日古木、卡西玛尔—古日古木（蒙药）。

【药用部位】柱头（西红花）。

【生境分布】原产欧洲南部。辽阳、大连等地有栽培。

【功效应用】味甘，性平。活血化瘀，凉血解毒，解郁安神。用于经闭癥瘕，产后瘀阻，温毒发斑，忧郁痞闷，惊悸发狂。

【民族用药】蒙医：花柱及柱头入药，味甘、微苦、性凉。效重、钝、软、柔、固。清肝热，调经，活血，止血，止痛，消肿，滋养，正精。用于肝肿大，肝损伤，目黄，肝血热盛，肝功衰弱，月经不调，腰腿酸痛，妇女血热炽盛，肝包如病邪上冲或渗漏而吐血，便血，鼻衄，外伤出血。

【附注】本种为《中国药典》2020 年版收载药材西红花的基原植物。

唐菖蒲属 *Gladiolus* L.

唐菖蒲 *Gladiolus gandavensis* Van Houtte.

【别　　名】荸荠莲、十样景、剑兰。

【药用部位】球茎（搜山黄）。

【生境分布】原产非洲南部。辽宁各地有栽培。

【功效应用】味苦、辛，性凉，有毒。解毒散瘀，消肿止痛。用于跌打损伤，咽喉肿痛；外用于疖腮，蛇伤疮毒，瘰疬。

鸢尾属 *Iris* L.

1. 野鸢尾 *Iris dichotoma* Pall.

【别　　名】射干鸢尾、二岐鸢尾、白射干、扁蒲扇、蒲扇草、后老婆扇子、金盏子花。

【药用部位】根状茎（白花射干）。

【生境分布】生于向阳草地、干山坡、丘陵、固定沙丘、沙质地。分布于凌源、建平、建昌、葫芦岛、北镇、阜新、铁岭、西丰、沈阳、本溪、桓仁、鞍山、海城、岫岩、丹东、庄河、瓦房店、普兰店、大连等地。

【功效应用】味苦、辛，性寒，有小毒。清热解毒，活血消肿，止痛止咳。用于咽喉、牙龈肿痛，疖腮，乳痈，胃痛，肝炎，肝脾肿大，肺热咳喘，跌打损伤，水田性皮炎。

2. 射干 *Iris domestica* (L.) Goldblatt & Mabb.—*Belamcanda chinensis* (L.) DC.

【别　　名】野萱花、铁扁担、交剪草、扁竹梅、山蒲扇、扁蒲扇、鬼蒲扇、老鸦扇、扇子草、后老婆扇子、协日—海其—额布苏、协日—查黑勒德格、布射勒泽（蒙药），都毕力（满药）。

【药用部位】根状茎（射干）。

【生境分布】生于向阳山坡、干草原、深丛、林缘或河谷滩地。分布于凌源、西丰、清原、新宾、抚顺、沈阳、辽阳、本溪、桓仁、岫岩、宽甸、丹东、东港、长海、庄河、大连等地，辽宁各地常见栽培。

【功效应用】味苦，性寒。有小毒。清热解毒，消痰，利咽。用于热毒痰火郁结，咽喉肿痛，痰涎壅盛，咳嗽气喘。

【民族用药】蒙医：根茎入药，味苦，性凉。效钝、稀、柔。祛巴达干热，止吐。用于恶心，呕吐，包如病增盛期及胃痛。满医：根茎入药，清热解毒，消痰利咽。射干水煎服，用于咽喉肿痛，外感风热，咽痛音哑，肺热咳喘，痰多而黄。

附注：本种为《中国药典》2020 年版收载药材射干的基原植物。

3. 玉蝉花 *Iris ensata* Thunb.

【别　　名】花菖蒲、紫花鸢尾、东北鸢尾。

【药用部位】根状茎（玉蝉花）。

【生境分布】生于湿草地、沼泽地、草甸或林缘。分布于北镇、西丰、沈阳、鞍山、岫岩等地。

【功效应用】味辛、苦，性寒，有小毒。清热利水，消积理气，清热解毒。用于咽喉肿痛，食积饱胀，湿热痢疾，经闭腹胀，水肿。

4. 德国鸢尾 *Iris germanica* L.

【别　　名】花菖蒲、紫花鸢尾、东北鸢尾。

【药用部位】茎叶（德国鸢尾茎叶）；根状茎（德国鸢尾）。

【生境分布】原产欧洲，辽宁各地庭园栽培。

【功效应用】茎叶（德国鸢尾茎叶）：用于活血化痰，祛风利湿。根状茎（德国鸢尾）：用于利尿，通便，催吐，祛痰，鼻干燥，矫味，肠胃气胀，妇女不孕。

附注：根状茎可用作香料、牙粉、香囊粉、幼儿爽身粉。

5. 马蔺 *Iris lactea* Pall.—*I. lactea* var. *chinensis* (Fisch.) Koidz.

【别　　名】马莲、马兰、马楝、兰花草、白花马蔺、尖瓣马蔺，查黑勒德格音—乌日、热玛、高塔（蒙药），麦兰（满药）。

【药用部位】根（马蔺根），花（马蔺花），种子（马蔺子）。

【生境分布】生于林缘及路旁草地、山坡灌丛、河边及海滨沙质地。分布于辽宁各地。

【功效应用】根（马蔺根）：味甘，性平。清热解毒。用于急性咽喉肿痛，病毒性肝炎，痔疮，牙痛。花（马蔺花）：味咸、酸、苦，性微凉。清热凉血，利尿消肿。用于吐血，咯血，衄血，咽喉肿痛，小便淋痛；外用于痈疽疮疡，外伤出血。种子（马蔺子）：味甘，性平。清热，利湿，止血解毒。用于黄疸，泄泻，吐血，衄血，血崩，带下病，喉痹，痈肿，肿瘤。

【民族用药】蒙医：种子入药，味辛，性平。效重、固、糙、燥。杀虫，解毒，解痉，助消化，退黄，愈伤，燥协日乌素。用于各种虫疾，中毒，胃痧，消化不良，黄疸，刃伤，协日乌素病，烧伤，皮肤瘙痒，协日乌素疮。满医：全草入药，清热解毒，利尿通淋，活血消肿。用于咽喉肿痛，痈疮肿痛，关节痹痛，蛇虫咬伤。

附注：功效相似的有**喜盐鸢尾（碱地马蔺）** *I. halophila* **Pall.**，沈阳、丹东等地有栽培。

6. 紫苞鸢尾 *Iris ruthenica* Ker Gawl.

【别　　名】紫石蒲、俄罗斯鸢尾、苏联鸢尾。

【药用部位】根状茎（紫苞鸢尾）；全草（紫苞鸢尾草）。

【生境分布】生于向阳砂质地或山坡草地。分布于建昌、建平、绥中、新宾、沈阳、凤城、丹东、庄河、瓦房店、普兰店、大连等地。

【功效应用】根状茎（紫苞鸢尾）：味辛，性温，有毒。活血祛瘀，用于接骨，止痛。全草（紫苞鸢尾草）：用于疮疡肿毒。

7. 溪荪 *Iris sanguinea* Donn ex Hornem.

【别　　名】红眼兰、东方鸢尾、西伯利亚鸢尾。

【药用部位】根茎及根（溪荪）。

【生境分布】生于向阳坡地、潮湿草地和沼泽地、草甸、林缘、山坡。分布于桓仁。

【功效应用】清热解毒。用于疔疮肿毒。

8. 山鸢尾 *Iris setosa* Pall. ex Link

【药用部位】根茎或根（山鸢尾）；花（山鸢尾花）。

【生境分布】分布于吉林长白山区亚高山湿草甸或沼泽地。沈阳有栽培。

【功效应用】根茎或根（山鸢尾）：清热解毒，杀虫。用于牙龈肿痛，疥疮。花（山鸢尾花）：解毒消肿。用于脓肿。

9. 鸢尾 *Iris tectorum* Maxim.

【别　　名】屋顶鸢尾、紫蝴蝶。

【药用部位】根茎（鸢根）；叶或全草（鸢尾）。

【生境分布】分布于山西、江苏、福建、湖北、江西、陕西、云南等地。大连、长海等地有栽培。

【功效应用】根茎（鸢根）：味苦、辛，性寒，有毒。消积杀虫，破瘀行水，解毒。用于食积胀满，蛔虫腹痛，癥瘕臌胀，咽喉肿痛，痔瘘，跌打伤肿，疮疖肿毒，蛇犬咬伤。叶或全草（鸢尾）：味辛、苦，性凉，有毒。清热解毒，祛风利湿，消肿止痛。用于咽喉肿痛，肝炎，肝肿大，膀胱炎，风湿痛，跌打肿痛，疮疖，皮肤瘙痒。

10. 细叶鸢尾 *Iris tenuifolia* Pall.

【别　　名】细叶马蔺、丝叶马蔺、老牛揣、老牛拽、安胎灵。

【药用部位】根茎或根（老牛揣）；种子（老牛揣子）。

【生境分布】生于砂质土壤、砂砾质地、固定沙丘、石质碎石山坡或草原。分布于凌源、彰武、沈阳等地。

【功效应用】根茎或根（老牛揣）：味甘、微苦，性凉。养血安胎，止血。用于胎动不安，胎漏血崩。种子（老牛揣子）：味甘、淡，性凉。清热解毒，利尿止血。用于咽喉肿痛，湿热黄疸，小便不利，吐血，衄血，崩漏。

11. 粗根鸢尾 *Iris tigridia* Bunge ex Ledeb.

【别　　名】粗根马蔺、拟虎鸢尾。

【药用部位】根（粗根马蔺）。

【生境分布】生于固定沙丘、砂质草地或干山坡。分布于凌源、建平、铁岭、沈阳、金州、大连等地。

【功效应用】用于毒蛇咬伤，跌打损伤，瘀血肿痛。

12. 北陵鸢尾 *Iris typhifolia* Kitag.

【别　　名】香蒲叶鸢尾。

【药用部位】根、种子（北陵鸢尾）。

【生境分布】生于沙丘、山坡或沼泽地及水边湿地、草甸。分布于沈阳。

【功效应用】有小毒。用于解热抗菌，泻下催吐，外伤感染。

13. 单花鸢尾 *Iris uniflora* Pall. ex Link

【药用部位】根茎（单花鸢尾）；种子（单花鸢尾子）。

【生境分布】生于山坡、林缘、路旁及林下。分布于凌源、北镇、阜新、开原、西丰、沈阳、本溪、鞍山、岫岩、丹东、大连等地。

【功效应用】根茎（单花鸢尾）：味甘、苦，性微寒，有小毒。泻下行水。用于水肿，肝硬化腹水，小便不利，大便秘结。种子（单花鸢尾子）：味甘，性平。清热解毒，利尿，止血。用于咽喉肿痛，黄疸肝炎，小便不利，吐血，衄血，月经过多，白带。

24. 阿福花科 Asphodelaceae

萱草属 *Hemerocallis* L.

1. 黄花菜 *Hemerocallis citrina* Baroni

【别　　名】朝鲜萱草、金针菜、柠檬萱草、金钟菜、金针菜、黄花苗子、黄花萱草、黄金萱、萱草，萱草根、涅和苏波（满药）。

【药用部位】根（萱草）；嫩苗（萱草嫩苗）。

【生境分布】生于海拔 1000m 以下的山坡、山谷、荒地、林缘及草丛中，多为种植。分布于辽宁各地。

【功效应用】根（萱草）：味甘，性凉。有小毒。清热利湿，凉血止血，解毒消肿。用于黄疸，水肿，淋浊，带下，衄血，便血，崩漏，乳痈，乳汁不通。嫩苗（萱草嫩苗）：味甘，性凉。清热利湿。用于胸膈烦热，黄疸，小便短赤。

【民族用药】满医：根入药，养血平肝，利尿消肿。萱草根水煎服，用于肝肾虚弱引起的头晕、心悸、耳鸣、便血、浮肿、肺热咳嗽、咽喉肿痛、产妇乳汁不足、乳痈。萱草根捣烂外敷患处，用于痈疮肿毒。

附注：本种的成熟花蕾采摘后蒸制晾晒，即名贵蔬菜黄花菜。功效相同的有**北黄花菜 *H. lilio-asphodelus* L.**，分布于西丰、北镇、抚顺、海城、金州等地；**小黄花菜 *H. minor* Mill.**，分布于义县、桓仁、鞍山、海城、台安、普兰店、金州、大连等地。

2. 萱草 *Hemerocallis fulva* (L.) L.

【别　　名】黄花萱草。

【药用部位】根（大萱草）。

【生境分布】野生分布于秦岭以南各省区。沈阳、辽阳、鞍山、盘锦、大连等地作观赏植物栽培。

【功效应用】味甘，性凉。有小毒。利水，凉血。用于水肿，小便不利，淋浊，带下病，黄疸，衄血，便血，崩漏，乳痈。

附注：功效相同的有**大苞萱草（大花萱草）*H. middendorffii* Trautv. & C. A. Mey.**，分布于法库、清原、辽阳、本溪、桓仁、丹东、凤城、岫岩、庄河等地。

25. 石蒜科 Amaryllidaceae

葱属 *Allium* L.

1. 矮韭 *Allium anisopodium* Ledeb.

【别　　名】矮葱。

【药用部位】鳞茎（矮韭）。

【生境分布】生于山坡、草地或沙丘上。分布于凌源、建平、绥中、兴城、北镇、义县、阜蒙、彰武、康平、法库、西丰、大连等地。

【功效应用】清热解毒。

2. 砂韭 *Allium bidentatum* Fisch. ex Prokh.

【别　　名】砂葱、土灰葱。

【药用部位】鳞茎（砂韭）。

【生境分布】生于向阳山坡、石砬子及草原上。分布于凌源、建平、海城等地。

【功效应用】发汗，散寒。

3. 洋葱 *Allium cepa* L.

【别　　名】大头葱、洋葱头、玉葱。

【药用部位】鳞茎（洋葱）。

【生境分布】辽宁各地有栽培。

【功效应用】味辛、甘，性温。健胃理气，解毒杀虫，降血脂。用于食少腹胀，创伤，溃疡，滴虫性阴道炎，动脉硬化症，高脂血症。

4. 火葱 *Allium cepa* var. *aggregatum* G. Don—*A. ascalonicum* L.

【别　　名】香葱、细香葱、四季葱、分葱、科葱。

【药用部位】全草（胡葱）；种子（胡葱子）。

【生境分布】辽宁各地有栽培。

【功效应用】全草（胡葱）：味辛，性温。温中，下气。用于水肿，胀满，肿毒。种子（胡葱子）：解毒。

5. 黄花葱 *Allium condensatum* Turcz.

【别　　名】臭葱、黄花韭、黄龙韭、山葱、药葱、野葱。

【药用部位】全草（黄花葱）。

【生境分布】生于山坡、草地。分布于建平、葫芦岛、北镇、阜蒙、法库、凤城、金州、大连等地。

【功效应用】味辛，性温。安眠，祛寒，杀虫，助消化。用于失眠，消化不良，脚气病，黄水病等。

附注：本种的全株、鳞茎可作野菜食用或作调料。花腌制后可作调料。

6. 葱 *Allium fistulosum* L.

【别　　名】大葱、四季葱、香葱、葱茎白，葱根、陶克达苏（蒙药），恩古勒、额根（满药），啪（朝药）。

【药用部位】鳞茎（葱白）；不定根（葱须）；叶（葱叶）；花序（葱花）；种子（葱实）；茎或全株捣出的汁（葱汁）。

【生境分布】辽宁各地有栽培。

【功效应用】鳞茎（葱白）：味辛，性温。发表，通阳，解毒，杀虫。用于感冒风寒，阴寒腹痛，二便不通，痢疾，疮痈肿痛，虫积腹痛。不定根（葱须）：味辛，性平。祛风散寒，解毒，散瘀。用于风寒头痛，喉疮，痔疮，冻伤。叶（葱叶）：祛风发汗，解毒消肿。用于风寒感冒，头痛鼻塞，身热无汗，中风，面目浮肿，疮痈肿痛，跌打创伤。花序（葱花）：味辛，性温。散寒通阳。用于脘腹冷痛，胀满。种子（葱实）：味辛，性温。温肾，明目，解毒。用于肾虚阳毒，遗精，目眩，视物昏暗，疮痈。茎或全株捣出的汁（葱汁）：味辛，性温。散瘀止血，通窍，驱虫，解毒。用于衄血，尿血，头痛，耳聋，虫积，外伤出血，跌打损伤，疮痈肿痛。

【民族用药】蒙医：全草入药，味辛，性温。活血，解表发汗，消肿，杀虫，燥协日乌素，开胃，祛巴达干赫依。用于消化不良，巴木病，妇女赫依症，协日乌素病，虫疾。满医：近根部鳞茎入药，发汗解表，散寒通阳，解毒散凝。用于感冒头痛，鼻塞不通，食欲不振。朝医：葱白为少阴人药。解脾之表邪。用于四时瘟疫和太阳证。

7. 薤白 *Allium macrostemon* Bunge

【别　　名】小根菜、小根蒜、密花小根蒜、小山蒜、子根蒜、野蒜、山蒜、小姑菜，玛卡（满药），薤白、小根蒜籽、三达籁、达籁（朝药）。

【药用部位】鳞茎（薤白）。

【生境分布】生于田野、路旁及山坡草地、林缘。分布于绥中、兴城、北镇、昌图、西丰、清原、新宾、抚顺、沈阳、辽阳、本溪、鞍山、海城、台安、岫岩、盘锦、大连等地。

【功效应用】味辛、苦，性温。温中通阳，理气宽胸。用于胸痛，胸闷，心绞痛，胁肋刺痛，咳嗽痰喘，胃脘痛胀，痢疾。

【民族用药】满医：鳞茎入药，理气宽胸，通阳散结。用于感冒发热，头痛恶心，咳喘痰多，胸痹背痛，胸脘痞闷，脘腹疼痛，泻痢后重，白带，疮疡痈肿。朝医：用于霍乱，助消化，温中和胃，除邪痹毒。朝医：果实入药。助消化，温中和胃，除邪痹毒。用于霍乱，消化不良，胃寒。薤白为少阴人药。可温中，行气，导滞。用于滞泄，痢疾，食胀等证。

附注：本种为《中国药典》2020 年版收载药材薤白的基原植物之一。**长梗韭 *A. neriniflorum* (Herbert) Baker**，分布于凌源、兴城、葫芦岛、阜蒙、彰武、北镇、法库、辽阳、盖州、长海、金州、大连等地；以上各种的全株、鳞茎可作野菜食用或作调料。花腌制后可作调料。

8. 蒙古韭 *Allium mongolicum* Regel

【别　　名】沙葱、蒙古葱。

【药用部位】全草（蒙古韭）。

【生境分布】生于荒地、沙地、干旱山坡。分布于凌源等辽宁西部地区。

【功效应用】温中壮阳。

9. 碱韭 *Allium polyrhizum* Turcz. ex Regel

【别　　名】紫花韭、多根蒜。

【药用部位】鳞茎（碱韭）；种子（碱韭子）。

【生境分布】生于碱性草地或山坡。分布于朝阳、阜蒙、大连。

【功效应用】鳞茎（碱韭）：发汗解表，通阳健胃，理气宽胸。种子（碱韭子）：健胃，消肿，干黄水。用于食积腹胀，消化不良，风寒湿痹，痈疽疔毒，皮肤炭疽。

10. 野韭 *Allium ramosum* L.

【别　　名】野韭菜，山野韭菜、斯法—玛卡（满药）。

【药用部位】全草（野韭）。

【生境分布】生于向阳山坡、草地上。分布于凌源、彰武、沈阳、辽阳、丹东、凤城、大连等地。

【功效应用】味辛，性温。温中下气，补肾益阳，健胃提神，调整脏腑，理气降逆，暖胃除湿，散血行瘀和解毒。

【民族用药】满医：嫩叶入药，补益肾气，疏调肝气，通利二便，除烦热，生发。用于肾气虚弱，阳痿早泄，肠胃虚寒不适，胃腹胀满，食欲不振，大便秘结，皮肤湿疹，荨麻疹，皮肤瘙痒。

11. 蒜 *Allium sativum* L.

【别　　名】大蒜、蒜、蒜头、胡蒜、独蒜、独头蒜、高格札、萨日木斯格（蒙药），蒜达（满药），玛奈（朝药）。

【药用部位】鳞茎（大蒜）。

【生境分布】辽宁各地普遍栽培。

【功效应用】味辛，性温。健胃，止咳，杀菌，驱虫。用于预防时行感冒，流脑，肺痨，顿咳，食欲不振，消化不良，痢疾，阿米巴痢疾，泄泻，蛲虫病，钩虫病；外用于阴道滴虫，急性阑尾炎。

【民族用药】蒙医：鳞茎入药，味辛，性温。效锐、重、腻。镇赫依，平喘，祛痰，杀虫，解毒，燥协日乌素，温中，开欲，破痞。用于赫依热，心赫依，主脉赫依，支气管炎，百日咳，哮喘，蛲虫病，阴道滴虫症，赫依性痞，蛇咬伤，药物、食物中毒，狂犬病，慢性铅中毒。满医：鳞茎入药，行滞气，暖脾胃，消癥积，解毒杀虫。大蒜直接食用或烤熟后食用，用于脘腹冷痛，胀满，泄泻，痢疾；大蒜或大蒜汁口服，用于预防和治疗感冒；烧熟的大蒜口服，用于急性咳嗽；大蒜捣汁涂抹患处，用于痈疮肿毒初起未溃，癣疮，手足癣，蚊虫叮咬伤。朝医：独头蒜为少阴人药。健脾胃，行滞气，解毒。用于痢疾，腹痛。

附注：本种为《中国药典》2020 年版收载药材大蒜的基原植物。

12. 北葱 *Allium schoenoprasum* L.

【别　　名】虾夷葱。

【药用部位】全草、根（细香葱）。

【生境分布】分布于新疆，凌源、金州、大连有栽培。

【功效应用】味辛，性温。通气发汗，散寒解表。用于风寒感冒头痛。外用于痛风，疮疡。

13. 山韭 *Allium senescens* L.

【别　　名】山葱、岩葱、雀、雀菜。

【药用部位】鳞茎（山韭）；叶（山韭叶）。

【生境分布】生于草原、草甸或山坡上。分布于凌源、阜蒙、彰武、北镇、开原、清原、新宾、抚顺、辽阳、庄河、长海、金州、大连等地。

【功效应用】鳞茎（山韭）：清热解毒。叶（山韭叶）：温中行气。用于脾胃虚弱，饮食不佳，脘腹胀满，羸乏及脾胃不足之腹泻，尿频数。

附注：本种的全株、鳞茎可作野菜食用或作调料。花腌制后可作调料。功效类似的有**细叶韭** *A. tenuissimum* L.，分布于喀左、建平、葫芦岛、北镇、阜蒙、彰武、铁岭、开原、西丰、康平、法库、辽阳、鞍山、金州、大连等地。

14. 辉韭 *Allium strictum* Schrad.

【别　　名】辉葱。

【药用部位】全草及种子（辉葱）。

【生境分布】生于山坡、林下、湿地或草地上。分布于本溪、鞍山、台安、庄河等地。

【功效应用】味辛，性温。发汗解表，温中祛寒。用于感冒风寒，寒热无汗，中寒腹痛，泄泻。

15. 球序韭 *Allium thunbergii* G. Don.

【别　　名】山蒜、野大蒜、野葱、野韭菜。

【药用部位】全草（山韭）。

【生境分布】生于山坡、草地、湿地、林下。分布于辽宁各地。

【功效应用】味咸，性平。健脾开胃，补肾缩尿。用于脾胃气虚，饮食减少，肾虚不固，小便频数。

附注：本种的全株、鳞茎可作野菜食用或作调料。花腌制后可作调料。

16. 韭 *Allium tuberosum* Rottler ex Spreng.

【别　　名】韭、韭子、韭菜子、韭黄、起阳草。

【药用部位】叶（韭菜）；根、鳞茎（韭根）；种子（韭菜子）。

【生境分布】辽宁各地普遍栽培，亦有野生。

【功效应用】叶（韭菜）：味辛，性温。补肾，温中行气，散瘀，解毒。用于肾虚阳痿，里寒腹痛，噎膈反胃，胸痹疼痛，衄血，吐血，尿血，痢疾，痔疮，痈疮肿毒，漆疮，跌打损伤。根、鳞茎（韭根）：

味辛，性温。温中，行气，散瘀，解毒。用于里寒腹痛，食积腹胀，胸痹疼痛，赤白带下，衄血，吐血，漆疮，疮癣，跌打损伤。种子（韭菜子）：味辛、甘，性温。温补肝肾，壮阳固精。用于肝肾亏虚，腰膝酸痛，阳痿遗精，遗尿尿频，白浊带下。

【附注】本种为《中国药典》2020年版收载药材韭菜子的基原植物。

17. 茖葱 *Allium ochotense* Prokh.

【别　　名】山葱、隔葱、朝葱、寒葱、旱葱、茖韭、鹿耳葱、茖山葱、茖韭、天韭。

【药用部位】鳞茎（茖葱）。

【生境分布】生于阴湿山坡、林下、草甸。分布于桓仁、宽甸、凤城等地。

【功效应用】味辛，性温。散瘀，止血，解毒。用于跌打损伤，瘀血肿痛，衄血，疮痈肿痛。

【附注】本种曾被误定为**欧洲山葱 *A. victorialis* L.**。本种的全株、鳞茎可作野菜食用或作调料。花腌制后可作调料。

26. 天门冬科 Asparagaceae

知母属 *Anemarrhena* Bunge

知母 *Anemarrhena asphodeloides* Bunge

【别　　名】兔子油草、兔子拐棍、蒜辫子草、倒根草、大芦水、羊胡子草、蒜苗草、刘小脚、地参、知母（满药），基莫（朝药）。

【药用部位】根状茎（知母）。

【生境分布】生于山坡、草地，通常在较干燥或向阳的地方。分布于凌源、建平、喀左、朝阳、北票、建昌、绥中、兴城、葫芦岛、锦州、北镇、义县、阜蒙、彰武、铁岭、调兵山、清原、新宾、康平、新民、法库、沈阳、辽阳、鞍山、海城、营口、盖州、丹东、金州、大连、旅顺口等地。

【功效应用】味苦、甘，性寒。清热泻火，生津润燥。用于外感热病，高热烦渴，肺热燥咳，骨蒸潮热，内热消渴，怀胎蕴热，胎动不安，肠燥便秘。

【民族用药】满医：根状茎入药，清热泻火，生津润燥。知母水煎服用于外感发热或阴虚发热引起的肺热咳嗽，咽喉肿痛，蒸骨潮热，盗汗，心烦，阴虚肠燥便秘，消渴等症。朝医：知母少阳人药。壮肾，泻火补水。用于肾阴亏损所致的骨蒸热，腰痛，咳嗽，自汗，盗汗，心烦，阳明证烦躁，大便不通。

【附注】本种为《中国药典》2020年版收载药材知母的基原植物。为辽宁"北药"道地药材品种，目前资源以野生为主。

天门冬属 *Asparagus* L.

1. 攀缘天门冬 *Asparagus brachyphyllus* Turcz.

【别　　名】海滨天冬、山文竹、糙叶天冬、毛叶天冬。

【药用部位】块根（抓地龙）。

【生境分布】生于海滨山坡上。分布于凌源、长海、金州、旅顺口等地。

【功效应用】味苦，微辛，性温。祛风湿，止痒。用于风湿痹痛，湿疹，皮肤瘙痒，毒肿疮疡。

2. 兴安天门冬 *Asparagus dauricus* Fisch. ex Link

【别　　名】山天冬。

【药用部位】根（山天冬）；全草（山天冬草）；果实（山天冬果）。

【生境分布】生于沙丘、多沙坡地和干燥山坡上。分布于凌源、建昌、锦州、义县、北镇、彰武、抚顺、盖州、长海、大连等地。

【功效应用】根（山天冬）：利尿。全草（山天冬草）：舒筋活血。用于月经不调。果实（山天冬果）：用于心脏病。

3. 长花天门冬 *Asparagus longiflorus* Franch.

【别　　名】长花龙须菜。

【药用部位】根（长花天门冬）。

【生境分布】生于山坡、林下或灌丛中。分布于本溪等地。

【功效应用】清热解毒，用于风病，寒性黄水。

4. 石刁柏 *Asparagus officinalis* **L.**

【别　　名】小叶天冬、芦笋、露笋、龙须菜、小百部、山文竹、细叶百部、索罗罗。

【药用部位】嫩茎（芦笋）。

【生境分布】分布于新疆。沈阳、辽阳、本溪、盘锦、大连等地有栽培。

【功效应用】味微甘，性平。清热利湿，活血散结。用于肝炎，银屑病，高血脂症，乳腺增生。

5. 南玉带 *Asparagus oligoclonos* **Maxim.**

【别　　名】南龙须菜。

【药用部位】根（南玉带）。

【生境分布】生于海拔较低的草原、山坡草地、沟边、林下、灌丛或潮湿地。分布于建平、北镇、西丰、清原、新宾、抚顺、沈阳、本溪、鞍山、海城、岫岩、盖州、凤城、丹东、金州、大连等地。

【功效应用】清热解毒，止咳平喘，利尿。

6. 龙须菜 *Asparagus schoberioides* **Kunth**

【别　　名】雉隐天冬、山苞米。

【药用部位】根、根状茎（龙须菜）。

【生境分布】生于林下或草坡上。分布于北镇、阜蒙、清原、新宾、沈阳、本溪、鞍山、台安、岫岩、凤城、普兰店、金州等地。

【功效应用】润肺降气，下痰止咳。用于肺实喘满，咳嗽多痰，胃脘疼痛。

附注：本种的嫩苗可作野菜食用。

7. 曲枝天门冬 *Asparagus trichophyllus* **Bunge**

【别　　名】毛叶天冬、霸天王、抓地龙、糙叶天冬。

【药用部位】根（曲枝天冬）。

【生境分布】生于山坡、灌丛中。分布于凌源、建平、抚顺、本溪、鞍山、岫岩等地。

【功效应用】味甘、微苦，性凉。祛风除湿。用于风湿腰腿痛，局部性浮肿；外用于瘙痒，渗出性皮肤病，疮疖红肿。

绵枣儿属 *Barnardia* Lindley

绵枣儿 *Barnardia japonica* (Thunb.) Schult. & Schult. f.—*Scilla scilloides* (Lindl.) Druce

【别　　名】地枣儿、石枣儿、地溜子、金枣、马胡枣、小山蒜、死人头发、黏蒜头、鞋底油、牡牛肚子、山慈姑、山南星。

【药用部位】鳞茎或全草（绵枣儿）。

【生境分布】生于丘陵、山坡或田间。分布于凌源、绥中、葫芦岛、义县、凌海、北镇、彰武、法库、开原、西丰、辽阳、盖州、东港、丹东、庄河、长海、瓦房店、金州、大连等地。

【功效应用】味甘、苦，性寒。有小毒。活血解毒，消肿止痛。用于跌打损伤，腰腿疼痛，筋骨痛，牙痛，心脏病引起的水肿；外用于痈疽，乳痈，毒蛇咬伤。

铃兰属 *Convallaria* L.

铃兰 *Convallaria keiskei* Miq.—*C. majabs* L.

【别　　名】芦藜花、铃铛花、鹿铃花、鹿铃草、香水花、草玉兰、草玉铃、糜子菜、扫帚糜子、小芦藜、小芦铃，铃兰（满药），温邦乌（朝药）。

【药用部位】根及全草（铃兰）。

【生境分布】生于山地阴湿地带林下、林缘、灌丛、草丛中或栽培。分布于西丰、清原、新宾、抚顺、辽阳、本溪、鞍山、海城、岫岩、凤城、宽甸、丹东等地。

【功效应用】味甘、苦,性温,有毒。温阳利水,活血祛风。用于心力衰竭,浮肿,劳伤,崩漏,带下病,跌打损伤。

【民族用药】满医:全草及根入药,温阳利水,活血祛瘀。用于心悸,咳嗽气喘,浮肿病症。朝医:强心,利尿。治风湿性心脏病、心力衰竭。朝医:全草入药,强心,利尿。用于风湿性心脏病,心力衰竭,丹毒,紫癜。

玉簪属 *Hosta* Tratt.

1. 东北玉簪 *Hosta ensata* F. Maek.

【别　　名】剑叶玉簪、卵叶玉簪、东北玉簪、山菠菜、河菠菜、胡菠菜、河白菜、水紫萼。

【药用部位】全草、根、叶、花(剑叶玉簪)。

【生境分布】生于山地林下,林缘、灌丛、阴湿山地。分布于北镇、清原、新宾、抚顺、辽阳、本溪、桓仁、鞍山、台安、岫岩、凤城等地。

【功效应用】味微苦,性寒。清热解毒,利尿。用于疔疮肿毒,咽喉肿痛,小便不利,痛经。

附注:本种嫩叶可作野菜食用。

2. 玉簪 *Hosta plantaginea* (Lam.) Asch.

【别　　名】白玉针、白玉簪、小芭蕉、哈斯—哈塔胡尔—其其格(蒙药)。

【药用部位】根茎(玉簪根);叶或全草(玉簪);花(玉簪花)。

【功效应用】根茎(玉簪根):味苦、辛,性寒,有小毒。清热解毒,下骨鲠。用于痈肿疮疡,乳痈瘰疬,咽喉肿痛,骨鲠。叶或全草(玉簪):味苦、辛,性寒,有毒。清热解毒,散结消肿。用于乳痈,痈肿疮疡,瘰疬,毒蛇咬伤。花(玉簪花):味苦、甘,性凉,有小毒。清热解毒,利水,通经。用于咽喉肿痛,疮痈肿痛,小便不利,经闭。

【民族用药】蒙医:花入药,味涩、苦,性寒。效软、柔、稀。清热,解毒,止咳,利咽喉。用于咽喉肿痛,音哑,肺热,毒热。

3. 紫萼 *Hosta ventricosa* (Salisb.) Stearn

【别　　名】紫萼玉簪、紫玉簪、红玉簪。

【药用部位】根茎(紫玉簪根);叶(紫玉簪叶);花(紫玉簪花)。

【生境分布】生于山坡、路旁、灌丛、林下阴湿处。辽宁各地有栽培作观赏植物。

【功效应用】根茎(紫玉簪根):味苦、辛,性凉。清热解毒,散瘀止痛,止血,下骨鲠。用于咽喉肿痛,痈肿疮疡,跌打损伤,胃痛,牙痛,吐血,崩漏,骨鲠。叶(紫玉簪叶):味甘,性平。凉血止血,解毒。用于崩漏,湿热带下,疮肿,溃疡。花(紫玉簪花):味甘、苦,性平。凉血止血,解毒。用于崩漏,湿热带下,咽喉肿痛。

山麦冬属 *Liriope* Lour.

1. 矮小山麦冬 *Liriope minor* (Maxim.) Makino

【别　　名】小麦冬、小麦门冬、矮小麦冬、矮小土麦冬。

【药用部位】块根(小麦冬)。

【生境分布】生于阴湿山谷、山坡林下处、路旁及溪沟岸边。分布于长海、旅顺口等地。

【功效应用】味甘、微苦,性微寒。养阴生津,润肺清心。用于肺燥干咳,阴虚痨嗽,喉痹咽痛,津伤口渴,内热消渴,心烦失眠,肠燥便秘。

2. 山麦冬 *Liriope spicata* (Thunb.) Lour.

【别　　名】麦冬、大叶麦门冬、大叶麦冬、土麦冬。

【药用部位】块根(土麦冬)。

【生境分布】生于山坡、山谷林下阴湿处、路旁或湿地。分布于长海、大连、旅顺口等地。

【功效应用】味甘、微苦,性凉。养阴润肺,清心除烦,益胃生津。用于肺燥干咳,吐血,咯血,肺痿,肺痈，虚劳烦热，消渴，热病津伤，咽干口燥，便秘。

舞鹤草属 *Maianthemum* F. H. Wigg.

1. 舞鹤草 *Maianthemum bifolium* (L.) F. W. Schmidt

【别　　名】二叶舞鹤草、午鹤草。

【药用部位】全草（舞鹤草）。

【生境分布】生于高山阴坡林下。分布于新宾、抚顺、本溪、开原、凤城、庄河等地。

【功效应用】味酸、涩，性微寒。凉血止血。用于外伤出血，吐血，尿血，月经过多。

附注：功效相同的有**北方舞鹤草** *M. dilatatum* (Alph. Wood) A. Nelson & J. F. Macbr.，分布于凤城。

2. 鹿药 *Maianthemum japonicum* (A. Gray) LaFrankie—*Smilacina japonica* A. Gray

【别　　名】山糜子、糜子菜、山白菜、山栗子、黄蝎子根。

【药用部位】根及根状茎（鹿药）。

【生境分布】生于林下、山坡阴湿处或林缘、石岩缝湿处。分布于凌源、义县、开原、西丰、清原、新宾、抚顺、辽阳、本溪、桓仁、鞍山、海城、岫岩、凤城、宽甸、大连等地。

【功效应用】味甘、苦，性温。补气益肾，祛风除湿，活血调经。用于劳伤，阳痿，偏正头痛，风湿疼痛，月经不调；外用于乳痈，痈疖肿毒，跌打损伤。

附注：本种的嫩苗可作野菜食用。**兴安鹿药** *M. dahuricum* (Turcz. ex Fisch. & C.A.Mey.) La Frankie—*S. dahurica* Turcz. ex Fisch & Mey. 亦作鹿药使用，分布于义县、辽阳。

黄精属 *Polygonatum* Mill.

1. 长苞黄精 *Polygonatum desoulavyi* Kom.

【别　　名】长苞玉竹。

【药用部位】根状茎（长苞黄精）。

【生境分布】生于林下。分布于辽阳、本溪、岫岩。

【功效应用】味甘、微苦，性凉。平肝息风，养阴明目，清热凉血，生津止渴，滋补肝肾。用于头痛目疾，咽喉痛，高血压症，癫痫，口渴，口干舌燥，神经衰弱，食欲不振，疖痈等。

2. 二苞黄精 *Polygonatum involucratum* (Franch.& Sav.) Maxim.

【别　　名】苞叶黄精、二苞玉竹、双苞黄精。

【药用部位】根茎（二苞黄精）。

【生境分布】生于林下或阴湿山坡。分布于绥中、义县、阜蒙、清原、新宾、抚顺、辽阳、本溪、桓仁、鞍山、海城、岫岩、凤城、宽甸、丹东、庄河等地。

【功效应用】味甘、微苦，性凉。补气养阴，健脾，润肺，益肾。用于脾胃虚弱，体倦乏力，口干食少，肺虚燥咳，精血不足，内热消渴。

3. 玉竹 *Polygonatum odoratum* (Mill.) Druce

【别　　名】小笔管菜、笔管溲、山尾参、小叶芦、小芦藜、山铃子草、铃铛菜、山铃铛、狗铃铛、苦铃铛、白豆子、山地瓜、灯笼菜、岗地根、山坠子、山苞米，毛好尔—查干（蒙药），昂弟库热（满药），铛孤莱（朝药）。

【药用部位】根茎（玉竹）。

【生境分布】生于山坡、林缘、林下及灌木丛中。分布于建平、葫芦岛、绥中、义县、北镇、阜新、昌图、西丰、清原、新宾、抚顺、沈阳、辽阳、本溪、鞍山、海城、岫岩、营口、盖州、凤城、宽甸、丹东、庄河、普兰店、大连、金州等地。

【功效应用】味甘，性微寒。养阴，润燥，除烦，止渴。用于热病阴伤，咳嗽烦渴，虚劳发热，消谷易饥，小便频数。

【民族用药】蒙医：根茎入药，味甘，性温。效轻、柔。滋补，强壮，祛肾寒，健胃，燥协日乌素。用于体虚，肾寒，腰腿痛，浮肿，气郁宫中，寒性协日乌素病，胃巴达干病，阳痿，遗精。满医：根茎入药，养阴润燥，生津止渴。用于燥热咳嗽，咽干口渴，干咳少痰，咳血，声音嘶哑，痨嗽，胃热伤津，口干舌燥，食欲不振，内热消渴，头昏眩晕，烦热多汗，惊悸。朝医：根茎入药，用于中风，暴热不能动，跌筋结肉，虚证、虚热，湿毒，腰痛，茎寒，目痛泪出。久服去面黑黚，颜色润泽，轻身不老。

附注： 本种为《中国药典》2020 年版收载药材玉竹的基原植物。为辽宁"关药"道地药材品种，属药食同源品种。在辽东、辽西和辽南各县区种植较多。功效相同的有：**毛筒玉竹 *P. inflatum* Kom.**，分布于清原、抚顺、辽阳、本溪、凤城、宽甸、鞍山、岫岩、庄河等地；**小玉竹 *P. humile* Fisch. ex Maxim.**，分布于凌源、阜蒙、法库、沈阳、西丰、清原、新宾、抚顺、辽阳、本溪、鞍山、岫岩、凤城、宽甸、庄河、大连等地；**热河黄精 *P. macropodum* Turcz.**，分布于凌源、建平、建昌、绥中、义县、阜新、清原、新宾、抚顺、辽阳、鞍山、岫岩、庄河、瓦房店、金州、大连等地。以上各种的嫩芽、根状茎可作野菜食用。

4. 黄精 *Polygonatum sibiricum* Redouté

【别　　名】轮叶黄精、鸡头参、笔管菜、家笔管菜、黄鸡菜、山苞米、山生姜，查干—呼日、日阿尼、查干—达吉德（蒙药），黄精（满药）。

【药用部位】根茎（黄精）。

【生境分布】生于向阳草地、山坡、灌丛附近及林下。分布于绥中、葫芦岛、建昌、北镇、阜新、彰武、康平、法库、抚顺、沈阳、辽中、辽阳、本溪、鞍山、海城、岫岩、盖州、大石桥、庄河、长海、金州、大连、旅顺口等地。

【功效应用】味甘，性平。补气养阴，健脾，润肺，益肾。用于脾胃虚弱，体倦乏力，口干食少，肺虚燥咳，精血不足，内热消渴。

【民族用药】蒙医：根茎入药，味甘、涩、苦，性温。效轻、燥、柔。温中，开胃，排脓，燥协日乌素，强身，生津，祛巴达干。用于身体虚弱，胃寒，腰腿痛，消化不良，巴达干病，滑精，阳痿，协日乌素病。满医：根茎入药，补气养阴，健脾润肺，益肾填精。用于肺燥咳嗽，体虚乏力，食少口干，困倦乏力，大便干燥，消渴，肾亏腰膝酸软，阳痿遗精，耳鸣目暗，白发，体虚羸瘦。

附注： 本种为《中国药典》2020 年版收载药材黄精的基原植物之一。为辽宁"关药"道地药材品种，商品称为"鸡头黄精"，属药食同源品种。黄精在辽宁东部和西部地区种植较多。功效相同的有**五叶黄精 *P. acuminatifolium* Kom.**，分布于凌源、西丰、抚顺、本溪、岫岩、大连等地；**狭叶黄精 *P. stenophyllum* Maxim.**，分布于昌图、开原、清原、辽阳、本溪、桓仁、鞍山、凤城、庄河等地。

丝兰属 *Yucca* L.

凤尾丝兰 *Yucca gloriosa* L.

【别　　名】凤尾兰、剑麻、菠萝花。

【药用部位】花（凤尾兰）。

【生境分布】原产于南、北美洲。大连等地有栽培。

【功效应用】味辛、微苦，性平。止咳平喘。用于支气管哮喘，咳嗽。

27. 鸭跖草科 Commelinaceae

鸭跖草属 *Commelina* L.

1. 饭包草 *Commelina benghalensis* L.

【别　　名】火炭头、卵叶鸭跖草、千日菜。

【药用部位】全草（饭包草）。

【生境分布】生于阴湿地或林下潮湿地。分布于凌源、长海、金州、大连等地。

【功效应用】味苦，性寒。清热解毒，利湿消肿。用于小便短赤涩痛，赤痢，疔疮。

2. 鸭跖草 *Commelina communis* L.

【别　　名】鸡舌草、露草、帽子花、三角菜、三荚菜、三甲子菜、蓝花菜、牛耳朵草、水浮草、菱角菜、蓝雀菜。

【药用部位】全草（鸭跖草）。

【生境分布】生于稍湿草地、溪流边以及林缘路旁等处。广布于辽宁各地。

【功效应用】味甘、淡，性寒。行水，清热，凉血，解毒。用于水肿，脚气，小便不利，感冒，丹毒，疟腮，黄疸肝炎，热痢，疟疾，鼻衄，尿血，血崩，白带，咽喉肿痛，痈疽疔疮。

附注：本种为《中国药典》2020 年版收载药材鸭跖草的基原植物之一。

水竹叶属 *Murdannia* Royle.

疣草 *Murdannia keisak* (Hassak.) Hand.-Mazz.

【别　　名】水竹叶。

【药用部位】根（疣草）。

【生境分布】生于阴湿地、水田边或水沟旁。分布于凌源、北镇、新民、沈阳、辽中、辽阳、桓仁、凤城等地。

【功效应用】清热解毒，利尿消肿。用于小便淋痛，瘰疬，蛇咬伤。

竹叶子属 *Streptolirion* Edgew.

竹叶子 *Streptolirion volubile* Edgew.

【别　　名】猪耳草、笋壳菜。

【药用部位】全草（竹叶子）。

【生境分布】生于林缘、林内、湿石砬子边缘等处。分布于西丰、昌图、抚顺、辽阳、本溪、桓仁、鞍山、海城、岫岩、宽甸、凤城等地。

【功效应用】味甘，性平。清热，利水，解毒，化瘀。用于感冒发热，肺痨咳嗽，口渴心烦，水肿，热淋，白带，咽喉疼痛，痈疮肿毒，跌打劳伤，风湿骨痛。

紫露草属 *Tradescantia* L.

无毛紫露草 *Tradescantia virginiana* L.

【别　　名】紫鸭跖草、紫露草。

【药用部位】全草（紫鸭跖草）。

【生境分布】原产于北美洲，大连有栽培。

【功效应用】味淡、甘，性凉，有毒。解毒，散结，利尿，活血。用于痈疮肿毒，瘰疬结核，毒蛇咬伤，淋证，跌打损伤。

28. 雨久花科 Pontederiaceae

凤眼蓝属 *Eichhornia* Kunth

凤眼蓝 *Eichhornia crassipes* (Mart.) Solms

【别　　名】凤眼莲、水葫芦、洋雨久花。

【药用部位】根或全草（水葫芦）。

【生境分布】原产于南美洲。生于池塘、沟渠中。庄河、普兰店等地有栽培。

【功效应用】味辛、淡，性凉。疏散风热，利水通淋，清熱解毒。用于风热感冒，水肿，热淋，石淋，风疹，湿疮，疖肿。

梭鱼草属 *Pontederia* L.

1. 雨久花 *Pontederia korsakowii* (Regel & Maack) M. Pell. & C. N. Horn—*Monochoria korsakowii* Regel & Maack

【别　　名】水白菜、河白菜、水菠菜、露水豆。

【药用部位】地上全草（雨久花）。

【生境分布】生于稻田、池塘或浅水处。分布于西丰、开原、彰武、康平、清原、新宾、新民、沈阳、辽中、辽阳、鞍山、营口、盘锦、凤城、庄河、普兰店、金州、大连等地。

【功效应用】清热解毒。用于高热咳喘，小儿丹毒。

2. 鸭舌草 *Pontederia vaginalis* Bunm. f.—*Monochoria vaginalis* (Bunm. f.) Presl

【别　　名】鸭舌头草、少花鸭舌草，水锦葵。

【药用部位】全草（鸭舌草）。

【生境分布】生于湿润地、沼泽、稻田及水沟边。辽宁各地普遍生长。

【功效应用】清热解毒。用于肠炎，痢疾，咽喉肿痛，牙龈脓肿；外用治虫蛇咬伤，疮疖。

29. 美人蕉科 Cannaceae

美人蕉属 *Canna* L.

美人蕉 *Canna indica* L.

【别　　名】凤尾花、小芭蕉、五筋草、破血红。

【药用部位】根（美人蕉根）；花（美人蕉花）。

【生境分布】原产于美洲热带和亚热带。辽宁各地栽培做观赏植物。

【功效应用】根（美人蕉根）：味苦，性寒。清热利湿，安神降压。用于急性黄疸型传染性肝炎，久痢，咯血，血崩，白带，月经不调，疮毒痈肿。花（美人蕉花）：止血。用于金疮及其他外伤出血。

附注：功效相同的有**大花美人蕉 *C. generalis* Bailey**，辽宁各地有栽培。

30. 姜科 Zingiberaceae

姜属 *Zingiber* Boehm.

姜 *Zingiber officinale* Roscoe

【别　　名】生姜、白姜、老姜、鲜姜，嘎、札嘎（蒙药），弗尔给苏（满药），肯杠（朝药）。

【药用部位】新鲜根茎（生姜）；新鲜根茎外皮（生姜皮）；干燥根茎（干姜）；干姜的炮制加工品（炮姜）。

【生境分布】我国中部、东南部至西南部广为栽培。庄河、大连等地有栽培。

【功效应用】新鲜根茎（生姜）：味辛，性微温。解表散寒，温中止呕，化痰止咳。用于风寒感冒，胃寒呕吐，寒痰咳嗽。新鲜根茎外皮（生姜皮）：味辛，性凉。行水消肿。用于小便不利，水肿等症。干燥根茎（干姜）：味辛，性热。温中散寒，回阳通脉，燥湿消痰。用于脘腹冷痛，呕吐泄泻，肢冷脉微，痰饮喘咳。干姜的炮制加工品（炮姜）：味辛，性热。温经止血，温中止痛。用于阳虚失血，吐衄崩漏，脾胃虚寒，腹痛吐泻。

【民族用药】蒙医：干燥根茎入药，味辛、甘，性温。效糙、锐、浮、燥。温中，开胃，消食，强身，祛巴达于赫依，排脓。用于胃火不足，消化不良，巴达干赫依合并症，肺脓肿，阳痿，体虚。满医：新鲜根茎入药，温中散寒，止腹痛。生姜加红糖煮水饮，用于风寒感冒，发热畏寒，头痛恶心，虚寒脘腹疼痛，轻度食物中毒，鱼蟹中毒，慢性肠炎腹泻。朝医：干姜为少阴人药。温脾止痛。用于小便不利，湿病，水积，气滞，气痛，气痰，胸痛，腹痛症。

附注：本种为《中国药典》2020年版收载药材生姜、干姜和炮姜的基原植物。

31. 香蒲科 Typhaceae

黑三棱属 *Sparganium* L.

1. 小黑三棱 *Sparganium emersum* Rehmann—*S. simplex* Hudson

【别　　名】单枝黑三棱、单歧黑三棱、京三棱、白三棱、京三棱疙瘩、水三棱、山棱，古尔巴勒吉—乌布斯（蒙药），黑三棱（满药），麦扎格依（朝药）。

【药用部位】块茎（单枝三棱）。

【生境分布】生于水边及沼泽中。分布于北票、本溪、丹东等地。

【功效应用】味苦，性平。破血行气，消积止痛。用于血瘀气滞，腹部结块，肝脾肿大，经闭腹痛，食积胀痛。

【民族用药】蒙医：块茎入药，味苦，性凉。效软、柔、钝。清热，祛瘀，润肺。用于肝、肺陈热，浊热，肺脓痈，骨伤，骨热。满医：块茎入药，祛瘀通经，行气止痛。用于气滞血瘀引起的癥瘕积聚，跌打损伤血肿，妇女痛经。朝医：三棱为少阴人药。涤腑之秽气。用于饮食停滞证。

2. 黑三棱 *Sparganium eurycarpum* subsp. *coreanum* (H. Lév.) C. D. K. Cook & M. S. Nicholls.

【别　　名】三棱。

【药用部位】块茎（三棱）。

【生境分布】生于水泡子、河流或水沟边及沼泽中。分布于凌源、彰武、康平、新民、开原、铁岭、抚顺、辽阳、丹东、金州等地。

【功效应用】味苦，性平。破血行气，消积止痛。用于血瘀气滞，腹部结块，肝脾肿大，经闭腹痛，食积胀痛。

附注：本种为《中国药典》2020年版收载药材三棱的基原植物。曾被误定为 *S. stoloniferum* (Buch.-Ham. ex Graebn.) Buch.-Ham. ex Juz.。

3. 狭叶黑三棱 *Sparganium subglobosum* Morong—*S. stenophyllum* Maxim. ex Meinsh.

【别　　名】细叶黑三棱、三棱、山棱、荆三棱、黑三棱（满药）。

【药用部位】块茎（狭叶三棱）。

【生境分布】生于水边及沼泽中。分布于彰武、新宾。

【功效应用】味苦，性平。破血行气，消积止痛。用于血瘀气滞，腹部结块，肝脾肿大，经闭腹痛，食积胀痛。

【民族用药】满医：块茎入药，祛瘀通经，行气止痛。用于气滞血瘀引起的瘤痕积聚，跌打损伤血肿，妇女痛经。

香蒲属 *Typha* L.

1. 水烛 *Typha angustifolia* L.

【别　　名】蒲草、水蜡烛、狭叶香蒲、水烛香蒲，蒲棒、依巴干—黑亚布恩、沃无吉哈（满药），蒲得恩（朝药）。

【药用部位】花粉（蒲黄）；全草（香蒲）；果穗（蒲棒）；根茎（蒲蒻）。

【生境分布】生于水边或水泡子中。分布于彰武、抚顺、沈阳、辽阳、本溪、桓仁、鞍山、台安、岫岩、宽甸、盘锦、营口、金州、大连等地。

【功效应用】花粉（蒲黄）：味甘，性平。止血，化瘀，通淋。用于吐血，衄血，咯血，崩漏，外伤出血，经闭痛经，脘腹刺痛，跌扑肿痛，血淋涩痛。全草（香蒲）：用于小便不利，乳痈。果穗（蒲棒）：用于外伤出血。根茎（蒲蒻）：清热凉血，利水消肿。用于孕妇劳热，胎动下血，消渴，口疮，热痢，淋病，白带，水肿，瘰疬。

【民族用药】满医：花粉入药，止血，化瘀，利尿。用于吐血，咳血，衄血，尿血，便血，痛经，崩漏，外伤出血等各种出血症。朝医：蒲黄为太阴人药。行血祛痰，止血。用于各种出血及血瘀证。

附注：功效相同的有**长苞香蒲（大苞香蒲）*T. domingensis* Pers.—*T. angustata* Bory & Chaubard**，分布于凌源、彰武、西丰、铁岭、清原、新宾、沈阳、本溪、鞍山、台安、盘锦等地；**宽叶香蒲 *T. latifolia* L.**，分布于凌源、北票、清原、新宾、沈阳等地；**香蒲 *T.orientalis* C. Presl**，分布于西丰、清原、新宾、沈阳、辽阳、本溪、鞍山、海城、东港、大连等地。上述品种均为《中国药典》2020年版收载药材蒲黄的基原植物。

2. 达香蒲 *Typha davidiana* (Kronf.) Hand.-Mazz.

【别　　名】达氏香蒲、蒙古香蒲、线叶香蒲。

【药用部位】花粉（蒲黄）；全草（香蒲）。

【生境分布】生于水泡子、缓流的河流、湖泊等浅水边及季节性积水的湿润的河泛地。分布于凌源、北票、新宾、新民、沈阳、辽阳、台安、盘锦、长海等地。

【功效应用】花粉（蒲黄）：味甘，性平。止血，化瘀，通淋。用于吐血，衄血，咯血，崩漏，外伤出血，经闭痛经，脘腹刺痛，跌扑肿痛，血淋涩痛。全草（香蒲）：用于小便不利，乳痈。

附注：本种为《中国药典》2020年版收载药材蒲黄的基原植物之一。

3. 小香蒲 *Typha minima* Funck ex Hoppe

【别　　名】细叶香蒲。

【药用部位】花粉（蒲黄）。

【生境分布】生于沙丘湿地及河滩低湿地，能耐轻度盐碱。分布于凌源、彰武、辽阳、鞍山、大连。

【功效应用】凉血止血，活血消瘀。生用于治经闭腹痛，产后瘀阻作痛，跌扑血闷，疮疖肿毒；炒黑止吐血，衄血，崩漏，泻血，尿血，血痢，带下；外治重舌，口疮，聤耳流脓，耳中出血，阴下湿痒。

附注：功效相同的有**无苞香蒲（短穗香蒲）*T. laxmannii* Lepech.**，分布于长海、铁岭、法库、本溪、抚顺、辽阳、长海等地。上述种均为《中国药典》2020年版收载药材蒲黄的基原植物。

32. 谷精草科 Eriocaulaceae

谷精草属 *Eriocaulon* L.

长苞谷精草 *Eriocaulon decemflorum* Maxim.

【药用部位】花序或全草（长苞谷精草）。

【生境分布】生于路旁、溪沟、田边阴湿处。分布于鞍山、海城、大连等地。

【功效应用】味甘、辛，性平。疏散风热，明目退翳。用于风热目赤，肿痛羞明，眼生翳膜，风热头痛。

33. 灯芯草科 Juncaceae

灯芯草属 *Juncus* L.

1. 小灯芯草 *Juncus bufonius* L.

【药用部位】全草（野灯草）。

【生境分布】生于水边湿地、山坡草地、河套砂质地及碱泡子等处。分布于凌源、建平、彰武、清原、沈阳、北镇、丹东、庄河、大连等地。

【功效应用】味苦，性凉。清热，通淋，利尿，止血。用于热淋，小便涩痛，水肿，尿血。

2. 灯芯草 *Juncus effusus* L.

【别　　名】老虎须、野席草、龙须草、灯草、水葱、老葱、山蓑衣草，灯吉—沃尔霍（满药）。

【药用部位】茎髓（灯心草）；根及根茎（灯心草根）。

【生境分布】生于水边、湿地及林下沟旁。分布于清原、新宾、抚顺、本溪、桓仁、鞍山、海城、岫岩、凤城、丹东、大连等地。

【功效应用】茎髓（灯心草）：味甘、淡，性微寒。清心火，利小便。用于心烦失眠，尿少涩痛，口舌生疮。根及根茎（灯心草根）：味甘，性寒。利水通淋，清心安神。用于淋病，小便不利，湿热黄疸，心悸不安。

【民族用药】满医：茎髓或全草入药，利水通淋，清心降火，除湿，清肝利胆。用于肾炎性水肿、小便不利、尿赤、尿痛等肾和膀胱病症，湿热肝火、肌肤灰黄、胸胁胀满等肝胆病症，急、慢性咽炎，口腔炎。

附注：本种为《中国药典》2020年版收载药材灯心草的基原植物。

3. 扁茎灯芯草 *Juncus gracillimus* (Buchenau) V. I. Krecz. & Gontsch.—*J. compressus* Jacq.

【别　　名】细灯芯草。

【药用部位】全草（细灯心草）。

【生境分布】生于湿草地、山沟庞湿地、水沟中及海滩湿地。分布于北镇、阜蒙、彰武、清原、沈阳、本溪、鞍山、大连等地。

【功效应用】清热解毒，利水消肿，安神镇惊。

34. 莎草科 Cyperaceae

三棱草属 *Bolboschoenus* (Asch.) Palla

1. 扁秆荆三棱 *Bolboschoenus planiculmis* (F. Schmidt) T. V. Egorova—*Scirpus planiculmis* F. Schmidt

【别　　名】扁秆藨草。

【药用部位】块茎（扁秆藨草）。

【生境分布】生于沼泽、湿地。分布于凌源、葫芦岛、绥中、阜蒙、彰武、铁岭、新民、沈阳、盖州、岫岩、长海、金州、大连等地。

【功效应用】味苦，性平。祛瘀通经，行气消积。用于经闭，痛经，产后瘀阻腹痛，癥瘕积聚，胸腹胁痛，消化不良。

2. 荆三棱 *Bolboschoenus yagara* (Ohwi) Y. C. Yang & M. Zhan—*Scirpus yagara* Ohwi

【别　　名】三棱、泡三棱、黑三棱、三棱草、鸡爪棱、蓑衣草、三棱草疙瘩、地栗子、地栗儿、狗卵子、蚂螂头。

【药用部位】块茎（荆三棱）。

【生境分布】生于沼泽、湿地、河岸或湖沼边缘。分布于彰武、清原、沈阳、长海等地。

【功效应用】破血行气，消积止痛。用于癥瘕痞块，瘀血经闭，食积胀痛。

球柱草属 *Bulbostylis* Kunth

1. 球柱草 *Bulbostylis barbata* (Rottb.) C. B. Clarke

【别　　名】旗茅。

【药用部位】全草（牛毛草）。

【生境分布】生于海边沙地及河岸沙地。分布于沈阳、营口、庄河、瓦房店、金州等地。

【功效应用】味苦，性寒。凉血止血。用于呕血，咯血，衄血，尿血，便血。

2. 丝叶球柱草 *Bulbostylis densa* (Wall.) Hand.-Mazz.

【别　　名】黄毛草，细黄毛草。

【药用部位】全草（丝叶球柱草）。

【生境分布】生于河岸及河湿沙地。分布于东港、庄河、瓦房店、普兰店、金州等地。

【功效应用】味苦，性寒。清凉，解热。用于湿疹，中暑，腹泻，跌打肿痛，尿频。

薹草属 *Carex* L.

1. 青绿薹草 *Carex breviculmis* R. Br.—*C. leucochlora* Bunge

【别　　名】等穗薹草。

【药用部位】全草（青绿薹草）。

【生境分布】生于山坡、路旁、草甸。分布于凌源、绥中、建昌、北镇、清原、沈阳、辽阳、本溪、鞍山、岫岩、凤城、丹东、大连等地。

【功效应用】用于肺热咳嗽，咳血，哮喘，顿咳。

2. 亚澳薹草 *Carex brownii* Tuckerm.

【别　　名】三方草，白郎苔，亚大薹草。

【药用部位】根（三方草）。

【生境分布】生于海岛湿地。分布于庄河、长海。

【功效应用】味甘、苦，性平。理气止痛，祛风除湿。用于小儿夜哭，风湿骨痛。

3. 白颖薹草 *Carex duriuscula* subsp. *rigescens* (Franch.) S. Y. Liang & Y. C. Tang—*C. rigescens* (Franch.) V. Krecz.

【药用部位】全草（白颖苔草）。

【生境分布】生于田边、干山坡、草原。分布于建昌、彰武、昌图、沈阳、鞍山、凤城、盖州、庄河、大连、长海等地。

【功效应用】味甘、苦、涩，性平。清热利尿通淋。用于乳糜尿。

4. 穹隆薹草 *Carex gibba* Wahlenb.

【别　　名】穹窿薹草。

【药用部位】全草（哮喘草）。

【生境分布】生于海拔 200~1000m 的山谷湿地、山坡草地或林下，分布于沈阳。

【功效应用】祛风除湿，清肺平喘。用于风湿关节痛，支气管炎，支气管哮喘。

5. 异穗薹草 *Carex heterostachya* Bunge

【别　　名】黑穗草、大羊胡子草。

【药用部位】全草（异穗薹草）。

【生境分布】生于干山坡及干草地。分布于凌源、沈阳、黑山、盖州、大连等地。

【功效应用】用于痢疾，麻疹不出，消化不良。

附注：功效相似的有**翼果薹草 *C. neurocarpa* Maxim.**，分布于凌源、锦州、阜蒙、清原、新宾、沈阳、辽阳、本溪、鞍山、海城、台安、凤城、庄河、长海、瓦房店等地；**点叶薹草（华北薹草）*C. hancockiana* Maxim.**，分布于辽宁南部和西部；**日本薹草（软薹草）*C. japonica* Thunb.**，分布于本溪、鞍山、岫岩、凤城等地。

6. 筛草 *Carex kobomugi* Ohwi

【别　　名】砂砧薹草、砂砧、筛实、筛草实、砂贡子、救军草。

【药用部位】果实（筛草）。

【生境分布】生于海边及湖边沙地。分布于绥中、大连、长海等地。

【功效应用】味甘，性平。健脾益气，降逆止呕。用于脾胃虚弱，呕吐呃逆。

7. 大披针薹草 *Carex lanceolata* Boott

【别　　名】凸脉薹草、披针薹草、羊毛胡子、羊胡子草、羊胡髭草、披叶苔。

【药用部位】全草（羊胡髭草）。

【生境分布】生于山坡林下、林缘草地及路边。分布于凌源、新宾、沈阳、辽阳、本溪、鞍山、岫岩、凤城、宽甸、东港、瓦房店、大连等地。

【功效应用】味苦，性凉。清热燥湿，解毒。用于湿疹，黄水疮，小儿羊须疮。

8. 宽叶薹草 *Carex siderosticta* Hance

【别　　名】大叶草、宽叶草。

【药用部位】根（崖棕根）。

【生境分布】生于林下、水边及山坡。分布于清原、新宾、抚顺、沈阳、辽阳、本溪、鞍山、岫岩、凤城、丹东、庄河、长海、普兰店、金州、大连、旅顺口等地。

【功效应用】味甘、辛，性温。活血化瘀、通经活络，用于气血虚弱，倦怠无力，心悸失眠，月经不调，经闭。

莎草属 *Cyperus* L.

1. 阿穆尔莎草 *Cyperus amuricus* Maxim.

【别　　名】黑水莎草。

【药用部位】全草（黑水莎草）；根（黑水莎草根）。

【生境分布】生于河边沙地、湿地或水边。分布于铁岭、抚顺、辽阳、海城、本溪、桓仁、凤城、庄河、普兰店、金州、大连、旅顺口等地。

【功效应用】全草（黑水莎草）：用于风湿骨痛，瘫痪，麻疹。根（黑水莎草根）：疏表解热、调经止痛。

2. 短叶水蜈蚣 *Cyperus brevifolius* (Rottb.) Hassk.—*Kyllinga brevifolia* Rottb.

【别　　名】水蜈蚣、三黄草、黄狗占、夜夜占。

【药用部位】带根茎的全草（水蜈蚣）。

【生境分布】生于河岸沙地及山坡荒地上。分布于营口、大石桥、庄河等地。

【功效应用】味辛、微苦、甘，性平。疏风解毒，清热利湿，活血解毒。用于感冒发热头痛，急性支气管炎，百日咳，疟疾，黄疸，痢疾，乳糜尿，疮疡肿毒，皮肤瘙痒，毒蛇咬伤，风湿性关节炎，跌打损伤。

附注：功效相同的有**无刺鳞水蜈蚣** *Cyperus brevifolius* var. *leiolepis* (Franch. & Sav.) H. Hara—*K. brevifolia* var. *leiolepis* (Franch. & Sav.) H. Hara，分布于沈阳、本溪、宽甸、庄河、长海、金州、普兰店等地。

3. 扁穗莎草 *Cyperus compressus* L.

【别　　名】硅子叶莎草。

【药用部位】全草（扁穗莎草）。

【生境分布】生于河岸湿地及空旷的田野里。分布于凌源、辽阳、丹东。

【功效应用】养心，调经行气。外用于跌打损伤。

4. 异型莎草 *Cyperus difformis* L.

【别　　名】球穗莎草。

【药用部位】带根全草（王母钗）。

【生境分布】生于稻田及河边湿地。分布于沈阳、本溪、瓦房店、大连等地。

【功效应用】味咸、微苦，性凉。利尿通淋，行气活血。用于热淋，小便不通，跌打损伤，吐血。

5. 球穗扁莎 *Cyperus flavidus* Retz.—*Pycreus flavidus* (Retz.) T.Koyama.—*P. globosus* (All.) Rchb.

【别　　名】球穗扁莎草、扁莎、黄毛扁莎、球穗莎草。

【药用部位】全草（球穗扁莎）。

【生境分布】生于田边、沟边潮湿处及河岸沙地或草甸上。分布于凌源、建平、阜蒙、彰武、康平、辽阳、营口、普兰店、大连等地。

【功效应用】破血行气，止痛。用于小便不利，跌打损伤，吐血，风寒感冒，咳嗽。

6. 褐穗莎草 *Cyperus fuscus* L.

【别　　名】密穗莎草。

【药用部位】全草（密穗莎草）。

【生境分布】生于田野、河沟边湿地及河岸。分布于凌源、建平、葫芦岛、康平、大连、长海等地。

【功效应用】用于风寒感冒，高热，咳嗽。

7. 头状穗莎草 *Cyperus glomeratus* L.

【别　　名】头穗莎草、三轮草、状元花、喂香壶、球形莎草、聚穗莎草。

【药用部位】全草（水莎草）。

【生境分布】生于草甸、河岸、稻田中。分布于凌源、葫芦岛、阜蒙、彰武、清原、沈阳、辽阳、本溪、鞍山、盘锦、金州、普兰店等地。

【功效应用】味辛、微苦，性平。止咳化痰。用于慢性支气管炎。

8. 风车草 *Cyperus involucratus* Rottb.—*C. alternifolius* L.

【别　　名】旱伞草。

【药用部位】茎叶（伞莎草）。

【生境分布】原产于非洲，大连作观赏植物栽培。

【功效应用】味酸、甘、微苦，性凉。行气活血，退黄解毒。用于瘀血作痛，虫蛇咬伤。

9. 碎米莎草 *Cyperus iria* L.

【别　　名】三棱草、三轮草、三角草、见骨草、四方草。

【药用部位】带根全草（三棱草）。

【生境分布】生于田间、山坡、路旁湿地。分布于凌源、新宾、沈阳、辽阳、岫岩、长海、瓦房店、大连等地。

【功效应用】味辛，性温。祛风除湿，活血调经。用于风湿筋骨疼痛，瘫痪，月经不调，闭经，痛经，跌打损伤。

10. 旋鳞莎草 *Cyperus michelianus* (L.) Link—*Scirpus michelianus* L.

【别　　名】头穗蔍草、附心草、旋颖莎草。

【药用部位】全草（护心草）。

【生境分布】生于河岸沙地或湿地。分布于凌源、昌图、沈阳、大连、长海、北镇、本溪等地。

【功效应用】味辛、淡，性平。行气活血，调经。用于痛经，月经不调。

11. 具芒碎米莎草 *Cyperus microiria* Steud.

【别　　名】黄颖莎草。

【药用部位】全草（黄颖莎草）。

【生境分布】生于河岸边、路旁湿地。分布于凌源、锦州、清原、新宾、抚顺、新民、沈阳、辽阳、鞍山、盖州、宽甸、东港、庄河、长海、普兰店、金州、大连等地。

【功效应用】利湿通淋，行气活血。

12. 白鳞莎草 *Cyperus nipponicus* Franch. & Sav.

【药用部位】全草（白鳞莎草）。

【生境分布】生于田野、湿地及河岸沙地。分布于沈阳、辽阳、本溪、大连等地。

【功效应用】河南个别地区曾作谷精草药用。

13. 三轮草 *Cyperus orthostachyus* Franch. & Sav.

【别　　名】毛笠莎草。

【药用部位】根（三轮草根）；全草（三轮草）。

【生境分布】生于河岸、沼泽旁湿地。分布于北镇、西丰、新宾、沈阳、鞍山、台安、凤城、宽甸、东港、岫岩、庄河、普兰店、瓦房店、大连、金州等地。

【功效应用】根（三轮草根）：味辛，性温。用于妇科病。全草（三轮草）：味辛，性温。祛风止痛，清热泻火。用于咳嗽痰喘，消炎。

14. 香附子 *Cyperus rotundus* L.

【别　　名】香附、莎草、三棱草、棱根草，萨哈勒—乌布森—温都素、拉刚（蒙药），香附子（满药、朝药）。

【药用部位】根茎（香附）；茎叶（莎草）。

【生境分布】生于河岸沙地及潮湿的盐渍土上。分布于长海、大连等地。

【功效应用】根茎（香附）：味辛、微苦、微甘，性平。行气解郁，调经止痛。用于肝郁气滞，胸、胁、脘腹胀痛，消化不良，胸脘痞闷，寒疝腹痛，乳房胀痛，月经不调，经闭痛经。茎叶（莎草）：味辛、苦，性凉。行气开郁，祛风止痒，宽胸利痰。用于胸闷不舒，风疹瘙痒，痈疮肿毒。

【民族用药】蒙医：根茎入药，味辛、涩、微甘，性平。清肺热，平喘，止泻，止痛。用于肺热咳嗽，喘息，咽喉肿，热痢。满医：根茎入药，理气解郁，调经止痛。香附子水煎服，用于气郁引起的胸胁腹痛，月经不调，经闭痛经，乳房胀痛，寒疝腹痛。朝医：香附子为少阴人药。用于脾虚引起的不思饮食，消化不良，食后倒饱证，妇人因思虑伤脾所致咽干、舌燥、隐隐头痛。

【附注】本种为《中国药典》2020 年版收载药材香附的基原植物。

15. 红鳞扁莎 *Cyperus sanguinolentus* Vahl—*Pycreus sanguinolentus* (Vahl) Nees.—*P. korshinskyi* (Meinsh.) V. Krecz.

【别　　名】槽鳞扁莎。

【药用部位】根（红鳞扁莎根）；全草（红鳞扁莎）。

【生境分布】生于河岸沙地、湿地。分布于凌源、建平、阜新、清原、辽中、本溪、瓦房店、金州、大连等地。

【功效应用】根（红鳞扁莎根）：用于肝炎。全草（红鳞扁莎）：清热解毒，除湿退黄。

16. 水莎草 *Cyperus serotinus* Rottb.—*Juncellus serotinus* (Rottb.) C. B. Clarke

【别　　名】球形莎草。

【药用部位】块茎（水莎草根）；全草（水莎草）。

【生境分布】生于浅水中及河边湿地。分布于凌源、建平、彰武、法库、沈阳、盘山、盖州、丹东、庄河、长海、瓦房店、大连、旅顺口等地。

【功效应用】块茎（水莎草根）：止咳、破血通经，行气消积。用于咳嗽痰喘，癥瘕积聚，产后瘀血，腹痛，消化不良，经闭，胸腹胁痛。全草（水莎草）：味辛、微苦，性平。止咳，化痰。用于慢性支气管炎。

荸荠属 *Eleocharis* R. Br.

1. 透明鳞荸荠 *Eleocharis pellucida* J. Presl & C. Presl

【别　　名】穗生苗荸荠。

【药用部位】全草（透明鳞荸荠）。

【生境分布】生于沟边湿地。分布于庄河。

【功效应用】清热，化痰，消积。用于目赤、夜盲症，小儿疳积，头痛，疮疖。

2. 牛毛毡 *Eleocharis yokoscensis* (Franch. & Sav.) Tang & F. T. Wang

【别　　名】长刺牛毛毡。

【药用部位】全草（牛毛毡）。

【生境分布】生于河岸混地、沼泽及水田中。分布于凌源、绥中、清原、本溪、沈阳、长海等地。

【功效应用】味辛，性温。止咳，化痰。用于慢性支气管炎。

飘拂草属 *Fimbristylis* Vahl

1. 两岐飘拂草 *Fimbristylis dichotoma* (L.) Vahl

【别　　名】飘拂草。

【药用部位】全草（飘拂草）。

【生境分布】生于河岸沙地及湿地。分布于凌源、建平、阜蒙、辽阳、凤城、丹东、大连等地。

【功效应用】味淡，性寒。清热利尿，解毒。用于小便不利，湿热浮肿，淋病，小儿胎毒。

2. 烟台飘拂草 *Fimbristylis stauntonii* Debeaux & Franch.

【别　　名】光果飘拂草。

【药用部位】全草（牛毛草）。

【生境分布】生于湿地。分布于铁岭、沈阳、瓦房店、金州、大连等地。

【功效应用】味甘、淡，性凉。清热利尿，解毒消肿。用于暑热尿少，尿赤，泄泻，小腿劳伤肿痛，咳嗽痰喘，跌打损伤。

3. 双穗飘拂草 *Fimbristylis tristachya* var. *subbispicata* (Nees) T. Koyama—*F. subbispicata* Nees & Meyen

【别　　名】单穗飘拂草。

【药用部位】全草（双穗飘拂草）。

【生境分布】生于湿地。分布于大连、普兰店、金州等地。

【功效应用】祛痰定喘，止血消肿。

湖瓜草属 *Lipocarpha* R. Br.

华湖瓜草 *Lipocarpha chinensis* (Osbeck) Kern

【别　　名】湖瓜草、疳积草。

【药用部位】全草（湖瓜草）。

【生境分布】生于河岸沙地或湿地。分布于沈阳、本溪、庄河、普兰店、金州等地。

【功效应用】味苦，性平。清热利湿。用于淋浊，小儿疳积；外治小儿惊风。

萤蔺属 *Schoenoplectiella* Lye

1. 萤蔺 *Schoenoplectiella juncoides* (Roxb.) Lye—*Schoenoplectus juncoides* (Roxb.) Palla—*Scirpus juncoides* Roxb.

【别　　名】假碱草、直立席草。

【药用部位】全草（野马蹄草）。

【生境分布】生于路旁湿地及水边湿地。分布于铁岭、岫岩、长海、大连等地。

【功效应用】味甘、淡，性凉。清热凉血，解毒利湿，消积开胃。用于肺痨咳血，麻疹热毒，牙痛，目赤，热淋，白浊，食积停滞。

2. 细秆萤蔺 *Schoenoplectiella hotarui* (Ohwi) J.Jung & H.K.Choi—*Schoenoplectus hotarui* (Ohwi) T. Koyama—*Scirpus juncoides* var. *hotarui* (Ohwi) Ohwi

【药用部位】全草（细秆萤蔺）。

【生境分布】生于路旁湿地及水边湿地。分布于大连。

【功效应用】清湿热，利尿。用于黄疸，肾结石。

3. 北水毛花 *Schoenoplectiella mucronata* (L.) J. Jung & H. K. Choi

【别　　名】水毛花、三角草、水三棱草、丝毛草、三棱观。

【药用部位】根（蒲草根）；全草（水毛花）。

【生境分布】生于沼泽、湿地。分布于葫芦岛、盘锦。

【功效应用】根（蒲草根）：味淡、微苦，性凉。清热利尿，解毒。用于热淋，小便不利，带下，牙龈肿痛。全草（水毛花）：味苦、辛，性凉。清热解表，宣肺止咳。用于感冒发热；咳嗽。

水葱属 *Schoenoplectus* Palla

1. 水葱 *Schoenoplectus tabernaemontani* (C. C. Gmel.) Palla—*Scirpus tabernaemontani* C. C. Gmel.

【别　　名】水葱蔍草、冲天草、翠管草、莞草、莞蒲、席子草、三白草、水丈葱。

【药用部位】地上全草（水葱）。

【生境分布】生于湖边及沼泽地水中。分布于凌源、彰武、新宾、沈阳、辽阳、本溪、盖州、盘锦、长海、大连等地。

【功效应用】味甘、淡，性平。除湿利尿。用于水肿胀满，小便不利。

2. 三棱水葱 *Schoenoplectus triqueter* (L.) Palla—*Scirpus triqueter* L.

【别　　名】蔍草、三棱蔍草、野荸荠、光棍草、光棍子。

【药用部位】全草（三棱水葱）。

【生境分布】生于河岸、水边湿地。分布于凌源、建平、彰武、阜新、法库、新宾、沈阳、辽阳、鞍山、北镇、盖州、东港、庄河、普兰店、金州、大连等地。

【功效应用】味甘、微苦，性平。开胃消食，清热利湿。用于食积胀满，气滞呃逆，热淋，小便不利。

蔍草属 *Scirpus* L.

1. 华东蔍草 *Scirpus karuisawensis* Makino

【药用部位】全草（华东蔍草）。

【生境分布】生长于河旁、溪边近水处或干枯的河床上，分布于大连。

【功效应用】清热解毒，凉血利尿。

2. 庐山蔍草 *Scirpus lushanensis* Ohwi

【别　　名】茸球蔍草。

【药用部位】全草（庐山蔍草）。

【生境分布】生于路旁、阴湿草丛、沟边及山脚空旷处。分布于桓仁、丹东、大连等地。

【功效应用】活血化瘀，清热利尿，止血。用于跌打损伤，风湿痹痛。

35. 禾本科 Poaceae (Gramineae)

芨芨草属 Neotrinia (Tzvelev) M. Nobis, P. D. Gudkova & A. Nowak

芨芨草 *Neotrinia splendens* (Trin.) M. Nobis, P. D. Gudkova & A. Nowak—*Achnatherum splendens* (Trin.) Nevski

【别　　名】枳机草、席机草、枳芨草、席箕草。

【药用部位】茎、根或种子（芨芨草）；花（芨芨草花）。

【生境分布】生于微碱性的草滩及沙土山坡上。分布于长海。

【功效应用】茎、根或种子（芨芨草）：味甘、淡，性平。清热利尿。用于尿闭，淋证。花（芨芨草花）：味甘、淡，性平。利尿止血。用于小便不利，内出血。

獐毛属 Aeluropus Trin.

獐毛 *Aeluropus sinensis* (Debeaux) Tzvelev—*A. littoralis* var. *sinensis* Debeaux

【别　　名】马胖草、马牙头、小叶芦。

【药用部位】全草（马绊草）。

【生境分布】生于海边沙地或盐碱地。分布于营口、盖州、盘锦、长海、瓦房店、旅顺口等地。

【功效应用】味甘、淡，性凉。清热利尿，退黄。用于急性黄疸型肝炎，慢性黄疸型肝炎，肝硬化腹水，胆囊炎。

冰草属 Agropyron Gaertn.

冰草 *Agropyron cristatum* (L.) Gaertn.

【别　　名】大麦草、麦穗草、山麦草、野麦子、大麦子。

【药用部位】根（冰草根）。

【生境分布】生于沙地、草地或干山坡。分布于彰武、大连。

【功效应用】止血，利尿。用于尿血，肾盂肾炎，功能性子宫出血，月经不调，咯血，吐血，外伤出血。

看麦娘属 Alopecurus L.

看麦娘 *Alopecurus aequalis* Sobol.

【别　　名】水草、道旁谷。

【药用部位】全草（看麦娘）。

【生境分布】生于田边及潮湿地。分布于绥中、兴城、北镇、清原、新宾、抚顺、沈阳、辽阳、鞍山、凤城、丹东、东港等地。

【功效应用】味淡、性凉。清热利湿，止泻，解毒。用于水肿，水痘，泄泻，黄疸型肝炎，赤眼，毒蛇咬伤。

黄花茅属 Anthoxanthum L.

茅香 *Anthoxanthum nitens* (Weber) Y. Schouten & Veldkamp—*Hierochloe odorata* (L.) P. Beauv.

【别　　名】香茅、香草。

【药用部位】根茎（茅香根）。

【生境分布】生于阴坡、河漫滩或湿润草地。分布于凌源、桓仁、大连。

【功效应用】味甘，性寒。凉血止血，清热利尿。常用于吐血，尿血，急、慢性肾炎浮肿，热淋。

附注：功效相同的有**光稃茅香（光稃香草）** *Anthoxanthum glabrum* (Trinius) Veldkamp—*Hierochloe glabra* Trin.，分布于兴城、阜蒙、彰武、新宾、沈阳、辽阳、鞍山、岫岩、盖州、盘锦、凤城、丹东、东港、庄河、大连等地。

荩草属 *Arthraxon* Beauv.

荩草 *Arthraxon hispidus* (Thunb.) Makino

【别　　名】绿竹、马耳草、马耳朵草。

【药用部位】全草（荩草）。

【生境分布】生于山坡、草地及阴湿处。分布于锦州、彰武、西丰、清原、新宾、抚顺、辽阳、本溪、鞍山、海城、大连等地。

【功效应用】味苦，性平。止咳平喘，解毒杀虫。用于久咳气喘，咽喉炎，口腔炎，鼻炎，肝炎，淋巴腺炎，乳痈；外用治疥癣，皮肤瘙痒，痈疖。

附注：功效相同的有**中亚荩草** *A. hispidus* **var.** *centrasiaticus* **(Griseb.) Honda**，分布于清原。

野古草属 *Arundinella* Raddi.

野古草 *Arundinella hirta* (Thunb.) Tanaka

【别　　名】毛秆野古草。

【药用部位】全草（野古草）。

【生境分布】生于干山坡、草地及林荫潮湿处。分布于凌源、建平、建昌、绥中、葫芦岛、锦州、彰武、北镇、西丰、清原、新宾、沈阳、辽阳、本溪、桓仁、岫岩、营口、凤城、丹东、庄河、长海、瓦房店、金州、大连等地。

【功效应用】清热，凉血。

芦竹属 *Arundo* L.

芦竹 *Arundo donax* L.

【别　　名】荻芦竹。

【药用部位】根茎（芦竹根）；嫩苗（芦竹笋）；茎秆经烧制沥出的汁液（芦竹沥）。

【生境分布】分布于热带、亚热带地区。大连有栽培。

【功效应用】根茎（芦竹根）：味苦、甘，性寒。清热泻火，生津除烦，利尿。用于热病烦渴，虚劳骨蒸，吐血，热淋，小便不利，风火牙痛。嫩苗（芦竹笋）：味苦，性寒。清热泻火。用于肺热吐血，骨蒸潮热，头晕，热淋，聤耳，牙痛。茎秆经烧制沥出的汁液（芦竹沥）：清热镇惊。用于小儿高热惊风。

燕麦属 *Avena* L.

1. 莜麦 *Avena chinensis* (Fisch. ex Roem. & Schult.) Metzg.

【别　　名】油麦、青稞、青稞麦。

【药用部位】种仁（青稞）。

【生境分布】在我国西北、西南、华北和湖北等省区有栽培，也有野生于山坡路旁、高山草甸及潮湿处。辽宁有栽培。

【功效应用】味咸，性平、凉。补中益气。用于脾胃气虚，四肢无力，大便稀溏。

2. 野燕麦 *Avena fatua* L.

【别　　名】乌麦、野麦草。

【药用部位】全草（燕麦草）；种子（野麦子）。

【生境分布】生于荒芜田野或为田间杂草。分布于大连。

【功效应用】全草（燕麦草）：味甘，性平。收敛止血，固表止汗。用于吐血，便血，血崩，自汗，盗汗，白带。种子（野麦子）：味甘，性温。补心止汗。用于虚汗不止。

菵草属 *Beckmannia* Host

菵草 *Beckmannia syzigachne* (Steud.) Fernald

【别　　名】水稗子、莽草。

【药用部位】种子（菵米）。

【生境分布】生于水边、湿地及河岸上。分布于绥中、兴城、彰武、清原、新宾、抚顺、沈阳、辽阳、本溪、丹东、长海等地。

【功效应用】味甘，性寒。益气健胃。用于气虚，呕吐。

雀麦属 *Bromus* L.

雀麦 *Bromus japonicus* Thunb.

【别　　名】山大麦、蕎、牛星草、野麦、野小麦、野大麦。

【药用部位】全草（雀麦）；种子（雀麦米）。

【生境分布】生于山坡、路旁。分布于铁岭、大连。

【功效应用】全草（雀麦）：味甘，性平。止汗，催产。用于汗出不止，难产。种子（雀麦米）：味甘，性平。益肝和脾，滑肠。

拂子茅属 *Calamagrostis* Adans.

拂子茅 *Calamagrostis epigejos* (L.) Roth

【别　　名】大狼尾巴、狼尾草、山拂草、水茅草。

【药用部位】全草（拂子茅）。

【生境分布】生于潮湿草地、林缘及林内草地。分布于建平、葫芦岛、绥中、锦州、北镇、阜蒙、彰武、清原、新宾、抚顺、沈阳、辽阳、本溪、鞍山、海城、台安、岫岩、盘锦、营口、盖州、长海、大连等地。

【功效应用】用于催产及产后止血。

蒺藜草属 *Cenchrus* L.

1. 狼尾草 *Cenchrus alopecuroides* (L.) Thunb.—*Pennisetum alopecuroides* (L.) Spreng.

【别　　名】狗尾巴草、大狗尾草、油草、韧丝草。

【药用部位】全草（狼尾草）；根及根状茎（狼尾草根）。

【生境分布】生于田边、路旁及山坡。分布于绥中、葫芦岛、辽阳、本溪、鞍山、海城、台安、营口、长海、金州、大连等地。

【功效应用】全草（狼尾草）：味甘，性平。清肺止咳，凉血明目。用于肺热咳嗽，咯血，目赤肿痛，痈肿疮毒。根及根状茎（狼尾草根）：味甘，性平。清肺止咳，解毒。用于肺热咳嗽，疮毒。

2. 白草 *Cenchrus flaccidus* (Griseb.) Morrone—*Pennisetum flaccidum* Griseb.

【别　　名】倒生草、白花草、兰坪狼尾草。

【药用部位】根茎（白草）。

【生境分布】生于山坡及其他较干燥地。分布于凌源、阜新、彰武等地。

【功效应用】味甘，性寒。清热利尿，凉血止血。用于热淋，尿血，肺热咳嗽，鼻衄，胃热烦渴。

虎尾草属 *Chloris* Sw.

虎尾草 *Chloris virgata* Sw.

【别　　名】棒槌草、刷子头、盘草。

【药用部位】全草（虎尾草）。

【生境分布】生于路边及草地。分布于凌源、锦州、阜蒙、彰武、西丰、清原、新宾、抚顺、沈阳、辽阳、鞍山、海城、岫岩、营口、盖州、盘锦、宽甸、普兰店、金州、大连等地。

【功效应用】味辛、苦，性微温。祛风除湿，解毒杀虫。用于感冒头痛，风湿痹痛，泻痢腹痛，疝气，脚气，痈疮肿毒，刀伤。

隐子草属 *Cleistogenes* Keng

多叶隐子草 *Cleistogenes polyphylla* Keng ex Keng f. & L.Liou

【药用部位】全草（隐子草）。

【生境分布】生于干燥山地及草地。分布于凌源、建平、锦州、北镇、庄河等地。

【功效应用】利尿消肿。

薏苡属 *Coix* L.

薏米 *Coix lacryma-jobi* var. *ma-yuen* (Rom.Caill.) Stapf—*C.chinensis* Tod.

【别　　名】薏米、苡仁、药玉米、水玉米、沟子米、珠子米，玉木塞（朝药）。

【药用部位】种仁（薏苡仁）；根（薏苡根）；叶（薏苡叶）。

【生境分布】生于荒野湿润地或栽培。辽宁各地有栽培。

【功效应用】种仁（薏苡仁）：味甘、淡，性凉。健脾渗湿，除痹止泻，清热排脓。用于水肿，脚气，小便不利，湿痹拘挛，脾虚泄泻，肺痈，肠痈，扁平疣。根（薏苡根）：味苦、甘，性微寒。清热通淋，利湿，杀虫。用于热淋，血淋，石淋，黄疸，水肿，白带过多，脚气，风湿痹痛，虫积腹痛。叶（薏苡叶）：温中散寒，补益气血。用于胃寒疼痛；气血虚弱。

【民族用药】朝医：薏苡仁为太阴人药。开肺之胃气进食消食。用于伤寒头痛、身痛、无汗及食滞脾闷等太阴人表寒证，太阴人食后痞滞、中消善饥等证。

附注：本种为《中国药典》2020 年版收载药材薏苡仁的基原植物。功效相同的有**薏苡 *C. lacryma-jobi* L.**，辽宁各地有栽培。

香茅属 *Cymbopogon* Spreng.

橘草 *Cymbopogon goeringii* (Steud.) A. Camus

【别　　名】五香草。

【药用部位】全草（野香茅）。

【生境分布】生于山坡草地。分布于旅顺口。

【功效应用】味辛，性温。止咳平喘，祛风除湿，通经止痛，止泻。用于急性支气管炎，支气管炎哮喘，风湿性关节炎，头痛，跌打损伤，心胃气痛，腹痛，水泻。

狗牙根属 *Cynodon* Rich.

狗牙根 *Cynodon dactylon* (L.) Pers.

【别　　名】铁线草、绊根草、堑头草、马挽手、行仪芝。

【药用部位】全草（铁线草）。

【生境分布】分布于我国黄河以南各省，大连有栽培，有逸生。

【功效应用】味苦；微甘，性凉。祛风，活络，止血，生肌。用于咽喉肿痛，肝炎，痢疾，小便淋涩，鼻衄，咯血，便血，呕血，脚气水肿，风湿骨痛，瘾疹，半身不遂，手脚麻木，跌打损伤；外用于外伤出血，骨折，疮痈，小腿溃疡。

龙常草属 *Diarrhena* P. Beauv.

龙常草 *Diarrhena mandshurica* Maxim.

【别　　名】粽心草。

【药用部位】全草（龙常草）。

【生境分布】生于林下及荒草地。分布于凌源、清原、新宾、沈阳、本溪、桓仁、鞍山、盘锦、凤城、庄河等地。

【功效应用】味咸，性温。清热解毒。

马唐属 *Digitaria* Hall.

1. 止血马唐 *Digitaria ischaemum* (Schreb.) Muhl.

【别　　名】抓秧草。

【药用部位】全草（止血马唐）。

【生境分布】生于河边、田野及荒野湿润处。分布于凌源、葫芦岛、锦州、阜蒙、彰武、西丰、清原、抚顺、沈阳、辽阳、鞍山、台安、盘锦、宽甸等地。

【功效应用】味甘，性寒。凉血，止血，收敛。用于血热妄行的出血症。

2. 马唐 *Digitaria sanguinalis* **(L.) Scop.**

【别　　名】俭草、秫秸秧、红水草、乱子草、抓根草、鸡爪子草。

【药用部位】全草（马唐）。

【生境分布】生于河边、田野及荒野湿润处。分布于凌源、葫芦岛、锦州、彰武、西丰、铁岭、清原、新宾、抚顺、沈阳、辽阳、鞍山、盘锦、营口、宽甸、大连等地。

【功效应用】味甘，性寒。调中，明耳目。用于明目润肺。

附注：功效相同的有**毛马唐** *D. ciliaris* **var.** *Chrysoblephara* **(Figari & De Notaris) R. R. Stewart**，分布于凌源、西丰、开原、抚顺、沈阳、辽阳、本溪、鞍山、海城、营口、庄河、大连、金州等地。

3. 紫马唐 *Digitaria violascens* **Link**

【别　　名】紫果马唐、莩草、五指草、红茎马唐、五指马唐、紫花马唐。

【药用部位】全草（紫马唐）。

【生境分布】山坡草地、路边、荒野。分布于长海、旅顺口。

【功效应用】用于气喘。

稗属 *Echinochloa* P. Beauv.

1. 稗 *Echinochloa crus-galli* **(L.) P. Beauv.**

【别　　名】旱稗、野稗、京铣、稗子草。

【药用部位】根和苗叶（稗根苗）；种子（稗米）。

【生境分布】生于沼泽地、沟边及水稻田中。分布于葫芦岛、阜蒙、彰武、西丰、沈阳、辽阳、鞍山、营口、大连等地。

【功效应用】根和苗叶（稗根苗）：味甘、淡，性微寒。凉血止血。常用于金疮，外伤出血。种子（稗米）：味辛、甘、苦，性微寒。益气健脾。

附注：功效相同的有**长芒稗** *E. crus-galli* **var.** *caudata* **(Roshev) Kitag.—** *E. caudata* **Roshev.**，分布于彰武、辽中、沈阳、辽阳、鞍山、台安、盘锦、岫岩、大连等地。**无芒稗** *E. crus-galli* **var.** *mitis* **(Pursh) Peterm.**，分布于凌源、建平、葫芦岛、锦州、彰武、开原、西丰、铁岭、清原、新宾、沈阳、辽阳、本溪、岫岩、盘锦、营口、大连等地。

2. 西来稗 *Echinochloa crus-galli* **var.** *zelayensis* **(Kunth) Hitchc.**

【别　　名】锡兰稗。

【药用部位】全草（西来稗）。

【生境分布】生水边或稻田中。分布于北镇等辽宁西部地区。

【功效应用】止血，生肌。用于损伤出血，金疮，麻疹。

3. 湖南稗子 *Echinochloa frumentacea* **(Roxb.) Link**

【别　　名】湖南稷子、印度稗。

【药用部位】种仁（穇子）。

【生境分布】广泛分布，辽宁各地有栽培。

【功效应用】补中益气，透疹，消食。

穇属 *Eleusine* Gaertn.

牛筋草 *Eleusine indica* **(L.) Gaertn.**

【别　　名】蟋蟀草、蛐蛐草。

【药用部位】根或全草（牛筋草）。

【生境分布】生于路边及荒草地。分布于凌源、朝阳、辽阳、鞍山、海城、岫岩、盘锦、大连等地。

【功效应用】味甘、淡，性凉。清热利湿，凉血解毒。用于伤暑发热，小儿惊风，乙脑，流脑，黄疸，淋证，小便不利，痢疾，便血，疮疡肿痛，跌打损伤。

弯穗草属 *Campeiostachys* Drobow

鹅观草 *Campeiostachys kamoji* (Ohwi) B.R.Baum, J.L.Yang & C.Yen—*Elymus tsukushiensis* Honda—*Roegneria kamoji* Ohwi

【别　　名】柯孟披碱草、鹅观草、茅草箭、茅灵芝。

【药用部位】全草（鹅观草）。

【生境分布】生于山坡或草地，分布于兴城、北镇、阜蒙、清原、沈阳、辽阳、鞍山、丹东、大连等地。

【功效应用】味甘，性凉。清热凉血，镇痛。用于咳嗽痰中带血，荨麻疹，劳伤疼痛。

画眉草属 *Eragrostis* Wolf.

1. 大画眉草 *Eragrostis cilianensis* (All.) Vignolo-Lutati ex Janch.

【别　　名】星星草、宽叶草、西连画眉草。

【药用部位】全草（大画眉草）；花（大画眉草花）。

【生境分布】生于草地及路旁。分布于凌源、朝阳、葫芦岛、新民、沈阳、辽阳、鞍山、海城、台安、普兰店、金州、大连等地。

【功效应用】全草（大画眉草）：味甘、淡，性凉。利尿通淋，疏风清热。用于热淋，石淋，目赤痒痛。花（大画眉草花）：味淡，性平。解毒，止痒。用于黄水疮。

2. 知风草 *Eragrostis ferruginea* (Thunb.) P. Beauv.

【别　　名】香草。

【药用部位】根（知风草）。

【生境分布】生于山坡路旁。分布于凌源、长海、大连等地。

【功效应用】味苦，性凉。活血散瘀。用于跌打损伤，筋骨疼痛。

3. 小画眉草 *Eragrostis minor* Host

【别　　名】蚊蚊草、星星草。

【药用部位】全草（小画眉草）。

【生境分布】生于草地、路旁及荒野。分布于凌源、朝阳、建平、锦州、彰武、大连等地。

【功效应用】味淡，性凉。凉血，清热解毒，疏风利尿。用于脓疱疮，崩漏，热淋，角膜炎，结膜炎，淋证，小便不利。

4. 画眉草 *Eragrostis pilosa* (L.) P. Beauv.

【别　　名】榧子草、星星草、蚊子草。

【药用部位】全草（画眉草）。

【生境分布】生于荒野、路旁及杂草地。分布于锦州、彰武、新宾、沈阳、辽阳、本溪、桓仁、鞍山、台安、盖州、庄河、长海等地。

【功效应用】味甘、淡，性凉。利尿通淋，清热活血。用于热淋，石淋，目赤痒痛，跌打损伤。

野黍属 *Eriochloa* Kunth

野黍 *Eriochloa villosa* (Thunb.) Kunth

【别　　名】拉拉草、唤猪草。

【药用部位】全草（野黍）。

【生境分布】生于旷野、山坡及潮湿处。分布于凌源、彰武、西丰、开原、清原、新宾、辽阳、本溪、桓仁、鞍山、海城、大连等地。

【功效应用】用于目赤。

大麦属 *Hordeum* L.

大麦 *Hordeum vulgare* L.

【别　　名】牟麦、饭麦、赤膊麦，麦咖（朝药）。

【药用部位】幼苗（大麦苗）；成熟后枯黄的茎秆（大麦秸）；果实（大麦）；成熟果实经发芽干

燥的炮制加工品（麦芽）。

【生境分布】粮食作物。辽宁各地普遍栽培。

【功效应用】成熟后枯黄的茎秆（大麦秸）：味甘、苦，性温。利湿消肿，理气。用于小便不通，心胃气痛。果实（大麦）：味甘，性凉。健脾和胃，宽肠，利水。用于腹胀，食滞泄泻，小便不利。成熟果实经发芽干燥的炮制加工品（麦芽）：味甘，性平。行气消食，健脾开胃，回乳消胀。用于食积不消，脘腹胀痛，脾虚食少，乳汁郁积，乳房胀痛，妇女断乳，肝郁胁痛，肝胃气痛。幼苗（大麦苗）：味甘、辛，性寒。利湿退黄，护肤剑疮。用于黄疸，小便不利，皮肤皲裂，冻疮。

【民族用药】朝医：麦芽可开肾之胃气而消食进食。用于消化不良，不思饮食，小儿疳积。

附注：本种为《中国药典》2020年版收载药材麦芽的基原植物。

白茅属 *Imperata* Cyrillo

白茅 *Imperata cylindrica* (L.) P. Beauv.

【别　　名】茅、茅针、毛节白茅、茅根、万根草、茅草、白茅草、红眼巴、蔓子草、红毛公、甜草根、甜根草，乌勒吉图—乌布斯、杜日瓦、然巴、匝然巴、乌拉拉吉（蒙药）、白茅、三延—额勒本（满药）。

【药用部位】根茎（白茅根）；未开放的花序（白茅针）；花穗（白茅花）；叶（茅草叶）。

【生境分布】生于山坡、路旁、草地或沙地。分布于凌源、彰武、昌图、清原、新宾、沈阳、鞍山、盘锦、金州、大连等地。

【功效应用】根茎（白茅根）：味甘，性寒。凉血止血，清热利尿。用于血热吐血，衄血，尿血，热病烦渴，黄疸，水肿，热淋涩痛，急性肾炎性水肿。未开放的花序（白茅针）：味甘，性平。止血。用于衄血，尿血，大便下血。花穗（白茅花）：味甘，性温。止血，定痛。用于吐血，衄血，刀伤。叶（茅草叶）：味辛、微苦，性平。祛风除湿。用于风湿痹痛，皮肤风疹。

【民族用药】蒙医：根茎入药，味甘、涩，性平。利尿，解毒，止血，补阳。用于尿频，尿闭，水肿，内出血，血衄，外伤出血，中毒，体虚。满医：根茎入药，清热燥湿，解毒利尿，祛黄疸。白茅水煎服，用于肺热咳嗽，胃热呕吐，衄血，吐血，急性肾炎，水肿，小便不利，尿急，尿痛，黄疸。

附注：本种为《中国药典》2020年版收载药材白茅根的基原植物。

柳叶箬属 *Isachne* R. Br.

柳叶箬 *Isachne globosa* (Thunb.) Kuntze.

【别　　名】类黍柳叶箬、百珠筱、细叶筱。

【药用部位】全草（柳叶箬）。

【生境分布】生于河边或山坡湿地。分布于大连、庄河。

【功效应用】常用于小便淋痛，跌打损伤。

假稻属 *Leersia* Solander ex Sw.

蓉草 *Leersia oryzoides* (L.) Sw.

【别　　名】田中游草、游草、西游草、稻李氏禾、假稻。

【药用部位】全草（游草）。

【生境分布】生于河岸沼泽湿地。分布于沈阳、北镇、辽阳、大连等地。

【功效应用】性平，味辛。疏风解表，利湿，通络止痛。用于感冒，头痛身疼，疟疾，白带，下肢水肿，小便不利，痹痛麻木。

千金子属 *Leptochloa* P. Beauv.

千金子 *Leptochloa chinensis* (L.) Nees

【别　　名】畔茅。

【药用部位】全草（油草）。

【生境分布】生于湿地边缘的沙地。分布于瓦房店。

【功效应用】味淡，性平。行水破血，化痰散结。用于癥瘕积聚，久热不退。

赖草属 *Leymus* Hochst.

赖草 *Leymus secalinus* (Georgi) Tzvelev

【别　　名】厚穗赖草、冰草、滨草、老披碱。

【药用部位】全草（冰草）；带菌果穗（冰草白穗）。

【生境分布】生于草地、盐碱地、沙地及河岸、路旁。分布于凌源、建平、黑山、沈阳、台安、盖州、大连等地。

【功效应用】全草（冰草）：味甘、微苦，性寒。清热利湿，平喘，止血。用于淋病，赤白带下，哮喘，痰中带血，鼻衄。带菌果穗（冰草白穗）：味苦，性微寒。清热利湿。用于淋证，赤白带下。

附注：功效相同的有**羊草** *L. chinensis* (Trin. ex Bunge) Tzvelev，分布于辽宁各地。

臭草属 *Melica* L.

臭草 *Melica scabrosa* Trin.

【别　　名】金丝草、毛臭草、肥马草、枪草。

【药用部位】全草（猫毛草）。

【生境分布】生于山坡草地或路旁。分布于建昌、沈阳、北镇、阜蒙、辽阳、鞍山、盖州、长海、大连等地。

【功效应用】味甘，性凉。利尿通淋，清热退黄。用于淋证，肾炎性水肿，感冒发热，黄疸型肝炎，消渴。

附注：功效相同的有**广序臭草（小野臭草）** *M. onoei* Franch. & Sav.，分布于辽宁西部和南部。

芒属 *Miscanthus* Andersson

1. 荻 *Miscanthus sacchariflorus* (Maxim.) Benth. & Hook. f. ex Franch.

【别　　名】巴茅、大白穗茅、荻子、野苇子。

【药用部位】全草（巴茅根）。

【生境分布】生于山坡草地和河岸湿地。分布于锦州、西丰、沈阳、新民、抚顺、辽阳、鞍山、台安、岫岩、宽甸、丹东、庄河、普兰店等地。

【功效应用】味甘，性凉。清热活血。用于妇女干血痨，潮热，产妇失血口渴，牙痛。

2. 芒 *Miscanthus sinensis* Andersson

【别　　名】紫芒、创高草、白尖草、狍羔子草、大芒草、荻草、红眼巴、苦房草、亮荻、大白穗草。

【药用部位】根（芒根）；茎（芒茎）；含寄生虫的幼茎（芒气笋子）；花序（芒花）。

【生境分布】生于山坡及荒野。分布于辽宁各地。

【功效应用】根（芒根）：味甘，性平。止咳，利尿，活血，止渴。用于咳嗽，小便不利，干血痨，带下，热病口渴。茎（芒茎）：味甘，性平。清热利尿，解毒，散血。用于小便不利，虫兽咬伤。含寄生虫的幼茎（芒气笋子）：味甘，性平。补肾，止呕。用于妊娠呕吐，肾虚阳痿。花序（芒花）：味甘，性平。活血通经。用于月经不调，闭经，产后恶露不净、半身不遂。

求米草属 *Oplismenus* P. Beauv.

求米草 *Oplismenus undulatifolius* (Arduino) P. Beauv.

【别　　名】皱叶茅、缩箬。

【药用部位】全草（求米草）。

【生境分布】生于山野林下或阴湿处。分布于凌源、绥中、辽阳、庄河、大连、旅顺口等地。

【功效应用】用于跌打损伤。

稻属 *Oryza* L.

稻 *Oryza sativa* L.

【别　　名】水稻。

【药用部位】芽（稻芽）；茎叶（稻草）；果实芒刺（稻谷芒）。

【生境分布】粮食作物，辽宁各地均有栽培。

【功效应用】芽（稻芽）：味甘，性温。和中消食，健脾开胃。用于食积不消，腹胀口臭，脾胃虚弱，不饥食少。茎叶（稻草）：味辛，性温。宽中，下气，消食积。用于噎膈，反胃，食滞，泄泻，腹痛，消渴，黄疸，白浊，痔疮，烫伤。果实芒刺（稻谷芒）：味甘，性凉。利湿退黄。用于黄疸。

附注：本种为《中国药典》2020年版收载药材稻芽的基原植物。

黍属 *Panicum* L.

稷 *Panicum miliaceum* L.

【别　　名】黍、糜、糜子、米子、大黄米。

【药用部位】根（黍根）；茎（黍茎）；种子（黍米）。

【生境分布】粮食作物，辽宁各地均有栽培。

【功效应用】根（黍根）：味辛，性热，有小毒。利尿消肿，止血。用于小便不利，脚气，水肿，妊娠尿血。茎（黍茎）：味辛，性热，有小毒。利尿消肿，止血，解毒。用于小便不利，水肿，妊娠尿血，脚气，苦瓠中毒。种子（黍米）：味甘，性微温。益气补中，除烦止渴，解毒。用于烦渴，泻痢，吐逆，咳嗽，胃痛，小儿鹅口疮，烫伤。

虉草属 *Phalaris* L.

虉草 *Phalaris arundinacea* L.

【别　　名】草芦、园草芦、马羊草、五色草。

【药用部位】全草（虉草）。

【生境分布】生于林下、潮湿草地或水湿处。分布于凌源、建昌、彰武、清原、新宾、沈阳、鞍山等地。

【功效应用】味苦、微辛，性平。调经，止带。用于月经不调，赤白带下。

梯牧草属 *Phleum* L.

梯牧草 *Phleum pratense* L.

【别　　名】猫尾草、提摩草。

【药用部位】全草（梯牧草）。

【生境分布】分布于欧亚两洲之温带地区。金州有栽培。

【功效应用】用于消化不良，泄泻，痢疾，小便淋痛不利。

芦苇属 *Phragmites* Adans.

1. 芦苇 *Phragmites australis* (Cav.) Trin. ex Steud.—*Ph. communis* Trin.

【别　　名】芦、苇子、苇芦子、芦竹、蒲苇、苇子草、瞪眼芦、大苇，乌勒呼依—弗勒赫（满药）凯布利（朝药）。

【药用部位】嫩苗（芦笋）；根茎（芦根）；嫩茎（芦茎）；叶（芦叶）；花（芦花）；箬叶（芦竹箬）。

【生境分布】生于池沼、河旁、湖边、沙丘边缘及盐碱地。分布于辽宁各地。

【功效应用】嫩苗（芦笋）：味甘，性寒。清热生津，利水通淋。用于热病口渴心烦，肺痈，肺痿，淋病，小便不利。解食鱼、肉中毒。根茎（芦根）：味甘，性寒。清热生津，除烦，止呕，利尿，透疹。用于热病烦渴，胃热呕哕，肺热咳嗽，肺痈吐脓，热淋涩痛，麻疹，解河豚鱼毒。嫩茎（芦茎）：味甘，性寒。清肺解毒，止咳排脓。用于肺痈吐脓，肺热咳嗽，痈疽。叶（芦叶）：味甘，性寒。清热辟秽，止血，解毒。用于霍乱吐泻，吐血，衄血，肺痈。花（芦花）：味甘，性寒。止泻，止血，解毒。用于吐泻，衄血，血崩，外伤出血，鱼蟹中毒。箬叶（芦竹箬）：味甘，性寒。生肌敛疮，止血。用于金疮，吐血。

【民族用药】满医：根茎入药，清热泻火，生津止渴，除烦止呕，利尿。芦根水煎服，用于尿急，尿频，尿痛，热病烦渴，胃热呕吐，反胃，噎膈，肺痿，肺痈，河豚中毒。朝医：根茎入药，为太阳人药。清热，除烦。用于太阳人表里证，干呕哕，五噎烦闷胃热呕哕，肺炎咳嗽，病死兽肉中毒。

附注：本种为《中国药典》2020年版收载药材芦根的基原植物。功效相同的有**日本芦苇 *Ph. japonicus* Steud.**，分布于凌源、鞍山、海城、盘锦、宽甸、凤城等地。

刚竹属 *Phyllostachys* Siebold & Zucc.

1. 桂竹 *Phyllostachys reticulata* (Rupr.) K. Koch—*Ph. bambusoides* Siebold & Zucc.

【别　　名】瘦竹、刚竹、苦竹叶、苦竹茹、斑竹壳、金竹、黄竹。

【药用部位】根、果实（刚竹）。

【生境分布】分布于我国黄河流域及其以南各地。大连的园林中有少量栽培。

【功效应用】祛风热，通经络，止血。用于风热咳嗽，气喘，四肢顽痹，筋骨疼痛，妇女血崩。

2. 淡竹 *Phyllostachys glauca* McClure

【别　　名】粉绿竹、金竹。

【药用部位】鲜杆经火烤后沥出的液体（竹沥）。

【生境分布】分布于我国黄河流域至长江流域各地。大连有栽培。

【功效应用】味甘、苦，性寒。清热降火，滑痰利窍。用于中风痰迷，肺热痰壅，惊风，癫痫，热病痰多，壮热烦渴，子烦，破伤风。

早熟禾属 *Poa* L.

1. 早熟禾 *Poa annua* L.

【别　　名】爬地早熟禾、稍草、小青草、小鸡草、冷草、绒球草。

【药用部位】全草（早熟禾）。

【生境分布】生于路边草地及湿草地。分布于凌源、新宾、沈阳、辽阳、大连等地。

【功效应用】用于咳嗽，湿疹，跌打损伤。

2. 草地早熟禾 *Poa pratensis* L.

【药用部位】根茎（草地早熟禾）。

【生境分布】生于草甸、草甸化草原、林缘及林下。分布于凌源、阜蒙、彰武、铁岭、新宾、辽阳、本溪、鞍山、岫岩、凤城、丹东、东港、大连等地。

【功效应用】用于消渴。

3. 硬质早熟禾 *Poa sphondylodes* Trin.

【别　　名】烟杆草、硬秆早熟禾、龙须。

【药用部位】全草（硬质早熟禾）。

【生境分布】生于山坡、路旁、草地。分布于凌源、北镇、黑山、彰武、铁岭、清原、新宾、沈阳、辽阳、鞍山、海城、台安、凤城、盖州、普兰店、大连等地。

【功效应用】清热解毒，利尿通淋，止痛。用于小便淋涩，黄水疮。

囊颖草属 *Sacciolepis* Nash

囊颖草 *Sacciolepis indica* (L.) Chase

【别　　名】滑草、鼠尾黍。

【药用部位】全草（囊颖草）。

【生境分布】生于稻田旁或潮湿处。分布于大连。

【功效应用】燥湿解毒，去腐生新，止血活血。用于疮疡，湿疮，恶疮，外伤出血，跌打损伤。

狗尾草属 *Setaria* P. Beauv.

1. 大狗尾草 *Setaria faberi* R. A. W. Herrmann

【别　　名】法氏狗尾草、谷莠子。

【药用部位】全草或根（大狗尾草）。

【生境分布】生于荒野及山坡。分布于凌源、清原、新宾、本溪、桓仁、岫岩、盘锦、宽甸、大连等地。

【功效应用】味甘，性平。清热消疳，杀虫止痒。用于小儿疳积，风疹，龋齿牙痛。

2. 粟 *Setaria italica* (L.) P. Beauv.

【别　　名】谷子、小米、粟。

【药用部位】种仁（粟米）；果实经发芽干燥的炮制加工品（谷芽）；种皮（粟糠）。

【生境分布】广泛栽培于欧亚大陆的温带和热带。辽宁各地普遍栽培。

【功效应用】种仁（粟米）：味甘、咸，性凉。和中益肾，除热，解毒。用于脾胃虚热，反胃呕吐，腹满食少，消渴，泻痢，烫火伤。果实经发芽干燥的炮制加工品（谷芽）：味甘，性温。消食和中，健脾开胃。用于食积不消，腹胀口臭，脾胃虚弱，不饥食少。炒谷芽偏于消食，用于不饥食少。焦谷芽善化积滞，用于积滞不消。种皮（粟糠）：味苦，性凉。用于痔漏脱肛。

附注：本种为《中国药典》2020 年版收载药材谷芽的基原植物。

3. 金色狗尾草 *Setaria pumila* (Poir.) Roem. & Schult.—*S. glauca* (L.) P. Beauv.

【别　　名】大头莠子、莠子草、金狗尾、狗尾巴、小莠草。

【药用部位】全草（金色狗尾草）。

【生境分布】生于荒野、路旁及田间。分布于葫芦岛、锦州、阜蒙、彰武、西丰、清原、新宾、抚顺、沈阳、辽阳、本溪、桓仁、鞍山、海城、岫岩、盘锦、庄河、长海、金州等地。

【功效应用】味甘、淡，性平。清热，明目，止泻。用于目赤肿痛，眼睑炎，赤白痢疾。

4. 狗尾草 *Setaria viridis* (L.) P. Beauv.

【别　　名】谷莠子、莠、毛毛狗、毛毛草、猫尾巴草，乌日音—苏勒、纳日木、赫日门—苏勒（蒙药）。

【药用部位】全草（狗尾草）；种子（狗尾草子）。

【生境分布】生于荒野、路旁及田间。广布于辽宁各地。

【功效应用】全草（狗尾草）：味甘、淡，性凉。清热利湿，祛风明目，解毒，杀虫。用于风热感冒，黄疸，小儿疳积，痢疾，小便涩痛，目赤肿痛，痈肿，寻常疣，疮癣。种子（狗尾草子）：解毒，止泻，截疟。用于缠腰火丹，泄泻，疟疾。

【民族用药】蒙医：种子入药，味甘、涩，性温。效轻、燥。止泻，健胃。用于大便溏薄，水谷不化，久泻不止，腹胀肠鸣，频频呃逆。

高粱属 *Sorghum* Moench

1. 高粱 *Sorghum bicolor* (L.) Moench

【别　　名】蜀黍、高粱米。

【药用部位】根（高粱根）；种仁（高粱）；种皮（高粱米糠）。

【生境分布】粮食作物。辽宁各地普遍栽培。

【功效应用】根（高粱根）：味甘，性平。平喘，利水，止血，通络。用于咳嗽喘满，小便不利，产后出血，血崩，足膝疼痛。种仁（高粱）：味甘、涩，微温。健脾止泻，化痰安神。用于脾虚泄泻，霍乱，消化不良，痰湿咳嗽，失眠多梦。种皮（高粱米糠）：和胃消食。用于小儿消化不良。

2. 甜高粱 *Sorghum bicolor* 'Dochna'

【别　　名】甜秆、甜秫秸、高粱甘蔗。

【药用部位】根（甜高粱根）；果实（高粱谷米）。

【生境分布】粮食作物。辽宁各地普遍栽培。

【功效应用】根（甜高粱根）：利小便，止咳，助产。用于咳嗽小便不利，妇女横生倒产、胞衣不下。果实（高粱谷米）：用于漆疮，疟疾，日夜寒热不得眠，胃肠病，霍乱。

大油芒属 *Spodiopogon* Trin.

大油芒 *Spodiopogon sibiricus* Trin.

【别　　名】红毛公、红眼巴、大白草。

【药用部位】全草（大油芒）。

【生境分布】生于山坡、路旁及林下。分布于辽宁各地。

【功效应用】用于胸闷，气胀，月经过多。

菅属 *Themeda* Forssk.

黄背草 *Themeda triandra* Forssk.

【别　　名】阿拉伯黄背草、黄草、黄背茅、进肌草、草糖。

【药用部位】苗（黄背草苗）；根（黄背草根）；全草（黄背草）；果（黄背草果）。

【生境分布】生于干山坡及路旁。分布于凌源、建平、建昌、葫芦岛、锦州、北镇、阜蒙、开原、西丰、抚顺、辽阳、鞍山、凤城、丹东、营口、庄河、普兰店、金州、大连等地。

【功效应用】苗（黄背草苗）：味甘，性平。平肝。用于高血压病。根（黄背草根）：味甘，性平。祛风湿。用于风湿痹痛。全草（黄背草）：味甘，性温。活血通经，祛风除湿。用于经闭，风湿痹痛。果（黄背草果）：味甘，性平。固表敛汗。用于盗汗。

小麦属 *Triticum* L.

小麦 *Triticum aestivum* L.

【别　　名】普通小麦、冬小麦，纩麦（朝药）。

【药用部位】茎叶（小麦苗）；干瘪轻浮的果实（浮小麦）；种子（小麦）；种皮（小麦麸）。

【生境分布】粮食作物，辽宁各地栽培。

【功效应用】茎叶（小麦苗）：味辛，性寒。除烦热，疗黄疸，解酒毒。干瘪轻浮的果实（浮小麦）：味甘，性凉。益气，除热，止汗。用于骨蒸劳热，自汗盗汗。种子（小麦）：养心，益肾，除热，止渴。用于脏躁，烦热，消渴，泻痢，痈肿，外伤出血，烫伤。种皮（小麦麸）：味甘，性凉。除热，止渴，敛汗，消肿。用于虚汗，盗汗，泻痢，消渴，口腔炎，热疮，折伤，风湿痹痛，脚气。

【民族用药】朝医：小麦为太阴人药。养心除烦，止渴。用于太阴人口渴，脏躁等阴虚证。

玉蜀黍属 *Zea* L.

玉蜀黍 *Zea mays* L.

【别　　名】苞米、苞芦、棒子、包谷、玉米。

【药用部位】根（玉蜀黍根）；叶（玉蜀黍叶）；雄花穗（玉米花）；花柱（玉米须）；鞘状苞片（玉蜀黍苞片）；种子（玉蜀黍）；种油（玉米油）；穗轴（玉米轴）。

【生境分布】粮食作物，辽宁各地广泛栽培。

【功效应用】根（玉蜀黍根）：味甘，性平。利尿通淋，去瘀止血。用于小便不利，水肿，砂淋，胃痛，吐血。叶（玉蜀黍叶）：味甘，性凉。利尿通淋。用于砂淋，小便涩痛。雄花穗（玉米花）：味甘，性凉。疏肝利胆。用于肝炎、胆囊炎。花柱（玉米须）：味甘、淡，性平。利尿消肿，清肝利胆。用于水肿，小便淋沥，黄疸，胆囊炎，胆结石，高血压，消渴，乳汁不通。鞘状苞片（玉蜀黍苞片）：味甘，性平。清热利尿，和胃。用于石淋，水肿，胃痛吐酸。种子（玉蜀黍）：味甘，性平。调中开胃，利尿消肿。用于食欲不振，小便不利，水肿，石淋。种油（玉米油）：降压，降血脂。用于高血压，高血脂，动脉硬化，冠心病。穗轴（玉米轴）：味甘，性平。健脾利湿。用于消化不良，泻痢，小便不利，水肿，脚气，小儿夏季热，口舌糜烂。

菰属 *Zizania* L.

菰 *Zizania latifolia* (Griseb.) Turcz. ex Stapf

【别　　名】茭白、茭儿菜、茭笋、菰实、菰米。

【药用部位】根（菰根）；嫩茎秆被菰黑粉刺激而形成的纺锤形肥大的部分（茭白）；果实（菰米）。

【生境分布】水生或沼生。分布于新宾、新民、沈阳、普兰店等地。

【功效应用】根（菰根）：味甘，性寒。除烦止渴，清热解毒。用于消渴，心烦，小便不利，小儿麻疹高热不退，黄疸，鼻衄，烧烫伤。嫩茎秆被菰黑粉刺激而形成的纺锤形肥大的部分（茭白）：味甘，性寒。解热毒，除烦渴，利二便。用于烦热，消渴，二便不通，黄疸，痢疾，热淋，目赤，乳汁不下，疮疡。果实（菰米）：味甘，性寒。除烦止渴，和胃理肠。用于心烦，口渴，大便不通，小便不利，小儿泄泻。

36. 金鱼藻科 Ceratophyllaceae

金鱼藻属 Ceratophyllum L.

1. 金鱼藻 Ceratophyllum demersum L.

【别　　名】聚藻、松藻。

【药用部位】全草（金鱼藻）。

【生境分布】生于池塘、河沟等地。分布于沈阳。

【功效应用】味甘、淡，性凉。凉血止血，清热利水。用于血热吐血，咳血，热淋涩痛及内伤吐血等。

2. 粗糙金鱼藻 Ceratophyllum muricatum subsp. kossinskyi (Kuzen.) Les—C. manschuricum (Miki) Kitag.

【别　　名】东北金鱼藻。

【药用部位】全草（东北金鱼藻）。

【生境分布】生于淡水池塘、水沟及水库中。产康平、新民、铁岭、辽阳、营口等地。

【功效应用】止血，止咳。用于吐血，咳嗽。

3. 五刺金鱼藻 Ceratophyllum platyacanthum subsp. oryzetorum (Kom.) Les—C. oryzetorum Kom.

【别　　名】十叶金鱼藻、五刺金鱼草、五针金鱼藻。

【药用部位】全草（五刺金鱼藻）。

【生境分布】生于河沟或池沼中。分布于凌源、康平、铁岭、新民、沈阳、抚顺、辽阳、宽甸、大连、旅顺口等地。

【功效应用】用于疟腮。

37. 罂粟科 Papaveraceae

蓟罂粟属 Argemone L.

蓟罂粟 Argemone mexicana L.

【别　　名】刺罂粟。

【药用部位】根（蓟罂粟根）；全草（蓟罂粟）；种子（蓟罂粟子）。

【生境分布】分布于中美洲和热带美洲。沈阳有栽培。

【功效应用】根（蓟罂粟根）：利小便，杀虫。用于淋病，绦虫病。全草（蓟罂粟）：味辛、苦，性凉。发汗利水，清热解毒，止痛止痒。用于感冒无汗，黄疸，淋病，水肿，眼睑裂伤，疝痛，疥癫，梅毒。种子（蓟罂粟子）：缓泻，催吐，解毒，止痛。用于便秘，疝痛，牙痛，梅毒。

白屈菜属 Chelidonium L.

白屈菜 Chelidonium majus L.

【别　　名】山黄连、土黄连、水黄连、假黄连、水黄草、八步紧、断肠草、断肠散、见肿消、观音草、山西瓜，树得日根、扎格珠、拉哈岗、协日浩日（蒙药），白屈菜（满药、朝药）。

【药用部位】干燥全草（白屈菜）；根（白屈菜根）。

【生境分布】生于海拔30~1200m的山坡、山谷林缘草地或路旁、石缝。分布于辽宁各地。

【功效应用】干燥全草（白屈菜）：味苦，性凉。有毒。解痉止痛，止咳平喘。用于胃脘挛痛，咳嗽气喘，百日咳。根（白屈菜根）：味苦、涩，微温。散瘀，止血，止痛，解蛇毒。用于劳伤血瘀，脘痛，月经不调，痛经，蛇咬伤。

【民族用药】蒙医：带花全草入药，味苦，性寒。效钝、淡、燥。杀黏，解毒，清热，分清浊，愈伤。用于黏疫热，刀伤，热性眼病。满医：全草入药，清热解毒，解痉止痛，止咳。白屈菜水煎服，用于肠炎痢疾，腹痛，小儿百日咳，慢性支气管炎；白屈菜捣烂外敷患处，用于扁平疣。朝医：全草入药，镇痛，利尿，解毒，止泻，消炎等。用于胃溃疡，十二指肠溃疡，慢性胃炎所引起的胃痛，腹水，金属伤，蛇咬伤，顽癣和皮肤结核。

　　附注：本种为《中国药典》2020 年版收载药材白屈菜的基原植物。

<h1 style="text-align:center">紫堇属 Corydalis DC.</h1>

　　1. 地丁草 Corydalis bungeana Turcz.

　　【别　　名】地丁紫堇、紫堇、彭氏紫堇、布氏紫堇、地丁、苦地丁、苦丁、草地丁、紫花草、紫花地丁、小根地丁、苦丁香草，萨巴乐干纳、哈达存额布斯、好如海其格、吉斯地格达（蒙药）。

　　【药用部位】全草（苦地丁）。

　　【生境分布】生于近海平面至 1300m 的山沟、溪旁、杂草丛中及砾石处。分布于凌源、北票、建昌、绥中、锦州、义县、阜新、彰武、盘锦、大连、旅顺口等地。

　　【功效应用】味苦，性寒。清热解毒，散结消肿。用于时疫感冒，咽喉肿痛，疔疮肿痛，痈疽发背，痒腮丹毒。

　　【民族用药】蒙医：具有清热作用。用于黄疸，皮肤发黑，全身疼痛，干呕，恶寒战栗等。

　　附注：本种为《中国药典》2020 年版收载药材苦地丁的基原植物。

　　2. 东紫堇 Corydalis buschii Nakai

　　【药用部位】全草（东紫堇）。

　　【生境分布】生于海拔 460~1120m 的林下阴湿地。分布于丹东。

　　【功能效应用】味辛、苦，性温。行气，活血，止痛。用于头痛，胃肠痉挛痛，痛经。

　　3. 紫堇 Corydalis edulis Maxim.

　　【别　　名】山黄连。

　　【药用部位】全草或根（紫堇）；花（紫堇花）。

　　【生境分布】生丘陵、沟边或多石地。分布于鞍山。

　　【功效应用】全草或根（紫堇）：味苦、涩，性凉，有毒。清热解毒，杀虫止痒。用于疮疡肿毒，聤耳流脓，咽喉疼痛，顽癣，秃疮，毒蛇咬伤。花（紫堇花）：味酸，性微温。用于脱肛。

　　4. 堇叶延胡索 Corydalis fumariifolia Maxim.—C. ambigua var. amurensis Maxim.

　　【别　　名】线裂东北延胡索、齿裂东北延胡索、多裂东北延胡索、东北延胡索、蓝雀花、蓝花菜、山地豆花。

　　【药用部位】块茎（堇叶延胡索）。

　　【生境分布】生于海拔 600m 的林缘或灌木丛中。分布于兴城、绥中、岫岩、凤城、宽甸等地。

　　【功效应用】味苦，性温。行气止痛，镇静，止血，活血散瘀。用于胃、腹疼痛，痛经，关节痛，外伤肿痛及泻痢。

　　5. 北京延胡索 Corydalis gamosepala Maxim.—C. turtschaninovii f. haitaoensis Y. H. Chou & Ch. Q. Xu

　　【别　　名】海岛延胡索。

　　【药用部位】块茎（山延胡索）。

　　【生境分布】生于山坡、灌丛、阴湿地。分布于长海。

　　【功效应用】活血散瘀，行气止痛。用于小腹痛，痛经，胸脘疼痛，跌打损伤，瘀血肿痛，寒疝，阴肿。

　　附注：功效相似的有胶州延胡索（山东紫堇、山东延胡索）C. kiautschouensis Poelln.，分布于本溪、桓仁、鞍山、凤城、宽甸、普兰店、大连、沈阳等地。

　　6. 黄紫堇 Corydalis ochotensis Turcz.

　　【别　　名】黄龙脱壳、气草。

　　【药用部位】全草（黄紫堇）。

　　【生境分布】生于杂木林下或水沟边。分布于海城、岫岩等地。

　　【功效应用】味苦，性凉。清热解毒。用于疮毒肿痛，痢疾，肺痨咳血。

　　附注：功效相似的有小黄紫堇（黄花地丁）C. raddeana Regel—C. ochotensis var. raddeana (Regel)

Nakai，分布于凌源、西丰、抚顺、本溪、海城、岫岩、凤城、宽甸、丹东、普兰店、大连等地。

7. 黄堇 *Corydalis pallida* (Thunb.) Pers.

【别　　名】珠果紫堇、珠果黄堇、山黄堇、黄花地丁、深山黄堇。

【药用部位】全草（黄堇）。

【生境分布】生于林间空地、火烧迹地、林缘、河岸或多石坡地。分布于凌源、绥中、开原、辽阳、本溪、桓仁、鞍山、海城、台安、岫岩、凤城、宽甸、大连、金州等地。

【功效应用】性寒，味苦、涩，有毒。清热解毒，消肿，杀虫。用于热毒痈肿，化脓性中耳炎，顽癣，目赤，腹痛，痢疾，痔疮。

8. 全叶延胡索 *Corydalis repens* Mandl & Muehld.

【别　　名】东北延胡索、匍匐延胡索、土延胡、土元胡、地豆花。

【药用部位】块茎（东北延胡索）。

【生境分布】生于林下或林缘湿润地。分布于清原、鞍山、海城、凤城、宽甸、大连等地。

【功效应用】味辛、苦，性温。活血，散瘀，理气，止痛。用于心腹腰膝诸痛，痛经，月经不调，产后瘀滞腹痛，崩漏，癥瘕，跌打损伤。

9. 珠果黄堇 *Corydalis speciosa* Maxim.—*C.pallida* var. *speciosa* (Maxim.) Kom.

【别　　名】狭裂珠果黄堇、珠果黄紫堇、念珠紫堇、念珠黄堇、胡黄堇。

【药用部位】全草（珠果黄堇）。

【生境分布】生于向阳山坡、干燥石砾地。分布于清原、新宾、抚顺、辽阳、本溪、桓仁、鞍山、海城、台安、凤城、宽甸、庄河、瓦房店、大连等地。

【功效应用】味苦、涩，性寒。清热解毒，消肿止痛。用于痈疮热疖，无名肿毒，角膜充血等。

10. 三裂延胡索 *Corydalis ternata* (Nakai) Nakai

【别　　名】三出延胡索、三叶延胡索、朝鲜延胡索。

【药用部位】块茎（山延胡索）。

【生境分布】生于近水低地。分布于凤城、宽甸、丹东等地。

【功效应用】活血散瘀，行气止痛。用于心腹腰膝疼痛，气滞血瘀之痛，月经不调，痛经，闭经，癥瘕，崩漏，产后血晕，产后瘀阻，恶露不尽，胞衣不下，跌打损伤，疝气作痛，慢性胃炎，胃溃疡，胃胀痛，消化不良，尿血，咳喘。

11. 齿瓣延胡索 *Corydalis turtschaninovii* Besser

【别　　名】蓝雀花、蓝花莱、蓝花豆、山地豆花、山梅豆、东北元胡、土元胡、延胡索、玄胡索。

【药用部位】块茎（齿瓣延胡索）。

【生境分布】生于杂木疏林下、林缘灌丛中及山坡湿润地。分布于绥中、辽阳、宽甸、金州、大连等地。

【功效应用】味辛、苦，性温。活血散瘀，行气止痛。用于心腹腰膝诸痛，痛经，产后瘀阻腹痛，跌打肿痛。

12. 角瓣延胡索 *Corydalis watanabei* Kitag. —*C. repens* var. *watanabei* (Kitag.) Y. C. Chou

【别　　名】狭裂珠果黄堇、珠果黄紫堇、念珠紫堇、念珠黄堇、胡黄堇、尖瓣延胡索。

【药用部位】块茎（角瓣延胡索）。

【生境分布】生于林缘或林间空地。分布于旅顺口、凤城、宽甸、清原等地。

【功效应用】味辛、苦，性温。用于活血散瘀，行气止痛。

秃疮花属 *Dicranostigma* J. D. Hooker & Thomson

秃疮花 *Dicranostigma leptopodum* (Maxim.) Fedde

【别　　名】秃子花。

【药用部位】全草（秃疮花）。

【生境分布】生于草坡或路旁，田埂、墙头、屋顶也常见。分布于旅顺口、金州。

【功效应用】全草（秃疮花）：味苦，性寒。可清热解毒，清热消肿，杀虫。用于咽喉痛，牙痛，咽喉痛，瘰疬，秃疮，疥疮疥癣，痈疽等症。

荷青花属 *Hylomecon* Maxim.

荷青花 *Hylomecon japonica* (Thunb.) Prantl & Kündig—*H. vernalis* Maxim.

【别　　名】蛋黄菜、鸡蛋黄、鸡蛋黄花、鸡蛋黄菜、芹菜幌子、大叶芹幌子。

【药用部位】根和根茎（拐枣七）。

【生境分布】生于海拔 300~1300m 的林下、林缘或沟边。分布于开原、西丰、清原、新宾、抚顺、辽阳、本溪、鞍山、岫岩、凤城、宽甸、庄河等地。

【功效应用】味苦，性平。祛风通络，散瘀消肿。用于风湿痹痛，跌打损伤。

荷包牡丹属 *Lamprocapnos* Endlicher

荷包牡丹 *Lamprocapnos spectabilis* (L.) Fukuhara—*Dicentra spectabilis* (L.) Lem.

【别　　名】荷包花、荷包莲、鱼儿牡丹。

【药用部位】根茎（荷包牡丹根）。

【生境分布】产于我国北方。辽宁各地有栽培。

【功效应用】味辛、苦，性温。祛风，活血，镇痛。用于金疮，疮毒，胃痛。

博落回属 *Macleaya* R. Br.

小果博落回 *Macleaya microcarpa* (Maxim.) Fedde

【药用部位】根或全草（博落回）。

【生境分布】分布于山西、江苏、江西、河南、湖北、陕西、甘肃等地，沈阳有栽培。

【功效应用】味辛、苦，性寒，有大毒。散瘀，祛风，解毒，止痛，杀虫。用于痈疮疔肿，臁疮，痔疮，湿疹，蛇虫咬伤，跌打肿痛，风湿关节痛，龋齿痛，顽癣，滴虫性阴道炎及酒糟鼻。

罂粟属 *Papaver* L.

1. 长白山罂粟 *Papaver radicatum* var. *pseudoradicatum* (Kitag.) Kitag.

【别　　名】白山罂粟、山罂粟、山大烟、高山罂粟。

【药用部位】全草、果壳（白山罂粟）。

【生境分布】生于海拔 1300m 以上的高山冻原及高山草甸石砾地、干山坡。分布于桓仁。

【功效应用】止泻，镇痛，敛肺。

2. 虞美人 *Papaver rhoeas* L.

【别　　名】丽春花、赛牡丹、锦被花、百般娇。

【药用部位】花和全株（丽春花）。

【生境分布】辽宁各地作观赏植物栽培。

【功效应用】味苦、涩，性微寒。有毒。镇咳，止泻，镇痛。用于咳嗽，偏头痛，腹痛，痢疾等。

3. 罂粟 *Papaver somniferum* L.

【别　　名】鸦片、大烟、米壳花、罂子粟、御米、莴苣莲、生菜莲，野罂粟（满药），阳古比（朝药）。

【药用部位】果实（罂粟）；果壳（罂粟壳）；种子（罂粟子）。

【生境分布】辽宁有极少量栽培。

【功效应用】果实（罂粟）：味涩，性平。有毒。镇痛，镇静，镇咳，止泻。用于久咳，久泻，久痢，心腹痛，筋骨痛便血，脱肛，尿频，遗精，带下病。果壳（罂粟壳）：味酸、涩，性凉。止咳敛肺，止痛，涩肠。用于久咳，久泻，心腹痛，筋骨痛。种子（罂粟子）：味甘，性寒。止痢润燥。

【民族用药】满医：涩肠止泻，敛肺止咳，固肾止痛。用于肺虚久咳，喘息，胃痛，腹痛，泄泻，痢疾，脱肛，遗精，早泄，白带，筋骨疼痛等症。朝医：罂粟壳为太阴人药。收敛止泻，用于痢疾。

　　附注：本种为《中国药典》2020 年版收载药材罂粟壳的基原植物。

38. 防己科 Menispermaceae

木防己属 *Cocculus* DC.

木防己 *Cocculus orbiculatus* (L.) DC.

【别　　名】小葛子、小金葛、海葛子、狗条子、青藤。

【药用部位】根状茎（木防己）；茎（小青藤）；花（木防己花）。

【生境分布】生于疏林下、灌丛中或山坡路边林缘。分布于长海、大连、旅顺口等地。

【功效应用】根状茎（木防己）：味苦、辛，性寒。祛风除湿，通经活络，解毒消肿。用于风湿痹痛，水肿，小便淋痛，闭经，跌打损伤，咽喉肿痛，疮疡肿毒，湿疹，毒蛇咬伤。茎（小青藤）：味苦，性平。祛风除湿，调气止痛，利水消肿。用于风湿痹痛，跌打损伤，胃痛，腹痛，水肿，淋证。花（木防己花）：解毒化痰。用于慢性骨髓炎。

蝙蝠葛属 *Menispermum* L.

蝙蝠葛 *Menispermum dauricum* DC.

【别　　名】山豆根、北山豆根、北豆根、野豆根、黄条香、黄根、野鸡豆子、狗屎豆、爬山秧子、光光喳、狗葡萄秧、臭葡萄秧、山地瓜秧、疯狗藤子、疯魔藤、媳妇尖、媳妇尖菜、小媳妇菜、光棍耍、棺材盖叶，北豆根（满药）。

【药用部位】根茎（北豆根）；藤茎（蝙蝠藤）；叶（蝙蝠葛叶）。

【生境分布】生于山地灌丛中或攀援于岩石上。分布于北镇、彰武、清原、新宾、抚顺、沈阳、辽阳、本溪、桓仁、鞍山、海城、岫岩、凤城、宽甸、丹东、庄河、金州、大连等地。

【功效应用】根茎（北豆根）：味苦、辛，性寒。无毒。清热解毒，祛风止痛。用于咽喉痛，泄泻，痢疾，风湿痹痛，痔疮肿痛，蛇虫咬伤。藤茎（蝙蝠藤）：味苦，性寒。清热解毒，消肿止痛。用于腰痛，咽喉肿痛，腹泻痢疾等。叶（蝙蝠葛叶）：散结消肿，祛风止痛。用于瘰疬，风湿痹痛。

【民族用药】满医：根茎和全草入药，清热解毒，祛风止痛利湿。北豆根水煎服，用于咽喉肿痛，肺热咳嗽，风湿痹痛，痔疮肿痛，泻痢，黄疸；北豆根全草捣烂外敷，用于疖腮，口疮，齿龈肿痛，蛇虫咬伤等。

附注：本种为《中国药典》2020 年版收载药材北豆根的基原植物，为辽宁"北药"道地药材品种，目前资源以野生为主。本种的嫩苗在岫岩、庄河作野菜食用。

39. 小檗科 Berberidaceae

小檗属 *Berberis* L.

1. 黄芦木 *Berberis amurensis* Rupr.

【别　　名】大叶小檗、东北小檗、黑水小檗、阿穆尔小檗、狗奶根，小檗皮、溲白皮（朝药）。

【药用部位】根、茎、枝（黄芦木）。

【生境分布】生于山地林缘、溪边或山坡灌丛中。分布于凌源、建平、朝阳、清原、新宾、抚顺、辽阳、本溪、桓仁、盖州、凤城、宽甸、庄河、大连等地。

【功效应用】味苦，性寒。清热燥湿，解毒。用于肠炎，痢疾，慢性胆囊炎，急慢性肝炎，无名肿毒，丹毒湿疹，烫伤，目赤，口疮。

【民族用药】朝医：根皮入药，祛湿热，健胃，消炎，利胆，解毒。用于急性胃炎，肠炎，痢疾，肝炎，黄疸，支气管炎，丹毒，口疮，口腔炎，咽喉炎，结膜炎，烫火伤等。

附注：本种嫩叶味酸可食。成熟果实可生食，也可制成果酒、果汁、果露。

2. 细叶小檗 *Berberis poiretii* C. K. Schneid.

【别　　名】狗奶子、红狗奶子、酸狗奶子、小叶狗奶子、雀心、靴袜、常山、北常山、土常山、酸粳米、三颗针。

【药用部位】根、茎及茎皮（三颗针）。

【生境分布】生于海拔 1000m 以下的山坡路旁或溪边。分布于凌源、建昌、兴城、锦州、昌图、清原、新宾、沈阳、辽阳、本溪、鞍山、海城、岫岩、凤城、宽甸、庄河等地。

【功效应用】味苦，性大寒。清热解毒，健胃。用于吐泻，消化不良，痢疾，咳嗽，胆囊炎，目赤，口疮，无名肿毒，湿疹，烧、烫伤，高血压症。

附注：本种为《中国药典》2020 年版收载药材三颗针的基原植物之一。本种嫩叶味酸可食。成熟果实可生食，也可制成果酒、果汁、果露。

3. 西伯利亚小檗 *Berberis sibirica* Pall.

【别　　名】刺叶小檗、三颗针、酸狗奶子。

【药用部位】根皮、茎皮（小檗）。

【生境分布】生于高山碎石坡、陡峭山坡、荒漠地区、林下。分布于凌源、朝阳。

【功效应用】味苦，性大寒。清热燥湿、泻火解毒。用于湿热泄泻，痢疾，口舌生疮，咽痛喉痹，目赤肿痛，痈肿疮疖。

4. 日本小檗 *Berberis thunbergii* DC.

【别　　名】红叶小檗、小檗木、腾小檗、刺檗。

【药用部位】根、根皮及枝叶（一颗针）。

【生境分布】原产日本。凌源、沈阳、大连等地有栽培作绿篱。

【功效应用】味苦，性寒。清热燥湿，泻火解毒。用于湿热泄泻，痢疾，胃热疼痛，目赤肿痛，口疮，咽喉肿痛等。

红毛七属 *Caulophyllum* Michaux

红毛七 *Caulophyllum robustum* Maxim.

【别　　名】类叶牡丹、兰仔类叶牡丹、葳严仙、参舅子、鹿以子菜、铁杆菜、灯笼草、棒槌幌子、赤芍幌子、老鸹爪子、山鸠。

【药用部位】根及根茎（红毛七）。

【生境分布】生于海拔 500~1200m 的林下、山沟阴湿肥沃地或针阔混交林下。分布于西丰、清原、新宾、抚顺、辽阳、本溪、桓仁、鞍山、岫岩、凤城、宽甸等地。

【功效应用】味苦、辛，性温。活血散瘀，祛风除湿，行气止痛。用于月经不调，痛经，产后血瘀腹痛，脘腹寒痛，跌打损伤，风湿痹痛。

淫羊藿属 *Epimedium* L.

朝鲜淫羊藿 *Epimedium koreanum* Nakai

【别　　名】淫羊藿、东北淫羊藿、大叶淫羊藿、羊藿叶、广东幌子、三枝九叶草、淫羊藿（满药）、鞱阳瓜（朝药）。

【药用部位】全草（淫羊藿）；根（淫羊藿根）。

【生境分布】生于阔叶林下阴湿处及灌丛中。分布于新宾、本溪、桓仁、岫岩、凤城、宽甸、丹东、庄河等地。

【功效应用】全草（淫羊藿）：味辛、甘，性温。补肝肾，益精，祛风湿。用于阳痿，遗精，早泄，风湿痹痛，四肢麻木，月经不调，肾虚喘咳，胸痛。根（淫羊藿根）：味辛、甘，性温。补肾助阳，祛风除湿。用于肾虚阳痿，小便淋漓，咳喘，风湿痹痛。

【民族用药】满医：全草入药，补肾壮阳，祛风除湿。用于肾虚阳痿，遗精早泄，腰膝冷痛，风寒湿痹，肢体麻木。朝医：淫羊藿为太阴人药。补肾益气，祛风湿。用于肾虚所致的虚淋、气淋，七疝及风湿热毒引起的脚气病。

附注：本种为《中国药典》2020 年版收载药材淫羊藿的基原植物，为辽宁"关药"道地药材品种，种植区域分布于辽东山区。

十大功劳属 *Mahonia* Nutt.

阔叶十大功劳 *Mahonia bealei* (Fortune) Carrière

【别　　名】十大功劳、土黄连、皮氏黄莲竹、大叶黄柏、刺黄檗、猫儿头。

【药用部位】根（十大功劳根）；茎（功劳木）；叶（十大功劳叶）；果实（功劳子）。

【生境分布】分布于河南以南地区。大连有庭园栽培。

【功效应用】根（十大功劳根）：味苦，性寒。清热，燥湿，消肿，解毒。用于湿热痢疾，腹泻，黄疸，肺痨咳血，咽喉痛，目赤肿痛，疮疡，湿疹。茎（功劳木）：味苦，性寒。清热燥湿，泻火解毒。用于湿热泻痢，黄疸尿赤，目赤肿痛，胃火牙痛，疮疖痈肿。叶（十大功劳叶）：味苦，性寒。清热补虚，燥湿，解毒。用于肺痨咳血，骨蒸潮热，头晕耳鸣，腰酸腿软，湿热黄疸，带下，痢疾，风热感冒，目赤肿痛，痈肿疮疡。果实（功劳子）：味苦，性凉。清虚热，补肾，燥湿。用于骨蒸潮热，腰膝酸软，头晕耳鸣，湿热腹泻，带下，淋浊。

附注：本种为《中国药典》2020年版收载药材功劳木的基原植物之一。

南天竹属 *Nandina* Thunb.

南天竹 *Nandina domestica* Thunb.

【别　　名】蓝田竹、红天竺、天竺子、文实、蓝日竹、南天竺。

【药用部位】根（南天竹根）；叶（南天竹叶）；茎（南天竹梗）；果实（南天竹子）。

【生境分布】分布于华北及华东地区，各地庭园多有栽培。大连有栽培。

【功效应用】根（南天竹根）：味苦，性寒、平。有小毒。清热止咳，除湿解毒。用于肺热咳嗽，湿热黄疸，腹泻，风湿痹痛，瘰疬，疮疡。叶（南天竹叶）：味苦，性寒。清热解毒，活血凉血，祛风止痛。用于目赤，消化不良吐泻，小便淋痛，感冒发烧，风湿痛，跌打损伤。茎（南天竹梗）：味苦，性寒。清湿热，降逆气。用于湿热黄疸，泻痢，热淋，目赤肿痛，咳嗽，膈食。果实（南天竹子）：味酸、甘，性平，有小毒。敛肺，止咳平喘。用于咳嗽气喘，百日咳。

鲜黄连属 *Plagiorhegma* Maxim.

鲜黄连 *Plagiorhegma dubium* Maxim.—*Jeffersonia dubia* (Maxim.) Benth. & Hooker ex Baker & S. Moore

【别　　名】细辛幌子、土黄连、毛黄连、铁丝草、洋虎耳草、假细辛、三黄连、毛黄连（朝药）。

【药用部位】根及根茎（鲜黄连）。

【生境分布】生于山坡灌丛中、杂木林及针阔叶混交林下。分布于清原、新宾、抚顺、本溪、桓仁、鞍山、海城、岫岩、凤城、宽甸等地。

【功效应用】味苦，性寒。清热燥湿，泻火解毒。用于湿热泄泻，赤白痢疾，脘胁疼痛，呕吐，吞酸，吐血，衄血，口舌生疮，目赤肿痛，咽痛喉蛾，痈疽疔疮。

【民族用药】朝医：根茎及根入药。味苦，性寒。明目止泪，平肝，清热燥湿，凉血止血，止泻痢，健胃，杀虫。用于肠炎，痢疾，腹痛，惊悸，烦躁，眼结膜炎，衄血吐血，口疮，外伤感染，小儿疳虫等。

40. 毛茛科 Ranunculaceae

乌头属 *Aconitum* L.

1. 两色乌头 *Aconitum alboviolaceum* Kom.

【别　　名】白花乌头。

【药用部位】根入药（两色乌头）。

【生境分布】生于阔叶林缘或灌丛中潮湿的腐殖土上。分布于凌源、清原、新宾、抚顺、辽阳、本溪、宽甸、桓仁、鞍山、海城、岫岩、凤城、东港、庄河、大连等地。

【功效应用】味苦，性温。有毒。祛风，除湿，止痛。用于湿痹痛。

2. 细叶黄乌头 *Aconitum barbatum* Pers.

【别　　名】扁特、扁毒。

【药用部位】块根、全草（细叶黄乌头）。

【生境分布】生于山地草坡或多石处、林下或林缘草地。分布于辽宁。

【功效应用】止痛消肿，祛风散寒，通经活络。

3. 西伯利亚乌头 *Aconitum barbatum* var. *hispidum* (DC.) Ser.

【别　　名】大艽、黑秦艽、马尾大艽。

【药用部位】块根（黑大艽）。

【生境分布】生于山地林下、林缘及中生灌丛。分布于桓仁、凤城、辽阳等地。

【功效应用】味辛，性热。有大毒。祛风散寒，除湿止痛。用于风寒湿痹，肢体疼痛，手足拘挛，神经痛，大骨节病，跌打损伤，心腹冷痛，外治痈疽疔疮。

附注：功效相同的有**草地乌头（白山乌头）*A. umbrosum* (Korsh.) Kom.**，分布于宽甸。

4. 牛扁 *Aconitum barbatum* var. *puberulum* Ledeb.

【别　　名】牛扁乌头、北方乌头、曲芍、扁桃叶根、细叶黄乌头。

【药用部位】根（牛扁）。

【生境分布】生于海拔400~2700m的山地林中或林边草地。分布于凌源、朝阳、新宾、辽阳等地。

【功效应用】味苦，性温。有毒。祛风止痛，止咳平喘，化痰。用于咳嗽痰喘，腰腿痛，关节肿痛。外用于疥癣，瘰疬，并杀虱。

5. 乌头 *Aconitum carmichaelii* Debeaux

【别　　名】川乌、附子（中药、满药）、布扎（朝药）。

【药用部位】母根（川乌）；子根（附子）。

【生境分布】生于海拔400~1000m的山地林中、林边草地或灌丛中。分布于凌源、朝阳、建平、绥中、建昌、丹东、凤城、岫岩、普兰店、瓦房店、庄河、大连等地。

【功效应用】母根（川乌）：味辛、苦，性热。有毒。祛风除湿，温经止痛。用于风寒湿痹，关节疼痛，心腹冷痛，寒疝作痛及麻醉止痛。子根（附子）：味辛、甘，性大热。有毒。回阳救逆，补火助阳，散寒止痛。用于亡阳虚脱，肢冷脉微，心阳不足，胸痹心痛，虚寒吐泻，脘腹冷痛，肾阳虚衰，阳痿宫冷，阴寒水肿，阳虚外感，寒湿痹痛。

【民族用药】满医：子根炮制品入药，回阳救逆，散寒止痛。用于阳气虚脱重症，肾阳不足所致阳痿滑精，宫寒不孕，腰膝冷痛，夜尿频多，脘腹冷痛，大便溏泻，风寒湿痹，周身骨节疼痛。朝医：附子为少阴人药。用于腹痛，寒证，霍乱，四肢拘急，虚汗不愈。

附注：本种为《中国药典》2020年版收载药材川乌和附子的基原植物。

6. 黄花乌头 *Aconitum coreanum* (H. Lévl.) Rapaics

【别　　名】竹节白附、黄靰鞡花、乌拉花、大黄喇叭花、山喇叭花、鼠尾草根、两头菜、白花子、胭粉花、药虱子草、白母子、五毒根、黄花透骨草、鸡爪莲、协日—泵阿、泵斯尔、协日—浩日素（蒙药），白当草（朝药）。

【药用部位】块根（关白附）。

【生境分布】生于海拔200~900m的山坡、草地或灌丛中。分布于辽宁各地。

【功效应用】味辛、甘，性大温。有毒。祛风痰，逐寒湿。用于腰膝关节冷痛，头痛，冻疮。

【民族用药】蒙医：块根入药，味辛、甘，性温。有毒。杀黏，止痛，祛协日乌素。用于黏疫，肠刺痛，流行性感冒，痛疽，腮肿，白喉，头痛。朝医：用于胸痛，中风，寒证等，也祛雀斑、睑痕。用于口眼㖞斜、破伤风，头痛，牙痛、眩晕症等。朝医：块根入药，用于胸痛，中风，寒证等，祛雀斑、睑痕，口眼㖞斜、破伤风，头痛，牙痛等。

7. 吉林乌头 *Aconitum kirinense* **Nakai**

【别　　名】靰鞡花、江城乌头。

【药用部位】全草（吉林乌头）。

【生境分布】生于山地草坡、林边或红松林中。分布于西丰、新宾、本溪、桓仁、凤城、宽甸、海城、北镇等地。

【功效应用】味辛、苦，性温。有毒。祛风除湿，散寒止痛。用于风寒湿痹，手足拘挛，心腹冷痛，痈疮肿痛，牙痛。

8. 北乌头 *Aconitum kusnezoffii* **Rchb.**

【别　　名】草乌，蓝靰鞡花、山喇叭花、鸡头草、蓝附子、蓝花菜、蓝花子、五毒根，北草乌，百步草、小叶芦，泵阿、毕卡、曼钦、哈拉、哈日—浩热素、泵阿音—那布其、泵阿音—苏叶、贼恩巴（蒙药），草乌（满药）。

【药用部位】块根（草乌）；叶（草乌叶）。

【生境分布】生于阔叶林中、林缘或山坡、草甸。分布于辽宁各地。

【功效应用】块根（草乌）：味辛、苦，性热，有毒。祛风除湿，温经止痛。用于风寒湿痹，关节疼痛，心腹冷痛，寒疝作痛及麻醉止痛。叶（草乌叶）：味辛、涩，性平，有小毒。清热，解毒，止痛。用于热病发热，泄泻腹痛，头痛，牙痛。

【民族用药】蒙医：块根入药，味辛，性温。效轻。有大毒。杀黏，燥协日乌素，止痛。用于流感，急慢性肠刺痛，黏刺痛，痈疖，白喉，丹毒，炭疽，脖颈僵直，陶赖，赫如虎，关节疼痛，偏瘫，心赫依。叶、幼苗味辛、涩，性平。有小毒。杀黏，消炎，清热，止痛。用于黏性刺痛，肠刺痛，瘟疫，麻疹，亚玛病，白喉，炭疽，泄泻腹痛。满医：块根入药，祛风除湿，散寒止痛，祛痰消肿。草乌泡酒饮用，用于风湿关节疼痛，中风后遗症，喉痹。草乌捣烂外用于痈疽疔疮、瘰疬等症。

附注：本种为《中国药典》2020 年版收载药材草乌和草乌叶的基原植物。功效类似、在辽宁民间习惯作草乌用的有：**高山乌头** *A. monanthum* **Nakai**，分布于桓仁；**圆锥乌头** *A. paniculigerum* **Nakai**，分布于辽宁东南部地；**展毛乌头（辽东乌头）** *A. carmichaelii* **var.** *truppelianum* **(Ulbr.) W. T. Wang & P. K. Hsiao—** *A. liaotungense* **Nakai**，分布于凌源、朝阳、建平、建昌、绥中、抚顺、本溪、桓仁、鞍山、岫岩、凤城、丹东、庄河、普兰店、瓦房店、大连等地；**鸭绿乌头** *A. jaluense* **Kom.**，分布于新宾、本溪、桓仁、凤城、宽甸、丹东、岫岩、庄河等地；**光梗鸭绿乌头** *A. jaluense* **var.** *glabrescens* **Nakai**，分布于鞍山、本溪、宽甸、桓仁等地。

9. 宽叶蔓乌头 *Aconitum sczukinii* **Turcz.**

【别　　名】鸡头草、藤乌头。

【药用部位】块根（藤乌头）。

【生境分布】生于海拔 850~1300m 的杂木林中或林边，缠绕于其他植物上。分布于凌源、西丰、清原、新宾、鞍山、海城、本溪、桓仁、岫岩、庄河等地。

【功效应用】有毒。祛风除湿，温经止痛，麻醉。

10. 蔓乌头 *Aconitum volubile* **Pall. ex Koelle**

【别　　名】狭叶蔓乌头、细茎蔓乌头、藤乌头。

【药用部位】块根（蔓乌头）。

【生境分布】生于干山地草坡、林及灌丛中。分布于凌源、新宾、辽阳、本溪、岫岩。

【功效应用】味辛，性温。有大毒。祛风，散寒止痛，止痉。用于风寒湿痹，关节疼痛，神经痛，四肢拘挛，半身不遂，疮疡肿毒。

附注：功效相同的有**卷毛蔓乌头** *A. volubile* **var.** *pubescens* **Regel**，分布于本溪、凤城、宽甸等地。

类叶升麻属 *Actaea* L.

1. 类叶升麻 *Actaea asiatica* H. Hara

【别　　名】米升麻，绿豆升麻。

【药用部位】根茎（绿豆升麻）。

【生境分布】生于海拔 350~1000m 的山地阔叶林下。分布于凌源、西丰、清原、新宾、抚顺、辽阳、桓仁、鞍山、岫岩、宽甸、庄河等地。

【功效应用】味辛、微苦，性凉。散风热，祛风湿，透疹，解毒。用于风热头痛，咽喉肿痛，风湿疼痛，风疹块，麻疹不透，百日咳，子宫脱垂，犬咬伤。

附注：功效类似的有**红果类叶升麻** *A. erythrocarpa* Fisch.，分布于辽宁东部山区。

2. 兴安升麻 *Actaea dahurica* Turcz. ex Fisch. & C. A. Mey.—*Cimicifuga dahurica* (Turcz. ex Fisch. & C. A. Meyer) Maxim.

【别　　名】升麻、窟窿牙、苦里牙、东北升麻、北升麻、绿升麻、地龙芽、莽牛卡架、扎佰—乌布斯、扎孜都格老（蒙药），升麻（满药），森玛（朝药）。

【药用部位】根茎（升麻）。

【生境分布】生于海拔 300~1200m 间的山地林缘灌丛以及山坡疏林或草地中。分布于凌源、建昌、清原、新宾、抚顺、辽阳、本溪、桓仁、鞍山、海城、岫岩、宽甸、庄河等地。

【功效应用】味辛、微甘。性微寒。发表透疹，清热解毒，升举阳气。用于风热头痛，齿痛，口疮，咽喉痛，麻疹不透，阳毒发斑，脱肛，阴挺。

【民族用药】蒙医：根茎入药，味甘、辛，性凉。清热，解毒，通脉，表疹，燥脓，愈伤。用于感冒，麻疹，咽喉肿痛，口疮口糜，胃下垂，子宫脱垂。满医：根茎入药，升阳，清热解毒，发表透疹。升麻水煎服，用于麻疹透发不畅，热毒斑疹，牙龈腐烂恶臭，口舌生疮，咽喉肿痛，疮疡，久泻脱肛，子宫下垂。升麻煮水擦洗患处，用于风疹或皮肤瘙痒。朝医：升麻为太阴人药。发散风热，解毒，升阳。用于太阴人头面顶颊赤肿，增寒壮热及外感风寒引起的风哑，胎漏下血。

附注：升麻为辽宁"关药"道地药材品种，资源以野生为主，目前在清原有少量引种种植。功效相同的有**大三叶升麻** *A. heracleifolia* (Kom.) J. Compton—*C. heracleifolia* Kom.，分布于清原、新宾、抚顺、本溪、岫岩、丹东、庄河、普兰店、金州、大连等地。以上 2 种均为《中国药典》2020 年版收载药材升麻的基原植物之一。本种的嫩茎、嫩叶、叶柄可作野菜食用。

2. 单穗升麻 *Actaea simplex* (DC.) Wormsk. ex Fisch. & C. A. Mey.—*Cimicifuga simplex* Wormsk.

【别　　名】野菜升麻。

【药用部位】根茎（野升麻）。

【生境分布】生于海拔 300~1000m 间的山地草坪、潮湿的灌丛、草丛或草甸的草墩中。分布于西丰、新宾、抚顺、本溪、桓仁、岫岩、宽甸、庄河等地。

【功效应用】味甘、辛、微苦，性微寒。发表透疹，清热解毒，升举清阳。用于风热感冒，小儿麻疹，热毒斑疹，咽喉肿痛，痈肿疮疡，阳明头痛，久泄脱肛，女子崩漏，白带。

侧金盏花属 *Adonis* L.

侧金盏花 *Adonis amurensis* Regel & Radde

【别　　名】顶冰花、冰溜花、冰凉花、冰里花、冰郎花、福寿草、早春花、雪莲花。

【药用部位】全草（冰凉花）。

【生境分布】生于针阔叶混交林、阔叶林内及林缘、山坡、路旁及灌丛中。分布于西丰、开原、清原、新宾、本溪、桓仁、鞍山、岫岩、凤城、宽甸、丹东、庄河等地。

【功效应用】味苦，性平。有小毒。强心，利尿。用于心悸，水肿，癫痫。

附注：功效相同的有**辽吉侧金盏花** *A. ramosa* Franch.，分布于庄河、凤城、宽甸、桓仁等地。

银莲花属 *Anemone* L.

1. 黑水银莲花 *Anemone amurensis* (Korsh.) Kom.

【别　　名】黑龙江银莲花、东北银莲花。

【药用部位】全草（黑水银莲花）。

【生境分布】生于山地林下或灌丛下。分布于本溪、桓仁、宽甸、凤城等地。

【功效应用】发汗，增强肝、肾功能。用于麻痹，月经不调，胃痛，百日咳。

2. 毛果银莲花 *Anemone baicalensis* Turcz.

【别　　名】草玉梅。

【药用部位】叶（毛果银莲花）。

【生境分布】生于海拔 500~1100m 的山地林下、灌丛中或阴坡湿地。分布于新宾、本溪、桓仁、凤城、宽甸等地。

【功效应用】解毒，杀虫。

3. 银莲花 *Anemone cathayensis* Kitag. ex Ziman & Kadota

【别　　名】华北银莲花、毛蕊银莲花。

【药用部位】全草（银莲花）。

【生境分布】生于山坡草地、山谷沟边或多石砾坡地。分布于凤城、辽阳等地。

【功效应用】用于风湿骨痛，跌打损伤。

4. 多被银莲花 *Anemone raddeana* Regel

【别　　名】关东银莲花、竹节香附、老鼠屎、草乌喙。

【药用部位】根茎（两头尖）。

【生境分布】生于海拔 800m 以下的山地林中或草地阴湿处。分布于西丰、辽阳、本溪、桓仁、鞍山、岫岩、凤城、宽甸、庄河等地。

【功效应用】味甘，性热。有毒。祛风湿，消痈肿。用于风寒湿痹，四肢拘挛，骨节疼痛，痈肿溃烂。

附注：本种为《中国药典》2020 年版收载药材两头尖的基原植物。

5. 反萼银莲花 *Anemone reflexa* Stephan

【药用部位】根茎（小黄根）。

【生境分布】生于山地谷中灌丛下。分布于桓仁。

【功效应用】开窍，祛痰，祛风化湿，健胃，解毒。用于神昏谵语，癫痫痰饮，风湿痹痛，疮疡肿毒。

6. 小花草玉梅 *Anemone rivularis* var. *flore-minore* Maxim.

【别　　名】小银莲花、小花银莲花、河岸银莲花。

【药用部位】根茎（小花草玉梅根）。

【生境分布】生于 900~1000m 的山地谷中林缘、灌丛或草坡上。分布于辽宁西部。

【功效应用】味苦、辛，性平。消食，截疟，消炎散肿。用于肝炎，筋骨痛，淋证，水肿；外用于外伤瘀肿日久不散。

耧斗菜属 *Aquilegia* L.

1. 白山耧斗菜 *Aquilegia flabellata* var. *pumila* (Huth) Kudô—*A. japonica* Nakai

【别　　名】长白耧斗菜、黑水耧斗菜。

【药用部位】全草（白山耧斗菜）。

【生境分布】生于高山冻原或岳桦林缘或石质山坡。分布于桓仁。

【功效应用】止血。用于妇女病。

2. 尖萼耧斗菜 *Aquilegia oxysepala* Trautv. &C. A. Mey.

【别　　名】血见愁、漏斗菜、牛波棱盖、牛膝盖，申给沙奏（满药）。

【药用部位】全草（耧斗菜）。

【生境分布】生于海拔450~1000m 的山地杂木林边和草地中。分布于凌源、清原、新宾、抚顺、辽阳、本溪、桓仁、岫岩、凤城、宽甸、庄河、瓦房店等地。

【功效应用】味微苦、辛，性凉。调经止血。用于月经不调，经期腹痛，功能性子宫出血，产后流血过多。

【民族用药】满医：益气止血，活血解毒，调经止血。用于妇女经血不调，崩漏，吐血，衄血，咳血，尿血，疮痈肿毒。

附注：本种的嫩苗、花可作野菜食用。功效相同的有**黄花尖萼耧斗菜** *A. oxysepala* f. *pallidiflora* (Nakai) **Kitag.**，分布于绥中、清原、本溪、凤城、鞍山、岫岩、庄河、瓦房店等地。

3. 耧斗菜 *Aquilegia viridiflora* Pall.

【别　　名】血见愁、漏斗菜，乌日勒其—乌布斯、优木得金，扫膏音—额莫、扫高音—伊得根、哈担都—乌日格胡—嘎布日（蒙药）。

【药用部位】全草（耧斗菜）。

【生境分布】生于山坡石质地、湿草地。分布于长海、大连、旅顺口等地。

【功效应用】味微苦、辛，性凉。调经止血。用于月经不调，经期腹痛，功能性子宫出血，产后流血过多。

【民族用药】蒙医：全草入药，味苦，性凉。效软、重、稀、钝。有毒。通经活血，催产下胎衣，愈伤，燥协日乌素，止痛。用于月经不调，经血淋漓不止，胎盘滞留，腹痛，刃伤。

4. 华北耧斗菜 *Aquilegia yabeana* Kitag.

【别　　名】紫霞耧斗、热河耧斗菜、黄花华北耧斗菜。

【药用部位】全草（紫花菜）。

【生境分布】山地草坡或林边。分布于凌源、喀左、绥中、建昌等地。

【功效应用】通经活血，用于月经不调，产后瘀血过多，痛经、瘰疬，泄泻，蛇咬伤。

驴蹄草属 *Caltha* L.

膜叶驴蹄草 *Caltha palustris* var. *membranacea* Turcz.

【别　　名】薄叶驴蹄草、蹄叶、马蹄草。

【药用部位】全草（驴蹄草）。

【生境分布】常生于山谷溪边或湿草甸，有时也生在草坡或林下较阴湿处。分布于清原、新宾、辽阳、本溪、桓仁、凤城、宽甸、丹东等地。

【功效应用】味辛、微苦，性凉。清热利湿，解毒，活血消肿。用于中暑，伤风感冒，淋证，跌打损伤；外用治烧烫伤，毒蛇咬伤。

附注：功效相同的有**三角叶驴蹄草** *C. palustris* var. *sibirica* Regel，分布于本溪、凤城、宽甸、丹东等地。

铁线莲属 *Clematis* L.

1. 芹叶铁线莲 *Clematis aethusifolia* Turcz.

【别　　名】透骨草、细叶铁线莲、驴断肠，查干—特木尔—敖日阳古、叶孟嘎日布、日兴、阿萨木（蒙药）。

【药用部位】地上部分（细叶铁线莲）。

【生境分布】生于山坡及水沟边。分布于彰武。

【功效应用】味辛，性温，有毒。祛风通络，止痛，健胃消食，杀虫。用于风湿痹痛，消化不良，呕吐，包囊虫病，阴囊湿疹，疮痈肿毒。

【民族用药】蒙医：地上部分入药，味辛、微甘，性热。效锐、燥、糙、轻。有毒，破痞，防腐，温中，消肿，燥协日乌素，止泻。用于胃胀，消化不良，寒性腹泻。

2. 短尾铁线莲 *Clematis brevicaudata* DC.

【别　　名】林地铁线莲、心叶铁线莲。

【药用部位】藤茎或根（红钉耙藤）。

【生境分布】生于山地灌丛或疏林中。分布于凌源、朝阳、建昌、新民、抚顺、辽阳、本溪、海城、岫岩、营口、庄河、瓦房店、普兰店、金州等地。

【功效应用】味苦，性凉。除湿热，利血脉，通小便。用于五淋，淋证，腹中胀痛。

3. 褐毛铁线莲 *Clematis fusca* Turcz.

【别　　名】褐紫铁线莲、褐花铁线莲、威灵仙。

【药用部位】根及根茎（褐毛铁线莲）。

【生境分布】生于海拔 500~1000m 的山坡、林边及杂木林中或草坡上。分布于凌源、义县、北镇、西丰、清原、新宾、辽阳、鞍山、岫岩、凤城、庄河、瓦房店、大连等地。

【功效应用】活血祛瘀，消肿止痛，解毒。用于风湿痹痛。

附注：功效相同的有**紫花铁线莲** *C. fusca* var. *violacea* Maxim.，分布于建昌、西丰、清原、新宾、本溪、桓仁、宽甸、瓦房店、庄河等地。

4. 大叶铁线莲 *Clematis heracleifolia* DC.

【别　　名】木通花、卷萼铁线莲、草本女萎、气死大夫、马笼头、升麻幌子、老母猪挂搭子。

【药用部位】全株（草牡丹）。

【生境分布】常生于山坡沟谷、林边及路旁的灌丛中。分布于凌源、朝阳、喀左、铁岭、清原、新宾、抚顺、沈阳、辽阳、鞍山、海城、岫岩、本溪、桓仁、凤城、宽甸、丹东、长海、庄河等地。

【功效应用】味辛、甘、苦，性微温。祛风除湿，解毒消肿。用于风湿关节痛，结核性溃疡；外用于疮疖肿毒，痔瘘。

5. 棉团铁线莲 *Clematis hexapetala* Pall.

【别　　名】棉花团花、棉花花、野棉花、山棉花、山棉花秧、黑微、棉花茧子、黑汉子腿、驴笼头菜、马笼头、山姜，威灵仙（满药）。

【药用部位】根及根茎（威灵仙）。

【生境分布】生于山坡草地、林缘、固定沙丘。分布于凌源、喀左、建平、朝阳、北票、绥中、兴城、建昌、葫芦岛、锦州、义县、黑山、北镇、阜蒙、彰武、阜新、昌图、铁岭、调兵山、西丰、清原、新宾、抚顺、法库、康平、沈阳、辽阳、灯塔、本溪、鞍山、海城、盖州、宽甸、丹东、长海、庄河、瓦房店、普兰店、金州、大连、旅顺口等地。

【功效应用】味辛、咸，性温。祛风湿，通经络。用于风湿痹痛，肢体麻木，筋脉拘挛，屈伸不利。

【民族用药】满医：根及根茎或全草入药，祛风除湿，散寒止痛。威灵仙水煎服用于风湿痹痛，风湿性腰腿关节，肌肉疼痛，膀胱炎；鲜威灵仙全草水煎服或捣烂外敷患处，用于蚊虫咬伤。

附注：本种为《中国药典》2020 年版收载药材威灵仙的基原植物之一。

6. 长冬草 *Clematis hexapetala* var. *tchefouensis* (Debeaux) S. Y. Hu

【别　　名】小叶光萼铁线莲、山辣姜、黑老婆秧。

【药用部位】根（铁扫帚）。

【生境分布】生于山坡草地。分布于瓦房店。

【功效应用】味辛、甘、苦，性微温。祛风除湿，解毒消肿，通经镇痛。用于风湿关节痛，肌肉痛，结核性溃疡；外用于疮疖肿毒，痔瘘。

7. 黄花铁线莲 *Clematis intricata* Bunge

【别　　名】透骨草、断肠草，阿拉格—特木尔—敖日阳古、阿拉格—依孟、依孟—日哈布（蒙药）。

【药用部位】全草（铁线透骨草）。

【生境分布】生于山坡、路旁或灌丛中。分布于凌源、本溪、桓仁、岫岩、宽甸等地。

【功效应用】味辛，性温。祛风除湿，通络止痛。用于风湿性关节炎，四肢麻木，拘挛疼痛，牛皮癣，疥癞。

【民族用药】蒙医：地上部分入药，味辛、微甘，性温。温中，破痞，助消化，祛巴达干。用于胃痞，石痞，大肠痞，食痞等寒性痞症。

附注： 功效相似的有**全缘铁线莲** *C. integrifolia* L.，分布于新疆北部，沈阳有栽培。

8. 朝鲜铁线莲 *Clematis koreana* Kom.

【药用部位】根（朝鲜铁线莲）。

【生境分布】生于红松林及针叶、阔叶混交林内和灌木丛中。分布于抚顺、本溪、桓仁、凤城、宽甸、庄河等地。

【功效应用】祛风湿，通经络。

9. 长瓣铁线莲 *Clematis macropetala* Ledeb.

【别　　名】大瓣铁线莲，哈日—特木尔—敖日阳古、叶孟纳赫布、哈日—叶孟（蒙药）。

【药用部位】全草（长瓣铁线莲）；茎（长瓣铁线莲茎）。

【生境分布】生于荒山坡、草坡岩石缝中及林下。分布于凌源、建昌。

【功效应用】全草（长瓣铁线莲）：消食健胃，散结。用于消化不良，恶心，除疮，去痞块。茎（长瓣铁线莲茎）：利尿通淋。

【民族用药】蒙医：地上部分入药，味辛、性温，有毒。调理胃火，助消化，祛解痞。用于消化不良，胃胀，嗳气。

10. 转子莲 *Clematis patens* C. Morren & Decne.

【别　　名】小脚威灵仙、大花铁线莲。

【药用部位】根（转子莲）；全草（大花铁线莲）。

【生境分布】生于山坡、溪边及路旁杂木林中、灌丛中，攀援于树上。分布于辽阳、凤城、宽甸、丹东、东港、庄河、普兰店、金州等地。

【功效应用】根（转子莲）：解毒，利尿，祛痰。全草（大花铁线莲）：用于毒蛇咬伤。

11. 齿叶铁线莲 *Clematis serratifolia* Rehder

【药用部位】根茎（齿叶铁线莲）。

【生境分布】生于海拔 400m 左右的山地林下、路旁干燥地以及河套卵石地。分布于凌源、清原、新宾、抚顺、西丰、本溪、桓仁、凤城、宽甸、丹东、岫岩、庄河等地。

【功效应用】有小毒。祛风利湿，利尿止泻。用于腹胀肠鸣。

12. 半钟铁线莲 *Clematis sibirica* var. *ochotensis* (Pallas) S. H. Li & Y. H. Huang—*C. ochotensis*（Pall.）Poir.

【药用部位】根（半钟铁线莲）。

【生境分布】生于海拔 600~1200m 的山谷、林边及灌丛中。分布于凌源。

【功效应用】祛风湿。

13. 辣蓼铁线莲 *Clematis terniflora* var. *mandshurica* (Rupr.) Ohwi—*C. mandshurica* Rupr.

【别　　名】东北铁线莲、铁脚威灵仙、山辣椒秧子、驴笼头菜、驴笼棵、驴马笼头、黑微、铁丝根，威灵仙（满药），高粗那木勒、威凉散（朝药）。

【药用部位】根及根茎（威灵仙）。

【生境分布】生于山坡灌丛中、杂木林内或林边。分布于凌源、锦州、北镇、昌图、西丰、清原、新宾、抚顺、沈阳、辽阳、本溪、桓仁、鞍山、海城、岫岩、凤城、宽甸、丹东、庄河、长海、大连等地。

【功效应用】味辛、咸，性温。祛风湿，通经络。用于风湿痹痛，肢体麻木，筋脉拘挛，屈伸不利。

【民族用药】满医：根及根茎或全草入药，祛风除湿，散寒止痛。威灵仙水煎服用于风湿痹痛，风湿性腰腿关节，肌肉疼痛，膀胱炎；鲜威灵仙全草水煎服或捣烂外敷患处，用于蚊虫咬伤。朝医：根入药，为太阴人药。用于风温邪而引起的风湿痹痛，关节不利，肢体麻木等。

附注： 本种为《中国药典》2020 年版收载药材威灵仙的基原植物之一，为辽宁"关药"道地药材品种，在辽东和辽西地区均有种植。本种的嫩苗可作野菜食用。

翠雀属 *Delphinium* L.

1. 飞燕草 *Delphinium ajacis* L.—*Consolida ajacis* (L.) Schur

【别　　名】鸽子花。

【药用部位】根及种子（飞燕草）。

【生境分布】原产于欧洲南部和亚洲西南部。大连有栽培逸生。

【功效应用】味辛、苦，性温，有毒。根外用治跌打损伤。种子催吐、泻下。外用杀虫，治疥疮、头虱。

2. 翠雀 *Delphinium grandiflorum* L.

【别　　名】大花飞燕草、翠雀草、鸽子花、鹬鸽子花、蓝鸽子花、山疙瘩花、鸡爪连、小草乌、蓝蝴蝶、毕日—其其格、地木萨、老掺、呼和—达日雅干（蒙药）。

【药用部位】根或全草（小草乌）。

【生境分布】生于山地草坡或丘陵沙地。分布于朝阳、建平、建昌、凌源、阜蒙、彰武、法库、康平、桓仁、宽甸、金州等地。

【功效应用】味苦，性寒，有毒。祛风除湿，止痛，杀虫止痒。用于风热牙痛，风湿痹痛，疮痈癣癫。

【民族用药】蒙医：全草入药，味微苦，性凉。效钝、糙、轻。有毒。清黏热，止泻，杀虫。用于黏性血痢，协日性泄泻，赫依热性牙痛，协日乌素病。

2. 宽苞翠雀花 *Delphinium maackiaum* Regel

【别　　名】宽苞翠雀、乌头叶翠雀。

【药用部位】根（宽苞翠雀花）。

【生境分布】生于林间、路旁、灌丛中。分布于新宾、本溪、桓仁、岫岩。

【功效应用】味辛，性温。用于月经痛。

菟葵属 *Eranthis* Salisb.

菟葵 *Eranthis stellata* Maxim.

【别　　名】小花锦葵、天葵、棋盘菜。

【药用部位】茎苗（菟葵）。

【生境分布】生于山地林中或林边草地阴处，分布于清原、辽阳、本溪、桓仁、鞍山、凤城、宽甸、庄河等地。

【功效应用】味甘，性寒。解毒止痛。用于尿酸结石，小便淋沥不清。外用于各种恶疮，毒蛇咬伤。

碱毛茛属 *Halerpestes* Greene

1. 长叶碱毛茛 *Halerpestes ruthenica* (Jacq.) Ovcz.—*Ranunculus ruthenicus* Jacq.

【别　　名】黄戴戴。

【药用部位】全草、种子（长叶碱毛茛）。

【生境分布】生于盐碱沼泽地或湿草地。分布于建平、彰武、康平等地。

【功效应用】全草（长叶碱毛茛）：味甘、淡，性寒。种子：味辛，性温。解毒，温中止痛。

2. 碱毛茛 *Halerpestes sarmentosa* (Adams) Kom.

【别　　名】圆叶碱毛茛、水葫芦苗、九百棒。

【药用部位】全草（圆叶碱毛茛）。

【生境分布】生于盐碱性沼泽地、海岸沙地或山谷溪流旁。分布于凌源、建平、葫芦岛、绥中、阜新、铁岭、法库、康平、沈阳、黑山、盘山、丹东等地。

【功效应用】味甘、淡，性寒。利水消肿，祛风除湿。用于水肿，腹水，小便不利，风湿痹痛。

獐耳细辛属 *Hepatica* Mill

獐耳细辛 *Hepatica nobilis* var. *asiatica* (Nakai) H. Hara

【别　　名】东北獐耳细辛、幼肺三七、猫耳朵、雪割草。

【药用部位】根状茎（獐耳细辛）。

【生境分布】生于山地杂木林内或草坡石下阴处。分布于本溪、桓仁、凤城、宽甸、东港等地。

【功效应用】味苦，性平。活血祛风；杀虫止痒。用于跌打损伤，筋骨酸痛。

北扁果草属 *Isopyrum* L.

东北扁果草 *Isopyrum manshuricum* Kom.

【药用部位】块根（东北扁果草）。

【生境分布】生于海拔 800m 左右的山地针阔混交林下的湿地。分布于本溪、桓仁、宽甸等地。

【功效应用】散结消肿，解毒。

蓝堇草属 *Leptopyrum* Rchb.

蓝堇草 *Leptopyrum fumarioides* (L.) Rchb.

【别　　名】蓝堇、蓝花地丁。

【药用部位】全草（蓝堇草）。

【生境分布】生于田边、路边或干燥草地上。分布于凌源、沈阳、辽阳等地。

【功效应用】用于心血管疾病、胃肠道病和伤寒。

黑种草属 *Nigella* L.

黑种草 *Nigella damascena* L.

【别　　名】黑子草。

【药用部位】种子（黑种草）。

【生境分布】原产欧洲南部，大连有栽培，长海有归化。

【功效应用】散寒痛经，活血健脑，利尿，催乳，解凝。

白头翁属 *Pulsatilla* Adans.

1. 朝鲜白头翁 *Pulsatilla cernua* (Thunb.) Bercht. & J. Presl

【别　　名】毛姑朵花、猫头花，兆森白杜奥（朝药）。

【药用部位】根（朝鲜白头翁）；地上部分（朝鲜白头翁叶）；花蕾（朝鲜白头翁花）。

【生境分布】生于山地草坡。分布于清原、新宾、抚顺、沈阳、辽阳、本溪、桓仁、鞍山、岫岩、凤城、宽甸、宽甸、丹东、瓦房店、普兰店、金州等地。

【功效应用】根（朝鲜白头翁）：味苦，性微寒。收敛，消炎，止痢。用于痢疾，经闭。地上部分（朝鲜白头翁叶）：味苦，性寒。泻火解毒，止痛，利尿消肿。用于风火牙痛，四肢关节疼痛，秃疮，浮肿。花蕾（朝鲜白头翁花）：味苦，性微寒。清热解毒，杀虫。用于疟疾，头疮，白秃疮。

【民族用药】朝医：根入药。味苦，性寒。清热，解毒，镇痛，止血，止痢。用于湿热痢疾，毒痢，白带。

2. 白头翁 *Pulsatilla chinensis* (Bunge) Regel

【别　　名】老公花、老冠花、老姑子花、老婆子花、毛姑朵花、老姑朵花、老姑花、耗子花、耗子尾巴花、鸡爪草、猫爪子花、巨巨花、羊胡子花，伊日贵—其其格、高勒贵—花日（蒙药），卡库鲁图—塞西科（满药）。

【药用部位】根（白头翁）；地上部分（白头翁叶）；花蕾（白头翁花）。

【生境分布】生于平原和低山山坡草丛中、林边或干旱多石的坡地。分布于建平、绥中、葫芦岛、锦州、彰武、昌图、清原、新宾、抚顺、沈阳、辽阳、本溪、鞍山、海城、丹东、宽甸、庄河、大连、金州等地。

【功效应用】根（白头翁）：味苦，性寒。清热解毒，凉血止痢。用于热毒血痢，阴痒带下。地上部分（白头翁叶）：味苦，性寒。泻火解毒，止痛，利尿消肿。用于风火牙痛，四肢关节疼痛，秃疮，浮肿。花蕾（白头翁花）：味苦，性微寒。清热解毒，杀虫。用于疟疾，头疮，白秃疮。

【民族用药】蒙医：全草入药，味苦，性寒。杀黏，解毒，止痢，消肿，接骨。用于黏性痢疾，痔疮出血，骨折筋伤。满医：根入药，清热解毒，凉血止痢，燥湿杀虫。鲜白头翁水煎服，用于热毒痢疾，痔疮便血，妇女带下，阴痒，瘰疬；鲜白头翁捣烂外敷，用于疔疮肿毒、红肿。

附注： 本种为《中国药典》2020 年版收载药材白头翁的基原植物。功效相似的有**金县白头翁** *P. chinensis* var. *kissii* (Mandl) S. H. Li & Y. H. Huang，分布于鞍山、岫岩、瓦房店、金州、大连等地。

3. 细叶白头翁 *Pulsatilla turczaninovii* Krylov & Serg.

【别　　名】毛姑朵花。

【药用部位】根（细叶白头翁）；地上部分（细叶白头翁叶）；花蕾（细叶白头翁花）。

【生境分布】生于草原或山地草坡或林边。分布于彰武。

【功效应用】根（细叶白头翁）：味苦，性寒。清热凉血，解毒。地上部分（细叶白头翁叶）：味苦，性寒。泻火解毒，止痛，利尿消肿。用于风火牙痛，四肢关节疼痛，秃疮，浮肿。花蕾（细叶白头翁花）：味苦，性微寒。清热解毒，杀虫。用于疟疾，头疮，白秃疮。

毛茛属 *Ranunculus* L.

1. 茴茴蒜 *Ranunculus chinensis* Bunge

【别　　名】回回蒜毛茛、小回回蒜、黄花草、土细辛、鸭脚板。

【药用部位】全草（回回蒜）；果实（回回蒜果）。

【生境分布】生于平原、丘陵、溪边、田旁水湿草地。分布于凌源、绥中、阜蒙、彰武、北镇、西丰、清原、新宾、抚顺、沈阳、辽阳、本溪、桓仁、鞍山、海城、台安、岫岩、盘锦、庄河、大连、旅顺口等地。

【功效应用】全草（回回蒜）：味苦、辛，性微温，有小毒。解毒退黄，截疟，定喘，镇痛。用于肝炎，黄疸，肝硬化腹水，疮癞，牛皮癣，疟疾，哮喘，牙痛，胃痛，风湿痛。果实（回回蒜果）：味苦、辛，性微温。明目，截疟。用于夜盲，疟疾。

2. 毛茛 *Ranunculus japonicus* Thunb.

【别　　名】烂肺草、老虎踢脚板、五虎草、鹤膝草、辣子草、山辣椒、小辣椒、辣花菜、老兰菜、鳖草、金凤花、狗蹄子、狗蹄子菜、狗蹄子草、狗蹄子芹、狗爪芹、胡椒菜、额勒吉根—达布苏、浩勒套森—其其格、哲萨、嘎萨（蒙药）。

【药用部位】根及全草（毛茛）。

【生境分布】生于田沟旁和林缘路边的湿草地上。分布于辽宁各地。

【功效应用】味辛、微苦，性温，有毒。退黄，定喘，截疟，镇痛，消翳。用于黄疸，哮喘，疟疾，偏头痛，牙痛，鹤膝风，风湿关节痛，目生翳膜，瘰疬，痈疮肿毒。

【民族用药】蒙医：全草入药，味辛，性热。效轻、糙、锐。有毒。破痞，调火，燥协日乌素，杀虫，消水肿。用于胃痛，食积，协日乌素病，风寒湿痹，关节肿胀，水肿。

3. 匍枝毛茛 *Ranunculus repens* L.

【别　　名】伏生毛茛。

【药用部位】全草（匍枝毛茛）。

【生境分布】生于沟边草地。分布于新宾、抚顺、本溪、桓仁等地。

【功效应用】利湿，消肿，截疟，止痛，杀虫。

4. 石龙芮 *Runculus sceleratus* L.

【别　　名】石龙芮毛茛、野芹菜、鸭爪菜、乌热勒赫格—其其格、苏如布嘎（蒙药），铜罐草、淖当尼普（朝药）。

【药用部位】全草（石龙芮）；果实（石龙芮子）。

【生境分布】生于河沟边及平原湿地。分布于新宾、抚顺、沈阳、辽阳、本溪、长海、庄河、普兰店、金州、大连等地。

【功效应用】全草（石龙芮）：味苦、辛，性寒。有毒。清热解毒，消肿散结，止痛，截疟。用于痈疖肿毒，毒蛇咬伤，痰核瘰疬，风湿关节肿痛，牙痛，疟疾。果实（石龙芮子）：味苦，性平。和胃，益肾，明目，祛风湿。用于心腹烦满，肾虚遗精，阳痿阴冷，不育无子，风寒湿痹。

【民族用药】蒙医：全草入药，味辛，性热。效轻、糙、锐。有毒。破痞，调火，燥协日乌素，消肿，止痛，解毒。用于消化不良，胃火衰败，胸膈痞满，虫痞，协日乌素病，痈疖，瘰疬。朝医：全草入药，清热解毒，消炎，健胃，破瘀血，补肾气。用于淋巴结结核，肾虚，痢疾，痈肿。

唐松草属 *Thalictrum* L.

1. 唐松草 *Thalictrum aquilegifolium* var. *sibiricum* Regel & Tiling

【别　　名】翼果唐松草、翼果白蓬草、耧斗叶白蓬草、翅果唐松草、牛波罗盖、草黄连、马尾连、猫爪子。

【药用部位】根及根茎（唐松草）。

【生境分布】生于草原、山地林边草坡或林中。分布于西丰、清原、新宾、抚顺、辽阳、本溪、桓仁、海城、岫岩、凤城、宽甸、庄河等地。

【功效应用】味苦，性寒。清热泻火，燥湿解毒。用于热病心烦，湿热泻痢，肺热咳嗽，目赤肿痛，痈肿疮疖。

2. 贝加尔唐松草 *Thalictrum baicalense* Turcz. ex Ledeb.

【别　　名】珠果白蓬草、马尾黄连。

【药用部位】根及根状茎（马尾连）。

【生境分布】生于海拔 900~1300m 的山地林下或湿润草坡。分布于凌源、桓仁、宽甸等地。

【功效应用】味苦，性寒。清热燥湿，解毒。用于痢疾，目赤。

3. 盾叶唐松草 *Thalictrum ichangense* Lecoy. ex Oliv.

【别　　名】朝鲜唐松草、盾叶白蓬草、山光光草。

【药用部位】全草（岩扫把）；根（岩扫把根）。

【生境分布】生于海拔 600m 以下低山山地沟边、灌丛中或林中。分布于清原、新宾、沈阳、辽阳、本溪、鞍山、海城、岫岩、凤城、宽甸、丹东、庄河等地。

【功效应用】全草（岩扫把）：味苦，性寒。有小毒。散寒，除风湿，祛目雾，消浮肿。根（岩扫把根）：祛风清热，解毒。用于小儿抽风，小儿鹅口疮。

4. 东亚唐松草 *Thalictrum minus* var. *hypoleucum* (Siebold& Zucc.) Miq.

【别　　名】小果白蓬草、秋唐松草、腾唐松草、猫蹄子、小金花、马尾黄连。

【药用部位】根（烟锅草）。

【生境分布】生于丘陵或山地林边或山谷沟边。分布于凌源、建平、葫芦岛、建昌、北镇、西丰、清原、沈阳、桓仁、鞍山、凤城、庄河、瓦房店、大连等地。

【功效应用】味苦，性寒。有小毒。清热解毒，燥湿。用于百日咳，痈疮肿毒，牙痛，急性皮炎，湿疹。

5. 瓣蕊唐松草 *Thalictrum petaloideum* L.

【别　　名】肾叶唐松草、肾叶白蓬草、马尾黄连，查森—其其格（蒙药）。

【药用部位】根及根茎（瓣蕊唐松草）。

【生境分布】生于海拔 700m 以下的山坡草地。分布于阜蒙、辽阳、岫岩、宽甸。

【功效应用】味苦，性寒。清热，燥湿，解毒。用于湿热泻痢，黄疸，肺热咳嗽，目赤肿痛，痈肿疮疖，渗出性皮炎。

【民族用药】蒙医：根入药，味苦，性寒。清热，提脓，愈伤，接脉。用于肺脓疡，脏腑外伤，失血。

附注：功效相似的有**狭裂瓣蕊唐松草 *Th. petaloideum* var. *supradecompositum* (Nakai) Kitag.**，分布于凌源、建平。

6. 长柄唐松草 *Thalictrum przewalskii* Maxim.

【别　　名】直梗唐松草、直梗白蓬草、拟散花唐松草。

【药用部位】根（直梗唐松草根）；花（直梗唐松草花）；果实（直梗唐松草果）。

【生境分布】生于山地灌丛边、林下或草坡上。分布于辽宁西部。

【功效应用】根（直梗唐松草根）：祛风。花（直梗唐松草花）、果实（直梗唐松草果）：用于肝炎，肝肿大，肝包虫。

7. 箭头唐松草 _Thalictrum simplex_ L.

【别　　名】箭头白蓬草。

【药用部位】根及根状茎（箭头唐松草）。

【生境分布】生于山地草坡、沟谷湿地、林缘草地。分布于凌源、彰武、北镇、开原、清原、新宾、抚顺、沈阳、辽阳、本溪、鞍山、岫岩、盘山、宽甸、东港、长海、大连等地。

【功效应用】清热燥湿，解毒泻火。用于痢疾。

8. 短梗箭头唐松草 _Thalictrum simplex_ var. _brevipes_ H. Hara

【别　　名】短梗箭头白蓬草、金鸡脚下黄、猫爪草。

【药用部位】全草或根（硬水黄连）。

【生境分布】生于平原，低山草地或沟边。分布于沈阳、辽阳、鞍山、本溪、岫岩等地。

【功效应用】味苦，性寒。清热解毒，利湿退黄，止痢。用于黄疸，痢疾，肺热咳嗽，目赤肿痛，鼻疳。

9. 展枝唐松草 _Thalictrum squarrosum_ Stephan & Willd.

【别　　名】展叶白蓬草、岐序唐松草、猫爪子、猫蹄芹、牛波罗盖。

【药用部位】根及根茎或全草（猫爪子）。

【生境分布】生于石砾质山坡、森林草原。分布于凌源、阜蒙、彰武、抚顺、桓仁、宽甸等地。

【功效应用】味苦，性平。清热解毒，健胃制酸。用于急性结膜炎，传染性肝病，痢疾，胃病吐酸。

附注：本种的嫩芽可作野菜食用。

10. 深山唐松草 _Thalictrum tuberiferum_ Maxim.

【别　　名】深山白蓬草。

【药用部位】根（深山唐松草）。

【生境分布】生于海拔 780~1100m 间山地草坡或灌丛边。分布于凌源、新宾、辽阳、本溪、桓仁、凤城、宽甸、岫岩等地。

【功效应用】清热解毒。

金莲花属 _Trollius_ L.

1. 金莲花 _Trollius chinensis_ Bunge

【别　　名】旱地莲、金芙蓉，阿拉坦花—其其格、协日—其其格（蒙药）。

【药用部位】花（金莲花）。

【生境分布】生于山地草坡或疏林下。分布于辽宁西部。

【功效应用】味苦，性寒。清热解毒，消肿，明目。用于感冒发热，咽喉肿痛，口疮，牙龈肿痛，牙龈出血，目赤肿痛，疔疮肿毒，急性鼓膜炎，急性淋巴管炎。

【民族用药】蒙医：花入药，味苦，性寒。效钝、轻、柔。清黏热，解毒，燥脓，止腐愈伤。用于刃伤，疮疡多脓，脉伤出血，淋巴腺肿，咽喉肿痛，耳热症，血协日性眼病。

附注：功效相似的有**短瓣金莲花 _T. ledebourii_ Rchb.**，分布于辽阳、宽甸、凤城等地。**长瓣金莲花 _T. macropetalus_ (Regel) F. Schmidt**，分布于新宾。

2. 长白金莲花 _Trollius japonicus_ Miq.

【别　　名】山地金莲花、金莲花。

【药用部位】花（长白金莲花）。

【生境分布】生于海拔 1000~1300m 的潮湿草坡。分布于桓仁。

【功效应用】味苦，性寒。清热解毒，明目。

41. 莲科 Nelumbonaceae

莲属 *Nelumbo* Adanson

莲 *Nelumbo nucifera* Gaertn.

【别　　名】莲花、荷花，央加（朝药）。

【药用部位】根茎节（藕节）；叶基部（荷叶蒂）；叶（荷叶）；花蕾（莲花）；花托（莲房）；雄蕊（莲须）；种子（莲子）；幼叶及胚根（莲子心）。

【生境分布】生于池塘及浅水湖泊中。分布于凌源、绥中、彰武、新宾、新民、沈阳、辽中、辽阳、本溪、桓仁、鞍山、海城、台安、岫岩、盘锦、普兰店、金州、大连等地。

【功效应用】根茎节（藕节）：味甘、涩，性平。收敛止血，化瘀。用于吐血，咯血，衄血，尿血，崩漏。叶基部（荷叶蒂）：清暑去湿，和血安胎。用于治血痢，泄泻，妊娠胎动不安等。叶（荷叶）：味苦，性平。清热解暑，升发清阳，凉血止血。用于暑热烦渴，暑湿泄泻，脾虚泄泻，血热吐衄，便血崩漏。花蕾（莲花）：味苦、甘，性平。散瘀止血，祛湿消风。用于损伤呕血，血淋，崩漏下血，天疱湿疮，疥疮瘙痒。花托（莲房）：味苦、涩，性温。化瘀止血。用于崩漏，尿血，痔疮出血，产后瘀阻，恶露不尽。雄蕊（莲须）：味甘、涩，性平。固肾涩精。用于遗精滑精，带下，尿频。种子（莲子）：味甘、涩，性平。补脾止泻，益肾涩精，养心安神。用于脾虚泄泻，带下，遗精，心悸失眠。幼叶及胚根（莲子心）：味苦，性寒。清心安神，交通心肾，涩精止血。用于热入心包，神昏谵语，心肾不交，失眠遗精，血热吐血。

【民族用药】朝医：莲子为太阴人药。开肺之胃气而消食进食，清心，固精。用于虚劳，肾泄，食滞，不思饮食，中风等症。

附注：本种为《中国药典》2020 年版收载药材藕节、荷叶、莲房、莲须、莲子和莲子心的基原植物。本种被《国家重点保护野生植物名录》列为二级保护植物。

42. 悬铃木科 Platanaceae

悬铃木属 *Platanus* L.

二球悬铃木 *Platanus* × *acerifolia* (Aiton) Willd.

【别　　名】英国梧桐、槭叶悬铃木。

【药用部位】树皮（法国梧桐皮）；叶（法国梧桐叶）；果实（法国梧桐果）。

【生境分布】原产欧洲。大连、鞍山、丹东等地有栽培。

【功效应用】树皮（法国梧桐皮）：用于腹泻，痢疾，疝气，齿痛。叶（法国梧桐叶）：滋补退热，发汗。果实（法国梧桐果）：解表发汗，止血。用于血小板减少性紫癜，出血。

附注：功效相同的有**一球悬铃木（美国梧桐）** *P. occidentalis* L.，原产欧洲东南部及亚洲西部。大连等地有栽培作行道树；**三球悬铃木（法国梧桐）** *P. orientalis* L.，原产欧洲东南部及亚洲西部。大连等地有栽培作行道树。

43. 黄杨科 Buxaceae

黄杨属 *Buxus* L.

黄杨 *Buxus sinica* (Rehder & E. H. Wilson) M. Cheng

【别　　名】瓜子黄杨、黄杨木。

【药用部位】根（黄杨根）；茎（黄杨木）；叶（黄杨叶）；果实（黄杨子）。

【生境分布】分布于我国中部。鞍山、大连有栽培。

【功效应用】根（黄杨根）：味苦、辛，性平。可祛风除湿，行气活血。用于筋骨痛。目赤肿痛，吐血。茎（黄杨木）：味苦，性平。可祛风除湿，理气止痛。用于风湿痛，胸腹气胀，牙痛，疝痛，跌打损伤。叶（黄杨叶）：用于难产，暑疖。果实（黄杨子）：用于中暑，面上生疖。

附注：功效相同的有**小叶黄杨（朝鲜黄杨）** *B. sinica* var. *parvifolia* M. Cheng，原产朝鲜。辽阳、大连、盖州等地有栽培。

44. 芍药科 Paeoniaceae

芍药属 *Paeonia* L.

1. 芍药 *Paeonia lactiflora* Pall.

【别　　名】野芍药、毛果芍药哈、山芍药花、山芍药、山赤芍，查那—其其格（蒙药），搜丹—依勒、臭牡丹根（满药），白扎加（朝药）。

【药用部位】栽培品的根（白芍）；野生品的根（赤芍）。

【生境分布】野生于山坡或阔叶林下，常见栽培。分布于凌源、兴城、建平、彰武、西丰、清原、新宾、沈阳、辽阳、本溪、桓仁、鞍山、岫岩、宽甸等地。

【功效应用】栽培品的根（白芍）：味辛、酸，性凉。平肝止痛，养血调经，敛阴止汗。用于头痛眩晕，胁痛，腹痛，四肢挛痛，月经不调，自汗，盗汗。野生品的根（赤芍）：味苦，性凉。清热凉血，散瘀止痛。用于温毒发斑，吐血，衄血，目赤，跌打损伤，痈肿疮疡。

【民族用药】蒙医：根入药，味酸、苦，性微寒。清血热，祛瘀血，止痛。用于瘀血性疼痛，闭经，月经不调，子宫痞，关节肿胀。满医：根入药，祛瘀止痛，凉血消肿。用于瘀滞经闭，癥瘕积聚，腹痛、血痢，肠风下血，目赤，痈肿跌打损伤。朝医：白芍为少阴人药。收敛脾气，止痛，补血。用于中风，鼻额痛，太阳病，疟疾，风寒失音，臂痛，痈疽初发五硬等。

附注：本种为《中国药典》2020年版收载药材白芍的基原植物、赤芍的基原植物之一。

2. 草芍药 *Paeonia obovata* Maxim.—*P. japonica* (Makino) Miyabe & H. Takeda

【别　　名】卵叶芍药、山芍药、野芍药、参幌子、土白芍，狗参、埃萨姆（朝药）。

【药用部位】根（赤芍）。

【生境分布】生于阔叶林或针阔混交林下或林缘。分布于凌源、西丰、清原、新宾、抚顺、辽阳、本溪、桓仁、凤城、宽甸、丹东、鞍山、海城、岫岩、庄河、营口等地。

【功效应用】味苦，性凉。活血散瘀，清肝，止痛。用于瘀血腹痛，经闭，痛经，胸胁疼痛。

【民族用药】朝医：根入药，生用或酒炒作白芍用。味苦、涩，性凉。活血散瘀，泻肝清热，痛经，镇痉，利尿，止痛。用于月经不调，赤白带下，闭经，血瘀腹痛，慢性肠炎，泻痢，胃痉挛，肋间神经痛，关节肿痛，痈肿疮疖等症。

3. 紫斑牡丹 *Paeonia rockii* (S. G. Haw & L. A. Lauener) T. Hong & J. J. Li ex D. Y. Hong—*P. × suffruticosa* var. *papaveracea* (Andr.) Kerner

【别　　名】绛纱笼玉、秋水洛神。

【药用部位】根皮（紫斑牡丹皮）。

【生境分布】分布于四川北部、甘肃南部、陕西南部（太白山区）。凌源、丹东等地有栽培。

【功效应用】清热凉血，活血化瘀。

附注：陕西民间习惯将本种根皮作牡丹皮用，称"西丹皮"。本种被《国家重点保护野生植物名录》列为一级保护植物。

4. 牡丹 *Paeonia × suffruticosa* Andrews

【别　　名】木芍药、丹皮、牡丹皮、条丹皮，木达依勒哈（满药），牡丹皮、牡兰高基（朝药）。

【药用部位】根皮（牡丹皮）；花（牡丹花）。

【生境分布】常栽培于土层深厚，排水良好，肥沃疏松的砂质黏壤土或粉砂壤土。辽宁各地常见栽培。

【功效应用】根皮（牡丹皮）：味苦、辛，性微寒。清热凉血，活血散瘀。用于温毒发斑，吐血衄血，夜热早凉，骨蒸无汗，经闭，痛经，痈肿疮毒，跌扑伤痛，中风、腹痛等症。花（牡丹花）：味苦、淡，性平。活血调经。用于月经不调，经行腹痛。

【民族用药】满医：根皮入药，清热凉血，活血化瘀。用于阴虚血热引起的各种出血症，阴虚发热，心烦失眠，血滞痛经，跌打损伤，痈肿疮毒，骨蒸劳热，寒湿痹痛。朝医：牡丹皮为少阳人药。调错综肾气之参伍，泻火凉食，消食。用于少阳人阴虚火动，食滞，不思饮食。

附注：本种为《中国药典》2020 年版收载药材牡丹皮的基原植物。

45. 茶藨子科 Grossulariaceae

茶藨子属 *Ribes* L.

1. 刺果茶藨子 *Ribes burejense* F. Schmidt

【别　　名】刺李、刺梨、山梨、刺醋李、醋栗、刺果蔓茶藨。

【药用部位】根（刺果茶藨）；种子（刺梨）。

【生境分布】生于山地针阔混交林中或溪流旁。分布于旅顺口、金州及辽宁东部山区。

【功效应用】根（刺果茶藨）：祛风除湿。用于风湿关节痛。种子（刺梨）：消水肿，调经。

2. 双刺茶藨子 *Ribes diacanthum* Pall.

【别　　名】楔叶茶藨。

【药用部位】果实（楔叶茶藨子）。

【生境分布】生于沙丘、沙质草原及河岸边。分布于沈阳。

【功效应用】解毒。

3. 华蔓茶藨子 *Ribes fasciculatum* var. *chinense* Maxim.

【别　　名】华茶藨子、华茶藨、大蔓茶藨。

【药用部位】根（三升米）；果实（华蔓茶藨子）。

【生境分布】生于山坡疏林、溪谷两旁及山岩旁。分布于旅顺口。

【功效应用】根（三升米）：凉血清热，调经。用于妇女虚热乏力，月经不调，痛经。果实（华蔓茶藨子）：清热解毒。用于瘾疹，痈肿，痢疾。

4. 长白茶藨子 *Ribes komarovii* Pojark.

【别　　名】长白茶藨。

【药用部位】果实（长白茶藨）。

【生境分布】生于路边林下、灌丛中或岩石坡地。分布于清原、新宾、本溪、桓仁、凤城、宽甸、庄河等地。

【功效应用】味辛，性温。解毒清热。用于感冒发热。

5. 东北茶藨子 *Ribes mandshuricum* (Maxim.) Kom.

【别　　名】东北茶藨子、满洲茶藨子、山麻子、东北醋李、狗葡萄、山樱桃、灯笼果、洋樱桃、山欧李。

【药用部位】果实（灯笼果）。

【生境分布】生于海拔 300~1000m 的山坡或山谷针、阔叶混交林下或杂木林下。分布于凌源、西丰、清原、新宾、抚顺、辽阳、本溪、桓仁、鞍山、岫岩、凤城、宽甸、丹东、庄河、普兰店等地。

【功效应用】味辛，性温。解表。用于感冒。

附注：本种的果实可生食或制成果酱、果酒、果汁、蜜饯等，还可提取红色素作食品添加剂。嫩叶可制茶。功效相同的有**光叶东北茶藨子 *R. mandshuricum* var. *subglabrum* Kom.**，产西丰、本溪、桓仁、鞍山等地。

6. 美丽茶藨子 *Ribes pulchellum* Turcz.

【别　　名】美丽茶藨、小叶茶藨。

【药用部位】果实（小叶茶藨）。

【生境分布】生于多石砾山坡、沟谷、黄土丘陵或阳坡灌丛中。分布于法库。

【功效应用】解表散寒，解毒。用于感冒发热，恶寒，咽喉痛，鼻塞，头痛。

46. 虎耳草科 Saxifragaceae

落新妇属 *Astilbe* Buch.-Ham. ex D. Don

落新妇 *Astilbe chinensis* (Maxim.) Franch. & Sav.

【别　　名】小升麻、升麻、红升麻、虎麻、山高粱、毛三七、术活、马尾参、山花七、铁火钳、金毛狗、芹菜幌子。

【药用部位】根茎（红升麻）；全草（落新妇）。

【生境分布】生于海拔390m以上的山谷、溪边、林下、林缘和草甸等处。分布于凌源、铁岭、西丰、清原、新宾、抚顺、辽阳、本溪、桓仁、鞍山、岫岩、凤城、宽甸、丹东、庄河、瓦房店等地。

【功效应用】根茎（红升麻）：味苦、辛、涩，性温。祛风除湿，强筋壮骨，活血祛瘀，散瘀止痛，清热止咳。用于筋骨痛，头痛，跌打损伤，毒蛇咬伤，咳嗽，小儿惊风，术后痛，胃痛，泄泻。全草（落新妇）：味苦，性凉。祛风，清热，止咳。用于风热感冒，头身疼痛，咳嗽。

附注：功效相同的有**大落新妇（朝鲜落新妇）*A. grandis* Stapf ex E. H. Wilson**，分布于北镇、铁岭、清原、新宾、抚顺、本溪、桓仁、岫岩、凤城、宽甸、丹东、庄河、瓦房店等地。本种及大落新妇的嫩苗均可作野菜食用。

大叶子属 *Astilboides* (Hemsl.) Engl.

大叶子 *Astilboides tabularis* (Hemsl.) Engl.

【别　　名】山荷叶、大脖梗子、佛爷伞。

【药用部位】根茎及全草（大叶子）。

【生境分布】生于山坡杂木林下或山谷沟边。分布于抚顺、辽阳、本溪、岫岩、凤城、宽甸、庄河等地。

【功效应用】味微苦、涩，性平。收涩，固肠止泻。用于泄泻。

岩白菜属 *Bergenia* Moench

岩白菜 *Bergenia purpurascens* (Hook. f. & Thomson) Engl.

【别　　名】矮白菜、印度岩白菜、岩壁菜。

【药用部位】根茎（岩白菜）。

【生境分布】分布于四川西南部、云南北部及西藏南部和东部。沈阳有栽培。

【功效应用】味苦、涩，性平。收敛止泻，止血止咳，舒筋活络。用于腹泻，痢疾，食欲不振，内外伤出血，肺结核咳嗽，气管炎咳嗽，风湿疼痛，跌打损伤。

附注：本种为《中国药典》2020年版收载药材岩白菜的基原植物。

金腰属 *Chrysosplenium* Tourn. ex L.

1. 日本金腰 *Chrysosplenium japonicum* (Maxim.) Makino

【别　　名】珠芽金腰子、珠芽金腰、大虎耳草。

【药用部位】全草（日本金腰）。

【生境分布】生于林下。分布于清原、新宾、鞍山、宽甸等地。

【功效应用】清热解毒，祛风解表。用于疮疖。

2. 五台金腰 *Chrysosplenium serreanum* Hand.-Mazz.

【别　　名】互叶金腰、金腰子。

【药用部位】全草（金腰子）。

【生境分布】生于林区湿地或溪畔。分布于西丰、本溪、宽甸、桓仁、鞍山等地。

【功效应用】味苦，性寒。泻湿热，退黄疸。用于黄疸，小便淋痛，阴挺，出血。

3. 中华金腰 *Chrysosplenium sinicum* Maxim.

【别　　名】异叶金腰、华金腰子、金腰子、金钱苦叶草、猫眼草。

【药用部位】全草（华金腰子）。

【生境分布】生于林下或山沟阴湿处。分布于西丰、本溪、凤城、宽甸、桓仁等地。

【功效应用】味苦，性寒。清热解毒，退黄，排石。用于黄疸，砂淋，石淋，小便短赤疼痛，疔疮。

亭阁草属 *Micranthes* Haw.

1. 长白亭阁草 *Micranthes laciniata* (Nakai & Takeda) S. Akiyama & H. Ohba—*Saxifraga laciniata* Nakai & Takeda

【别　　名】长白虎耳草、斑瓣虎耳草、条裂虎耳草。

【药用部位】全草（长白虎耳草）。

【生境分布】生于高山冻原或岳桦林下。分布于桓仁。

【功效应用】除湿利尿，行血祛瘀，消肿。用于咳嗽，咯血，黄疸，骨折筋伤，白带，疮疖。

2. 斑点亭阁草 *Micranthes nelsoniana* (D. Don) Small—*Saxifraga nelsoniana* D. Don

【别　　名】斑点虎耳草。

【药用部位】全草（斑点虎耳草）。

【生境分布】生于高海拔红松林下、林缘或石隙。分布于辽宁东部山区。

【功效应用】味苦，性平。解毒消肿。用于疔疮肿毒，胆囊炎，月经过多。

槭叶草属 *Mukdenia* Koidz.

槭叶草 *Mukdenia rossii* (Oliv.) Koidz.

【别　　名】爬山虎、碏巴菜、腊八菜、丹顶草、山碇子根。

【药用部位】全草（槭叶草）。

【生境分布】生于近水边的山谷石崖、山谷石隙。分布于本溪、凤城、宽甸、丹东、岫岩等地。

【功效应用】味甘、微苦，性平。宁心安神。用于心慌，心悸。

独根草属 *Oresitrophe* Bunge

独根草 *Oresitrophe rupifraga* Bunge

【别　　名】岩花。

【药用部位】全草（独根草）。

【生境分布】生于海拔 600m 以上的山谷、悬崖阴湿石隙中。分布于凌源、庄河等地。

【功效应用】清热利湿。用于小儿肠炎，腹泻。

鬼灯檠属 *Rodgersia* Gray

鬼灯檠 *Rodgersia podophylla* A. Gray

【药用部位】叶（鬼灯檠）。

【生境分布】生于山坡阴湿处。分布于鸭绿江边。

【功效应用】解热。

虎耳草属 *Saxifraga* Tourn. ex L.

1. 零余虎耳草 *Saxifraga cernua* L.

【别　　名】点头虎耳草。

【药用部位】全草（零余虎耳草）。

【生境分布】生于岩石阴湿处。分布于凌源。

【功效应用】清热解毒，排脓。

2. 镜叶虎耳草 *Saxifraga fortunei* var. *koraiensis* Nakai

【别　　名】朝鲜虎耳草。

【药用部位】全草（镜叶虎耳草）。

【生境分布】生于林下或溪边岩隙。分布于辽阳、本溪、桓仁、岫岩、凤城、宽甸、丹东、庄河等地。

【功效应用】清热解暑。

3. 球茎虎耳草 *Saxifraga sibirica* L.

【药用部位】全草（球茎虎耳草）。

【生境分布】生于林下、灌丛、高山草甸和石隙。分布于凌源、北镇、阜蒙等地。

【功效应用】清热解毒，凉血，祛风湿，消肿止痛，生肌。

47. 景天科 Crassulaceae

八宝属 *Hylotelephium* H. Ohba

1. 钝叶瓦松 *Hylotelephium malacophyllum* (Pall.) J. M. H. Shaw—*Orostachys malacophylla* (Pall.) Fisch.

【别　　名】慎谔瓦松。

【药用部位】全草（钝叶瓦松）。

【生境分布】生于山坡林下及多石山坡或沙岗。分布于彰武。

【功效应用】止血，止痢，敛疮。

2. 白八宝 *Hylotelephium pallescens* (Freyn) H. Ohba

【别　　名】白景天、白花景天、长茎景天。

【药用部位】全草（白八宝）。

【生境分布】生于河边石砾滩及林下草地。分布于西丰。

【功效应用】味苦，性平。清热解毒，镇静止痛。

3. 长药八宝 *Hylotelephium spectabile* (Boreau) H. Ohba

【别　　名】石头菜、长药景天、八宝景天、华丽景天、蝎子掌、豆瓣菜。

【药用部位】全草（石头菜）。

【生境分布】生于低山多石干山坡及山顶岩石上。分布于北镇、西丰、清原、新宾、抚顺、辽阳、本溪、桓仁、鞍山、海城、岫岩、普兰店、金州、大连、旅顺口等地。

【功效应用】味微苦，性凉。清热解毒，消肿排脓。用于疔疮，痈毒，烫火伤，蜂螫。

附注：本种的嫩苗可作野菜食用。

4. 紫八宝 *Hylotelephium telephium*(L.) H. Ohba—*H. purpureum* (L.) Holub

【别　　名】紫景天。

【药用部位】全草（紫八宝）。

【生境分布】生于海拔 400~1000m 的山坡草原或林下阴湿山沟边。分布于西丰。

【功效应用】味甘、涩、微苦，性平。清热解毒，敛疮，祛风镇痛，补益心肾。用于疮疡痈疽，瘰疬，痔核，感冒头痛，风寒痹痛，痛风，肺炎，肺结核，心悸，虚劳，阳痿，妇女不孕，癫痫，神经障碍，便秘，虫积，食积，腱鞘炎。

5. 轮叶八宝 *Hylotelephium verticillatum* (L.) H. Ohba—*Sedum verticillatum* L.

【别　　名】轮叶景天、楼台还阳、酱子草、三角还阳、打不死、一代宗。

【药用部位】全草（轮叶八宝）。

【生境分布】生于海拔 300m 以上的山坡草丛中或沟边阴湿处。分布于清原、新宾、抚顺、本溪、鞍山、岫岩、庄河等地。

【功效应用】味苦，性凉。活血化瘀，解毒消肿。用于劳伤腰痛，金创出血，无名肿痛，蛇虫咬伤。

6. 珠芽八宝 *Hylotelephium viviparum* (Maxim.) H. Ohba

【别　　名】珠芽景天。

【药用部位】全草（珠芽八宝）。

【生境分布】生于混交林内、阴湿的石砬子处及沙质地。分布于北镇、辽阳、本溪、鞍山、岫岩、凤城、丹东、庄河等地。

【功效应用】用于劳伤。外用治鸡眼。

瓦松属 *Orostachys* (DC.) Fisch.

1. 狼爪瓦松 *Orostachys cartilagineus* Boriss.

【别　　名】辽瓦松、乾滴落、白天草。

【药用部位】全草（辽瓦松）。

【生境分布】生长于固定沙丘、干山坡等处。分布于阜新、彰武、西丰、清原、新宾、抚顺、辽阳、鞍山、岫岩、盖州、庄河、普兰店、金州、大连等地。

【功效应用】味酸，性平。凉血止痢，解毒敛疮。用于泻痢，便血，痔疮出血，崩漏，痈肿疮毒，烫火伤。

2. 瓦松 *Orostachys fimbriata* (Turcz.) A. Berger

【别　　名】干滴落、瓦花、石莲花、山滴溜、山溜溜、后老婆脚丫子、山老婆脚丫、凉黄瓜、狼牙草、旱莲草、酸塔、塔松、兔子拐杖、干吊鳖、瓦花、石塔花、狼爪子、老太太脚后跟、艾拉格—额布斯（蒙药）。

【药用部位】全草（瓦松）。

【生境分布】生长于石质山坡，岩石或屋顶上。分布于凌源、建平、建昌、阜新、清原、辽阳、鞍山、岫岩、瓦房店、普兰店、金州、大连、旅顺口等地。

【功效应用】味酸、苦，性凉。有毒。凉血止血，清热解毒，收湿敛疮。用于吐血，鼻衄，便血，血痢，热淋，月经不调，疔疮痈肿，痔疮，湿疹，烫伤，肺炎，肝炎，宫颈糜烂，乳糜尿。

【民族用药】蒙医：全草入药，味酸，性凉。止血，止泻，解毒。

附注：本种为《中国药典》2020 年版收载药材瓦松的基原植物。功效相似的有**晚红瓦松（日本瓦松）** *O. japonica* A. Berger—*O. erubescens* (Maxim.) Ohwi，分布于鞍山、凤城、庄河等地；**黄花瓦松** *O. spinosa* (L.) Sweet，分布于西丰、新宾、清原、鞍山、营口、东港、庄河、瓦房店、金州等地。

费菜属 *Phedimus* Raf.

1. 费菜 *Phedimus aizoon* (L.) 't Hart

【别　　名】细叶费菜、狭叶费菜、狭叶土三七、土三七、景天三七、长生景天、八宝草、还阳草、蝎子草、酒壶菜、豆瓣菜、小豆瓣菜、贝兰拿旦（满药）。

【药用部位】全草（景天三七）。

【生境分布】生于岩石、山谷、山坡、山沟及沙岗上。亦有人工栽培。分布于辽宁各地。

【功效应用】味甘、微酸，性平。散瘀止血，安神镇痛。用于吐血，衄血，牙龈出血，便血，崩漏。外用于跌打损伤，外伤出血，烧伤、烫伤。

【民族用药】满医：全草入药，止血散瘀，消肿止痛，清热解毒。用于吐血、咳血、衄血、尿血、便血、外伤出血等多种内出血病症，妇女白带，痛经，崩漏，跌打损伤，腰腿扭伤肿痛，风湿痹证，痈疮肿毒，蛇虫咬伤。

附注：本种的嫩苗和嫩茎叶可食用。功效相同的有**堪察加费菜（堪察加景天、北景天）** *Ph. kamtschaticus* (Fisch.) 't Hart，分布于北镇、岫岩、宽甸、瓦房店、金州、大连等地。

2. 宽叶费菜 *Phedimus aizoon* var. *latifolius* (Maxim.) H. Ohba, K. T. Fu & B. M. Barthol.

【别　　名】宽叶土三七。

【药用部位】根及全草（宽叶费菜）。

【生境分布】生于山坡阴地。分布于丹东、凤城。

【功效应用】止血，活血，解毒，止痛。

3. 杂交费菜 *Phedimus hybridus* (L.) 't Hart —*Sedum hybridum* L.

【别　　名】杂交景天、杂种景天。

【药用部位】全草（杂交景天）。

【生境分布】杂交种。辽宁各地常见栽培。

【功效应用】味微酸，性凉。清热解毒，凉血止血，祛风湿。用于扁桃体炎，咽喉炎，口腔炎，鼻衄，咯血，吐血，高血压病，风湿关节痛，湿疹，疮疡。

4. 吉林费菜 *Phedimus middendorffianus* (Maxim.) 't Hart

【别　　名】吉林景天、狗景天、细叶景天。

【药用部位】带根全草（岩景天）。

【生境分布】生于海拔 300~950m 的山地林下石缝间及山坡岩石上。分布于绥中、阜蒙、法库、沈阳、桓仁等地。

【功效应用】味酸，性平。散瘀止血，解毒敛疮。用于咯血，衄血，血崩，湿疹，蛇虫咬伤。

景天属 *Sedum* L.

1. 藓状景天 *Sedum polytrichoides* Hemsl.

【别　　名】柳叶景天、藓状佛甲草。

【药用部位】根（藓状景天）。

【生境分布】生于海拔 1000m 左右山坡石上。分布于本溪、宽甸、庄河等地。

【功效应用】清热解毒，止血。用于咯血。

2. 垂盆草 *Sedum sarmentosum* Bunge

【别　　名】卧茎景天、野马齿苋、匍行景天、狗牙、狗牙半枝、金钱落地、护盆草。

【药用部位】全草（垂盆草）。

【生境分布】生于山坡阳处或石上。分布于义县、辽阳、本溪、鞍山、海城、岫岩、庄河、普兰店、大连等地。

【功效应用】味甘、微酸，性凉。清热解毒，消肿排脓，退黄。用于咽喉痛，口疮，黄疸，痢疾；外用于烧、烫伤，痈疮疔毒，缠腰火丹，蛇咬伤。

附注：本种为《中国药典》2020 年版收载药材垂盆草的基原植物。

3. 繁缕景天 *Sedum stellariifolium* Franch.

【别　　名】繁缕叶景天、火焰草、佛甲草。

【药用部位】全草（火焰草）。

【生境分布】生于山坡或山谷土上或石缝中。分布于凌源、凤城等地。

【功效应用】味微苦，性凉。清热解毒，凉血止血。用于热毒疮疡，乳痈，丹毒，无名肿毒，水火烫伤，咽喉肿痛，牙龈炎，血热吐血，咯血，鼻衄，外伤出血。

48. 扯根菜科 Penthoraceae

扯根菜属 *Penthorum* Gronov. ex L.

扯根菜 *Penthorum chinense* Pursh

【别　　名】水泽兰、赶黄草、洗衣草、手草、洋胰子草。

【药用部位】全草（水泽兰）。

【生境分布】生于山沟路旁潮湿处或溪边湿地。分布于彰武、铁岭、西丰、新民、康平、铁岭、西丰、清原、新宾、抚顺、辽阳、本溪、桓仁、鞍山、海城、台安、岫岩、盘锦、凤城、宽甸、庄河、大连、旅顺口等地。

【功效应用】味苦、微辛，性寒。利水除湿，活血散瘀，止血，解毒。用于水肿，小便不利，黄疸，带下，痢疾，闭经，跌打损伤，尿血，崩漏，毒蛇咬伤。

49. 小二仙草科 Haloragaceae

狐尾藻属 *Myriophyllum* L.

1. 穗状狐尾藻 *Myriophyllum spicatum* L.

【别　　名】金鱼藻、巨藻、泥茜。

【药用部位】全草（聚藻）。

【生境分布】生于池塘、沟渠中，分布于北镇、彰武、法库、新民、康平、辽中、辽阳、盘山、瓦房店、大连等地。

【功效应用】味甘、淡，性寒。清热解毒。用于痢疾。

2. 狐尾藻 *Myriophyllum verticillatum* L.

【别　　名】轮叶狐尾藻。

【药用部位】全草（狐尾藻）。

【生境分布】生于池塘。分布于凌源、北镇、阜蒙、彰武、新民、法库、康平、沈阳、辽中、瓦房店、普兰店、旅顺口等地。

【功效应用】清热解毒。用于痢疾。

50. 葡萄科 Vitaceae

蛇葡萄属 *Ampelopsis* Michaux

1. 乌头叶蛇葡萄 *Ampelopsis aconitifolia* Bunge

【别　　名】野葡萄、草白蔹、乌头叶葡萄、蛇葡萄、掌裂草葡萄、狗葡萄。

【药用部位】根皮（过山龙）。

【生境分布】生于沙石地、荒野、干燥山坡及路旁。分布于彰武、抚顺、沈阳、鞍山、瓦房店、金州等地。

【功效应用】味辛，性热。祛风除湿，散瘀消肿。用于风寒湿痹，跌打瘀肿，痈疽肿痛。

2. 掌裂蛇葡萄 *Ampelopsis delavayana* var. *glabra* (Diels & Gilg) C.L.Li

【别　　名】掌叶草葡萄、三裂草白蔹、掌裂草白蔹。

【药用部位】块根（独脚蟾蜍）。

【生境分布】生于山坡，路边。分布于彰武。

【功效应用】味苦，性寒，有小毒。清热化痰，解毒散结。用于热病头痛，胃痛，痢疾，痈肿，痰核。

3. 东北蛇葡萄 *Ampelopsis glandulosa* var. *Brevipedunculata* (Maxim.) Momiy.—*A. heterophylla* var. *brevipedunculata* (Regel) C. L. Li

【别　　名】蛇白蔹、蛇葡萄、狗葡萄、野葡萄、大老鸹眼、老鸹食、老鸹食蔓子、山葫芦秧、山葫芦蔓子、穷藤、死孩子扣、碰藤子、碰碰秧、见毒消。

【药用部位】根皮（蛇白蔹）。

【生境分布】生于山坡灌丛或河边疏林中。分布于凌源、葫芦岛、建昌、建平、北镇、西丰、清原、新宾、抚顺、沈阳、辽阳、本溪、桓仁、盖州、鞍山、海城、岫岩、庄河、长海、瓦房店、普兰店、大连、金州等地。

【功效应用】味辛、苦、涩，性凉。祛风除湿，解毒，敛疮。用于风湿性关节炎，胃溃疡，跌打损伤，烫伤，疮疡，丹毒。

4. 光叶蛇葡萄 *Ampelopsis glandulosa* var. *hancei* (Planch.) Momiy.—*A. heterophylla* var. *hancei* Planch.

【别　　名】异叶蛇葡萄。

【药用部位】根皮（紫葛）。

【生境分布】生于林缘或林中。分布于凌源、阜蒙、西丰、辽阳、鞍山、海城、盖州、大连等地。

【功效应用】味甘、微苦，性寒。清热补虚，散瘀通络，解毒。用于产后心烦口渴，中风半身不遂，跌打损伤，痈肿恶疮。

5. 葎叶蛇葡萄 *Ampelopsis humulifolia* Bunge

【别　　名】七角白蔹、三叶白蔹、七角藤、葎草叶山葡萄、葎草叶蛇葡萄、死孩子扣、山葫芦蔓子。

【药用部位】根皮（七角白蔹）。

【生境分布】生于低山坡或沟谷。分布于凌源、建平、建昌、绥中、北镇、彰武、阜新、开原、清原、新宾、抚顺、本溪、鞍山、盖州、营口、瓦房店、金州、大连、旅顺口等地。

【功效应用】味辛，性温。祛风湿，散瘀肿，解毒。用于风湿痹痛，跌打瘀肿，痈疽肿痛。

6. 白蔹 *Ampelopsis japonica* (Thunb.) Makino

【别　　名】白脸、白水罐、白浆罐、狗浆罐、白天天秧、白葡萄秧子、野葡萄秧子、山葡萄秧、小老鸹眼、小老鸹蔓、猪儿卵、八卦牛、山栗子，狗天天、小地瓜、山地瓜，卡黑陶（朝药）。

【药用部位】块根（白蔹）；果实（白蔹子）。

【生境分布】生于海拔 1000m 以下的山坡及路旁杂草丛中。分布于凌源、昌图、抚顺、沈阳、辽阳、鞍山、营口、普兰店、金州、大连等地。

【功效应用】块根（白蔹）：味苦，性微寒。清热解毒，消痈散结，敛疮生肌。用于痈疽发背，疔疮，瘰疬，烧烫伤。果实（白蔹子）：味苦，性寒。清热，消痈。用于温疟，热毒痈肿。

【民族用药】朝医：白蔹为太阴人药。清热燥湿，敛疮。用于诸疮。

附注：本种为《中国药典》2020 年版收载药材白蔹的基原植物。

乌蔹莓属 *Causonis* Raf.

乌蔹莓 *Causonis japonica* (Thunb.) Raf.—*Cayratia japonica* (Thunb.) Gagnep.

【别　　名】虎葛、五爪龙、五叶莓、地五加、过山龙、五将草、五龙草。

【药用部位】根或全草（乌蔹莓）。

【生境分布】分布河南、山东、安徽、江苏、浙江、湖北、湖南、福建等地。大连有栽培。

【功效应用】味苦、酸，性寒。清热解毒，利湿，消肿，活血化瘀。用于咽喉肿痛，目翳，咯血，尿血，痢疾。外用于痈肿，丹毒，痄腮，跌打损伤，毒蛇咬伤。

地锦属 *Parthenocissus* Planch.

1. 五叶地锦 *Parthenocissus quinquefolia* (L.) Planch.

【别　　名】美国地锦、美国爬山虎。

【药用部位】茎（五叶地锦茎）；茎皮、幼枝、根（五叶地锦）。

【生境分布】原产北美。辽宁各地常见栽培。

【功效应用】茎（五叶地锦茎）：祛风除湿。用于风湿痛。茎皮、幼枝、根（五叶地锦）：强壮，利尿，祛痰。

2. 地锦 *Parthenocissus tricuspidata* (Siebold & Zucc.) Planch.

【别　　名】爬山虎、爬墙虎、假葡萄藤、老虎爪子、野爬山虎、石虎子、爬山虎、胡斯巴—沃尔霍（满药）。

【药用部位】根、茎（地锦）。

【生境分布】生于山坡、沟边湿处或岩壁上，庭园常有栽培。分布于辽宁各地。

【功效应用】味甘，性温。活血通络，祛风，止痛，解毒。用于风湿关节痛，跌打损伤，痈疖肿毒。

【民族用药】满医：根和茎入药，祛风通络，活血解毒。爬山虎水煎服，用于风湿痹痛，鲜爬山虎捣烂外敷患处，用于跌打损伤，红肿疼痛，疖肿。

葡萄属 *Vitis* L.

1. 山葡萄 *Vitis amurensis* Rupr.

【别　　名】黑水葡萄、阿穆尔葡萄、野葡萄、山藤藤，毕干依—木库（满药），山藤藤秧、麦路当骨尔（朝药）。

【药用部位】根、茎（山藤藤秧）；果实（山藤藤果）。

【生境分布】生于山地林缘。分布于辽宁各地。

【功效应用】根、茎（山藤藤秧）：味酸，性凉。祛风，止痛。用于外伤痛，风湿骨痛，胃痛，腹痛，头痛、术后痛。果实（山藤藤果）：味酸，性凉。清热利尿。用于烦热口渴，膀胱湿热。

【民族用药】满医：果实、根及根皮入药，清热利湿，解毒消肿。用于湿热黄疸，肠炎痢疾，无名肿毒。山葡萄煮水，每日当茶饮，用于外感头痛，咳嗽，鼻塞不通或流清涕，风湿寒痹证。朝医：藤茎及根茎入药，为太阳人药。和胃，用于太阳人里证，止呕哕。民间治疗产后腹痛，产后浮肿，肾脏性浮肿，心脏性浮肿，喉头炎，糖尿病，治中暑等。

附注：本种的成熟果实可食用，也可酿酒、制饮料。嫩茎叶也可食用。

2. 美洲葡萄 *Vitis labrusca* L.

【别　　名】酒葡萄、狐葡萄、美国蘡薁。

【药用部位】全株（白肚）。

【生境分布】原产加拿大东南部，辽宁偶见栽培。

【功效应用】味辛，性平。活血通络。用于风湿疼痛，跌打肿痛。

3. 葡萄 *Vitis vinifera* L.

【别　　名】全球红、索索葡萄，欧洲葡萄、家葡萄、提子、葡萄干，乌珠木、贡布如木（蒙药），葡萄根（朝药）。

【药用部位】根或藤（葡萄根）；茎叶（葡萄藤叶）；果实（葡萄）。

【生境分布】辽宁各地普遍栽培。

【功效应用】根或藤（葡萄根）：味甘、涩，性平。除风湿，利小便。用于风湿骨痛，水肿。外用于骨折。茎叶（葡萄藤叶）：味甘、涩，性平。利小便，通小肠，消肿满。用于小便淋痛。果实（葡萄）：味酸，性平。解表透疹，利尿，安胎。用于小便淋痛，胎动不安，麻疹不透。

【民族用药】蒙医：果实入药，味甘、微涩，性凉。效重、柔、和、稀。清肺热，止咳平喘，滋补强身。用于肺热咳嗽，痰盛气喘，肺水肿，疹热，温热烦渴。朝医：葡萄根为太阳人药。和胃。用于太阳人里证，止呕哕。

51. 蒺藜科 Zygophyllaceae
蒺藜属 *Tribulus* L.

蒺藜 *Tribulus terrestris* L.

【别　　名】硬蒺藜、蒺藜狗、蒺藜狗子、蒺藜骨子、白蒺藜、野菱角、章古、七里丹、亚蔓章古、色玛、色玛拉高（蒙药），白蒺藜、宁格依亚—布拉（满药），基里奥（朝药）。

【药用部位】果实（蒺藜）。

【生境分布】生于山坡路旁、田边、荒丘及沙地。辽宁各地均有分布。

【功效应用】味苦、辛，性温。有小毒。平肝解郁，活血祛风，明目止痒。用于头痛眩晕，胸胁胀痛，乳闭乳痈，目赤翳障，风疹瘙痒。

【民族用药】蒙医：果实入药，味甘、微苦，性温。效轻、锐、稀。祛肾寒，镇赫依，利尿，消肿，强身，止痒。用于尿频，尿闭，肾赫依，赫如虎，腰腿痛，赫依滞症，阳痿，遗精，水肿，头痛。满医：果实入药，疏肝明目，祛风除湿。白蒺藜水煎服，用于眩晕目赤，风湿痹痛，风疹瘙痒。鲜白蒺藜捣烂外敷，用于疮疡肿毒。朝医：果实入药，味苦，性温。散风，明目，行血。用于眼疾，头痛，瘙痒，风疹，乳汁不通。

附注：本种为《中国药典》2020年版收载药材蒺藜的基原植物。

52. 豆科 Fabaceae (Leguminosae)
合萌属 *Aeschynomene* L.

合萌 *Aeschynomene indica* L.

【别　　名】田皂角、大样夜合草、梗通草、苦镰草、来年籽、水山扁豆。

【药用部位】根（合萌根）；茎木质部（梗通草）；叶（合萌叶）；全草（合萌）。

【生境分布】生于塘边、溪边或田埂边。分布于新宾、抚顺、沈阳、营口、盖州、海城、台安、盘山、岫岩、丹东、大连等地。

【功效应用】根（合萌根）：味甘、苦，性寒。清热利湿，消积，解毒。用于血淋，泄泻，痢疾疳积，目昏，牙痛等。茎木质部（梗通草）：味甘、淡，性寒。清湿热，利尿，下乳。用于水肿，小便淋痛，乳汁不下。叶（合萌叶）：味甘，性微寒。解毒，消肿，止血。用于痈肿疮疡，创伤出血，毒蛇咬伤。全草（合萌）：味苦、涩，性凉。清热解毒，平肝明目，利尿。用于热淋，血淋，水肿，泄泻，痢疾，关节疼痛，乳少等。

合欢属 *Albizia* Durazz.

1. 合欢 *Albizia julibrissin* Durazz.

【别　　名】马缨花、夜合树、芙蓉树、瞌梅条。

【药用部位】树皮（合欢皮）；花或花蕾（合欢花）。

【生境分布】生于低山坡疏林、林缘、山脚溪边及郊野旷地。长海、大连偶见野生，辽宁多地有栽培。

【功效应用】树皮（合欢皮）：味甘，性平。解郁安神，活血消肿。用于心神不安，忧郁失眠，肺痈疮肿，跌扑伤痛。花或花蕾（合欢花）：味甘，性平。解郁安神。用于心神不安，忧郁失眠。

附注：本种为《中国药典》2020年版收载药材合欢皮和合欢花的基原植物。

2. 山槐 *Albizia kalkora* (Roxb.) Prain.

【别　　名】山合欢、夜合欢、白合欢、白花合欢、马缨花、白夜合、山槐。

【药用部位】树皮（合欢皮）；花或花蕾（合欢花）。

【生境分布】分布于华北、西北、华东、华南至西南部各省区。大连有栽培。

【功效应用】树皮（合欢皮）：味甘，性平。解郁安神，活血消肿。用于心神不安，忧郁失眠，肺痈疮肿，跌扑伤痛。花或花蕾（合欢花）：味甘，性平。解郁安神。用于心神不安，忧郁失眠。

紫穗槐属 *Amorpha* L.

紫穗槐 *Amorpha fruticosa* L.

【别　　名】油条、棉条、苕条、椒条、棉槐。

【药用部位】叶（紫穗槐）。

【生境分布】原产于北美洲。辽宁各地有栽培，现为野生和半野生状态。

【功效应用】味苦，性凉。清热解毒，祛湿消肿。用于痈疮，烫伤，湿疹。

附注：辽宁各地药材市场曾发现紫穗槐果实是牛蒡子的常见伪品之一。

两型豆属 *Amphicarpaea* Elliot

两型豆 *Amphicarpaea edgeworthii* Benth.

【别　　名】三籽两型豆、阴阳豆。

【药用部位】种子（三籽两型豆）；全草或根（阴阳豆）。

【生境分布】生于低山坡阔叶林缘和郊野溪畔路旁。分布于辽宁各地。

【功效应用】种子（三籽两型豆）：味苦、性凉。用于带下病。全草或根（阴阳豆）：味苦、淡，性平。消食，解毒，止痛。用于消化不良，体虚自汗，盗汗，各种疼痛，疮疖等。

落花生属 *Arachis* L.

落花生 *Arachis hypogaea* L.

【别　　名】花生、长果。

【药用部位】根（落花生根）；茎叶（落花生枝叶）；果皮（花生壳）；种子（落花生）；种皮（花生衣）；种子油（花生油）。

【生境分布】原产于巴西。省内各地都有栽培。

【功效应用】根（落花生根）：味淡，性平。祛风除湿，通络。用于风湿关节痛。茎叶（落花生枝叶）：味甘、淡，性平。清热解毒，宁神降压。用于跌打损伤，痈肿疮毒，失眠，高血压。果皮（花生壳）：味淡、涩，性平。敛肺止咳。用于久咳气喘，咳痰带血。种子（落花生）：味甘，性平。健脾养胃，润肺化痰。主脾虚不运，反胃不舒，乳妇奶少，脚气，肺燥咳嗽，大便燥结。种皮（花生衣）：味甘、微苦、涩，性平。

止血，散瘀，消肿。用于血友病，类血友病，原发性及继发性血小板减少性紫癜，肝病出血症，术后出血，癌肿出血，胃、肠、肺、子宫等出血。种子油（花生油）：味甘，性平。润滑肠去积。用于蛔虫性肠梗阻，胎衣不下，烫伤。

黄芪属 *Astragalus* L.

1. 达乌里黄芪 *Astragalus dahuricus* (Pall.) DC.

【别　　名】达呼里黄芪、兴安黄芪、野豆角花、鸦食花。

【药用部位】根（兴安黄芪）。

【生境分布】生于砂质山坡、草丛中及河滩地。分布于凌源、朝阳、彰武、新宾、康平、法库、沈阳、辽阳、本溪、桓仁、鞍山、海城、岫岩、盖州、金州、旅顺口等地。

【功效应用】补气，利水。

2. 草木樨状黄芪 *Astragalus melilotoides* Pall.

【别　　名】紫云英、扫雪苗、山胡麻、苦豆根。

【药用部位】全草（秦头）。

【生境分布】生于山坡沟旁或河床沙地及草坡。分布于凌源、建平、彰武、康平、法库、沈阳、锦州等地。

【功效应用】味苦，性凉。祛风湿。用于风湿关节痛，四肢麻木。

3. 黄芪 *Astragalus membranaceus* (Fisch.) Bunge

【别　　名】膜荚黄芪、东北黄芪、绵芪、卜黄芪、口芪、北芪、二人抬，混其日、协日—萨日得马（蒙药），苏杜兰（满药），黄草（朝药）。

【药用部位】根（黄芪）。

【生境分布】林缘、灌丛或疏林下，亦见于山坡草地或草甸中。分布于凌源、阜蒙、清原、新宾、抚顺、辽阳、本溪、桓仁、鞍山、海城、岫岩、丹东、凤城、宽甸、庄河等地。

【功效应用】味甘，性温。补气升阳，固表止汗，利水消肿，生津养血，行滞通痹，托毒排脓，敛疮生肌。用于气虚乏力，食少便溏，中气下陷，久泻脱肛，便血崩漏，表虚自汗，气虚水肿，内热消渴，血虚萎黄，半身不遂，痹痛麻木，痈疽难溃，久溃不敛。

【民族用药】蒙医：根入药，味甘，性凉。清热，愈伤，止血，生肌。用于刃伤，内伤，子宫脱垂，跌打损伤，脉热等。满医：根入药，补中益气，益卫固表，脱毒生肌，利水退肿。用于胎动不安，小便不通，白浊，久咳气喘不愈，消化不畅，脱肛等。朝医：根入药，为少阴人药。补脾益气，固表。用于表热证和亡阳证。

附注：功效相同的有**蒙古黄芪** *A. membranaceus* **var.** *mongholicus* (Bunge) P. K. Hsiao—*A. mongholicus* (Fisch.) Bunge。黄芪及蒙古黄芪均为《中国药典》2020年版收载药材黄芪的基原植物，为辽宁"关药"道地药材品种，辽宁栽培品以黄芪为主，种植区域主要分布于辽西、辽东地区。**斜茎黄芪（沙打旺、直立黄芪）** *A. laxmannii* Jacq.—*A. adsurgens* Pall. 的根在辽宁民间习惯作黄芪用，分布于阜蒙、彰武、沈阳、鞍山、瓦房店、金州等地。

4. 糙叶黄芪 *Astragalus scaberrimus* Bunge

【别　　名】春黄芪、粗糙紫云英、掐不齐。

【药用部位】根、叶（糙叶黄芪）。

【生境分布】生于山坡阳处、路旁、滩地及地边。分布于凌源、建平、锦州、阜蒙、盘锦、大连、金州等地。

【功效应用】味微苦，性平。健脾利水。用于水肿胀满。

刀豆属 *Canavalia* DC.

刀豆 *Canavalia gladiata* (Jacq.) DC.

【别　　名】刀豆角、大刀豆，勃仁—芍沙（蒙药）。

【药用部位】种子（刀豆）。

【生境分布】热带与亚热带地区常见栽培。瓦房店、旅顺口等地有栽培。

【功效应用】味甘，性温。温中，下气，止呃。用于虚寒呃逆，呕吐。

【民族用药】蒙医：种子入药，味甘，性温。清肾热，补肾虚。用于肾伤，肾震，肾赫依病，腰腿酸痛。

附注：本种为《中国药典》2020年版收载药材刀豆的基原植物。

锦鸡儿属 Caragana Fabr.

1. 树锦鸡儿 Caragana arborescens Lam.

【别　　名】蒙古锦鸡儿、锦鸡儿。

【药用部位】根、根皮或花（树锦鸡儿）。

【生境分布】生于灌丛、林中及砾石沙地。分布于沈阳、盖州、大连等地。

【功效应用】味甘、微辛，性平。健脾益肾，祛风利湿之功效。用于肾虚耳鸣，眼花头晕，食少羸瘦，脚气浮肿，男子淋浊，女子带下，血崩，乳汁不畅，风湿骨节疼痛。

2. 黄刺条 Caragana frutex (L.) K. Koch

【别　　名】黄刺条锦鸡儿、金雀锦鸡儿。

【药用部位】根（柠条根）；全草（柠条）；花（柠条花）；种子（柠条子）。

【生境分布】原产新疆。在庄河等地有栽培。

【功效应用】根（柠条根）：味微辛，性温。益气养阴。用于头晕，心悸，气短乏力，高血压病。全草（柠条）：味甘，性温。滋阴补血，活血。用于月经不调。花（柠条花）味甘，性温。养阴，平肝。用于头晕，高血压病。种子（柠条子）：燥湿解毒，杀虫止痒。用于黄水疮、神经性皮炎、牛皮癣。

附注：功效相同的有**柠条锦鸡儿** C. korshinskii Kom.，分布于凌源等辽西地区。

3. 小叶锦鸡儿 Caragana microphylla Lam.

【别　　名】小叶金雀花、骨丹草、柠条、拧鸡儿，阿拉坦—哈尔嘎纳、阿拉塔嘎纳（蒙药）。

【药用部位】果实或根（小叶锦鸡儿）。

【生境分布】生于固定沙丘、沙质地、干山坡、草甸草原。分布于凌源、建平、义县、阜蒙、沈阳、长海、大连等地。

【功效应用】味苦，性寒。清热利咽，用于咽喉肿痛。

【民族用药】蒙医：根入药，味苦，性凉。效淡、轻。清热，收敛。用于高血压病，头痛，头晕，咽喉肿痛，毒热症。

4. 红花锦鸡儿 Caragana rosea Turcz. ex Maxim.

【别　　名】紫花锦鸡儿、金雀儿、骨担草、山小豆。

【药用部位】根（红花锦鸡儿）。

【生境分布】生于山坡，河谷及灌丛中，亦有栽培。分布于凌源、北镇、黑山、旅顺口（蛇岛）等地，沈阳、盖州、庄河、大连等地有栽培。

【功效应用】甘、微辛，性平。健脾，益肾，通经，利尿。用于虚损劳热，咳嗽，淋浊，阳痿，妇女血崩，白带，乳少，子宫脱垂。

紫荆属 Cercis L.

紫荆 Cercis chinensis Bunge

【别　　名】满条红、箩筐桑、紫金盘、米花木。

【药用部位】根或根皮（紫荆根）；皮（紫荆皮）；木部（紫荆木）；花（紫荆花）；果实（紫荆果）。

【生境分布】分布于华北、华东、西南及华中。大连等地有栽培。

【功效应用】根或根皮（紫荆根）：味苦，性平。破瘀活血，消痈解毒。用于月经不调，瘀滞腹痛，痈肿疮毒，痄腮，狂犬咬伤。皮（紫荆皮）：味苦，性平。活血通经，消肿解毒。用于风寒湿痹，经闭，血气痛，喉痹，淋证，痈肿，癣疥，跌打损伤，蛇虫咬伤。木部（紫荆木）：味苦，性平。活血，通淋。用于痛经，腹痛，淋证。花（紫荆花）：味苦，性平。清热凉血，祛风解毒。用于风湿筋骨痛，鼻中疳疮。果实（紫荆果）：味甘、微苦，性平。用于咳嗽，孕妇心痛。

山扁豆属 *Chamaecrista* Moench

豆茶山扁豆 *Chamaecrista nomame* (Makino) H. Ohashi—*Cassia nomame* (Siebold) Kitag.

【别　　名】豆茶决明、山扁豆、关门草、夹板草、驴夹板、篦子草、篦子叶、豆茶、山梅豆、山茶叶、帘子草、刀里板子、来年籽。

【药用部位】全草（关门草）。

【生境分布】生于山坡、路边、山谷溪边及林下草丛中。分布于葫芦岛、锦州、昌图、铁岭、西丰、清原、新宾、新民、抚顺、法库、沈阳、辽阳、本溪、桓仁、鞍山、海城、台安、岫岩、盘锦、营口、凤城、宽甸、丹东、庄河、普兰店、金州、大连等地。

【功效应用】味甘、微苦，性平。清热利尿，润肠通便。用于目花，夜盲，偏头痛，水肿，脚气，黄疸，便秘。

羊柴属 *Corethrodendron* Fisch. & Basiner

蒙古羊柴 *Corethrodendron fruticosum* var. *mongolicum* (Turcz.) Turcz. ex Kitag.—*Hedysarum fruticosum* var. *mongolicum* (Turcz.) Turcz. ex B. Fedtsch.

【别　　名】蒙古山竹子、蒙古岩黄芪。

【药用部位】根及根茎（蒙古岩黄芪）。

【生境分布】生于半固定沙丘、流动沙丘及砂质草地。分布于彰武。

【功效应用】强心，利尿，消肿。用于气虚气促，小便淋痛，浮肿。

猪屎豆属 *Crotalaria* L.

1. 菽麻 *Crotalaria juncea* L.

【别　　名】赫麻、印度麻。

【药用部位】根（太阳麻根）。

【生境分布】原产于印度。沈阳有栽培逸生。

【功效应用】味苦，性寒。利尿解毒。用于浊淋，小便淋痛，石淋，尿道结石，癣疥，跌打损伤。

2. 农吉利 *Crotalaria sessiliflora* L.

【别　　名】野百合、百合豆、山百合、猪屎豆、羊卵子、灯笼花、狗铃草、毛蛋草、伯伯草。

【药用部位】全草（农吉利）。

【生境分布】生于路边、山坡、荒地等处。产抚顺、辽阳、桓仁、鞍山、海城、盖州、营口、凤城、宽甸、丹东、庄河、长海、普兰店、大连、金州、旅顺口等地。

【功效应用】味甘、淡，性平。清热，利湿，解毒，消积。用于痢疾，热淋，喘咳，风湿痹痛，疔疮疖肿，毒蛇咬伤，小儿疳积，恶性肿瘤。

补骨脂属 *Cullen* Medik.

补骨脂 *Cullen corylifolium* (L.) Medik.—*Psoralea corylifolia* L.

【别　　名】破故纸、婆固脂、黑故子、黑故纸。

【药用部位】果实（补骨脂）。

【生境分布】分布于云南、四川。沈阳、大连等地有栽培。

【功效应用】味辛、苦，性温。温肾助阳，纳气，止泻。用于阳痿遗精，遗尿尿频，腰膝冷痛，肾虚作喘，五更泄泻；外用治白癜风，斑秃。

附注：本种为《中国药典》2020年版收载药材补骨脂的基原植物。

皂荚属 *Gleditsia* L.

1. 山皂荚 *Gleditsia japonica* Miq.

【别　　名】日本皂荚、山皂角、皂角、皂角树、皂力板子、皂角板子、小儿刺。

【药用部位】棘刺（山皂角刺）；成熟荚果（山皂角）。

【生境分布】生于山脚、郊野林缘及村庄附近旷地。分布于清原、新宾、抚顺、沈阳、辽阳、本溪、桓仁、鞍山、海城、台安、岫岩、凤城、宽甸、丹东、大连、北镇、绥中等地。

【功效应用】棘刺（山皂角刺）：味辛，性温。消肿排脓，下乳，杀虫除癣。用于乳痈，痈肿不溃。成熟荚果（山皂角）：味辛，性温。有小毒。祛痰通窍，消肿。用于中风，癫痫，痰涎涌盛，痰多咳喘。

【附注】在岫岩山区本种嫩芽可作野菜食用。功效相同的有**无刺山皂荚 *G. japonica* f. *inarmata* Nakai**，大连有栽培。

2. 皂荚 *Gleditsia sinensis* Lam.

【别　　名】皂荚树、皂角荚，孙道—宝日楚格（蒙药），依巴干依—哈勒玛力（满药），皂角、启幺那木（朝药）。

【药用部位】棘刺（皂角刺）；树皮或根皮（皂角木皮）；成熟荚果（大皂角）；不育荚果（猪牙皂）；种子（皂荚子）；叶（皂荚叶）。

【生境分布】分布于华北、西北、华东、华南。大连有栽培。

【功效应用】棘刺（皂角刺）：味辛，性温。消肿排脓，下乳，杀虫除癣。用于乳痈，痈肿不溃。树皮或根皮（皂角木皮）：味辛，性温。解毒散结，祛风杀虫。用于瘰疬，无名肿毒，风湿骨痛，疥癣，恶疮。成熟荚果（大皂角）：味辛，性温。有小毒。祛痰通窍，消肿。用于中风，癫痫，痰涎涌盛，痰多咳喘。不育荚果（猪牙皂）：味辛、咸，性温，有小毒。祛痰开窍，消肿散结。用于中风口噤，昏迷不醒，癫痫痰盛，官窍不通，大便秘结，痈肿等。种子（皂荚子）：味辛，性温。润肠通便，祛风散热，化痰散结。用于中风口噤，痰鸣喘咳，喉痹等。叶（皂角叶）：味辛，性微温。祛风解毒，生发。用于风热疮癣，毛发不生。

【民族用药】蒙医：不育果实入药，味甘、微辛，性凉。效重、软、锐、腻。有毒。缓泻，消肿，解毒。用于新旧肝病，肝中毒，水肿，陶赖，赫如虎，关节肿痛，消化不良，腹胀，呕吐，食物中毒。满医：果实入药，清热利湿。用于小便不利，尿急，尿痛，热病烦渴，乳汁不下。用皂角煮水洗头，养发、黑发。朝医：果实入药，为太阴人药。祛痰开窍。用于卒中风牙关紧闭，手足拘挛证及癫狂，癫痫，瘟疫。

【附注】本种为《中国药典》2020 年版收载药材皂角刺、大皂角和猪牙皂的基原植物。

大豆属 *Glycine* Willd.

1. 大豆 *Glycine max* (L.) Merr.

【别　　名】毛豆、黄豆、豆子，泰豆（朝药）。

【药用部位】根（大豆根）；叶（黑大豆叶）；花（黑大豆花）；黑色种子（黑大豆）；黄色种子（黄大豆）；经蒸煮、发酵加工后的黑色种子制品（淡豆豉）；种子发芽后晒干（大豆黄卷）；黑大豆种皮（黑大豆皮）；种子制成的浆汁（豆腐浆）。

【生境分布】辽宁各地普遍栽培。

【功效应用】根（大豆根）：味甘，性平。利水消肿。用于水肿。叶（黑大豆叶）：利尿通淋，凉血解毒。花（黑大豆花）：味苦、微甘，性凉。明目祛翳。用于翳膜遮睛。黑色种子（黑大豆）：味甘，性平。活血利水，祛风解毒，健脾益肾。用于水肿胀满，风毒脚气，黄疸浮肿、食物中毒等。黄色种子（黄大豆）：味甘，性平。宽中导滞，健脾利水，解毒消肿。用于食积泻痢，腹胀食呆，疮痈肿毒，脾虚水肿等。经蒸煮、发酵加工后的黑色种子制品（淡豆豉）：味苦、辛，性凉。解表，除烦，宣发郁热。用于感冒，寒热头痛，烦燥胸闷，虚烦不眠。种子发芽后晒干（大豆黄卷）：味甘，性平。清热透表，除湿利气。用于湿温初起，暑湿发热，湿痹，筋挛，水肿胀满，小便不利等。黑大豆种皮（黑大豆皮）：味甘，性凉。养阴平肝，祛风解毒。用于眩晕，头痛，阴虚烦热，盗汗，风痹，痈疮。种子制成的浆汁（豆腐浆）：味甘，性平。清肺化痰，润燥通便，利尿解毒。用于虚劳咳嗽，痰火哮喘，肺痈等。

【民族用药】朝医：大豆黄卷为太阴人药。清解表邪，分利湿热。用于湿热不化，汗少，胸痞。

【附注】本种为《中国药典》2020 年版收载药材大豆黄卷和淡豆豉的基原植物。

2. 野大豆 *Glycine soja* Siebold & Zucc.

【别　　名】稆豆、野料豆、野黑豆、小落豆秧、山黄豆。

【药用部位】种子（稆豆）；藤（野大豆藤）。

【生境分布】生于湿草地、河岸、沼泽地或灌丛间。辽宁各地有分布。

【功效应用】种子（稆豆）：味甘，性凉。补益肝肾，祛风解毒。用于阴亏目昏，肾虚腰痛，盗汗，筋骨痛，产后风痉，小儿疳疾，痈肿。藤（野大豆藤）：味甘，性凉。清热敛汗，舒筋止痛。用于盗汗，劳伤筋痛。胃脘痛，小儿食积。

附注：本种被《国家重点保护野生植物名录》列为二级保护植物。

甘草属 *Glycyrrhiza* L.

1. 刺果甘草 *Glycyrrhiza pallidiflora* Maxim.

【别　　名】头序甘草、东北土甘草、狗甘草、山大料、野大料、胡苍子、大胡苍子、偏头草、狗甘草、土甘草。

【药用部位】果实（狗甘草）；根（狗甘草根）。

【生境分布】生于海拔 500~800m 的路边，河边，堤岸草丛中。分布于彰武、清原、新宾、抚顺、沈阳、辽阳、本溪、鞍山、海城、台安、盘锦、营口、庄河、大连等地。

【功效应用】果实（狗甘草）：味甘、辛，性微温。催乳。用于乳汁缺少。根（狗甘草根）：味甘、辛，性微温。杀虫止痒，镇咳。用于阴道滴虫病，百日咳。

2. 甘草 *Glycyrrhiza uralensis* Fisch.

【别　　名】乌拉尔甘草、甜甘草、甜根子、东甘草，兴阿日、希和日—乌布斯（蒙药），坚粗呼力—沃尔霍（满药），甘草（朝药）。

【药用部位】根及根茎（甘草）。

【生境分布】生于干旱沙地、河岸砂质地、山坡草地及盐渍化土壤中。分布于凌源、建平、北票、阜新、彰武、黑山、康平等地。

【功效应用】味甘，性平。补脾益气，清热解毒，祛痰止喘，缓急止痛，调和诸药。用于脾胃虚弱，倦怠乏力，心悸气短，咳嗽多痰，脘腹、四肢挛急疼痛，痈肿疮毒，缓解药物毒性、烈性。

【民族用药】蒙医：根及根茎入药，味甘，性平。效稀、软、柔、轻。止痰祛咳，止渴，滋补，清热，止吐，解毒。用于肺热，哮喘，咳嗽，肺脓疡，舌咽干痛，恶心呕吐，白脉病，身体虚弱。满医：根茎入药，补脾益气，清热解毒，祛痰止咳，缓急止痛，调和诸药。用于心慌，胸闷气短，头晕目眩，咳嗽痰多，倦怠乏力，四肢挛急，脘腹疼痛，热毒疮痈，咽喉肿痛。朝医：甘草为少阴人药。固脾立脾。用于脾胃虚弱，食少便溏症，调和诸药。

附注：本种为《中国药典》2020 年版收载药材甘草的基原植物之一。本种被《国家重点保护野生植物名录》列为二级保护植物。被《国家重点保护野生药材物种名录》列为二级保护野生药材物种。

米口袋属 *Gueldenstaedtia* Fisch.

1. 狭叶米口袋 *Gueldenstaedtia stenophylla* Bunge

【别　　名】细叶米口袋、甜地丁、地丁。

【药用部位】全草（甜地丁）。

【生境分布】生于向阳山坡，田野及草地。分布于凌源、建平、绥中、阜蒙、盘锦等地。

【功效应用】味甘、苦，性寒。清热解毒，凉血消肿。用于痈肿疔疮，丹毒，肠痈，瘰疬，毒蛇咬伤，黄疸，肠炎，痢疾。

2. 米口袋 *Gueldenstaedtia verna* (Georgi) Boriss.—*G. maritima* Maxim.

【别　　名】少花米口袋、海滨米口袋、光滑米口袋、地丁、地雷、大根地丁、甜地丁、萝卜地丁、痒痒草、小丁黄。

【药用部位】带根全草（甜地丁）。

【生境分布】生于山坡草地，路边，田野。分布于凌源、建昌、绥中、黑山、阜蒙、彰武、昌图、沈阳、辽阳、台安、鞍山、台安、岫岩、盘锦、大连等地。

【功效应用】味甘、苦，性寒。清热解毒，凉血消肿。用于痈肿疔疮，丹毒，肠痈，瘰疬，毒蛇咬伤，黄疸，肠炎，痢疾。

长柄山蚂蝗属 *Hylodesmum* H. Ohashi & R. R. Mill.

1.羽叶长柄山蚂蝗 *Hylodesmum oldhamii* (Oliv.) H. Ohashi & R. R. Mill.—*Podocarpium oldhami* (Oliv.) Yang & Huang

【别　　名】羽叶山蚂蝗、山芽豆、羽叶山绿豆。

【药用部位】全株（羽叶山蚂蝗）。

【生境分布】生于海拔 100m 以上的山沟溪流旁林下、山坡杂木林下灌丛及多石砾地。分布于清原、新宾、抚顺、本溪、桓仁、鞍山、岫岩、凤城、庄河等地。

【功效应用】味微苦、辛，性凉。疏风清热，解毒。用于温病发热，风湿骨痛，咳嗽，咯血，疮毒痈肿。

2.宽卵叶长柄山蚂蝗 *Hylodesmum podocarpum* subsp. *fallax* (Schindl.) H.Ohashi & R.R.Mill.—*Podocarpium podocarpum* var. *fallax* (Schindl.) Yang & Huang

【别　　名】东北山蚂蝗、宽卵叶山蚂蝗、山绿豆、菱叶山蚂蝗。

【药用部位】全草（宽卵叶山蚂蝗）。

【生境分布】常生于山坡路旁、灌丛中疏林中。分布于清原、新宾、抚顺、辽阳、本溪、桓仁、庄河等地。

【功效应用】味微苦，性平。清热解表，利湿退黄。用于风热感冒，黄疸型肝炎。

木蓝属 *Indigofera* L.

1.河北木蓝 *Indigofera bungeana* Walp.

【别　　名】本氏木蓝、山扫帚、小樊花子。

【药用部位】根及全草（铁扫帚）。

【药用部位】生于山坡、草地或河滩地。分布于凌源、朝阳、北镇、阜蒙、长海、瓦房店等地。

【功效应用】味甘、微苦，性平。止血敛疮，清热利湿。用于吐血，创伤，无名肿毒，口疮，臁疮，痔疮，泄泻腹痛。

2.花木蓝 *Indigofera kirilowii* Maxim. ex Palibin

【别　　名】吉氏木蓝、豆根木蓝、土豆根、山小豆、山绿豆、山豆花、山扫帚、花槐蓝、胡豆、樊梨花、樊花子、山胡麻秸、山小杏条。

【药用部位】根（木蓝山豆根）。

【生境分布】生于山坡灌丛及疏林内或岩缝中。分布于凌源、朝阳、建平、葫芦岛、阜新、北镇、义县、清原、新宾、抚顺、沈阳、辽阳、本溪、鞍山、海城、岫岩、盖州、金州、大连、旅顺口等地。

【功效应用】味苦，性寒。清热利咽，解毒，通便。用于暑温，热解便秘，咽喉肿痛，肺热咳嗽，黄疸，痔疮，秃疮，蛇、虫、犬咬伤。

鸡眼草属 *Kummerowia* Schindl.

长萼鸡眼草 *Kummerowia stipulacea* (Maxim.) Makino

【别　　名】竖毛鸡眼草、短萼鸡眼草、掐不齐、山马料。

【药用部位】全草（鸡眼草）。

【生境分布】生于海拔 100~1200m 的路旁、草地、山坡、固定或半固定沙丘等处。辽宁各地有分布。

【功效应用】味甘、辛、微苦，性平。清热解毒，健脾利湿，活血止血。用于感冒发热，暑湿吐泻，黄疸，痈疖疮，痢疾，疳疾，血淋，咯血，衄血，跌打损伤，赤白带下。

　　附注：功效相同的有**鸡眼草 *K. striata* (Thunb.) Schindl.**，辽宁各地有分布。

扁豆属 *Lablab* Adans.

扁豆 *Lablab purpureus* (L.) Sweet—*Dolichos lablab* L.

【别　　名】白眉豆、白扁豆、气豆、藤豆、老母猪耳朵、老婆子耳朵。

【药用部位】根（扁豆根）；藤茎（扁豆藤）；叶（扁豆叶）；花（扁豆花）；种子（白扁豆）；种皮（扁

豆衣）。

【生境分布】辽宁各地有栽培。

【功效应用】根（扁豆根）：味微苦，性平。消暑，化湿，止血。用于暑湿泄泻，痢疾，淋浊，带下，便血，痔疮，瘘管。藤茎（扁豆藤）：味微苦，性平。化湿和中。用于暑湿吐泻不止。叶（扁豆叶）：味微甘，性平。消暑利湿，解毒消肿。用于暑湿吐泻，疮疖肿毒，蛇虫咬伤。花（扁豆花）：味甘，性平。理气宽胸，和胃止泻。用于胸闷气滞，不思饮食，呕恶，泄泻。种子（白扁豆）：味甘，性微温。健脾化湿，清暑。用于脾胃虚弱，暑湿内蕴，呕吐泄泻，消渴，带下病。种皮（扁豆衣）：味甘，性平。清暑化湿，健脾止泻。用于脾虚便溏，暑湿呕泻。

附注：本种花有红白两种，豆荚有绿白、浅绿、粉红或紫红等色；嫩荚作蔬食，白花和白色种子入药，有消暑除湿，健脾止泻之效。本种为《中国药典》2020 年版收载药材白扁豆的基原植物。

山黧豆属 *Lathyrus* L.

1. 大山黧豆 *Lathyrus davidii* Hance

【别　　名】山黧豆、野豌豆、茳茫决明香豌豆、茳芒香豌豆、山劳豆、劳豆秧子、山豇豆、香豌豆、大姑娘菜、鸡冠菜、大豆瓣菜。

【药用部位】种子（大山黧豆）。

【生境分布】生于林缘草或疏林下。分布于辽宁各地。

【功效应用】味辛，性温。疏肝理气，调经止痛。用于痛经，月经不调。

附注：本种的嫩苗和嫩茎叶可作野菜食用。

2. 三脉山黧豆 *Lathyrus komarovii* Ohwi

【别　　名】具翅香豌豆。

【药用部位】全草（三脉山黧豆）。

【生境分布】生于林下及草地等处。分布于本溪。

【功效应用】用于黄疸，尿少，外伤。

3. 日本山黧豆 *Lathyrus japonicus* Willd.

【别　　名】海滨山黧豆、海滨香豌豆、毛海滨山黧豆。

【药用部位】种子（海滨山黧豆）。

【生境分布】生于沿海沙滩上。分布于大连、丹东。

【功效应用】清热利湿，利水消肿，止痛。用于肝胆湿热，黄疸，身目俱黄，小便黄赤，小便不利，水肿。外用于外伤肿痛。

4. 毛山黧豆 *Lathyrus palustris* var. *pilosus* (Cham.) Ledeb.

【别　　名】柔毛山黧豆。

【药用部位】种子（毛山黧豆）。

【生境分布】生于湿草地、林缘草地及河岸。分布于辽宁各山区。

【功效应用】活血破瘀，解毒止痛，祛风除湿，解表散寒。用于风寒湿痹，关节腰膝疼痛，闪挫扭伤，跌打损伤，肿痛，外伤疼痛，牙痛，胃痛，胃寒呕吐，感冒，发热，头痛无汗。

5. 山黧豆 *Lathyrus quinquenervius* (Miq.) Litv.

【别　　名】五脉山黧豆、五脉香豌豆。

【药用部位】全草（竹叶马豆）。

【生境分布】生于沟坡，田边，草地，山坡及灌木丛中。分布于凌源、建平、彰武、昌图、沈阳、长海等地。

【功效应用】味苦，性凉。清热解毒。用于疮、癣、癞、疥，小儿麻疹后余毒未尽。

胡枝子属 *Lespedeza* Michx.

1. 胡枝子 *Lespedeza bicolor* Turcz.

【别　　名】扫帚条、二色胡枝子、杏条、横条、横子、白条。

【药用部位】根（胡枝子根）；茎叶（胡枝子）。

【生境分布】生于海拔 150~1000m 的山坡、林缘、路旁、灌丛及杂木林间。分布于辽宁各地。

【功效应用】根（胡枝子根）：味甘，性平。祛风除湿，活血止痛，止血止带，清热解毒。用于感冒发热、风湿痹痛，跌打损伤，鼻衄，赤白带下，流注肿毒。茎叶（胡枝子）：味甘，性平。清热润肺，利尿通淋，止血。用于肺热咳嗽，伤风发热，百日咳，淋证，便血，衄血，尿血，吐血。花（胡枝子花）：味甘，性平。清热止血，润肺止咳。用于便血，肺热咳嗽。

附注：功效相同的有**短梗胡枝子 *L. cyrtobotrya* Miq.**，分布于兴城、彰武、西丰、抚顺、鞍山、海城、岫岩、盖州、凤城、宽甸、丹东、庄河、普兰店、瓦房店、金州、大连等地。

2. 兴安胡枝子 *Lespedeza davurica* (Laxm.) Schindl.

【别　　名】达呼里胡枝子、达呼尔胡枝子、达乌里胡枝子、豆豆苗、牛筋子、牤牛茶、王八骨头。

【药用部位】全株（枝儿条）。

【生境分布】生于干山坡、草地、路旁及沙质地上。分布于西丰、法库、彰武、凌源、喀左、建昌、建平、北镇、兴城、绥中、抚顺、沈阳、辽阳、本溪、鞍山、海城、岫岩、金州、大连等地。

【功效应用】味辛，性温。解表散寒。用于感冒，发烧，咳嗽。

附注：功效相同的有**牛枝子 *L. potaninii* Vassilcz.—*L. davurica* var. *prostrata* Wang & Fu**，分布于凌源、昌图、辽阳、鞍山、大连等地。

3. 多花胡枝子 *Lespedeza floribunda* Bunge

【别　　名】白毛蒿花、扫帚苗、铁条、粳米条。

【药用部位】全草（铁鞭草）。

【生境分布】生于山地石质山坡、干燥丘陵坡地、林缘或灌丛间。分布于凌源、喀左、建平、朝阳、葫芦岛、锦州、北镇、阜新、瓦房店、金州、大连、旅顺口等地。

【功效应用】味涩，性凉。消积，截疟。用于小儿疳积，疟疾。

4. 阴山胡枝子 *Lespedeza inschanica* (Maxim.) Schindl.

【别　　名】白指甲花。

【药用部位】全草（阴山胡枝子）。

【生境分布】生于干山坡草丛中。分布于凌源、建昌、绥中、锦州、北镇、法库、抚顺、辽阳、本溪、鞍山、台安、岫岩、丹东、庄河、金州、大连等地。

【功效应用】味甘，性平。活血，利水，止痛。

5. 尖叶铁扫帚 *Lespedeza juncea*(L.f.) Pers.

【别　　名】尖叶胡枝子。

【药用部位】全株（尖叶铁扫帚）。

【生境分布】生于山坡灌丛间。分布于朝阳、建平、凌源、建昌、葫芦岛、阜蒙、彰武、开原、铁岭、西丰、清原、新宾、抚顺、沈阳、辽阳、本溪、鞍山、岫岩、庄河、普兰店、金州等地。

【功效应用】止泻利尿，止血。用于痢疾，小儿疳积，吐血，遗精，子宫下垂。

6. 绒毛胡枝子 *Lespedeza tomentosa* (Thunb.) Siebold ex Maxim.

【别　　名】山豆花、山豆子、老牛筋、白荻。

【药用部位】根（小雪人参）。

【生境分布】生于海拔 1000m 以下的干旱向阳山坡、路旁及草丛中。分布于朝阳、葫芦岛、建昌、绥中、北镇、阜新、开原、西丰、抚顺、法库、沈阳、辽阳、本溪、桓仁、鞍山、海城、岫岩、丹东、营口、庄河、金州、大连等地。

【功效应用】味甘、微淡，性平。健脾补虚，清热利湿，活血调经。用于虚劳，血虚头晕，水肿，腹水，痢疾，经闭，痛经。

7. 细梗胡枝子 *Lespedeza virgata* (Thunb.) DC.

【别　　名】掐不齐、斑鸠花。

【药用部位】全草（掐不齐）。

【生境分布】生于海拔 800m 以下的干旱向阳山坡、路边及草丛中。分布于辽宁南部。

【功效应用】味甘、微苦，性平。清暑利尿，截疟。用于中暑，小便不利，疟疾，感冒，高血压。

百脉根属 *Lotus* L.

百脉根 *Lotus corniculatus* L.

【别　　名】五叶草、都草、牛角花、黄金花。

【药用部位】根（百脉根）；全草（地羊鹊）；花（百脉根花）。

【生境分布】分布于我国西北、西南和长江中上游各省区。大连有栽培。

【功效应用】根（百脉根）：味甘、苦，性凉。补虚，清热，止渴。用于虚劳，阴虚发热，口渴。全草（地羊鹊）：味甘、微苦，性凉。清热解毒，止咳平喘，利湿消痞。用于风热咳嗽，咽喉肿痛，胃脘痞满疼痛，疔疮，无名肿毒，湿疹，痢疾，痔疮便血。花（百脉根花）：味微苦、辛，性平。清肝明目。用于风热目赤，视物昏花。

羽扇豆属 *Lupinus* L.

多叶羽扇豆 *Lupinus polyphyllus* Lindl.

【别　　名】羽扇豆。

【药用部位】种子（羽扇豆）。

【生境分布】原产于美国西部，大连有栽培。

【功效应用】利尿，驱虫。

马鞍树属 *Maackia* Rupr.

朝鲜槐 *Maackia amurensis* Rupr. & Maxim.

【别　　名】檍槐、高丽槐、山槐、怀槐。

【药用部位】枝（山槐枝）；树皮（山槐皮）；花（山槐花）。

【生境分布】生于海拔 300~900m 的山坡杂木林内、林缘、溪流附近及灌木丛间。分布于凌源、绥中、清原、新宾、抚顺、沈阳、辽阳、本溪、桓仁、海城、岫岩、盖州、庄河、瓦房店等地。

【功效应用】枝（山槐枝）：祛风除湿。用于风湿性关节炎。树皮（山槐皮）：味苦，性凉。清热解毒，消肿散结。用于淋巴结结节，痈肿。花（山槐花）：味苦，性凉。凉血止血，清热解毒。用于各种出血症，痈疽疮毒。

苜蓿属 *Medicago* L.

1. 野苜蓿 *Medicago falcata* L.

【别　　名】连花生、花苜蓿、黄花苜蓿、苜蓿草。

【药用部位】全草（野苜蓿）。

【生境分布】生于沙质偏旱耕地、山坡、草原及河岸杂草丛中。金州等地有栽培。

【功效应用】味甘、微苦，性平。健脾补虚，利尿退黄，舒筋活络。用于脾虚腹胀，消化不良，浮肿，黄疸，风湿痹痛。

2. 天蓝苜蓿 *Medicago lupulina* L.

【别　　名】黑荚苜蓿、杂花苜蓿、三叶草。

【药用部位】全草（老蜗生）。

【生境分布】生于山脚郊野旷地、田边、路旁及田埂草丛中。分布于凌源、阜蒙、彰武、清原、新宾、抚顺、辽阳、鞍山、海城、盘锦、长海、金州、大连等地。

【功效应用】味甘、苦、微涩，性凉，有小毒。清热利湿，舒筋活络，止咳平喘，凉血解毒。用于湿热黄疸，热淋，石淋，风湿痹痛，咳喘，便血，痔疮出血，指头疔，毒蛇咬伤。

3. 花苜蓿 *Medicago ruthenica* (L.) Trautv.

【别　　名】扁蓿豆、辽西扁蓿豆、牛奶草，布苏夯、昭嘎扎得召尔、花齐日格（蒙药）。

【药用部位】全草（花苜蓿）。

【生境分布】生于草原、草甸草原、沙质地、干山坡、固定和半固定沙丘。分布于凌源、兴城、阜蒙、彰武、辽阳、盘锦、凤城、大连等地。

【功效应用】味苦，性寒。清热解毒，止咳，止血。用于发热，咳嗽，痢疾，外伤出血。

【民族用药】蒙医：全草入药，味苦，性凉。效燥、轻、柔。清肺热，愈伤，止血，解毒。用于肺脓疡，痰带脓血，刃伤，脉伤，毒症。

4. 苜蓿 *Medicago sativa* L.

【别　　名】紫苜蓿、紫花苜蓿。

【药用部位】全草（苜蓿）。

【生境分布】常见于河岸、路边、田野及林缘。辽宁各地有栽培，也有逸生。

【功效应用】味苦、涩、微甘，性平。清热凉血，利湿退黄，通淋排石。用于热病烦满，黄疸，肠炎，痢疾，浮肿，石淋，痔疮出血。

附注：功效相同的有**南苜蓿** *M. polymorpha* L.，原产欧洲南部、西南亚及整个旧大陆。旅顺口有栽培逃逸。

草木樨属 *Melilotus* (L.) Mill.

1. 白花草木樨 *Melilotus albus* Medik.

【别　　名】白香草木樨、白花辟汗草、白零陵香。

【药用部位】全草（白花辟汗草）。

【生境分布】生于田边、路旁荒地及湿润的沙地。辽宁各地有栽培或半自生。

【功效应用】味苦、辛，性凉。清热解毒，和胃化湿。用于暑热胸闷，头痛，口臭，疟疾，痢疾，淋证，皮肤疮疡。

2. 细齿草木樨 *Melilotus dentatus* (Waldst. & Kit.) Pers.

【别　　名】臭苜蓿。

【药用部位】全草（草木犀）。

【生境分布】生于山麓及沙滩。分布于葫芦岛、抚顺、新民、沈阳、本溪、鞍山、盘锦、大连等地。

【功效应用】味辛，性凉。清热解毒，化湿和中，利尿。用于暑湿胸闷，口腻，口臭，赤白痢，淋病，疖疮。

3. 印度草木樨 *Melilotus indica* (L.)All.

【别　　名】小花草木樨、野苜蓿、臭草。

【药用部位】全草（辟汗草）。

【生境分布】原产于印度。宽甸、鞍山、昌图等地有栽培逸生。

【功效应用】味甘，性平。清热解毒，敛阴止汗。用于皮肤瘙痒，虚汗。

4. 草木樨 *Melilotus suaveolens* Ledeb.

【别　　名】黄香草木樨、黄花草木樨、香草木樨、黄草木樨、奇门草、木犀菜、驴铃铃，札日图—呼吉、札宝伊、呼庆黑（蒙药）。

【药用部位】全草（黄零陵香）。

【生境分布】生于山坡、河岸、路旁、砂质草地及林缘。分布于凌源、阜蒙、彰武、锦州、新宾、抚顺、沈阳、辽阳、鞍山、海城、岫岩、大连等地。

【功效应用】味微甘，性平。止咳平喘，解痉止痛。用于哮喘，支气管炎，肠绞痛，创伤，淋巴结肿痛。

【民族用药】蒙医：地上部分入药，味苦，性凉。效轻、钝、稀、柔。清陈热，杀黏，解毒。用于虫、蛇咬伤，食物中毒，咽喉肿病，陈热症。

棘豆属 *Oxytropis* DC.

1. 长白棘豆 *Oxytropis anertii* Nakai ex Kitag.

【别　　名】毛棘豆、白花长白棘豆。

【药用部位】全草（长白棘豆）。

【生境分布】生于海拔 1000~1350m 的高山冻原、高山草甸、高山草原、高山石缝、林缘和阳山坡。分布于桓仁。

【功效应用】味苦，性凉。解毒散肿。用于痈疮肿毒。

2. 硬毛棘豆 *Oxytropis hirta* Bunge

【别　　名】毛棘豆、穗花紫云英、蛤蟆草，淑润—奥日道扎、哈日—达格沙、粘伊—齐达格齐（蒙药）。

【药用部位】全草（硬毛棘豆）。

【生境分布】生于山坡草地或干山坡地。分布于凌源、建平、兴城、阜新、北镇、沈阳、盖州、金州、旅顺口等地。

【功效应用】清热解毒。用于丹毒、痄腮、麻疹、创伤、抽筋、鼻出血等。

【民族用药】蒙医：地上部分入药，味苦、甘，性凉。效钝、轻、糙。杀黏，清热，燥协日乌素，疗伤，生肌止血，消肿。用于黏疫，脉伤，新旧创伤，陶赖，赫如虎，协日乌素症，各种出血症。

3. 山泡泡 *Oxytropis leptophylla* (Pall.) DC.

【别　　名】薄叶棘豆、光棘豆。

【药用部位】根（棘豆根）。

【生境分布】生于砾石质丘陵坡地及向阳干旱山坡。分布于喀左等辽西地区。

【功效应用】味苦，性凉。清热解毒。用于秃疮，瘰疬。

4. 多叶棘豆 *Oxytropis myriophylla* (Pall.) DC.

【别　　名】狐尾藻棘豆、鸡翎草，那布其日哈格—奥日道扎、奥其兰—奥日道扎（蒙药）。

【药用部位】全草（鸡翎草）。

【生境分布】生于沙地、平坦草原、干河沟、丘陵地、轻度盐渍化沙地、石质山坡或低山坡。分布于彰武、建平、凌源等地。

【功效应用】味甘，性寒。清热解毒，消肿止血。用于流感，咽喉肿痛，痈疮肿毒，跌打损伤，瘀血肿胀，各种出血。

【民族用药】蒙医：地上部分入药，味苦、甘，性凉。效钝、轻、糙。杀黏，清热，燥协日乌素，疗伤，生肌止血，消肿。用于黏疫，脉伤，新旧创伤，陶赖，赫如虎，协日乌素症，各种出血症。

5. 砂珍棘豆 *Oxytropis racemosa* Turcz.

【别　　名】砂棘豆。

【药用部位】全草（沙棘豆）。

【生境分布】生于沙丘。分布于凌源、彰武。

【功效应用】味淡，性平。消食健脾。用于小儿消化不良。

菜豆属 *Phaseolus* L.

菜豆 *Phaseolus vulgaris* L.

【别　　名】芸豆、四季豆、云扁豆、豆角。

【药用部位】种子（白饭豆）。

【生境分布】辽宁各地有栽培。

【功效应用】味甘，淡，性平。滋养解热，利尿消肿。用于暑热烦渴，水肿，脚气。

附注：功效相同的有**龙牙豆** *Ph. vulgaris* var. *humilis* (DC.) Alef.，清原有栽培。

蔓黄芪属 *Phyllolobium* Fisch.

蔓黄芪 *Phyllolobium chinense* Fisch. ex DC.—*Astragalus complanatus* Bunge

【别　　名】夏黄芪、潼蒺藜、沙苑蒺藜、扁茎黄芪、背扁黄芪、背扁黄芪、背扁膨果豆，沙苑子（满药）。

【药用部位】种子（沙苑子）。

【生境分布】生于路边潮湿地、阳坡或灌丛中。分布于凌源、朝阳、北票、绥中、阜新、抚顺、沈阳、辽阳、海城、盘锦等地。

【功效应用】味甘，性温。温补肝肾，固精，缩尿，明目。用于肾虚腰痛，遗精早泄，带下病，小便余沥，眩晕目昏。

【民族用药】种子入药，温肝补肾，固精缩尿，明目。用于风湿腰腿疼痛，肾虚腰膝酸软，遗精早泄，白浊带下，小便不利。

附注：本种为《中国药典》2020 年版收载药材沙苑子的基原植物。**华黄芪 *A. chinensis* L. f.、达乌里黄芪（兴安黄芪）*A. dahuricus* (Pall.) DC.、斜茎黄芪（沙打旺、直立黄芪）*A. laxmannii* Jacq.—*A. adsurgens* Pall.、草木樨状黄芪 *A. melilotoides* Pall.** 和 **糙叶黄芪 *A. scaberrimus* Bunge** 的种子，在辽宁民间习惯作沙苑子用。其中华黄芪分布于铁岭、台安、营口、盘山、盘锦等地；斜茎黄芪分布于彰武、沈阳、瓦房店、金州等地。

豌豆属 *Pisum* L.

豌豆 *Pisum sativum* L.

【别　　名】荷兰豆、回龙豆、眉豆、豌豆花，豌豆音—其其格、萨拉米—莫德格（蒙药）。

【药用部位】嫩茎叶（豌豆苗）；花（豌豆花）；荚果（豌豆荚）；种子（豌豆）。

【生境分布】辽宁各地普遍栽培。

【功效应用】嫩茎叶（豌豆苗）：味甘，性平。清热解毒，凉血平肝。用于暑热，消渴，高血压，疗毒，疖疮。花（豌豆花）：味甘，性平。清热凉血。用于咳血，鼻衄，月经过多。荚果（豌豆荚）：味甘，性平。解毒敛疮。用于耳后糜烂。种子（豌豆）：味甘，性平。和中下气，利小便，解疮毒。用于消渴，吐逆，泻痢腹胀，霍乱转筋，乳少，脚气水肿，疮痈。

【民族用药】蒙医：花入药，味甘、涩，性凉。止血，止泻。用于吐血，月经淋漓，便血，肠刺痛，腹痛下泻，赤白带下。

葛属 *Pueraria* DC

葛 *Pueraria montana* var. *lobata* (Willd.) Maesen & S. M. Almeida ex Sanjappa & Predeep—*P. lobata* (Willd.) Ohwi

【别　　名】野葛、葛藤、葛条，山葛花、飞叶（满药），葛花、期菇、改根（朝药）。

【药用部位】根（葛根）；藤茎（葛蔓）；叶（葛叶）；花（葛花）；种子（葛谷）。

【生境分布】生于山坡、低丘疏林、林缘、山脚沟边、路边及荒地草丛中。分布于凌源、绥中、清原、新宾、抚顺、沈阳、辽阳、本溪、桓仁、鞍山、海城、岫岩、凤城、宽甸、丹东、大连等地。

【功效应用】根（葛根）：味甘、辛，性凉。解肌退热，生津，透疹，升阳止泻。用于外感发热头痛，项背强痛，口渴，消渴，麻疹不透，热痢，泄泻，高血压颈项强痛。藤茎（葛蔓）：味甘，性寒。清热解毒，消肿。用于喉痹，疮痈疔肿。叶（葛叶）：味甘、微涩，性凉。止血。用于外伤出血。花（葛花）：解酒，醒脾。用于伤酒烦渴，不思饮食，吐逆吐酸。种子（葛谷）：味甘，性平。健脾止泻，解酒。用于泄泻，痢疾，饮酒过度。

【民族用药】满医：花入药。健脾和胃，解酒毒，止血。山葛花煮水饮用，用于脘腹胀满，呕逆吐酸，酒后烦热口渴，头痛头晕，脘腹胀满，醉酒，酒精中毒。朝医：花入药，发散解肌，清热解毒，生津止渴。用于太阴人阳明病、阳毒面赤，咽喉痛，恶寒发热，目痛鼻干，身热腹痛白痢，也用于伤寒，消渴，酒伤。根入药，发散解肌，清热解毒，生津止渴。用于太阴人阳明病，阳毒面赤，咽喉病恶寒发热，目痛鼻干，身热腹痛自利者，太阴人伤寒，热多寒少证，吐泻，霍乱，小便不利，五淋，头痛，面热等证。

附注：本种为《中国药典》2020 年版收载药材葛根的基原植物。

刺槐属 *Robinia* L.

刺槐 *Robinia pseudoacacia* L.

【别　　名】洋槐。

【药用部位】花（刺槐花）；根（刺槐根）。

【生境分布】辽宁各地均有栽培。

【功效应用】花（刺槐花）：味甘，性平。止血。用于大肠下血，咯血，妇女红崩，吐血。根（刺槐根）：味苦，性微寒。凉血止血，舒筋活络。用于便血，咳血，吐血，崩漏，劳伤乏力，风湿骨痛，跌打损伤。

附注：本种的花可作野菜食用。

斧荚豆属 *Securigera* DC.

小冠花 *Securigera varia* (L.) Lassen—*Coronilla varia* L.

【别　　名】绣球小冠花、多变小冠花、变异小冠花。

【药用部位】种子（绣球小冠花）。

【生境分布】原产欧洲，抚顺、大连等地有栽培。

【功效应用】强心，利尿。用于心悸，心慌，气短，双下肢及全身水肿。

决明属 *Senna* Mill.

1. 槐叶决明 *Senna sophera* (L.) Roxb.—*Cassia sophera* L.

【别　　名】茳芒决明、望江南。

【药用部位】根（茳芒根）；种子（茳芒）。

【生境分布】生于山坡路旁，亦有栽培。大连、盘锦、沈阳等地有栽培。

【功效应用】根（茳芒根）：味甘、苦，性平。清热解毒，杀虫。用于痢疾，咽喉炎，瘰疬，阴道滴虫，烧烫伤。种子（茳芒）：味甘、苦，性平。清肝明目，健胃调中，润肠解毒。用于目赤肿痛，头晕头胀，口腔糜烂，习惯性便秘，小儿疳积，痢疾，疟疾。

2. 决明 *Senna tora* (L.) Roxb.—*Cassia tora* L.

【别　　名】马蹄决明、假绿豆、假花生、草决明、小决明，塔拉嘎道尔吉、敖其尔—宝日朝格、哈斯雅—宝日朝格（蒙药）。

【药用部位】种子（决明子）。

【生境分布】生于山坡、旷野及河滩沙地上。辽阳、大连、瓦房店、兴城等地有栽培。

【功效应用】种子（决明子）：味甘、苦、咸，性微寒。清热明目，润肠通便。用于目赤涩痛，羞明多泪，头痛眩晕，目暗不明，大便秘结。

【民族用药】蒙医：种子入药，味微苦、涩，性凉。效钝、燥。燥协日乌素，滋补强壮。用于关节肿胀疼痛，全身瘙痒，筋络拘急，陶赖，协日乌素病。

附注：本种为《中国药典》2020 年版收载药材决明子的基原植物之一。

苦参属 *Sophora* L.

苦参 *Sophora flavescens* Aiton

【别　　名】地槐根子、好汉拔、槐麻根子、槐花树、野槐、山槐、苦槐子、斑蝥棵子、道古勒—乌布斯、利德瑞（蒙药），苦参（满药），淖萨姆（朝药）。

【药用部位】根（苦参）；种子（苦参实）。

【生境分布】生于山坡、沙地草坡、灌木林中或田野附近。分布于辽宁各地。

【功效应用】根（苦参）：味苦，性寒。清热燥湿，杀虫，利尿。用于热痢，便血，黄疸尿闭，赤白带下，阴肿阴痒，湿疹，湿疮，皮肤瘙痒，疥癣麻风；外治滴虫性阴道炎。种子（苦参实）：味苦，性寒。清热解毒，通便，杀虫。用于急性菌痢，大便秘结，蛔虫病。

【民族用药】蒙医：根入药，味苦，性平。效腻、软。促使热成熟，发汗，燥协日乌素，调元。用于未成熟热，疫热，赫依热，陶赖，赫如虎，协日乌素病，疹毒不透。满医：根入药，清热燥湿，杀虫利尿。用于湿热泻病，便血，黄疸，湿热带下，湿热引起的发热，湿疹湿疮，风疹瘙痒，疥癣毒疹。朝医：苦参为少阳人药。补肾，清热燥湿，祛风止痒。用于身寒腹痛无泄泻证和身寒腹痛泄泻证，还用于少阳人下消，胞衣不下，死胎不下，疡疮。

　　附注：本种为《中国药典》2020年版收载药材苦参的基原植物，为辽宁道地药材。目前在辽西的建平、凌源等地大量种植。

苦马豆属 *Sphaerophysa* DC.

苦马豆 *Sphaerophysa salsula* (Pall.) DC. —*Swaiasona salsula* (Pall.) Taub.

【别　　名】羊尿泡、羊卵蛋、驴卵子花。

【药用部位】根（苦马豆根）；果实或枝叶（苦马豆）。

【生境分布】生于山坡、草原、荒地、沙滩、沟渠旁及盐池周围。分布于凌源、彰武。

【功效应用】根（苦马豆根）：味微苦，性平。补肾固精，止血。用于尿崩症，遗精，各种出血。果实或枝叶（苦马豆）：味微苦，性平。有小毒。利尿消肿。用于水肿，小便不利，臌胀。

槐属 *Styphnolobium* Schott

槐 *Styphnolobium japonicum* (L.) Schott—*Sophora japonica* L.

【别　　名】国槐、家槐、槐树。

【药用部位】花（槐花）；花蕾（槐米）；荚果（槐角）；根（槐根）；枝（槐枝）；叶（槐叶）；根皮、树皮的内层皮（槐白皮）；树胶（槐胶）。

【生境分布】生于山坡、林缘肥沃湿润土壤。分布于绥中、凌源、朝阳、建平、喀左、兴城、葫芦岛等地。在沈阳、辽阳、鞍山、海城、岫岩、盘锦、丹东、庄河、金州、大连等地有栽培。

【功效应用】花（槐花）、花蕾（槐米）：味苦，微寒。凉血止血，清肝泻火。用于便血，痔血，血痢，崩漏，吐血，衄血，肝热目赤，头痛眩晕；荚果（槐角）：味苦，性寒。清热泻火，凉血止血。用于肠热便血，痔肿出血，肝热头痛，眩晕目赤。根（槐根）：味苦，性平。用于痔疮，喉痹，蛔虫病。枝（槐枝）：味苦，性平。用于崩漏，带下病，心痛，目赤，痔疮，疥疮。叶（槐叶）：味苦，性平。用于惊痫，壮热，肠风，溲血，痔疮，疥癣，湿疹，疔肿。根皮、树皮的内层皮（槐白皮）味苦；性平。祛风除湿，消肿止痛。用于风邪，身体强直，肌肤不仁，热病口疮，牙疳，喉痹，肠风下血，痈，痔，烂疮，阴痒症，烫伤。树胶（槐胶）：味苦，性寒。用于破伤风。

　　附注：本种为《中国药典》2020年版收载药材槐花的基原植物。功效相同的有**五叶槐** *S. japonicum* f. *oligophyllum* (Spach) H. Ohashi，在大连等地有栽培；**龙爪槐** *S. japonicum* f. *pendulum* (Lodd. ex Sweet) H. Ohashi—*S. japonicum* 'Pendula'，在辽宁各地有栽培。

野决明属 *Thermopsis* R. Br.

披针叶野决明 *Thermopsis lanceolata* R. Br.

【别　　名】披针叶黄华、牧马豆、苦豆子。

【药用部位】根（牧马豆根）；全草（牧马豆）。

【生境分布】生于草原沙丘、河岸和砾滩。分布于凌源、建平。

【功效应用】根（牧马豆根）：味辛，微苦，性凉。清热解毒，利咽。用于感冒，肺热咳嗽，咽痛。全草（牧马豆）：味甘，性微温。有毒。祛痰止咳，润肠通便。用于咳嗽痰喘，大便干结。

车轴草属 *Trifolium* L.

1. 杂种车轴草 *Trifolium hybridum* L.

【别　　名】金花草、爱沙苜蓿、杂三叶。

【药用部位】种子（杂种车轴草）。

【生境分布】原产于欧洲。辽宁有引种，逸生于林缘、河旁草地等处。

【功效应用】用于各种肿瘤。

2. 绛车轴草 *Trifolium incarnatum* **L**

【别　　名】绛三叶、地中海三叶草。

【药用部位】花序（绛车轴草）。

【生境分布】原产于欧洲地中海沿岸。辽宁有栽培逸生记录。

【功效应用】消炎，利尿，祛痰。

3. 野火球 *Trifolium lupinaster* **L.**

【别　　名】野火荻、野车轴草。

【药用部位】全草（野火球）。

【生境分布】生于低湿草地、林缘和山坡。分布于凌源、彰武、西丰、新宾、海城、瓦房店等地。

【功效应用】味苦，性平。镇痛，止咳，散结。用于咳喘，瘰疬，痔疮，皮癣。

4. 红车轴草 *Trifolium pratense* **L.**

【别　　名】红三叶、红花苜蓿、金花菜、红花草翘摇。

【药用部位】带花全草（红车轴草）。

【生境分布】辽宁地区有栽培，并见逸生于林缘、路边、草地等湿润处。

【功效应用】味甘、苦，性微寒。清热止咳，散结消肿。用于感冒，咳喘，痈肿，烧伤。

5. 白车轴草 *Trifolium repens* **L.**

【别　　名】荷兰翘摇、白三叶、三叶草、白三叶草、白花苜蓿、金花草、菽草翘摇。

【药用部位】全草（三消草）。

【生境分布】辽宁地区常见栽培，并在湿润草地、河岸、路边呈半自生状态。

【功效应用】味微甘，性平。清热，凉血，宁心。用于癫痫，痔疮出血，硬结肿块。

胡卢巴属 *Trigonella* L.

胡卢巴 *Trigonella foenum-graecum* **L.**

【别　　名】葫芦巴、季豆、香豆、香草、芸香草、苦草、苦朵菜、芦巴子，昂给鲁莫勒—宝日楚克、淑木萨、札日—乌布斯（蒙药）。

【药用部位】种子（胡卢巴）。

【生境分布】生于田间、路旁。辽宁各地常有栽培。

【功效应用】味苦，性温。温肾，驱寒，止痛。用于寒疝，寒湿脚气，肾虚腰痛，阳痿遗精，腹泻。

【民族用药】蒙医：种子入药，味苦，性平。效重、糙、腻、燥。燥肺脓，止腹泻，镇赫依。用于肺脓疡，腹泻。

　　附注：本种为《中国药典》2020 年版收载药材胡芦巴的基原植物。

野豌豆属 *Vicia* L.

1. 山野豌豆 *Vicia amoena* **Fisch. ex DC.**

【别　　名】东北透骨草、落豆秧、山落豆秧、野豌豆、马鞍草、面汤菜，透骨草（满药）。

【药用部位】嫩茎叶（山野豌豆）。

【生境分布】生于海拔 80~1300m 的草甸、山坡、灌丛或杂木林中。分布于凌源、彰武、阜新、北镇、清原、新宾、抚顺、法库、沈阳、辽阳、本溪、桓仁、鞍山、岫岩、凤城、宽甸、丹东、大连等地。

【功效应用】味甘，性平。祛风除湿，活血止痛。用于风湿关节痛，筋脉拘挛，阴囊湿疹，跌打损伤，无名肿毒，鼻衄，崩漏。

【民族用药】满医：全草入药，祛风除湿，解毒止痛。透骨草水煎服，用于风湿性关节炎；新鲜透骨草捣烂外敷患处，用于疮疡肿毒。

　　附注：功效相同的有**狭叶山野豌豆** *V. amoena* **var.** *oblongifolia* **Regel**，分布于凌源、喀左、彰武、昌图、沈阳、营口、丹东、东港、普兰店、金州等地。**绢毛山野豌豆** *V. amoena* **var.** *sericea* **Kitag.**，分布于新民、彰武等地。**白花山野豌豆** *V. amoena* **f.** *albiflora* **P. Y. Fu & Y. A. Chen**，分布于彰武。

2. 黑龙江野豌豆 *Vicia amurensis* Oett.

【别　　名】圆叶草藤。

【药用部位】全草（黑龙江野豌豆）。

【生境分布】生于湖滨、林缘、山坡、草地、灌丛。分布于凌源、建昌、绥中、昌图、西丰、清原、新宾、抚顺、沈阳、本溪、桓仁、鞍山、海城、岫岩、营口、瓦房店、普兰店、大连等地。

【功效应用】味苦，性辛。散风祛湿，活血止痛。用于风湿痹痛，手足麻木，湿疹，瘙痒。

3. 大花野豌豆 *Vicia bungei* Ohwi

【别　　名】三齿萼野豌豆、三齿野豌豆、三齿草藤、山豌豆。

【药用部位】全草（大花野豌豆）。

【生境分布】生于海拔 200m 以上的山坡、谷地、草丛、田边及路旁。分布于凌源、沈阳、辽阳、大连等地。

【功效应用】味辛，性甘。用于乳蛾，咽喉痛。

4. 广布野豌豆 *Vicia cracca* L.

【别　　名】小叶落豆秧、落豆秧、细叶落豆秧。

【药用部位】全草（落豆秧）。

【生境分布】生于草甸、林缘、山坡、河滩草地及灌丛。分布于凌源、西丰、清原、新宾、抚顺、本溪、桓仁、鞍山、岫岩、凤城、丹东、庄河、长海等地。

【功效应用】味辛、苦，性温。祛风除湿，活血消肿，解毒止痛。用于风湿痹痛，筋骨拘挛，肢体痿废，跌打肿痛，湿疹，疮毒。

5. 蚕豆 *Vicia faba* L.

【别　　名】胡豆、竖豆、罗泛豆、罗汉豆。

【药用部位】茎（蚕豆茎）；叶（蚕豆叶）；花（蚕豆花）；种子（蚕豆）；豆荚（蚕豆壳）。

【生境分布】辽宁各地均有栽培。

【功效应用】茎（蚕豆茎）：味苦，性温。止血，止泻。用于各种内出血，水泻，烫伤。叶（蚕豆叶）：味微甘，性温。用于肺痨咯血，消化道出血，外疮出血，臁疮。花（蚕豆花）：味甘，性平。凉血，止血。用于咳血，鼻衄，血痢，带下病，高血压症。豆荚（蚕豆壳）：利尿渗湿。用于水肿，脚气，小便淋痛，天疱疮，黄水疮。种子（蚕豆）：味甘，性平。健脾，利湿。用于隔食，水肿。

6. 东方野豌豆 *Vicia japonica* A. Gray

【别　　名】透骨草、日本野豌豆。

【药用部位】全草（东方野豌豆）。

【生境分布】生于山崖、河谷、坡地林下。分布于大连、庄河、长海、丹东、沈阳等地。

【功效应用】味辛，性凉。清热解表，凉血润燥。用于感冒发热，流脑，维生素 A 缺乏症。

7. 多茎野豌豆 *Vicia multicaulis* Ledeb.

【别　　名】野毛耳。

【药用部位】全草（多茎野豌豆）。

【生境分布】生于石砾、沙地、草甸、丘陵、灌丛。分布于凌源、庄河、金州等地。

【功效应用】味辛，性平。祛风除湿，活血止痛。用于风湿痹痛，筋脉拘挛，黄疸型肝炎，白带，鼻衄，热疟，阴囊湿疹。

8. 头序歪头菜 *Vicia ohwiana* Hosok.—*V. unijuga* var. *apoda* Maxim.

【别　　名】短序歪头菜、长齿歪头菜。

【药用部位】全草（歪头菜）。

【生境分布】生于向阳山坡、灌丛、草地和林缘。分布于凌源、西丰、新宾、辽阳、本溪、鞍山、岫岩、凤城、宽甸、丹东、营口、大连等地。

【功效应用】味甘，性平。清热利尿、理气、降压、补虚、止痛。用于劳伤，头晕，体虚，浮肿，胃痛。外用于疗疖。

附注：功效相同的有**白花头序歪头菜** *V. ohwiana f. alba* Pavlova，分布于本溪、宽甸、大连等地。

9. 大叶野豌豆 *Vicia pseudo-orobus* Fisch. & C. A. Meyer

【别　　名】大叶草藤、假香野豌豆、槐条花、芦豆苗。

【药用部位】全草（大叶野豌豆）。

【生境分布】生于山坡草地，林间草地，林缘、灌丛及路旁。分布于凌源、建平、朝阳、葫芦岛、锦州、阜蒙、西丰、开原、清原、新宾、抚顺、沈阳、辽阳、本溪、桓仁、鞍山、岫岩、凤城、宽甸、营口、普兰店、庄河、金州等地。

【功效应用】味淡、微辛，性温。祛风除湿，健脾消积。用于风湿痹痛，食积。

10. 北野豌豆 *Vicia ramuliflora* (Maxim.) Ohwi

【别　　名】辽野豌豆、贝加尔野豌豆。

【药用部位】全草（北野豌豆）。

【生境分布】生于海拔 700m 以上亚高山草甸，混交林下，林缘草地及山坡。分布于清原、新宾、抚顺、辽阳、本溪、桓仁、鞍山、岫岩、凤城、宽甸、庄河等地。

【功效应用】味辛，性温。散风祛湿，活血止痛。用于风湿痹痛，筋脉拘挛。

11. 歪头菜 *Vicia unijuga* A. Br.

【别　　名】透骨草、歪脖张、山绿豆、山落豆、小豆秧、山豌豆、鲜豆苗、豆苗菜、豆叶菜、草豆、偏头草、铁条草、驴笼头。

【药用部位】全草（三铃子）。

【生境分布】生于山地、林缘、草地、沟边及灌丛。分布于建平、凌源、建昌、义县、北镇、法库、清原、新宾、抚顺、辽阳、桓仁、本溪、鞍山、海城、岫岩、庄河、大连等地。

【功效应用】味甘，性平。补虚调肝，理气止痛，清热利尿。用于劳伤，头晕，胃痛，浮肿，疗疮。

附注：本种的嫩茎叶可作野菜食用。

豇豆属 *Vigna* Savi

1. 赤豆 *Vigna angularis* (Willd.) Ohwi & H. Ohashi

【别　　名】小豆、红小豆、日本赤豆、杜赤豆。

【药用部位】芽（赤小豆芽）；叶（赤小豆叶）；花（赤小豆花）：种子（赤小豆）。

【生境分布】辽宁各地均有栽培。

【功效应用】芽（赤小豆芽）：味甘，性微凉。清热解毒，止血，安胎。用于肠风便血，肠痈，赤白痢疾，妊娠胎漏。叶（赤小豆叶）：味酸、甘、涩，性平。固肾缩尿，明目止渴。用于小便频数，肝热目糊，心烦口渴。花（赤小豆花）：味辛，性微凉。解毒消肿，行气利水，明目。用于疗疮丹毒，饮酒过度，腹胀食少，水肿，肝热目赤昏花。种子（赤小豆）：味甘，酸，性平。利水消肿，解毒排脓。用于水中胀满，脚气浮肿，黄疸尿赤，风湿热痹，痈肿疮毒，肠痈腹痛。

附注：本种为《中国药典》2020 年版收载药材赤小豆的基原植物。

2. 贼小豆 *Vigna minima* (Roxb.) Ohwi & H. Ohashi

【别　　名】野小豆、狭叶菜豆、山绿豆。

【药用部位】种子（贼小豆）。

【生境分布】生于旷野、草丛或灌丛中。分布于抚顺、辽阳、桓仁、东港、鞍山、台安、岫岩、大连等地。

【功效应用】味甘，性平。清湿热，利尿，消肿。健脾养胃，润肠通便，消肿排脓。

3. 绿豆 *Vigna radiata* (L.) Wilczek

【别　　名】青小豆。

【药用部位】种子（绿豆）；种皮（绿豆衣）；叶（绿豆叶）；花（绿豆花）；发芽的种子（绿豆芽），

利都（满药）。

【生境分布】辽宁各地均有栽培。

【功效应用】种子（绿豆）：味甘，性凉。清热解毒，消暑利水。用于暑热烦渴，水肿，泄泻，丹毒，痈肿，解热药毒。种皮（绿豆衣）：味甘，性寒。清热解毒，消暑止渴，利尿消肿。用于暑热烦渴，肿胀，痈肿热毒，药物中毒。叶（绿豆叶）：味苦，性寒。用于吐泻，斑疹，疔疮，疥癣。花（绿豆花）：味甘，性寒。解酒毒。用于急慢性酒精中毒。发芽的种子（绿豆芽）：味甘，性寒。用于酒毒，热毒。

【民族用药】满医：种子入药，清热解毒，消暑利水。用于清暑热和解毒。

4. 豇豆 *Vigna unguiculata* subsp. *unguiculata* Verdc.

【别　　名】饭豆。

【药用部位】根（豇豆根）；叶（豇豆叶）；荚壳（豇豆壳）；种子（豇豆）。

【生境分布】辽宁各地均有栽培。

【功效应用】根（豇豆根）：味甘，性平。健脾益气，消积解毒。用于脾胃虚弱，食积，白带，淋浊，痔血，疔疮。叶（豇豆叶）：味甘、淡，性平。利小便，解毒。用于淋证，小便不利，蛇咬伤。荚壳（豇豆壳）：味甘，性平。补肾健脾，利水消肿，镇痛，解毒。用于腰痛，肾炎，胆囊炎，带状疱疹，乳痈。种子（豇豆）：味甘、咸，性平。健脾利湿，补肾涩精。用于脾胃虚弱，泄泻，痢疾，吐逆，消渴，肾虚腰痛，遗精，白带，白浊，小便频数。

5. 短豇豆 *Vigna unguiculata* subsp. *cylindrica* (L.) Verdc.

【别　　名】饭豇豆、眉豆、短荚豇豆。

【药用部位】种子（饭豆）。

【生境分布】辽宁各地均有栽培。

【功效应用】味甘、咸，性平。补中益气，健脾益肾。用于脾肾虚损，水肿。

6. 长豇豆 *Vigna unguiculata* subsp. *sesquipedalis* (L.) Verdc.

【别　　名】线豆、豆角、长豆角。

【药用部位】种子（长豇豆）。

【生境分布】辽宁各地均有栽培。

【功效应用】味甘，性平。健胃，补气。用于食欲不振。

紫藤属 *Wisteria* Nutt.

1. 紫藤 *Wisteria sinensis* (Sims) DC.

【别　　名】紫藤萝、葛萝树、宝日—藤子（蒙药）。

【药用部位】根（紫藤根）；种子（紫藤子）；茎及茎皮（紫藤）；花（紫藤花）。

【生境分布】生于向阳山坡疏林、林缘、空旷草地及溪谷两旁。沈阳、鞍山、盘锦、丹东、金州、大连等地有栽培。

【功效应用】根（紫藤根）：味甘，性温。用于痛风，关节痛。种子（紫藤子）：味甘，性微温。有小毒。杀虫，止痛，解毒。用于筋骨痛，食物中毒，腹痛，肚泻，蛲虫病。茎及茎皮（紫藤）：味甘、苦，性微温。有小毒。利水，除弊，杀虫。用于浮肿，关节疼痛，肠道寄生虫病。花（紫藤花）：解毒，止吐泻。

【民族用药】蒙医：种子入药，味甘，性温。效钝。杀虫，止痛。用于肠道虫疾，虫痧，牙蛀，亚玛，皮肤瘙痒。

2. 藤萝 *Wisteria villosa* Rehder

【别　　名】紫藤萝、紫藤花、招藤、招豆藤、柔毛紫藤。

【药用部位】茎皮（藤萝）。

【生境分布】分布于河北、山东、江苏、安徽、河南。旅顺口有栽培。

【功效应用】解毒，止泻，驱虫，用于吐泻。

53. 远志科 Polygalaceae

远志属 *Polygala* L.

1. 瓜子金 *Polygala japonica* Houtt.

【别　　名】日本远志、和远志、卵叶远志、小远志、金锁匙。

【药用部位】全草及根（瓜子金）。

【生境分布】生于海拔 800m 以上的山坡草地或田埂上。分布于新宾、沈阳、辽阳、本溪、岫岩、凤城、丹东、庄河、大连等地。

【功效应用】味辛、苦，性平。祛痰止咳，活血消肿，解毒止痛。用于咳嗽痰多，咽喉肿痛；外治跌打损伤，疔疮疖肿，蛇虫咬伤。

2. 小扁豆 *Polygala tatarinowii* Regel

【别　　名】小远志、金牛草、紫背金牛。

【药用部位】根（小扁豆根）。

【生境分布】生于山坡草地、杂木林下或路旁草丛中。分布于凌源、清原、新宾、本溪、宽甸、岫岩、庄河等地。

【功效应用】味辛，性温。祛风，活血止痛。用于跌打损伤，风湿骨痛。

3. 远志 *Polygala tenuifolia* Willd.

【别　　名】细叶远志、小鸡腿、小草根、光棍茶、小草，朱日很—其其格、朱日合讷、乌那干—苏勒、巴雅格萨瓦（蒙药），远志（满药），汪基（朝药）。

【药用部位】根（远志）；全草（小草）。

【生境分布】生于草原、山坡草地、灌丛中以及杂木林下。分布于凌源、建平、义县、彰武、绥中、葫芦岛、北镇、昌图、开原、西丰、清原、沈阳、辽阳、本溪、桓仁、鞍山、海城、营口、盖州、瓦房店、普兰店、金州、大连等地。

【功效应用】根（远志）：味苦、辛，性温。安神益智，交通心肾，祛痰，消肿。用于心肾不交引起的失眠多梦，健忘惊悸，神志恍惚，咳痰不爽，疮疡肿毒，乳房肿痛。全草（小草）：味辛、苦，性平。祛痰，安神，消痈。用于咳嗽痰多，虚烦，惊恐，梦遗失精，胸痹心痛，痈肿疮疡。

【民族用药】蒙医：根入药，味甘、苦、辛，性平。效轻、柔、浮。排脓，祛痰，润肺，锁脉，消肿，愈伤。用于肺脓肿，胸伤，咳痰，咳血。满医：根入药，宁心安神，祛痰开窍，解毒清肿。远志水煎服用于失眠多梦，健忘惊悸，咳喘多痰，疮疡肿毒，乳房肿痛。朝医：远志为太阴人药。醒肺之真气，祛痰开窍，安神。用于太阴人卒中风牙关紧闭，眼合手足拘挛证。

附注：本种为辽宁"北药"道地药材品种，辽西地区有种植。功效相同的有**西伯利亚远志 *P. sibirica* L.**，分布于凌源、绥中、义县、北镇、阜蒙、清原、辽阳、庄河、长海、瓦房店、金州、大连等地。二者均为《中国药典》2020 年版收载药材远志的基原植物。均被列入《国家重点保护野生药材物种名录》，均为三级保护野生药材物种。

54. 蔷薇科 Rosaceae

龙牙草属 *Agrimonia* L.

龙牙草 *Agrimonia pilosa* Ledeb.

【别　　名】仙鹤草、龙芽草、狼牙草、黄牛尾、牛尾草、老牛筋、懒汉子筋、粘牛尾巴草、金线龙牙草，仙鹤草（满药）。

【用药部位】根（龙牙草根）；干燥地上部分（仙鹤草）；带短小根茎的冬芽（鹤草芽）。

【生境分布】常生于海拔 100m 以上的溪边、路旁、草地、灌丛、林缘及疏林下。分布于辽宁各地。

【功效应用】根（龙牙草根）：味苦、涩，性平。解毒，驱虫。用于赤白痢疾，疮疡，肿毒，疟疾，绦虫病，闭经。干燥地上部分（仙鹤草）：味苦、涩，性平。收敛止血，截疟，止痢，解毒，补虚。用于咯血，吐血，崩漏下血，疟疾，血痢，痈肿疮毒，阴痒带下，脱力劳伤。带短小根茎的冬芽（鹤草芽）：味苦、涩，性凉。驱虫，解毒消肿。用于绦虫病，阴道滴虫病，疮疡疥癣，疖肿，赤白痢疾。

【民族用药】满药：全草入药，收敛止血，止痢截疟，杀虫补虚。用于咳血、吐血、尿血、便血、跌打损伤出血等各种出血症，痢疾，妇女崩漏带下，腰腹痛，疟疾寒热，蛔虫、绦虫病，疮疖痈肿。

附注：本种为《中国药典》2020 年版收载药材仙鹤草的基原植物。功效相似、在辽宁民间习惯作仙鹤草用的有**托叶龙牙草（朝鲜龙牙草）** *A. coreana* Nakai，分布于绥中、新宾、辽阳、本溪、桓仁、鞍山、岫岩、凤城、宽甸、庄河等地。

唐棣属 *Amelanchier* Medik.

1. 东亚唐棣 *Amelanchier asiatica* (Siebold & Zucc.) Endl. ex Walp.

【别　　名】毛扶移。

【药用部位】树皮及根皮（东亚唐棣）。

【生境分布】生于海拔 1000m 以上的山坡、溪旁、混交林中。大连、盖州有栽培。

【功效应用】味苦，性平。有小毒。益肾，活血。用于肾虚，带下病，跌打瘀痛。

2. 唐棣 *Amelanchier sinica* (C. K. Schneid.) Chun

【别　　名】红枸子。

【药用部位】树皮（扶移木皮）。

【生境分布】分布于河南、甘肃、陕西、湖北、四川。沈阳有栽培。

【功效应用】味苦，性平，有小毒。祛风活血，止痛，止带。用于脚气疼痹，折损瘀血，白带。

蕨麻属 *Argentina* Hill

蕨麻 *Argentina anserina* (L.) Rydb.—*Potentilla anserina* L.

【别　　名】鹅绒委陵菜、蕨麻委陵菜、莲菜花、老鸹膀子。

【药用部位】块根（蕨麻）；全草（蕨麻草）。

【生境分布】生于河岸、路边、山坡草地及草甸。分布于凌源、绥中、建平、阜蒙、彰武、黑山、新宾、沈阳、盘锦、东港、长海等地。

【功效应用】块根（蕨麻）：味甘、苦，性寒。补气血，健脾胃，生津止渴。用于脾虚泄泻，病后贫血，营养不良，水肿，风湿痹痛。全草（蕨麻草）：味甘、苦，性凉。凉血止血，解毒利湿。用于各种出血，痢疾，泻痢，疮疡疖肿。

假升麻属 *Aruncus* L.

假升麻 *Aruncus sylvester* Kostel. ex Maxim.

【别　　名】棣棠升麻、山荞麦、荞麦秧、荞麦芽、荞麦芽幌子、荞麦花幌子。

【药用部位】根（升麻草）。

【生境分布】生于山沟、山坡杂木林下。分布于新宾、本溪、鞍山、岫岩、凤城、丹东、庄河等地。

【功效应用】补虚，止痛。用于虚劳乏力，跌打损伤，劳伤，筋骨酸痛。

附注：本种嫩苗可作野菜食用。

木瓜海棠属 *Chaenomeles* Lindl.

1. 木瓜海棠 *Chaenomeles cathayensis* (Hemsl.) C. K. Schneid.

【别　　名】毛叶木瓜、狭叶木瓜、西南木瓜。

【药用部位】果实（搨子）。

【生境分布】分布于陕西、甘肃、江西、湖北、湖南、四川、云南、贵州、广西。大连有栽培。

【功效应用】味酸、涩，性平。和胃化湿，活络舒筋。用于呕吐腹泻，腰膝酸痛，脚气肿痛，腓肠肌痉挛。

2. 日本海棠 *Chaenomeles japonica* (Thunb.) Lindl. ex Spach

【别　　名】日本贴梗海棠、倭海棠、草木瓜、日本木瓜、和木瓜。

【药用部位】果实（和木瓜）。

【生境分布】原产日本，沈阳、庄河、大连有栽培。

【功效应用】化湿和胃，舒筋活络，镇痉，镇咳，利尿。用于吐泻转筋，筋脉拘挛，风湿痹痛，霍乱，中暑，煎汤沐浴治疗风湿病。

3. 贴梗海棠 *Chaenomeles speciosa* (Sweet) Nakai

【别　　名】皱皮木瓜、贴梗木瓜、嘎迪拉—吉木斯、毕勒瓦、毛朱尔—吉木斯（蒙药），三当花（朝药）。

【药用部位】根（木瓜根）；枝叶（木瓜枝）；树皮（木瓜皮）；花（木瓜花）；果实（木瓜）。

【生境分布】分布于陕西、甘肃、四川、贵州、云南、广东。盖州、金州、大连、旅顺口等地有栽培。

【功效应用】根（木瓜根）：味酸、涩，性温。祛湿舒筋。用于霍乱，脚气，风湿痹痛，肢体麻木。枝叶（木瓜枝）：味酸、涩，性温。祛湿舒筋。用于霍乱吐下，腹痛转筋。树皮（木瓜皮）：味酸、涩，性温。祛湿舒筋。用于霍乱转筋，脚气。花（木瓜花）：养颜润，用于面黑粉滓。果实（木瓜）：味酸，性温。平肝舒筋，和胃化湿。用于腓肠肌痉挛，吐泻腹痛，风湿关节痛，腰膝酸痛。

【民族用药】蒙医：果实入药，味酸、涩，性凉。清热，止泻。用于肠刺痛，热泻。朝医：木瓜为太阳人药。平肝，和胃。用于太阳人表里证、呕逆。

附注：本种为《中国药典》2020 年版收载药材木瓜的基原植物之一。

地蔷薇属 *Chamaerhodos* Bunge

地蔷薇 *Chamaerhodos erecta* (L.) Bunge

【别　　名】直立地蔷薇。

【药用部位】全草（追风蒿）。

【生境分布】生于山坡、丘陵或干旱河滩。分布于凌源、建平、北镇等地。

【功效应用】味苦、微辛，性温。祛风除湿。用于风湿关节痛。

附注：功效相似的有**灰毛地蔷薇** *Ch. canescens* Krause，分布于凌源、喀左、阜蒙、大连等地。

沼委陵菜属 *Comarum* L.

沼委陵菜 *Comarum palustre* L.

【别　　名】东北沼委陵菜、水莓。

【药用部位】全草或叶（沼委陵菜）。

【生境分布】生于沼泽地。分布于营口。

【功效应用】味苦，性平。化痰止咳，解毒敛疮。用于肺痨咳嗽，黄疸，神经痛，牙痛，疮口久不愈合。

枸子属 *Cotoneaster* Medik.

1. 细弱枸子 *Cotoneaster gracilis* Rehder & E. H. Wilson

【别　　名】细弱灰枸子。

【药用部位】叶或果实（细弱枸子）。

【生境分布】生于海拔较高的山坡或河滩地灌丛中。分布于凌源。

【功效应用】止血，接骨。

2. 平枝枸子 *Cotoneaster horizontalis* Decne.

【别　　名】平枝灰枸子。

【药用部位】枝叶或根（水莲沙）。

【生境分布】自然分布陕西、甘肃、湖北、湖南、四川、贵州、云南。大连等地栽培。

【功效应用】味酸、涩，性凉。清热利湿，化痰止咳，止血止痛。用于痢疾，泄泻，腹痛，咳嗽，吐血，痛经，白带。

3. 全缘枸子 *Cotoneaster integerrimus* Medik.

【别　　名】全缘枸子木。

【药用部位】枝叶或果实（全缘枸子）。

【生境分布】生于山坡岩石缝、沙丘、山坡草甸。辽宁有栽培。

【功效应用】祛风湿，止血，消炎。

4. 黑果栒子 *Cotoneaster melanocarpus* Lodd., G. Lodd. & W. Lodd.

【别　　名】黑果灰栒子、黑果栒子木。

【药用部位】枝叶或果实（黑果栒子）。

【生境分布】生于山坡、疏林间或灌木丛中。辽宁有栽培。

【功效应用】祛风湿，止血，消炎。用于风湿痹痛，刀伤出血。

5. 水栒子 *Cotoneaster multiflorus* Bunge

【别　　名】灰栒子、多花栒子、多花灰栒子。

【药用部位】枝叶（灰栒子）。

【生境分布】生于林缘、溪边或灌木丛中。分布于朝阳、建平、大连、金州等地。

【功效应用】味苦、涩，性平。除湿，止痛，止血。用于关节肌肉风湿，烫伤，烧伤，牙龈出血。

6. 西北栒子 *Cotoneaster zabelii* C. K. Schneid.

【别　　名】札氏栒子、杂氏灰栒子。

【药用部位】根或枝（西北栒子）。

【生境分布】生于灌木丛中。分布于凌源、朝阳等地。

【功效应用】涩肠止泻，止血，止崩。用于疔毒，出血，崩漏。

山楂属 *Crataegus* L.

1. 光叶山楂 *Crataegus dahurica* Koehne ex C. K. Schneid.

【药用部位】果实（光叶山楂）。

【生境分布】生于海拔 500~1000m 的河岸林间草地或沙丘坡上。沈阳有栽培。

【功效应用】味酸、甘，性微温。健胃消食。

2. 山楂 *Crataegus pinnatifida* Bunge

【别　　名】酸楂、山里红、红果、糖球子、北山楂、乌姆普（满药），三萨那木、孜宫那木依（朝药）。

【药用部位】干燥成熟果实（山楂）；种子（山楂核）；叶（山楂叶）；花（山楂花）；木材（山楂木）；根（山楂根）。

【生境分布】生于山坡林边或灌木丛中。分布于辽宁各地。

【功效应用】干燥成熟果实（山楂）：味酸、甘，性微温。消食健胃，行气散瘀，化浊降脂。用于肉食积滞，胃脘胀满，泻痢腹痛，瘀血经闭，产后瘀阻，尤、腹刺痛，胸痹心痛，疝气疼痛，高脂血症。焦山楂消食导滞作用增强。用于肉食积滞，泻痢不爽。种子（山楂核）：味苦，性平。消食，散结，催生。用于食积不化，疝气，难产等。叶（山楂叶）：味酸，性平。止痒，敛疮，降血压。用于漆疮，高血压等。花（山楂花）：味苦，性平。降血压。用于高血压病。木材（山楂木）：味苦，性寒。祛风燥湿，止痒。用于痢疾，头风，身痒。根（山楂根）：味甘，性平。消积和胃，祛风，止痛，消肿。用于食积反胃，痢疾，风湿痹痛，咳血，痔漏，水肿。

【民族用药】满医：果实入药，消食化积，行气散瘀。用于饮食积滞，脘腹胀满，嗳气吞酸，腹痛便溏，泻痢腹痛，疝气痛，产后瘀阻腹痛，恶露不尽，痛经，经闭。朝医：山楂、山楂叶均为少阴人药。二者均健脾消积，行气化滞。用于饮食停滞所致诸证，黄疸，浮肿。

【附注】功效相同的有**无毛山楂** *C. pinnatifida* var. *psilosa* C. K. Schneid.，分布于葫芦岛、北镇、西丰、新宾、本溪、桓仁、鞍山、岫岩、凤城、宽甸、庄河等地。**山里红** *C. pinnatifida* var. *major* N. E. Br.，辽宁各地普遍栽培。山楂和山里红均为《中国药典》2020 年版收载药材山楂和山楂叶的基原植物。以上 3 种的嫩芽、嫩叶可食。成熟果实可食，也可加工成果酱、果酒、果脯、山楂糕、山楂片、罐头、糖葫芦等。

3. 辽宁山楂 *Crataegus sanguinea* Pall.

【别　　名】辽山楂、红果山楂、血红山楂、山里红混子。

【药用部位】果实（辽宁山楂）。

【生境分布】生山坡或河沟旁杂木林中。分布于开原。

【功效应用】味酸、甘，性微温。健胃消食。用于食滞肉积，脘腹疼痛，冻疮等。

附注：功效相同的有**甘肃山楂** *C. kansuensis* E. H. Wilson，分布于甘肃、山西、河北、陕西、贵州、四川。沈阳有栽培。**毛山楂** *C. maximowiczii* C. K. Schneid.，分布于本溪、盖州。

金露梅属 *Dasiphora* Raf.

1. 金露梅 *Dasiphora fruticosa* (L.) Rydb.—*Potentilla fruticosa* L.

【别　　名】金老梅、棍儿茶、金蜡梅。

【药用部位】根（金老梅根）；枝条（金老梅枝）；叶（金老梅叶）；花（金老梅花）。

【生境分布】生于山坡草地、砾石坡、灌丛及林缘。大连有栽培。

【功效应用】根（金老梅根）：味微甘，性平。止血，解毒利咽。用于崩漏，口疮，咽喉肿痛。枝条（金老梅枝）：味微甘、涩，性平。涩肠止泻。用于腹泻，痢疾。叶（金老梅叶）：味微甘，性平。清泄暑热，健胃消食，调经。用于暑热眩晕，两目不清，胃气不和，食滞纳呆，月经不调。花（金老梅花）：味苦，性凉。化湿健脾。用于湿阻脾胃，食欲不振，身面浮肿，赤白带下，乳痈。

2. 银露梅 *Dasiphora glabra* (G. Lodd.) Soják—*Potentilla gabra* Lodd.

【别　　名】银老梅、白花棍儿茶。

【药用部位】茎、叶及花（银老梅）。

【生境分布】生于山坡草地、河谷岩石缝中、灌丛及林中。沈阳有栽培。

【功效应用】味甘，性温。行气止痛，利水消胀。用于风热牙痛，牙齿松动，胸腹胀满，水液停聚。

3. 小叶金露梅 *Dasiphora parvifolia* (Fisch. ex Lehm.) Juz.—*Potentilla parvifolia* Fisch.

【别　　名】小叶金老梅。

【药用部位】花、叶（小叶金老梅）。

【生境分布】分布于黑龙江、内蒙古、甘肃、青海、四川、西藏。辽宁有栽培。

【功效应用】味甘，性寒。利湿，止痒，解毒。用于寒湿脚气，痒疹，乳痈。

白鹃梅属 *Exochorda* Lindl.

1. 白鹃梅 *Exochorda racemosa* (Lindl.) Rehder

【别　　名】总花白鹃梅、白山花。

【药用部位】根皮及树皮（茧子花）。

【生境分布】分布于山西、河南、安徽等省。大连、盖州、沈阳有栽培。

【功效应用】味甘，性平。通络止痛。用于腰膝及筋骨酸痛。

2. 齿叶白鹃梅 *Exochorda serratifolia* S. Moore

【别　　名】臭老婆条子、白鹃梅、金瓜果、茧子花、羊白花。

【药用部位】叶（齿叶白鹃梅叶）。

【生境分布】生于山阴坡、河边灌丛。分布于凌源、喀左、建平、朝阳、北票、阜蒙、铁岭、清原、鞍山等地。

【功效应用】在凌源民间用于预防和治疗糖尿病。

附注：本种花蕾可代茶。嫩叶可作野菜食用。

蚊子草属 *Filipendula* Mill.

蚊子草 *Filipendula palmata* (Pall.) Maxim.

【别　　名】合叶子、合子草、里白合子草。

【药用部位】根、全草（蚊子草）；叶（蚊子草叶）。

【生境分布】生于海拔200m以上的山麓、沟谷、草地、河岸、林缘及林下。分布于清原、新宾、抚顺、桓仁、岫岩、凤城等地。

【功效应用】根、全草（蚊子草）：用于风湿关节痛，各种出血，驱蚊。叶（蚊子草叶）：发汗。用于热病，冻伤，烧伤。

附注：功效相同的有**光叶蚊子草** *F. palmata* var. *glabra* Ledeb.ex Kom. & Aliss.，分布于辽阳、桓仁、凤城、岫岩等地。**槭叶蚊子草** *F. glaberrima* Nakai，分布于新宾、清原、辽阳、桓仁、本溪、凤城、宽甸等地。

草莓属 *Fragaria* L.

1. 东方草莓 *Fragaria orientalis* Losinsk.

【别　　名】野草莓。

【药用部位】果实（东方草莓）。

【生境分布】生于山坡草地或林下。分布于凤城、宽甸。

【功效应用】味甘、微酸，性平。生津止渴，化石祛湿。用于口渴，肾结石，湿疹。

2. 草莓 *Fragaria × ananassa* (Duchesne ex Weston) Duchesne ex Rozier

【别　　名】凤梨草莓、荷兰草莓。

【药用部位】果实（草莓）。

【生境分布】辽宁各地有栽培。

【功效应用】果味甘，微酸，性凉。清凉止渴，健胃消食。用于口渴，食欲不振，消化不良。

路边青属 *Geum* L.

路边青 *Geum aleppicum* Jacq.

【别　　名】北水杨梅、水杨梅、蓝布正、山辣椒、忙牛尾。

【药用部位】全草（蓝布正）。

【生境分布】生于海拔200m以上的山坡草地、沟边、地边、河滩、林间隙地及林缘。分布于辽宁各地。

【功效应用】味甘、微苦，性凉。益气健脾，补血养阴，润肺化痰。用于气血不足，虚痨咳嗽，脾虚带下。

附注：本种为《中国药典》2020年版收载药材蓝布正的基原植物之一。

棣棠属 *Kerria* DC.

棣棠 *Kerria japonica* (L.) DC.

【别　　名】地棠、棣棠花、鸡蛋黄花。

【药用部位】根（棣棠根）；枝叶（棣棠枝叶）；花（棣棠花）。

【生境分布】生于山坡灌丛中。分布于甘肃、陕西、山东、河南、湖北、江苏、安徽、浙江、福建、江西、湖南、四川、贵州、云南。大连有栽培。

【功效应用】根（棣棠根）：味涩，微苦，性平。祛风止痛，解毒消肿。用于风湿关节痛，痈疽肿毒。枝叶（棣棠枝叶）：味微苦、涩，性平。祛风除湿，解毒消肿。用于风湿关节痛，荨麻疹，湿疹，痈疽肿毒。花（棣棠花）：味微苦、涩，性平。化痰止咳，利尿消肿，解毒。用于咳嗽，风湿痹痛，产后劳伤痛，水肿，小便不利，消化不良，痈疽肿毒，湿疹，荨麻疹。

附注：功效相似的有**重瓣棣棠花** *K. japonica* f. *pleniflora* (Witte) Rehder，分布于湖南、四川和云南，大连、盖州有栽培。

苹果属 *Malus* Mill.

1. 花红 *Malus asiatica* Nakai

【别　　名】林檎、秋槟子、沙果。

【药用部位】根（林檎根）；叶（花红叶）；果实（林檎）。

【生境分布】适宜生长于山坡阳处、平原沙地。凌源、兴城、辽宁东部和南部等地有栽培。

【功效应用】根（林檎根）：味苦，性平。杀虫，止渴。用于蛔虫病，绦虫病，消渴。叶（花红叶）：泻火明目，杀虫解毒。用于眼目青盲，翳膜遮睛，小儿疥疮。果实（林檎）：味酸、甘，性温。下气宽胸，生津止渴，和中止痛。用于痰饮积食，胸膈痞塞，消渴，霍乱，吐泻腹痛，痢疾。

2. 山荆子 *Malus baccata* (L.) Borkh.

【别　　名】林荆子、山定子、糖李子，山丁子（满药）。

【药用部位】果实（山荆子）。

【生境分布】生于海拔 50~1000m 的山坡杂木林中及山谷阴处灌木丛中。辽宁各地有分布。

【功效应用】止泻痢。用于痢疾，吐泻。

【民族用药】满医：果实入药，润肺生津利痰，健脾，解酒。山丁子口服或加水煮鸡蛋食用，用于肺虚咳嗽，发热口渴，食欲不振，醉酒。山丁子根泡酒或水煎服，用于腰腿扭伤，岔气，疼痛。

附注：本种的成熟果实可食用。也可制果酱、果酒、果脯、果冻、饮料、罐头等。

3. 垂丝海棠 *Malus halliana* Koehne

【药用部位】花（垂丝海棠）。

【生境分布】分布于江苏、浙江、安徽、陕西、四川、云南等省。大连有栽培。

【功效应用】味淡、苦，性平。调经和血。用于血崩。

4. 湖北海棠 *Malus hupehensis* (Pamp.) Rehder

【别　　名】野海棠、泰山海棠、甜茶果、山海棠。

【药用部位】根（湖北海棠根）；嫩枝及果实（湖北海棠）。

【生境分布】分布于湖北、湖南、江西、江苏、浙江、安徽、福建、广东、甘肃、陕西、河南、山西、山东、四川、云南、贵州。大连有栽培。

【功效应用】根（湖北海棠根）：活血通络。用于跌打损伤。嫩枝及果实（湖北海棠）：味酸，性平。消积化滞，和胃健脾。用于食积停滞，消化不良，痢疾，疳积。

5. 毛山荆子 *Malus mandshurica* (Maxim.) Kom. ex Skvortzov—*M. baccata* var. *mandshurica* (Maxim.) C. K. Schneid.

【别　　名】毛山定子、东北山荆子、辽山荆子。

【药用部位】果实、叶、花（毛山荆子）。

【生境分布】生于山坡杂木林中，山顶及山沟也有。分布于辽宁东部山区及大连、旅顺口等地。

【功效应用】味酸、甘，性平。和胃止吐、止泻。用于呕吐，泄泻。

6. 楸子 *Malus prunifolia* (Willd.) Borkh.

【别　　名】海棠果、红海棠。

【药用部位】果实（楸子）。

【生境分布】生于山坡、平地或山谷梯田边。辽宁各地有栽培。

【功效应用】味甘、酸，性平。生津，消食。用于口渴，食积。

附注：本种的成熟果实可食用。也可酿酒、制饮料等。

7. 苹果 *Malus pumila* Mill.

【别　　名】柰、西洋苹果。

【药用部位】叶（苹果叶）；果实（苹果）；果皮（苹果皮）。

【生境分布】原产于欧洲及中亚。辽宁各地常见栽培。

【功效应用】叶（苹果叶）：凉血解毒。用于产后血晕，月经不调，发热，热毒疮疡，烫伤。果实（苹果）：味甘、酸，性凉。益胃，生津，除烦，醒酒。用于津少口渴，脾虚泄泻，食后腹胀，饮酒过度。果皮（苹果皮）：降逆和胃。用于反胃。

8. 海棠花 *Malus spectabilis* (Aiton) Borkh.

【别　　名】海棠、日本海棠。

【药用部位】果实（海棠）。

【生境分布】分布于华北和华东地区。大连有栽培。

【功效应用】味酸甘，性平。理气健脾，消食导滞。

9. 三叶海棠 *Malus toringo* (Siebold) de Vriese—*M. sieboldii* (Regel) Rehder

【别　　名】山茶果。

【药用部位】果实（三叶海棠）。

【生境分布】生于山坡杂木林或灌木丛中。旅顺口、金州、丹东、盖州等地栽培。

【功效应用】味酸，性微温。消食健胃。用于饮食积滞。

10. 西府海棠 *Malus × micromalus* Makino

【别　　名】海红、小果海棠、子母海棠。

【药用部位】果实（海红）。

【生境分布】分布于华北和西北地区。辽宁各地有栽培。

【功效应用】味酸、甘，性平。涩肠止痢。用于泄泻，痢疾。

绣线梅属 *Neillia* D. Don

小野珠兰 *Neillia incisa* (Thunb.) S.H.Oh—*Stephanandra incisa* (Thunb.) Zabel

【别　　名】小米空木、野珠兰。

【药用部位】根（小米空木）。

【生境分布】生于干山坡灌丛中或沟边溪流旁草地。分布于桓仁、鞍山、岫岩、凤城、宽甸、东港、长海等地。

【功效应用】味苦，性微寒。解毒利咽，止血调经。用于咽喉肿痛，血崩，月经不调。

石楠属 *Photinia* Lindl.

石楠 *Photinia serratifolia* (Desf.) Kalkman—*Ph. serrulata* Lindl.

【别　　名】石南、风药、栾茶、水红树、油蜡树、石崖树。

【药用部位】根或根皮（石楠根）；叶或带叶嫩枝（石南）；果实（石南实）。

【生境分布】分布于陕西、甘肃、河南、江苏、安徽、浙江、江西、湖南、湖北、福建、台湾、广东、广西、四川、云南、贵州。大连有栽培。

【功效应用】根或根皮（石楠根）：味辛、苦，性平。祛风除湿，活血解毒。用于风痹，历节痛风，外感咳嗽，疮痈肿痛，跌打损伤。叶或带叶嫩枝（石南）：味辛、苦，性平。有小毒。祛风湿，止痒，强筋骨，益肝肾。用于风湿痹痛，头风头痛，风疹，脚膝痿弱，肾虚腰痛，阳痿，遗精。果实（石南实）：味辛、苦，性平。祛风湿；消积聚。用于风湿积聚。

委陵菜属 *Potentilla* L.

1. 白萼委陵菜 *Potentilla betonicifolia* Poir.

【别　　名】三出叶委陵菜、白叶委陵菜。

【药用部位】地上部分（三出叶委陵菜）。

【生境分布】生于海拔700~1100m的山坡草地及岩石缝间。分布于凌源、建平、喀左、阜蒙、大连等地。

【功效应用】味苦、辛，性寒。消肿利水。用于各种水肿。

2. 蛇莓委陵菜 *Potentilla centigrana* Maxim.

【药用部位】全草（蛇莓委陵菜）。

【生境分布】生于荒地、村旁、河岸、林缘及林下湿地。分布于凌源、开原、西丰、清原、抚顺、本溪、岫岩、庄河等地。

【功效应用】清热解毒，祛风，利尿。

3. 委陵菜 *Potentilla chinensis* Ser.

【别　　名】广州白头翁、翻白草、老哇爪子、老鸹爪子、猫爪子菜、老姑帮子、老皮袄、红眼草。

【药用部位】带根全草（委陵菜）。

【生境分布】生于山坡草地、沟谷、林缘、灌丛或疏林下。分布于辽宁各地。

【功效应用】味苦，性寒。清热解毒，凉血止痢。用于赤痢腹痛，久痢不止，痔疮出血，痈肿疮毒。

附注：本种为《中国药典》2020 年版收载药材委陵菜的基原植物。功效相似的有**皱叶委陵菜 *P. ancistrifolia* Bunge**，分布于清原、新宾、本溪、桓仁、鞍山、海城、岫岩、凤城、营口、普兰店、金州、大连等地。**薄叶皱叶委陵菜（同色钩叶委陵菜）*P. ancistrifolia* var. *dickinsii* (Franch. & Sav.) Koidz.**，分布于凌源、绥中。**轮叶委陵菜 *P. verticillaris* Stephan ex Willd.**，分布于凌源、建平、阜蒙、彰武等地。

4. 大萼委陵菜 *Potentilla conferta* Bunge

【别　　名】白毛委陵菜、大头委陵菜。

【药用部位】根（白毛委陵菜）。

【生境分布】生于耕地边、山坡草地、沟谷、草甸及灌丛中。分布于凌源、朝阳、北镇等地。

【功效应用】味苦、酸，性凉。凉血止血。用于崩漏鼻衄。

5. 狼牙委陵菜 *Potentilla cryptotaeniae* Maxim.

【别　　名】地蜂子。

【药用部位】带根全草（狼牙委陵菜）。

【生境分布】生于河谷、草甸、草原、林缘。分布于清原、新宾、抚顺、沈阳、辽阳、本溪、桓仁、鞍山、岫岩、凤城、宽甸、大连等地。

【功效应用】味涩，性平。活血止血，解毒敛疮。用于跌打损伤，外伤出血，肺虚咳嗽，泄泻，痢疾，胃痛，狂犬咬伤，疮疡。

6. 翻白草 *Potentilla discolor* Bunge

【别　　名】翻白委陵菜、鸡眼儿、土菜、山芋、小山芋、绿白叶草。

【药用部位】带根全草（翻白草）。

【生境分布】生于荒地、山谷、沟边、山坡草地、草甸及疏林下。分布于凌源、建昌、绥中、抚顺、沈阳、辽阳、鞍山、岫岩、凤城、丹东、庄河、长海、瓦房店等地。

【功效应用】味甘、苦，性平。清热解毒，止痢，止血。用于湿热泻痢，痈肿疮毒，血热吐衄，便血，崩漏。

附注：本种为《中国药典》2020 年版收载药材翻白草的基原植物。

7. 匍枝委陵菜 *Potentilla flagellaris* D. F. K. Schltdl.

【别　　名】鸡儿头苗；蔓委陵菜。

【药用部位】全草（蔓委陵菜）。

【生境分布】生于阴湿草地、水泉旁边及疏林下。分布于建平、凌源、北镇、昌图、新宾、沈阳、辽阳、凤城、长海、大连、金州等地。

【功效应用】味苦，性寒。清热解毒。

8. 莓叶委陵菜 *Potentilla fragarioides* L.

【别　　名】雉子筵、菜瓢子、猫爪子、老牛筋。

【药用部位】全草（雉子筵）；根及根茎（雉子筵根）。

【生境分布】生于地边、沟边、草地、灌丛及疏林下。分布于凌源、建昌、朝阳、绥中、西丰、开原、清原、新宾、抚顺、沈阳、辽阳、本溪、桓仁、鞍山、岫岩、凤城、盖州、丹东、东港、庄河、瓦房店等地。

【功效应用】全草（雉子筵）：味甘、微辛，性温。活血化瘀，养阴清热。用于疝气，干血痨。根及根茎（雉子筵根）：味甘、微苦，性平。止血。用于月经过多，功能性子宫出血，子宫肌瘤出血，产后出血等。

9. 三叶委陵菜 *Potentilla freyniana* Bornm.

【别　　名】地蜂子。

【药用部位】根及全草（地蜂子）。

【生境分布】生于山坡草地、溪边及疏林下阴湿处。分布于凌源、清原、新宾、抚顺、沈阳、本溪、鞍山、岫岩、凤城等地。

【功效应用】根及全草（地蜂子）：味苦、涩，性微寒。清热解毒，敛疮止血，散瘀止痛。用于咳嗽，痢疾，肠炎，痈肿疔疮，烫伤，口舌生疮，骨髓炎，骨结核，瘰疬，痔疮，毒蛇咬伤，崩漏，月经过多，产后出血，外伤出血，胃痛，牙痛，胸骨痛，腰痛，跌打损伤。

10. 覆瓦委陵菜 *Potentilla imbricata* Kar. & Kir.—*P. bifurca* var. *canescens* Bong. & Mey.

【别　　名】毛二裂委陵菜、毛叉叶委陵菜。

【药用部位】全草（覆瓦委陵菜）。

【生境分布】生于干旱砾质灰钙土，河滩及阴湿草地。分布于北镇、凌源等地。

【功效应用】止血。用于功能性子宫出血，产后出血过多。

11. 蛇莓 *Potentilla indica* (Andrews) Th. Wolf—*Duchesnea indica* (Andrews) Focke

【别　　名】龙吐珠、蛇泡草、蛤蟆眼、三爪风。

【药用部位】根（蛇莓根）；全草（蛇莓）。

【生境分布】生于山坡、河岸、草地、林缘湿地。分布于沈阳、鞍山、桓仁、凤城、宽甸、大连等地。

【功效应用】根（蛇莓根）：味苦、甘，性寒。清热泻火，解毒消肿。用于热病，水儿惊风，目赤红肿，痄腮，牙龈肿痛，咽喉肿痛，热毒疮疡。全草（蛇莓）：味甘、苦，性寒，有小毒。清热解毒，散瘀消肿，凉血止血。用于热病，惊痫，咳嗽，吐血，咽喉肿痛，痢疾，痈肿，疔疮，蛇虫咬伤，汤火伤，感冒，黄疸，目赤，口疮，痄腮，疖肿，崩漏，月经不调，跌打肿痛。

附注：本种的果实可食用。

12. 蛇含委陵菜 *Potentilla kleiniana* Wight & Arn.

【别　　名】蛇含。

【药用部位】带根全草（蛇含）。

【生境分布】生于水旁、草甸及林缘湿地。分布于沈阳、辽阳、鞍山、北镇、岫岩、庄河、瓦房店等地。

【功效应用】味苦。性微寒。清热定惊，截疟，止咳化痰，解毒活血。用于高热惊风，疟疾，肺热咳嗽，百日咳，痢疾，疮疖肿毒，咽喉肿痛，风火牙痛，带状疱疹，目赤肿痛，虫蛇咬伤，风湿麻木，跌打损伤，月经不调，外伤出血。

13. 腺毛委陵菜 *Potentilla longifolia* Willd. ex D. F. K. Schltdl.

【别　　名】粘委陵菜。

【药用部位】全草（粘委陵菜）。

【生境分布】生于固定沙丘、林缘草地、沙质草地。分布于凌源、阜蒙、彰武、桓仁、大连等地。

【功效应用】味涩、微苦，性平。清热解毒，收敛固脱。用于肠炎，痢疾，肺炎，子宫脱垂。

14. 多茎委陵菜 *Potentilla multicaulis* Bunge

【别　　名】多茎委陵菜、猫爪子。

【药用部位】全草（猫爪子）。

【生境分布】生于向阳砾石山坡、草地、疏林下和路旁。分布于阜蒙、彰武、清原、抚顺、沈阳、黑山、北镇、盖州、大连等地。

【功效应用】味苦，性平。用于阿米巴痢疾。

15. 多裂委陵菜 *Potentilla multifida* L.

【别　　名】细叶委陵菜、长虫把子。

【药用部位】带根全草（多裂委陵菜）。

【生境分布】生于高海拔山坡草地、沟谷及林缘。分布于辽宁西部。

【功效应用】味甘、微苦，性寒。止血，利湿热，杀虫。用于外伤出血，崩漏，肝炎，蛲虫病。

16. 雪白委陵菜 *Potentilla nivea* L.

【别　　名】雪委陵菜、白委陵菜、假雪委陵菜、白里金梅。

【药用部位】根（雪白委陵菜）。

【生境分布】生于海拔 1000m 以上的高山冻原。分布于凤城。

【功效应用】味微苦，涩，性凉。清热利湿，消肿止痛，补虚。用于湿热痢疾，急性胃肠炎，跌打损伤，产后虚弱。

17. 绢毛匍匐委陵菜 *Potentilla reptans* var. *sericophylla* Franch.

【别　　名】绢毛细蔓委陵菜、深齿委陵菜、深齿匍匐委陵菜。

【药用部位】块根（金金棒）；全草（匍匐委陵菜）。

【生境分布】生于山坡草地、渠旁、溪边灌丛中及林缘。分布于凌源、本溪、大连等地。

【功效应用】块根（金金棒）：味甘，性平。生津止渴，滋阴除热。用于虚劳发热，虚喘，热病伤津，口渴咽干，妇女带浊。全草（匍匐委陵菜）：味淡，性平。发表，止咳，止血，解毒。用于外感风热，咳嗽，崩漏，疮疖。

18. 曲枝委陵菜 *Potentilla rosulifera* H. Lév.—*P. yokutsaiana* Makino

【别　　名】匐枝委陵菜。

【药用部位】全草（曲枝委陵菜）。

【生境分布】生于林下、石砾质地、干山坡及草甸。分布于本溪、凤城、庄河等地。

【功效应用】味苦，性寒。清热解毒。

19. 朝天委陵菜 *Potentilla supina* L.

【别　　名】伏委陵菜、铺地委陵菜、野金梅草。

【药用部位】全草（朝天委陵菜）。

【生境分布】生于田边、荒地、河岸沙地、草甸、山坡湿地。分布于凌源、葫芦岛、彰武、北镇、阜蒙、西丰、清原、新宾、抚顺、沈阳、辽阳、鞍山、海城、岫岩、盖州、盘锦、宽甸、丹东、大连等地。

【功效应用】味甘、酸，性寒。收敛止泻，凉血止血，滋阴益肾。用于泄泻，吐血，尿血，便血，血痢，须发早白，牙齿不固。

20. 三叶朝天委陵菜 *Potentilla supina* var. *ternata* Peterm.

【别　　名】东北委陵菜、小花委陵菜。

【药用部位】未开花全草（三叶朝天委陵菜）。

【生境分布】生于水湿地边、荒坡草地、河岸沙地及盐碱地。分布于凌源、沈阳、凤城、大连等地。

【功效应用】味甘、酸，性寒。止血，固精，收涩，滋补。

附注：辽宁曾将本种误作老鹳草用。

21. 菊叶委陵菜 *Potentilla tanacetifolia* Willd. ex D. F. K. Schltdl.

【别　　名】叉菊委陵菜、蒿叶委陵菜。

【药用部位】全草（菊叶委陵菜）。

【生境分布】生于山坡草地、低洼地、沙地、草原、丛林边及黄土高原。分布于凌源、喀左、建平、建昌、阜蒙、昌图、大连等地。

【功效应用】味苦，性寒。清热解毒，消炎止血。

扁核木属 *Prinsepia* Royle

1. 东北扁核木 *Prinsepia sinensis* (Oliv.) Oliv. ex Bean

【别　　名】辽宁扁核木、扁核骨子、扁胡子、扁担胡子、东北蕤核。

【药用部位】核仁（东北扁核木）。

【生境分布】生于杂木林中或阴山坡的林间，或山坡开阔处以及河岸旁。分布于凌源、清原、辽阳、本溪、桓仁、凤城、宽甸、庄河等地。

【功效应用】味甘，性微寒。清肝明目。用于目赤肿痛，眦烂多泪，昏暗羞明。

2. 扁核木 *Prinsepia utilis* Royle

【别　　名】蕤核、扁核子、美仁子、单花扁核木。

【药用部位】根（梅花刺根）；叶（青刺尖）；核仁（蕤仁）。

【生境分布】产于云南、贵州、四川和西藏。盖州（熊岳）有栽培。

【功效应用】根（梅花刺根）：味苦、辛，性凉。清热解毒，活血止痛，止咳消积。用于疮疡肿痛，风湿痹痛，月经不调，跌打损伤，风热咳嗽，食积停滞。叶（青刺尖）：味苦、微辛，性微寒。清热解毒，活血散结。用于乳痈，疟腮，痔疮，瘰疬，跌打损伤，月经不调。核仁（蕤仁）：味甘，性微寒。养肝明目，疏风散热，安神。用于目赤肿痛，眦烂多泪，羞明目暗，夜寐不安。

李属 *Prunus* L.

1. 杏 *Prunus armeniaca* L.—*Armeniaca vulgaris* Lam.

【别　　名】北杏仁、苦杏仁、红杏，桂勒森—楚莫、归勒斯、堪布（蒙药），杏仁、古依勒赫—发哈（满药），夯音（朝药）。

【药用部位】根（杏树根）；枝（杏枝）；树皮（杏树皮）；叶（杏叶）；花（杏花）；果实（杏子）；种子（苦杏仁）。

【生境分布】原产于亚洲西部，辽宁各地有栽培。

【功效应用】根（杏树根）：解毒，用于杏仁中毒。枝（杏枝）：活血散瘀。用于跌打损伤。树皮（杏树皮）：解毒。用于食杏仁中毒。叶（杏叶）：祛风利湿，明目。用于水肿，皮肤瘙痒，目疾多泪，痈疮瘰疬。花（杏花）：味苦，性温。活血补虚。用于妇女不孕，肢体痹痛，手足逆冷。果实（杏子）：味酸、甘，性温。润肺定喘，生津止渴。用于肺燥咳嗽，津伤口渴。种子（苦杏仁）：味苦，性温，有小毒。降气止咳平喘，润肠通便。用于咳嗽气喘，胸满痰多，肠燥便秘。

【民族用药】蒙医：种子入药，味苦，性平。有小毒。燥协日乌素，透疹，止咳，平喘，生发。用于麻疹，协日乌素病，肺热咳嗽，气喘，脱发。满医：种子入药，止咳平喘，润肠通便。杏仁水煎服，用于咳嗽气喘，胸痹，食滞脘痛，肠燥便秘。杏仁焙后捣细，用香油调和外涂患处，用于脓疮，黄水疮；取醋煮杏仁得煎液涂擦足部，用于足癣。朝医：杏仁为太阴人药。润肺痰，止咳平喘。用于各种咳喘证。

附注：功效相同的有**野杏** *P. armeniaca* var. *ansu* Maxim.，沈阳等地有栽培；**东北杏（辽杏）** *P. mandshurica* (Maxim.) Koehne—*A. mandshurica* (Maxim.) Skv.，分布于凌源、铁岭、清原、新宾、桓仁、本溪、鞍山、盖州、营口、凤城、宽甸、丹东等地；**山杏（西伯利亚杏）** *P. sibirica* L.—*A. sibirica* (L.) Lam.，分布于凌源、喀左、建平、朝阳、北票、建昌、绥中、兴城、彰武、阜新、北镇、新民、沈阳、辽阳、金州、旅顺口等地。以上4种均为《中国药典》2020年版收载药材苦杏仁的基原植物。以上4种的成熟果肉可生食或加工成蜜饯、果酱、果干等。杏仁可制杏仁茶、杏仁乳、杏仁露等，也可榨油。

2. 欧洲甜樱桃 *Prunus avium* (L.) L.—*Cerasus avium* (L.) Moench

【别　　名】欧洲樱桃、西洋实樱、樱桃、大樱桃。

【药用部位】果实（欧洲甜樱桃）。

【生境分布】绥中、沈阳、大连等地有栽培。

【功效应用】味甘，性平。生津，开胃，利尿。

3. 樱桃李 *Prunus cerasifera* Ehrh.

【别　　名】樱李、红叶晚李、矮樱、新疆樱桃李。

【药用部位】种子（樱桃李）。

【生境分布】分布于新疆。辽宁各地栽培作观赏植物。

【功效应用】镇咳，活血，止痢，润肠。

4. 欧洲酸樱桃 *Prunus cerasus* L.—*Cerasus vulgaris* Mill.

【药用部位】果实（欧洲酸樱桃）。

【生境分布】大连、鞍山、沈阳等地有少量栽培。

【功效应用】味甘，性平。利尿。用于排肾结石。

5. 欧洲李 *Prunus domestica* L.

【别　　名】西洋李、洋李、西梅、话梅。

【药用部位】种子（李核仁）。

【生境分布】原产于西亚和欧洲，大连等地有栽培。

【功效应用】味甘、苦，性平。无毒。活血散瘀，利水生津。

6. 欧李 *Prunus humilis* Bunge—*Cerasus humilis* (Bunge) Sok.

【别　　名】酸丁、钙果、山梅子、羊粑粑蛋欧李、磨盘李子、小李仁、赤李子、乌拉奈。

【药用部位】种子（郁李仁）。

【生境分布】生于阳坡砂地、山地灌丛中，或庭园栽培。分布于建平、朝阳、兴城、建昌、葫芦岛、绥中、彰武、北镇、义县、法库、铁岭、清原、沈阳、辽阳、鞍山、海城、本溪、盖州、凤城、瓦房店、大连、金州、旅顺口等地。

【功效应用】味辛、苦、甘，性平。润肠通便，下气利水。用于津枯肠燥，食积气滞，腹胀便秘，水肿，脚气，小便不利。

附注：本种为《中国药典》2020 年版收载药材郁李仁的基原植物之一。本种的成熟果实可食用，含钙量高，可作补钙的保健水果。也可制成果酒、果酱、果脯、果汁、罐头、果奶、果冻等。

7. 郁李 *Prunus japonica* Thunb.—*Cerasus japonica* (Thunb.) Lois.

【别　　名】东北郁李、雀梅、寿李、车李子、小李仁、赤李子。

【药用部位】种子（郁李仁）；根（郁李根）。

【生境分布】生于山坡林下、灌丛中或栽培。分布于西丰、辽阳、本溪、桓仁、鞍山、岫岩、凤城、宽甸、庄河等地。

【功效应用】种子（郁李仁）：味辛、苦、甘，性平。润肠通便，下气利水。用于津枯肠燥，食积气滞，腹胀便秘，水肿，脚气，小便不利。根（郁李根）：味苦、酸，性凉。清热杀虫，行气破积。用于龋齿疼痛，小儿发热，气滞积聚。

附注：本种为《中国药典》2020 年版收载药材郁李仁的基原植物之一。本种的成熟果实可食用，也可酿酒、制饮料。**长梗郁李 *P. japonica* var. *nakaii* (H. Lévl.) Rehder—*C. japonica* var. *nakaii* (Levl.) Yu & Li**，生于山地向阳山坡。沈阳有栽培，其种子在辽宁民间习惯作郁李仁用。

8. 黑樱桃 *Prunus maximowiczii* Rupr.—*Cerasus maximowiczii* (Rupr.) Kom.

【别　　名】深山樱。

【药用部位】未成熟果实（黑樱桃）。

【生境分布】生于阳坡杂木林中或有腐殖质土石坡上。分布于新宾、鞍山、本溪、桓仁、宽甸等地。

【功效应用】收敛止汗。用于自汗盗汗。

9. 梅 *Prunus mume* (Siebold) Siebold & Succ.—*Armeniaca mume* Siebold

【别　　名】红梅花、合汉梅，乌麦（朝药）。

【药用部位】根（梅根）；叶片（梅叶）；带叶枝条（梅梗）；花蕾（梅花）；未成熟果实（青梅）；干燥近成熟果实（乌梅）；果实经盐渍腌成品（白梅）；梅核仁（种仁）。

【生境分布】辽宁各地有栽培。

【功效应用】根（梅根）：味微苦，性微寒。祛风除湿，清热解毒。用于风痹，休息痢，胆囊炎，瘰疬。叶片（梅叶）：味酸，性平。清热解毒，涩肠止痢。用于痢疾，崩漏。带叶枝条（梅梗）：味酸、微苦、涩；性平。理气安胎。主妇女小产。花蕾（梅花）：味微酸，性平。疏肝和中，化痰散结。用于肝胃气痛，郁闷心烦，梅核气，瘰疬疮毒。未成熟果实（青梅）：味酸，性平。利咽，生津，涩肠止泻，利筋脉。用于咽喉肿痛，喉痹，津伤渴，泻痢，筋骨疼痛。干燥近成熟果实（乌梅）：味酸、涩，性平。敛肺，涩肠，生津，安蛔。用于肺虚久咳，久泻久痢，虚热消渴，蛔厥呕吐腹痛。果实经盐渍腌成品（白梅）：味酸、涩、咸，性平。利咽生津，涩肠止泻，除痰开噤，消疮，止血。用于咽喉肿痛，烦渴呕恶，久泻久痢，便血，崩漏，中风惊痫，痰厥口噤，梅核气，痈疽肿毒，外伤出血。梅核仁（种仁）：味酸，性平。祛暑清络，益肝明目，清热化湿。用于暑气霍乱，烦热，视物不清。

【民族用药】朝医：乌梅为太阴人药。敛肺，涩肠。用于咳嗽证及痢疾。

附注：本种为《中国药典》2020年版收载药材梅花和乌梅的基原植物。

10. 稠李 Prunus padus L.—Padus avium Mill.

【别　　名】臭李子、稠梨、臭梨、山李子、樱额、樱额梨、玛嘎（满药）。

【药用部位】果实（稠李）；叶（稠李叶）。

【生境分布】生于山坡、山谷或灌丛中。分布于凌源、兴城、清原、新宾、沈阳、辽阳、鞍山、海城、桓仁、本溪、营口、盖州、丹东、凤城、宽甸、庄河等地。

【功效应用】果实（稠李）：止泻痢。用于脾虚泄泻。叶（稠李叶）：镇咳祛痰。

【民族用药】满医：果实入药，补脾止泻。樱额水煎服，用于肠炎痢疾。

附注：本种的成熟果实可食用。也可以制果酒、果脯、果汁、罐头、蜜饯、果干等。也可用于提取色素。嫩叶可作野菜食用。

11. 毛叶稠李 Prunus padus var. pubescens Regel & Tiling—Padus avium var. pubescens (Regel & Tiling) T.C. Ku & B.M. Barthol

【别　　名】多毛稠李，樱额（满药）。

【药用部位】果实（樱额）。

【生境分布】生于山坡林中和河谷溪流旁。分布于西丰、本溪、凤城、宽甸等地。

【功效应用】味甘、涩，性温。健脾止泻。用于脾虚泄泻。

【民族用药】满医：补脾止泻。樱额煮水用于肠炎腹泻，痢疾。

附注：功效相似的有**斑叶稠李 Prunus maackii Rupr.—Padus maackii (Rupr.) Kom.**，分布于桓仁、本溪、宽甸、庄河等地。**北亚稠李 Prunus padus var. asiatica (Kom.) Y. H. Tong & N. H. Xia—Padus racemosa var. asiatica (Kom.) Yu & Ku**，分布于沈阳、桓仁、鞍山、凤城等地。

12. 桃 Prunus persica (L.) Batsch—Amygdalus persica L.

【别　　名】黄桃、白桃。

【药用部位】根或根皮（桃根）；幼枝（桃枝）；去除栓皮的树皮（桃茎白皮）；树皮分泌的树脂（桃胶）；叶（桃叶）；花（桃花）；幼果（碧桃干）；果实（桃子）；果实上的毛（桃毛）；干燥成熟的种子（桃仁）。

【生境分布】原产于中国。辽宁各地有栽培。

【功效应用】根或根皮（桃根）：味苦，性平。清热利湿，活血止痛，消痈肿。用于黄疸，痧气腹痛，腰痛，跌打劳伤疼痛，风湿痹痛，闭经，吐血，痈肿，痔疮等。幼枝（桃枝）：味苦，性平。活血通络，解毒杀虫。用于心腹刺痛，风湿痹痛，跌打损伤，疮癣。去除栓皮的树皮（桃茎白皮）：味苦，性平。清热利水，解毒，杀虫。用于水肿，痧气腹痛，肺热喘闷，痈疽，瘰疬，湿疮，风湿关节痛，牙痛，疮痈肿毒，湿癣。树皮分泌的树脂（桃胶）：味苦，性平。和血，通淋，止痢。用于血瘕，石淋，痢疾，腹痛，糖尿病，乳糜尿等。叶（桃叶）：味苦、辛，性平。祛风清热，燥湿解毒，杀虫。用于外感风邪，头风，头痛，风痹，湿疹，痈肿疮疡，疟疾等。花（桃花）：味苦，性平。利水通便，活血化瘀。用于小便不利，水肿，痰饮，脚气，砂石淋，便秘，癥瘕，闭经，癫狂，疱疹，面䵟。幼果（碧桃干）：味酸、苦，性平。敛汗涩精，活血止血，止痛。用于盗汗，遗精，吐血，疟疾，心腹痛，妊娠下血。果实（桃子）：味甘、酸，性温。生津，润肠，活血，消积。主津少口渴，肠燥便秘，闭经，积聚。果实上的毛（桃毛）：味辛，性平。活血，行气。用于血瘕，崩漏，带下。干燥成熟种子（桃仁）：味苦、甘，性平。活血祛瘀，润肠通便，止咳平喘。用于经闭痛经，癥瘕痞块，肺痈肠痈，跌扑损伤，肠燥便秘，咳嗽气喘。

附注：功效相同的有**山桃（山毛桃）P. davidiana (Carrière) Franch.—A. davidiana (Carrière) de Vos ex Henry**，分布于凌源、沈阳、辽阳、鞍山、大连等地有栽培。二者均为《中国药典》2020年版收载药材桃仁的基原植物。

13. 李 *Prunus salicina* Lindl.

【别　　名】山李子。

【药用部位】根皮（李根皮）；根（李根）；叶（李树叶）；花（李子花）；果实（李子）；种子（李核仁）；树胶（李树胶）。

【生境分布】辽宁各地有栽培。

【功效应用】根皮（李根皮）：味苦、咸，性寒。利湿解毒。用于湿热痢疾，消渴，脚气，赤白带下，丹毒疮痈。根（李根）：味苦，性寒。清热解毒，利湿。用于疮疡肿毒，热淋，痢疾，白带。叶（李树叶）：味甘、酸，性平。清热解毒。用于壮热惊痫，肿毒溃烂。花（李子花）：味苦，性平。泽面。用于粉滓暗斑，斑点。果实（李子）：味甘、酸，性平。清肝涤热，生津利水。用于虚劳骨蒸，消渴，食积。种子（李核仁）：味甘、苦，性平。活血祛瘀，滑肠利水。用于血瘀疼痛，跌打损伤。树胶（李树胶）：味苦，性寒。清热，透疹，退翳。用于麻疹透发不畅，目生翳障。

14. 山樱花 *Prunus serrulata* Lindl.—*Cerasus serrulata* (Lindl.) G. Don ex London

【别　　名】山樱桃、樱花、野樱花、野生福岛樱、福岛樱。

【药用部位】种子（山樱桃）。

【生境分布】生于海拔 500m 以上的山谷林中或栽培。分布于大连。

【功效应用】味辛，性平。清肺透疹。用于麻疹透发不畅。

附注：功效相同的有**毛叶山樱花（毛叶樱花、毛山樱花）** *P. serrulata* var. *pubescens* (Makino) E. H. Wilson—*C. serrulata* var. *pubescens* (Makino) T.T.Yu & C.L.Li，分布于沈阳、辽阳、本溪、桓仁、凤城、宽甸、东港、丹东、庄河等地。

15. 毛樱桃 *Prunus tomentosa* Thunb.—*Cerasus tomentosa* (Thunb.) Wall.

【别　　名】山樱桃、野樱桃、狗樱桃、梅李、中李仁、大李仁。

【药用部位】果实（毛樱桃）；种子（大李仁）。

【生境分布】生于海拔 100m 以上的山坡林中、林缘、灌丛或草地，也有绿化栽培。分布于北镇、义县、西丰、清原、新宾、抚顺、沈阳、辽阳、本溪、桓仁、鞍山、海城、岫岩、盖州、营口、凤城、宽甸、丹东、庄河、大连、瓦房店、金州等地。

【功效应用】果实（毛樱桃）：味甘、辛，性平。健脾，益气，固精。用于食积泻痢，便秘，脚气，遗精滑泄。种子（大李仁）：味辛、苦、甘，性平。润肠，通便，下气，利水。用于大肠气滞，燥涩便秘，大腹水肿，四肢水肿，小便不利。

附注：本种的成熟果实可生食，也可酿酒、制饮料。本种为《辽宁省中药材标准》2009 年版收载药材大李仁的基原植物之一。

16. 榆叶梅 *Prunus triloba* Lindl.—*Amygdalus triloba* (Lindl.) Ricker

【别　　名】小桃红、榆梅、狗樱桃、大李仁。

【药用部位】种子（大李仁）。

【生境分布】生于坡地或沟旁，乔、灌木林下或林缘，也有绿化栽培。野生分布于凌源、建平、阜新、本溪、大连等地，辽宁各地有栽培。

【功效应用】味辛、苦、甘，性平。润肠，通便，下气，利水。用于大肠气滞，燥涩便秘，大腹水肿，四肢水肿，小便不利。

附注：本种为《辽宁省中药材标准》2009 年版收载药材大李仁的基原植物之一。功效相同的有**重瓣榆叶梅** *P. triloba* 'Multiplex'，在辽宁各地有栽培。

17. 东北李 *Prunus ussuriensis* Kovalev & Kostina

【别　　名】乌苏里李、野李子、山李子。

【药用部位】根（东北李根）；根皮（东北李皮）；叶（东北李叶）；果实（东北李）；种仁（东北李仁）。

【生境分布】生于林边或溪流附近。分布于西丰、清原、本溪、岫岩、凤城等地。

【功效应用】根（东北李根）：清热解毒。用于消渴，淋病，痢疾，丹毒，牙痛。根皮（东北李皮）：味苦、咸，性寒。清热，下气。用于消渴心烦，奔豚气逆，带下，牙痛。叶（东北李叶）：用于小儿壮热，水肿，金疮。果实（东北李）：味甘、酸，性平。清肝涤热，生津，利水。用于虚劳骨蒸，消渴，腹水。种仁（东北李仁）：味甘、苦，性平。散瘀，利水，润肠。用于跌打瘀血作痛，痰饮咳嗽，水气胀满，大便秘结，毒蛇咬伤。

附注：本种的成熟果实可食用，也可用来制果酒、果脯、果汁、罐头、蜜饯等。

18. 东京樱花 *Prunus × yedoensis* Matsum.—*Cerasus yedoensis* (Matsum.) Yu & Li

【别　　名】樱花、日本樱花、吉野樱。

【药用部位】树皮（东京樱花皮）；花蕾（东京樱花）。

【生境分布】原产于日本。大连、丹东等地有栽培。

【功效应用】树皮（东京樱花皮）：镇咳。花蕾（东京樱花）：抗菌，抗炎，抗癌，解痉，利胆。

木瓜属 *Pseudocydonia* (C. K. Schneid.) C. K. Schneid.

木瓜 *Pseudocydonia sinensis* (Thouin) C. K. Schneid.—*Chaenomeles sinensis* (Thouin) Koehne

【别　　名】榠楂、光皮木瓜、木李、木梨瓜，嘎迪拉—吉木斯、毕勒瓦、毛朱尔—吉木斯（蒙药）。

【药用部位】果实（榠楂）。

【生境分布】分布于山东、陕西、湖北、江西、安徽、江苏、浙江、广东、广西等地。大连、旅顺口、金州有栽培。

【功效应用】味酸、涩，性温。和胃舒筋，祛风湿，消痰止咳。用于吐泻转筋，风湿痹痛，咳嗽痰多，泄泻，痢疾，跌扑伤痛，脚气水肿。

【民族用药】蒙医：果实入药，味酸、涩，性凉。清热，止泻。用于肠刺痛，热泻。

火棘属 *Pyracantha* Roem.

火棘 *Pyracantha fortuneana* (Maxim.) H. L. Li

【别　　名】赤果、赤阳子、红子。

【药用部位】根（红子根）；叶（救军粮叶）；果实（赤阳子）。

【生境分布】分布于陕西、河南、江苏、浙江、福建、湖北、湖南、广西等地。大连有栽培。

【功效应用】根（红子根）：味酸、涩，性平。清热凉血，化瘀止痛。用于潮热盗汗，肠风下血，崩漏，疮疖痈痛，目赤肿痛，风火牙痛，跌打损伤，劳伤腰痛，外伤出血。叶（救军粮叶）：味苦、涩，性凉。清热解毒，止血。用于疮疡肿痛，目赤，痢疾，便血，外伤出血。果实（赤阳子）：味甘、酸、涩，性平。健脾消积，收敛止痢，止痛。用于痞块，食积停滞，脘腹胀满，泄泻，痢疾，崩漏，带下，跌打损伤。

梨属 *Pyrus* L.

1. 杜梨 *Pyrus betulifolia* Bunge

【别　　名】杜梨子、梨丁子、毛杜梨、大杜梨。

【药用部位】枝叶（棠梨枝叶）；树皮（棠梨树皮）；果实（棠梨）。

【生境分布】生于平原或山坡阳处。大连、沈阳等地有栽培。

【功效应用】枝叶（棠梨枝叶）：味酸、甘、涩，性寒。舒肝和胃，缓急止泻。用于霍乱吐泻，转筋腹痛，反胃吐食。树皮（棠梨树皮）：味苦，性平。敛疮。用于皮肤溃疡。果实（棠梨）：味酸、甘、涩，性寒。消食止痢。用于泄泻痢疾，食积。

附注：本种的成熟果实可食用。也可制果酱、果酒、果脯、罐头等。

2. 白梨 *Pyrus bretschneideri* Rehder

【别　　名】梨、鸭梨、雪花梨、莱阳梨、秋白梨。

【药用部位】根（梨树根）；枝（梨枝）；树皮（梨木皮）；木材烧成的灰（梨木灰）；叶（梨叶）；花（梨花）；果实（梨）；果皮（梨皮）；果实熬成的膏（雪梨膏）。

【生境分布】生于海拔100m以上的干旱寒冷地区的山坡阳处。辽宁各地有栽培。

【功效应用】根（梨树根）：味甘、淡，性平。清肺止咳，理气止痛。用于肺虚咳嗽，疝气腹痛。枝（梨枝）：味辛、涩，性凉。行气和中，止痛。用于霍乱吐泻，腹痛。树皮（梨木皮）：味苦，性寒。清热解毒。用于热病发热，疮癣。木材烧成的灰（梨木灰）：味微咸，性平。降逆下气。用于气积郁冒，胸满气促，结气咳逆。叶（梨叶）：味辛、涩、微苦，性平。舒肝和胃，利水解毒。用于霍乱吐泻腹痛，水肿，小便不利，小儿疝气，菌菇中毒。花（梨花）：味淡，性平。泽面祛斑。用于面生黑斑粉滓。果实（梨）：味甘、微酸，性凉。清肺化痰，生津止渴。用于肺燥咳嗽，热病烦躁，津少口干，消渴，目赤，疮疡，烫火伤。果皮（梨皮）：味甘、涩，性凉。清心润肺，降火生津，解疮毒。用于暑热烦渴，肺燥咳嗽，吐血，痢疾，疥癣，发背，疔疮。果实熬成的膏（雪梨膏）：味甘，性平。止咳平喘，养阴清肺。用于肺燥咳嗽，吐血，咯血，心火烦躁，口渴喉干，除胸膜痰热。

附注：功效相同的有**沙梨** *P. pyrifolia* **(Burm. f.) Nakai**，分布于安徽、江苏、浙江、江西、湖北、湖南、贵州、四川、云南、广东、广西、福建。辽宁有栽培。以上 2 种的成熟果实可食用。也可制果酱、果酒、果脯、罐头等。

3. 豆梨 *Pyrus calleryana* Decne.

【别　　名】棠梨、车头梨。

【药用部位】根（鹿梨根）；根皮（鹿梨根皮）；叶（鹿梨叶）；枝条（鹿梨枝）；果实（鹿梨）；果皮（鹿梨果皮）。

【生境分布】分布于山东、河南、江苏、浙江、江西、安徽、湖北、湖南、福建、广东、广西。沈阳、大连有栽培。

【功效应用】根（鹿梨根）：味涩、微甘，性凉。润肺止咳，清热解毒。用于肺燥咳嗽，疮疡肿痛。根皮（鹿梨根皮）：味酸、涩，性寒。清热解毒，敛疮。用于疮疡，疥癣。叶（鹿梨叶）：味微甘、涩，性凉。清热解毒，润肺止咳。用于蘑菇中毒，毒蛇咬伤，胃肠炎，肺燥咳嗽，急性结膜炎。枝条（鹿梨枝）：味微苦，性凉。行气和胃，止泻。用于霍乱吐泻，反胃吐食。果实（鹿梨）：味酸、涩，性寒。健脾消食，涩肠止痢。用于饮食积滞，泻痢。果皮（鹿梨果皮）：味甘、涩，性凉。清热生津，涩肠止痢。用于热病伤津，久痢，疮癣。

4. 河北梨 *Pyrus hopeiensis* T. T. Yu

【别　　名】麻梨、红杜梨。

【药用部位】果实（麻梨）。

【生境分布】生于海拔 100~800m 的山坡丛林边。分布于凌源、盖州等地。

【功效应用】祛痰止咳，健胃消食，润肺止痢。

附注：功效相同的有**栽培西洋梨** *P. communis* **var.** *sativa* **(DC.) DC.**，原产欧洲及西亚。辽宁南部有栽培。以上 2 种的成熟果实可食用。也可制果酱、果酒、果脯、罐头等。

5. 褐梨 *Pyrus phaeocarpa* Rehder

【别　　名】杜梨、棠杜梨、酸梨子。

【药用部位】果实（褐梨）。

【生境分布】分布于河北、山东、山西、陕西、甘肃。大连有少量栽培。

【功效应用】止咳平喘。

附注：本种的成熟果实可食用。也可制果酱、果酒、果脯、罐头等。

6. 秋子梨 *Pyrus ussuriensis* Maxim.

【别　　名】酸梨、野梨、山梨、花盖梨、青梨、南果梨，乌梨（满药），山梨叶、刀勒拜依（朝药）。

【药用部位】根（梨树根）；枝（梨枝）；树皮（梨木皮）；木材烧成的灰（梨木灰）；叶（梨叶）；花（梨花）；果实（梨）；果皮（梨皮）；果实熬成的膏（雪梨膏）。

【生境分布】生长于山坡林缘或杂木林中。分布于辽宁各地。

【功效应用】同白梨。

【民族用药】满医：果实入药，生津润燥，清热化痰。用于津伤口渴，食欲不振，肺热咳嗽，发热干咳，少痰，咽喉肿痛，音哑喉痒，便秘等症。朝医：叶入药，用于小便不通，中暑吐泻，水肿等。

附注：本种的成熟果实可食用。也可制果酱、果酒、果脯、罐头、冻秋梨等。

鸡麻属 *Rhodotypos* Siebold & Zucc.

鸡麻 *Rhodotypos scandens* (Thunb.) Makino

【别　　名】白棣棠、三角草、山葫芦子。

【药用部位】果实及根（鸡麻）。

【生境分布】生于海拔 100~800m 的山坡疏林中及山谷林下阴处。分布于长海。沈阳、北镇等地有栽培。

【功效应用】味甘，性平。补血，益肾。用于血虚肾亏。

蔷薇属 *Rosa* L.

1. 刺蔷薇 *Rosa acicularis* Lindl.

【别　　名】野蔷薇、多刺大叶蔷薇、桑毛大叶蔷薇、刺果大叶蔷薇、少刺大叶蔷薇、小刺大叶蔷薇、大叶蔷薇。

【药用部位】根（少刺大叶蔷薇）。

【生境分布】生于山坡阳处、灌丛中或桦木林下。分布于本溪、桓仁、岫岩、宽甸、庄河等地。

【功效应用】祛风湿。用于风湿性关节痛。

附注：本种花瓣可糖渍后食用。果实可作果酱、果酒、果脯等，也可提取黄色染料。

2. 腺齿蔷薇 *Rosa albertii* Regel

【别　　名】俄罗斯大果蔷薇、大果蔷薇。

【药用部位】根（腺齿蔷薇）。

【生境分布】原产于俄罗斯。沈阳、大连有栽培。

【功效应用】活血化瘀，祛风除湿，解毒收敛。

3. 木香花 *Rosa banksiae* Aiton

【别　　名】白木香。

【药用部位】根或叶（木香花）。

【生境分布】分布于四川和云南。沈阳、大连等地有栽培。

【功效应用】味涩，性平。涩肠止泻，解毒，止血。用于腹泻，痢疾，疮疖，月经过多，便血。

4. 美蔷薇 *Rosa bella* Rehder & E. H. Wilson

【别　　名】美丽蔷薇。

【药用部位】叶（美蔷薇叶）；花（美蔷薇花）；果实（美蔷薇果）。

【生境分布】分布于内蒙古、河北、山西、河南等省区。营口有栽培。

【功效应用】叶（美蔷薇叶）：止血，解毒。用于创伤出血，痈疽疔疮。花（美蔷薇花）：味甘、酸、微苦，性温。理气，活血，消肿，调经。用于消化不良，气滞腹痛，乳痈肿毒，跌打损伤，月经不调。果实（美蔷薇果）：味甘、酸、涩，性平。固精，止泻，养血活血。用于肾虚遗精遗尿，脾虚泄泻，带下赤白，脉管炎，高血压，头晕。

5. 百叶蔷薇 *Rosa centifolia* L.

【别　　名】洋蔷薇、西洋蔷薇、百页蔷薇。

【药用部位】根、叶（百叶蔷薇）。

【生境分布】原产于高加索。沈阳等地有栽培。

【功效应用】止痛收敛。

6. 月季花 *Rosa chinensis* Jacq.

【别　　名】月月花、月月红。

【药用部位】根（月季花根）；叶（月季花叶）；花（月季花）。

【生境分布】原产于中国。辽宁各地有栽培。

【功效应用】根（月季花根）：味甘，性温。活血调经，消肿散结，涩精止带。用于月经不调，痛经，闭经，血崩，跌打损伤，瘰疬，遗精，带下。叶（月季花叶）：味微苦，性平。活血消肿，解毒，止血。用于疮疡肿毒，瘰疬，跌打损伤，腰膝肿痛，外伤出血。花（月季花）：味甘，性温。活血调经，疏肝解郁。用于气滞血瘀，月经不调，痛经，闭经，胸胁胀痛。

附注：本种为《中国药典》2020年版收载药材月季花的基原植物。

7. 山刺玫 *Rosa davurica* Pall.

【别　　名】刺玫果、刺玫蔷薇、达乌里蔷薇、山刺梅、刺木果、刺木果棒、狗脚肿、吉豆米、红根、野玫瑰根、刺莓果根、哲日力格—扎木日—吉木斯、敖海—浩树（蒙药），加木、卡库特、刺玫根（满药）。

【药用部位】花（刺玫花）；果实（刺玫果）；根（刺玫根）。

【生境分布】多生于山坡阳处或杂木林边、灌丛。分布于辽宁各地。

【功效应用】花（刺玫花）：味甘，微苦，性温。止血活血，健胃理气，调经，止咳祛痰，止痢止血。用于月经过多，吐血，血崩，肋间作痛，痛经。果实（刺玫果）：味酸，性温。助消化。用于小儿食积，消化不良，食欲不振。根（刺玫根）：味苦、涩，性平。止咳化痰，止痢止血。用于慢性咳嗽，血崩，泄泻，痢疾，跌打损伤。

【民族用药】蒙医：果实入药，味甘、涩，性平。燥协日乌素，解毒，活血。用于协日乌素病，毒性浮肿，肝热。满医：根入药，止咳祛痰，止痢止血。用于咳嗽气喘，慢性支气管炎，胸胁胀满，肠炎痢疾，跌打损伤，妇女月经过多。

附注：本种花瓣可糖渍后食用。果实可作果酱、果酒、果脯等，也可提取黄色染料。功效相似的有**光叶山刺玫 *R. davurica* var. *glabra* Liou**，分布于凤城。

8. 黄蔷薇 *Rosa hugonis* Hemsl.

【别　　名】大马茄子、红眼刺。

【药用部位】根、叶（黄蔷薇）；花（黄蔷薇花）。

【生境分布】分布于山西、陕西、甘肃、青海、四川。辽宁有栽培。

【功效应用】根、叶（黄蔷薇）：止痛，收敛。花（黄蔷薇花）：降气清胆，活血调经。用于肺热咳嗽，吐血，月经不调，脉管瘀痛，赤白带下，乳痈。

9. 长白蔷薇 *Rosa koreana* Kom.

【药用部位】根（长白蔷薇根）；叶（长白蔷薇叶）；花（长白蔷薇花）；果（长白蔷薇果）。

【生境分布】生于阴湿而排水良好的针叶林或针阔混交林下。分布于宽甸、凤城、庄河。

【功效应用】根（长白蔷薇根）：收敛固涩，祛风湿。用于遗精，带下，久痢，风湿疼痛。叶（长白蔷薇叶）：利湿，用于痢疾，小便不利。花（长白蔷薇花）：活血调经，止痛。用于月经不调，痛经，胃痛。果（长白蔷薇果）：滋补强壮，健胃消食。用于身体衰弱，贫血，肺结核，气滞腹胀，胃溃疡。

10. 伞花蔷薇 *Rosa maximowicziana* Regel

【别　　名】牙门杠、牙门太、刺玫果、酸溜溜、钩脚藤。

【用药部位】果实（伞花蔷薇果）。

【生境分布】多生于路旁、沟边、山坡向阳处或灌丛中。分布于凤城、宽甸、丹东、岫岩、庄河、长海、普兰店、瓦房店、绥中等地。

【功效应用】益肾，涩精，止泻。

11. 野蔷薇 *Rosa multiflora* Thunb.

【别　　名】白玉棠、荷花蔷薇、少刺大叶蔷薇。

【用药部位】果实（营实）；花（蔷薇花）。

【生境分布】分布于江苏、山东、河南等省。辽宁各地常见栽培。

【功效应用】果实（营实）：味酸，性凉。清热解毒，祛风活血，利水消肿。用于疮痈肿毒，风湿痹痛，关节不利，月经不调，水肿，小便不利。花（蔷薇花）：味苦、涩，性寒。清暑热，化湿浊，顺气和胃。用于暑热胸闷，口渴，呕吐，不思饮食，口疮口糜。

附注：本种花瓣可糖渍后食用。果实可作果酱、果酒、果脯等，也可提取黄色染料。

12. 粉团蔷薇 *Rosa multiflora* var. *cathayensis* Rehder & E. H. Wilson

【别　　名】红刺玫、白玉棠、荷花蔷薇、多花蔷薇。

【用药部位】根（红刺玫根）；花（红刺玫花）。

【生境分布】分布于河北、河南、山东、安徽、浙江、甘肃、陕西、江西、湖北、广东、福建。大连有栽培。

【功效应用】根（红刺玫根）：味苦、涩，性寒。活血通络。用于关节炎，面部神经麻痹。花（红刺玫花）：味苦、涩，性寒。清暑化湿浊，顺气和胃。用于暑热胸闷，口渴，呕吐，不思饮食，口疮，口糜，烫伤。

13. 七姊妹 *Rosa multiflora* var. *carnea* Thory

【别　　名】荷花蔷薇、十姊妹。

【药用部位】根及叶（十姊妹）。

【生境分布】辽宁各地有栽培。

【功效应用】味苦、微涩，性平。清热化湿，疏肝利胆。用于黄疸，痞积，妇女白带。

14. 缫丝花 *Rosa roxburghii* Tratt.

【别　　名】刺梨。

【药用部位】根（刺梨根）；叶（刺梨叶）；果实（刺梨）。

【生境分布】分布于西北、西南、华东等地。大连有栽培。

【功效应用】根（刺梨根）：味甘、酸，性平。健胃消食，止痛，收涩，止血。用于胃脘胀满疼痛，牙痛，喉痛，久咳，泻痢，遗精，带下，崩漏，痔疮。叶（刺梨叶）：味酸、涩，性寒。清热解暑，解毒疗疮，止血。用于痔疮，痈肿，暑热倦怠，外伤出血。果实（刺梨）：健胃，消食，止泻。用于食积饱胀，肠炎腹泻。

15. 玫瑰 *Rosa rugosa* Thunb.

【别　　名】红玫花、刺玫花、刺玫菊、海蓬蓬、札莫尔—其其格、色毕莫德格、色水（蒙药）。

【药用部位】根（玫瑰根）；花蕾（玫瑰花）；花的蒸馏液（玫瑰露）。

【生境分布】生于沿海低地及海岛。野生分布于鲅鱼圈、丹东、东港、庄河、长海、普兰店、金州、大连、旅顺口等地。各地多见栽培。

【功效应用】根（玫瑰根）：味甘、微苦，性微温。活血，调经，止带。用于月经不调，带下，跌打损伤，风湿痹痛。花蕾（玫瑰花）：味甘、微苦，性温。行气解郁，和血止痛，用于肝胃气痛，食少呕恶，月经不调，跌扑伤痛。花的蒸馏液（玫瑰露）：味淡，性平。和中，养颜泽发。用于肝气犯胃，脘腹胀满疼痛，肤发枯槁。

【民族用药】蒙医：花蕾入药，味甘、微苦，性平。效钝、腻、重。清协日，祛赫依。用于寒性协日病，热性协日病，灰白包如巴达干病，协日巴达干病。

附注：本种被《国家重点保护野生植物名录》列为二级保护植物。本种为《中国药典》2020 年版收载药材玫瑰的基原植物。功效相同的有**紫花重瓣玫瑰（重瓣紫玫瑰）** *R. rugosa* f. *plena* (Regel) Rehder，产于金州、北镇、葫芦岛，辽宁各地常见栽培。

16. 黄刺玫 *Rosa xanthina* Lindl.

【别　　名】黄刺莓、黄刺梅。

【药用部位】果实（黄刺玫果）。

【生境分布】辽宁各地均有栽培。

【功效应用】活血舒筋，祛湿利尿。

17. 单瓣黄刺玫 *Rosa xanthina* var. *normalis* Rehder& E. H. Wilson

【药用部位】花（单瓣黄刺玫花）。

【生境分布】生于向阳山坡或灌木丛中。辽宁各地有栽培。

【功效应用】理气解郁，和血散瘀。

悬钩子属 *Rubus* L.

1. 山莓 *Rubus corchorifolius* L. f.

【别　　名】山泡子、山莓悬钩子。

【药用部位】根（山莓根）；叶（山莓叶）；果实（山莓）。

【生境分布】生于阔叶林的向阳山坡、灌丛、溪边、山谷。分布于朝阳。

【功效应用】根（山莓根）：味苦、涩，性平。凉血止血，活血调经，清热利湿，解毒敛疮。用于咯血，崩漏，痔疮出血，痢疾，泄泻，经闭，痛经，跌打损伤，毒蛇咬伤，疮疡肿毒，湿疹。叶（山莓叶）：味苦、涩，性平。清热利咽，解毒敛疮。用于咽喉肿痛，疮痈疔肿，乳痈，湿疹，黄水疮。果实（山莓）：味酸、微甘，性平。醒酒止渴，化痰解毒，收涩。用于醉酒，痛风，丹毒，烫火伤，遗精，遗尿。

2. 牛叠肚 *Rubus crataegifolius* Bunge

【别　　名】牛迭肚、蓬蘽悬钩子、山楂叶悬钩子、蓬蘽、托盘、普盘、火盘、野普本、山普本秧、野婆婆头、婆婆头、猴镣子、老虎镣子、摺荒镣子。

【药用部位】根（牛迭肚根）；果实（牛迭肚果）。

【生境分布】生于向阳山坡灌木丛中或林缘，常在山沟、路边成群生长。分布于辽宁各地。

【功效应用】根（牛迭肚根）：味苦、涩，性平。祛风利湿。用于风湿性关节炎，痛风，肝炎。果实（牛迭肚果）：味酸、甘，性温。补肾固涩，止渴。用于肝肾不足，阳痿遗精，遗尿，尿频，须发早白，不孕症，口渴。

附注：本种成熟果实可生食或制果酱、果酒、饮料等。嫩叶可作野菜食用。

3. 覆盆子 *Rubus idaeus* L.

【别　　名】绒毛悬钩子、树莓。

【用药部位】茎（珍珠杆）；果实（覆盆子）。

【生境分布】生于山地杂木林边、灌丛或荒野。宽甸、盘山等地有栽培。

【功效应用】茎（珍珠杆）：消肿止痛，活血祛瘀。果实（覆盆子）：味甘、酸，性微温。补肝肾，明目，缩小便。用于视物不清，多尿遗尿，阳痿遗精。

4. 茅莓 *Rubus parvifolius* L.

【别　　名】小叶悬钩子、茅莓悬钩子、婆婆头草、家婆婆头、婆婆头、饽饽头、托盘儿、普盘、普本、山普本、山火盘、火盆、蛤蟆草。

【药用部位】根（薅田藨根）；地上部分（薅田藨）。

【生境分布】生于山坡杂木林下、向阳山谷、路旁或荒野。分布于绥中、西丰、新宾、抚顺、辽阳、本溪、桓仁、鞍山、海城、岫岩、盖州、凤城、宽甸、丹东、东港、营口、庄河、长海、瓦房店、金州、大连等地。

【功效应用】根（薅田藨根）：味甘、苦，性凉。清热解毒，祛风利湿，活血凉血。用于感冒发热，咽喉肿痛，风湿痹痛，肝炎，肠炎，痢疾，肾炎性水肿，淋证，石淋，跌打损伤，咳血，吐血，崩漏，疔疮肿毒，痄腮。地上部分（薅田藨）：味苦、涩，性凉。清热解毒，散瘀止血，杀虫疗疮。用于感冒发热，咳嗽痰血，痢疾，跌打损伤，产后腹痛，疥疮，疖肿，外伤出血。

附注：本种成熟果实可生食或制果酱、果酒、饮料等。嫩叶可作野菜食用。

5. 库页悬钩子 *Rubus sachalinensis* H. Lév.

【别　　名】野悬钩子、白背悬钩子、毛叶悬钩子、托盘、珍珠杆，博热勒吉格讷、千达嘎日、僧刺尔（蒙药）。

【药用部位】根（库页悬钩子根）；茎叶（库页悬钩子）；花（库页悬钩子花）；果实（库页悬钩子果）。

【生境分布】生于山坡潮湿地密林下、稀疏杂木林内、林缘、林间草地或干沟石缝、谷底石堆中。

分布于桓仁、岫岩、凤城、宽甸等地。

【功效应用】根（库页悬钩子根）：味苦、涩，性平。收涩止血，祛风清热。用于久痢，久泻，吐血，衄血，带下，支气管喘息，荨麻疹。茎叶（库页悬钩子）：味苦、涩，性平。清肺止血，解毒止痢。用于吐血，衄血，痢疾，泄泻。花（库页悬钩子花）：味苦，性平。解毒，安神。用于蛇、蝎咬伤，失眠。果实（库页悬钩子果）：味酸、甘，性平。清热解毒，祛痰止咳。用于感冒发热，咳嗽，咽喉炎，肺炎，面部粉刺，脓疱疮。

【民族用药】蒙医：茎入药，味甘，微辛，性平，效柔。炼疫热，止咳，调理机体。用于温病初期热，讧热，感冒，陈旧性肺热，咳嗽，痰多，气喘，痰不易咳出。

附注：本种成熟果实可生食或制果酱、果酒、饮料等。嫩叶可作野菜食用。

6. 石生悬钩子 _Rubus saxatilis_ L.

【别　　名】北悬钩子、天山悬钩子、小悬钩子。

【药用部位】全株（小悬钩子）；果实（小悬钩子果）。

【生境分布】生于高海拔石砾地，灌丛或针、阔叶混交林下。分布于建平。

【功效应用】全株（小悬钩子）：味苦，微酸，性平。补肝健胃，祛风止痛。用于肝炎，食欲不振，风湿关节痛。果实（小悬钩子果）：味甘、酸，性温。补肾固精，助阳明目，缩小便。用于遗精。

地榆属 _Sanguisorba_ L.

1. 地榆 _Sanguisorba officinalis_ L.

【别　　名】黄瓜香、一串红、地榆瓜、山地瓜、马猴枣、马红枣、山枣、山枣子、小棒槌、棒槌幌子、棒槌棍子、老鸹棒子、满山红、野升麻、楚冲瓦、苏敦柴、呼仍—图如（蒙药），塞图（满药），乌依普（朝药）。

【药用部位】根（地榆）；叶（地榆叶）。

【生境分布】生于草原、草甸、山坡草地、灌丛中、疏林下。分布于辽宁各地。

【功效应用】根（地榆）：味苦、酸、涩，性微寒。凉血止血，解毒敛疮。用于便血，痔血，血痢，崩漏，水火烫伤，痈肿疮毒。叶（地榆叶）：味苦，性微寒。清热解毒。用于热病发热，疮疡肿毒。

【民族用药】蒙医：根入药，味苦，性凉。清血热，止血，止泻。用于咳血，咯血，便血尿血，赤痢，月经不调，外伤性出血。满医：根入药，凉血止血，清热解毒，消肿敛疮。用于吐血，咳血，衄血，尿血，便血，痔疮出血，血痢，崩漏，疮痈肿痛，湿疹，烧烫伤，蛇虫咬伤。朝医：地榆为少阳人药。凉血，止血，清热解毒，敛疮。用于血分热盛，下赤痢，吐血，便血。

附注：功效相同的有**长叶地榆** _S. officinalis_ var. _longifolia_ (Bertol.) T. T. Yu & C. L. Li，分布于辽阳。二者均为《中国药典》2020年版收载药材地榆的基原植物。功效相似的有**宽蕊地榆** _S. applanata_ T. T. Yu & C. L. Li，分布于长海。**大白花地榆** _S. stipulata_ Raf.—_S. sitchensis_ C. A. Mey.，沈阳市植物园有栽培。**粉花地榆** _S. officinalis_ var. _carnea_ (Fisch. ex Link) Regel ex Maxim.，分布于朝阳。**长蕊地榆（直穗粉花地榆）** _S. officinalis_ var. _longifila_ (Kitag.) T. T. Yu & C. L. Li，分布于凌源、彰武、大连等地。

2. 细叶地榆 _Sanguisorba tenuifolia_ Fisch. ex Link

【别　　名】垂穗粉花地榆、狭叶地榆。

【药用部位】根（细叶地榆）。

【生境分布】生于海拔300m以上的山坡草地、草甸及林缘。分布于彰武。

【功效应用】凉血，止血。

附注：功效相同的有**小白花地榆** _S. tenuifolia_ var. _alba_ Trautv. & C. A. Mey.，分布于大连、彰武等地。

毛莓草属 _Sibbaldianthe_ Juz.

鸡冠茶 _Sibbaldianthe bifurca_ (L.) Kurtto & T. Erikss.—_Potentilla bifurca_ var. _major_ Ledeb.

【别　　名】长叶二裂委陵菜、光叉叶委陵菜；小叉叶委陵菜；高二裂委陵菜。

【药用部位】全草（鸡冠草）。

【生境分布】生于耕地道旁、河滩沙地、山坡草地。分布于凌源、建平、阜蒙、东港等地。

【功效应用】味甘、微辛，性寒。止血，止痢。

珍珠梅属 *Sorbaria* (Ser.) A. Braun

珍珠梅 *Sorbaria sorbifolia* (L.) A. Braun

【别　　名】东北珍珠梅、华楸珍珠梅、小马尿溲、王八脆、八木条、山高粱、山高粱条子、高楷子。

【药用部位】茎皮或果穗（珍珠梅）。

【生境分布】生于山坡疏林、山脚、溪流沿岸。分布于西丰、新宾、清原、抚顺、辽阳、本溪、桓仁、鞍山、海城、岫岩、凤城、宽甸、营口、庄河等地。

【功效应用】味苦，性寒。活血祛瘀，消肿止痛。用于跌打损伤，骨折，风湿痹痛。

附注：功效相同的有**星毛珍珠梅** *S. sorbifolia* var. *stellipila* Maxim.，分布于西丰、清原、本溪、盖州、岫岩等地。功效相似的有**华北珍珠梅** *S. kirilowii* (Regel & Tiling) Maxim.，分布于凌源、西丰、新宾、清原、本溪、桓仁、凤城、宽甸、海城、营口、岫岩、庄河等地。

花楸属 *Sorbus* L.

1. 水榆花楸 *Sorbus alnifolia* (Siebold & Zucc.) C. Koch

【别　　名】花楸、女儿红、女儿木、赤榆、粗榆、山丁子、糖定子、椒叶豆。

【药用部位】果实（水榆果）。

【生境分布】生于山坡、山沟或山顶混交林或灌木丛中。分布于辽宁各地。

【功效应用】味甘，性平。养血补虚。用于血虚萎黄，劳倦乏力。

附注：本种的成熟果实可食用。也可酿酒、制果汁等。功效相同的有**裂叶水榆花楸** *S. alnifolia* var. *lobulata* Rehder，分布于绥中、本溪、金州等地。

2. 欧洲花楸 *Sorbus aucuparia* L.

【别　　名】北欧花楸。

【药用部位】果实（欧洲花楸果）。

【生境分布】原产于欧洲。辽宁有栽培。

【功效应用】通便。用于阻塞性黄疸、胆囊及胆管疾病、消渴。

3. 花楸树 *Sorbus pohuashanensis* (Hance) Hedl.

【别　　名】百华花楸、东北花楸、楸树、马加木、蛇皮椴、山冬瓜、臭漆、山槐子、绒毛树。

【用药部位】果实（花楸果）；茎或茎皮（花楸茎皮）。

【生境分布】生于山坡或山谷杂木林内。分布于新宾、辽阳、桓仁、本溪、鞍山、岫岩、盖州、营口、凤城、宽甸、庄河等地。

【功效应用】果实（花楸果）：味甘、苦，性平。止咳化痰，健脾利水。用于咳嗽，哮喘，脾虚浮肿，胃炎。茎及茎皮（花楸茎皮）：味苦，性寒。清肺止咳，解毒止痢。用于慢性支气管炎，肺痨，痢疾。

附注：本种的成熟果实可食用。也可酿酒、制果汁等。

4. 西伯利亚花楸 *Sorbus sibirica* Hedl.

【药用部位】果实（西伯利亚花楸果）。

【生境分布】原产于俄罗斯。辽宁有栽培。

【功效应用】清肺热，止咳，补脾生津。

绣线菊属 *Spiraea* L.

1. 绣球绣线菊 *Spiraea blumei* G. Don

【别　　名】补氏绣线菊、珍珠绣球。

【药用部位】根及根皮（麻叶绣球）；果实（麻叶绣球果）。

【生境分布】生于向阳山坡、杂木林内或路旁。分布于凌源、建平、建昌、开原、辽阳、海城、本溪、凤城等地。

【功效应用】根及根皮（麻叶绣球）：味辛，性微温。活血止痛，解毒祛湿。用于跌打损伤，瘀滞疼痛，咽喉肿痛，白带，疮毒，湿疹。果实（麻叶绣球果）：味辛，性微温。理气和中。用于脘腹胀痛。

2. 麻叶绣线菊 *Spiraea cantoniensis* Lour.

【别　　名】麻叶绣球绣线菊、粤绣线菊。

【药用部位】根或根皮（麻叶绣球）；果实（麻叶绣球果）。

【生境分布】自然分布于广东、广西、福建、浙江、江西。大连有栽培。

【功效应用】根或根皮（麻叶绣球）：味辛，性微温。活血止痛，解毒祛湿。用于跌打损伤，瘀滞疼痛，咽喉肿痛，白带，疮毒，湿疹。果实（麻叶绣球果）：味辛，性微温。理气和中，用于胃脘胀痛。

3. 石蚕叶绣线菊 *Spiraea chamaedryfolia* L.

【别　　名】乌苏里绣线菊、大叶绣线菊。

【用药部位】花（石蚕叶绣线菊花）。

【生境分布】生于山坡杂木林内或林间隙地。分布于清原、本溪、岫岩、宽甸等地。

【功效应用】生津止渴，利水。

4. 中华绣线菊 *Spiraea chinensis* Maxim

【别　　名】华绣线菊，铁黑汉条。

【药用部位】根（中华绣线菊）。

【生境分布】自然分布于西北、西南等地。盖州（熊岳）有栽培。

【功效应用】祛风止痛。用于咽喉痛，白带，疟疾，外用于外伤出血。

5. 曲萼绣线菊 *Spiraea flexuosa* Fisch. ex Cambess.

【药用部位】花（曲萼绣线菊花）。

【生境分布】生于针叶阔叶混合林下或林边、河岸以及沙丘、岩石坡地。分布于本溪。

【功效应用】生津止渴，利水。

6. 华北绣线菊 *Spiraea fritschiana* C. K. Schneid.

【别　　名】弗氏绣线菊、桦叶绣线菊。

【用药部位】全草（桦叶绣线菊）。

【生境分布】生于海拔 100~1000m 的岩石坡地、山谷丛林间。分布于凌源、建平、朝阳、喀左、建昌、义县、北镇、阜蒙、鞍山、海城、岫岩、盖州等地。

【功效应用】味苦，性寒。利尿通淋，清热解毒，活血通经。用于热淋，风火牙痛，经闭。

7. 翠蓝绣线菊 *Spiraea henryi* Hemsl.

【别　　名】翠蓝茶、亨利绣线菊。

【药用部位】花、叶（翠蓝绣线菊）。

【生境分布】自然分布于陕西、甘肃、湖北、四川、贵州、云南。辽宁有栽培。

【功效应用】清热解毒，散瘀。用于咽喉肿痛，跌打损伤。

8. 粉花绣线菊 *Spiraea japonica* L. f.

【别　　名】日本绣线菊、细叶米筛花。

【药用部位】根（绣线菊根）；叶（绣线菊叶）；果实（绣线菊子）。

【生境分布】原产于日本、朝鲜。辽宁各地有栽培。

【功效应用】根（绣线菊根）：味苦、微辛，性凉。祛风清热，明目退翳。用于咳嗽，头痛，牙痛，目赤翳障。叶（绣线菊叶）：味淡，性平。解毒消肿，去腐生肌。用于阴疽瘘管。果实（绣线菊子）：清热祛湿。用于痢疾。

附注：功效相同的有**光叶绣线菊（光叶粉花绣线菊）** *S. japonica* var. *fortune* (Planch.) Rehder，辽宁有栽培。

9. 无毛粉花绣线菊 *Spiraea japonica* var. *glabra* (Regel) Koidz.

【别　　名】红绣线菊、无毛绣线菊。

【药用部位】全草（无毛粉花绣线菊）。

【生境分布】辽宁各地有栽培。

【功效应用】味微苦，性平。解毒生肌，通经，通便，利尿。

10. 欧亚绣线菊 *Spiraea media* Schmidt

【别　　名】石棒子、石棒绣线菊。

【药用部位】种子、叶和根（石棒绣线菊）。

【生境分布】生于多石山地、山坡草原或疏密杂木林内。分布于桓仁、宽甸。

【功效应用】祛风除湿，健脾驱虫。用于风湿关节痛，脾虚吐泻，蛔虫病，带下病。

11. 李叶绣线菊 *Spiraea prunifolia* Siebold & Zucc.

【别　　名】笑靥花、李叶笑靥花。

【药用部位】根（笑靥花）。

【生境分布】大连、沈阳等地有栽培。

【功效应用】利咽消肿，祛风止痛。用于咽喉肿痛，风湿痹痛。

　　附注：功效相同的有**单瓣李叶绣线菊 *S. prunifolia* var. *simpliciflora* (Nakai) Nakai**，大连、沈阳、丹东等地栽培。

12. 土庄绣线菊 *Spiraea pubescens* Turcz.

【别　　名】蚂蚱腿、柔毛绣线菊、小叶石棒子、石蒡子、土庄花。

【药用部位】茎髓（土庄绣线菊）。

【生境分布】生于干燥岩石坡地、向阳或半阴处、杂木林内。分布于辽宁各地。

【功效应用】利尿消肿。用于水肿。

13. 绣线菊 *Spiraea salicifolia* L.

【别　　名】柳叶绣线菊、马尿溲、空心柳、王八脆、水火筒。

【药用部位】根或全株（空心柳）。

【生境分布】生于海拔 200~900m 的河流沿岸、湿草原、空旷地和山沟中。分布于清原、新宾、辽阳、桓仁、本溪、鞍山、海城、宽甸、庄河等地。

【功效应用】味苦，性平。活血调经，利水通便，化痰止咳。用于跌打损伤，关节酸痛，闭经，痛经，小便不利，大便秘结，咳嗽痰多。

14. 绢毛绣线菊 *Spiraea sericea* Turcz.

【药用部位】茎叶（绢毛绣线菊）。

【生境分布】生于干燥山坡、杂木林内或林缘草地上。分布于凤城、桓仁。

【功效应用】祛湿解毒。用于湿疹。

15. 珍珠绣线菊 *Spiraea thunbergii* Siebold ex Blume

【别　　名】珍珠花、喷雪花、雪柳。

【药用部位】根（珍珠绣线菊）。

【生境分布】生于山坡及溪谷两旁或山麓郊野路边灌丛中。沈阳、辽阳、鞍山、盖州、盘锦、丹东、大连等地有栽培。

【功效应用】利咽消肿，祛风止痛。用于咽喉痛。

16. 三裂绣线菊 *Spiraea trilobata* L.

【别　　名】三裂叶绣线菊、三桠绣球、硼子、石棒子。

【药用部位】叶及果实（三裂绣线菊）。

【生境分布】多生于岩石向阳坡地或灌木丛中。分布于凌源、建平、北镇、绥中、辽阳、大连、旅顺口、长海等地。

【功效应用】活血祛瘀，消肿止痛。

55. 胡颓子科 Elaeagnaceae Juss.

胡颓子属 *Elaeagnus* L.

1. 沙枣 *Elaeagnus angustifolia* L.

【别　　名】砂枣、银柳。

【药用部位】树皮（沙枣树皮）；树胶（沙枣胶）；花（沙枣花）；果实（沙枣）。

【生境分布】分布我国东北、华北、西北等地。沈阳、大连、盖州、丹东等地栽培。

【功效应用】树皮（沙枣树皮）：味涩、微苦，性凉。清热止咳，利湿止痛，解毒，止血。用于慢性支气管炎，胃痛，肠炎，急性肾炎，黄疸型肝炎，白带，烧烫伤，外伤出血。树胶（沙枣胶）：味涩、微苦，性平。接骨续筋，活血止痛。用于骨折。花（沙枣花）：味甘、涩，性温。止咳平喘。用于久咳，气喘。果实（沙枣）：味酸、微甘，性凉。养肝益肾，健脾调经。用于肝虚目眩，肾虚腰痛，脾虚腹泻，消化不良，带下，月经不调。

2. 木半夏 *Elaeagnus multiflora* Thunb.

【别　　名】多花胡颓子、牛奶子、灰枣、四月子、牛脱。

【药用部位】根或根皮（木半夏根）；叶（木半夏叶）；果实（木半夏果实）。

【生境分布】生于山坡、路旁。分布于大连。

【功效应用】根或根皮（木半夏根）：味涩、微甘，性平。行气活血，止泻，敛疮。用于跌打损伤，虚弱劳损，泻痢，肝炎，恶疮疔癣。叶（木半夏叶）：味涩、微甘，性温。平喘，活血。用于哮喘，跌打损伤。果实（木半夏果实）：味淡、涩，性温。平喘，止痢，活血消肿，止血。用于哮喘，痢疾，跌打损伤，风湿关节痛，痔疮下血，肿毒。

3. 牛奶子 *Elaeagnus umbellata* Thunb.

【别　　名】秋胡颓子、伞花胡颓子、灰枣、阳春子、麦粒子、半春子、岩麻子、密毛子、芒珠子、沙枣、灰枣、灰枣树。

【药用部位】根、叶和果实（牛奶子）。

【生境分布】生长于海拔 20~1000m 的向阳的林缘、灌丛中，荒坡上和沟边。分布于葫芦岛、庄河、长海、金州、大连等地。

【功效应用】味苦、酸，性凉。清热止咳，利湿解毒。用于肺热咳嗽，泄泻，痢疾，淋证，带下，崩漏，乳痈。

附注：本种的成熟果实可食用。也可酿酒、制饮料，还可提取食用红色素。

沙棘属 *Hippophae* L.

中国沙棘 *Hippophae rhamnoides* subsp. *sinensis* Rousi

【别　　名】醋柳、黄酸刺、酸刺柳、酸刺、沙棘，其察日嘎纳、达日布、拉刺尔（蒙药）。

【药用部位】果实（沙棘）。

【生境分布】生于向阳的山脊、谷地、干涸河床地或山坡。分布于凌源、建平、庄河等地。

【功效应用】味酸、涩，性温。健脾消食，止咳祛痰，活血散瘀。用于脾虚食少，食积腹痛，咳嗽痰多，胸痹心痛，瘀血经闭，跌扑瘀肿。

【民族用药】蒙医：果实入药，味酸、涩，性温。效燥、腻、锐、固。止咳祛痰，稀释血液，抑巴达干，包如，助消化。用于咳嗽，痰多，气喘，肺痨，肺脓疡，肺脉痞，妇血症，血痞，闭经，包如病，消化不良。

附注：本种为《中国药典》2020 年版收载药材沙棘的基原植物。

56. 鼠李科 Rhamnaceae

鼠李属 *Rhamnus* L.

1. 锐齿鼠李 *Rhamnus arguta* Maxim.

【别　　名】老乌眼、老鸹眼、尖齿鼠李、圆鼠李。

【药用部位】茎、叶、果实（锐齿鼠李）；树皮（锐齿鼠李皮）。

【生境分布】常生于山脊或干燥的山坡。分布于建平、北票、建昌、锦州、义县、北镇、阜蒙、铁岭、抚顺、沈阳、辽阳、鞍山、海城、大连等地。

【功效应用】茎、叶、果实（锐齿鼠李）：止咳，祛痰，驱虫。树皮（锐齿鼠李皮）：清热通便。

附注：功效相似的有**金刚鼠李** *Rh. diamantiaca* Nakai，分布于凌源、抚顺、清原、新宾、抚顺、本溪、桓仁、凤城、宽甸、鞍山、海城等地。

2. 鼠李 *Rhamnus davurica* Pall.

【别　　名】达乌里鼠李、大叶鼠李、冻绿柴、红皮绿树、老鹳眼、老鸹眼、鼠李实，臭李子、老乌眼（满药）。

【药用部位】根（臭李根）；树皮（臭李皮）；果实（臭李子）。

【生境分布】生于山坡林下，灌丛或林缘和沟边阴湿处。分布于清原、新宾、抚顺、辽阳、本溪、桓仁、鞍山、岫岩、凤城、宽甸、丹东、庄河、瓦房店等地。

【功效应用】根（臭李根）：有毒。用于龋齿，口疮，发背肿毒。树皮（臭李皮）：味苦，性凉，有小毒。清热解毒，泻下通便。用于风湿痹痛，热毒疮痈，便秘。果实（臭李子）：味苦、凉，性凉，有小毒。清热解毒，泻下杀虫，止咳祛痰。用于疮痈，瘰疬，疥癣，龋齿，口疮，牙痛，腹胀便秘，咳嗽痰喘，水肿胀满，支气管炎，肺气肿。

【民族用药】满医：止咳祛痰，消食化积，清热利湿，杀虫。用于慢性咳喘病症。

附注：功效相同的有**朝鲜鼠李** *Rh. koraiensis* C. K. Schneid.，分布于凌源、桓仁、鞍山、岫岩、宽甸、丹东等地；**乌苏里鼠李** *Rh. ussuriensis* J. J. Vassil.，分布于凌源、锦州、北镇、阜蒙、铁岭、清原、新宾、抚顺、沈阳、本溪、桓仁、鞍山、岫岩、凤城、宽甸、丹东、庄河、瓦房店等地；**东北鼠李（长梗鼠李）** *Rh. schneideri* var. *manshurica* Nakai—*Rh. yoshinoi* Makino，分布于凌源、阜蒙、桓仁、鞍山、岫岩、宽甸、丹东、庄河等地。

3. 圆叶鼠李 *Rhamnus globosa* Bunge

【别　　名】鸭屎树、冻绿刺、乌李豆子，臭李子、依巴克茨（满药）。

【药用部位】根、皮及茎叶（冻绿刺）。

【生境分布】生于海拔 1000m 以下的山坡、林下或灌丛中。分布于凌源、金州、大连。

【功效应用】味苦、涩，性微寒。杀虫消食，下气祛痰。用于瘰疬，哮喘。

【民族用药】满医：果实入药，止咳祛痰，消食化积，清热利湿，杀虫。臭李子泡酒饮或水煎服，用于慢性支气管炎，慢性哮喘，胸腹胀满，浮肿。臭李子水煎服或捣烂外敷，用于瘰疬，疥癣。

4. 小叶鼠李 *Rhamnus parvifolia* Bunge

【别　　名】大绿、叫驴子、老鸹眼、黑格铃、臭护护针、护山针、欧豆、欧李豆。

【用药部位】果实（琉璃枝）。

【生境分布】常生于向阳山坡、草丛或灌丛中。分布于凌源、喀左、北票、建平、朝阳、建昌、绥中、兴城、义县、锦州、北镇、阜蒙、清原、沈阳、大连等地。

【功效应用】味苦，性凉。有小毒。清热泻下，解毒消瘰。用于腹满便秘，疥癣，瘰疬，疮毒。

枣属 *Ziziphus* Mill.

1. 枣 *Ziziphus jujuba* Mill.

【别　　名】枣树、枣子、大枣、红枣树，泰粗（朝药）。

【用药部位】根（枣树根）；树皮（枣树皮）；叶（枣叶）；果实（大枣）；果核（枣核）。

【生境分布】生长于海拔 800m 以下的山区、丘陵或平原。辽宁各地有栽培。

【功效应用】根（枣树根）：味甘，性温。调经止血，祛风止痛，补脾止泻。用于月经不调，不孕，崩漏，吐血，胃痛，痹痛，脾虚泄泻，风疹，丹毒。树皮（枣树皮）：味苦、涩，性温。涩肠止泻，镇咳止血。用于痢疾，泄泻，咳嗽，崩漏，外伤出血，烧烫伤。叶（枣叶）：味甘，性温。清热解毒。用于小儿外感发热，疮疖，热痱，烂脚，烫火伤。果实（大枣）：味甘，性温。补中益气，养血安神。用于脾虚食少，乏力便溏，妇人脏躁。果核（枣核）：味苦，性平。解毒，敛疮。用于臁疮，牙疳。

【民族用药】朝医：大枣为少阴人药。补脾胃，和百药。

附注：本种为《中国药典》2020 年版收载药材大枣的基原植物。功效相同的有**无刺枣** *Z. jujuba* var. *inemmis* (Bunge) Rehder，分布于凌源、绥中、建昌、沈阳、鞍山、大连等地。

2. 酸枣 *Ziziphus jujuba* var. *spinosa* (Bunge) Hu ex H. F. Chow

【别　　名】酸枣树、山枣树、山枣、角针、葛针、硬枣、刺枣、枣刺，音达胡恩—瘦勒—木依—弗勒赫、朱浑瘦勒、音达胡恩—瘦勒—发哈（满药），麦待楸那木（朝药）。

【用药部位】根（酸枣根）；根皮（酸枣根皮）；棘刺（棘针）；叶（棘叶）；花（棘刺花）；果肉（酸枣肉）；种子（酸枣仁）。

【生境分布】常生于向阳、干燥山坡、丘陵、岗地或平原。分布于凌源、喀左、建平、朝阳、建昌、兴城、绥中、锦州、义县、北镇、阜蒙、辽阳、鞍山、海城、岫岩、盖州、大连等地。

【功效应用】根（酸枣根）：味涩，性温。安神。用于失眠，神经衰弱。根皮（酸枣根皮）：味涩，性温。止血，涩精，收湿敛疮。用于便血，崩漏，滑精，带下，烧烫伤。棘刺（棘针）：味辛，性寒。清热解毒，消肿止痛。用于痈肿有脓，喉痹，腹痛，腰痛，尿血。叶（棘叶）：味苦，性平。敛疮解毒。用于臁疮。花（棘刺花）：味苦，性平。敛疮，明目。用于金疮，瘘管，视物昏花。种子（酸枣仁）：味甘、酸，性平。养心补肝，宁心安神，敛汗，生津。用于虚烦不眠，惊悸多梦，体虚多汗，津伤口渴。果肉（酸枣肉）：味酸、甘，性平。止血止泻。用于出血，腹泻。

【民族用药】满医：根皮入药，宁心安神，活血祛湿。酸枣树根水煎服，用于失眠，烧烫伤，跌打损伤，风湿关节疼痛。种子入药，养心益肝，安神敛汗。用于阴虚血亏，心悸怔忡，失眠多梦，眩晕，自汗，盗汗，津伤口渴咽干等症。酸枣仁炒熟，研细末冲服，用于癫痫。朝医：酸枣仁为太阴人药。补益心脾，安神安意。用于虚劳所致的虚烦失眠，心悸，怔忡，健忘等症。

附注：本种为《中国药典》2020 年版收载药材酸枣仁的基原植物，为辽宁"北药"道地药材品种，酸枣仁在辽宁西部和南部地区分布较多，朝阳、葫芦岛等地为主要种植区。本种的成熟果实可生食，且富含大量的维生素 C，也可泡酒、制饮料。

57. 榆科 Ulmaceae

刺榆属 *Hemiptelea* Planch.

刺榆 *Hemiptelea davidii* (Hance) Planch.

【别　　名】钉枝榆、铁子榆、刺叶子、刺榆针子、轴榆。

【用药部位】树皮和根皮（刺榆皮）；叶（刺榆叶）。

【生境分布】常生于海拔 800m 以下的坡地次生林中，也常见于村落路旁、土堤上、石栎河滩。分布于葫芦岛、彰武、清原、新宾、抚顺、沈阳、辽阳、鞍山、海城、岫岩、凤城、丹东、庄河、大连等地。

【功效应用】树皮和根皮（刺榆皮）：味苦、辛，性微寒。解毒消肿。用于疮痈肿毒，毒蛇咬伤。叶（刺榆叶）：味淡，性微寒。利水消肿，解毒。用于水肿，痈疮肿毒，毒蛇咬伤。

附注：本种的嫩芽、嫩叶可作野菜食用。

榆属 *Ulmus* L.

1. 黑榆 *Ulmus davidiana* Planch.

【别　　名】热河榆、东北黑榆、山毛榆。

【药用部位】枝、叶（黑榆）。

【生境分布】生于石灰岩山地及谷地。分布于凌源、鞍山、盖州、凤城、旅顺口等地。

【功效应用】利水消肿，清热，驱虫。

附注：本种的嫩枝可行血通经，活络止痛。在北京地区作鬼箭羽药用。

2. 春榆 *Ulmus davidiana* var. *japonica* (Rehder) Nakai

【别　　名】山榆、蜡条榆、红榆、日本榆、白皮榆、光叶春榆、栓皮春榆。

【用药部位】根皮、树皮（翼枝榆）。

【生境分布】生于河岸、溪旁、沟谷、山麓及排水良好的冲积地和山坡。分布于辽宁东部和南部。

【功效应用】驱虫消积，祛痰利尿。用于小儿疳积，骨瘤，骨结核。

附注：功效相同的有**旱榆** *U. glaucescens* Franch.、**毛果旱榆** *U. glaucescens* var. *lasiocarpa* Rehder，均分布于凌源、朝阳。

3. 裂叶榆 *Ulmus laciniata* (Trautv.) Mayr

【别　　名】青榆、大叶榆。

【用药部位】果实（裂叶榆果）。

【生境分布】生于山坡、谷地、溪边之林中。分布于清原、新宾、抚顺、沈阳、辽阳、本溪、桓仁、鞍山、海城、岫岩、凤城、宽甸、庄河、大连等地。

【功效应用】消积杀虫。

4. 欧洲白榆 *Ulmus laevis* Pall.

【别　　名】大叶榆。

【用药部位】枝、叶（欧洲白榆枝叶）。

【生境分布】原产于欧洲。盖州（熊岳）有栽培。

【功效应用】用于烧伤感染，骨折，音哑。

5. 大果榆 *Ulmus macrocarpa* Hance

【别　　名】芜荑、黄榆、棉榆、黄榆、黄黏榆、瓜子榆、钱榆、白皮榆、蒙古黄榆、翅枝黄榆、大果榆糊、迸榆、柳榆，芜荑（满药）。

【用药部位】果实的加工品（芜荑）。

【生境分布】生于海拔 400~1000m 地带之山坡、谷地、台地、黄土丘陵、固定沙丘及岩缝中。分布于辽宁各地。

【功效应用】杀虫消积，除湿止痢。用于虫积腹痛，小儿疳泻，久泻久痢，疥癣，疮疡。

【民族用药】满医：果实入药，杀虫消积。芜荑水煎服，用于驱蛔虫。芜荑煮水擦洗患处，用于皮肤癣症。

6. 榔榆 *Ulmus parvifolia* Jacq.

【别　　名】小叶榆、秋榆、鸡瘤、细叶榔、脱皮榆。

【用药部位】树皮或根皮（榔榆皮）；茎（榔榆茎）；叶（榔榆叶）。

【生境分布】生于平原、丘陵、山坡及谷地。凌源、盖州、大连、旅顺口等地有栽培。

【功效应用】树皮或根皮（榔榆皮）：味甘、微苦，性寒。清热利水，解毒消肿，凉血止血。用于热淋，小便不利，疮疡肿毒，乳痈，水火烫伤，痢疾，胃肠出血，尿血，痔血，腰背酸痛，外伤出血。茎（榔榆茎）：味甘、微苦，性寒。通络止痛。用于腰背酸痛。叶（榔榆叶）：味甘、微苦，性寒。清热解毒，消肿止痛。用于热毒疮痈，牙痛。

7. 榆树 *Ulmus pumila* L.

【别　　名】榆、白榆、家榆、长叶榆树、榆钱，榆皮、奴卢那木高基（朝药）。

【用药部位】树皮或根皮（榆白皮）；枝（榆枝）；茎皮部涎汁（榆皮涎）；叶（榆叶）；花（榆花）；果实或种子（榆荚仁）。

【生境分布】生于山坡、山谷、川地、丘陵及沙岗等处。分布于辽宁各地。

【功效应用】树皮或根皮（榆白皮）：味甘，性微寒。利水通淋，祛痰，消肿解毒。用于小便不利，淋浊，带下，咳喘痰多，失眠，内外出血，难产胎死不下，瘰疬，秃疮，疥癣。枝（榆枝）：味甘，性平。利尿通淋。用于气淋。茎皮部涎汁（榆皮涎）：杀虫。用于疥癣。叶（榆叶），味甘，性平。清热利尿，安神，祛痰止咳。用于水肿，小便不利，石淋，尿浊，失眠，暑热困闷，痰多咳嗽，酒皶鼻。花（榆花）：味甘，性平。清热定惊，利尿疗疮。用于小儿癫痫，小便不利，头疮。果实或种子（榆荚仁）：味甘，微辛，性平。健脾安神，清热利水，消肿杀虫。用于失眠，食欲不振，带下，小便不利，水肿，小儿疳热羸瘦，烫火伤，疮癣。

【民族用药】朝医：榆皮为太阴人药。利关节，通水。用于痹证及浮肿等症。

附注：本种的嫩果、嫩叶可作野菜食用。

榉属 *Zelkova* Spach

1. 大叶榉树 *Zelkova schneideriana* Hand.-Mazz.

【别　　名】大叶榉、榉树、甜茶。

【用药部位】树皮（榉树皮）；叶（榉树叶）。

【生境分布】产于淮河流域、长江中下游及其以南各省。大连有栽培。

【功效应用】树皮（榉树皮）：味苦，性寒。清热解毒，止血，利水，安胎。用于感冒发热，血痢，便血，水肿，妊娠腹痛，目赤肿痛，烫伤，疮疡肿痛。叶（榉树叶）：味苦，性寒。清热解毒，凉血。用于疮疡肿痛，崩中带下。

附注：本种被2022年版《世界自然保护联盟濒危物种红色名录》（IUCN）列为易危（VU）物种。被《国家重点保护野生植物名录》列为二级保护植物。

2. 榉树 *Zelkova serrata* (Thunb.) Makino

【别　　名】鸡油、榉、光叶榉。

【用药部位】叶（榉叶）。

【生境分布】生于河谷、溪边疏林中。大连、沈阳有栽培。

【功效应用】用于疔疮。

58. 大麻科 Cannabaceae

大麻属 *Cannabis* L.

大麻 *Cannabis sativa* L.

【别　　名】火麻、线麻、野麻、野大麻、线麻子，傲鲁孙—乌热、傲鲁苏、毕吉日（蒙药），火麻仁（满药），麻花、萨姆菇（朝药）。

【用药部位】根（麻根）；茎皮部纤维（麻皮）；叶（麻叶）；雄花（麻花）；雌花序及柔嫩果穗（麻蕡）；种仁（火麻仁）。

【生境分布】多生于路边或荒草丛中。辽宁有栽培，各地多有野生。

【功效应用】根（麻根）：味苦，性平。祛瘀，止血，利尿。用于跌打损伤，难产，胞衣不下，血崩，淋证，带下。茎皮部纤维（麻皮）；味甘，性平。活血，利尿。用于跌扑损伤，热淋胀痛。叶（麻叶）：味苦，辛，性平。有毒。截疟，祛蛔，定喘。用于疟疾，蛔虫症，气喘。雄花（麻花）：味苦，辛，性温，有毒。祛风，活血，生发。用于风病肢体麻木，遍身瘙痒，妇女经闭。雌花序及柔嫩果穗（麻蕡）：味辛，性平。有毒。祛风镇痛，定惊安神。用于痛风，痹证，失眠，咳喘。种仁（火麻仁）：味甘，性平。润肠通便。用于血虚津亏，肠燥便秘。

【民族用药】蒙医：种仁入药，味甘，性平。效腻。祛协日乌素，杀虫，滋补强身，润肠通便。用于陶赖，赫如虎，协日乌素病，皮肤病。满医：果实入药，润肠通便，通淋活血。火麻仁捣烂，温水冲服或煮粥食用，用于肠燥便秘，消渴，热淋，痢疾，月经不调；火麻仁捣烂，用水调和，用于肿毒。朝医：雄花入药，补中益气，中风，发汗，利尿，活血之功，治产后诸病，生发，久服能健身，防衰老，延年益寿。

【附注】本种为《中国药典》2020 年版收载药材火麻仁的基原植物。

朴属 *Celtis* L.

1. 黑弹树 *Celtis bungeana* Blume

【别　　名】小叶朴、黑弹朴、朴树、棒子木、白麻子、棒棒树、嘭巴树、水中管、暴马籽。

【用药部位】树干、枝条（棒棒木）。

【生境分布】多生于路旁、山坡、灌丛或林边。分布于凌源、建昌、阜蒙、彰武、北镇、抚顺、沈阳、辽阳、鞍山、凤城、大连等地。

【功效应用】味辛，微苦，性凉。祛痰，止咳，平喘。用于慢性咳嗽，哮喘。

【附注】功效相似的有**狭叶朴** *C. jessoensis* Koidz.，分布于建昌、北镇、沈阳、本溪、鞍山、大连。

2. 大叶朴 *Celtis koraiensis* Nakai

【别　　名】山灰枣、石榆子、大叶白麻、白麻子。

【用药部位】根、茎、叶（大叶朴）。

【生境分布】多生于海拔 100~1500m 的山坡、沟谷林及岩石缝中。分布于沈阳至北镇以南各地。

【功效应用】止咳，平喘。用于咳喘，疮痈。

3. 朴树 *Celtis sinensis* Pers.

【别　　名】沙朴、朴榆、朴子树。

【用药部位】根皮（朴树根皮）；树皮（朴树皮）；叶（朴树叶）；成熟果实（朴树果）。

【生境分布】自然分布于山东以南。大连、旅顺口有栽培。

【功效应用】根皮（朴树根皮）：味苦、辛，性平。祛风透疹，消食化滞。用于麻疹透发不畅，消化不良。树皮（朴树皮）：味辛、苦，性平。祛风透疹，消食化滞，调经。用于月经不调，瘾疹，肺痈。叶（朴树叶）：味辛、苦，性凉。清热，凉血，解毒。用于漆疮，荨麻疹。成熟果实（朴树果）：味苦、涩，性平。清热利咽。用于感冒咳嗽音哑。

葎草属 *Humulus* L.

1. 啤酒花 *Humulus lupulus* L.

【别　　名】蛇麻草、忽布、霍布花、酒花、香蛇麻、菊花引子。

【用药部位】未成熟绿色果穗（啤酒花）。

【生境分布】原产于欧洲。辽宁有栽培。

【功效应用】味苦，性微凉。健胃消食，安神，利尿，抗痨消炎。用于消化不良，腹胀，浮肿，小便淋痛，肺痨，咳嗽、失眠，麻风病。

2. 葎草 *Humulus scandens* (Lour.) Merr.

【别　　名】拉拉藤、拉拉秧、拉拉蔓、拉骨蔓、拉狗蛋子、拉马藤子。

【用药部位】根（葎草根）；全草（葎草）；果穗（葎草果穗）。

【生境分布】常生于沟边、荒地、废墟、林缘边。分布于辽宁各地。

【功效应用】根（葎草根）：用于石淋，疝气，瘰疬。全草（葎草）：味甘、苦，性寒。清热解毒，利尿通淋，用于肺热咳嗽，肺痈，虚热烦渴，热淋，水肿，小便不利，湿热泻痢，热毒疮疡，皮肤瘙痒。果穗（葎草果穗）：用于肺结核潮热，盗汗。

青檀属 *Pteroceltis* Maxim.

青檀 *Pteroceltis tatarinowii* Maxim.

【别　　名】檀、檀树、摇钱树、青壳椰树。

【用药部位】茎、叶（青檀）。

【生境分布】生山谷溪边石灰岩山地疏林中。旅顺口（蛇岛）有少量分布。

【功效应用】祛风，止血，止痛。

附注：本种为我国特有种。

59. 桑科 Moraceae

构属 *Broussonetia* L'Hér. ex Vent.

构 *Broussonetia papyrifera* (L.) L'Hér. ex Vent.

【别　　名】楮桃、楮、谷桑、谷树、柯树、壳树。

【用药部位】根（楮树根）；枝条（楮茎）；茎皮部间的白汁（楮树间白汁）；除去外皮的内皮（楮树白皮）；叶（楮叶）；果实（楮实子）。

【生境分布】生于山坡、山谷或平原。长海有野生，大连、盖州等地有栽培。

【功效应用】根（楮树根）：味甘，性微寒。清热利湿，凉血祛瘀。用于咳嗽吐血，水肿，血崩，跌打损伤。枝条（楮茎）：祛风，明目，利尿。用于风疹，目赤肿痛，小便不利。茎皮部间的白汁（楮树间白汁）：味甘，性平。利尿，杀虫解毒。用于水肿，疥癣，虫咬。除去外皮的内皮（楮树白皮）：味甘，性平。行水，止血。用于小便不利，水肿胀满，便血，崩漏。叶（楮叶）：味甘，性凉。凉血止血，利水，解毒。用于吐血，衄血，崩漏，外伤出血，水肿，疝气，痢疾，毒疮。果实（楮实子）：味甘，性寒。补肾清肝，明目，利尿。用于腰膝酸软，虚劳骨蒸，头晕目昏，目生翳膜，水肿胀满。

附注：本种为《中国药典》2020 年版收载药材楮实子的基原植物。

榕属 *Ficus* L.

无花果 *Ficus carica* L.

【别　　名】唐柿、青桃。

【药用部位】根（无花果根）；叶（无花果叶）；果实（无花果）。

【生境分布】分布于欧洲地中海沿岸和中亚地区。大连有少量栽培。

【功效应用】根（无花果根）：味甘，性平。清热解毒，散瘀消肿。用于肺热咳嗽，咽喉肿痛，痔疮，痈疽，瘰疬，筋骨疼痛。叶（无花果叶）：味甘、微辛，性平，有小毒。清湿热，解疮毒，消肿止痛。用于湿热泄泻，带下，痔疮，痈肿疼痛，瘰疬。果实（无花果）：味甘，性凉。清热生津，健脾开胃，解毒消肿。用于咽喉肿痛，燥咳声嘶，乳汁稀少，肠热便秘，食欲不振，消化不良，泄泻痢疾，痈肿，癣疾。

橙桑属 *Maclura* Nuttall

柘 *Maclura tricuspidata* Carrière—*Cudrania tricuspidata* (Carrière) Bur. ex Lavallee

【别　　名】鸡脚刺、刺钉、黄疸树、痄刺。

【药用部位】根（穿破石）；木材（柘木）；根皮、树皮（柘木白皮）；茎叶（柘树茎叶）；果实（柘树果实）。

【生境分布】自然分布于华北、华东、中南、西南各省区。盖州、丹东、大连有栽培。

【功效应用】根（穿破石）：味淡、微苦，性凉。祛风通络，清热除湿，解毒消肿。用于风湿痹痛，跌打损伤，黄疸，痄腮，肺结核，胃和十二指肠溃疡，淋浊，蛊胀，闭经，劳伤咳血，疔疮痈肿。木材（柘木）：味甘，性温。滋养血脉，调益脾胃。用于虚损，妇女崩中血结，疟疾。根皮、树皮（柘木白皮）：味甘、微苦，性平。补肾固精，利湿解毒，止血，化瘀。用于肾虚耳鸣，腰膝冷痛，遗精，带下，黄疸，疮疖，呕血，咯血，崩漏，跌打损伤。茎叶（柘树茎叶）：味甘、微苦，性凉。清热解毒，祛风活络。用于痄腮，痈肿，瘾疹，湿疹，跌打损伤，腰腿痛。果实（柘树果实）味苦，性平。清热凉血，舒筋活络。用于跌打损伤。

桑属 *Morus* L.

1. 桑 *Morus alba* L.

【别　　名】家桑、桑树、野桑、桑枣，伊拉玛、达日兴、达日兴布如（蒙药），桑白皮、棒那木、欧地、桑燮（朝药）。

【用药部位】根皮（桑白皮）；嫩枝（桑枝）；叶（桑叶）；果穗（桑椹）。

【生境分布】生于山坡疏林中。分布于凌源、黑山、彰武、法库、清原、新宾、抚顺、沈阳、辽阳、本溪、桓仁、鞍山、海城、岫岩、凤城、宽甸、庄河、长海、金州、大连等地有野生或栽培。

【功效应用】根皮（桑白皮）：味甘，性寒。泻肺平喘，利水消肿。用于肺热咳嗽，水肿胀满尿少，面目肌肤浮肿。嫩枝（桑枝）：味微苦，性平。祛风湿，利关节。用于肩臂关节酸痛麻木。叶（桑叶）：味甘、苦，性寒。疏风清热，清肝明目。用于风热感冒，肺热燥咳，头晕头痛，目赤昏花。果穗（桑椹）：味甘、酸，性寒。补血滋阴，生津润燥。用于眩晕耳鸣，心悸失眠，须发早白，津伤口渴。

【民族用药】蒙医：果穗入药，味甘、酸，性凉。效腻。清骨热，滋补。用于妇女骨热，骨伤热。朝医：桑白皮为太阴人药。清肺热，喘息，利尿，消肿，降血压和血糖。用于肺热咳嗽，肺炎，支气管炎，肺结核，百日咳，急性肾炎，食管癌。桑椹为少阳人药。安精定志，滋阴。用于肾阴亏损所致腰膝酸软，精神困乏的虚劳证，阴虚火动，五心烦热之证。

附注：本种为《中国药典》2020 年版收载药材桑白皮、桑枝、桑叶和桑椹的基原植物。本种成熟果实可生食或制作果酱、饮料，嫩叶可作野菜食用。

2. 鸡桑 *Morus australis* Poir.

【别　　名】集桑、山桑。

【用药部位】根或根皮（鸡桑根）；叶（鸡桑叶）。

【生境分布】常生于石灰岩山地或林缘及荒地。分布于抚顺、沈阳、本溪、鞍山、凤城、宽甸、大连、旅顺口等地。

【功效应用】根或根皮（鸡桑根）：味甘、辛，性寒。清肺，凉血，利湿。用于肺热咳嗽，鼻衄，水肿，腹泻，黄疸。叶（鸡桑叶）：味甘、辛，性寒。清热解表，宣肺止咳。用于风热感冒，肺热咳嗽，头痛，咽痛。

附注：本种成熟果实可生食或制作果酱、饮料，嫩叶可作野菜食用。

3. 蒙桑 *Morus mongolica* (Bur.) C. K. Schneid

【别　　名】崖桑、岩桑，伊拉玛、达日兴、达日兴布如（蒙药）。

【用药部位】根皮（桑白皮）；嫩枝（桑枝）；叶（桑叶）；果穗（桑椹）。

【生境分布】生于向阳山地或林中。分布于凌源、建平、义县、北镇、阜蒙、彰武、清原、新宾、抚顺、辽阳、本溪、桓仁、鞍山、海城、岫岩、金州、大连等地。

【功效应用】根皮（桑白皮）：味甘，性寒。泻肺平喘，利水消肿。用于肺热咳嗽，水肿胀满尿少，面目肌肤浮肿。嫩枝（桑枝）：味微苦，性平。祛风湿，利关节。用于肩臂、关节酸痛麻木。叶（桑叶）：味甘、苦，性寒。疏风清热，清肝明目。用于风热感冒，肺热燥咳，头晕头痛，目赤昏花。果穗（桑椹）：味甘、酸，性寒。补血滋阴，生津润燥。用于眩晕耳鸣，心悸失眠，须发早白，津伤口渴。

【民族用药】蒙医：果穗入药，味甘、酸，性凉，效腻。清骨热，滋补。用于妇女骨热，骨伤热。

附注：本种成熟果实可生食或制作果酱、饮料，嫩叶可作野菜食用。

60. 荨麻科 Urticaceae

苎麻属 *Boehmeria* Jacq.

1. 野线麻 *Boehmeria spicata* (Thunb.) Thunb.—*B. gracilis* C. H. Wright

【别　　名】细野麻、水麻、小红活麻、东北苎麻、猫尾巴蒿。

【药用部位】根（麦麸草根、小赤麻根）；地上部分（麦麸草、小赤麻）。

【生境分布】生于丘陵或低山草坡、石上、沟边。分布于鞍山、桓仁、本溪、凤城、普兰店、大连等地。

【功效应用】根（麦麸草根、小赤麻根）：味辛、微苦，性凉。活血消肿，止痛。用于跌打损伤，痔疮肿痛。地上部分（麦麸草、小赤麻）：味辛、微苦，性平。利尿消肿，祛风止痒，解毒利湿。用于水肿，皮肤瘙痒，湿毒疮疹。

2. 赤麻 *Boehmeria silvestrii* (Pamp.) W. T. Wang

【别　　名】长白苎麻、三裂苎麻。

【药用部位】全草（赤麻）。

【生境分布】生于丘陵或低山草坡、山谷石边阴处、沟边。分布于本溪、桓仁、鞍山、岫岩、宽甸、庄河等地。

【功效应用】微涩、微苦。性平。收敛止血，清热解毒。用于咯血，衄血，尿血，便血，崩漏，跌打损伤，无名肿痛，疮疡。

蝎子草属 *Girardinia* Gaud

蝎子草 *Girardinia diversifolia* subsp. *suborbiculata* (C. J. Chen) C. J. Chen & Friis

【别　　名】哈拉海、蜇麻、蜂麻、红藿毛草、火麻草。

【药用部位】全草（蝎子草）。

【生境分布】生于海拔 50~600m 的林下沟边或住宅旁荫湿处。分布于朝阳、抚顺、辽阳、鞍山、本溪、鞍山、岫岩、凤城、宽甸、庄河、普兰店等地。

【功效应用】味辛，性温。有毒。止痛。用于风湿痹痛。

艾麻属 *Laportea* Gaud

珠芽艾麻 *Laportea bulbifera* (Siebold & Zucc.) Wedd.

【别　　名】华艾麻草、螫麻子、零余子荨麻。

【药用部位】根（野绿麻根）；全草（野绿麻）。

【生境分布】生于山地林下或沟边、村旁。分布于西丰、新宾、清原、抚顺、辽阳、本溪、桓仁、鞍山、凤城、宽甸、丹东、大连等地。

【功效应用】根（野绿麻根）：味辛，性温。祛风除湿，活血止痛。用于风湿痹痛，肢体麻木，跌打损伤，骨折疼痛，月经不调，劳伤乏力，肾炎性水肿。全草（野绿麻）：健脾消积。用于小儿疳积。

墙草属 *Parietaria* L.

墙草 *Parietaria micrantha* Ledeb.

【别　　名】小花墙草。

【药用部位】根（墙草根）；全草（墙草）。

【生境分布】生于海拔 200m 以上的山坡阴湿草地屋宅、墙上或岩石下阴湿处。分布于凌源、建昌、北镇、阜蒙、本溪、桓仁、鞍山、岫岩、大连等地。

【功效应用】根（墙草根）：味苦、酸，性平。清热解毒，消肿，拔脓。用于痈肿疔疖，乳痈，睾丸炎，深部脓肿，多发性脓肿，秃疮。全草（墙草）：味苦、酸，性平。清热解毒，消痈排脓。用于痈疽疔疮肿痛，秃疮，疝气坠痛，背痛，脓肿，疮疡。

冷水花属 *Pilea* Lindl.

1. 山冷水花 *Pilea japonica* (Maxim.) Hand-Mazz.

【别　　名】山美豆、苔水花、日本冷水花。

【药用部位】全草（苔水花）。

【生境分布】生于海拔 1300m 以下的山坡林下、山谷阴湿草丛或石上。分布于本溪、桓仁、鞍山、岫岩、凤城、大连等地。

【功效应用】味甘，性凉。清热解毒，利水通淋，止血。用于小便淋痛，尿血，喉痛，乳蛾，小儿胎毒，丹毒，赤白带下，阴痒。

2. 矮冷水花 *Pilea peploides* (Gaudich.) Hook. & Arn.

【别　　名】苔水花、齿叶冷水花、圆叶豆瓣草、坐镇草。

【药用部位】全草（矮冷水花）。

【生境分布】生于低海拔山地、路旁、沟边。分布于新民、本溪、凤城、宽甸、岫岩、庄河等地。

【功效应用】味辛，性凉。清热解毒，祛瘀止痛。用于跌打损伤，骨折，痈疖肿痛。

3. 透茎冷水花 *Pilea pumila* (L.) A. Gray—*P. mongolica* Wedd.

【别　　名】亮杆芹、肥肉草、美豆、直苎麻、冰糖草、蒙古冷水花。

【药用部位】全草或根茎（透茎冷水花）。

【生境分布】生于海拔1300m以下的山坡、山谷及水边阴湿地。分布于凌源、清原、新宾、抚顺、沈阳、辽阳、本溪、桓仁、鞍山、海城、岫岩、庄河、金州等地。

【功效应用】味甘，性寒。清热利尿，消肿解毒，安胎。用于淋证，急性肾炎，子宫内膜炎，消渴，孕妇胎动，先兆流产，水肿，小便淋痛，阴挺，赤白带下，跌打损伤，痈肿初起，虫蛇咬伤。

附注：本种嫩茎可作野菜食用。功效相同的有**阴地冷水花 *Pilea pumila* var. *hamaoi* (Makino) C. J. Chen**，分布于桓仁、宽甸等地。

荨麻属 *Urtica* L.

1. 狭叶荨麻 *Urtica angustifolia* Fisch ex Hornem.

【别　　名】蜇麻子、小荨麻，哈拉盖、苏瓦高得、苏瓦（蒙药）。

【药用部位】根（荨麻根）；全草（荨麻）。

【生境分布】生于海拔800m以下的山地河谷溪边或台地潮湿处。分布于阜蒙、清原、新宾、抚顺、沈阳、辽阳、本溪、桓仁、鞍山、海城、岫岩、凤城、宽甸、大连等地。

【功效应用】根（荨麻根）：味苦、辛，性温。有小毒。祛风，活血，止痛。用于风湿疼痛，荨麻疹，湿疹，高血压。全草（荨麻）：味苦、辛，性温。有小毒。祛风通络，平肝定惊，消积通便，解毒。用于风湿痹痛，产后抽风，小儿惊风，小儿麻痹后遗症，高血压，消化不良，大便不通，荨麻疹，跌打损伤，虫蛇咬伤。

【民族用药】蒙医：全草入药，味苦、辛，性温。效重。抑赫依，调胃火，解毒，破痞。用于头晕，耳鸣，失眠，关节疼痛，心慌，消化不良，嗳气，吐泻，胃痞，肝痞，蛇毒。

附注：本种幼苗及嫩茎叶可作野菜食用。功效相同的有**宽叶荨麻 *U. laetevirens* Maxim.**，分布于凌源、西丰、清原、新宾、抚顺、辽阳、桓仁、鞍山、岫岩、凤城、宽甸、庄河等地。**麻叶荨麻 *U. cannabina* L.**，分布于朝阳、北镇、沈阳、辽阳、鞍山等地。

2. 乌苏里荨麻 *Urtica laetevirens* subsp. *cyanescens* (Kom.) C. J. Chen

【别　　名】哈拉海。

【药用部位】全草（乌苏里荨麻）。

【生境分布】生于红松林或混交林下和溪谷阴湿处。分布于鞍山。

【功效应用】有小毒。用于风寒咳嗽，风湿疼痛，皮肤痒疹，幼儿惊吐，消渴。

3. 欧荨麻 *Urtica urens* L.

【别　　名】小荨麻。

【药用部位】全草（欧荨麻）；叶（欧荨麻叶）；种子（欧荨麻子）。

【生境分布】生于林缘路边、杂草地或住宅旁。原产于欧洲。分布于本溪、鞍山、岫岩等地。

【功效应用】全草（欧荨麻）：祛风湿，解痉，和血。叶（欧荨麻叶）：用于刺激四肢治麻痹，风湿病，阳痿。种子（欧荨麻子）：利尿，止血。

61. 壳斗科 Fagaceae

栗属 *Castanea* Mill.

1. 日本栗 *Castanea crenata* Siebold & Zucc.

【药用部位】叶（日本栗叶）。

【生境分布】原产于日本、朝鲜。新宾、辽阳、岫岩、丹东、大连等地有栽培。

【功效应用】收敛。用于漆疮。

2. 锥栗 *Castanea henryi* (Skan) Rehder & E. H. Wilson

【别　　名】珍珠栗。

【药用部位】叶、种子（锥栗）；种子（锥栗子）；壳斗（锥栗果壳）。

【生境分布】广布于秦岭南坡以南、五岭以北各地。大连有栽培。

【功效应用】叶、种子（锥栗）：味苦、涩，性平。健胃补肾，除湿热。用于肾虚，痿弱，消瘦。壳斗（锥栗果壳）：味苦、涩，性平。用于湿热，泄泻。种子（锥栗子）：味甘，性平。补肾，健胃。用于肾虚，痿弱，消瘦。

3. 栗 *Castanea mollissima* Blume

【别　　名】板栗、家栗、瓦栗子、栗蓬。

【药用部位】根（栗树根）；树皮（栗树皮）；叶（栗叶）；花（栗花）；总苞（栗毛球）；外果皮（栗壳）；内果皮（栗荴）；种仁（栗子）。

【生境分布】生于海拔100m以上的山坡或山沟中。辽阳、鞍山、海城、岫岩、盖州、宽甸、丹东、庄河、瓦房店、金州、大连等多地均有栽培。

【功效应用】根（栗树根）：味微苦，性平。行气止痛，活血调经。用于疝气偏坠，牙痛，风湿关节痛，月经不调。树皮（栗树皮）：味微苦、涩，性平。解毒消肿，收敛止血。用于癞疮，丹毒，口疮，漆疮，便血，鼻衄，创伤出血，跌扑伤痛。叶（栗叶）：味微甘，性平。清肺止咳，解毒消肿。用于百日咳，肺结核，咽喉肿病，肿毒，漆疮。花（栗花）：味微苦、涩，性平。清热燥湿，止血，散结。用于泄泻，痢疾，带下，便血，瘰疬，瘿瘤。总苞（栗毛球）：味微甘、涩，性平。清热散结，化痰，止血。用于丹毒，瘰疬痰核，百日咳，中风不语，便血，鼻衄。外果皮（栗壳）：味甘、涩，性平。降逆生津，化痰止咳，清热散结，止血。用于反胃，呕哕，消渴，咳嗽痰多，百日咳，痄腮，瘰疬，衄血，便血。内果皮（栗荴）：味甘、涩，性平。散结下气，养颜。用于骨鲠，瘰疬，反胃，面有皱纹。种仁（栗子）：味甘、微咸，性平。益气健脾，补肾强筋，活血消肿，止血。用于脾虚泄泻，反胃呕吐，脚膝酸软，筋骨折伤肿痛，瘰疬，吐血，衄血，便血。

栎属 *Quercus* L.

1. 槲栎 *Quercus aliena* Blume

【别　　名】波罗树、青冈树、橡子。

【药用部位】根、树皮、壳斗（槲栎）；叶（槲栎叶）。

【生境分布】生于向阳山地上。分布于清原、新宾、抚顺、辽阳、本溪、桓仁、鞍山、岫岩、凤城、宽甸、丹东、庄河、金州、大连等地。

【功效应用】根、树皮、壳斗（槲栎）：收敛，止痢。用于痢疾。叶（槲叶）：用于恶疮。

2. 锐齿槲栎 *Quercus aliena* var. *acuteserrata* Maxim. ex Wenz.

【别　　名】尖齿槲栎、青杠子、歪杠子、歪棒子、青杠柞、菠萝芽、橡子。

【药用部位】根（尖齿槲栎根）；果实（尖齿槲栎果）。

【生境分布】生于杂木林内。分布于庄河、岫岩及辽宁东部山区。

【功效应用】根（尖齿槲栎根）：止泻。用于肠炎，痢疾。果实（尖齿槲栎果）：止泻，止痛。

3. **槲树** *Quercus dentata* **Thunb.**

【别　　名】柞栎、柞树、橡树、波罗栎、波罗叶、圆柞、团柞、大叶柞、大叶槲、槲棵子、橡子。

【药用部位】树皮（槲皮）；叶（槲叶）；种子（槲实仁）。

【生境分布】生于阳坡杂木林中。分布于辽宁各地。

【功效应用】树皮（槲皮）：味苦、涩，性平。解毒消肿，涩肠，止血。用于疮痈肿痛，溃破不敛，瘰疬，痔疮，痢疾，肠风下血。叶（槲叶）：味甘、苦，性平。止血，通淋。用于吐血，衄血，便血，痔血，血痢，小便淋痛。种子（槲实仁）：味苦、涩，性平。涩肠止泻。用于腹泻，痢疾。

4. **蒙古栎** *Quercus mongolica* **Fisch. ex Ledeb.—*Q. wutaishanica* Mayr**

【别　　名】蒙栎、辽东栎、辽宁栎、柞树、辽东柞、青冈柳、青岗柞、青岗树、青杠、青杠子、柞树、柞栎、火菠萝芽、小叶红柞、橡子，查日松—乌热、勃道兴、门查拉、嘎日苏（蒙药）。

【药用部位】树皮（柞树皮）；叶（柞树叶）；果实（柞树果）。

【生境分布】常生于海拔 200~1000m 的山坡。分布于辽宁各地。

【功效应用】树皮（柞树皮）：味苦、涩，性平。利湿，清热，解毒。用于咳嗽，泄泻，痢疾，黄疸，痔疮。叶（柞树叶）：味微苦、涩，性平。用于清热止痢，止咳，解毒消肿。用于痢疾，肠炎，消化不良，支气管炎，痈肿，痔疮。果实（柞树果）：味苦、涩，性微温。健脾止泻，收敛止血，涩肠固脱，解毒消肿。用于脾虚泄泻，痔疮出血，脱肛，乳痈。

【民族用药】蒙医：果实入药，味甘、涩，性平。效轻、糙、钝、燥。止泻，燥协日乌素，止血。用于血痢，腹痛，肠刺痛，热泻。

附注：功效相同的有**麻栎** *Q. acutissima* **Carruth**，分布于鞍山、海城、岫岩、盖州、金州、大连等地。

5. **枹栎** *Quercus serrata* **Murray—*Q. glandulifera* Blume**

【别　　名】绒毛枹栎、短柄枹栎、枹树、橡子树、橡子。

【药用部位】果实（枹栎果）。

【生境分布】生于海拔 200m 以上的山地或沟谷林中。分布于本溪、桓仁、凤城、宽甸等地。

【功效应用】养胃健脾。

6. **短柄枹栎** *Quercus serrata* **var. *brevipetiolata* (A. DC.) Nakai**

【别　　名】短柄枹树、橡子。

【药用部位】带虫瘿的果实（短柄枹栎虫瘿）。

【生境分布】生于山地。分布于辽宁南部。

【功效应用】健脾胃，利尿，解毒。用于胃痛，小便淋涩。

7. **栓皮栎** *Quercus variabilis* **Blume**

【别　　名】香刚柳、橡子树、柞树、尖柞、歪柞、歪柞子、白枣子、橡子。

【药用部位】果壳或果实（青杠碗）。

【生境分布】生于海拔 600~1000m 的向阳山坡。分布于凌源、兴城、绥中、鞍山、岫岩、丹东、东港、庄河、金州、大连等地。

【功效应用】味苦、涩，性平。止咳，止泻，止血，解毒。用于咳嗽，久泻，久痢，痔漏出血，头癣。

8. **柞槲栎** *Quercus × mongolicodentata* **Nakai**

【别　　名】柞树、橡树、橡子。

【药用部位】树皮（柞槲栎皮）；叶（柞槲栎叶）；种子（柞槲栎子）。

【生境分布】生于海拔 100~800m 的山坡。分布于北镇、鞍山、丹东、金州等地。

【功效应用】树皮（柞槲栎皮）：用于恶疮，瘰疬，痢疾，肠风下血。叶（柞槲栎叶）：收敛止血。用于吐血，衄血，血痢，血痔，淋病。种子（柞槲栎子）：涩肠止痢。

62. 胡桃科 Juglandaceae

胡桃属 *Juglans* L.

1. 胡桃楸 *Juglans mandshurica* Maxim.

【别　　名】山核桃、核桃楸、山楸子、山核桃楸、核桃楸子、楸树、楸子，呼瓦拉莫—乌斯哈（满药）。

【药用部位】树皮（核桃楸皮）；青果或果皮（核桃揪果）；种仁（核桃楸果仁）。

【生境分布】多生于土质肥厚、湿润、排水良好的沟谷两旁或山坡的阔叶林中。分布于辽宁各山区。

【功效应用】树皮（核桃楸皮）：味苦、辛，性微寒。清热燥湿，泻肝明目。用于湿热下痢，带下黄稠，目赤肿痛，麦粒肿，迎风流泪，骨结核。青果或果皮（核桃揪果）：味辛、微苦，性平。有毒。行气止痛，杀虫止痒。用于胃脘疼痛，牛皮癣。种仁（核桃楸果仁）：味甘，性温。敛肺定喘，温补肾阳，润肠通便。用于肺虚咳喘，肾虚腰痛，遗精阳痿，便秘。

【民族用药】满医：果实入药，清热解毒，止痢疾，止咳平喘。胡桃楸未成熟的青果皮，捣烂取汁涂擦患处用于皮肤癣症；胡桃楸青果皮水煎服，用于久咳气喘，肠炎痢疾，胃腹疼痛；成熟的胡桃楸果仁炒熟食用，用于老年便秘，肾虚阳痿，遗精早泄。

附注：本种干皮及枝皮在华北、西北和华东等地常混作秦皮用。本种种仁可生食或榨油。

2. 胡桃 *Juglans regia* L.

【别　　名】核桃，胡西嘎音—楚莫、胡西嘎、达日嘎（蒙药）。

【药用部位】根或根皮（胡桃根）；嫩枝（胡桃枝）；树皮（胡桃树皮）；叶（胡桃叶）；花（胡桃花）；未成熟的外果皮（胡桃青皮）；成熟的内果皮（胡桃壳）；种仁（核桃仁）；种仁脂肪油（胡桃油）；果核内的木质隔膜（分心木）。

【生境分布】原产于欧洲东南部及亚洲西部。辽宁南部和西部多有栽培。

【功效应用】根或根皮（胡桃根）：味苦、涩，性平。止泻，止痛，乌须发。用于腹泻，牙痛，须发早白。嫩枝（胡桃枝）：味苦、涩，性平。杀虫止痒，解毒散结。用于疥疮，瘰疬，肿块。树皮（胡桃树皮）：味苦、涩，性凉。涩肠止泻，解毒，止痒。用于痢疾，麻风结节，肾囊风，皮肤瘙痒。叶（胡桃叶）：味苦、涩，性平，有毒。收敛止带，杀虫消肿。用于妇女白带，疥癣，象皮腿。花（胡桃花）：味甘、微苦，性温。软坚散结，除疣。用于赘疣。未成熟的外果皮（胡桃青皮）：味苦、涩，性平。止痛，止咳，止泻，解毒，杀虫。用于脘腹疼痛，痛经，久咳，泄泻久痢，痈肿疮毒，顽癣，秃疮，白癜风。成熟的内果皮（胡桃壳）：味苦、涩，性平。止血，止痢，散结消痈，杀虫止痒。用于妇女崩漏，痛经，久痢，疟疾，乳痈，疥癣，鹅掌风。种仁（核桃仁）：味甘、涩，性温。补肾固精，温肺定喘，润肠通便。用于腰痛脚弱，尿频，遗尿，阳痿，遗精，久咳喘促，肠燥便秘，石淋及疮疡瘰疬。种仁脂肪油（胡桃油）：味辛、甘，性温。温补肾阳，润肠，驱虫，止痒，敛疮。用于肾虚腰酸，肠燥便秘，虫积腹痛，聤耳出脓，疥癣，冻疮，狐臭。果核内的木质隔膜（分心木）：味苦、涩，性平。涩精缩尿，止血止带，止泻痢。用于遗精滑泄，尿频遗尿，崩漏，带下，泄泻，痢疾。

【民族用药】蒙医：种仁入药，味甘，性温。效腻。镇赫依，舒筋，润肠，平喘，固精。用于赫依症，赫依性抽搐，协日乌素疮，疥癣，遗精。

附注：本种为《中国药典》2020 年版收载药材核桃仁的基原植物。本种诸栽培品种亦可药用。

枫杨属 *Pterocarya* Kunth

枫杨 *Pterocarya stenoptera* C. DC.

【别　　名】麻柳、元宝柳、平杨柳、水槐柳。

【药用部位】根或根皮（麻柳树根）；树皮（枫柳皮）；叶（麻柳叶）；果实（麻柳果）。

【生境分布】生于海拔 500m 以下的河滩或山涧溪谷两岸。分布于沈阳、辽阳、本溪、盖州、台安、岫岩、宽甸、丹东、东港、庄河、大连等地。

【功效应用】根或根皮（麻柳树根）：味苦、辛，性热。有毒。祛风止痛，杀虫止痒，解毒敛疮。

用于风湿痹痛，牙痛，疥癣，疮疡肿毒，溃疡日久不敛，汤火烫伤，咳嗽。树皮（枫柳皮）：味辛、苦，性温，有小毒。祛风止痛，杀虫，敛疮。用于风湿麻木，寒湿骨痛，头颅伤痛，齿痛，疥癣，浮肿，痔疮，烫伤，溃疡日久不敛。叶（麻柳叶）：味辛、苦，性温，有毒。祛风止痛，杀虫止痒，解毒敛疮。用于风湿痹痛，牙痛，膝关节痛，疥癣，湿疹，阴道滴虫，烫伤，创伤，溃疡不敛，血吸虫病，咳嗽气喘。果实（麻柳果）：味苦，性温。温肺止咳，解毒敛疮。用于风寒咳嗽，疮疡肿毒，天疱疮。

63. 桦木科 Betulaceae

桤木属 *Alnus* Mill.

1. 辽东桤木 *Alnus hirsuta* Turcz. ex Rupr.—*A. sibirica* Fisch. ex Turcz.

【别　　名】色赤杨、水冬瓜、水冬瓜、赤杨。

【药用部位】树皮（辽东桤木）。

【生境分布】生于海拔 200~600m 的山坡林中湿地、河岸边，也有栽培。铁岭、抚顺、辽阳、本溪、凤城、丹东、庄河、瓦房店等地有栽培。

【功效应用】味苦、凉。祛痰，镇咳，平喘。用于慢性支气管炎。

2. 日本桤木 *Alnus japonica* (Thunb.) Steud.

【别　　名】日本赤杨、赤杨、冬果、水冬果、水冬瓜、冬瓜树、木拔树。

【药用部位】树皮或嫩枝叶（日本桤木）。

【生境分布】生于山坡林中、河边、路旁。分布于抚顺、营口、岫岩、丹东、瓦房店、金州、大连等地。

【功效应用】味苦、涩，性凉。清热降火，止血。用于鼻衄不止，外伤出血，水泻。

3. 东北桤木 *Alnus mandshurica* (Callier) Hand.-Mazz.

【别　　名】东北赤杨。

【药用部位】树皮或果实（东北桤木）。

【生境分布】生于海拔 100m 以上的林边、河岸或山坡的林中。分布于抚顺、宽甸、凤城等地。

【功效应用】味苦、涩，性凉。清热解毒，收敛固涩。用于腹泻，外伤出血。

桦木属 *Betula* L.

1. 黑桦 *Betula dahurica* Pall.

【别　　名】棘皮桦、臭桦。

【药用部位】芽（桦树芽）；树皮（桦树皮）。

【生境分布】生于海拔 400~1000m 的干燥阳坡、山顶或杂木林下。分布于阜蒙、清原、新宾、抚顺、本溪、桓仁、鞍山、岫岩、凤城、宽甸、庄河、金州、旅顺口等地。

【功效应用】芽（桦树芽）：用于胃病。树皮（桦树皮）：解热，利尿。用于黄疸。

2. 岳桦 *Betula ermanii* Cham.

【别　　名】绒毛岳桦。

【药用部位】树皮（岳桦）。

【生境分布】生于山坡林中。新宾、抚顺、本溪、桓仁、凤城、宽甸、岫岩、庄河等地有少量分布。

【功效应用】清热解毒。用于痈肿疮毒。

3. 垂枝桦 *Betula pendula* Roth

【别　　名】新疆白桦、疣枝桦。

【药用部位】树皮（白桦皮）。

【生境分布】分布于欧洲和新疆。大连有栽培。

【功效应用】清热解毒，止咳。治急、慢性痢疾，咳嗽气喘，乳痈。

4. 白桦 *Betula platyphylla* Sukaczev

【别　　名】粉桦、东北白桦、桦皮树。

【药用部位】树皮（桦木皮）；树干中流出的液汁（桦树液）；叶（桦木叶）。

【生境分布】生于散生山地中上部杂木林内。分布于建昌、彰武、清原、新宾、辽阳、桓仁、盖州、营口、岫岩、宽甸、丹东等地。

【功效应用】树皮（桦木皮）：味苦，性平。清热利湿，祛痰止咳，解毒消肿。用于咽痛喉痹，咳嗽气喘，黄疸，腹泻，痢疾，淋证，小便不利，乳痈，疮毒，痒疹。树干中流出的液汁（桦树液）：味苦，性凉。祛痰止咳，清热解毒。用于咳嗽，气喘，小便赤涩。叶（桦木叶）：利尿。

鹅耳枥属 *Carpinus* L.

1. 千金榆 *Carpinus cordata* Blume

【别　　名】千金鹅耳枥、千斤榆、大叶桑、苗榆、麻榆。

【药用部位】果穗（半拉子）；根皮（千金榆根皮）。

【生境分布】生于海拔 500m 以上的较湿润、肥沃的阴山坡或山谷杂木林中。分布于新宾、抚顺、辽阳、本溪、桓仁、鞍山、岫岩、凤城、宽甸、庄河等地。

【功效应用】果穗（半拉子）：味甘、淡，性平。健胃消食。用于脾胃虚弱，食欲不振，脘腹胀满，消化不良。根皮（千金榆根皮）：味淡，性平。用于劳倦疲乏，跌打损伤，痈肿。淋证。

2. 鹅耳枥 *Carpinus turczaninowii* Hance

【别　　名】穗子榆。

【药用部位】树皮、叶（鹅耳枥）。

【生境分布】生于海拔 500m 以上的山坡或山谷林中。分布于凌源、朝阳、建平、喀左、建昌、抚顺、丹东、东港、长海、大连等地。

【功效应用】用于跌打损伤。

榛属 *Corylus* L.

榛 *Corylus heterophylla* Fisch. ex Trautv.

【别　　名】平榛、榛子、胡榛子、火榛子，斯斯（满药）。

【药用部位】种仁（榛子）；雄花穗（榛子花）。

【生境分布】丛生于海拔 200~800m 的山地阳坡或林缘地平处。分布于辽宁各地，辽宁东部山区多见栽培。

【功效应用】种仁（榛子）：味甘，性平。健脾和胃，润肺止咳。用于病后体弱，脾虚泄泻，食欲不振，咳嗽。雄花穗（榛子花）：止血，消肿，敛疮。用于外伤出血，冻伤，疮疖。

【民族用药】满医：种仁入药。健脾和胃，润肺止咳。用于脾虚之食欲不振，肺虚咳嗽或慢性咳嗽，消渴。

附注：功效相同的有**毛榛** *C. mandshurica* Maxim. & Rupr.，分布于凌源、朝阳、建平、建昌、北镇、清原、新宾、抚顺、辽阳、本溪、桓仁、鞍山、岫岩、凤城、宽甸、庄河、瓦房店等地。以上 2 种的种仁可食或榨油。

虎榛子属 *Ostryopsis* Decne.

虎榛子 *Ostryopsis davidiana* Decaisne

【别　　名】棱榆。

【药用部位】果实（虎榛子）。

【生境分布】常生于干旱山坡、杂木林下。分布于凌源、建平、喀左、建昌等地。

【功效应用】清热利湿。

64. 葫芦科 Cucurbitaceae

盒子草属 *Actinostemma* Griff.

盒子草 *Actinostemma tenerum* Griff.

【别　　名】天球草、龟儿草、野癞瓜、野西瓜秧、拉拉秧。

【药用部位】种子、全草（盒子草）。

【生境分布】多生于水边草丛中。分布于凌源、铁岭、开原、新民、沈阳、辽阳、鞍山、本溪、盘山、营口、大连等地。

【功效应用】味苦，性寒。利尿消肿，清热解毒，祛湿。用于水肿，臌胀，湿疹，疮疡，疳积，毒蛇咬伤。

冬瓜属 *Benincasa* Savi

冬瓜 *Benincasa hispida* (Thunb.) Cogn.

【别　　名】苦冬瓜、枕瓜、结瓜、白冬瓜，冬瓜子、茨尔库—恒克—乌色、库枣子色洛（满药），冬瓜（朝药）。

【药用部位】茎（冬瓜藤）；叶（冬瓜叶）；果实（冬瓜）；外果皮（冬瓜皮）；瓜瓤（冬瓜瓤）；种子（冬瓜子）。

【生境分布】辽宁各地常见栽培。

【功效应用】茎（冬瓜藤）：味苦，性寒。清肺化痰，通经活络。用于肺热咳痰，关节不利，脱肛，疮疥。叶（冬瓜叶）：味苦，性凉。清热，利湿，解毒。用于消渴，暑湿泻痢，疟疾，疮毒，蜂螫。果实（冬瓜）：味甘，淡，性微寒。利尿，清热，化痰，生津，解毒。用于水肿胀满，淋病，脚气，痰喘，暑热烦闷，消渴，痈肿，痔漏，并解丹石毒，鱼毒，酒毒。外果皮（冬瓜皮）：味甘，性凉。清热利尿，消肿。用于水肿，小便淋痛，泄泻，疮肿。瓜瓤（冬瓜瓤）：味甘，性平。清热止渴，利水消肿。用于热病烦渴，消渴，淋证，水肿，痈肿。种子（冬瓜子）：味甘，性微寒。清肺化痰，消痈排脓，利湿。用于痰热咳嗽，肺痈，肠痈，白浊，带下，脚气，水肿，淋证。

【民族用药】满医：种子入药，润肺化痰，消痈排脓，利水。冬瓜子煮水或炒熟，用于咳嗽，水肿，湿热白带。朝医：冬瓜为太阴人药。清肺化痰，利水。用于太阴人咳嗽及浮肿。

附注：本种为《中国药典》2020年版收载药材冬瓜皮的基原植物。

假贝母属 *Bolbostemma* Franquet

假贝母 *Bolbostemma paniculatum* (Maxim.) Franquet

【别　　名】土贝母、野西瓜、土大贝。

【药用部位】块茎（土贝母）。

【生境分布】生于山沟林下及阳坡林间草甸。分布于沈阳、辽阳、本溪、鞍山、岫岩、大连等地。

【功效应用】味苦，性凉。清热解毒，散结拔毒。用于乳痈，瘰疬痰核，疮疡肿毒，疣赘，蛇虫咬伤。

附注：本种为《中国药典》2020年版收载药材土贝母的基原植物。

西瓜属 *Citrullus* Schrad.

西瓜 *Citrullus lanatus* (Thunb.) Matsum. & Nakai

【别　　名】寒瓜、夏瓜、水瓜，西瓜皮、敦嘎—苏库（满药）。

【药用部位】根、叶或藤茎（西瓜根叶）；外层果皮（西瓜皮）；果瓤（西瓜）；种皮（西瓜子壳）；种仁（西瓜子仁）；未成熟的果实与皮硝的加工品（西瓜霜）；果实加工品（西瓜黑霜）。

【生境分布】原产于非洲。辽宁各地常见栽培。

【功效应用】根、叶或藤茎（西瓜根叶）：味淡、微苦，性凉。清热利湿。用于水泻，痢疾，烫伤，萎缩性鼻炎。外层果皮（西瓜皮）：味甘，性凉。清热，解渴，利尿。用于暑热烦渴，小便短少，水肿，口舌生疮。果瓤（西瓜）：味甘，性寒。清热除烦，解暑生津，利尿。用于暑热烦渴，热盛津伤，小便不利，喉痹，口疮。种皮（西瓜子壳）：味淡，性平。止血。用于吐血，肠风下血。种仁（西瓜子仁）：味淡，性平。清肺化痰，和中润肠。用于久嗽，咯血，便秘。未成熟的果实与皮硝的加工品（西瓜霜）：味咸，性寒。清热解毒，利咽消肿。用于喉风，喉痹，口喉，口疮，牙疳，久嗽咽痛，目赤肿痛。果实加工品（西瓜黑霜）：用于慢性肾炎，浮肿，肝病腹水。

【民族用药】满医：外层果皮入药，清暑解热，止渴，利小便。西瓜皮水煎服，用于暑热烦渴，小便不利，小便赤黄，尿急尿痛，水肿。将西瓜皮制成西瓜霜，喷涂患处，用于咽喉肿痛，声音嘶哑，口舌生疮。

附注：本种为《中国药典》2020 年版收载药材西瓜霜的基原植物。

黄瓜属 *Cucumis* L.

1. 甜瓜 *Cucumis melo* L.

【别　　名】华莱土瓜、白兰瓜、哈密瓜、香瓜。

【药用部位】根（甜瓜根）；全草（穿肠草）；茎藤（甜瓜茎）；叶（甜瓜叶）；花（甜瓜花）；果柄（甜瓜蒂）；果实（甜瓜）；果皮（甜瓜皮）；种子（甜瓜子）。

【生境分布】辽宁各地常见栽培。

【功效应用】根（甜瓜根）：味甘、苦，性寒。祛风止痒。用于风热湿疮。全草（穿肠草）：祛火败毒。外用于痔疮肿毒，漏疮生管，脏毒滞热，流水刺痒。茎藤（甜瓜茎）：味苦、甘，性寒。宣鼻窍，通经。用于鼻中隔息肉，鼻塞不通，经闭。叶（甜瓜叶）：味甘，性寒。祛瘀，消肿，生发。用于跌打损伤，小儿疳积，湿疮疥癣，秃发。花（甜瓜花）：味苦、甘，性寒。心痛，咳逆上气，疮毒。用于心经郁热，胸痛，咳嗽，皮肤疮痈，肿毒，痒疹。果柄（甜瓜蒂）：味苦，性寒。有毒。涌吐痰食，除湿退黄。用于中风，癫痫，喉痹，痰涎壅盛，呼吸不利，宿食不化，胸脘胀痛，湿热黄疸。果实（甜瓜）：味甘，性寒。消暑热，解烦渴，利尿。用于暑热烦渴，小便不利，暑热下痢腹痛。果皮（甜瓜皮）：清热，去烦渴。止牙痛。味甘、微苦，性寒。清暑热，解烦渴。用于暑热烦渴，牙痛。种子（甜瓜子）：味甘，性寒。清肺，润肠，化瘀，排脓，疗伤止痛。用于肺热咳嗽，便秘，肺痈，肠痈，跌打损伤，筋骨折伤。

附注：本种为《中国药典》2020 年版收载品种。

2. 菜瓜 *Cucumis melo* var. *conomon* (Thunb.) Makino

【别　　名】羊角瓜、越瓜。

【药用部位】果实（越瓜）；果实的盐腌制品（酱瓜）。

【生境分布】辽宁有少量栽培。

【功效应用】果实（越瓜）：味甘，性寒。除烦热，生津液，利小便。用于烦热口渴，小便不利，口疮。果实的盐腌制品（酱瓜）：味甘，性微寒。健胃和中，生津止渴。用于食欲不振，消渴。

3. 黄瓜 *Cucumis sativus* L.

【别　　名】青瓜、胡瓜、旱黄瓜，黄瓜子、纳三—恒克—乌色（满药）。

【药用部位】根（黄瓜根）；茎藤（黄瓜藤）；叶（黄瓜叶）；果实（黄瓜）；果皮（黄瓜皮）；种子（黄瓜子）；果皮和朱砂、芒硝混合制成的霜（黄瓜霜）。

【生境分布】原产于印度。辽宁各地均有栽培。

【功效应用】根（黄瓜根）：味苦、微甘，性凉。清热，利湿，解毒。用于胃热消渴，湿热泻痢，黄疸，疮疡肿毒，聤耳流脓。茎藤（黄瓜藤）：味苦，性凉。清热，化痰，利湿，解毒。用于痰热咳嗽，癫痫，湿热泻痢，湿痰流注，疮痈肿毒，高血压病。叶（黄瓜叶）：味苦，性寒。清湿热，消毒肿。用于湿热泻痢，无名肿毒，湿脚气。果实（黄瓜）：味甘，性凉。清热，利水，解毒。用于热病口渴，小便短赤，水肿尿少，水火烫伤，汗斑，痱疮。果皮（黄瓜皮）：味甘、淡，性凉。清热，利水，通淋。用于水肿尿少，热结膀胱，小便淋痛。种子（黄瓜子）：续筋接骨，祛风，消痰。用于骨折筋伤，风湿痹痛，老年痰喘。果皮和朱砂、芒硝混合制成的霜（黄瓜霜）：清热明目，消肿止痛。用于火眼赤痛，咽喉肿痛，口舌生疮，牙龈肿痛，跌打瘀肿。

【民族用药】满医：种子入药，清热解毒，利尿消肿。用于热病烦渴，咽喉肿痛；老黄瓜子粉温水或黄酒冲服，用于骨折；老黄瓜皮煮水饮，用于慢性水肿；黄瓜汁涂抹或黄瓜皮贴敷面部，用于除皮肤皱纹。

南瓜属 *Cucurbita* L.

1. 笋瓜 *Cucurbita maxima* Duchesne

【别　　名】玉瓜、饭瓜、北瓜、番南瓜、蛮南瓜、印度南瓜。

【药用部位】种子（笋瓜子）。

【生境分布】原产于印度。辽宁常见栽培。

【功效应用】驱虫。

2. 南瓜 *Cucurbita moschata* (Duchesne ex Lam.) Duchesne ex Poir.

【别　　名】窝瓜、倭瓜、饭瓜、番瓜，南瓜子、郎姑—乌色、那三恒克（满药），南瓜子、霍巴希（朝药）。

【药用部位】根（南瓜根）；茎藤（南瓜藤）；卷须（南瓜须）；叶（南瓜叶）；花（南瓜花）；果实（南瓜）；果瓤（南瓜瓤）；果柄（南瓜蒂）；种子（南瓜子）；成熟果实内种子所萌发的幼苗（盘肠草）。

【生境分布】原产于中美洲。辽宁各地普遍栽培。

【功效应用】根（南瓜根）：味甘、淡，性平。利湿热，通乳汁。用于湿热淋证，黄疸，痢疾，乳汁不通。茎藤（南瓜藤）：味甘、苦，性微寒。清肺，平肝，和胃，通络。用于肺痨低热，肝胃气痛，月经不调，火眼赤痛，水火烫伤。卷须（南瓜须）：用于妇人乳缩疼痛。叶（南瓜叶）：味甘、微苦，性凉。清热，解暑，止血。用于暑热口渴，热痢，外伤出血。花（南瓜花）：味甘，性凉。清湿热，消肿毒。用于黄疸，痢疾，咳嗽，痈疽肿毒。果实（南瓜）：味甘，性温。解毒消肿。用于肺痈，哮证，痈肿，烫伤，毒蜂螫伤。果瓤（南瓜瓤）：味甘，性凉。解毒，敛疮。用于痈肿疮毒，烫伤，创伤。果柄（南瓜蒂）：味苦、甘，性平。解毒，利水，安胎。用于痈疽肿毒，疔疮，烫伤，疮溃不敛，水肿腹水，胎动不安。种子（南瓜子）：味甘，性平。杀虫，下乳，利水消肿。用于绦虫，蛔虫，血吸虫，钩虫，蛲虫病，产后缺乳，产后手足浮肿，百日咳，痔疮。成熟果实内种子所萌发的幼苗（盘肠草）：味甘、淡，性温。祛风，止痛。用于小儿盘肠气痛，惊风，感冒，风湿热。

【民族用药】满医：种子入药，补脾益气，下乳汁，润肺燥，驱虫，利水消肿。用于脾虚消瘦，身体乏力，水肿，肺虚咳嗽，驱除体内寄生虫。朝医：南瓜子为太阴人药。补脾益气，敛肺，解毒杀虫。用于太阴人脾虚引起的不思饮食，泄泻，脾冷食滞等证。

3. 西葫芦 *Cucurbita pepo* L.

【别　　名】菱瓜、搅瓜、美国南瓜、西葫瓜。

【药用部位】果实（西葫芦）；种子（西葫芦子）。

【生境分布】辽宁各地常见栽培。

【功效应用】果实（西葫芦）：味甘、微苦，性平。用于咳喘，咳嗽。种子（西葫芦子）：驱虫。

葫芦属 *Lagenaria* Ser.

1. 葫芦 *Lagenaria siceraria* (Molina) Standl.

【别　　名】壶卢、瓠瓜、大葫芦、小葫芦、瓠瓜，葫芦、嘎布德（蒙药）。

【药用部位】茎、叶、花、须（壶卢秧）；果（壶芦）；种子（瓠瓜子）；陈旧老熟果皮（陈壶卢瓠）。

【生境分布】原产于热带到温带地区。辽宁各地有栽培。

【功效应用】茎、叶、花、须（壶卢秧）：味甘，性平。解毒，散结。用于食物、药物中毒，龋齿痛。鼠瘘，痢疾。果实（壶芦）：味甘、淡，性平。利水，消肿，通淋，散结。用于水肿，腹水，黄疸，消渴，淋病，痈肿。种子（瓠瓜子）：清热解毒，消肿止痛。用于肺炎，肠痈，牙痛。陈旧老熟果皮（陈壶卢瓠）：味甘，性平。利水，消肿。用于水肿，膨胀。

【民族用药】蒙医：果皮和种子入药，味酸、涩，性平。效燥、固、糙。止泻，愈伤，润肺。用于寒热性腹泻，肠刺痛，消化不良。

附注：功效相同的有**瓠瓜 *L. siceraria* var. *depressa* (Ser.) H. Hara**，在辽宁有栽培。

2. 瓠子 *Lagenaria siceraria* var. *hispida* (Thunb.) H. Hara

【别　　名】扁蒲、甘瓠、甜瓠、长瓠。

【药用部位】果实（瓠子）；种子（瓠子子）；老熟果皮（蒲种壳）。

【生境分布】辽宁有栽培。

【功效应用】果实（瓠子）：味甘，性寒。利水，清热，止渴，除烦。用于水肿腹胀，烦热口渴，疮毒。种子（瓠子子）：解毒，活血，辟秽。用于咽喉肿痛，跌打损伤，山岚瘴气。老熟果皮（蒲种壳）：味苦、淡，性寒。利水消肿。用于面目四肢浮肿，臌胀，小便不通。

3. 小葫芦 *Lagenaria siceraria* var. *microearpa* (Naudin) H. Hara

【别　　名】亚腰葫芦。

【药用部位】藤茎（苦壶卢蔓）；花（苦壶卢花）；果实（苦壶卢）；陈旧老熟果皮（陈壶卢瓠）；种子（苦壶卢子）。

【生境分布】辽宁各地有栽培。

【功效应用】藤茎（苦壶卢蔓）：杀虫解毒。用于麻疮，白秃疮。花（苦壶卢花）：散结，拔毒，敛疮。用于鼠瘘。果实（苦壶卢）：味苦，性寒。利水消肿，清热散结。用于水肿，黄疸，消渴，癃闭，痈肿疮毒，疥癣。陈旧老熟果皮（陈壶卢瓠）：味甘，性平。利水，消肿。用于水肿，膨胀。种子（苦壶卢子）：味苦，性寒。利水，通窍，杀虫，解毒。用于小便不利，水肿，鼻塞，鼻息肉，龋齿，聤耳，疥癣。

丝瓜属 *Luffa* Mill.

丝瓜 *Luffa aegyptiaca* Mill.

【别　　名】天罗勒、天罗线、縑瓜、天骷髅、砌瓜，阿拉坦—满吉勒干乃—乌日、色日吉普德布、色绕格（蒙药）。

【药用部位】根（丝瓜根）；茎（丝瓜藤）；茎中汁液（天罗水）；叶（丝瓜叶）；花（丝瓜花）；瓜蒂（丝瓜蒂）；果实（丝瓜）；果实维管束（丝瓜络）；果皮（丝瓜皮）；种子（丝瓜子）。

【生境分布】广泛栽培于世界温带、热带地区。辽宁各地普遍栽培。

【功效应用】根（丝瓜根）：味甘、微苦，性寒。活血通络，清热解毒。用于偏头痛，腰痛，痹证，乳痈，鼻炎，鼻窦炎，喉风肿痛，肠风下血，痔漏。茎（丝瓜藤）：味苦，性微寒。舒筋活血，止咳化痰，解毒杀虫。用于腰膝酸痛，肢体麻木，月经不调，咳嗽痰多，鼻渊，牙宣，龋齿。茎中汁液（天罗水）：味甘、微苦，性微寒。清热解毒，化痰止咳。用于肺痈，肺痿，咳喘，肺痨，夏令皮肤疮疹，痤疮，烫伤。叶（丝瓜叶）：味苦，性微寒。清热解毒，止血，祛暑。用于痈疽，疔肿，疮癣，蛇咬，汤火伤，咽喉肿痛，创伤出血，暑热烦渴。花（丝瓜花）：味甘、微苦，性寒。清热解毒，化痰止咳。用于肺热咳嗽，咽痛，鼻窦炎，疔疮肿毒，痔疮。瓜蒂（丝瓜蒂）：味苦，性微寒。清热解毒，化痰定惊。用于痘疮不起，咽喉肿痛，癫狂，痫证。果实（丝瓜）：味甘，性凉。清热化痰，凉血解毒。用于热病身热烦渴，痰喘咳嗽，肠风下血，痔疮出血，血淋，崩漏，痈疽疮疡，乳汁不通，无名肿毒，水肿。果实维管束（丝瓜络）：味甘，性平。祛风，通络，活血，下乳。用于痹痛拘挛，胸胁胀痛，乳汁不通，乳痈肿痛。果皮（丝瓜皮）：味甘，性凉。清热解毒。用于金疮，痈肿，疔疮，坐板疮。种子（丝瓜子）：味苦，性寒。清热，利水，通便，驱虫。用于水肿，石淋，肺热咳嗽，肠风下血，痔漏，便秘，蛔虫病。

【民族用药】蒙医：种子入药，味苦，性凉。效钝、轻、柔、浮。催吐，解毒。用于协日性胃病，胆汁外溢，肝中毒症。

附注：本种为《中国药典》2020 年版收载药材丝瓜络的基原植物。

苦瓜属 *Momordica* L.

苦瓜 *Momordica charantia* L.

【别　　名】癞葡萄、凉瓜、癞瓜。

【药用部位】根（苦瓜根）；茎（苦瓜藤）；叶（苦瓜叶）；花（苦瓜花）；果实（苦瓜）；种子（苦瓜子）。

【生境分布】广泛栽培于世界热带到温带地区。辽宁各地有栽培。

【功效应用】根（苦瓜根）：味苦，性寒。清湿热，解毒。用于湿热泻痢，便血，疔疮肿毒，风火牙痛。茎（苦瓜藤）：味苦，性寒。清热解毒。用于痢疾，疮毒，胎毒，牙痛。叶（苦瓜叶）：味苦，性凉。清热解毒。用于疮痈肿毒，梅毒，痢疾。花（苦瓜花）：味苦，性寒。清热止痢，和胃。用于痢疾，胃气痛。果实（苦瓜）：味苦，性寒。清暑涤热，明目，解毒。用于暑热烦渴，消渴，赤眼疼痛，痢疾，疮痈肿毒。种子（苦瓜子）：味苦、甘，性温。温补肾阳。用于肾阳不足，小便频数，遗尿，遗精，阳痿。

刺果瓜属 *Sicyos* L.

1. 刺果瓜 *Sicyos angulatus* L.

【别　　名】刺瓜藤、刺果藤。

【药用部位】根、种子（刺果瓜）。

【生境分布】原产于北美洲，为外来入侵植物。分布于昌图、本溪、丹东、庄河、长海、大连、旅顺口等地。

【功效应用】清热，利尿，杀虫。

2. 佛手瓜 *Sicyos edulis* Jacq.—*Sechium edule* (Jacq.) Sw.

【别　　名】洋丝瓜、手瓜。

【药用部位】叶（佛手瓜叶）；果实（佛手瓜）。

【生境分布】原产于南美洲。大连有栽培。

【功效应用】叶（佛手瓜叶）：清热消肿。用于疮疡肿毒。果实（佛手瓜）：健脾消食，行气止痛。用于胃脘痛，消化不良。

赤瓟属 *Thladiantha* Bunge

赤瓟 *Thladiantha dubia* Bunge

【别　　名】气包、赤包、山赤瓜、山屎瓜，敖勒毛色、阿勒敦木、赫热音—赫木赫（蒙药）。

【药用部位】根（赤瓟根）；果实（赤瓟）。

【生境分布】常生于海拔 300m 以上的住宅附近、山坡、林缘及田边。分布于彰武、北镇、新宾、沈阳、辽阳、本溪、桓仁、鞍山、海城、岫岩、盖州、宽甸、丹东、长海、大连等地。

【功效应用】根（赤瓟根）：味苦，性寒。通乳，解毒，活血。用于乳汁不下，乳痈，痈肿，黄疸，跌打损伤，痛经。果实（赤瓟）：味酸、苦，性平。理气，活血，祛痰，利湿。用于反胃吐酸，肺痨咳血，黄疸，痢疾，胸胁疼痛，跌打扭伤，筋骨疼痛，闭经。

【民族用药】蒙医：果实入药，味甘、苦、酸，性平。活血，化瘀，调经。用于阴道疾病，血郁宫中，血痞，闭经，血脉病，皮肤病，难产，死胎，胎衣不下。

栝楼属 *Trichosanthes* L.

1. 蛇瓜 *Trichosanthes anguina* L.

【别　　名】蛇豆、豆角黄瓜。

【药用部位】果实（蛇瓜）；种子（蛇瓜子）。

【生境分布】原产于印度。辽宁各地有栽培。

【功效应用】果实（蛇瓜）：用于胃病，消渴。种子（蛇瓜子）：清热化痰，散结消肿，止泻，杀虫。

2. 栝楼 *Trichosanthes kirilowii* Maxim.

【别　　名】瓜蒌、瓜楼、药瓜、生牛蛋子、臭瓜蛋、瓜蒌仁、哈努塔利希（朝药）。

【药用部位】根（天花粉）；果实（瓜蒌）；果皮（瓜蒌皮）；种子（瓜蒌子）。

【生境分布】生于山谷疏林中。分布于长海、金州、大连、旅顺口等地，各地有栽培。

【功效应用】根（天花粉）：味甘、微苦，性微寒。清热泻火，生津止渴，消肿排脓。用于热病烦渴，肺热燥咳，内热消渴，疮疡肿毒。果实（瓜蒌）：味甘、微苦，性寒。清热涤痰，宽胸散结，润燥滑肠。用于肺热咳嗽，痰浊黄稠，胸痹心痛，结胸痞满，乳痈，肺痈，肠痈，大便秘结。果皮（瓜蒌皮）：味甘，性寒。清热化痰，利气宽胸。用于痰热咳嗽，胸闷胁痛。种子（瓜蒌子）：味甘，性寒。润肺化痰，滑肠通便。用于燥咳痰黏，肠燥便秘。

【民族用药】朝医：瓜蒌仁为少阳人药。泻火，润燥，化痰。用于胸膈烦躁，咽干，目眩及伤寒腹痛，大便三日不通者。

附注：本种为《中国药典》2020 年版收载药材天花粉、瓜蒌、瓜蒌皮和瓜蒌子的基原植物之一。

65. 秋海棠科 Begoniaceae

秋海棠属 *Begonia* L.

1. 四季海棠 *Begonia cucullata* Willd.—*B. semperflorens* Hook.

【别　　名】八月春，断肠花。

【药用部位】花和叶（四季海棠）。

【生境分布】原产于巴西。大连、盘锦有栽培。

【功效应用】味苦，性凉。清热解毒。用于疮疖。

2. 秋海棠 *Begonia grandis* Dryand.

【别　　名】八月春，断肠花。

【药用部位】根（秋海棠根）；茎叶（秋海棠茎叶）；花（秋海棠花）；果实（秋海棠果）。

【生境分布】分布于华北、西南、华东等地。大连有栽培。

【功效应用】根（秋海棠根）：味酸、涩，性凉。化瘀，止血，清热，利湿。用于跌打损伤，吐血，咯血，衄血，刀伤出血，崩漏，血瘀经闭，月经不调，带下，淋浊，泻痢，胃痛，咽喉肿痛。茎叶（秋海棠茎叶）：味酸、辛，性微寒。解毒消肿，散瘀止痛，杀虫。用于咽痛肿痛，疮痈溃疡，毒蛇咬伤，跌打瘀痛，皮癣。花（秋海棠花）：味苦、酸，性寒。杀虫解毒。用于皮癣。果实（秋海棠果）：味酸、涩、微辛，性凉。解毒，消肿。用于毒蛇咬伤。

3. 中华秋海棠 *Begonia grandis* subsp. *sinensis* (A. DC.) Irmsch.

【别　　名】珠芽秋海棠、红白二丸。

【药用部位】根茎或全草（红白二丸）；果实（红白二丸果）。

【生境分布】生于山谷阴湿岩石上、滴水的石灰岩边、疏林阴处、荒坡阴湿处。分布于凌源。

【功效应用】根茎或全草（红白二丸）：味苦、酸，性微寒。活血调经，止血止痢，镇痛。用于崩漏，月经不调，赤白带下，外伤出血，痢疾，胃痛，腹痛，腰痛，疝气痛，痛经，跌打瘀痛。果实（红白二丸果）：味苦，性微寒。解毒。用于蛇咬伤。

66. 卫矛科 Celastraceae

南蛇藤属 *Celastrus* L.

1. 刺苞南蛇藤 *Celastrus flagellaris* Rupr.

【别　　名】爬山虎、刺南蛇藤、刺叶南蛇藤。

【药用部位】根、茎（刺苞南蛇藤）；叶（刺苞南蛇藤叶）；果实（刺苞南蛇藤果）。

【生境分布】生于林缘或沟谷。分布于清原、新宾、抚顺、辽阳、本溪、鞍山、岫岩、凤城、宽甸、丹东、长海、瓦房店、大连等地。

【功效应用】根、茎（刺苞南蛇藤）：味辛、苦，平。祛风除湿，活血止痛，解毒消肿。用于风湿痹痛，四肢麻木，跌打损伤，闭经，痢疾，痈疽，毒蛇咬伤。叶（刺苞南蛇藤叶）：味苦，性平。活血散瘀，清热解毒。用于跌打损伤，疖肿，毒蛇咬伤。果实（刺苞南蛇藤果）：味苦、辛，性平。宁心安神，活络止痛，解毒消肿。用于心悸失眠，筋骨疼痛，腰腿麻木，牙痛，疮疡肿毒。

2. 南蛇藤 *Celastrus orbiculatus* Thunb.

【别　　名】热河南蛇藤、大果南蛇藤、明开夜合、穷搅藤、合欢、老鸦食、老鸦雀食、鸦雀食、老鸹石棵、胰子盒、山藤、黄藤子、老石棵子、老牛筋、过山风、挂廓鞭。

【药用部位】根（南蛇藤根）；藤茎（南蛇藤）；叶（南蛇藤叶）、果实（南蛇藤果）。

【生境分布】生长于海拔 450m 以上的山坡灌丛。分布于辽宁各地。

【功效应用】根（南蛇藤根）：味苦、辛，性平。祛风除湿，活血通经，消肿解毒。用于风湿痹痛，跌打肿痛，闭经，头痛，腰痛，疝气痛，痢疾，肠风下血，痈疽肿毒，水火烫伤，毒蛇咬伤。茎藤（南蛇藤）：

味苦、辛，性微温。祛风除湿，通经止痛，活血解毒。用于风湿关节痛，四肢麻木，瘫痪，头痛，牙痛，疝气，痛经，闭经，小儿惊风，跌打扭伤，痢疾，痧症，带状疱疹。叶（南蛇藤叶）：味苦、辛，性平。祛风除湿，解毒消肿，活血止痛。用于风湿痹痛，疮疡疖肿，疱疹，湿疹，跌打损伤，蛇虫咬伤。果实（南蛇藤果）：味甘、微苦，性平。养心安神，和血止痛。用于心悸失眠，健忘多梦，牙痛，筋骨痛，腰腿麻木，跌打伤痛。

卫矛属 *Euonymus* L.

1. 卫矛 *Euonymus alatus* (Thunb.) Siebold

【别　　名】刀尖茶、雁翎茶、山扁榆、四棱榆、四棱树、四棱茶、四棱红毛、千层皮、山鸡条子、三棱条子、三棱菜、三棱茶、兔子柴、皮皮牙、巴树、刮头篦子、三把刀、锅帘、青檀子、刀郎叶子、风枪林、鬼箭。

【药用部位】根（卫矛）；带翅的枝叶或翅状附属物（鬼箭羽）。

【生境分布】生长于山坡、沟地边沿。分布于凌源、西丰、清原、新宾、抚顺、辽阳、本溪、桓仁、营口、盖州、鞍山、海城、岫岩、凤城、宽甸、丹东、东港、庄河、长海、瓦房店、普兰店、金州、大连、旅顺口等地。

【功效应用】根（卫矛）：味苦，性寒。行血通经，散瘀止痛。用于月经不调，产后瘀血腹痛，冠心病心绞痛，消渴，荨麻疹，跌打损伤肿痛。带翅的枝叶或翅状附属物（鬼箭羽）：味苦、辛，性寒。破血通经，解毒消肿，杀虫。用于癥瘕结块，心腹疼痛，闭经，痛经，崩中漏下，产后瘀滞腹痛，恶露不下，疝气，历节痹痛，疮肿，跌打伤痛，虫积腹痛，烫火伤，毒蛇咬伤。

2. 毛脉卫矛 *Euonymus alatus* var. *pubescens* Maxim.

【别　　名】毛腺卫矛、东北卫矛、四棱树。

【药用部位】茎枝（毛脉卫矛）。

【生境分布】生针阔混交林中、林缘及山坡草地。分布于喀左、北镇、铁岭、西丰、清原、新宾、抚顺、沈阳、本溪、桓仁、鞍山、岫岩、凤城、宽甸、丹东、庄河等地。

【功效应用】破血，活血化瘀，止痛。用于心绞痛，肺心病。

3. 扶芳藤 *Euonymus fortunei* (Turcz.) Hand.-Mazz.—*E. kiautschovicus* Loes.

【别　　名】胶东卫矛、胶州卫矛。

【药用部位】带叶茎枝（扶芳藤）。

【生境分布】生长于山坡丛林中。分布于长海、旅顺口（蛇岛）等地。

【功效应用】味苦、甘，性温。舒筋活络，益肾壮腰，止血消瘀。用于肾虚腰膝酸痛，半身不遂，风湿痹痛，小儿惊风，咯血，吐血，血崩，月经不调，子宫脱垂，跌打骨折，创伤出血。

4. 西南卫矛 *Euonymus hamiltonianus* Wall.

【别　　名】桃叶卫矛、短柄卫矛。

【药用部位】根、根皮、茎皮、枝叶（西南卫矛）。

【生境分布】生长于山地林中。分布于长海、旅顺口（蛇岛）等地。

【功效应用】味甘、微苦，性温。祛风湿，强筋骨，活血解毒。用于风寒湿痹，腰痛，跌打损伤，血栓闭塞性脉管炎，痔疮，漆疮。

5. 冬青卫矛 *Euonymus japonicus* Thunb.

【别　　名】四季青、大叶黄杨、日本卫矛。

【药用部位】根（大叶黄杨根）；茎皮及枝（大叶黄杨）；叶（大叶黄杨叶）。

【生境分布】生长于山坡丛林中。鞍山、盘锦、大连等地有栽培。

【功效应用】根（大叶黄杨根）：味苦、辛，性温。活血调经，祛风湿。用于月经不调，痛经，风湿痹痛。茎皮及枝（大叶黄杨）：味苦、辛，性微温。祛风湿，强筋骨，活血止血。用于风湿痹痛，腰膝酸软，跌打伤肿，骨折，吐血。叶（大叶黄杨叶）：解毒消肿。用于疮疡肿毒。

6. 白杜 *Euonymus maackii* Rupr.—*E. bungeanus* Maxim.

【别　　名】白杜卫矛、丝棉木、华北卫矛、桃叶卫矛、明开夜合、青条、米树、鸦食、扭树、黏果树、明条胰子盒、胰子盒、金红树。

【药用部位】根及树皮（丝棉木）；叶（丝棉木叶）；果实（白杜果）。

【生境分布】生于河岸、溪谷、杂木林中或坡地。分布于凌源、朝阳、葫芦岛、建昌、阜新、彰武、义县、北镇、西丰、清原、新宾、抚顺、沈阳、辽阳、本溪、桓仁、鞍山、海城、岫岩、台安、营口、丹东、庄河、普兰店、金州、大连等地。

【功效应用】根及树皮（丝棉木）：味苦、辛，性凉。有小毒。祛风除湿，活血通络，解毒止血。用于风湿性关节炎，腰痛，跌打伤肿，血栓闭塞性脉管炎，肺痈，衄血，疔疮肿毒。叶（丝棉木叶）：味苦，性寒。用于漆疮，痈肿。果实（白杜果）：用于失眠，肾虚。

7. 垂丝卫矛 *Euonymus oxyphyllus* Miq.

【别　　名】豆瓣树、青皮树、球果翅卫矛、小米饭、刮头篦子、暖木。

【药用部位】根、根皮或茎皮（垂丝卫矛）；果实（垂丝卫矛果）。

【生境分布】生于山坡。分布于大连。

【功效应用】根、根皮或茎皮（垂丝卫矛）味苦、辛，性平。祛风除湿，活血通经，利水解毒。用于风湿痹痛，痢疾，泄泻，痛经，闭经，跌打骨折，脚气，水肿，阴囊湿痒，疮疡肿毒。果实（垂丝卫矛果）：味苦，性寒。清热解毒。用于痢疾初起，腹痛后重。

梅花草属 *Parnassia* L.

多枝梅花草 *Parnassia palustris* var. *multiseta* Ledeb.

【别　　名】梅花草、小瓢菜、小瓢花，孟根—地格达、乌勒地格、纳木嘎纳、纳木仁—查干—其其格（蒙药）。

【药用部位】全草（梅花草）。

【生境分布】生于林下潮湿地或水沟旁及山坡湿地。分布于凌源、彰武、新民、新宾、抚顺、辽阳、本溪、桓仁、鞍山、凤城、庄河等地。

【功效应用】清热解毒，消肿凉血，化痰止咳。用于黄疸，脱疽，细菌性痢疾，咽喉痛，顿咳，百日咳，咳嗽痰多，疮痈肿毒。

【民族用药】蒙医：全草入药，味苦，性凉。效糙。破痞，抑协日。眼翳热性痞，脏腑协日症。

附注：辽宁及东北分布的本种，之前被误定为**梅花草** *P. palustris* L.。

雷公藤属 *Tripterygium* J. D. Hooker

雷公藤 *Tripterygium wilfordii* Hook. f.—*T. regelii* Sprague & Takeda

【别　　名】东北雷公藤、黑蔓。

【药用部位】根或全株（东北雷公藤）。

【生境分布】生于山地林缘。分布于桓仁、岫岩、凤城、丹东等地。

【功效应用】味苦、辛，性凉，有毒。祛风除湿，利水消肿，杀虫解毒。用于类风湿性关节炎，膨胀水肿，黄疸，痞积，跌打损伤，瘰疬，疮疡肿痛，头癣，皮肤瘙痒，毒蛇咬伤。

67. 酢浆草科 Oxalidaceae

酢浆草属 *Oxalis* L.

1. 白花酢浆草 *Oxalis acetosella* L.

【别　　名】山酢浆草、三块瓦、大酸溜溜、酸酢浆草、小山锄板。

【药用部位】全草（三叶铜钱草）。

【生境分布】生于林下及灌丛下阴湿地。分布于抚顺、辽阳、本溪、桓仁、凤城、宽甸、盖州、庄河等地。

【功效应用】味酸，微辛，性平。活血化瘀，清热解毒，利尿通淋。用于劳伤疼痛，跌打损伤，麻风，无名肿毒，疥癣，小儿口疮，烫火伤，淋浊带下，尿闭。

　　附注：本种的根茎、嫩苗均可食用。

　　2. 酢浆草 *Oxalis corniculata* L.

　　【别　　名】酸溜溜、醋溜溜、黄花酢浆草。

　　【药用部位】全草（酢浆草）。

　　【生境分布】生于林下、山坡、路旁、荒地。分布于北镇、清原、新宾、抚顺、新民、沈阳、辽阳、本溪、桓仁、鞍山、海城、岫岩、盘锦、凤城、宽甸、金州、大连、旅顺口等地。

　　【功效应用】味酸，性寒。清热利湿，凉血散瘀，解毒消肿。用于湿热泄泻，痢疾，黄疸，淋证，带下病，吐血，衄血，尿血，月经不调，跌打损伤，咽喉肿痛，痈肿疔疮，丹毒，湿疹，疥癣，痔疾，麻疹，烧、烫伤，蛇虫咬伤。

　　3. 红花酢浆草 *Oxalis corymbosa* DC.

　　【别　　名】大酸味草。

　　【药用部位】根（铜锤草根）；全草（铜锤草）。

　　【生境分布】原产于南美洲热带地区，辽宁有栽培。

　　【功效应用】根（铜锤草根）：味酸，性寒。清热，平肝，定惊。用于小儿肝热，惊风。全草（铜锤草）：味酸，性寒。散瘀消肿，清热利湿，解毒。用于跌打损伤，月经不调，咽喉肿痛，水泻，痢疾，水肿，白带，淋浊，痔疮，痈肿，疮疖，烧烫伤。

　　4. 三角叶酢浆草 *Oxalis obtriangulata* Maxim.

　　【别　　名】三角酢浆草、大山酢浆草、山锄板、截叶酢浆草。

　　【药用部位】全草（三角叶酢浆草）。

　　【生境分布】生于海拔 800m 以上的密林、灌丛、沟谷。分布于辽阳、本溪、桓仁、鞍山、岫岩、凤城、丹东、庄河等地。

　　【功效应用】利尿解热。用于感冒，淋证，石淋，白带，黄疸型肝炎等。

　　5. 直酢浆草 *Oxalis stricta* L.

　　【别　　名】紧密酢浆草、酸溜溜、酸溜酒、酸黄瓜。

　　【药用部位】全草（扭筋草）。

　　【生境分布】生于林下和沟谷潮湿处。分布于抚顺、沈阳、辽阳、本溪、鞍山、海城、岫岩、凤城、丹东、庄河、金州、大连等地。

　　【功效应用】味苦，性寒。有小毒。清热消肿，祛瘀止痛。用于流火，肿毒，淋病，跌打损伤，水火烫伤，疥癣。

　　附注：本种的嫩苗可食用。

68. 金丝桃科 Hypericaceae

金丝桃属 *Hypericum* L.

　　1. 黄海棠 *Hypericum ascyron* L.

　　【别　　名】长柱金丝桃、东北长柱金丝桃、湖南连翘、红旱莲、旱莲草、莲子草、伞旦花、牛心茶、鸡心茶、鸡心菜、山茶、老牛心、老牛肝、老牛筋、牛尾巴吊、筷子菜、连翘。

　　【药用部位】全草（红旱莲）。

　　【生境分布】生于山坡林下、林缘、灌丛间、草丛或草甸中、溪旁及河岸湿地等处。分布于辽宁各地。

　　【功效应用】味苦，性寒。凉血止血，活血调经，清热解毒。用于血热所致吐血，咳血，尿血，便血，崩漏，跌打损伤，子宫出血，月经不调，痛经，乳汁不下，风热感冒，疟疾，肝炎，痢疾，腹泻，毒蛇咬伤等。

　　2. 短柱黄海棠 *Hypericum ascyron* subsp. *gebleri* (Ledeb.) N. Robson

　　【别　　名】短柱金丝桃、牛心菜。

【药用部位】枝叶（短柱金丝桃）。

【生境分布】生于山坡林缘及草丛中，向阳山坡及河岸湿地。分布于凌源、北镇、绥中、抚顺、鞍山、海城、凤城等地。

【功效应用】清热利湿。用于小便淋痛，黄水疮，疝气。

3. 赶山鞭 *Hypericum attenuatum* Fisch. ex Choisy

【别　　名】乌腺金丝桃、小金丝桃、小便草、小叶牛心茶、鸡心茶、旱莲草、灯笼花、小连翘、娘娘拳。

【药用部位】全草（赶山鞭）。

【生境分布】生于田野、半湿草地、山坡草地、林下及石砾地。分布于凌源、建平、建昌、阜新、北镇、清原、新宾、抚顺、沈阳、辽阳、本溪、桓仁、鞍山、海城、岫岩、凤城、宽甸、丹东、瓦房店、大连、旅顺口等地。

【功效应用】味苦，性平。凉血止血，活血止痛，解毒消肿。用于吐血，咳血，崩漏，外伤出血，风湿痹痛，跌打损伤，痈肿疔毒，乳痈肿痛，乳汁不下，烫伤及蛇虫咬伤。

4. 地耳草 *Hypericum japonicum* Thunb. ex Murray

【别　　名】小金丝桃、日本金丝桃。

【药用部位】全草（田基黄）。

【生境分布】生于田边、沟边、草地以及撂荒地上。分布于丹东。

【功效应用】味甘、苦，性凉。清热利湿，解毒，散瘀消肿。用于湿热黄疸，泄泻，痢疾，肠痈，痈疖肿毒，乳蛾，口疮，目赤肿痛，毒蛇咬伤，跌打损伤。

69. 堇菜科 Violaceae

堇菜属 *Viola* L.

1. 鸡腿堇菜 *Viola acuminata* Ledeb.

【别　　名】鸡蹬菜、鸡腿菜、鸡裤腿、鸽子腿、鹁鸽腿、布鸽菜、雀扑噜、夹皮草。

【药用部位】全草（红铧头草）。

【生境分布】生于海拔 200m 以上的山坡、山沟或草地。分布于辽宁各地。

【功效应用】味淡，性寒。清热解毒，消肿止痛。用于肺热咳嗽，疮痈，跌打损伤。

附注：本种的嫩苗和嫩茎叶可作野菜食用。

2. 如意草 *Viola arcuata* Blume —*V. hamiltoniana* D. Don—*V. verecunda* A. Gray

【别　　名】弧茎堇菜、堇菜、鸡爪子菜。

【药用部位】全草（如意草）。

【生境分布】生于湿草地、山坡草丛、灌丛、林缘、田野、宅旁等处。分布于本溪、桓仁、凤城、丹东、庄河等地。

【功效应用】味辛、微酸，性寒。清热解毒，散瘀止血。用于疮疡肿毒，乳痈，跌打损伤，开放性骨折，外伤出血，蛇伤。

3. 双花堇菜 *Viola biflora* L.

【别　　名】孪生堇菜、短距堇菜。

【药用部位】花、叶（双花堇菜）。

【生境分布】生于海拔较高的湿草地、高山冻原、针阔混交林内。产于宽甸、凤城。

【功效应用】味辛、微酸，性平。活血散瘀，止血。用于跌打损伤，吐血，急性肺炎，肺出血。

4. 南山堇菜 *Viola chaerophylloides* (Regel) W. Becker

【别　　名】胡堇菜、细芹叶堇。

【药用部位】全草（冲天伞）。

【生境分布】生于山地阔叶林下或林缘、溪谷阴湿处、阳坡灌丛及草坡。分布于抚顺、辽阳、本溪、鞍山、岫岩、凤城、宽甸、庄河、瓦房店、大连等地。

【功效应用】味辛,性寒。清热止咳,解毒散瘀。用于风热咳嗽,疮痈肿毒,跌打肿痛,外伤出血,蛇伤。

5. 球果堇菜 *Viola collina* Besser

【别　　名】毛果堇菜、土细辛、山茄子、山葫芦。

【药用部位】全草(地核桃)。

【生境分布】生于林下,山坡草地,阴湿草地等。分布于清原、新宾、抚顺、沈阳、辽阳、本溪、桓仁、营口、鞍山、海城、岫岩、凤城、宽甸、庄河、瓦房店、金州、大连等地。

【功效应用】味苦、辛,性寒。清热解毒,散瘀消肿,止血。用于痈疽疮毒,肺痈,跌打损伤,刀伤出血,外感咳嗽。

6. 大叶堇菜 *Viola diamantiaca* Nakai

【别　　名】大叶堇、大铧头草、白铧头草、寸节草。

【药用部位】全草(大铧头草)。

【生境分布】生于山地阔叶林林下或林缘腐殖质土层较浅而有一定湿度的岩石上。分布于抚顺、辽阳、本溪、桓仁、岫岩、凤城等地。

【功效应用】清热解毒,止血。用于疮疖肿毒,麦粒肿,毒蛇咬伤,外伤出血。

7. 裂叶堇菜 *Viola dissecta* Ledeb.

【别　　名】深裂叶堇菜、短毛裂叶堇菜、疔毒草。

【药用部位】全草(疔毒草)。

【生境分布】生于山坡草地、杂木林缘、灌丛下及田边、路旁等地。分布于凌源、建平、阜蒙、清原、岫岩、庄河、金州、大连等地。

【功效应用】味苦,性寒。清热解毒,利湿消肿。用于痈疮肿毒,麻疹,热毒,肺痨,肺炎,胸膜炎,淋浊,白带,肾炎。

8. 白花堇菜 *Viola lactiflora* Nakai

【别　　名】宽叶白花堇菜。

【药用部位】全草(白花堇菜)

【生境分布】生于针叶林或针阔混交林林缘及山坡草地。分布于沈阳、桓仁、凤城、庄河、大连等地。

【功效应用】清热解毒,消肿祛瘀。用于五劳七伤,全身疼痛。外用治疥疮痈肿。

9. 东北堇菜 *Viola mandshurica* W. Becker

【别　　名】满洲堇菜、白花东北堇菜、堇堇菜,东北堇菜(满药)。

【药用部位】全草(东北堇菜)。

【生境分布】生于草地、草坡、灌丛、林缘、疏林下、田野荒地及河岸沙地等处。分布于西丰、北镇、开原、新宾、抚顺、沈阳、辽阳、本溪、桓仁、鞍山、岫岩、凤城、宽甸、东港、丹东、庄河、长海、瓦房店、大连等地。

【功效应用】味苦,性寒。清热解毒,消肿排脓。用于痈疽疔毒,目赤肿痛,咽喉肿痛,乳痈,黄疸,各种脓肿,瘰疬,泄泻,痢疾。

【民族用药】满医:全草入药,清热解毒,消肿排脓。其药用与紫花地丁相似。

10. 茜堇菜 *Viola phalacrocarpa* Maxim.

【别　　名】白果堇菜、秃果堇菜。

【药用部位】全草(茜堇菜)。

【生境分布】生于向阳山坡草地、灌丛及林缘等处。分布于凌源、建平、绥中、锦州、北镇、新宾、抚顺、沈阳、本溪、桓仁、鞍山、海城、岫岩、凤城、东港、丹东、庄河、大连等地。

【功效应用】清热解毒,消肿。用于肠炎,痢疾,湿热黄疸,小儿鼻衄,前列腺炎,疔疮痈肿。

11. 紫花地丁 *Viola philippica* Cav.—*V. yedoensis* Makino

【别　　名】辽堇菜、北堇菜、野堇菜、光瓣堇菜、山茄菜，丁色—沃尔霍（满药）。

【药用部位】全草（紫花地丁）。

【生境分布】生于田间、荒地、山坡草丛、林缘或灌丛中。分布于辽宁各地。

【功效应用】味苦，辛，性寒。清热解毒，凉血消肿。用于疔疮肿毒，痈疽发背，丹毒，毒蛇咬伤。

【民族用药】满医：全草入药，清热解毒，凉血消肿。鲜紫花地丁水煎服，用于外感风热，肝火目赤肿痛，痈疮肿毒，乳房肿痛；鲜紫花地丁捣烂外敷患处，用于毒蛇咬伤。

附注：本种为《中国药典》2020年版收载药材紫花地丁的基原植物。在辽宁，尚有以下同属植物在民间习惯作紫花地丁用：**奇异堇菜（伊吹堇菜）** *V. mirabilis* L.，分布于沈阳、本溪、桓仁、凤城等地；**蒙古堇菜** *V. mongolica* Franch.，分布于喀左、绥中、阜蒙、西丰、新宾、辽阳、本溪、鞍山、海城、岫岩、凤城、东港、丹东、庄河、瓦房店、金州、大连等地；**东方堇菜（黄花堇菜）** *V. orientalis* (Maxim.) W. Becker，分布于凌源、本溪、宽甸等地；**白花地丁（白花堇菜）** *V. patrinii* DC. ex Ging.，分布于沈阳、辽阳、桓仁、凤城、庄河、大连等地；**早开堇菜** *V. prionantha* Bunge，分布于辽宁各地，嫩苗和嫩茎叶可作野菜食用。

12. 辽宁堇菜 *Viola rossii* Hemsl.

【别　　名】洛氏堇菜、洛雪堇菜。

【药用部位】全草（寸节七）。

【生境分布】生于山地腐殖质较厚的针阔叶混交林或阔叶林林下或林缘、灌丛、山坡草地。分布于凌源、抚顺、辽阳、本溪、桓仁、岫岩、凤城、庄河等地。

【功效应用】味苦，辛，性凉。清热解毒，止血。用于疮疖肿毒，针眼，毒蛇咬伤，外伤出血，肺痨。

13. 深山堇菜 *Viola selkirkii* Pursh ex Goldie

【别　　名】一口血。

【药用部位】全草（深山堇菜）。

【生境分布】生于山野阴湿处。分布于铁岭、清原、新宾、抚顺、辽阳、本溪、鞍山、凤城、宽甸、金州等地。

【功效应用】清热解毒，消暑，消肿。用于无名肿毒，暑热。

14. 三色堇 *Viola tricolor* L.

【别　　名】蝴蝶花、游蝶草、蝴蝶堇、蝴蝶梅。

【药用部位】全草（三色堇）。

【生境分布】原产于欧洲。辽宁各地栽培。

【功效应用】味苦，性寒。清热解毒，止咳。用于疮疡肿毒，小儿湿疹，小儿瘰疬，咳嗽。

15. 斑叶堇菜 *Viola variegata* Fisch. ex Link

【别　　名】天蹄。

【药用部位】全草（斑叶堇菜）。

【生境分布】生于山坡草地、林下、灌丛中或阴处岩石缝隙中。分布于建平、绥中、西丰、开原、铁岭、清原、新宾、抚顺、辽阳、本溪、桓仁、鞍山、海城、岫岩、凤城、宽甸、丹东、庄河、金州、大连等地。

【功效应用】味甘，性凉。消热解毒，止血。用于痈肿疮毒，创伤出血。

16. 阴地堇菜 *Viola yezoensis* Maxim.

【药用部位】全草（阴地堇菜）。

【生境分布】生于海拔300~1000m的山坡草地、林下或阴坡岩石上。分布于凌源、建昌、西丰、抚顺、本溪、鞍山、金州、大连等地。

【功效应用】清热解毒。用于痈疽疔疮。

70. 杨柳科 Salicaceae

山桐子属 *Idesia* Maxim.

1. 山桐子 *Idesia polycarpa* Maxim.

【别　　名】水冬瓜、山梧桐。

【药用部位】叶（山桐子）；种子油（山桐子油）。

【生境分布】自然分布于华北、西北、华东、中南、华东和华南等省区。盖州（熊岳）有栽培。

【功效应用】叶（山桐子）：味辛、苦，性寒。清热凉血，散瘀消肿。用于骨折，烧、烫伤，外伤出血，吐血。种子油（山桐子油）：杀虫。用于疥癣。

2. 毛叶山桐子 *Idesia polycarpa* var. *vestita* Diels

【别　　名】水冬瓜、山梧桐。

【药用部位】果实（毛叶山桐子）。

【生境分布】自然分布于华北、西北、华东、中南、华东和华南等省区。大连有栽培。

【功效应用】解毒，杀虫。

杨属 *Populus* L.

1. 银白杨 *Populus alba* L.

【别　　名】白杨。

【药用部位】叶（银白杨叶）。

【生境分布】自然分布于新疆。辽阳、盖州、大连等地有栽培。

【功效应用】味苦，性寒。止咳平喘，化痰清热。用于咳嗽，气喘。

2. 新疆杨 *Populus alba* var. *pyramidalis* Bunge

【别　　名】新疆银白杨、帚形银白杨。

【药用部位】树皮、枝（新疆杨）；雄花序（杨树花）。

【生境分布】彰武、辽阳、鞍山、盖州、大连等地有栽培。

【功效应用】树皮、枝（新疆杨）：用于风湿麻木。雄花序（杨树花）：味苦、甘，性寒。清热利湿，化湿止痢。用于细菌性痢疾，肠炎。

附注：功效相同的有**中东杨** *P.* ×*berolinensis* K. Koch，大连、盖州（熊岳）等地有栽培。

3. 加杨 *Populus canadensis* Moench

【别　　名】加拿大杨、欧美杨、加拿大白杨、美国大叶白杨。

【用药部位】树皮或嫩枝（加杨）；叶（加杨叶）；雄花序（杨树花）。

【生境分布】原产于北美东部。辽宁各地普遍栽培。

【功效应用】树皮或嫩枝（加杨）：祛风除湿，凉血解毒。叶（加杨叶）：用于咳嗽痰喘。雄花序（杨树花）：味苦，性寒。清热解毒，化湿止痢。用于细菌性痢疾，肠炎。

4. 青杨 *Populus cathayana* Rehder

【别　　名】东北杨。

【药用部位】根皮、树皮枝叶（青杨）。

【生境分布】生于海拔 800m 以上的沟谷、河岸和阴坡山麓。大连、丹东、盖州等地有栽培。

【功效应用】祛风散瘀。用于脚气，痹痛。

5. 山杨 *Populus davidiana* Dode

【别　　名】钻天白杨、山杨树、响杨、火杨、铁叶杨。

【用药部位】根皮（白杨树根皮）；树皮（白杨树皮）；树枝（白杨枝）；叶（白杨叶）。

【生境分布】生于山坡、山脊和沟谷地带。分布于辽宁各地山区。

【功效应用】根皮（白杨树根皮）：味苦，性平：清热，止咳，利湿，驱虫。用于肺热咳喘，淋浊，白带，妊娠下痢，蛔虫病。树皮（白杨树皮）：味苦，性寒。祛风活血，清热利湿，驱虫。用于风痹，脚气，扑损瘀血，痢疾，肺热咳嗽，口疮，牙痛，小便淋沥，蛔虫病。树枝（白杨枝）：味苦，性寒。行气消积，解毒敛疮。用于腹痛，腹胀，癥块，口吻疮。叶（白杨叶）：味苦，性寒。祛风止痛，解毒敛疮。用于龋齿疼痛，骨疽，臁疮。

附注：功效相同的有**香杨** *P. koreana* **Rend.**，分布于辽宁东部山区。

6. 黑杨 *Populus nigra* L.

【别　　名】欧洲黑杨、小黑杨、线白杨、电杆杨。

【用药部位】树皮（黑杨）。

【生境分布】分布于新疆，生于河岸、河湾，少在沿岸沙丘。旅顺口有栽培。

【功效应用】活血解毒，祛风除湿，祛痰，收敛止血。用于风湿疼痛，脚气痛，高血压，乳痈，肝炎，肠炎，痢疾，感冒，慢性支气管炎，咳痰，疥癣，秃疮，创伤出血，烧、烫伤。

7. 钻天杨 *Populus nigra* var. *italica* (Moench) Koehne

【别　　名】美国白杨、美国小叶白杨、美国杨、意大利杨、笔杨。

【用药部位】树皮（钻天杨）。

【生境分布】旅顺口有栽培。

【功效应用】味苦，性寒。凉血解毒，祛风除湿。用于感冒，肝炎，痢疾，风湿疼痛，脚气肿，烧、烫伤，外用于疥癣秃疮。

8. 箭杆杨 *P. nigra* var. *thevestina* (Dode) Bean

【别　　名】白杨树。

【用药部位】树皮、枝、花（箭杆杨）。

【生境分布】辽宁有栽培。

【功效应用】味苦，性寒：凉血解毒，祛风除湿。用于风湿疼痛，关节炎，高血压，感冒，肝炎，痢疾，大骨节病，骨结核，烧、烫伤，外用于疥癣秃疮。

9. 小青杨 *Populus pseudosimonii* Kitag.

【别　　名】杨树、东北杨。

【用药部位】树皮（小青杨）。

【生境分布】生于山坡、山沟和河流两岸。辽宁各地有栽培。

【功效应用】性苦，性寒。解毒。用于顽癣疮毒。

10. 小叶杨 *Populus simonii* Carrière

【别　　名】杨树、菜杨。

【用药部位】树皮（小叶杨）。

【生境分布】生于山谷。凌源有野生，辽宁各地有栽培。

【功效应用】味苦，性寒。祛风活血，清热利湿。用于风湿痹证，跌打肿痛，肺热咳嗽，小便淋沥，口疮，牙痛，痢疾，脚气，蛔虫病。

11. 毛白杨 *Populus tomentosa* Carrière

【别　　名】大叶杨、响杨。

【药用部位】树皮或嫩枝（毛白杨）；雄花序（杨树花）。

【生境分布】生于海拔 500m 以下平原地区。凌源、彰武、辽阳、鞍山、盖州、丹东、大连等地有栽培。

【功效应用】树皮或嫩枝（毛白杨）：味苦、甘，性寒。清热利湿，止咳化痰。用于肝炎，痢疾，淋浊，咳嗽痰喘。雄花序（杨树花）：味苦、甘，性寒。清热利湿，化湿止痢。用于细菌性痢疾，肠炎。

柳属 *Salix* L.

1. 钻天柳 *Salix arbutifolia* Pall.—*Chosenia arbutifolia* (Pall.) A. Skv.

【别　　名】红梢柳、顺河柳。

【药用部位】叶（钻天柳叶）。

【生境分布】生于海拔 300~950m 的林区溪流旁的河滩地上。分布于西丰、桓仁、宽甸、凤城等地。

【功效应用】清热平喘，止咳化痰。

2. 垂柳 *Salix babylonica* L.

【别　　名】水柳、柳树、垂杨柳、倒垂柳，佛都霍—阿博达哈（满药）。

【药用部位】根及根须（柳根）；枝（柳枝）；根皮或树皮（柳白皮）；叶（柳叶）；花序（柳花）；带毛种子（柳絮）。

【生境分布】自然分布于长江流域及其以南各省区。辽宁各地有栽培。

【功效应用】根及根须（柳根）：味苦，性寒。利水通淋，祛风除痛，泻火解毒。用于淋证，白浊，水肿，黄疸，痢疾，白带，风湿疼痛，黄水疮，牙痛，烫伤，乳痈。枝（柳枝）：味苦，性寒。祛风利湿，解毒消肿。用于风湿痹痛，小便淋浊，黄疸，风疹瘙痒，疔疮，丹毒，龋齿，龈肿。根皮或树皮（柳白皮）：味苦，性寒。祛风利湿，消肿止痛。用于风湿骨痛，风肿瘙痒，黄疸，淋浊，白带，乳痈，疔疮，牙痛，烫火伤。叶（柳叶）：味苦，性寒。清热，解毒，利尿，平肝，止痛，透疹。用于慢性支气管炎，尿道炎，膀胱炎，膀胱结石，白浊，高血压，痈疽肿毒，烫火伤，关节肿痛，牙痛，痧疹，皮肤瘙痒。花序（柳花）：味苦，性寒。祛风利湿，止血散瘀。用于风水，黄疸，咳血，吐血，便血，血淋，经闭，疮疥，齿痛。带毛种子（柳絮）：味苦，性凉。凉血止血，解毒消痈。用于吐血，创伤出血，痈疽，恶疮。

【民族用药】满医：叶入药，清热透疹，利尿解毒。鲜柳树叶煮水服，用于慢性支气管炎，淋病；鲜柳树叶煮水漱口，用于牙痛；鲜柳树叶煮水外洗患处，用于皮肤湿疹；鲜柳树叶捣烂外敷患处，用于乳痈。

附注：功效相同的有**细柱柳** *S. gracilistyla* **Miq.**，生于山区溪流旁。分布于新宾、新民、沈阳、本溪、桓仁、鞍山、盖州、凤城、宽甸、丹东、东港、庄河、瓦房店、普兰店、大连等地。

3. 腺柳 *Salix chaenomeloides* Kimura

【别　　名】河柳。

【药用部位】茎枝及叶（腺柳）。

【生境分布】生于山沟水旁。丹东、盖州有栽培。

【功效应用】祛风解表。

4. 毛枝柳 *Salix dasyclados* Wimm.

【别　　名】河柳。

【药用部位】根、枝（毛枝柳）；叶（毛枝柳叶）。

【生境分布】生于水边湿地。产桓仁、凤城等地。

【功效应用】根、枝（毛枝柳）：祛风湿。叶（毛枝柳叶）：清热解毒。

附注：功效相同的有**爆竹柳** *S. fragilis* **L.**，原产于欧洲。沈阳、北镇、鞍山、大连等地栽培。

5. 细枝柳 *Salix gracilior* (Siuzev) Nakai

【别　　名】狭叶紫柳。

【药用部位】根皮（细枝柳皮）。

【生境分布】生于河边、沟渠边、沙区低湿地。分布于凌源、北镇、彰武、西丰、新民、新宾、抚顺、桓仁、鞍山、台安、海城、岫岩、盖州、庄河、普兰店、大连等地。

【功效应用】清热解毒，祛风利湿。

6. 筐柳 *Salix linearistipularis* K. S. Hao

【别　　名】蒙古柳。

【药用部位】树皮、枝（筐柳）。

【生境分布】生于平原低湿地，河、湖岸边等，常见栽培。分布于凌源、北票、沈阳、盖州、营口、东港、大连等地。

【功效应用】消肿，收敛。

7. 旱柳 *Salix matsudana* Koidz.

【别　　名】北京柳、河柳、小叶柳、柳树、青皮柳。

【药用部位】枝或树皮（旱柳）；叶（旱柳叶）。

【生境分布】生于河流，水泡子岸边。分布于辽宁各地。

【功效应用】枝或树皮（旱柳）：味苦，性寒。清热除湿，祛风止痛。用于黄疸，急性膀胱炎，小便不利，关节炎，黄水疮，疮毒，牙痛。叶（旱柳叶）：味微苦，性寒。散风，祛湿，清湿热。用于黄疸型肝炎，风湿性关节炎，湿疹。

8. 龙爪柳 *Salix matsudana* f. *tortuosa* (Vilm.) Rehder

【别　　名】龙须柳。

【药用部位】枝、叶（龙爪柳）。

【生境分布】辽宁常见栽培，作庭园绿化树种。

【功效应用】祛风，利尿，清热，止痛。

9. 小红柳 *Salix microstachya* var. *bordensis* (Nakai) C. F. Fang

【别　　名】乌柳、小穗柳。

【药用部位】侧根及须根（乌柳根）。

【生境分布】生于固定沙丘间湿地或河边低湿地。分布于彰武。

【功效应用】味苦，性凉。清热泻火，祛风，顺气。用于风火牙痛，腰痛，急性腰扭伤。

10. 五蕊柳 *Salix pentandra* L.

【别　　名】桂叶柳。

【药用部位】根（五蕊柳根）；枝、叶（五蕊柳）；花序（五蕊柳花）。

【生境分布】生于海拔 600~1200m 的山坡路旁、山谷林缘、河边或山地林间的水甸子及草甸子中。分布于建平。

【功效应用】根（五蕊柳根）：祛风除湿。枝、叶（五蕊柳）：清热解毒，散瘀消肿。花序（五蕊柳花）：止泻。

附注：功效相同的有**细叶沼柳 *S. rosmarinifolia* L.**，分布于桓仁；**谷柳 *S. taraikensis* Kimura**，分布于凌源、北票、北镇、铁岭、清原、抚顺、沈阳、鞍山、本溪、凤城、宽甸、东港、盖州等地。

11. 大黄柳 *Salix raddeana* Lacksch. ex Nasarow

【别　　名】王八柳、红心柳、黄花柳。

【药用部位】枝、树皮（大黄柳）；叶（大黄柳叶）；花序（大黄柳花）。

【生境分布】生于山坡、林中。分布于北票、北镇、抚顺、沈阳、本溪、鞍山、海城、盖州、凤城、庄河等地。

【功效应用】枝、树皮（大黄柳）：祛风利湿，止痛消肿，清热利尿。叶（大黄柳叶）：清热解毒，透疹，利尿。花序（大黄柳花）：祛风利湿，止血，散癣。

12. 蒿柳 *Salix schwerinii* E. L. Wolf—*S. viminalis* L.

【别　　名】绢柳、清钢柳。

【药用部位】芽、嫩枝、叶、根（蒿柳）。

【生境分布】生于海拔 300~600m 的河边、溪边。分布于凌源、西丰、新宾、抚顺、沈阳、本溪、桓仁、鞍山、海城、岫岩、盖州、凤城、宽甸、丹东、东港、庄河、普兰店、大连等地。

【功效应用】清热解毒，祛风湿。

71. 大戟科 Euphorbiaceae

铁苋菜属 *Acalypha* L.

铁苋菜 *Acalypha australis* L.

【别　　名】光茎铁苋菜、血见愁、铁杆愁、海蚌含珠、叶里藏珠、风眼草、血布袋、布口袋、红眼斑、铁苋头、铁头草、铁杆草、灯笼菜、人苋。

【药用部位】全草（铁苋）。

【生境分布】生于海拔 10~1200m 平原或山坡较湿润耕地和空旷草地，有时石灰岩山疏林下。分布于辽宁各地。

【功效应用】味苦、涩，性凉。清热解毒，消积，止痢，止血。用于痢疾，腹泻，吐血，便血，崩漏，小儿疳积，痈疖疮疡，皮肤湿疹。

附注：本种的嫩茎叶可作野菜食用。功效相同的有**裂苞铁苋菜 *A. supera* Forssk.—*A. brachystachya* Hormen.**，分布于沈阳、抚顺等地。

大戟属 *Euphorbia* L.

1. 细齿大戟 *Euphorbia bifida* Hook. & Arn.

【别　　名】华南大戟。

【药用部位】全草（细齿大戟）。

【生境分布】生于山坡、灌丛、路旁及林缘。分布于锦州。

【功效应用】解热，止泻。

2. 乳浆大戟 *Euphorbia esula* L.

【别　　名】东北大戟、华北大戟、乳浆草、猫眼大戟、猫眼草、烂疤眼。

【药用部位】全草（乳浆草）。

【生境分布】生于路旁、杂草丛、山坡、林下、河沟边、荒山、沙丘及草地。分布于凌源、建昌、建平、朝阳、黑山、彰武、新民、沈阳、抚顺、辽阳、本溪、鞍山、海城、岫岩、丹东、长海、瓦房店、普兰店、金州、大连等地。

【功效应用】味苦，性平，有毒。利尿消肿，散结，杀虫。用于水肿，臌胀，瘰疬，皮肤瘙痒。

附注：功效相同的有**宽叶乳浆大戟 *E. esula* var. *latifolia* Ledeb.**，生山沟、海边沙地等地。分布于大连、长海。

3. 松叶乳浆大戟 *Euphorbia esula* var. *cyparissioides* Boiss.

【别　　名】细叶大戟、打碗科、猫眼草、卞氏大戟、窄叶大戟。

【药用部位】全草（乳浆草）。

【生境分布】生于干山坡。分布于彰武、盖州、金州、大连等地。

【功效应用】味苦，性平，有毒。拔毒消肿。用于疮疖痈肿，瘰疬，痄腮。

4. 狼毒大戟 *Euphorbia fischeriana* Steud.

【别　　名】东北狼毒、狼毒、狼毒疙瘩、白狼毒、山红萝卜根、猫眼根、猫眼睛，塔日努，伊和—如罕布、孙—浩热、协日—塔日努（蒙药）。

【药用部位】根（狼毒）。

【生境分布】生于海拔 100~600m 的草原、干燥丘陵坡地、多石砾干山坡及阳坡稀疏的松林下。分布于建平、沈阳、辽阳、鞍山、岫岩、凤城、庄河、瓦房店、大连等地。

【功效应用】味辛，性寒，有大毒。破积，杀虫，拔毒，祛腐，除湿，止痒。用于癥瘕，瘰疬，结核，痈疽，流痰，疥疮，顽癣，慢性咳喘，阴囊湿痒。

【民族用药】蒙医：根入药，味辛，性温。效稀、钝、糙、动。有毒。泻下，消肿，消奇哈，燥协日乌素，杀黏虫。用于白喉，炭疽，黏肿，协日乌素疮，疥癣，水肿，陶赖，赫如虎，协日乌素病。

附注：本种为《中国药典》2020年版收载药材狼毒的基原植物之一。

5. 泽漆 *Euphorbia helioscopia* **L.**

【别　　名】泽漆大戟、五朵云、羊奶奶、猫儿眼睛。

【药用部位】全草（泽漆）。

【生境分布】生于山沟、路旁、荒野和山坡，较常见。分布于沈阳、营口、盖州、丹东、庄河、长海、瓦房店、金州、大连等地。

【功效应用】味辛、苦，性微寒，有毒。行水消肿，化痰止咳，解毒杀虫。用于治水气肿满，痰饮喘咳，疟疾，菌痢，瘰疬，结核性瘘管，骨髓炎。

6. 地锦草 *Euphorbia humifusa* **Willd.**

【别　　名】铺地锦、铺地红、不食草、血见愁、星星草、鱼腥草、地丁、多叶果、斑雀草、雀扑落、猫眼花、烂脚丫子草、拌脚丫子草，马拉干—札拉—乌布斯、毕日达萨金、特尔根—札拉（蒙药）。

【药用部位】全草（地锦草）。

【生境分布】生于原野荒地、路旁、田间、山坡等地。分布于辽宁各地。

【功效应用】味辛，性平。清热解毒，凉血止血，利湿退黄。用于痢疾，泄泻，咯血，尿血，便血，崩漏，疮疖痈肿，湿热黄疸。

【民族用药】蒙医：全草入药，味苦，性平。效钝、浮。止血、燥协日乌素，愈伤，清脉热。用于鼻衄，外伤出血，吐血，咳血，月经淋漓，便血等各种出血；皮肉伤，外伤，筋伤等证。

附注：功效相同的有**斑地锦草** *E. maculata* **L.**，生境分布同地锦草，分布于辽宁各地。二者均为《中国药典》2020年版收载药材地锦草的基原植物。

7. 通奶草 *Euphorbia hypericifolia* **L.**

【别　　名】通奶草大戟、大地锦。

【药用部位】全草（通奶草）。

【生境分布】生于旷野荒地，路旁，灌丛及田间。分布于辽宁各地。

【功效应用】味辛、微苦，性平。通乳，利尿，清热解毒，用于乳汁不通，水肿，泄泻，痢疾，皮炎，湿疹，烧、烫伤。

8. 续随子 *Euphorbia lathyris* **L.**

【别　　名】千金子。

【药用部位】茎中白色乳汁（续随子茎中白汁）；叶（续随子叶）；种子（千金子）。

【生境分布】原产于欧洲，辽宁各地药草园栽培。

【功效应用】茎中白色乳汁（续随子茎中白汁）：祛斑解毒，敛疮。用于黄褐斑，白癜，蛇伤。叶（续随子叶）：祛斑解毒。用于白癜，面䵟，蝎螫。种子（千金子）：味辛，性温。泻下逐水，破血消癥；外用疗癣蚀疣。用于二便不通，水肿，痰饮，积滞胀满，血瘀经闭；外治顽癣，赘疣。

附注：本种为《中国药典》2020年版收载药材千金子的基原植物。

9. 林大戟 *Euphorbia lucorum* **Rupr.**

【别　　名】猫眼草。

【药用部位】根（林大戟）。

【生境分布】生于林下、林缘、灌丛、草甸及山坡等。分布于凌源、清原、新宾、本溪、桓仁、鞍山、岫岩、凤城、宽甸、丹东、大连等地。

【功效应用】祛风除湿，解毒杀虫。外用于牛皮癣。

10. 猫眼大戟 *Euphorbia lunulata* **Bunge**

【别　　名】耳叶大戟、猫眼草大戟、猫儿眼睛草、细叶猫眼草、猫儿眼。

【药用部位】全草（猫眼草）。

【生境分布】生于山坡草地、草甸、山沟河岸向阳地。分布于沈阳、铁岭、本溪、北镇、大连等地。

【功效应用】味苦，性微寒，有毒。镇咳，祛痰，散结，逐水，拔毒，杀虫。用于痰饮咳喘，水肿，瘰疬，疥癣，无名肿毒。

11. 银边翠 *Euphorbia marginata* Pursh

【别　　名】高山积雪、六月雪、象牙白。

【药用部位】全草（银边翠）。

【生境分布】原产于北美洲，凌源、沈阳、辽阳、本溪、营口、盖州、大连等地有栽培。

【功效应用】微辛，性微寒，有毒。拔毒消肿，活血调经。用于月经不调，无名肿毒，跌打损伤。

12. 大地锦草 *Euphorbia nutans* Lag.

【别　　名】大红筋草、大地锦。

【药用部位】全草（大地锦草）。

【生境分布】生于田野、路边、荒地等处。原产于北美洲，分布于凌源、建平、盘山、大连等地。

【功效应用】用于小儿奶痨、痢疾。

13. 大戟 *Euphorbia pekinensis* Rupr.

【别　　名】京大戟、猫儿眼、猫眼草、巴格—塔日努、北京—塔日努、如罕布、塔日琼（蒙药）。

【药用部位】根（京大戟）。

【生境分布】生于山坡、灌丛、路旁、荒地、草丛、林缘和疏林内。分布于凌源、绥中、葫芦岛、昌图、西丰、抚顺、本溪、鞍山、大连、庄河、长海、金州等地。

【功效应用】味苦，性寒。泻水逐饮，消肿散结。用于水肿胀满，胸腹积水，痰饮积聚，气逆咳喘，二便不利，痈肿疮毒，瘰疬痰核。

【民族用药】蒙医：根入药，味辛，性温。效钝、稀、动、糙。有小毒。泻下，清协日。用于黏刺痛，白喉，炭疽，黄疸，协日病，肉毒。

附注：本种为《中国药典》2020 年版收载药材京大戟的基原植物。功效相同的有**东北大戟** *E. mandshurica* Maxim.，分布于沈阳、本溪、鞍山、岫岩、凤城、丹东、大连等地。

14. 匍匐大戟 *Euphorbia prostrata* Aiton

【别　　名】铺地草、小飞扬、奶汁草、奶痒草、红乳草。

【药用部位】全草（铺地草）。

【生境分布】原产于美洲热带和亚热带地区，生于路旁、荒地。分布于大连。

【功效应用】味淡，性凉。清热利湿，凉血解毒，催乳。用于痢疾，泄泻，白喉，乳汁稀少，齿衄，便血，白浊，尿血，缠腰火丹，痈疮，湿疹。

15. 钩腺大戟 *Euphorbia sieboldiana* C. Morren & Decne.

【别　　名】席氏狼毒、锥腺大戟。

【药用部位】根状茎（钩腺大戟）。

【生境分布】生于田间、林缘、灌丛、林下、山坡、草地，生境较杂。分布于抚顺、本溪、桓仁、鞍山、岫岩、凤城、庄河、长海、瓦房店等地。

【功效应用】味辛，性平，有毒。散结杀虫，利尿泻下。用于腹水、肺、皮肤、骨等结核，干湿疥疮，顽癣。

16. 千根草 *Euphorbia thymifolia* L.

【别　　名】千根草大戟、细叶地锦草、小飞扬草。

【药用部位】全草（小飞扬草）。

【生境分布】生于路旁、屋旁、草丛、稀疏灌丛等，多见于沙质土，常见。分布于大连、盘锦等地。

【功效应用】味微酸、涩，性凉。清热利湿，收敛止痒。用于疟疾，痢疾，泄泻，湿疹，乳痈。

蓖麻属 *Ricinus* L.

蓖麻 *Ricinus communis* L.

【别　　名】蓖麻、红麻、红大麻子，大麻子、毕麻子、巴麻子、黑麻子、阿拉格—麻吉、丹日哈、阿拉格—巴豆、额然达（蒙药）。

【药用部位】根（蓖麻根）；叶（蓖麻叶）；种子（蓖麻子）；种子榨取的脂肪油（蓖麻油）。

【生境分布】原产于非洲索马里、肯尼亚等地，辽宁各地有栽培。

【功效应用】根（蓖麻根）：味辛，性平，有小毒。祛风解痉，活血消肿。用于破伤风，癫痫，痈肿瘰疬，跌打损伤，脱肛，子宫脱垂。叶（蓖麻叶）：味苦、辛，性平，有小毒。祛风除湿，拔毒消肿。用于脚气，风湿痹痛，痈疮肿毒，疥癣瘙痒，子宫下垂，脱肛，咳嗽痰喘。种子（蓖麻子）：微甘、辛，性平，有小毒。消肿拔毒，泻下导滞，通络利窍。用于痈疽肿毒，瘰疬，乳痈，喉痹，疥癞癣疮，烫伤。种子榨取的脂肪油（蓖麻油）：味甘、辛，性平，有毒。滑肠，润肤。用于肠内积滞，腹胀，便秘，疥癞癣疮，烫伤。

【民族用药】蒙医：种子入药，味甘、辛，性平。效锐，有毒。泻下，消肿。主治巴达干病，痞症，浮肿，水肿，虫疾，疮疡。

附注：本种为《中国药典》2020 年版收载药材蓖麻子和蓖麻油的基原植物。

地构叶属 *Speranskia* Baill.

地构叶 *Speranskia tuberculata* (Bunge) Baill.

【别　　名】珍珠透骨草、地构菜、瘤果地构叶、气死大夫草、发饱草，透骨草（满药）。

【药用部位】全草（珍珠透骨草）。

【生境分布】生于草原沙质地及山坡、路旁等干燥沙质地。分布于喀左、阜蒙、彰武、大连、旅顺口等地。

【功效应用】味辛，性温。祛风除湿，舒筋活血，散瘀消肿，解毒止痛。用于风湿痹痛，筋骨挛缩，寒湿脚气，腰部扭伤，瘫痪，闭经，阴囊湿疹，疮癣肿毒。

【民族用药】满医：全草入药，祛风除湿，解毒止痛。透骨草水煎服，用于风湿性关节炎；新鲜透骨草捣烂外敷患处，用于疮疡肿毒。

72. 亚麻科 Linaceae

亚麻属 *Linum* L.

1. 宿根亚麻 *Linum perenne* L.

【别　　名】多年生亚麻。

【药用部位】花及果实（宿根亚麻）。

【生境分布】分布于河北、山西、内蒙古、西北和西南等地。生于干旱草原、沙砾质干河滩和干旱的山地阳坡疏灌丛或草地。凌源、辽阳、大连有栽培。

【功效应用】味淡，性平。通经利尿。用于子宫瘀血，经闭，身体虚弱。

2. 野亚麻 *Linum stelleroides* Planch.

【别　　名】丁竹草、山胡麻、疔毒草、珍珠蒿、繁缕亚麻、野胡麻。

【药用部位】全草（野亚麻）；种子（野亚麻子）。

【生境分布】生于干燥山坡、向阳草地、荒地、灌丛。分布于辽宁各地。

【功效应用】全草（野亚麻）：味甘、性平。解毒消肿。用于疔疮肿毒。种子（野亚麻子）：味甘，性平。养血润燥，祛风解毒。用于血虚便秘，皮肤瘙痒。

73. 叶下珠科 Phyllanthaceae

白饭树属 *Flueggea* Willd.

叶底珠 *Flueggea suffruticosa* (Pall.) Baill.—*Securinega suffruticosa* (Pall.) Rehder

【别　　名】一叶萩、狗杏条、花扫条、狗舌条、黄狗胆、白帚条、山帚条、花帚条、山笤帚、小粒高、籽条、横子、粉条、假金柑疼。

【药用部位】嫩枝叶或根（一叶萩）。

【生境分布】生于干山坡灌丛中及山坡向阳处。分布于辽宁各地。

【功效应用】味辛、苦，性微温。祛风活血，益强筋肾。用于风湿腰痛，四肢麻木，阳痿，面神经麻痹，小儿麻痹后遗症。

雀舌木属 *Leptopus* Decne.

雀儿舌头 *Leptopus chinensis* (Bunge) Pojark.

【别　　名】黑钩叶。

【药用部位】根（雀儿舌头）；枝（雀儿舌头枝）；叶（雀儿舌头叶）。

【生境分布】生于岩崖及山坡阴处。分布于建昌、绥中、兴城、大连等地。

【功效应用】根（雀儿舌头）：味辛、性温，有毒。理气止痛。用于脾胃气滞所致脘腹胀痛，食欲不振，寒疝腹痛，下痢腹痛。枝（雀儿舌头枝）：用于全身瘫痪。叶（雀儿舌头叶）：用于虫积腹痛。

叶下珠属 *Phyllanthus* L.

黄珠子草 *Phyllanthus virgatus* G. Forst.

【别　　名】珍珠草。

【药用部位】全草（黄珠子草）。

【生境分布】生于山地草坡、沟边草丛或路旁灌丛中。分布于新宾、抚顺、沈阳、辽阳、本溪、鞍山、海城、岫岩、盘锦、东港、庄河、普兰店、金州、旅顺口等地。

【功效应用】：味甘、辛，性平。健脾消积，利尿通淋，清热解毒。用于疳积，痢疾，淋病，乳痈，牙疳，毒蛇咬伤。

附注：辽宁分布的该种在 2020 年之前被误鉴定为**蜜甘草（东北油柑）** *Ph. ussuriensis* Rupr. &Maxim.。

74. 牻牛儿苗科 Geraniaceae

牻牛儿苗属 *Erodium* L'Hér.

1. 芹叶牻牛儿苗 *Erodium cicutarium* (L.) L'Hér.

【别　　名】红茎牻牛儿苗、普通牻牛儿苗、红茎鹤嘴草。

【药用部位】全草（芹叶牻牛儿苗）。

【生境分布】生于山地沙砾质山坡、沙质平原草地、荒地等处。分布于大连。

【功效应用】收敛，止痢，止血，利尿。用于腹泻，月经过多。

2. 牻牛儿苗 *Erodium stephanianum* Willd.

【别　　名】紫牻牛儿苗、长嘴老鹳草、老鸦嘴、老牛筋、鹌鹑嘴、鹤子嘴、老鹳嘴、老鹳筋、红根、红根根、太阳花、牤牛儿苗（满药）。

【药用部位】地上部分（老鹳草）。

【生境分布】生于山坡、农田边、沙质河滩地和草原凹地等。分布于凌源、建平、北镇、兴城、阜新、彰武、沈阳、辽阳、鞍山、盘锦、营口、长海、大连等地。

【功效应用】味辛、苦，性平。祛风湿，通经络，止泻痢。用于风湿痹痛，麻木拘挛，筋骨酸痛，泄泻痢疾。

【民族用药】满医：全草入药，祛风除湿，活血通络，清热解毒。用于肠炎腹泻，痢疾。

附注：本种为《中国药典》2020 年版收载药材老鹳草的基原植物之一。

老鹳草属 *Geranium* L.

1. 东北老鹳草 *Geranium erianthum* DC.

【别　　名】北方老鹳草。

【药用部位】全草（东北老鹳草）。

【生境分布】生于林下、林缘草地。分布于本溪、宽甸、凤城等地。

【功效应用】味苦、微辛，性平。祛风，活血，通络，清热。用于风寒湿痹，感冒发热。

2. 突节老鹳草 *Geranium krameri* Franch. & Sav.

【别　　名】直立老鹳草。

【药用部位】全草（突节老鹳草）。

【生境分布】生于草甸、灌丛或田边杂草丛。分布于凌源、西丰、开原、清原、新宾、抚顺、辽阳、本溪、桓仁、鞍山、岫岩、海城、凤城、宽甸、丹东、庄河、普兰店等地。

【功效应用】味苦、微辛，性平。祛湿，强筋骨，活血。用于风寒湿痹，筋骨酸软，四肢麻木，陈伤。

3. 毛蕊老鹳草 *Geranium platyanthum* Duthie

【别　　名】高山老鹳草、短嘴老鹳草。

【药用部位】全草（毛蕊老鹳草）。

【生境分布】生于山地林下、灌丛和草甸。分布于辽阳、桓仁、岫岩、宽甸等地。

【功效应用】味微辛，性微温。清湿热，疏风通络，强筋健骨，止泻痢。用于风寒湿痹，筋骨酸软，肌肤麻木，肠炎，痢疾，痈疽，跌打损伤。

4. 老鹳草 *Geranium wilfordii* Maxim.

【别　　名】威氏老鹳草、鸭脚老鹳草、鸭脚草、老鹳嘴。

【药用部位】地上部分（老鹳草）。

【生境分布】生于林缘、灌丛或阔叶林中。分布于凌源、西丰、清原、新宾、抚顺、沈阳、辽阳、本溪、桓仁、鞍山、海城、岫岩、凤城、宽甸、庄河等地。

【功效应用】味辛、苦，性平。祛风湿，通经络，止泻痢。用于风湿痹痛，麻木拘挛，筋骨酸痛，泄泻痢疾。

附注：本种为《中国药典》2020 年版收载药材老鹳草的基原植物之一。功效相似的有**尼泊尔老鹳草** *G. nepalense* Sweet，分布于大连、鞍山等地；**粗根老鹳草（长白老鹳草）** *G. dahuricum* DC.，分布于凌源、朝阳、新宾、桓仁、岫岩、丹东等地；**朝鲜老鹳草** *G. koreanum* Kom.，分布于本溪、桓仁、岫岩、宽甸、丹东、庄河等地；**鼠掌老鹳草** *G. sibiricum* L.，分布于朝阳、建平、喀左、建昌、葫芦岛、北镇、阜蒙、西丰、抚顺、沈阳、辽阳、本溪、桓仁、鞍山、海城、台安、岫岩、凤城、宽甸、丹东、庄河、金州、大连等地。以上 4 种在辽宁民间都习惯作老鹳草用。

5. 灰背老鹳草 *Geranium wlassovianum* Fisch. ex Link

【别　　名】绒背老鹳草、毛老鹳草。

【药用部位】全草（灰背老鹳草）。

【生境分布】生于河岸湿地、草甸及沼泽地。分布于辽阳、凤城。

【功效应用】味苦、微辛，性平。祛风，活血，通络，清热。用于风寒湿痹，四肢拘挛，跌打损伤，泻痢。

天竺葵属 *Pelargonium* L'Her.

天竺葵 *Pelargonium hortorum* H. Bailey

【别　　名】臭海棠、入腊红、石腊红、日烂红、驱蚊草、蝴蝶梅。

【药用部位】花（石腊红）。

【生境分布】原产于南非。大连有栽培。

【功效应用】味苦、涩，性凉。清热解毒。用于中耳炎。

75. 千屈菜科 Lythraceae

水苋菜属 *Ammannia* L.

耳基水苋菜 *Ammannia auriculata* Willd.

【别　　名】耳水苋、耳叶水苋、水旱莲。

【药用部位】全草（耳水苋）。

【生境分布】生于湿地和稻田中。分布于鞍山。

【功效应用】味甘、淡，性平。健脾利湿，行气散瘀。用于脾虚厌食，胸膈满闷，急慢性膀胱炎，妇女带下，跌打瘀肿作痛。

紫薇属 *Lagerstroemia* L.

1. 紫薇 *Lagerstroemia indica* L.

【别　　名】痒痒花、痒痒树。

【药用部位】根（紫薇根）；根皮、茎皮（紫薇皮）；叶（紫薇叶）；花（紫薇花）。

【生境分布】分布于华东、华南和西南各省区。凌源、大连等地有栽培。

【功效应用】根（紫薇根）：味微苦，性微寒。清热利湿，活血止血，止痛。用于痢疾，水肿，烧烫伤，湿疹，痈肿疮毒，跌打损伤，血崩，偏头痛，牙痛，痛经，产后腹痛。根皮、茎皮（紫薇皮）：味苦，性寒。清热解毒，利湿祛风，散瘀止血。用于无名肿毒，丹毒，乳痈，咽喉肿痛，肝炎，疥癣，鹤膝风，跌打损伤，内外伤出血，崩漏带下。叶（紫薇叶）：味苦、微涩，性寒。清热解毒，利湿止血。用于痈疮肿毒，乳痈，痢疾，湿疹，外伤出血。花（紫薇花）：味苦、微酸，性寒。清热解毒，凉血止血。用于疮疖痈疽，小儿胎毒，疥癣，血崩，带下，肺痨咳血，小儿惊风。

2. 银薇 *Lagerstroemia indica* f. *alba* (G. Nicholson) Rehder

【别　　名】白花紫薇。

【药用部位】根、树皮（银薇）；叶、花（银薇叶花）。

【生境分布】原产于华北、华东和华南各省区。大连有栽培。

【功效应用】根、树皮（银薇）：用于咯血，吐血，便血。叶、花（银薇叶花）：攻逐泻下。

千屈菜属 *Lythrum* L.

千屈菜 *Lythrum salicaria* L.—*L. anceps* (Koehne) Makino

【别　　名】短瓣千屈菜、光千屈菜、马鞭草。

【药用部位】地上部分（千屈菜）。

【生境分布】生于河岸、湖畔、溪沟边和潮湿草地。分布于凌源、喀左、绥中、葫芦岛、彰武、铁岭、法库、西丰、清原、新宾、抚顺、辽阳、鞍山、岫岩、盘锦、长海、瓦房店、普兰店、大连等地。

【功效应用】味苦，性寒。清热解毒，收敛止血。用于痢疾，泄泻，便血，血崩，疮疡溃烂，吐血，衄血，外伤出血。

石榴属 *Punica* L.

石榴 *Punica granatum* L.

【别　　名】安石榴、山力叶、石榴树、若榴木，阿纳尔、色布茹（蒙药）。

【药用部位】根皮（石榴根）；叶（石榴叶）；花（石榴花）；果皮（石榴皮）；味酸的肉质外种皮（酸石榴）；味甜的肉质外种皮（甜石榴）；种子（石榴子）。

【生境分布】原产于中亚。大连有栽培。

【功效应用】根皮（石榴根）：味苦、涩，性温。杀虫，涩肠，止泻。用于蛔虫病，绦虫病，久泻久痢，带下病。叶（石榴叶）：收敛止泻，解毒杀虫。用于泄泻，痘风疮，癞疮，跌打损伤。花（石榴花）：味酸、涩，性平。凉血止血。用于鼻衄，吐血，创伤出血，月经不调，崩漏，带下病，中耳炎。果皮（石榴皮）：味酸、涩，性温。涩肠止泻，止血，驱虫。用于久泻，久痢，便血，脱肛，崩漏，带下，虫积腹痛。味酸的肉质外种皮（酸石榴）：味酸，性温。止渴，涩肠，止血。用于津伤燥渴，滑泻，久痢，崩漏，带下。味甜的肉质外种皮（甜石榴）：味甘、酸、涩，性温。生津止渴，杀虫。用于咽燥口渴，虫积，久泻。种子（石榴子）：用于食欲不振，胃寒病，消化不良，泄泻。

【民族用药】蒙医：果实入药，味酸、甘，性热。效锐、燥、糙、轻、腻、浮。调理胃火，祛巴达干寒，消食，开胃，止泻。用于胃炎衰败，消化不良，巴达干病，肺赫依，肾赫依，恶心，嗳气，腹胀，寒泻。

【附注】本种为《中国药典》2020 年版收载药材石榴皮的基原植物。

节节菜属 *Rotala* L.

1. 节节菜 *Rotala indica* (Willd.) Koehne

【别　　名】节节草。

【药用部位】全草（水马齿苋）。

【生境分布】生于稻田中或湿地上。分布于沈阳。

【功效应用】味酸、苦，性凉。清热解毒，止泻。用于疮疖肿毒，小儿泄泻。

2. 轮叶节节菜 *Rotala mexicana* Cham. & Schltdl.

【别　　名】轮叶水松叶。

【药用部位】全草（轮叶节节菜）。

【生境分布】生于浅水湿地中。分布于鸭绿江流域。

【功效应用】清热解毒，止血化瘀。

菱属 *Trapa* L.

1. 细果野菱 *Trapa incisa* Siebold & Zucc.

【别　　名】野菱、四角刻叶菱、小果菱、刺菱、马氏菱、菱角。

【药用部位】根（野菱根）；茎（菱茎）；叶（菱叶）；果柄（菱蒂）；坚果（野菱）；果壳（菱壳）；果肉捣汁澄出的淀粉（菱粉）。

【生境分布】生于水泡子中。分布于开原、普兰店等地。

【功效应用】根（野菱根）：味微苦，性凉。利水通淋。用于小便淋痛。茎（菱茎）：味甘，性凉。清热解毒。用于胃溃疡，疣赘，疮毒。叶（菱叶）：味甘，性凉。清热解毒。用于小儿走马牙疳，疮肿。果柄（菱蒂）：味微苦，性平。解毒散溃疡。用于胃溃疡，疣赘。坚果（野菱）：味甘，性平。补脾健胃，生津止渴，解毒消肿。用于脾胃虚弱，泄泻，痢疾，暑热烦渴，饮酒过度，疮肿。果壳（菱壳）：味涩，性平。涩肠止泻，止血，敛疮，解毒。用于泄泻，痢疾，胃溃疡，便血，脱肛，痔疮，疔疮。果肉捣汁澄出的淀粉（菱粉）：味甘，性凉。健脾养胃，清暑解毒。用于脾虚乏力，暑热烦渴，消渴。

2. 欧菱 *Trapa natans* L.

【别　　名】东北菱、短颈东北菱、丘角菱、四角菱、格菱、越南菱、耳菱、菱角、菱角秧子。

【药用部位】茎（菱茎）；叶（菱叶）；果柄（菱蒂）；果肉（菱）；果壳（菱壳）；果肉捣汁澄出的淀粉（菱粉）。

【生境分布】生于湖泊或河湾旧河床中。分布于凌源、北镇、凌海、开原、铁岭、新宾、新民、沈阳、辽阳、本溪、海城、岫岩、盘锦、丹东、庄河、长海、普兰店等地。

【功效应用】茎（菱茎）：味甘，性凉。清热解毒。用于胃溃疡，疣赘，疮毒。叶（菱叶）：味甘，性凉。清热解毒。用于小儿走马牙疳，疮肿。果柄（菱蒂）：味微苦，性平。解毒散溃疡。用于胃溃疡，疣赘。果肉（菱）：味甘，性平。健脾益胃，除烦止渴，解毒。用于脾虚泄泻，暑热烦渴，饮酒过度，痢疾。果壳（菱壳）：味涩，性平。涩肠止泻，止血，敛疮，解毒。用于泄泻，痢疾，胃溃疡，便血，脱肛，痔疮，疔疮。果肉捣汁澄出的淀粉（菱粉）：味甘，性凉。健脾养胃，清暑解毒。用于脾虚乏力，暑热烦渴，消渴。

76. 柳叶菜科 Onagraceae

柳兰属 Chamerion (Raf.) Raf. ex Holub

柳兰 Chamerion angustifolium (L.) Holub

【别　　名】狭叶柳兰。

【药用部位】根茎（糯芋）；全草（铁筷子）；种缨（铁筷子冠毛）。

【生境分布】生于半开旷或开旷较湿润草坡灌丛、火烧迹地、高山草甸、河滩、砾石坡。分布于凌源、本溪、岫岩、瓦房店等地。

【功效应用】根茎（糯芋）：味辛、苦，性平，有小毒。活血祛瘀，接骨，止痛。用于跌打伤肿，骨折，风湿痹痛，痛经。全草（铁筷子）：味辛、苦，性平。利水渗湿，理气消胀，活血调经。用于水肿，泄泻，食积胀满，月经不调，乳汁不通，阴囊肿大，疮疹痒痛。种缨（铁筷子冠毛）：收敛止血。用于刀伤，出血。

露珠草属 Circaea L.

1. 高山露珠草 Circaea alpina L.

【别　　名】高原露珠草。

【药用部位】全草（高山露珠草）。

【生境分布】生于阔叶林下阴湿地或苔藓层上。分布于凌源、建昌、清原、新宾、辽阳、桓仁、鞍山、岫岩、庄河等地。

【功效应用】味甘、苦，性微寒。养心安神，消食，止咳，解毒；止痒。用于心悸，失眠，多梦，疳积，咳嗽，疮疡脓肿，湿疣，癣痒。

2. 水珠草 Circaea canadensis subsp. quadrisulcata (Maxim.) Boufford—C. quadrisulcata (Maxim.) Franch. & Sav.

【别　　名】水蓼。

【药用部位】全草（水珠草）。

【生境分布】生于针阔叶混交林下、灌丛间、河岸或林下阴湿地、山坡草地。分布于凌源、建昌、铁岭、西丰、清原、新宾、抚顺、辽阳、本溪、桓仁、鞍山、岫岩、凤城、宽甸、庄河、瓦房店、普兰店等地。

【功效应用】味辛、苦，性平。宣肺止咳，理气活血，利尿解毒。用于外感咳嗽，脘腹胀痛，痛经，月经不调，经闭，泄泻，水肿，淋痛，疮肿，瘰疬，癣痒，湿疣。

3. 露珠草 Circaea cordata Royle

【别　　名】心叶露珠草、曲毛露珠草。

【药用部位】全草（牛泷草）。

【生境分布】生于林缘、山坡灌丛、路旁草地。分布于西丰、清原、新宾、抚顺、辽阳、本溪、桓仁、鞍山、岫岩、凤城、宽甸、庄河等地。

【功效应用】味苦、辛，性微寒。清热解毒，止血生肌。用于疮痈肿毒，疥疮，外伤出血。

4. 南方露珠草 Circaea mollis Siebold & Zucc.

【别　　名】细毛谷蓼、土灵仙。

【药用部位】全草或根（南方露珠草）。

【生境分布】生于林下及山沟阴湿地。分布于凤城、丹东、庄河等地。

【功效应用】味辛、苦，性凉，祛风除湿，活血消肿，清热解毒。用于风湿痹痛，跌打瘀肿，乳痈，瘰疬，疮肿，无名肿毒，毒蛇咬伤。

柳叶菜属 Epilobium L.

1. 毛脉柳叶菜 Epilobium amurense Hausskn.

【别　　名】稀花柳叶菜、兴安柳叶菜。

【药用部位】全草（毛脉柳叶菜）。

【生境分布】生于山区溪沟边、沼泽地、草坡、林缘湿润处。产清原、新宾等地。

【功效应用】味苦、涩，性平。收敛固脱。用于月经过多，带下赤白，久痢，久泻。

2. 光滑柳叶菜 *Epilobium amurense* subsp. *cephalostigma* (Hausskn.) C. J. Chen, Hoch & P. H. Raven

【别　　名】岩山柳叶菜、光华柳叶菜。

【药用部位】全草（虾筏草）。

【生境分布】生于林下、草地、沟边。分布于抚顺、本溪、岫岩、宽甸、庄河等地。

【功效应用】味苦，性平。疏风清热，凉血止血。用于伤风声哑，咽喉肿痛，水肿，月经过多，咯血，便血，刀伤出血。

3. 柳叶菜 *Epilobium hirsutum* L.

【别　　名】水朝阳花、钝叶柳叶菜、西柳叶菜。

【药用部位】根（柳叶菜根）；全草（柳叶菜）；花（柳叶菜花）。

【生境分布】生于海拔 500m 以上土壤肥沃、日光充足的山沟溪旁及湿地。分布于凌源、彰武、西丰、辽阳、桓仁、鞍山、大连、金州等地。

【功效应用】根（柳叶菜根）：味苦，性平。理气消积，活血止痛，解毒消肿。用于食积，脘腹疼痛，经闭，痛经，白带，咽肿，牙痛，口疮，目赤肿痛，疮肿，跌打瘀肿，骨折，外伤出血。全草（柳叶菜）：味苦、淡，性寒。清热解毒，利湿止泻，消食理气，活血接骨。用于湿热泻痢，食积，脘腹胀痛，牙痛，月经不调，经闭，带下，跌打骨折，疮肿，烫火伤，疥疮。花（柳叶菜花）：味淡、微甘，性凉。清热止痛，调经涩带。用于牙痛，咽喉肿痛，目赤肿痛，月经不调，白带过多。

附注：功效相似的有**多枝柳叶菜 *E. fastigiatoramosum* Nakai**，分布于凌源、彰武、西丰、新宾、抚顺、本溪、桓仁、岫岩、凤城、宽甸、庄河、普兰店等地；**细籽柳叶菜（异叶柳叶菜）*E. minutiflorum* Hausskn.**，分布于凌源、建平、桓仁等地。

4. 沼生柳叶菜 *Epilobium palustre* L.

【别　　名】水湿柳叶菜。

【药用部位】全草（水湿柳叶菜）。

【生境分布】生于沼泽或草甸中。分布于凌源、绥中、西丰、清原、新宾、辽阳、本溪、大连等地。

【功效应用】味苦，性凉。疏风清热，解毒利咽，止咳，利湿。用于风热感冒，音哑，咽喉肿痛，肺热咳嗽，水肿，淋痛，湿热泻痢，风湿热痹，疮痈，毒虫咬伤。

丁香蓼属 *Ludwigia* L.

假柳叶菜 *Ludwigia epilobioides* Maxim.

【别　　名】丁香蓼、黄花丁香蓼。

【药用部位】全草（假柳叶菜）。

【生境分布】生于湖、塘、稻田、溪边等湿润处。分布于沈阳、鞍山、庄河、普兰店等地。

【功效应用】味淡，性凉。清热解毒，利湿消肿，用于肠炎，痢疾，传染性肝炎，肾炎性水肿，膀胱炎，小便不利，白带，痔疮。外用于痈疖疔疮，蛇虫咬伤。

附注：东北地区的本种，之前被误定为分布于云南、广西和海南的**丁香蓼 *L. prostrata* Roxb.**。

月见草属 *Oenothera* L.

1. 月见草 *Oenothera biennis* L.

【别　　名】夜来香、野芝麻、山芝麻、山萝卜，山芝麻（满药）。

【药用部位】根（月见草）；种子的脂肪油（月见草油）。

【生境分布】生于开旷荒坡路旁。分布于辽宁各地。

【功效应用】根（月见草）：味甘、苦，性凉。祛风湿，强筋骨。用于风寒湿痹，筋骨酸软。种子的脂肪油（月见草油）：味苦、微辛、微甘，性平。活血通络，息风平肝，消肿敛疮。用于胸痹心痛，中风偏瘫，虚风内动，小儿多动，风湿麻痹，腹痛泄泻，痛经，狐惑，疮疡，湿疹。

【民族用药】满医：根入药，解表清热，消肿解毒。用于肺热咳血，血淋，妇女月经不调，崩漏，白带，水肿。

附注：本种的根、嫩苗、花、嫩果均可作野菜食用。

2. 小花山桃草 *Oenothera curtiflora* W. L. Wagner & Hoch—*Gaura parviflora* Douglas ex Lehm.

【药用部位】全草（小花山桃草）。

【生境分布】原产于北美洲，生于沿海地带。分布于大连、金州、旅顺口。

【功效应用】清热解毒，利尿。

3. 黄花月见草 *Oenothera glazioviana* Mich.—*O. erythrosepala* (Borb.) Borb

【别　　名】红萼月见草。

【药用部位】根（夜来香）；种子的脂肪油（月见草油）。

【生境分布】原产于欧洲，生于开旷荒地、田园路边。辽宁有栽培逸生。

【功效应用】根（夜来香）：味甘，性温。强筋壮骨，祛风除湿。用于风湿病，筋骨疼痛。种子的脂肪油（月见草油）：味苦、微辛、微甘，性平。活血通络，息风平肝，消肿敛疮。用于胸痹心痛，中风偏瘫，虚风内动，小儿多动，风湿麻痛，腹痛泄泻，痛经，狐惑，疮疡，湿疹。

4. 待宵草 *Oenothera stricta* Ledeb. & Link

【别　　名】香待霄草、夜来香、月下香、山芝麻。

【药用部位】根（待宵草）。

【生境分布】原产于南美洲。辽宁有栽培逸生。

【功效应用】清热解毒，祛风除湿。用于感冒，喉炎。

77. 省沽油科 Staphyleaceae
省沽油属 *Staphylea* L.

省沽油 *Staphylea bumalda* DC.

【别　　名】水条、珍珠花、三叶槭、二夹子树、假马尿溲杆子。

【药用部位】根（省沽油根）；果实（省沽油）。

【生境分布】生于路旁、山地或丛林中。分布于本溪、桓仁、凤城、宽甸、庄河等地。

【功效应用】根（省沽油根）：味辛，性平。活血祛瘀。用于产后瘀血不净。果实（省沽油）：味苦、甘。润肺止咳。用于干咳。

78. 白刺科 Nitrariaceae
白刺属 *Nitraria* L.

小果白刺 *Nitraria sibirica* Pall.

【别　　名】西伯利亚白刺、白刺、球果白刺、卡密。

【药用部位】果实（小果白刺）。

【生境分布】生于盐渍低洼地、海边沙地、荒漠地。分布于葫芦岛、大洼、盘山、大连等地。

【功效应用】味甘、酸、微咸，性温。调经活血，消食健脾。身体虚弱，气血两亏，脾胃不和，消化不良，月经不调，腰酸腿痛。

79. 漆树科 Anacardiaceae
黄栌属 *Cotinus* (Tourn.) Mill.

黄栌 *Cotinus coggygria* var. *cinerea* Engl.

【别　　名】红叶、灰毛黄栌、光叶黄栌。

【药用部位】根（黄栌根）；枝叶（黄栌枝叶）。

【生境分布】分布于河北、山东、河南、湖北、四川。大连、盖州、沈阳等地有栽培。

【功效应用】根（黄栌根）味苦、辛，性寒。清热利湿，散瘀，解毒。用于黄疸，肝炎，跌打瘀痛，皮肤瘙痒，赤眼，丹毒，烫火伤，漆疮。枝叶（黄栌枝叶）：味苦、辛，性寒。清热解毒，活血止痛。用于黄疸型肝炎，丹毒，漆疮，水火烫伤，结膜炎，跌打瘀痛。

附注：功效相同的有**毛黄栌（毛叶黄栌）** *C. coggygria* var. *pubescens* Engl.，生于山坡林中、阴湿的石缝或溪沟边。朝阳有野生，大连、盖州、沈阳等地有栽培。

黄连木属 *Pistacia* L.

黄连木 *Pistacia chinensis* Bunge

【别　　名】木黄连、黄练芽、黄楝树、黄连茶。

【药用部位】叶芽、叶或根、树皮（黄楝树）。

【生境分布】生于山林中。分布于旅顺口。

【功效应用】叶芽（黄练芽）：味苦、涩，性寒。清热解毒，止渴。用于暑热口渴，霍乱，痢疾，咽喉痛，口舌糜烂，湿疮，漆疮初起。树皮（黄连木皮）：味苦，性寒，有小毒。清热解毒。用于痢疾，皮肤瘙痒，疮痒。

盐麸木属 *Rhus* L.

1. 盐麸木 *Rhus chinensis* Mill.

【别　　名】盐树、盐酸木、五倍子树、山樗子、土椿树、臭曲、山楸、曲树、山曲、山曲柳、八树、黑橡子树。

【药用部位】幼嫩枝苗（五倍子苗）；根（盐麸木根）；去掉栓皮的根皮（盐麸木根皮）；去掉栓皮的树皮（盐麸木皮）；叶（盐肤叶）；花（盐麸木花）；果实（盐肤子）。

【生境分布】生于山坡、沟谷的疏林或灌丛中。分布于凌源、绥中、沈阳、本溪、桓仁、盖州、海城、岫岩、凤城、宽甸、丹东、庄河、长海、普兰店、金州、大连等地。

【功效应用】幼嫩枝苗（五倍子苗）：解毒利咽。用于咽痛喉痹。根（盐麸木根）：味酸、咸，性平。祛风湿，利水消肿，活血散毒。用于风湿痹痛，水肿，咳嗽，跌打肿痛，乳痈，癣疮。去掉栓皮的根皮（盐麸木根皮）：味酸、咸，性凉。清热利湿，解毒散瘀。用于黄疸，水肿，风湿痹痛，小儿疳积，疮疡肿毒，跌打损伤，毒蛇咬伤。去掉栓皮的树皮（盐麸木皮）：味酸，性微寒。清热解毒，活血止痢。用于血痢，痈肿，疮疥，蛇犬咬伤。叶（盐肤叶）：味酸、微苦，性凉。止咳，止血，收敛，解毒。用于痰嗽，便血，血痢，盗汗，痈疽，疮疡，湿疹，蛇虫咬伤。花（盐麸木花）：清热解毒，敛疮。用于疮疡久不收口，小儿鼻下两旁生疮，色红瘙痒，渗液浸淫糜烂。果实（盐肤子）：味酸、咸，性凉。生津润肺，降火化痰，敛汗止痢。用于痰嗽，喉痹，黄疸，盗汗，痢疾，顽癣，痈毒，头风白屑。

2. 火炬树 *Rhus typhina* L.

【药用部位】树皮、根皮（火炬树皮）。

【生境分布】原产于北美洲。辽宁各地栽培。

【功效应用】止血。用于外伤出血。

漆属 *Toxicodendron* (Tourn.) Mill.

1. 木蜡树 *Toxicodendron sylvestre* (Siebold & Zucc.) Kuntze

【别　　名】山漆树、野漆树、野毛漆。

【药用部位】根（木蜡树根）；叶（木蜡树叶）。

【生境分布】生于阳坡疏林中。分布于普兰店。

【功效应用】根（木蜡树根）：味苦、涩，性温，有小毒。祛瘀，止痛，止血。用于风湿腰痛，跌打损伤，刀伤出血，毒蛇咬伤。叶（木蜡树叶）：味辛，性温。祛瘀消肿，杀虫，解毒。用于跌打损伤，创伤出血，钩虫病，疥癣，疮毒，毒蛇咬伤。

2. 漆 *Toxicodendron vernicifluum* (Stokes) F. A. Barkley

【别　　名】漆树、栌苗、漆渣、漆底、漆脚、黑漆、蛟人树。

【药用部位】树脂（生漆）；树脂经加工后的干燥品（干漆）；根（漆树根）；心材（漆树木心）；树皮或根皮（漆树皮）；叶（漆叶）；种子（漆子）。

【生境分布】生于向阳避风山坡。分布于凌源、新宾、抚顺、本溪、桓仁、宽甸、岫岩、庄河、普兰店、旅顺口等地。

【功效应用】树脂(生漆)：味辛,性温,有大毒。杀虫。用于虫积,水蛊。树脂经加工后的干燥品(干漆)：味辛,性温,有毒。破瘀通经,消积杀虫。用于瘀血经闭,癥瘕积聚,虫积腹痛。根（漆树根）：味辛,性温,有毒。活血散瘀,通经止痛。用于跌打瘀肿疼痛,经闭腹痛。心材（漆树木心）：味辛,性温,微有小毒。行气活血止痛。用于气滞血瘀所致胸胁胀痛,脘腹气痛。树皮或根皮（漆树皮）：味辛,性温,有小毒。接骨。用于跌打骨折。叶（漆叶）：味辛,性温,有小毒。活血解毒,杀虫敛疮。用于紫云风,面部紫肿,外伤瘀肿出血,疮疡溃烂,疥癣,漆中毒。种子（漆子）：味辛,性温,有毒。活血止血,温经止痛。用于出血夹瘀的便血、尿血、崩漏及瘀滞腹痛,闭经。

附注：本种为《中国药典》2020 年版收载药材干漆的基原植物。

80. 无患子科 Sapindaceae
槭属 *Acer* L.

1. 三角槭 *Acer buergerianum* Miq.

【别　　名】三角枫。

【药用部位】根（三角槭根）；根皮、茎皮（三角槭皮）。

【生境分布】分布于山东、河南以南地区。大连有栽培。

【功效应用】根（三角槭根）：用于风湿关节痛。根皮、茎皮（三角槭皮）：清热解毒,消暑。

2. 梣叶槭 *Acer negundo* L.

【别　　名】复叶枫、复叶槭、美国槭、白蜡槭、糖槭。

【药用部位】果实（梣叶槭果）。

【生境分布】原产于北美洲。辽宁各地有栽培。

【功效应用】用于腹疾。

3. 鸡爪槭 *Acer palmatum* Thunb.

【别　　名】鸡爪枫、七角枫。

【药用部位】枝叶（鸡爪槭）。

【生境分布】分布于长江流域各省。大连有栽培。

【功效应用】味辛、微苦,性平。止痛,解毒。用于腹痛；外用于背疽,痈疮。

4. 五角槭 *Acer pictum* subsp. *mono* (Maxim.) H. Ohashi—*A. mono* Maxim.

【别　　名】色木槭、五角枫、地锦槭、水色树、色木、色树、大叶色。

【药用部位】枝叶（五龙皮）。

【生境分布】生于林中、林缘及河岸两旁。分布于辽宁各地。

【功效应用】味辛,性温。祛风除湿,活血止痛。用于偏正头痛,风寒湿痹,跌打瘀痛,湿疹,疥癣。

附注：功效相同的有**髭脉槭（簇毛枫）** *A. barbinerve* Maxim.,分布于新宾、本溪、桓仁、凤城、宽甸、庄河等地。

5. 茶条槭 *Acer tataricum* subsp. *ginnala* (Maxim.) Wesmael—*A. ginnala* Maxim.

【别　　名】茶条枫、北茶条、茶枝子、茶叶树、茶叶枝、山茶叶、山茶叶树、山茶叶枝子、茶条芽、茶条子、茶条木、丹枫。

【药用部位】嫩叶（桑芽）。

【生境分布】生于海拔 800m 以下的丛林中。分布于西丰、清原、新宾、抚顺、辽阳、本溪、桓仁、鞍山、海城、岫岩、凤城、宽甸、营口、盘锦、庄河、瓦房店等地。

【功效应用】味微苦、微甘，性寒。清肝明目。用于风热头痛，肝热目赤，视物昏花。

6. 元宝槭 *Acer truncatum* Bunge

【别　　名】五角枫、色树、元宝树、平基槭、五脚树、槭。

【药用部位】根皮（元宝槭）。

【生境分布】生于海拔 400~1000m 的阔叶林中。分布于朝阳、北镇、阜蒙、彰武、清原、新宾、抚顺、沈阳、辽阳、鞍山、海城、盖州、凤城、宽甸、东港、庄河等地，各地作绿化树种栽培。

【功效应用】味辛、微苦，性微温。祛风除湿。用于风湿腰背痛。

七叶树属 *Aesculus* L.

1. 七叶树 *Aesculus chinensis* Bunge

【别　　名】婆罗子、婆罗树、梭罗树、天师栗，道兰—那布其图音—乌热、宝扫查、扫查、协日格沙（蒙药）。

【药用部位】种子（婆罗子）。

【生境分布】秦岭地区有野生，生于低山谷地或路旁。大连、盖州等地有栽培。

【功效应用】味甘，性温。疏肝理气，宽中止痛。用于胸胁、乳房胀痛，痛经，胃脘痛。

【民族用药】蒙医：果实入药，味辛，性温。效轻、动、糙。催吐，祛巴达干。用于赫依巴达干合并症。

附注：功效相似的有**日本七叶树 *A. turbinata* Blume**，原产于日本。沈阳有栽培。

2. 欧洲七叶树 *Aesculus hippocastanum* L.

【别　　名】欧七叶树、马栗树。

【药用部位】花、果实、叶、树皮（马栗）；种子（马栗子）。

【生境分布】原产于阿尔巴尼亚和希腊。沈阳有栽培。

【功效应用】花、果实、叶、树皮（马栗）：用于血液循环障碍，胃病，风湿病。种子（马栗子）：用于痔疮，子宫出血，崩漏，骨折。

倒地铃属 *Cardiospermum* L.

倒地铃 *Cardiospermum halicacabum* L.

【别　　名】假苦瓜、灯笼泡。

【药用部位】全草或果实（三角泡）。

【生境分布】广布于全世界的热带和亚热带地区。沈阳、大连有栽培。

【功效应用】味苦、辛，性寒。清热利湿，凉血解毒。用于黄疸，淋证，湿疹，疗疮肿毒，毒蛇咬伤，跌打损伤。

栾属 *Koelreuteria* Laxm.

1. 复羽叶栾 *Koelreuteria bipinnata* Franch.

【别　　名】摇钱树、花楸树、泡花树。

【药用部位】根和根皮（摇钱树根）；花和果实（摇钱树）。

【生境分布】分布于湖北、四川以南各省区。大连有栽培。

【功效应用】根和根皮（摇钱树根）：味微苦，性平。祛风清热，止咳，散瘀，杀虫。用于风热咳嗽，风湿热痹，跌打肿痛，蛔虫病。花和果实（摇钱树）：味苦，性寒。清肝明目，行气止痛。用于目痛泪出，疝气痛，腰痛。

2. 栾 *Koelreuteria paniculata* Laxm.

【别　　名】栾花、山茶叶、灯笼花、乌叶子。

【药用部位】根皮（栾树皮）；花（栾华）。

【生境分布】生于海拔 400~1000m 的山坡杂林、灌丛中，或栽培。凌源、朝阳、瓦房店、旅顺口等地有野生。辽宁各地有栽培。

【功效应用】根皮（栾树皮）：清肝明目。用于目痛泪出，目中赤烂。花（栾华）：味苦，性寒。清肝明目。用于目赤肿痛，多泪。

文冠果属 *Xanthoceras* Bunge

文冠果 *Xanthoceras sorbifolium* Bunge

【别　　名】文官果、文冠树、文冠木、麻腿、木瓜、温旦革子、僧登、协日—僧登、赫日音—陶来音—博热（蒙药）。

【药用部位】茎或枝叶（文冠果）。

【生境分布】辽西有少量野生于丘陵山坡等处。辽宁各地有栽培。

【功效应用】味甘、微苦，性平。祛风除湿，消肿止痛，收敛。用于风湿热痹，筋骨疼痛。

【民族用药】蒙医：木材或枝叶入药，味甘、涩、微苦，性凉。效轻、浮、燥、糙。燥协日乌素，清热，消肿，止痛。用于陶赖，赫如虎，热性协日乌素病，巴木病，癣，协日乌素病，皮肤瘙痒，脱发，浊热等症。

81. 芸香科 Rutaceae

柑橘属 *Citrus* L.

枳 *Citrus trifoliata* L.—*Poncirus trifoliata* (L.) Raf.

【别　　名】枸橘、枸枳、臭橘子、臭枳子。

【药用部位】根皮（枳根皮）；树皮屑或果皮屑（枳茹）；棘刺（枸橘刺）；叶（枸橘叶）；幼果或未成熟果实（枸橘）；种子（枸橘核）。

【生境分布】分布于我国中部。旅顺口有栽培。

【功效应用】根皮（枳根皮）：味苦，性平。敛血，止痛。用于痔疮，便血，齿痛。树皮屑或果皮屑（枳茹）：味辛，性温。息风止痉，化痰通络。用于中风身体强直，屈伸不利，口眼㖞斜。棘刺（枸橘刺）：味辛，性平。止痛。用于龋齿疼痛。叶（枸橘叶）：味辛，性温。理气止呕，消肿散结。用于噎膈，反胃，呕吐，梅核气，疝气。幼果或未成熟果实（枸橘）：味辛，苦，性温。疏肝和胃，理气止痛，消积化滞。用于胸胁胀满，脘腹胀痛，乳房结块，疝气疼痛，睾丸肿痛，跌打损伤，食积，便秘，子宫脱垂。种子（枸橘核）：味辛，性平。止血。用于肠风下血。

白鲜属 *Dictamnus* L.

白鲜 *Dictamnus dasycarpus* Turcz.

【别　　名】八股牛、八圭牛、八木籽、好汉拔、山牡丹、羊癣草、鲜皮、地羊鲜、斤拔、白膻、白羊鲜、八股牛（满药），白鲜皮（朝药）。

【药用部位】根皮（白鲜皮）。

【生境分布】生于丘陵土坡或平地灌木丛中或草地或疏林下。分布于辽宁各地。

【功效应用】味苦，性寒。清热燥湿，祛风解毒。用于湿热疮毒，黄水淋漓，湿疹，风疹，疥癣疮癞，风湿热痹，黄疸尿赤。

【民族用药】满医：根皮入药，清热燥湿，祛风解毒。白鲜皮水煎服用于风湿热痹，黄疸尿赤；白鲜皮水煎服擦洗患处，用于皮肤癣症，湿疹，风疹，皮炎，皮肤瘙痒。朝医：根皮、果实及全草入药，根皮味微苦、膻，性寒。止血，利胆，镇静，镇痉，祛风止痒，清热解毒。用于外伤出血，湿热性关节炎，皮肤瘙痒，黄疸，大肠炎，小儿惊厥。果实止咳。全草祛痰，也用于脚气病。

　　附注：本种为《中国药典》2020年版收载药材白鲜皮的基原植物，为辽宁"关药"道地药材品种，辽宁各地种植广泛，主产于辽东和辽西各县区。

黄檗属 Phellodendron Rupr.

黄檗 *Phellodendron amurense* Rupr.

【别　　名】关黄柏、东黄柏、柏皮、黄檗木、黄柏木、黄波罗树、毛黄檗、毛叶黄檗，协日—毛敦—道日素（蒙药），古尔格音—莫、勺浑炭古（满药），夯柏、夯柏希（朝药）。

【药用部位】树皮（关黄柏）；果实（黄檗果）。

【生境分布】生于山地杂木林中或山间谷地。分布于辽宁各地。

【功效应用】树皮（关黄柏）：味苦，性寒。清热燥湿，泻火除蒸，解毒疗疮。用于湿热泻痢，黄疸尿赤，带下阴痒，热淋涩痛，脚气痿躄，骨蒸劳热，盗汗，遗精，疮疡肿毒，湿疹湿疮。盐关黄柏滋阴降火。用于阴虚火旺，盗汗骨蒸。果实（黄檗果）：镇咳，祛痰，平喘，消炎。用于老年性慢性气管炎。

【民族用药】蒙医：树皮入药，味苦，性凉。效钝、糙、稀。燥协日乌素，清热，解毒，止泻，止血，明目。用于毒热，陶赖，赫如虎，秃疮，疥癣，皮肤瘙痒，吾雅曼病，鼻衄，吐血，月经过多，血痢，热性眼病，眼翳，肾热等症。满医：树皮入药，清热燥湿，解毒疗疮。用于小便短赤热痛，泻痢腹痛，湿热痢疾，黄疸，骨蒸劳热，消渴，腰膝酸痛，盗汗遗精，疮疡肿毒，湿疹瘙痒。朝医：黄柏、黄柏籽均为少阳药。均可收敛，肾元，泻火，补肾水。用于少阳人肾火而升起的小便不利，小便淋浊。也用于结胸谵语，阳明症烦躁，大便不通等症。

附注：本种为《中国药典》2020 年版收载药材关黄柏的基原植物，关黄柏为辽宁"关药"道地药材。关黄柏以野生资源为主，清原、本溪、岫岩等地有种植。本种被《国家重点保护野生药材物种名录》列为二级保护野生药材物种。被《国家重点保护野生植物名录》列为二级保护植物。

榆橘属 Ptelea L.

榆橘 *Ptelea trifoliata* L.

【别　　名】榆桔、忽布树。

【药用部位】树皮、果实（榆橘）。

【生境分布】原产于美国。大连、盖州（熊岳）有栽培。

【功效应用】味苦，性凉。健胃消食，利尿消肿，安神。用于恶心呕吐，食积不化，小便不利，身目浮肿，少尿，心烦，失眠，多梦，心神不安。

芸香属 Ruta L.

芸香 *Ruta graveolens* L.

【别　　名】臭草、香叶。

【药用部位】全草（臭草）。

【生境分布】原产于地中海沿岸地区。沈阳有栽培。

【功效应用】味苦，辛，性寒。祛风清热，活血散瘀，消肿解毒。用于感冒发热，小儿高热惊风，痛经，闭经，跌打损伤，热毒疮疡，小儿湿疹，蛇虫咬伤。

吴茱萸属 Tetradium Sweet

臭檀吴萸 *Tetradium daniellii* (Benn.) T. G. Hartley

【别　　名】臭檀、臭檀吴茱萸、密序吴萸、丽江吴萸。

【药用部位】果实（臭檀）。

【生境分布】生于山地疏林或密林中，或灌木丛中、岩石旁，或作绿化树种栽培。分布于凌源、绥中、金州、大连、旅顺口等地。

【功效应用】性辛、甘，味温。温中散寒，行气止痛。用于脾胃虚寒，脘腹冷痛，呕吐，泄泻，少食，脾胃气滞，脘腹胀满，嗳气，腹痛，头痛。

花椒属 Zanthoxylum L.

1. 花椒 *Zanthoxylum bungeanum* Maxim.

【别　　名】大椒、蜀椒、川椒、红椒、红花椒、大红袍，花珠、也日玛（蒙药）。

【药用部位】根（花椒根）；茎（花椒茎）；叶（花椒叶）；果皮（花椒）；种子（椒目）。

【生境分布】产自我国北部至西南，在凌源、盘锦、营口、大连等地有栽培。

【功效应用】根（花椒根）：味辛，性温，有小毒。散寒，除湿，止痛，杀虫。用于虚寒血淋，风湿痹痛，胃痛，牙痛，痔疮，湿疮，脚气，蛔虫病。茎（花椒茎）：味辛，性热。祛风散寒。用于风疹。叶（花椒叶）：味辛，性热。温中散寒，燥湿健脾，杀虫解毒。用于奔豚，寒积，霍乱转筋，脱肛，脚气，风弦烂眼，漆疮，疥疮，毒蛇咬伤。果皮（花椒）：味辛，性温。温中止痛，杀虫止痒。用于脘腹冷痛，呕吐泄泻，虫积腹痛；外治湿疹，阴痒。种子（椒目）：味苦、辛，性温，有小毒。利水消肿，祛痰平喘。用于水肿胀满，哮喘。

【民族用药】蒙医：果皮入药，味辛，性温。效糙。通脉，驱虫，止痒，消食。用于消化不良，蛔虫病，癣，皮肤瘙痒，口腔疾病，音哑等。

附注：本种为《中国药典》2020 年版收载药材花椒的基原植物之一。本种的嫩芽、花、嫩果和成熟果实均可作调料。

2. 青花椒 *Zanthoxylum schinifolium* **Siebold & Zucc.**

【别　　名】青椒、崖椒、野椒、野花椒、山花椒、山椒、香椒子、狗椒棘子、狗椒，花珠、也日玛（蒙药）。

【药用部位】叶（花椒叶）；果皮（花椒）；种子（椒目）。

【生境分布】生于平原至海拔 800m 山坡、林缘或灌丛中。分布于凌源、绥中、岫岩、凤城、宽甸、营口、庄河、金州、大连等地。

【功效应用】叶（花椒叶）：味辛，性热。温中散寒，燥湿健脾，杀虫解毒。用于奔豚，寒积，霍乱转筋，脱肛，脚气，风弦烂眼，漆疮，疥疮，毒蛇咬伤。果皮（花椒）：味辛，性温。温中止痛，杀虫止痒。用于脘腹冷痛，呕吐泄泻，虫积腹痛；外治湿疹，阴痒。种子（椒目）：味苦、辛，性温，有小毒。利水消肿，祛痰平喘。用于水肿胀满，哮喘。

【民族用药】蒙医：果皮入药，味辛，性温。效糙。通脉，驱虫，止痒，消食。用于消化不良，蛔虫病，癣，皮肤瘙痒，口腔疾病，音哑等。

附注：本种为《中国药典》2020 年版收载药材花椒的基原植物之一。本种的嫩芽、花、嫩果和成熟果实均可作调料。

3. 野花椒 *Zanthoxylum simulans* **Hance**

【别　　名】崖椒、刺椒、花椒、大花椒。

【药用部位】根（野花椒根）；根皮或茎皮（野花椒皮）；叶（野花椒叶）；果实（野花椒）。

【生境分布】自然分布于华北、长江以南各省。生于海拔 500m 以下的平地、低丘陵或山上矮丛林及灌木丛中。山坡阳地或路旁可栽培。凌源、盖州、庄河、普兰店、大连等地有栽培。

【功效应用】根（野花椒根）：味辛，性微温。化瘀疗伤。用于跌打损伤，胸腹疼痛，肢体麻木，毒蛇咬伤等。根皮或茎皮（野花椒皮）：味辛，性温。祛风除湿，散寒止痛，解毒。用于风寒湿痹，筋骨麻木，脘腹冷痛，吐泻，牙痛，皮肤疮疡，毒蛇咬伤。叶（野花椒叶）：味辛，性温。祛风除湿，活血通络。用于风寒湿痹，闭经，跌打损伤，阴疽，皮肤瘙痒。果实（野花椒）：味辛，性温。温中止痛，杀虫止痒。用于脾胃虚寒，脘腹冷痛，呕吐，泄泻，蛔虫腹痛，湿疹，皮肤瘙痒，阴痒，龋齿疼痛。

82. 苦木科 Simaroubaceae

臭椿属 *Ailanthus* Desf.

臭椿 *Ailanthus altissima* (Mill.) Swingle

【别　　名】樗、山樗树、山栲、恶木、木砻树、臭树、椿树。

【药用部位】根皮或干皮（椿皮）；叶（樗叶）；果实（凤眼草）。

【生境分布】生于山地沟边和较潮湿的疏林或灌木林中。分布于凌源、建昌、阜蒙、辽阳、本溪、鞍山、海城、岫岩、盖州、盘锦、瓦房店、普兰店、庄河、金州、大连等地。

【功效应用】根皮或干皮（椿皮）：味苦、涩，性寒。清热燥湿，收涩止带，止泻，止血。用于带下病，湿热泻痢，久泻久痢，便血，崩漏。叶（樗叶）：味苦，性凉。清热燥湿，杀虫。用于湿热带下，泄泻，痢疾，湿疹，疮疥，疖肿。果实（凤眼草）：味苦、涩，性凉。清热燥湿，止痢，止血。用于痢疾，白浊，带下，便血，尿血，崩漏。

附注：本种为《中国药典》2020年版收载药材椿皮的基原植物。

苦木属 *Picrasma* Blume

1. 苦木 *Picrasma quassioides* (D. Don) Benn.

【别　　名】苦树、黄楝、土樗子。

【药用部位】根或根皮（苦木根）；茎皮（苦树皮）；枝和叶（苦木）。

【生境分布】生于山地杂木林中。分布于凌源、桓仁、宽甸、丹东、长海、金州等地。

【功效应用】根或根皮（苦木根）：味苦，性寒，有小毒。清热解毒，燥湿杀虫。用于感冒发热，急性胃肠炎，痢疾，胆管感染，蛔虫病，疮疖，疥癣，湿疹，烫伤，毒蛇咬伤。茎皮（苦树皮）：味苦，性寒，有小毒。清热燥湿，解毒杀虫。用于湿疹，疮毒，疥癣，蛔虫病，急性胃肠炎。枝和叶（苦木）：味苦，性寒，有小毒。清热解毒，燥湿杀虫。用于上呼吸道感染，肺炎，急性胃肠炎，痢疾，胆管感染，疮疖，疥癣，湿疹，水火烫伤，毒蛇咬伤。

附注：本种为《中国药典》2020年版收载药材苦木的基原植物。

2. 毛果苦木 *Picrasma quassioides* var. *dasycarpa* (Kitag.) S. Z. Liou

【别　　名】毛果苦树。

【药用部位】根皮、树皮或茎木（毛果苦树）。

【生境分布】生于山地杂木林中。分布于长海、大连、旅顺口等地。

【功效应用】有小毒。清热燥湿，解毒杀虫。用于痢疾，胃肠炎，胆管感染，蛔虫病，急性化脓性感染，瘰疬，附睾炎，盆腔炎，胃痛，肋膜炎，慢性支气管炎，疥癣，湿疹，烧伤。

83. 楝科 Meliaceae

楝属 *Melia* L.

楝 *Melia azedarach* L.

【别　　名】楝子树、楝树、苦楝、花心树、苦辣树。

【药用部位】树皮和根皮（苦楝皮）；叶（苦楝叶）；花（苦楝花）；果实（苦楝子）。

【生境分布】分布于亚洲热带和亚热带地区。大连有栽培。

【功效应用】树皮和根皮（苦楝皮）：味苦，性寒，有毒。杀虫，疗癣。用于蛔虫病，蛲虫病，虫积腹痛，外治疥癣瘙痒。叶（苦楝叶）：味苦，性寒，有毒。清热燥湿，杀虫止痒，行气止痛。用于湿疹瘙痒，疮癣疥癞，蛇虫咬伤，滴虫性阴道炎，疝气疼痛，跌打肿痛。花（苦楝花）：味苦，性寒。清热祛湿，杀虫，止痒。用于热痱，头癣。果实（苦楝子）：味苦，性寒，有小毒。行气止痛，杀虫。用于脘腹胁肋疼痛，疝痛，虫积腹痛，头癣，冻疮。

附注：本种为《中国药典》2020年版收载药材苦楝皮的基原植物之一。

香椿属 *Toona* (Endl.) M. Roem.

香椿 *Toona sinensis* (A. Juss.) M. Roem.

【别　　名】椿、春菜树、白椿、香树。

【药用部位】树皮及根皮（椿白皮）；树干流出的汁液（春尖油）；叶（椿叶）；果实（香椿子）。

【生境分布】分布于华北、华东、中部、南部和西南部各省区。北镇、沈阳、辽阳、鞍山、海城、岫岩、盘锦、大连等地有栽培。

【功效应用】树皮及根皮（椿白皮）：味苦、涩，性凉。清热燥湿，涩肠，止血，止带，杀虫。用于泄泻，痢疾，肠风便血，崩漏，带下，蛔虫病，丝虫病，疮癣。树干流出的汁液（春尖油）：味辛、苦，性温。润躁解毒，通窍。用于鹤膝病，手足皲裂，疔疮。叶（椿叶）：味辛、苦，性平。祛暑化湿，解毒，杀虫。

用于暑湿伤中，恶心呕吐，食欲不振，泄泻，痢疾痈疽肿毒，疥疮，白秃疮。果实（香椿子）：味辛、苦，性温。祛风，散寒，止痛。用于外感风寒，风湿痹痛，疝气痛，痢疾，胃痛。

84. 锦葵科 Malvaceae

秋葵属 *Abelmoschus* Medik.

1. 咖啡黄葵 *Abelmoschus esculentus* (L.) Moench

【别　　名】秋葵、黄苏葵、黄秋葵、羊角豆。

【药用部位】根、叶、花或种子（秋葵）。

【生境分布】原产于印度。凌源、葫芦岛、锦州、黑山、新民、沈阳、新宾、鞍山、台安、岫岩、盘锦、大连等地有栽培。

【功效应用】味淡，性寒。利咽，通淋，下乳，调经。用于咽喉肿痛，小便淋涩，产后乳汁稀少，月经不调。

2. 黄蜀葵 *Abelmoschus manihot* (L.) Medik.

【别　　名】黄葵、秋葵、棉花葵。

【药用部位】根（黄蜀葵根）；茎或茎皮（黄蜀葵茎）；叶（黄蜀葵叶）；花冠（黄蜀葵花）；种子（黄蜀葵子）。

【生境分布】原产于我国南方，辽宁各地有栽培。

【功效应用】根（黄蜀葵根）：味甘、苦，性寒。利水，通经，解毒。用于淋证，水肿，便秘，跌打损伤，乳汁不通，痈肿，聤耳，痄腮。茎或茎皮（黄蜀葵茎）：味甘，性寒。清热解毒，通便利尿。用于高热不退，大便秘结，小便不利，疗疮肿毒，烫伤。叶（黄蜀葵叶）：味甘、性寒。清热解毒，接骨生肌。用于热毒疮痈，淋证，骨折，烫火伤，外伤出血。花冠（黄蜀葵花）：味甘，性寒。清利湿热，消肿解毒。用于湿热壅遏，淋浊水肿；外治痈疽肿毒，水火烫伤。种子（黄蜀葵子）：味甘，性寒。利水，通经，消肿解毒。用于淋证，水肿便秘，乳汁不通，痈肿，跌打损伤。

附注：本种为《中国药典》2020年版收载药材黄蜀葵花的基原植物。

苘麻属 *Abutilon* Mill.

苘麻 *Abutilon theophrasti* Medik.

【别　　名】青麻、野苘、野麻、鬼馒头草，黑玛音—乌热、扫玛然砸（蒙药）。

【药用部位】根（苘麻根）；全草或叶（苘麻）；种子（苘麻子）。

【生境分布】生于路旁、荒地和田野。分布于辽宁各地。

【功效应用】根（苘麻根）：味苦，性平。利湿解毒。用于小便淋沥，痢疾，急性中耳炎，睾丸炎。全草或叶（苘麻）：味苦，性平。清热利湿，解毒开窍。用于痢疾，中耳炎，耳鸣，耳聋，睾丸炎，化脓性扁桃体炎，痈疽肿毒。种子（苘麻子）：味苦，性平。清热解毒，利湿，退翳。用于赤白痢疾，淋证涩痛，痈肿疮毒，目生翳膜。

【民族用药】蒙医：种子入药，味甘、涩，性平。效轻、燥、浮。燥协日乌素，杀虫。用于协日乌素症，陶赖，赫如虎，巴木病，浊热，白脉病，疥癣，秃疮。

附注：本种为《中国药典》2020年版收载药材苘麻子的基原植物。

蜀葵属 *Alcea* L.

蜀葵 *Alcea rosea* L.

【别　　名】大蜀季花、大收旧花、端午花、杖葵、舌其花，额热—占巴、哈老莫德格、道格担、炮札木、哈老其其格（蒙药）。

【药用部位】根（蜀葵根）；茎、叶（蜀葵苗）；花（蜀葵花）；种子（蜀葵子）。

【生境分布】原产于我国西南地区，辽宁各地有栽培。

【功效应用】根（蜀葵根）：味甘、咸，性微寒。清热利湿，凉血止血，解毒排脓。用于淋证，带下，痢疾，吐血，血崩，外伤出血，疮疡肿毒，烧、烫伤。茎、叶（蜀葵苗）：味甘，性凉。清热利湿，解毒。用于热毒下痢，淋证，无名肿毒，水火烫伤，金疮。花（蜀葵花）：味甘、咸，性凉。和血止血，解毒散结。用于吐血，衄血，月经过多，赤白带下，二便不通，小儿风疹，疟疾，痈疽疖肿，蜂蝎螫伤，烫、火伤。种子（蜀葵子）：味甘，性寒。利尿通淋，解毒排脓，润肠。用于水肿，淋证，带下，乳汁不通，疮疥，无名肿毒。

【民族用药】蒙医：花入药，味咸、甘，性寒。利尿，消水肿，清热，固精，调经血。用于水肿肾热，膀胱热，遗精，月经不调。

金铃花属 *Callianthe* Donnell

金铃花 *Callianthe picta* (G. F. Dicks. ex Lindl.) Donnell—*Abutilon pictum* (Gillies ex Hook. & Arn.) Walp.

【别　　名】红脉苘麻、风铃花、灯笼花。

【药用部位】叶和花（猩猩花）。

【生境分布】原产于南美洲，辽宁有栽培。

【功效应用】味辛，性寒。活血散瘀，舒筋通络，止痛。用于跌打肿痛，腹痛。

田麻属 *Corchoropsis* Siebold & Zucc.

田麻 *Corchoropsis crenata* (Thunb.)Makino

【别　　名】毛果田麻。

【药用部位】全草（田麻）。

【生境分布】生于丘陵或低山干山坡或多石处。分布于阜蒙、辽阳、凤城、东港、长海、瓦房店、金州、大连等地。

【功效应用】味苦，性凉。清热利湿，解毒止血。用于黄疸，跌打损伤，风湿痛，痈疖肿毒，咽喉肿痛，疥疮，小儿疳积，白带过多，外伤出血。

附注：功效相同的有**光果田麻** *C. crenata* var. *hupehensis* Pamp.—*C. psilocarpa* Harms& Loes. ex Loes.，分布于朝阳、辽阳、鞍山、岫岩、庄河、瓦房店、普兰店、金州等地。

梧桐属 *Firmiana* Marsili

梧桐 *Firmiana simplex* (L.) W. Wight

【别　　名】青桐、青皮梧桐、桐麻树。

【药用部位】根（梧桐根）；去掉栓皮的树皮（梧桐白皮）；叶（梧桐叶）；花（梧桐花）；种子（梧桐子）。

【生境分布】从海南到华北均有分布，大连、旅顺口、金州有栽培。

【功效应用】根（梧桐根）：味甘，性平。祛风除湿，调经止血，解毒疗疮。用于风湿关节疼痛，吐血，肠风下血，月经不调，跌打损伤。去掉栓皮的树皮（梧桐白皮）：味甘、苦，性凉。祛风除湿，活血通经。用于风湿痹痛，月经不调，痔疮脱肛，丹毒，恶疮，跌打损伤。叶（梧桐叶）：味苦，性寒。祛风除湿，解毒消肿，降血压。用于风湿痹痛，跌打损伤，痈疮肿毒，痔疮，小儿疳积，泻痢，高血压病。花（梧桐花）：甘，平。利湿消肿，消热解毒。用于水肿，小便不利，无名肿毒，创伤红肿，头癣，汤火伤。种子（梧桐子）：味甘，性平。顺气和胃，健脾消食，止血。用于胃脘疼痛，伤食腹泻，疝气，须发早白，小儿口疮。

棉属 *Gossypium* L.

陆地棉 *Gossypium hirsutum* L.

【别　　名】草棉、大陆棉、美洲棉、墨西哥棉。

【药用部位】根、根皮（棉花根）；外果皮（棉花壳）；种子（棉花子）；种子上的棉毛（棉花）；种子的脂肪油（棉花油）。

【生境分布】原产于阿拉伯和小亚细亚。辽南和辽西有栽培。

【功效应用】根、根皮（棉花根）：味甘，性温。止咳平喘，通经止痛。用于咳嗽，气喘，月经不调，崩漏。外果皮（棉花壳）：味辛，性温。温胃降逆，化痰止咳。用于噎膈，胃寒呃逆，咳嗽气喘。种子（棉花子）：味辛，性热，有毒。温肾，通乳，活血止血。用于阳痿，腰膝冷痛，白带，遗尿，胃痛，乳汁不通，崩漏，痔血。种子上的棉毛（棉花）：味甘，性温。止血。用于吐血，便血，血崩，金疮出血。种子的脂肪油（棉花油）：味辛，性热。解毒杀虫。用于恶疮，疥癣。

扁担杆属 *Grewia* L.

1. 扁担杆 *Grewia biloba* G. Don

【别　　名】扁担木、娃娃拳、小孩拳头、孩儿拳头、黄麻、黄狗卵、驴卵子秧、狗卵子秧、狗卵、山蹦枣、山拳、色麻子叶。

【药用部位】根、枝、叶（扁担杆）。

【生境分布】生于山坡或山沟边。分布于大连、长海等地。

【功效应用】味甘、辛，性温。健脾益气，祛风除湿，固精止带。用于脾虚食少，久泻脱肛，小儿疳积，蛔虫病，风湿痹痛，遗精，崩漏，带下，子宫脱垂。

2. 小花扁担杆 *Grewia biloba* var. *parviflora* (Bunge) Hand.-Mazz.

【别　　名】扁担木、娃娃拳、小孩拳头、孩儿拳头、棉筋条、哨儿菜。

【药用部位】枝、叶（吉利子树）。

【生境分布】生于低山灌丛中或平原。分布于凌源、长海、金州、大连、旅顺口等地。

【功效应用】味甘、苦，性温。健脾益气，祛风除湿。用于小儿疳积，脘腹胀满，脱肛，崩漏，带下，风湿痹痛。

木槿属 *Hibiscus* L.

1. 大麻槿 *Hibiscus cannabinus* L.

【别　　名】洋麻、芙蓉麻、红麻、旱麻。

【药用部位】叶（大麻槿叶）；花（大麻槿花）。

【生境分布】原产于印度。盖州有栽培。

【功效应用】叶（大麻槿叶）：轻泻。花（大麻槿花）：用于胆管疾患。

2. 木槿 *Hibiscus syriacus* L.

【别　　名】白槿花、椵树、白牡丹、清明篱、木桂花树、菜花树、笆壁花。

【药用部位】根（木槿根）；茎皮或根皮（木槿皮）；叶（木槿叶）；花（木槿花）；果实（木槿子）。

【生境分布】分布于我国中部各省。辽宁各地有栽培。

【功效应用】根（木槿根）：味甘，性凉。清热解毒，消痈肿。用于肠风，痢疾，肺痈，肠痈，痔疮肿痛，赤白带下，疥癣，肺痨。茎皮或根皮（木槿皮）：味甘、苦，性微寒。清热利湿，杀虫止痒。用于湿热泻痢，肠风泻血，脱肛，痔疮，赤白带下，阴道滴虫，皮肤疥癣，阴囊湿疹。叶（木槿叶）：味苦，性寒。清热解毒。用于赤白痢疾，肠风，痈肿疮毒。花（木槿花）：味甘、苦，性凉。清热利湿，凉血解毒。用于肠风泻血，赤白下痢，痔疮出血，肺热咳嗽，咳血，白带，疮疖痈肿，烫伤。果实（木槿子）：味甘，性寒。清肺化痰，止头痛，解毒。用于痰喘咳嗽，支气管炎，偏正头痛，黄水疮，湿疹。

3. 野西瓜苗 *Hibiscus trionum* L.

【别　　名】灯笼花、西瓜花、山西瓜、山西瓜秧、老头儿秧。

【药用部位】全草或根（野西瓜苗）；种子（野西瓜苗子）。

【生境分布】生于路旁、田埂、荒坡等。分布于辽宁各地。

【功效应用】全草或根（野西瓜苗）：味甘，性寒。清热解毒，利咽止咳。用于咽喉肿痛，咳嗽，泻痢，疮毒，烫伤。种子（野西瓜苗子）：味辛，性平。补肾。润肺。用于肾虚头晕，耳鸣，耳聋，肺痨咳嗽。

锦葵属 *Malva* L.

1. 锦葵 *Malva cathayensis* M. G. Gilbert, Y. Tang & Dorr—*M. sinensis* Cavan.

【别　　名】大花葵、小蜀葵花，额莫—占巴、札占巴、毛占巴（蒙药）。

【药用部位】茎、叶、花（锦葵）。

【生境分布】辽宁各地有栽培，偶有逸生。

【功效应用】味咸，性寒。利尿通便，清热解毒。用于大小便不畅，带下，瘰疬，咽喉肿痛。

【民族用药】蒙医：果实入药，味甘、涩，性凉。效锐、重、干。开窍脉，利尿，燥脓，止泻，止渴。用于尿闭，膀胱结石。

2. 野葵 *Malva verticillata* L.

【别　　名】北锦葵、冬葵、旅葵、粘滑菜、萨日木格—占巴、玛宁占巴、尼嘎（蒙药），冬葵子（满药）。

【药用部位】根（冬葵根）；嫩苗或叶（冬葵叶）；果实（冬葵子）。

【生境分布】生于杂草地、住宅附近及山坡。分布于凌源、建平、阜蒙、彰武、金州等地。

【功效应用】根（冬葵根）：味甘，性寒。清热利水，解毒。用于水肿，热淋，带下，乳痈，疖疮，蛇虫咬伤。嫩苗或叶（冬葵叶）：味甘，性寒。清热，利湿，滑肠，通乳。用于肺热咳嗽，咽喉肿痛，热毒下痢，湿热黄疸，二便不通，乳汁不下，疮疖痈肿，丹毒。果实（冬葵子）：味甘，性寒。利水通淋，滑肠通便，下乳。用于淋病，水肿，大便不通，乳汁不行。

【民族用药】蒙医：果实入药，味甘、涩，性凉。效锐、重、燥。通脉，利尿消肿，祛协日，燥脓，止泻，止渴。用于肾热，膀胱热，尿闭，膀胱结石，浮肿，水肿，渴症，疮疡。满医：用、茎、叶、果实入药，清热解毒，利水通便。主下肢浮肿，便秘，产后乳汁不通，咽喉肿痛，肺热咳嗽，小便不利。

3. 中华野葵 *Malva verticillata* var. *rafiqii* Abedin

【药用部位】全草（中华野葵）。

【生境分布】生于杂草地、山坡、庭园和住宅附近。分布于凌源。

【功效应用】解毒止痛，利尿通淋。用于咽喉炎、尿闭，淋病，水肿。外用于乳痈、痈疮肿毒。

黄花稔属 *Sida* L.

心叶黄花稔 *Sida cordifolia* L.

【别　　名】印度锦葵、印度麻黄、白锦葵、心叶黄花仔。

【药用部位】全草（心叶黄花仔）。

【生境分布】生于路旁草丛中，分布于金州。

【功效应用】味甘、微辛，性平。清热利湿，止咳，解毒消痈。用于湿热黄疸，痢疾，泄泻，淋病，发热咳嗽，气喘，疮痈肿毒。

椴属 *Tilia* L.

1. 紫椴 *Tilia amurensis* Rupr.

【别　　名】阿穆尔椴、西伯利亚紫椴、朝鲜紫椴、裂叶紫椴、籽椴、小叶椴、椴树。

【药用部位】花（紫椴）。

【生境分布】生于杂木林中。分布于凌源、建昌、阜蒙、辽宁东部及南部地区。

【功效应用】味辛，性凉。发汗解热，抑菌。用于感冒，水肿，口腔破溃，咽喉肿痛。

附注：本种被《国家重点保护野生植物名录》列为二级保护植物。功效相同的有**蒙椴** *T. mongolica* **Maxim.**，分布于大连、金州、营口及辽西等地。

2. 小叶紫椴 *Tilia amurensis* var. *taquetii* (C. K. Schneid.) Liou & Li

【药用部位】花（小叶紫椴）。

【生境分布】生于山坡杂木林中。分布于辽东山区各地。

【功效应用】解毒，解表。用于感冒，肾盂肾炎，口腔破溃，咽喉肿痛。

3. 心叶椴 *Tilia cordata* Mill.

【别　　名】欧洲小叶椴。

【药用部位】花（心叶椴）。

【生境分布】原产于英国，沈阳、大连有栽培。

【功效应用】用于感冒，发热，咳嗽。

4. 辽椴 *Tilia mandshurica* **Rupr. & Maxim.**

【别　　名】糠椴、大叶椴。

【药用部位】花（糠椴）。

【生境分布】生于山坡沟谷、杂木林中。分布于辽宁各地。

【功效应用】发汗，镇静，解热。

刺蒴麻属 *Triumfetta* L.

刺蒴麻 *Triumfetta rhomboidea* **Jacq.—*Triumfetta bartramia* L.**

【别　　名】黄花地桃花、黄花虱麻头、密马专、细叶黐头猛。

【药用部位】根或全草（黄花地桃花）。

【生境分布】分布于热带亚洲及非洲。辽宁有栽培。

【功效应用】味甘、淡，性凉。清热利湿，通淋化石。用于风热感冒，痢疾，泌尿系结石，疮疖，毒蛇咬伤。

85. 瑞香科 Thymelaeaceae

瑞香属 *Daphne* L.

1. 芫花 *Daphne genkwa* **Siebold & Zucc.**

【别　　名】瑞香芫花、药鱼条、药鱼草、芫条。

【药用部位】根或根皮（芫花根）；花蕾（芫花）。

【生境分布】生于山坡、灌丛。分布于凌源、瓦房店、长海、旅顺口。

【功效应用】根或根皮（芫花根）：味苦、辛，性温，有毒。逐水，解毒，散结。用于水肿，瘰疬，乳痈，痔瘘，疥疮，风湿痹痛。花蕾（芫花）：味苦、辛，性温，有毒。泻水逐饮；外用杀虫疗疮。用于水肿胀满，胸腹积水，痰饮积聚，气逆咳喘，二便不利；外治疥癣秃疮，痈肿，冻疮。

附注：本种为《中国药典》2020 年版收载药材芫花的基原植物。

2. 东北瑞香 *Daphne pseudomezereum* **A. Gray**

【别　　名】长白瑞香。

【药用部位】根及茎（辣根草）。

【生境分布】生于海拔 600~1300m 的针阔叶混交林及针叶林的林下和林缘。分布于本溪、桓仁。

【功效应用】味辛，性温。温经通脉，活血止痛。用于冠心病，心绞痛，血栓闭塞性脉管炎，关节炎，冻疮。

草瑞香属 *Diarthron* Turcz.

草瑞香 *Diarthron linifolium* **Turcz.**

【别　　名】栗麻。

【药用部位】根皮、茎皮（草瑞香）。

【生境分布】生于海拔 50~600m 的沙质荒地。分布于辽宁各地。

【功效应用】活血止痛。用于风湿痛。

狼毒属 *Stellera* L.

狼毒 *Stellera chamaejasme* **L.**

【别　　名】瑞香狼毒、西北狼毒、火柴头花、洋火头花、断肠草，达楞—图如、热扎格、少格兴（蒙药），疗毒草（满药）。

【药用部位】根（狼毒）。

【生境分布】生于干燥向阳的草坡、草丛或河滩台地。分布于建平、彰武等地。

【功效应用】味苦、辛，性平，有毒。泻水逐饮，破积杀虫。用于水肿腹胀，痰食虫积，心腹疼痛，癥瘕积聚，结核，疥癣。

【民族用药】蒙医：根入药，味苦、辛，性平。效糙、动、轻。有毒。杀黏，逐水，消肿，止痛，祛腐。主治肌痛，胃痛，脉痛，乳腺肿，腮肿，豆疹等。满医：根入药，泻水逐饮，破积杀虫。狼毒草水煎服，用于腹胀水肿，慢性咳嗽气喘，积聚胀满，虫积；狼毒草捣烂或水煎浓缩成膏外敷患处，用于疖癣，瘙痒症，顽固性皮炎；狼毒草煮水喷洒，用于杀灭蝇蛆。

荛花属 *Wikstroemia* Endl.

河朔荛花 *Wikstroemia chamaedaphne* Meisn.

【别　　名】绛州芫花、芫蒿、醉鱼草、北芫花。

【药用部位】花蕾（黄芫花）。

【生境分布】生于山坡及路旁。分布于沈阳蒲河镇。

【功效应用】味辛，性温，有小毒。泻下逐水，涤痰。用于肚腹胀满，痰饮，咳逆喘满，传染性肝炎，精神分裂症，癫痫。

86. 旱金莲科 Tropaeolaceae

旱金莲属 *Tropaeolum* L.

旱金莲 *Tropaeolum majus* L.

【别　　名】大红鸟、旱莲花、旱荷花。

【药用部位】全草（旱莲花）。

【生境分布】原产于南美洲。阜蒙、沈阳、抚顺、本溪、大连等地有栽培。

【功效应用】味辛、酸，性凉。清热解毒，凉血止血。用于目赤红痛，痈疖肿痛，吐血，咯血。

87. 白花菜科 Cleomaceae

醉蝶花属 *Tarenaya* Raf.

醉蝶花 *Tarenaya hassleriana* (Chodat) Iltis—*Cleome spinosa* Jacq.

【别　　名】蝴蝶梅、醉蝴蝶、西洋白花菜。

【药用部位】全草（醉蝶花）。

【生境分布】原产于美洲热带地区和西印度群岛。凌源、清原、抚顺、沈阳、辽阳、本溪、鞍山、台安、凤城、盘锦、大连等地有栽培。

【功效应用】味辛、涩，性平，有小毒。祛风散寒，杀虫止痒。

88. 十字花科 Brassicaceae (Cruciferae)

辣根属 *Armoracia* G. Gaertn., B. Mey. & Scherb.

辣根 *Armoracia rusticana* G. Gaertn., B. Mey. & Scherb.

【别　　名】马萝卜、西洋山蓊菜。

【药用部位】根（辣根）。

【生境分布】原产于欧洲，铁岭、沈阳、鞍山、瓦房店等地有栽培。

【功效应用】味辛，性温。消食和中，利胆，利尿。用于消化不良，小便不利，胆囊炎，关节炎。

芸薹属 *Brassica* L.

1. 芥菜 *Brassica juncea* (L.) Czern.

【别　　名】芥末、药芥子、大芥菜、辣菜、春菜、黄芥子，格齐、水嘎日、查干格齐、盖母（蒙药）。

【药用部位】嫩茎和叶（芥菜）；种子（芥子）；陈年卤汁（陈芥菜卤汁）。

【生境分布】辽宁各地常见栽培。

【功效应用】嫩茎和叶（芥菜）：味辛，性温。利肺豁痰，消肿散结。用于寒饮咳嗽，痰滞气逆，胸膈满闷，砂淋，石淋，牙龈肿烂，乳痈，痔肿，冻疮，漆疮。种子（芥子）：味辛，性温。温肺豁痰利气，散结通络止痛。用于寒痰咳嗽，胸胁胀痛，痰滞经络，关节麻木、疼痛，痰湿流注，阴疽肿毒。陈年卤汁（陈芥菜卤汁）：味咸，性寒。清肺利咽，祛痰排脓。用于肺痈喘胀，咳痰脓血腥臭，咽喉肿痛。

【民族用药】蒙医：种子入药，味辛，性平。强身，祛协日乌素，解毒。用于身体虚弱，中毒症，协日乌素病，黏病。

附注：本种为《中国药典》2020年版收载药材芥子的基原植物之一。

2. 蔓菁甘蓝 *Brassica napus* var. *napobrassica* (L.) Rchb.—*B. napobrassica* (L.) Mill.

【别　　名】芜菁甘蓝、布留克、洋大头菜。

【药用部位】种子（芜菁甘蓝子）。

【生境分布】大连有栽培。

【功效应用】味辛、甘、苦，性平。清湿热，散热毒，消食，下气。用于湿热黄疸，便秘腹胀，热毒乳痈，小儿头疮，无名肿毒，骨疽。

3. 花椰菜 *Brassica oleracea* var. *botrytis* L.

【别　　名】菜花、花菜。

【药用部位】叶（花椰菜）。

【生境分布】原产欧洲。辽宁有栽培。

【功效应用】清热。

4. 甘蓝 *Brassica oleracea* var. *capitata* L.

【别　　名】结球甘蓝、大头菜、卷心菜、包菜、圆白菜。

【药用部位】叶（甘蓝）。

【生境分布】原产于欧洲。辽宁各地常见栽培。

【功效应用】味甘，性平。清利湿热，散结止痛，益肾补虚。用于湿热黄疸，消化道溃疡疼痛，关节不利，虚损。

5. 擘蓝 *Brassica oleracea* var. *gongylodes* L.—*B. caulorapa* Pasq.

【别　　名】苤蓝、球茎甘蓝、玉头。

【药用部位】球茎、叶片和种子（擘蓝）。

【生境分布】原产于欧洲。辽宁各地常见栽培。

【功效应用】味甘、辛，性凉。健脾利湿，解毒。用于脾虚水肿，小便淋浊，大肠下血，湿热疮毒。

6. 蔓菁 *Brassica rapa* L.

【别　　名】芜青、芜菁、地蔓菁、扁萝卜、变萝卜。

【药用部位】根或叶（芜菁）；花（芜菁花）；种子（芜菁子）。

【生境分布】大连有栽培。

【功效应用】根或叶（芜菁）：味辛、甘、苦，性温。消食下气，解毒消肿。用于宿食不化，心腹冷痛，咳嗽，疔疮痈肿。花（芜菁花）：味辛，性平。补肝明目，敛疮。用于虚劳目暗，久疮不愈。种子（芜菁子）：味辛、苦，性寒。养肝明目，行气利水，清热解毒。用于青盲，目暗，黄疸便结，小便不利，症积，疮疽，面黣。

7. 青菜 *Brassica rapa* var. *chinensis* (L.) Kitam.—*B. chinensis* L.

【别　　名】小白菜、菘菜、油菜、小油菜、塌棵菜。

【药用部位】叶（菘菜）；种子（菘菜子）。

【生境分布】辽宁各地常见栽培。

【功效应用】叶（菘菜）：味甘，性凉。解热除烦，生津止渴，清肺消痰，通利肠胃。用于肺热咳嗽，便秘，消渴，食积，丹毒，漆疮。种子（菘菜子）：味甘，性平。清肺化痰，消食解酒。用于肺热痰咳，食积，醉酒。

8. 白菜 *Brassica rapa* var. *glabra* Regel—*B. pekinensis* (Lour.) Rupr.

【别　　名】菘、大白菜、小白菜。

【药用部位】鲜叶和根（黄芽白菜）。

【生境分布】辽宁各地有栽培。

【功效应用】味甘，性平。通利肠胃，养胃和中，利小便。

9. 芸薹 *Brassica rapa* var. *oleifera* DC.—*B. campestris* L.

【别　　名】油菜、芸苔。

【药用部位】根、茎和叶（芸薹）；种子（芸薹子）；种子榨取的油（芸薹子油）。

【生境分布】辽宁各地有栽培。

【功效应用】根、茎和叶（芸薹）：味辛、甘，性平。凉血散血，解毒消肿。用于血痢，丹毒，热毒疮肿，乳痈，风疹，吐血。种子（芸薹子）：味辛、甘，性平。活血化瘀，消肿散结，润肠通便。用于产后恶露不尽，瘀血腹痛，痛经，肠风下血，血痢，风湿关节肿痛，痈肿丹毒，乳痈，便秘，粘连性肠梗阻。种子榨取的油（芸薹子油）：味辛、甘，性平。解毒消肿，润肠。用于风疮，痈肿，汤火灼伤，便秘。

荠属 *Capsella* Medik.

荠 *Capsella bursa-pastoris* (L.) Medik.

【别　　名】荠菜、荠荠菜、地菜、菱角菜、护生草、沙荠、粽子菜、香荠、三角菜、清明草，阿布嘎、苏克嘎巴、阿布嘎—诺高（蒙药）。

【药用部位】全草（荠菜）；花序（荠菜花）；种子（荠菜子）。

【生境分布】生于山坡，路边，耕地或杂草地。分布于辽宁各地。

【功效应用】全草（荠菜）：味甘、淡，性凉。凉肝止血，平肝明目，清热利湿。用于吐血，衄血，咯血，尿血，崩漏，目赤疼痛，眼底出血，高血压病，赤白痢疾，肾炎性水肿，乳糜尿。花序（荠菜花）：味甘、性凉。凉血止血，清热利湿。用于崩漏，尿血，吐血，咳血，小儿乳疾，痢疾，赤白带下。种子（荠菜子）：味甘，性平。祛风明目。用于目痛青盲，翳障。

【民族用药】蒙医：全草入药，味辛、甘，性平，效柔、固、重。止吐，止血，利尿。用于呕吐，呕血，血崩，产后流血过多，尿潴留，肾热，水臌。

附注：本种幼苗可作野菜食用。

碎米荠属 *Cardamine* L.

1. 弯曲碎米荠 *Cardamine flexuosa* With.

【别　　名】曲枝碎米荠、朝鲜葶苈子、高山碎米荠、卵叶弯曲碎米荠、柔弯曲碎米荠、峨眉碎米荠。

【药用部位】全草（白带草）。

【生境分布】生于田边、路旁及较湿的草地。分布于大连、丹东等地。

【功效应用】味甘、淡，性凉。清热利湿，安神，止血。用于湿热痢疾，热淋，白带，心悸，失眠，虚火牙痛，小儿疳积，吐血，便血，疔疮。

附注：功效相同的有**粗毛碎米荠** *C. hirsuta* L.，生于阴湿地。分布于岫岩、庄河、金州等地。

2. 弹裂碎米荠 *Cardamine impatiens* L.

【别　　名】大碎米荠、水菜花、水花菜。

【药用部位】全草（弹裂碎米荠）。

【生境分布】生于山坡、路旁、荒地及耕地的草丛中。分布于宽甸。

【功效应用】味淡，性平。活血调经，清热解毒，利尿通淋。用于妇女月经不调，痈肿，淋证。

3. 白花碎米荠 *Cardamine leucantha* (Tausch) O. E. Schulz

【别　　名】山芥菜、白花石芥菜、白石芥花、假芹菜、盖菜。

【药用部位】根状茎或全草（菜子七）。

【生境分布】生于路边、山坡湿草地、杂木林下及山谷沟边阴湿处。产于开原、西丰、清原、新宾、抚顺、辽阳、本溪、桓仁、鞍山、海城、岫岩、凤城、宽甸、庄河等地。

【功效应用】味辛、甘,性平。化痰止咳,活血止痛。用于百日咳,慢性支气管炎,月经不调,跌打损伤。

附注:本种嫩茎叶可作野菜食用。

4. 水田碎米荠 *Cardamine lyrata* Bunge

【别　　名】水田荠、小水田荠。

【药用部位】全草(水田碎米荠)。

【生境分布】生于水田边,溪边及浅水处。分布于沈阳、盘山等地。

【功效应用】味甘、微辛,性平。清热利湿,凉血调经,明目去翳。用于肾炎性水肿,痢疾,吐血,崩漏,月经不调,目赤,云翳。

5. 圆齿碎米荠 *Cardamine scutata* Thunb.

【别　　名】大顶叶碎米荠、长白山碎米荠。

【药用部位】种子(圆齿碎米荠)。

【生境分布】生于高海拔湿地。分布于桓仁、宽甸。

【功效应用】利尿。

垂果南芥属 *Catolobus* Al-Shehbaz

垂果南芥 *Catolobus pendulus* (L.) Al-Shehbaz —*Arabis pendula* L.

【别　　名】垂果南芥菜、野白菜、旁风、蜈蚣草。

【药用部位】果实(扁担蒿)。

【生境分布】生于高山灌丛下、河边草丛及荒漠地区。分布于凌源、北镇、西丰、清原、新宾、抚顺、法库、沈阳、辽阳、本溪、桓仁、鞍山、海城、岫岩、营口、凤城、宽甸、丹东、普兰店、金州、大连等地。

【功效应用】味辛,性平。清热解毒,消肿。用于疮疡肿毒,阴道炎,阴道滴虫。

播娘蒿属 *Descurainia* Webb & Berthel.

播娘蒿 *Descurainia sophia* (L.) Webb ex Prantl

【别　　名】腺毛播娘蒿、华东葶苈子、南葶苈子、甜葶苈、野荠菜,贡图格、汉毕勒、嘎顺—汉毕勒(蒙药)

【药用部位】种子(葶苈子)。

【生境分布】生于山坡、田野、农田、住宅附近的沙质地或盐碱地。分布于凌源、鞍山、海城、盘锦、长海、金州、大连、旅顺口等地。

【功效应用】味辛,苦,性大寒。泻肺平喘,行水消肿。用于痰涎壅肺,喘咳痰多,胸胁胀满,不得平卧,胸腹水肿,小便不利。

【民族用药】蒙医:种子入药,味辛、苦,性凉。效钝、稀、柔、轻、糙。清相搏热,解毒,止咳化痰,平喘。用于血协日性相搏热,感冒,赫依血相搏性气喘,毒热症等。

附注:本种为《中国药典》2020年版收载药材葶苈子的基原植物之一。本种嫩苗可作野菜食用。

花旗杆属 *Dontostemon* Andrz. ex Ledeb.

花旗杆 *Dontostemon dentatus* (Bunge) Ledeb.

【别　　名】齿叶花旗杆、苦葶苈。

【药用部位】全草和种子(苦葶苈)。

【生境分布】生于石砾质山地、山坡、林缘路旁。分布于辽宁各地。

【功效应用】利小便。

葶苈属 *Draba* L.

葶苈 *Draba nemorosa* L.

【别　　名】光果葶苈、筛子底。

【药用部位】全草(和葶苈);种子(和葶苈子)。

【生境分布】生于田边路旁，山坡草地及河谷湿地。分布于开原、清原、新宾、抚顺、沈阳、辽阳、鞍山、岫岩、抚顺、本溪、凤城、宽甸、丹东、盘锦、庄河、瓦房店、普兰店、金州、大连等地。

【功效应用】全草（和葶苈）：消积，解肉食中毒。种子（和葶苈子）：祛痰平喘，清热，利尿。用于咳逆，喘鸣，水肿，肋膜炎。

芝麻菜属 *Eruca* Mill.

芝麻菜 *Eruca vesicaria* subsp. *sativa* (Mill.) Thell.

【别　　名】金堂葶苈、臭芥子、臭萝卜子、香油菜、芸芥、臭菜。

【药用部位】种子（芝麻菜）。

【生境分布】原产于欧洲及非洲。凌源、建平、阜新、义县、北镇、鞍山、大连等地有栽培。

【功效应用】味辛、苦，性寒。下气行水，祛痰定喘。用于痰壅喘咳，水肿，腹水。

糖芥属 *Erysimum* L.

1. 糖芥 *Erysimum amurense* Kitag.—*E. bungei* (Kitag.) Kitag.

【药用部位】全草和种子（糖芥）。

【生境分布】生于田边荒地及荒野。分布于凌源、金州、大连等地。

【功效应用】味苦，辛，性寒。健脾和胃，利尿强心。用于脾胃不和，食积不化，心力衰竭之浮肿。

2. 小花糖芥 *Erysimum cheiranthoides* L.

【别　　名】桂竹糖芥、桂竹香糖芥、苦葶苈。

【药用部位】全草和种子（桂竹糖芥）。

【生境分布】生于山坡、山谷、路旁及村旁荒地。分布于大连。

【功效应用】味辛、微苦，性寒，有小毒。强心利尿，和胃消食。用于心力衰竭，心悸，浮肿，脾胃不和，食积不化。

菘蓝属 *Isatis* L.

1. 三肋菘蓝 *Isatis costata* C. A. Mey.

【别　　名】肋果菘蓝。

【药用部位】根和叶（肋果菘蓝）。

【生境分布】生于草地。分布于昌图、沈阳。

【功效应用】味苦，性寒。清热利咽，凉血解毒。用于伤寒，细菌性痢疾，口腔炎，咽喉炎，扁桃体炎，鼻衄。

附注：本种曾被误定为**长圆果菘蓝** *I. oblongata* DC.。

2. 菘蓝 *Isatis tinctoria* L.—*I. indigotica* Fortune

【别　　名】欧洲菘蓝、东北菘蓝、板蓝根、北板蓝、大青叶、大青、菘青、草大青。

【药用部位】根（板蓝根）；叶、茎叶经加工制得的干燥物（青黛）；叶（大青叶）。

【生境分布】原产于欧洲。凌源、昌图、沈阳、辽阳、盖州、旅顺口等地有栽培。

【功效应用】根（板蓝根）：味苦，性寒。清热解毒，凉血利咽。用于温疫时毒，发热咽痛，温毒发斑，痄腮、烂喉丹痧，大头瘟疫，丹毒，痈肿。叶（大青叶）：味苦，性寒。清热解毒，凉血消斑。用于温病高热，神昏，发斑发疹，痄腮，喉痹，丹毒，痈肿。叶、茎叶经加工制得的干燥物（青黛）：味咸、性寒。清热解毒，凉血消斑，泻火定惊。用于温毒发斑，血热吐衄，胸痛咳血，口疮，痄腮，喉痹，小儿惊痫。

附注：本种为《中国药典》2020 年版收载药材板蓝根和大青叶的基原植物。

独行菜属 *Lepidium* L.

1. 独行菜 *Lepidium apetalum* Willd.

【别　　名】腺茎独行菜、腺独行菜、雀扑拉、筷子头、羊辣罐、拉拉罐、利利盖、辣辣菜、辣辣根、辣麻、辣麻麻、白花草，贡图格、汉毕勒、嘎顺—汉毕勒（蒙药），达郎嫩依希（朝药）。

【药用部位】全草（辣辣菜）；种子（葶苈子）。

【生境分布】生于山坡、山丘、路旁。分布于辽宁各地。

【功效应用】全草（辣辣菜）：味辛，性平。清热解毒，利尿通淋。用于痢疾，腹泻，小便不利，淋证，浮肿。种子（葶苈子）：味辛、苦，性大寒。泻肺平喘，行水消肿。用于痰涎壅肺，喘咳痰多，胸胁胀满，不得平卧，胸腹水肿，小便不利。

【民族用药】蒙医：种子入药，味辛、苦，性凉。效钝、稀、柔、轻、糙。清相搏热，解毒，止咳化痰，平喘。用于血协日性相搏热，感冒，赫依血相搏性气喘，毒热症等。朝医：葶苈子定喘，利尿。用于肺痈，上气咳嗽，哮喘，胸中疾饮，皮间邪水上溢，面目浮肿。

附注：本种为《中国药典》2020年版收载药材葶苈子的基原植物之一。本种幼苗可作野菜食用。

2. 群心菜 *Lepidium draba* L.—*Cardaria draba* (L.) Desv.

【别　　名】白头菜、灰白水芹、胡椒芹、白野草。

【药用部位】全草（群心菜）。

【生境分布】原产于欧洲、中亚和西亚，为外来种。生于山坡路边、田间、河滩及水沟边。分布于大连、旅顺口。

【功效应用】新疆民间用于感冒，外用治疮疖。

3. 密花独行菜 *Lepidium densiflorum* Schrad.

【别　　名】密花葶苈子。

【药用部位】种子（密花葶苈子）。

【生境分布】生于海滨、沙地、农田边及路边。分布于凌源、清原、新宾、抚顺、沈阳、辽阳、鞍山、本溪、桓仁、盖州、盘锦、丹东、东港、庄河、长海、大连等地。

【功效应用】利尿，平喘。用于咳嗽，水肿。

4. 臭荠 *Lepidium didymum* L.—*Coronopus didymus* (L.) J. E. Smith

【别　　名】肾果荠。

【药用部位】全株（臭荠）。

【生境分布】原产于西亚至南欧。为外来种，生于路旁或荒地。分布于大连、长海。

【功效应用】清热，明目，利尿。

5. 宽叶独行菜 *Lepidium latifolium* L.

【别　　名】北独行菜、光果宽叶独行菜、宽叶葶苈、辣芥、白花子。

【药用部位】全草（辣芥）。

【生境分布】生于含盐质的沙滩、田边及路旁。分布于沈阳、营口、盘锦、长海、大连等地。

【功效应用】味微苦，涩，性凉。清热燥湿。用于痢疾，泄泻。

6. 抱茎独行菜 *Lepidium perfoliatum* L.

【别　　名】报茎葶苈、穿叶独行菜。

【药用部位】全草（报茎独行菜）。

【生境分布】原产于北美洲，为外来种。生于路旁、荒地及干燥沙滩。分布于旅顺口。

【功效应用】利尿，抗坏血病。

7. 柱毛独行菜 *Lepidium ruderale* L.

【别　　名】柱腺独行菜、柱毛葶苈子、野独行菜。

【药用部位】种子（柱毛葶苈子）。

【生境分布】生于沙地或草地。分布于鞍山、大连、旅顺口等地。

【功效应用】止咳平喘，行气利水。

8. 北美独行菜 *Lepidium virginicum* L.

【别　　名】琴叶独行菜、美洲独行菜、琴叶葶苈、辣菜、辣辣根。

【药用部位】全草（北美独行菜）；种子（琴叶葶苈子）。

【生境分布】原产于北美洲。生于田边或荒地。分布于长海、庄河、金州等地。

【功效应用】全草（北美独行菜）：味甘，性平。驱虫消积。用于虫积腹胀。种子（琴叶葶苈子）：泻肺定喘，利尿消肿。用于痰喘咳嗽，胸胁胀痛，水肿尿少，肺源性心脏病。

附注：本种种子在辽宁民间习惯作葶苈子用。

紫罗兰属 *Matthiola* R. Br.

紫罗兰 *Matthiola incana* (L.) W. T. Aiton

【别　　名】草桂花、四桃克、草紫罗兰。

【药用部位】种子油（紫罗兰油）。

【生境分布】原产于地中海沿岸地区及欧洲南部。大连有栽培。

【功效应用】用于动脉硬化，冠心病，消渴，牛皮癣，癌症。

萝卜属 *Raphanus* L.

萝卜 *Raphanus sativus* L.

【别　　名】莱菔、春莲花、菜头、白萝卜、水萝卜，老泵、拉普克（蒙药），木尔萨（满药），纳卜扎（朝药）。

【药用部位】鲜根（莱菔）；老根（地骷髅）；叶（莱菔荚）；种子（莱菔子）。

【生境分布】原产于欧洲。辽宁各地有栽培。

【功效应用】鲜根（莱菔）：味辛、甘，性凉。消食，下气，化痰，止血，解渴，利尿。用于消化不良，食积胀满，吞酸，腹泻，痢疾，痰热咳嗽，咽喉不利，咳血，吐血，衄血，便血，消渴，淋浊；外治疮疡，损伤瘀肿，烫伤及冻疮。老根（地骷髅）：味甘、辛，性平。行气消积，化痰，解渴，利水消肿。用于咳嗽痰多，食积气滞，腹胀痞满，痢疾，消渴，脚气，水肿。叶（莱菔荚）：味辛、苦，性平。消食，理气，化痰。种子（莱菔子）：味辛、甘，性平。消食除胀，降气化痰。用于饮食停滞，脘腹胀痛，大便秘结，积滞泻痢，痰壅喘咳。

【民族用药】蒙医：根入药，味微辛、甘，性温。效轻、腻。除巴达干，赫依，调胃火，平喘，润肠，祛痰，愈伤，破痞，燥协日乌素。用于胸肋闷痛，主脉赫依病，便秘，痞病，耳脓等症。满医：鲜根入药，消积滞，化痰清热，下气宽中，解毒。萝卜煮熟食用或饮其煮水，用于食积胀满，痰嗽失音，消渴，痢疾等。萝卜子水煎服，用于咳嗽气喘，痰嗽失音，小便不利。朝医：莱菔子为太阴人药。行气和痰，消食。用于太阴人咳嗽，喘息，胸腹痛。

附注：本种为《中国药典》2020年版收载药材莱菔子的基原植物。

蔊菜属 *Rorippa* Scop.

1. 广州蔊菜 *Rorippa cantoniensis* (Lour.) Ohwi

【别　　名】苞蔊菜、细子蔊菜。

【药用部位】全草（细子蔊菜）。

【生境分布】生于河滩、湿地或山坡路旁。分布于辽阳、鞍山、庄河、大连、长海等地。

【功效应用】清热解毒，镇咳，利水。用于风热感冒，风热咳嗽，水肿。

2. 风花菜 *Rorippa globosa* (Turcz. ex Fisch. & C. A. Mey.) Hayek

【别　　名】球果蔊菜、圆果蔊菜、银条菜、大荠菜。

【药用部位】全草（风花菜）。

【生境分布】生于河岸、湿地、路旁、沟边或草丛中以及干旱处。分布于辽宁各地。

【功效应用】味辛，性凉。清热利尿，解毒消肿。用于水肿，黄疸，淋病，腹水，咽痛，痈肿，烫火伤。

附注：本种嫩茎叶可作野菜食用。

3. 蔊菜 *Rorippa indica* (L.) Hiern

【别　　名】印度蔊菜、江剪刀草。

【药用部位】全草（焊菜）。

【生境分布】生于路旁、田边、园圃、河边、屋边墙脚及山坡路旁等较潮湿处。分布于大连、丹东等地。

【功效应用】味辛、苦，性微温。祛痰止咳，解表散寒，活血解毒，利湿退黄。用于咳嗽痰喘，感冒发热，麻疹透发不畅，风湿痹痛，咽喉肿痛，疔疮痈肿，漆疮，经闭，跌打损伤，黄疸，水肿。

附注：功效相同的有**无瓣焊菜 *R. dubia* (Pers.) H. Hara**，分布于沈阳。

4. 沼生焊菜 *Rorippa palustris* (L.) Besser—*R. islandica* (Oed.) Borb.

【别　　名】风花菜、香荠菜、黄花荠菜、水荠菜、岗地菜、水萝卜。

【药用部位】全草（水前草）。

【生境分布】生于潮湿环境或近水处、溪岸、路旁、田边、山坡草地及草场。分布于辽宁各地。

【功效应用】味辛，性凉。清热解毒，利水消肿。用于风热感冒，咽喉肿痛，肝炎，黄疸，淋病，水肿，关节炎，痈肿，汤火伤。

附注：本种幼苗及嫩茎叶可作野菜食用。

白芥属 *Sinapis* L.

白芥 *Sinapis alba* L.

【别　　名】白辣菜子、白芥末、辣菜子，格齐、水嘎日、查干格齐、盖母（蒙药）。

【药用部位】嫩茎叶（白芥）；种子（芥子）。

【生境分布】原产于欧洲。庄河有栽培，大连有逸生。

【功效应用】嫩茎叶（白芥）：味辛，性温。温中散寒，利气化痰。用于脘腹冷痛，咳嗽痰喘。种子（芥子）：味辛，性温。温肺豁痰利气，散结通络止痛。用于寒痰咳嗽，胸胁胀痛，痰滞经络，关节麻木、疼痛，痰湿流注，阴疽肿毒。

【民族用药】蒙医：种子入药，味辛，性平。强身，祛协日乌素，解毒。用于身体虚弱，中毒症，协日乌素病，黏病。

附注：本种为《中国药典》2020年版收载药材芥子的基原植物之一。

大蒜芥属 *Sisymbrium* L.

垂果大蒜芥 *Sisymbrium heteromallum* C. A. Mey.

【别　　名】垂果蒜芥、短瓣大蒜芥、弯果蒜芥。

【药用部位】全草和种子（垂果大蒜芥）。

【生境分布】生于森林草原、草甸及沟谷溪边。分布于建平、南票、北镇、阜蒙、沈阳、辽阳等地。

【功效应用】味甘、辛，性平。清热解毒，止咳化痰。用于急慢性气管炎，百日咳；全草用于淋巴结结核，外敷治肉瘤。

菥蓂属 *Thlaspi* L.

菥蓂 *Thlaspi arvense* L.

【别　　名】遏蓝菜、老鼓草、瓜子草、羊辣罐、猫耳草、苏败酱，恒日格—乌布斯、勃日嘎（蒙药）。

【药用部位】地上部分（菥蓂）；种子（菥蓂子）。

【生境分布】生于平地路旁，沟边或村落附近。分布于凌源、葫芦岛、开原、清原、抚顺、沈阳、辽阳、本溪、桓仁、鞍山、凤城、宽甸、丹东、东港、长海、金州、大连、旅顺口等地。

【功效应用】地上部分（菥蓂）：味辛，性微寒。清肝明目，和中利湿，解毒消肿。用于目赤肿痛，脘腹胀痛，胁痛，肠痈，水肿，带下，疮疖痈肿。种子（菥蓂子）：味辛，性微温。明目，祛风湿。用于目赤肿痛，障翳胬肉，迎风流泪，风湿痹痛。

【民族用药】蒙医：种子入药，味辛、苦，性微温。效腻、轻、柔。清热，滋补，开胃，利尿，消肿。用于肺热，肝热，肾热，肾脉损伤，睾丸肿坠，遗精，阳痿，腰腿痛，恶心等证。

附注：本种为《中国药典》2020年版收载药材菥蓂的基原植物。**山菥蓂 *Noccaea thlaspidioides* (Pall.) F. K. Mey.—*Th. cochleariforme* DC.**，分布于彰武，其种子与菥蓂种子同等作蒙药用。

89. 檀香科 Santalaceae

百蕊草属 Thesium L.

1. 百蕊草 Thesium chinense Turcz.

【别　　名】珍珠草、积药草、仁丹蒿。

【药用部位】根（百蕊草根）；全草（百蕊草）。

【生境分布】生于山坡灌丛间、林缘、石砾质地、干燥草地等处。分布于建昌、锦州、义县、昌图、开原、新宾、抚顺、沈阳、辽阳、鞍山、凤城、丹东、东港、营口、盖州、长海等地。

【功效应用】根（百蕊草根）：味辛、微苦，性平。行气活血，通乳。用于月经不调，乳汁不下。全草（百蕊草）：味辛、微苦，性寒。清热，利湿，解毒。用于风热感冒，中暑，肺痈，乳蛾，瘰疬，乳痈，疖肿，淋证，黄疸，腰痛，遗精。

附注：功效相同的有**长梗百蕊草** *Th. chinense* var. *longipedunculatum* Y. C. Chu，分布于沈阳、鞍山等地。

2. 长叶百蕊草 Thesium longifolium Turcz.

【别　　名】真珠草。

【药用部位】全草或根（九仙草）。

【生境分布】生于干山坡、沙地、石砬子、草地等。分布于凤城、宽甸等地。

【功效应用】味辛、微苦，性凉。解表清热，祛风清热，祛风止痉。用于感冒，中暑，小儿风热咳喘，咳嗽，惊风。

附注：功效相同的有**急折百蕊草** *Th. refractum* C. A. Mey.，分布于凌源、建平、彰武等地。

槲寄生属 Viscum L.

槲寄生 Viscum coloratum (Kom.) Nakai

【别　　名】寄生、北寄生、北桑寄生、柳寄生、冻青，毛敦—苏格苏日、毛敦—德瓦（蒙药），冬青、尼奥旺嘎—莫（满药），冬青、给奥乌萨利（朝药）。

【药用部位】茎叶（槲寄生）。

【生境分布】寄生于榆、杨、柳、桦、栎、梨、苹果、枫杨或椴属植物上。分布于开原、清原、新宾、沈阳、辽阳、本溪、鞍山、岫岩、盖州、庄河、瓦房店等地。

【功效应用】味甘、苦，性平。祛风湿，补肝肾，强筋骨，安胎元。用于风湿痹痛，腰膝酸软，筋骨无力，崩漏经多，妊娠漏血，胎动不安，头晕目眩。

【民族用药】蒙医：枝叶入药，味苦，性微寒。清热，解毒，杀黏虫。用于增盛热，头痛，关节疼痛，口苦等疫热症。满医：带叶茎枝入药，祛风除湿，补益肝肾，养血安胎。冬青水煎服，用于风湿痹痛，腰膝酸软，胎动不安，胎漏下血，感冒咳嗽；鲜冬青煮水泡洗或捣烂外敷患处，用于冻疮。朝医：叶和果入药，为太阴人药，祛风湿，安胎。用于太阴人风邪所引起腰麻痛，关节疼痛，胎动。

附注：本种为《中国药典》2020 年版收载药材槲寄生的基原植物。

90. 桑寄生科 Loranthaceae

桑寄生属 Loranthus Jacq.

北桑寄生 Loranthus tanakae Franch. & Sav.

【别　　名】欧洲桑寄生、欧洲栎寄生、欧亚桑寄生、杂寄生。

【药用部位】枝叶（北桑寄生）。

【生境分布】寄生于栎树、桦树、榆树、苹果树等植物上。分布于凌源、朝阳、庄河等地。

【功效应用】味苦、甘，性平。补肝肾，强筋骨，祛风湿，安胎。

91. 柽柳科 Tamaricaceae

柽柳属 *Tamarix* L.

柽柳 *Tamarix chinensis* Lour.

【别　　名】西河柳、溪河柳、山川柳、华北柽柳、华柽柳、钻天柳，苏海、额如勒—其其格（蒙药）。

【药用部位】细嫩枝叶（西河柳）；花（柽柳花）。

【生境分布】生于湿润的盐碱地或沙地，通常生于田埂、河漫滩及村旁或栽培。分布于沈阳、辽阳、鞍山、海城、台安、营口、盖州、盘锦、普兰店、金州、大连等地。

【功效应用】细嫩枝叶（西河柳）：味甘、辛，性平。发表透疹，祛风除湿。用于麻疹不透，风湿痹痛。花（柽柳花）：清热毒，发疹。用于风疹。

【民族用药】蒙医：细嫩枝叶入药，味涩、甘，性凉。效钝、重、固。清热，燥协日乌素，透疹，敛毒。用于毒热，陈热，伏热，热症扩散，肉毒症，协日乌素病，血热，麻疹。

附注：本种为《中国药典》2020 年版收载药材西河柳的基原植物。

92. 白花丹科 Plumbaginaceae

补血草属 *Limonium* Mill.

1. 二色补血草 *Limonium bicolor* (Bunge) Kuntze

【别　　名】补血草、苍蝇架、苍蝇花、矾松。

【药用部位】根或全草（二色补血草）。

【生境分布】生于海滨、碱滩草地、沙丘。分布于彰武、盘锦等地。

【功效应用】味甘、微苦，性微温。益气血，散瘀止血，用于病后体弱，胃脘痛，消化不良，月经不调，崩漏，带下，尿血，痔血。

2. 补血草 *Limonium sinense* (Girazd) Kuntze

【别　　名】中华补血草、匙叶草、匙叶矾松、花矾松、华蔓荆、盐云参、海金花、海萝卜、甜根、甜根根、燕根根、孩儿根、孩儿参。

【药用部位】根（补血草）。

【生境分布】生于海滨盐碱地、沙碱地。分布于营口、盘山、瓦房店、长海、金州、旅顺口等地。

【功效应用】味苦、微咸，性凉。清热，利湿，补血，解毒。用于湿热便血，脱肛，血淋，月经过多，白带，痈肿疮毒。

鸡娃草属 *Plumbagella* Spach

鸡娃草 *Plumbagella micrantha* (Ledeb.) Spach

【别　　名】蓝雪草、小蓝雪草、刺矾松。

【药用部位】全草（鸡娃草）。

【生境分布】产于西藏、四川、甘肃、青海、新疆、内蒙古。分布于兴城绿化带。

【功效应用】味苦，性寒。杀虫止痒，腐蚀疣痣。用于体癣，头癣，手足癣，神经性皮炎，疣痣。

白花丹属 *Plumbago* L.

蓝花丹 *Plumbago auriculata* Lam.

【别　　名】蓝茉莉。

【药用部位】根（蓝花丹）。

【生境分布】原产于南非南部，沈阳、大连有栽培。

【功效应用】用于猴子。

93. 蓼科 Polygonaceae

拳参属 *Bistorta* (L.) Adans.

1. 狐尾蓼 *Bistorta alopecuroides* (Turcz. ex Besser) Kom.—*Polygonum alopecuroides* Turcz. ex Besser

【别　　名】狐尾拳参、筒鞘叶拳参、紫参、长叶拳参。

【药用部位】根状茎（狐尾蓼）。

【生境分布】生于湿草地、塔头甸子、山坡等处。分布于法库、本溪。

【功效应用】有小毒。清热解毒，凉血止血，利湿消肿。用于热病惊搐，破伤风，赤痢，痈肿，瘰疬。

附注：内蒙古部分地区将本种作草河车药用。

2. 拳参 *Bistorta officinalis* Raf.—*Polygonum bistorta* L.

【别　　名】石生蓼、砾地拳参、紫参、倒根草、山虾、虾参、草河车、猫尾巴、下三叶、狗尾巴吊、铜罗、铜罗根，莫格日、嘎都日、乌赫日—莫格日（蒙药），拳参（满药）。

【药用部位】根茎（拳参）。

【生境分布】生于海拔 800~1300m 的山坡草甸或林间草甸。分布于凌源、北镇、法库、本溪、桓仁、凤城、宽甸、岫岩、普兰店、金州、大连等地。

【功效应用】味苦、涩，性寒。清热解毒，消肿，止血。用于赤痢热泻，肺热咳嗽，痈肿瘰疬，口舌生疮，血热吐衄，痔疮出血，蛇虫咬伤。

【民族用药】蒙医：根茎入药，味辛、涩，性凉。效钝、燥、柔。清肺热，止泻，消肿，解毒，燥协日乌素。用于感冒、肺热，瘟疫，脉热，肠刺痛，中毒，关节肿痛。满医：根茎入药，清热解毒。鲜拳参捣烂外敷患处，用于痈疮疖肿；拳参与其他清热解毒药配伍，用于热病惊搐，痢疾，瘰疬。

附注：本种为《中国药典》2020 年版收载药材拳参的基原植物。功效相同的有**耳叶蓼（耳叶拳参）** *B. manshuriensis* Kom.—*P. manshuriense* V. Petr. ex Kom.，生于山坡草地、林缘、山谷湿地。分布于北票、法库、辽阳等地。

3. 太平洋蓼 *Bistorta pacifica* (V. Petrovsky ex Kom.) Kom. ex Kitag.—*Polygonum pacificum* V. Petrovsky ex Kom.

【别　　名】太平洋拳参、心叶拳参。

【药用部位】根茎（太平洋拳参）。

【生境分布】生于山坡、林缘及湿草甸子。分布于凌源、喀左、清原、新宾、本溪、桓仁、宽甸等地。

【功效应用】清热解毒，凉血止血，收敛。用于赤痢，吐血，烧烫伤，外伤出血。

4. 珠芽蓼 *Bistorta vivipara* (L.) Delarbre—*Polygonum viviparum* L.

【别　　名】珠芽拳参、一口血草、紫参、零余子参、草河车、山高粱。

【药用部位】根茎（蝎子七）。

【生境分布】生于林中草地或高山冻原上。分布于锦州。

【功效应用】味苦、涩，性凉。清热解毒，止血，活血。用于咽喉肿痛，乳蛾，痈疮肿毒，湿热泄泻，痢疾，赤白带下，吐血，衄血，崩漏，肠风下血，外伤出血，跌打损伤，腰痛，关节疼痛。

荞麦属 *Fagopyrum* Mill.

1. 荞麦 *Fagopyrum esculentum* Moench

【别　　名】甜荞、流注草，麦米基（朝药）。

【药用部位】茎叶（荞麦秸）；叶（荞麦叶）；种子（荞麦）。

【生境分布】原产于中亚。辽宁各地普遍栽培，有时逸生于路旁荒地上。

【功效应用】茎叶（荞麦秸）：味酸，性寒。下气消积，清热解毒，止血，降压。用于噎食，消化不良，痢疾，白带，痈肿，烫伤，咯血，紫癜，高血压，糖尿病并发视网膜炎。叶（荞麦叶）：味酸，性寒。利耳目，下气，止血，降压。用于眼目昏糊，耳鸣重听，嗳气，紫癜，高血压。种子（荞麦）：味甘、微酸，性寒。

健脾消积，下气宽肠，解毒敛疮。用于肠胃积滞，泄泻，痢疾，绞肠痧，白浊，带下，自汗，盗汗，疱疹，丹毒，痈疽，发背，瘰疬，烫火伤。

【民族用药】朝医：茎叶入药，用于肝硬化腹水，慢性肝炎，食欲减退，因石淋引起的发烧，恶寒，瘰疬，伤部因病菌感染发热甚痛等。

2. 苦荞麦 _Fagopyrum tataricum_ (L.) Gaertn.

【别　　名】苦荞、鞑靼荞麦、鞑靼蓼、野南荞、野荞麦。

【药用部位】根及根茎（苦荞头）。

【生境分布】栽培或野生于湿润的沟谷、村边、草地、荒地。分布于瓦房店、普兰店、金州、大连等地。

【功效应用】味苦、甘，性平，有小毒。健脾行滞，理气止痛，解毒消肿。用于胃脘胀痛，消化不良，痢疾，腰腿痛，跌打损伤，痈肿恶疮，狂犬咬伤。

藤蓼属 _Fallopia_ Adans.

1. 木藤蓼 _Fallopia aubertii_ (L. Henry) Holub—_Polygonum aubertii_ L. Henry

【别　　名】木藤首乌、康藏何首乌、奥氏蓼、山荞麦、酱头、绛头。

【药用部位】块根（酱头）。

【生境分布】分布于我国西北、西南地区。大连有栽培。

【功效应用】味苦、涩，性凉。清热解毒，调经止血。用于痢疾，消化不良，胃痛，月经不调。外用治疗疮初起，外伤出血。

2. 卷茎蓼 _Fallopia convolvulus_ (L.) Á. Löve—_Polygonum convolvulus_ L.

【别　　名】蔓首乌、卷旋蓼、荞麦葛。

【药用部位】全草（卷茎蓼）；根（卷茎蓼根）。

【生境分布】生于湿草地、沟边、耕地等处。分布于凌源、彰武、铁岭、抚顺、辽阳、本溪、桓仁、鞍山、海城、台安、岫岩、宽甸、瓦房店、大连等地。

【功效应用】全草（卷茎蓼）：味辛，性温。健脾消食。用于消化不良，腹泻。根（卷茎蓼根）：健胃，止咳，镇痛。用于肺痨咳血，顿咳，胃气痛。

3. 齿翅蓼 _Fallopia dentatoalata_ (F. Schmidt) Holub—_Polygonum dentatoalatum_ F. Schmidt

【别　　名】齿翅首乌。

【药用部位】全草（齿翅蓼）。

【生境分布】生于河岸、山坡荒地及园地上。分布于凌源、西丰、新宾、抚顺、辽阳、本溪、桓仁、凤城、岫岩、庄河、鞍山、海城、岫岩、宽甸、营口、大连等地。

【功效应用】泻火。用于目赤。

4. 篱蓼 _Fallopia dumetorum_ (L.) Holub—_Polygonum dumetorum_ L.

【别　　名】篱首乌、灌刺蓼。

【药用部位】全草（篱蓼）。

【生境分布】生于耕地旁、河岸沙地或湿润的灌丛间。产于凌源、辽阳、本溪、大连等地。

【功效应用】通便。

西伯利亚蓼属 _Knorringia_ (Czukav.) Tzvelev

西伯利亚蓼 _Knorringia sibirica_ (Laxm.) Tzvelev—_Polygonum sibiricum_ Laxm.

【别　　名】西伯利亚神血宁、剪刀股、驴耳朵。

【药用部位】根茎（西伯利亚蓼）。

【生境分布】生于盐化草甸，盐湿低地或砾质含盐碱土壤。分布于绥中、锦州、北镇、昌图、盘山、大洼、丹东、东港、长海、金州、大连、旅顺口等地。

【功效应用】味微辛、苦，性寒。疏风清热，利水消肿。用于目赤肿痛，皮肤湿痒，水肿，腹水。

冰岛蓼属 *Koenigia* L.

叉分蓼 *Koenigia divaricata* (L.) T. M. Schust. & Reveal—*Polygonum divaricatum* L.

【别　　名】叉分神血宁、叉枝蓼、分叉蓼、叉分蓼、大骨节蓼、酸不溜、酸梗儿、酸浆, 希莫勒德格（蒙药）。

【药用部位】根（酸不溜根）；全草（酸不溜）。

【生境分布】生于山坡、沙丘、沟谷和丘陵坡地。分布于凌源、建平、建昌、葫芦岛、锦州、义县、北镇、阜蒙、彰武、昌图、西丰、清原、新宾、抚顺、法库、沈阳、辽阳、本溪、桓仁、鞍山、海城、岫岩、凤城、宽甸、丹东、营口、庄河、金州、大连等地。

【功效应用】根（酸不溜根）：味酸、甘,性温。温肾祛寒,理气止痛,止泻止痢。用于寒疝,阴囊汗出,胃痛,腹泻,痢疾。全草（酸不溜）：味酸、苦,性凉。清热燥湿,软坚散结。用于湿热腹泻,痢疾,瘿瘤,瘰疬。

【民族用药】蒙医：全草入药,味酸、苦、涩,性凉。效稀、轻、糙、钝。清热,止泻。用于肠刺痛,便频量少,便带脓血,杂有黏液,里急后重,大小肠热,腹泻,便稀黄绿。

蓼属 *Persicaria* (L.) Mill.

1. 两栖蓼 *Persicaria amphibia* (L.) Gray—*Polygonum amphibium* L.

【别　　名】水荭、天蓼、毛叶两栖蓼。

【药用部位】全草（两栖蓼）。

【生境分布】生于低海拔湖泊、河流浅水中及水边湿地。分布于凌源、北镇、彰武、铁岭、辽中、沈阳、辽阳、鞍山、宽甸、长海、大连、旅顺口等地。

【功效应用】味苦,性平。清热利湿,解毒。用于脚浮肿,痢疾,尿血,潮热,多汗,疔疮,无名肿毒。

2. 柳叶刺蓼 *Persicaria bungeana* (Turcz.) Nakai ex T. Mori—*Polygonum bungeanum* Turcz.

【别　　名】本氏蓼、蚂蚱腿。

【药用部位】根（柳叶刺蓼根）；果实（柳叶刺蓼果）。

【生境分布】生于山谷草地、田边、路旁湿地。分布于葫芦岛、北镇、阜蒙、彰武、抚顺、新民、沈阳、辽阳、本溪、鞍山、盖州、盘山、长海、金州、大连等地。

【功效应用】根（柳叶刺蓼根）：清热解毒,利尿,明目。果实（柳叶刺蓼果）：清热,软坚,活血止痛,消瘀破积,健脾利湿。

附注：辽宁有些地区将柳叶刺蓼的果实作水红花子药用。

3. 稀花蓼 *Persicaria dissitiflora* (Hemsl.) H. Gross ex T. Mori—*Polygonum dissitiflorum* Hemsl.

【别　　名】疏花蓼。

【药用部位】全草（稀花蓼）。

【生境分布】生于林下阴湿地或河岸。分布于西丰、清原、新宾、抚顺、辽阳、本溪、桓仁、凤城、鞍山、岫岩、庄河、瓦房店、普兰店等地。

【功效应用】清热解毒,利湿。用于急慢性肝炎,小便淋痛,毒蛇咬伤。

4. 长箭叶蓼 *Persicaria hastatosagittata* (Makino) Nakai ex T. Mori—*Polygonum hastato-sagittatum* Makino

【别　　名】乌苏里蓼、戟箭叶蓼。

【药用部位】全草（长箭叶蓼）。

【生境分布】生于水边、沟边湿地。分布于彰武、盖州等地。

【功效应用】微辛、苦,性平。清热解毒,祛风除湿,活血止痛。用于痈肿疮毒,头疮脚癣,风湿痹痛,腰痛,神经痛,跌打损伤,瘀伤肿痛,月经不调,毒蛇咬伤。

5. 水蓼 *Persicaria hydropiper* (L.) Spach—*Polygonum hydropiper* L.

【别　　名】辣蓼、朝鲜蓼、蓼吊子、辣花子、药蓼、胡辣蓼、水荭子、水公子。

【药用部位】根（水蓼根）；全草（辣蓼）；果实（蓼实）。

【生境分布】生于水边、路旁湿地。分布于凌源、彰武、西丰、新民、沈阳、清原、新宾、抚顺、辽阳、本溪、桓仁、鞍山、海城、岫岩、凤城、庄河、金州、大连、旅顺口等地。

【功效应用】根（水蓼根）：味辛，性温。活血调经，健脾利湿，解毒消肿。用于月经不调，小儿疳积，痢疾、肠炎、疟疾，跌打肿痛，蛇虫咬伤。全草（辣蓼）：味辛、苦，性平。行滞化湿，散瘀止血，祛风止痒，解毒。用于湿滞内阻，脘闷腹痛，泄泻，痢疾，小儿疳积，崩漏，血滞经闭痛经，跌打损伤，风湿痹痛，便血，外伤出血，皮肤瘙痒，湿疹，风疹，足癣，痈肿，毒蛇咬伤。果实（蓼实）：味辛，性温。化湿利水，破瘀散结，解毒。用于吐泻腹痛，水肿，小便不利，症积痞胀，痈肿疮疡，瘰疬。

6. **酸模叶蓼** *Persicaria lapathifolia* (L.) Delarbre—*Polygonum lapathifolium* L.

【别　　名】蛤蟆腿、鱼蓼、节蓼、旱辣蓼、马蓼、大马蓼、蓼草、水红蓼子、辣蓼草子、白公草、白公子、狗尾巴吊、蓼吊子。

【药用部位】全草（鱼蓼）。

【生境分布】生于路旁湿地或沟溪边。分布于凌源、建平、绥中、锦州、阜蒙、彰武、铁岭、西丰、清原、新宾、抚顺、沈阳、辽阳、本溪、桓仁、鞍山、海城、岫岩、宽甸、营口、盘锦、长海、金州、大连等地。

【功效应用】味辛、苦，性温。解毒，除湿，活血。用于疮疡肿痛，瘰疬，腹泻，痢疾，湿疹，疳积，风湿痹痛，跌打损伤，月经不调。

7. **绵毛酸模叶蓼** *Persicaria lapathifolia* var. *salicifolia* (Sibth.) Miyabe—*Polygonum lapathifolium* var. *salicifolium* Sibth.

【别　　名】绵毛马蓼、柳叶蓼、红辣蓼、辣蓼草子、水红蓼子。

【药用部位】全草（辣蓼草）。

【生境分布】生于低山区水沟、近水草地或低洼湿地。分布于凌源、彰武、阜新、西丰、清原、新民、沈阳、辽阳、鞍山、大连等地。

【功效应用】味辛，性温。解毒，健脾，化湿，活血，截疟。用于疮疡肿痛，暑湿腹泻，肠炎痢疾，小儿疳积，跌打伤痛，疟疾。

8. **长鬃蓼** *Persicaria longiseta* (Bruijn) Kitag.—*Polygonum longisetum* Bruijn

【别　　名】假长尾叶蓼、两色蓼、辣薯、水红花。

【药用部位】全草（白辣蓼）。

【生境分布】生于草地。分布于全国各地。分布于凌源、清原、新宾、辽阳、桓仁、鞍山、金州等地。

【功效应用】味辛，性温。解毒，除湿。用于肠炎，菌痢，无名肿毒，阴疳，瘰疬，毒蛇咬伤，风湿痹痛。

9. **圆基长鬃蓼** *Persicaria longiseta* var. *rotundatum* (A. J. Li) B. Li—*Polygonum longisetum* var. *rotundatum* A. J. Li

【别　　名】红花松江蓼、红被松江蓼、细刺毛蓼。

【药用部位】全草、根（圆基长鬃蓼根）。

【生境分布】生于山谷水边，河边草地。分布于凌源、彰武、沈阳等地。

【功效应用】散寒，活血。用于麻疹，大病后虚寒，腹痛，跌损后受寒，阴寒及陈寒。外用于痈疮肿毒，跌打损伤。

10. **春蓼** *Persicaria maculosa* Gray—*Polygonum persicaria* L.

【别　　名】桃叶蓼、蓼、马蓼。

【药用部位】全草（马蓼）。

【生境分布】生于沟岸或路旁湿地。分布于北镇、阜新、西丰、清原、新宾、抚顺、沈阳、辽阳、灯塔、本溪、桓仁、鞍山、海城、岫岩、凤城、宽甸、长海、庄河、大连等地。

【功效应用】味辛、苦，性温。发汗除湿，消食，杀虫。用于风寒感冒，风寒湿痹，伤食泄泻及肠道寄生虫病。

11. 小蓼 *Persicaria minor* (Huds.)Opiz—*Polygonum minus* Huds.

【药用部位】全草（小蓼）。

【生境分布】生于水边及水中浅滩处。分布于凌源、建平、桓仁等地。

【功效应用】用于泄泻。

12. 尼泊尔蓼 *Persicaria nepalensis* (Meisn.) H. Gross—*Polygonum nepalense* Meisn.

【别　　名】头状蓼、猫儿眼睛、小猫眼、红脸巴、红眼巴、野荞子。

【药用部位】全草（猫儿眼睛）。

【生境分布】生于山坡、沟谷湿地、路旁或农田边。分布于清原、新宾、抚顺、辽阳、本溪、桓仁、凤城、宽甸、鞍山、海城、岫岩、庄河、普兰店等地。

【功效应用】味苦、酸，性寒。清热解毒，除湿通络。用于咽喉痛，目赤，牙龈肿痛，赤痢，风湿痹痛。

13. 红蓼 *Persicaria orientalis* (L.) Spach—*Polygonum orientale* L.

【别　　名】东方蓼、大毛蓼、毛莛草、水莛花、水蓬稞、狗尾子、狗尾巴花、狗尾巴吊、蓼吊稞、大蓼吊子、水大蓼、东方马蓼、蚂蚱腿。

【药用部位】根（莛草根）；茎叶（莛草）；花（莛草花）；果实（水红花子）。

【生境分布】生于海拔 20~600m 的低山、丘陵及平原地区的山坡、沟边、路旁、草地、湿地，常成片繁生或栽培。分布于辽宁各地。

【功效应用】根（莛草根）：味辛，性凉，有毒。清热解毒，除湿通络，生肌敛疮。用于痢疾，肠炎，水肿，脚气，风湿痹痛，跌打损伤，荨麻疹，疮痈肿痛或久溃不敛。茎叶（莛草）：味辛，性平，有小毒。祛风利湿，清热解毒，活血，截疟。用于风湿痹痛，痢疾，腹泻，吐泻转筋，水肿，脚气，痈疮疔疖，蛇虫咬伤，小儿疳积，疝气，跌打损伤，疟疾。花（莛草花）：味辛，性温，行气活血，消积，止痛。用于头痛，心胃气痛，腹中痞积，痢疾，小儿疳积，横痃。果实（水红花子）：味咸，性凉。散血消癥，消积止痛，利水消肿。用于癥瘕痞块，瘿瘤，食积不消，胃脘胀痛，水肿腹水。

附注：本种为《中国药典》2020 年版收载药材水红花子的基原植物。

14. 扛板归 *Persicaria perfoliata* (L.) H. Gross—*Polygonum perfoliatum* L.

【别　　名】杠板归、穿叶蓼、贯叶蓼、拉狗蛋、拉古蛋。

【药用部位】根（杠板归根）；地上部分（杠板归）。

【生境分布】生于湿地、河边及路旁。分布于北镇、铁岭、西丰、清原、新宾、抚顺、辽阳、本溪、桓仁、鞍山、海城、岫岩、凤城、宽甸、丹东、长海、金州、大连、旅顺口等地。

【功效应用】根（杠板归根）：味酸、苦，性凉。解毒消肿。用于对口疮，痔疮，肛瘘。地上部分（杠板归）：味酸，性微寒。清热解毒，利水消肿，止咳。用于咽喉肿痛，肺热咳嗽，小儿顿咳，水肿尿少，湿热泻痢，湿疹，疖肿，蛇虫咬伤。

附注：本种为《中国药典》2020 年版收载药材杠板归的基原植物。

15. 丛枝蓼 *Persicaria posumbu* (Buch.-Ham. ex D. Don) H. Gross—*Polygonum posumbu* Buch.-Ham. ex D. Don

【别　　名】匍枝蓼、蔔枝蓼、长尾叶蓼。

【药用部位】全草（丛枝蓼）。

【生境分布】生于溪边或阴湿地处。分布于阜蒙、清原、新宾、辽阳、本溪、鞍山、岫岩、凤城、宽甸、丹东、庄河、长海、大连等地。

【功效应用】味辛，性平。清热燥湿，健脾消疳，活血调经，解毒消肿。用于泄泻，痢疾，疳疾，月经不调，湿疹，脚癣，毒蛇咬伤。

16. 箭头蓼 *Persicaria sagittata* (L.) H. Gross—*Persicaria sieboldii* (Meisn.) Ohki—*Polygonum sagittatum* L.

【别　　名】箭叶蓼、锯锯草、雀翘、拉古蛋子。

【药用部位】全草（雀翘）；果实（雀翘实）。

【生境分布】生于山坡及路旁水边。分布于凌源、阜蒙、清原、新宾、抚顺、沈阳、鞍山、海城、台安、本溪、凤城、宽甸、岫岩、庄河、普兰店、金州等地。

【功效应用】全草（雀翘）：味辛、苦，性平。祛风除湿，清热解毒。用于风湿关节痛，疮痈疔肿，泄泻，痢疾，毒蛇咬伤。果实（雀翘实）：味咸，性平。益气，明目。用于气虚视物不清。

17. 刺蓼 *Persicaria senticosa* (Meisn.) H. Gross ex Nakai—*Polygonum senticosum* (Meisn.) Franch. & Sav.

【别　　名】猫儿刺、拉古蛋、酸溜酒。

【药用部位】全草（廊茵）。

【生境分布】生于山坡路旁草丛中、林荫下及沟边。分布于建昌、绥中、清原、铁岭、西丰、清原、新宾、抚顺、辽阳、本溪、桓仁、鞍山、海城、岫岩、凤城、宽甸、东港、庄河、金州、大连、旅顺口等地。

【功效应用】味苦、酸、微辛，性平。清热解毒，利湿止痒。用于痈疮疔疖，毒蛇咬伤，湿疹，黄水疮，蛇盘疮，跌打损伤，内痔外痔。

18. 戟叶蓼 *Persicaria thunbergii* (Siebold & Zucc.) H. Gross—*Polygonum thunbergii* Siebold & Zucc.

【别　　名】水麻芳、藏氏蓼、野甸、溜溜酸、河辣椒、水荞麦、山荞麦、拉古蛋子。

【药用部位】根茎或全草（水麻芳）。

【生境分布】生于海拔 800m 以下的沟谷，林下或湿草地。分布于西丰、清原、新宾、抚顺、沈阳、辽阳、本溪、桓仁、凤城、宽甸、鞍山、海城、岫岩、东港、普兰店、金州、大连等地。

【功效应用】味苦、辛，性寒。祛风清热，活血止痛。用于风热头痛，咳嗽，瘰疬，痢疾，跌打伤痛，干血痨。

19. 黏蓼 *Persicaria viscofera* (Makino) H. Gross ex Nakai—*Polygonum viscoferum* Makino

【别　　名】中轴蓼。

【药用部位】根茎（粘蓼）。

【生境分布】生于山地、沟底湿地及沿河的灌丛间。分布于丹东。

【功效应用】止痛，杀虫。

20. 香蓼 *Persicaria viscosa* (Buch.-Ham. ex D. Don) H. Gross ex Nakai—*Polygonum viscosum* Buch-Ham. ex D.Don

【别　　名】粘毛蓼。

【药用部位】茎叶（香蓼）。

【生境分布】生于湿地、湿草地及水沟、水泡边。产于清原、新宾、沈阳、辽阳、本溪、桓仁、鞍山、岫岩、凤城、宽甸、庄河、瓦房店、普兰店等地。

【功效应用】味辛，性平。理气除湿，健胃消食。用于胃气痛，消化不良，小儿疳积，风湿疼痛。

萹蓄属 *Polygonum* L.

1. 萹蓄 *Polygonum aviculare* L.

【别　　名】萹蓄蓼、扁竹蓼、乌蓼、扁猪牙、猪牙草、小猪叶、异叶蓼、萹子草、大扁鹊、铁锈锈。

【药用部位】地上部分（萹蓄）。

【生境分布】生于田野、荒地或水边湿地。分布于凌源、阜蒙、开原、西丰、法库、清原、新宾、抚顺、辽阳、本溪、桓仁、凤城、宽甸、丹东、大连等地。

【功效应用】味苦，性凉。利尿通淋，杀虫，止痒。用于热淋涩痛，小便短赤，虫积腹痛，皮肤湿疹，阴痒带下。

附注：本种为《中国药典》2020 年版收载药材萹蓄的基原植物。

2. 普通萹蓄 *Polygonum humifusum* **C. Merck ex K. Koch**

【别　　名】普通蓼。

【药用部位】根（普通蓼根）；地上部分（普通蓼）。

【生境分布】生于荒地、路旁。分布于凌源、建平、建昌、葫芦岛、彰武、西丰、沈阳、法库、新宾、抚顺、营口、丹东、庄河、金州、大连等地。

【功效应用】根（普通蓼根）：镇痛。地上部分（普通蓼）：清热，利尿，杀虫。

3. 习见萹蓄 *Polygonum plebeium* **R. Br.**

【别　　名】习见蓼、小果蓼、铁马鞭、小扁蓄、腋花蓼、铁马齿苋。

【药用部位】全草（小萹蓄）。

【生境分布】生于田边、荒地或路旁。分布于沈阳、盘锦、大连等地。

【功效应用】味苦，性凉。利水通淋，清热解毒，化浊杀虫。用于热淋，石淋，黄疸，痢疾，恶疮疥癣，外阴湿痒，蛔虫病。

翼蓼属 *Pteroxygonum* Damm. & Diels

翼蓼 *Pteroxygonum giraldii* **Damm. & Diels**

【别　　名】红药子、赤药、红腰子。

【药用部位】块根（荞麦七）。

【生境分布】分布于河北、山西、河南、陕西、甘肃、湖北及四川。海城有栽培。

【功效应用】味苦、涩、辛，性凉。清热解毒，凉血止血，除湿止痛。用于咽喉肿痛，疮疖肿毒，吐血，衄血，便血，崩漏，痢疾，泄泻，风湿痹痛。外用于烧伤、烫伤，疮疖、狂犬咬伤。

虎杖属 *Reynoutria* Houtt.

1. 毛脉首乌 *Reynoutria ciliinervis* **(Nakai) Moldenke—***Pleuropterus ciliinervis* **Nakai—***Fallopia multiflora* **(Thunb.) Harald. var.** *ciliinerve* **(Nakai) A. J. Li—***Polygonum ciliinerve***（Nakai）Ohwi**

【别　　名】毛脉蓼、红药、朱砂七、朱砂莲。

【药用部位】块根（红药子）。

【生境分布】生山谷灌丛，山坡石缝。分布于瓦房店。

【功效应用】味苦、微涩，性凉。清热解毒，凉血，活血。用于呼吸道感染，乳蛾，吐泻，痢疾，溃疡病，泌尿系统感染，多种出血，跌打损伤，月经不调，风湿痹痛，热毒疮疡，烧伤。

2. 虎杖 *Reynoutria japonica* **Houtt.—***Polygonum cuspidatum* **Siebold & Zucc.**

【别　　名】酸筒草、酸筒杆。

【药用部位】根及根茎（虎杖）；叶（虎杖叶）。

【生境分布】分布于陕西、甘肃、华东、华中、华南。沈阳、辽阳、盘锦、宽甸、大连等地有栽培。

【功效应用】根及根茎（虎杖）：味微苦，性微寒。利湿退黄，清热解毒，散瘀止痛，止咳化痰。用于湿热黄疸，淋浊，带下，风湿痹痛，痈肿疮毒，水火烫伤，经闭，癥瘕，跌打损伤，肺热咳嗽。叶（虎杖叶）：味苦，性平。祛风湿，解热毒。用于风湿关节痛，蛇咬伤，漆疮。

附注：本种为《中国药典》2020年版收载药材虎杖的基原植物。

3. 何首乌 *Reynoutria multiflora* **(Thunb.) Moldenke—***Pleuropterus multiflorus* **Turcz. ex Nakai—***Fallopia multiflorus* **Turcz.ex Nakai—***Polygonum multiflorum* **Thunb.**

【别　　名】首乌藤、夜交藤、多花蓼、交茎、金香草。

【药用部位】块根（何首乌）；藤茎（夜交藤）；叶（何首乌叶）。

【生境分布】分布于我国西北、华东、华中、华南及西南地区。沈阳、大连等地有栽培。

【功效应用】块根（何首乌）：味苦、甘、涩，性温。解毒，消痈，截疟，润肠通便。用于疮痈，瘰疬，风疹瘙痒，久疟体虚，肠燥便秘。藤茎（首乌藤）：味甘、微苦，性平。养血安神，祛风通络。用于失眠多梦，血虚，身痛，肌肤麻木，风湿痹痛，外用于风疹瘙痒。叶（何首乌叶）：味微苦，性平。解毒散结，杀虫止痒。用于疮疡，瘰疬，疥癣。

　　附注：本种为《中国药典》2020年版收载药材何首乌的基原植物。

大黄属 *Rheum* L.

波叶大黄 *Rheum rhabarbarum* L.—*Rh. franzenbachii* Munt.

【别　　名】华北大黄、野大黄、山大黄、苦大黄、土大黄、北大黄。

【药用部位】根茎（波叶大黄）。

【生境分布】原产于黑龙江、吉林、内蒙古东部。沈阳、本溪、鞍山等地有栽培。

【功效应用】味苦，性寒。泻热解毒，凉血行瘀。用于湿热黄疸，痢疾，经闭腹痛，吐血，衄血，跌打瘀痛，痈肿疔毒，口舌糜烂，烧烫伤。

酸模属 *Rumex* L.

1. 酸模 *Rumex acetosa* L.

【别　　名】酸鸡溜、酸溜溜、溜溜酸、酸不溜、山菠菜、猪耳朵、牛舌头、牛耳大黄，胡日根—齐赫、楚日匝、爱日嘎纳（蒙药）。

【药用部位】根（酸模）；茎叶（酸模叶）。

【生境分布】生于路边，山坡及湿地。分布于北镇、西丰、昌图、开原、清原、新宾、抚顺、沈阳、辽阳、本溪、鞍山、岫岩、凤城、丹东、营口、庄河、大连、旅顺口等地。

【功效应用】根（酸模）：味酸、微苦，性寒。凉血止血，泄热通便，利尿，杀虫。用于吐血，便血，月经过多，热痢，目赤，便秘，小便不通，淋浊，恶疮，疥癣，湿疹。茎叶（酸模叶）：味酸、微苦，性寒。泄热通便，利尿，凉血止血，解毒。用于便秘，小便不利，内痔出血，疮疡，丹毒，疥癣，湿疹，烫伤。

【民族用药】蒙医：根及根茎入药，味酸、苦、涩，性平。效稀、和、涩、重、柔、锐。泻下，杀虫，消肿，愈伤。用于疫热，炭疽，痈肿，乳痈，骨折，恶疮，疥癣，烧伤，烫伤，利刃伤，丹毒。

　　附注：本种嫩茎叶可作野菜食用。**黑龙江酸模 *R. amurensis* F. Schmidt ex Maxim.**，分布于铁岭、北镇、大连等地。在辽宁作酸模药用。

2. 小酸模 *Rumex acetosella* L.

【别　　名】小酸溜、酸溜溜。

【药用部位】根、叶、全草（小酸模）。

【生境分布】生于山坡草地、林缘、山谷路旁。分布于抚顺、鞍山、庄河等地。

【功效应用】清热解毒，凉血活血，利尿通便，杀虫。用于肠炎，痢疾，黄疸，便秘，石淋，内出血，维生素C缺乏症，发热，目赤肿痛，肺痨，疥癣疮疡，湿疹，神经性皮炎，皮肤癌，乳腺癌，内脏肿瘤。

3. 水生酸模 *Rumex aquaticus* L.

【别　　名】土大黄、羊蹄。

【药用部位】根（水生酸模根）；全草（水生酸模）。

【生境分布】生于山谷水沟旁、沟边湿地。分布于辽宁。

【功效应用】根（水生酸模根）：清热，凉血，利尿，通便，利湿。用于消化不良，急性肝炎，湿疹，顽癣。全草（水生酸模）：用于爆热腹胀，赤白痢疾，吐血，下血，痔血，疥疮，汗斑，痈疽，疮疡。

4. 皱叶酸模 *Rumex crispus* L.

【别　　名】单瘤皱叶酸模、羊蹄、羊蹄叶、牛舌头、野军、杜大黄、土大黄，胡日根—齐赫、楚日匝、爱日嘎纳（蒙药），松骨子依（朝药）。

【药用部位】根（牛耳大黄）；叶（牛耳大黄叶）。

【生境分布】生于田边路旁湿地或水边。分布于凌源、新民、沈阳、清原、新宾、抚顺、辽阳、本溪、桓仁、鞍山、岫岩、凤城、宽甸、庄河、长海、瓦房店、大连等地。

【功效应用】根（牛耳大黄）：味苦，性寒。清热解毒，凉血止血，通便杀虫。用于急慢性肝炎，肠炎，痢疾，慢性支气管炎，吐血，衄血，便血，崩漏，热结便秘，痈疽肿毒，疥癣，秃疮。叶（牛耳大黄叶）：

味苦，性寒。清热通便，止咳。用于热结便秘，咳嗽，痈肿疮毒。

【民族用药】蒙医：根及根茎入药，味酸、苦、涩，性平。效稀、和、涩、重、柔、锐。泻下，杀虫，消肿，愈伤。用于疫热，炭疽，痈肿，乳痈，骨折，恶疮，疥癣，烧伤，烫伤，利刀伤，丹毒。朝医：叶入药，清热解毒，抗菌消炎，通便。用于便闭，出血性紫斑，血小板减少，慢性肝炎，白血病等。

5. 毛脉酸模 *Rumex gmelinii* Turcz. ex Ledeb.

【别　　名】羊蹄叶、洋铁叶，胡日根—齐赫、楚日匝、爱日嘎纳（蒙药）。

【药用部位】根及根茎（毛脉酸模）。

【生境分布】生于水边或湿草地。分布于沈阳、本溪。

【功效应用】味苦，性寒。清热泻下，解毒消肿。用于热结便秘，痈肿疮毒，疥癣。

【民族用药】蒙医：根及根茎入药，味酸、苦、涩，性平。效稀、和、涩、重、柔、锐。泻下，杀虫，消肿，愈伤。用于疫热，炭疽，痈肿，乳痈，骨折，恶疮，疥癣，烧伤，烫伤，利刀伤，丹毒。

6. 长叶酸模 *Rumex longifolius* DC.

【别　　名】直穗酸模。

【药用部位】根（长叶酸模）。

【生境分布】生于山谷水边、山坡林缘。分布于大连。

【功效应用】清热解毒，活血止血，通便，杀虫。用于急、慢性肝炎，气管炎，疟腮，大便秘结，痢疾，赤白带下，便血，痔血，血崩，血小板减少性紫癜。

7. 刺酸模 *Rumex maritimus* L.

【别　　名】长刺酸模、假菠菜、海滨酸模、连明子。

【药用部位】根或全草（野菠菜）。

【生境分布】生于海拔 40~500m 的生河边湿地、田边路旁。分布于凌源、北镇、彰武、新宾、抚顺、新民、沈阳、辽阳、营口、凤城、庄河、大连等地。

【功效应用】凉血，解毒，杀虫。用于肺结核咯血，痔疮出血，痈疮肿毒，疥癣，皮肤瘙痒。

8. 巴天酸模 *Rumex patientia* L.

【别　　名】土大黄、牛西西、羊蹄叶、洋铁叶、洋铁酸模、菠菜酸模，胡日根—齐赫、楚日匝、爱日嘎纳（蒙药）。

【药用部位】根（牛西西）；叶（牛西西叶）。

【生境分布】生于路旁、村边湿地及水沟边。分布于辽宁各地。

【功效应用】根（牛西西）：味苦，酸，性寒。清热解毒，止血消肿，通便，杀虫。用于吐血、衄血，便血，崩漏，赤白带下，紫癜，痢疾，肝炎，大便秘结，小便不利，痈疮肿毒，疥癣，跌打损伤，烫火伤。叶（牛西西叶）：味苦，性寒。祛风止痒，敛疮，清热解热。用于皮肤瘙痒，烫火伤，咽痛。

【民族用药】蒙医：根及根茎入药，味酸、苦、涩，性平。效稀、和、涩、重、柔、锐。泻下，杀虫，消肿，愈伤。用于疫热，炭疽，痈肿，乳痈，骨折，恶疮，疥癣，烧伤，烫伤，利刀伤，丹毒。

9. 狭叶酸模 *Rumex stenophyllus* Ledeb.

【别　　名】窄叶酸模、乌苏里酸模。

【药用部位】根（狭叶酸模根）。

【生境分布】生于湿草地或盐渍化土壤。分布于普兰店。

【功效应用】味苦、酸，性寒。凉血止血，清热解毒，杀虫。用于崩漏，胃出血，便血，紫癜，水肿。

94. 石竹科 Caryophyllaceae

麦仙翁属 *Agristemma* L.

麦仙翁 *Agrostemma githago* L.

【别　　名】麦毒草。

【药用部位】全草（麦仙翁）。

【生境分布】原产于欧洲。大连有栽培及逸生。

【功效应用】止咳平喘，温经止血。用于百日咳，顿咳，崩漏。

无心菜属 *Arenaria* L.

无心菜 *Arenaria serpyllifolia* L.

【别　　名】小无心菜、蚤缀、卵叶蚤缀。

【药用部位】全草（小无心菜）。

【生境分布】生于沙质或石质荒地、田野、园圃或山坡草地。分布于盘锦、丹东、大连等地。

【功效应用】味苦、辛，性平。清热明目，止咳。用于肝热目赤，翳膜遮睛，肺痨咳嗽，咽喉肿痛，牙龈炎。

高雪轮属 *Atocion* Adans.

高雪轮 *Atocion armeria* (L.) Raf.—*Silene armeria* L.

【别　　名】捕蝇瞿麦。

【药用部位】全草（高雪轮）。

【生境分布】原产于欧洲南部。大连、宽甸等地有栽培或逸生。

【功效应用】清热解毒。

卷耳属 *Cerastium* L.

1. 簇生泉卷耳 *Cerastium fontanum* subsp. *vulgare* (Hartm.) Greuter & Burdet—*C. caespitosum* Gilib.

【别　　名】簇生卷耳、卷耳。

【药用部位】全草（小白绵参）。

【生境分布】生于疏林下、林缘草地及山沟、山坡、河滩沙地和沙质地及路旁草地。分布于凌源、铁岭、西丰、清原、新宾、沈阳、辽阳、本溪、鞍山、海城、岫岩、凤城、宽甸、丹东、东港、庄河、瓦房店、普兰店、金州等地。

【功效应用】味苦，性微寒。清热解毒，消肿止痛。用于感冒发热，小儿高热惊风，痢疾，乳痈初起，疔疽肿毒。

2. 球序卷耳 *Cerastium glomeratum* Thuill.

【别　　名】卷耳、粘毛卷耳、瓜子草、婆婆指甲菜、大鹅儿肠。

【药用部位】全草（婆婆指甲菜）。

【生境分布】原产于北非、欧洲温带地区等地。生于山坡草地。分布于昌图、桓仁。

【功效应用】味苦、涩、辛，性凉。清热，利湿，凉血，降压，解毒。用于感冒发热，湿热泄泻，肠风下血，高血压病，乳痈，疔疮。

3. 毛蕊卷耳 *Cerastium pauciflorum* var. *oxalidiflorum* (Makino) Ohwi

【别　　名】寄奴花。

【药用部位】全草（毛蕊卷耳）。

【生境分布】生于林中、林缘、山区路旁湿润地及河边。分布于葫芦岛、西丰、清原、新宾、抚顺、沈阳、本溪等地。

【功效应用】清热利湿。

石竹属 *Dianthus* L.

1. 须苞石竹 *Dianthus barbatus* L.

【别　　名】五彩石竹、美国石竹、金蝴蝶。

【药用部位】全草（须苞石竹）。

【生境分布】原产于欧洲。大连有栽培。

【功效应用】活血调经，通络，利尿通淋。

2. 香石竹 *Dianthus caryophyllus* L.

【别　　名】大花石竹、麝香石竹、康乃馨、狮头石竹。

【药用部位】地上部分（大花石竹）。

【生境分布】原产于欧亚温带。大连有栽培。

【功效应用】清热解毒，利尿，破血，通便。用于痈疽疮肿，小便淋痛，经闭。

3. 石竹 *Dianthus chinensis* L.

【别　　名】巨麦、石竹子花、石柱子花，小姨子花、姐姐花、石留节花、东北石竹、危粗—依勒哈（满药），高优—巴沙嘎、巴沙嘎（蒙药）。

【药用部位】地上部分（瞿麦）。

【生境分布】生于山坡草丛中及路旁。分布于辽宁各地。

【功效应用】味苦，性寒。利尿通淋，活血通经。用于热淋，血淋，石淋，小便不通，淋沥涩痛，经闭瘀阻。

【民族用药】蒙医：带花地上部分入药，味苦，性寒。效轻、淡。消血热，止刺通，解毒。用于血热，血刺痛，肝热，包如相搏，瘀症，产褥热。满医：地上部分入药，清热利尿，破血通经。东北石竹水煎服，用于小便不利，淋证，结石，尿血，身体水肿，皮肤湿疹，皮肤瘙痒症，妇女痛经。

附注：本种为《中国药典》2020 年版收载药材瞿麦的基原植物之一。本种下曾有兴安石竹、火红石竹、辽东石竹（长萼石竹）、长苞石竹、钻叶石竹、蒙古石竹等多个变种，现都被归并，用途同原种。

4. 瞿麦 *Dianthus superbus* L.

【别　　名】石竹子花、山竹子、竹节草，东北石竹，高优—巴沙嘎、巴沙嘎（蒙药），东北石竹、危粗—依勒哈（满药）。

【药用部位】地上部分（瞿麦）。

【生境分布】生于海拔 800m 以下的山坡草地或路旁。分布于彰武、新宾、抚顺、盖州、丹东、大连等地。

【功效应用】味苦，性寒。利尿通淋，活血通经。用于热淋，血淋，石淋，小便不通，淋沥涩痛，经闭瘀阻。

【民族用药】蒙医：带花地上部分入药，味苦，性寒。效轻、淡。消血热，止刺通，解毒。用于血热，血刺痛，肝热，包如相搏，瘀症，产褥热。满医：地上部分入药，清热利尿，破血通经。东北石竹水煎服，用于小便不利，淋证，结石，尿血，身体水肿，皮肤湿疹，皮肤瘙痒症，妇女痛经。

附注：本种为《中国药典》2020 年版收载药材瞿麦的基原植物之一。功效相似的有**长萼瞿麦（长筒瞿麦、长萼石竹）** *D. longicalyx* Miq.，分布于本溪、鞍山、营口、丹东、庄河、大连、金州等地。

三柱卷耳属 *Dichodon* (Bartl. ex Rchb.) Rchb.

六齿卷耳 *Dichodon cerastoides* (L.) Rchb.—*Cerastium cerastoides* (L.) Britton

【别　　名】卷耳。

【药用部位】全草（卷耳）。

【生境分布】生于山谷水边草地上。分布于沈阳。

【功效应用】清热解毒，消肿止痛。

老牛筋属 *Eremogone* Fenzl

老牛筋 *Eremogone juncea* (M. Bieb.) Fenzl—*Arenaria juncea* M. Bieb.

【别　　名】毛轴蚤缀、灯芯草蚤缀、山银柴胡，齐努瓦音—黑利根、吉尚嘎日木（蒙药）。

【药用部位】根（山银柴胡）。

【生境分布】生于海拔 300~800m 的山坡、山坡柞树疏林下、山坡石缝间、草地、干山坡、河岸草地、草甸。分布于凌源、建昌、彰武、法库、新宾等地。

【功效应用】味甘，性微寒。凉血，清虚热。用于阴虚肺痨，骨蒸潮热，盗汗，小儿疳热，久疟不止。

【民族用药】蒙医：根入药，味苦、甘，性凉。止咳，清血热。用于肺热，咳嗽，黄痰，肺痨虚热，疟疾，肝热。

附注：功效相同的有**无毛老牛筋（光轴鹅不食）*E. juncea* var. *glabra* (Regel) Rabeler & W. L. Wagner**，生于山顶石缝和沙坨地。分布于凌源、建平、建昌、彰武、康平、鞍山、长海、瓦房店等地。

石头花属 *Gypsophila* L.

1. 草原石头花 *Gypsophila davurica* Turcz. ex Fenzl

【别　　名】北丝石竹、兴安银柴胡、兴安丝石竹、达乌里丝石竹、草原霞草、马尾草、银柴胡、山扫帚菜、山蚂蚱菜。

【药用部位】根（北丝石竹）。

【生境分布】生于草原、丘陵、固定沙丘及石砾质山坡。分布于桓仁。

【功效应用】味苦，性微寒。利尿逐水。用于水肿，小便不利。

2. 长蕊石头花 *Gypsophila oldhamiana* Miq.

【别　　名】长蕊丝石竹、宽叶丝石竹、丝石竹、竹节菜、山蚂蚱、山麻楂、三把抓、三牙菜、马生菜、山马生菜、山马连菜、山雀翔菜、山扫帚菜、霞草、石头花、欧石头花、山银柴胡。

【药用部位】根（山银柴胡）。

【生境分布】生于向阳山坡、山顶及山沟旁多石质地、海滨荒山及沙坡地。分布于辽宁各地。

【功效应用】味甘，性微寒。凉血，清虚热。用于阴虚肺痨，骨蒸潮热，盗汗，小儿疳热，久疟不止。

附注：本种嫩茎叶可作野菜食用。

3. 大叶石头花 *Gypsophila pacifica* Kom.

【别　　名】细梗丝石竹、细梗石头花、假商陆、蚂蚱菜、山蚂蚱菜、石头花、山雀蓝、山饷、马蛇菜。

【药用部位】根（山银柴胡）。

【生境分布】生于石砾质于山坡及林缘草地。分布于法库、铁岭、开原、西丰、清原、新宾、抚顺、本溪等地。

【功效应用】味甘，性微寒。凉血，清虚热。用于阴虚肺痨，骨蒸潮热，盗汗，小儿疳热，久疟不止。

4. 麦蓝菜 *Gypsophila vaccaria* Sm.—*Vaccaria segetalis* (Neck.) Garcke

【别　　名】王不留行、王不留、剪金草、兔耳草。

【药用部位】种子（王不留行）。

【生境分布】原产于欧洲。辽宁有栽培及逸生，分布于抚顺、辽阳、鞍山、盘锦、庄河、大连等地。

【功效应用】味苦，性平。活血通经，下乳消肿，利尿通淋。用于经闭，痛经，乳汁不下，乳痈肿痛，淋证涩痛。

附注：本种为《中国药典》2020 年版收载药材王不留行的基原植物。

薄蒴草属 *Lepyrodiclis* Fenzl

薄蒴草 *Lepyrodiclis holosteoides* (C. A. Mey.) Fisch. & C. A. Mey.

【别　　名】假锯齿繁缕、娘娘菜。

【药用部位】全草（娘娘菜）。

【生境分布】产于我国西部地区。分布于兴城地区绿化带。

【功效应用】味甘，性寒。清热利肺，散瘀托毒。用于肺热咳嗽，痈疽疔疮。

种阜草属 *Moehringia* L.

种阜草 *Moehringia lateriflora* (L.) Fenzl

【别　　名】莫石竹。

【药用部位】全草（种阜草）。

【生境分布】生于稀疏的针叶林和针阔叶混交林内、红松林下、灌丛间、林缘、湿草甸及沙丘间低湿地。分布于凌源、昌图、新宾、抚顺、辽阳、本溪、桓仁、凤城、宽甸、庄河等地。

【功效应用】清热解毒。

孩儿参属 *Pseudostellaria* Pax

1. 蔓孩儿参 *Pseudostellaria davidii* (Franch.) Pax

【别　　名】蔓假繁缕。

【药用部位】全草（蔓孩儿参）。

【生境分布】生于山地、林下富含腐殖质的土壤中。分布于凌源、建昌、绥中、义县、西丰、新宾、辽阳、本溪、桓仁、鞍山、岫岩、凤城、宽甸、庄河、瓦房店、普兰店等地。

【功效应用】清热解毒。用于疰腮，乳痈，淋证。

附注：功效相同的有**细叶孩儿参（狭叶假繁缕）** *P. sylvatica* (Maxim.) Pax，分布于桓仁、鞍山、凤城、宽甸、丹东等地。

2. 孩儿参 *Pseudostellaria heterophylla* (Miq.) Pax

【别　　名】异叶假繁缕、太子参、小孩参、童参、鹁鸽腿幌子。

【药用部位】块根（太子参）。

【生境分布】生于海拔 200~800m 的山谷或山坡林下。分布于凌源、清原、新宾、抚顺、辽阳、本溪、桓仁、鞍山、海城、岫岩、凤城、宽甸、丹东、东港、庄河、瓦房店、普兰店、金州、大连等地。

【功效应用】味甘、微苦，性平。益气健脾，生津润肺。用于脾虚体倦，食欲不振，病后虚弱，气阴不足，自汗口渴，肺燥干咳。

附注：本种为《中国药典》2020 年版收载药材太子参的基原植物。

漆姑草属 *Sagina* L.

漆姑草 *Sagina japonica* (Sw.) Ohwi

【别　　名】腺漆姑草、日本漆姑草、星宿草、瓜槌草。

【药用部位】全草（漆姑草）。

【生境分布】生于河岸沙质地、撂荒地、住宅旁、路旁草地、阔叶林下阴湿地。分布于新宾、桓仁、凤城、丹东、庄河、大连等地。

【功效应用】味苦、辛，性凉。凉血解毒，杀虫止痒。用于漆疮，秃疮，湿疹，丹毒，瘰疬，无名肿毒，毒蛇咬伤，鼻渊，龋齿痛，跌打内伤。

肥皂草属 *Saponaria* L.

肥皂草 *Saponaria officinalis* L.

【别　　名】石碱草、石碱花、香桃、草桂。

【药用部位】根（肥皂草）。

【生境分布】原产于土耳其、俄罗斯及其他欧洲地区，清原、沈阳、辽阳、鞍山、大连等地有栽培。

【功效应用】祛痰，利尿，祛风除湿，抗菌，杀虫。用于咳嗽，皮肤病，梅毒。

蝇子草属 *Silene* L.

1. 女娄菜 *Silene aprica* Turcz. ex Fisch. & C. A. Mey.

【别　　名】桃色女娄菜、长冠女娄菜、山银柴胡、大米罐、吹风草。

【药用部位】根（女娄菜根）；全草（女娄菜）。

【生境分布】生于向阳干山坡、石砬子坡地、林下、山坡草地等处。分布于凌源、绥中、兴城、葫芦岛、阜蒙、彰武、北镇、黑山、铁岭、抚顺、新民、沈阳、辽中、辽阳、本溪、鞍山、海城、岫岩、盖州、盘锦、凤城、丹东、东港、庄河、长海、瓦房店、普兰店、金州、大连等地。

【功效应用】根（女娄菜根）：味苦、甘，性平。利尿，催乳。用于小便短赤，乳少。全草（女娄菜）：味辛、苦，性平。活血调经，下乳，健脾，利湿，解毒。用于月经不调，乳少，小儿疳积，脾虚浮肿，疔疮肿毒。

2. 狗筋蔓 *Silene baccifera* (L.) Roth—*Cucubalus baccifer* L.

【别　　名】九股牛、小九牯牛、筋骨草、抽筋草、接筋草、鸡肠子草、大种鹅儿肠、白牛膝、土牛膝。

【药用部位】带根全草（狗筋蔓）。

【生境分布】生于山坡溪流旁灌丛、林缘或沟边草地。分布于绥中、铁岭、开原、清原、新宾、抚顺、辽阳、本溪、桓仁、鞍山、岫岩、凤城、宽甸、丹东、庄河、普兰店、瓦房店、大连等地。

【功效应用】味甘、苦，性温。活血定痛，接骨生肌。用于跌打损伤，骨折，风湿骨痛，月经不调，瘰疬，痈疽。

3. 浅裂剪秋罗 *Silene cognata* (Maxim.) H. Ohashi & H. Nakai—*Lychnis cognata* Maxim.

【别　　名】浅裂剪秋罗、毛缘剪秋罗。

【药用部位】根、全草（浅裂剪秋罗）；花（浅裂剪秋罗花）。

【生境分布】生于草甸子、林下、林缘灌丛及阴湿山坡。分布于凌源、铁岭、西丰、清原、新宾、抚顺、辽阳、本溪、桓仁、鞍山、岫岩、凤城、庄河等地。

【功效应用】根、全草（浅裂剪秋罗）：用于头痛。花（浅裂剪秋罗花）：用于头疮。

4. 坚硬女娄菜 *Silene firma* Siebold & Zucc.

【别　　名】光萼女娄菜、疏毛女娄菜、粗壮女娄菜、王不留行，肾炎草、新幺苜秒（朝药）。

【药用部位】全草（硬叶女娄菜）；种子（女娄菜子）。

【生境分布】生于山坡草地、林缘、灌丛间、河谷、草甸及山沟路旁。分布于凌源、铁岭、西丰、清原、新宾、抚顺、沈阳、辽阳、本溪、桓仁、鞍山、岫岩、凤城、宽甸、丹东、庄河、长海、瓦房店、普兰店、金州、大连等地。

【功效应用】全草（硬叶女娄菜）：味甘、淡，性凉。清热解毒，利尿，调经。用于咽喉肿痛，聤耳出脓，小便不利。种子（女娄菜子）：活血通经，下乳消肿，利尿通淋。用于经闭，痛经，乳痈肿痛，淋证涩痛。用于妇女闭经，乳汁不通，乳痈等。

【民族用药】朝医：地上部分入药，为少阴人药。清热解毒，活血，利尿，止血，调经，祛风，止痛，催乳。用于急、慢性肾炎，膀胱炎，淋证，月经不调，少乳，恶疮，金疮，衄血，关节痛，子宫出血，难产。

5. 剪秋罗 *Silene fulgens* (Fisch.) E. H. L. Krause—*Lychnis fulgens* Fisch.

【别　　名】大花剪秋萝、地黄连、见肿消、散血沙。

【药用部位】根及全草（大花剪秋罗）。

【生境分布】生于山坡草地、灌丛间、林缘、林下及山坡阴湿地。产于开原、清原、抚顺、新宾、本溪、桓仁、凤城、宽甸、岫岩、庄河等地。

【功效应用】味甘，性寒。清热利尿，健脾安神。用于感小便不利，小儿疳积，盗汗，头痛，失眠。

6. 山蚂蚱草 *Silene jenisseensis* Willd.

【别　　名】小花山蚂蚱草、旱生麦瓶草、旱麦瓶草、小花旱麦瓶草、山银柴胡、麦瓶草、黄柴胡、铁柴胡、银柴胡、麦瓶草。

【药用部位】根（山银柴胡）。

【生境分布】生于多石质干山坡、石缝间、林缘、沙质草地及沙地。分布于凌源、彰武、阜新、清原、本溪、鞍山、宽甸、庄河等地。

【功效应用】味甘，性微寒。凉血，清虚热。用于阴虚肺痨，骨蒸潮热，盗汗，小儿疳热，久疟不止。

7. 长柱蝇子草 *Silene macrostyla* Maxim.

【别　　名】长柱麦瓶草。

【药用部位】根（长柱蝇子草）。

【生境分布】生于山坡、山顶石砬子中、阔叶林下。分布于铁岭、西丰、庄河、长海、普兰店、金州等地。

【功效应用】味甘，微寒。退虚热，清疳热。用于小儿虫积发热，腹大，消瘦，口渴，眼红等肝疳之证。

8. 蔓茎蝇子草 *Silene repens* Patrin

【别　　名】蔓生麦瓶草、毛萼麦瓶草、匍生蝇子草、柴胡花。

【药用部位】根（山银柴胡）。

【生境分布】生于河岸、山坡草地、湿草地、山坡林下及山顶石砬子间。分布于彰武、丹东等地。

【功效应用】味甘，性微寒。凉血，清虚热。用于阴虚肺痨，骨蒸潮热，盗汗，小儿疳热，久疟不止。

9. 宽叶毛萼麦瓶草 *Silene repens* var. *latifolia* Turcz.

【别　　名】宽叶蔓茎蝇子草。

【药用部位】全草（宽叶蔓茎蝇子草）。

【生境分布】生于山地林下、山沟路旁、草甸子、河套边岗地。分布于东港（大鹿岛）。

【功效应用】活血止血，调经。

10. 石生蝇子草 *Silene tatarinowii* Regel

【别　　名】石生麦瓶草、山女娄菜。

【药用部位】全草（石生蝇子草）。

【生境分布】生于干山坡、崖坡及石墙缝内。分布于凌源、金州、大连。

【功效应用】清热，通淋，止痛。

11. 白玉草 *Silene vulgaris* (Moench) Garcke

【别　　名】狗筋麦瓶草。

【药用部位】全草（白玉草）。

【生境分布】分布于黑龙江、内蒙古。沈阳有栽培。

【功效应用】用于丹毒，瘀伤疼痛，月经不调。

牛漆姑草属 *Spergularia* (Pers.) J. Presl & C. Presl

牛漆姑 *Spergularia marina* (L.) Besser—*S. salina* J. Presl & C. Presl

【别　　名】拟漆姑草、牛漆姑草。

【药用部位】全草（牛漆姑草）。

【生境分布】生于海滨泥沙岸、盐碱地、内陆河边、湖边、水泡子等湿润沙质轻盐碱地。分布于绥中、兴城、北镇、铁岭、康平、沈阳、长海、瓦房店、普兰店、金州、大连、旅顺口等地。

【功效应用】清热解毒，祛风除湿。

繁缕属 *Stellaria* L.

1. 雀舌草 *Stellaria alsine* Grimm—*S. uliginosa* Murr.

【别　　名】雀舌繁缕、滨繁缕、石灰草、抽筋草。

【药用部位】全草（天蓬草）。

【生境分布】生于河边、水田附近、水池及溪流旁、沙土地上。分布于凌源、新民、清原、新宾、桓仁、岫岩、凤城、丹东、长海、瓦房店、大连等地。

【功效应用】味辛，性平。祛风除湿，活血消肿，解毒止血。用于伤风感冒，泄泻，痢疾，风湿骨痛，跌打损伤，骨折，痈疮肿毒，痔漏，毒蛇咬伤，吐血，衄血，外伤出血。

2. 鹅肠菜 *Stellaria aquatica* (L.) Scop.—*Myosoton aquaticum* (L.) Moench

【别　　名】牛繁缕、水鹅肠菜、鹅儿肠、鸡肠子。

【药用部位】全草（鹅肠草）。

【生境分布】生林缘及山地潮湿地、河岸沙石地、山区耕地、路旁及沟旁湿地等。分布于凌源、建昌、清原、新宾、抚顺、沈阳、辽阳、本溪、桓仁、鞍山、海城、台安、盘锦、凤城、丹东、庄河、普兰店、大连等地。

【功效应用】味甘、酸，性平。清热解毒，散瘀消肿。用于肺热喘咳，痢疾，痔疮，牙痛，月经不调，小儿疳积。

附注：本种嫩茎叶可作野菜食用。

3. 叉歧繁缕 *Stellaria dichotoma* L.

【别　　名】叉繁缕、双歧繁缕、歧枝繁缕。

【药用部位】根或全草（叉歧繁缕）。

【生境分布】生于多石质向阳干山坡、山坡石缝间或沙丘上。分布于凌源、锦州、北镇。

【功效应用】味甘，性微寒。清热凉血，退虚热。用于阴虚潮热，骨蒸盗汗，小儿疳积，久疟发热。

4. 翻白繁缕 *Stellaria discolor* Turcz.

【别　　名】异色繁缕。

【药用部位】全草（异色繁缕）。

【生境分布】生于湿润草地、林缘或林下湿润处。分布于抚顺、沈阳、凤城、宽甸、丹东等地。

【功效应用】提脓拔毒。

5. 繁缕 *Stellaria media* (L.) Vill.

【别　　名】鹅儿肠菜、鸡肠菜。

【药用部位】全草（繁缕）。

【生境分布】生于山坡路旁、田间、果园、住宅周围及林缘。分布于凌源、抚顺、辽阳、本溪、桓仁、鞍山、台安、盘锦、丹东、大连等地。

【功效应用】味微苦、甘、酸，性凉。清热解毒，凉血消痈，活血止痛，下乳。用于痢疾，肠痈，肺痈，乳痈，疔疮肿毒，痔疮肿痛，出血，跌打伤痛，产后瘀滞腹痛，乳汁不下。

6. 沼生繁缕 *Stellaria palustris* (Murray ex Ehrh.) Hoffm.

【别　　名】沼泽繁缕、沼繁缕。

【药用部位】全草（沼生繁缕）。

【生境分布】生于山谷草地、山谷林下。分布于西丰、凤城等地。

【功效应用】味淡、涩，性平。消肿解毒，止痛。

7. 繸瓣繁缕 *Stellaria radians* L.

【别　　名】垂梗繁缕。

【药用部位】全草（繸瓣繁缕）。

【生境分布】生于丘陵灌丛或林缘草地。分布于桓仁、丹东等地。

【功效应用】清热解毒，祛瘀止痛，催乳。用于泄泻，痢疾，肝炎，肠痈，产后瘀血腹痛，牙痛，乳痈，跌打损伤。

95. 苋科 Amaranthaceae

牛膝属 *Achyranthes* L.

牛膝 *Achyranthes bidentata* Blume

【别　　名】怀牛膝、牛波落盖、透骨草，牛膝（满药）。

【药用部位】根（牛膝）；茎叶（牛膝茎叶）。

【生境分布】生于山坡林下。分布于凌源、昌图、凤城、丹东、东港、大连等地。

【功效应用】根（牛膝）：味苦、甘、酸，性平。逐瘀通经，补肝肾，强筋骨，利尿通淋，引血下行。用于经闭，痛经，腰膝酸痛，筋骨无力，淋证，水肿，头痛，眩晕，牙痛，口疮，吐血，衄血。茎叶（牛膝茎叶）：味苦、酸，性平。祛寒湿，强筋骨，活血利尿。用于寒湿痿痹，腰膝疼痛，淋闭，久疟。

【民族用药】满医：根入药，补益肝肾，活血通经。牛膝泡酒用于肾虚腰膝酸软无力，关节疼痛；牛膝水煎服用于跌打损伤，瘀血阻滞引起的妇女经行腹部刺痛，经血色暗量少等症。

附注：本种为《中国药典》2020 年版收载药材牛膝的基原植物。

沙蓬属 *Agriophyllum* Bieb.

沙蓬 *Agriophyllum pungens* (Vahl) Link ex A. Dietr.

【别　　名】蒺藜菜、蒺藜梗、沙米、沙蓬米、楚力格日、吉刺儿（蒙药），登厢草（满药）。

【药用部位】种子（东廧子）。

【生境分布】生于沙丘或流动沙丘背风坡。分布于北票、锦州、义县、彰武、沈阳等地。

【功效应用】味甘，性平。健脾消食，发表解热，利水。用于饮食积滞，噎膈反胃，感冒发烧，肾炎。

【民族用药】蒙医：全草入药，味苦、涩，性平。效糙。祛疫，清热，解毒，利尿。用于疫热增盛，头痛，身目黄疸，口糜，齿龈溃烂，尿道灼痛，肾热等症。满医：种子入药，用于饮食积滞，噎膈反胃。

莲子草属 *Alternanthera* Forssk.

喜旱莲子草 *Alternanthera philoxeroides* (Mart.) Griseb.

【别　　名】水花生、空心苋、空心莲子草。

【药用部位】全草（空心苋）。

【生境分布】原产于巴西，我国引种后逸为野生。发现于大连草坪中。

【功效应用】味苦、甘，性寒。清热凉血，利尿，解毒。用于咳血，尿血，感冒发热，麻疹，乙型脑炎，黄疸，淋浊，痄腮，湿疹，缠腰火丹，疔疖，毒蛇咬伤。

苋属 *Amaranthus* L.

1. 凹头苋 *Amaranthus blitum* L.—*A. lividus* L.

【别　　名】野苋菜、光苋菜。

【药用部位】全草或根（野苋菜）；种子（野苋子）。

【生境分布】原产于北美洲，为入侵植物，生于田野接宅边杂草地上。分布于辽宁各地。

【功效应用】全草或根（野苋菜）：味甘，性微寒。清热解毒，利尿。用于痢疾，腹泻，疔疮肿毒，毒蛇咬伤，蜂螫伤，小便不利，水肿。种子（野苋子）：味甘，性凉。清肝明目，利尿。用于肝热目赤，翳障，小便不利。

附注：功效相同的有**反枝苋** *A. retroflexus* L.，分布于辽宁各地，二者的嫩茎叶、种子均可作野菜食用。

2. 尾穗苋 *Amaranthus caudatus* L.

【别　　名】红苋菜、老仓谷、老枪谷、老羌谷、西米谷、高丽谷、九莲灯花。

【药用部位】根（老枪谷根）；叶（老枪谷叶）；种子（老枪谷子）。

【生境分布】原产于南美洲。栽培于庭园及田间，有时逸为野生。辽宁各地均有栽培。

【功效应用】根（老枪谷根）：味甘，性平。健脾，消疳。用于脾胃虚弱之倦怠乏力，食少，小儿疳积。叶（老枪谷叶）：解毒消肿。用于疔疮疖肿，风疹瘙痒。种子（老枪谷子）：味辛，性凉。清热透表。用于小儿水痘，麻疹。

3. 老鸦谷 *Amaranthus cruentus* L.

【别　　名】繁穗苋、老粘谷、红粘谷、白粘谷、西方谷。

【药用部位】全草（红粘谷）；种子（红粘谷子）。

【生境分布】原产于北美洲。彰武、西丰、新宾、本溪、桓仁、盘锦、岫岩、庄河等地有栽培。

【功效应用】全草（红粘谷）：味甘，性凉。清热解毒，利湿。用于痢疾，黄疸。种子（红粘谷子）：味甘、苦，性微寒。清热解毒，活血消肿。用于痢疾，胁痛，跌打损伤，痈疮肿毒。

4. 千穗谷 *Amaranthus hypochondriacus* L.

【别　　名】御谷。

【药用部位】全草（仙米菜）。

【生境分布】原产于北美洲。沈阳、辽阳、本溪、庄河、大连等地有栽培。

【功效应用】消食健胃，止痒。用于风疹，皮肤疮，食积腹胀。

5. 刺苋 *Amaranthus spinosus* L.

【别　　名】刺苋、野苋菜、野刺苋、假苋菜、刺刺草、白刺苋。

【药用部位】全草或根（簕苋菜）。

【生境分布】原产于美洲热带。为外来入侵植物，生于辽河河岸或河滩地。零星分布于辽中满都护镇、台安等地。

【功效应用】味甘，性微寒。凉血止血，清利湿热，解毒消痈。用于胃出血，便血，痔血，胆囊炎，胆石症，痢疾，湿热泄泻，带下，小便涩痛，咽喉肿痛，湿疹，痈肿，牙龈糜烂，蛇咬伤。

6. 苋 *Amaranthus tricolor* L.

【别　　名】苋菜、雁来红、三色苋、老来变、秋红。

【药用部位】根（苋根）；茎叶（苋菜）；种子（苋实）。

【生境分布】原产于印度。辽宁各地常见栽培，有的逸生为半野生。

【功效应用】根（苋根）：味辛，性微寒。清热解毒，散瘀止痛。用于痢疾，泄泻，痔疮，牙痛，漆疮，阴囊肿痛，跌打损伤，崩漏，带下。茎叶（苋菜）：味甘，性微寒。清热解毒，通利二便。用于痢疾，二便不通，蛇咬伤，虫螫伤，疮毒。种子（苋实）：味甘，性寒。清肝明目，通利二便。用于青盲翳障，视物昏暗，白浊血尿，二便不利。

7. 皱果苋 *Amaranthus viridis* L.

【别　　名】绿苋、野苋、细苋、白苋。

【药用部位】全草或根（白苋）。

【生境分布】生于宅旁，杂草地或田野。原产于北美洲，分布于辽宁各地。

【功效应用】味甘、淡，性寒。清热，利湿，解毒。用于痢疾，泄泻，小便赤涩，疮肿，蛇咬伤，虫螫伤，牙疳。

附注：本种的嫩茎叶、种子均可作野菜食用。

滨藜属 *Atriplex* L.

1. 中亚滨藜 *Atriplex centralasiatica* Iljin

【别　　名】中亚粉藜、马灰条、大灰条、碱灰菜、旱滨藜、软蒺藜。

【药用部位】果实（软疾藜）。

【生境分布】生于荒地、海滨及盐土荒漠，有时侵入田间。分布于葫芦岛、营口、大连等地。

【功效应用】味苦，性平。清肝明目，祛风止痒，活血消肿，通乳。用于目赤肿痛，头痛，头晕，咳逆，喉痹，风疹，皮肤瘙痒，肿毒，乳汁不畅。

2. 榆钱菠菜 *Atriplex hortensis* L.

【别　　名】法国菠菜、山菠菜、洋菠菜。

【药用部位】茎、叶（洋菠菜）。

【生境分布】原产于欧洲。辽宁有栽培。

【功效应用】用于缺铁性贫血。

3. 西伯利亚滨藜 *Atriplex sibirica* L.

【别　　名】刺果粉藜、大灰条、东蒺藜、扇面蒺藜、海碱灰菜、软蒺藜。

【药用部位】全草（西伯利亚滨藜）；果实（软蒺藜）。

【生境分布】生于盐碱荒地、湖边、渠沿、河岸上。分布于营口、盖州、盘山、普兰店等地。

【功效应用】全草（西伯利亚滨藜）：用于创伤。果实（软蒺藜）：味苦，性平。清肝明目，祛风止痒，活血消肿，通乳。用于目赤肿痛，头痛，头晕，咳逆，喉痹，风疹，皮肤瘙痒，肿毒，乳汁不畅。

轴藜属 *Axyris* L.

轴藜 *Axyris amaranthoides* L.

【别　　名】迎春草、大帚菜。

【药用部位】果实（轴藜）。

【生境分布】生于山坡、草地、河边、荒地及路旁。分布于凌源、建昌、阜蒙、彰武、西丰、新民、辽中、新宾、抚顺、辽阳、本溪、鞍山、海城、岫岩、营口、宽甸、庄河等地。

【功效应用】清肝明目，祛风消肿。

沙冰藜属 *Bassia* All.

1. 木地肤 *Bassia prostrata* (L.) Beck—*Kochia prostrata* (L.) Schrad.

【别　　名】红杆蒿、伏地肤、平卧地肤。

【药用部位】全草（木地肤）。

【生境分布】生于沙地、山坡、山沟或草原。分布于彰武。

【功效应用】解热。

2. 地肤 *Bassia scoparia* (L.) A. J. Scott—*Kochia scoparia* (L.) Schrad.

【别　　名】笤帚菜、家扫帚、野扫帚、扫帚苗、扫帚菜、落帚、碱地肤、地麦、野菠菜、孔雀松，地肤子（满药），地肤子、基布加（朝药）。

【药用部位】果实（地肤子）；嫩茎叶（地肤苗）。

【生境分布】生于田边、村旁、路旁及荒地。分布于辽宁各地。

【功效应用】果实（地肤子）：味辛、苦，性寒。清热利湿，祛风止痒。用于小便涩痛，阴痒带下，风疹，湿疹，皮肤瘙痒。嫩茎叶（地肤苗）：味苦，性寒。清热解毒，利尿通淋。用于痢疾，泄泻，小便淋痛，目赤涩痛，雀盲，皮肤风热赤肿，恶疮疥癣。

【民族用药】满医：果实、全草入药，清热利湿，祛风止痒。鲜地肤全草煮水擦洗患处，用于皮肤风湿疹，皮肤瘙痒。朝医：地肤子为少阳人药。补肾涤肾。用于肾虚腰痛，房劳过度，负重劳动所致腰痛，阴火衰肾气不化所致浮肿。

附注：本种嫩茎叶可作野菜食用。本种为《中国药典》2020 年版收载药材地肤子的基原植物。功效相同的有扫帚菜 *B. scoparia* f. *trichophylla*(Voss) S. L. Welsh—*K. scoparia* f. *trichophylla* (Hort.) Schinz & Thell，在辽宁各地常见栽培。

甜菜属 *Beta* L.

甜菜 *Beta vulgaris* L.

【别　　名】糖萝卜、菾菜、红头菜、莙荙菜。

【药用部位】根（莙荙根）；茎、叶（莙荙菜）；果实（莙荙子）。

【生境分布】原产于欧洲和北美洲。辽宁各地普遍种植。

【功效应用】根（莙荙根）：味甘，性平。宽胸下气。用于经脉不通，胸膈胀闷。茎、叶（莙荙菜）：味甘、苦，性寒。清热解毒，行瘀止血。用于时行热病，痔疮，麻疹透发不畅，吐血，热毒下痢，闭经，淋浊，痈肿，跌打损伤，蛇虫伤。果实（莙荙子）：味甘、苦，性寒。清热解毒，凉血止血。用于小儿发热，痔瘘下血。

青葙属 *Celosia* L.

1. 青葙 *Celosia argentea* L.

【别　　名】野鸡冠花、狗尾巴花、牛尾巴花。

【药用部位】茎叶或根（青葙）；花序（青葙花）；种子（青葙子）。

【生境分布】生于平原、丘陵、山坡及田边。辽宁各地有栽培，有逸生。

【功效应用】茎叶或根（青葙）：味苦，性寒。清热燥湿，杀虫止痒，凉血止血。用于湿热带下，小便不利，尿浊，泄泻，阴痒，疮疥，风疹瘙痒，痔疮，衄血，创伤出血。花序（青葙花）：味苦，性凉。

凉血止血，清肝除湿，明目。用于吐血，衄血，崩漏，赤痢，血淋，热淋，白带，目赤肿痛，目生翳障。种子（青葙子）：味苦，性微寒。清肝泻火，明目退翳。用于肝热目赤，目生翳膜，视物昏花，肝火眩晕。

附注：本种为《中国药典》2020 年版收载药材青葙子的基原植物。

2. 鸡冠花 *Celosia cristata* L.

【别　　名】鸡冠头、鸡冠实、塔黑彦—斯其格—其其格、塔黑彦—乌日勃勒格—其其格（蒙药）。

【药用部位】茎叶或全草（鸡冠苗）；花序（鸡冠花）；种子（鸡冠子）。

【生境分布】辽宁各地均有栽培。

【功效应用】茎叶或全草（鸡冠苗）：味甘，性凉。清热凉血，解毒。用于吐血，衄血，崩漏，痔疮，痢疾，荨麻疹。花序（鸡冠花）：味甘、涩，性凉。收涩止血，止带，止痢。用于便血，崩漏，赤白痢，目赤肿痛。种子（鸡冠子）：味甘，性凉。凉血止血，清肝明目。用于肠风便血，痢疾，淋虫。

【民族用药】蒙医：花序入药，味甘，性凉。效轻、燥、柔。止血，止泻。用于月经淋漓，腰腿酸痛，肠刺痛，腹痛下泻。

附注：本种为《中国药典》2020 年版收载药材鸡冠花的基原植物。

麻叶藜属 *Chenopodiastrum* S. Fuentes, Uotila & Borsch

杂配藜 *Chenopodiastrum hybridum* (L.) S. Fuentes, Uotila & Borsch—*Chenopodium hybridum* L.

【别　　名】大叶藜、大叶灰菜、八角灰菜、血见愁、申给沙奏（满药）。

【药用部位】全草（大叶藜）。

【生境分布】生于林缘、山坡灌丛间、路边、水边、住宅附近等处。分布于凌源、清原、新宾、抚顺、沈阳、辽阳、鞍山、海城、岫岩、大石桥、盘锦、丹东、东港、大连等地。

【功效应用】味甘，性平。调经止血，解毒消肿。用于月经不调，崩漏，吐血，咯血，衄血，尿血，血痢，便血，疮痈肿毒。

【民族用药】满医：地上部分入药，益气止血，活血解毒，调经止血。用于妇女经血不调，崩漏，吐血，咳血，尿血，疮痈肿毒。

藜属 *Chenopodium* L.

1. 尖头叶藜 *Chenopodium acuminatum* Willd.

【别　　名】绿珠藜、渐尖藜。

【药用部位】全草（绿珠藜）。

【生境分布】生于荒地、河岸及田边。分布于凌源、彰武、铁岭、沈阳、本溪、鞍山、台安、岫岩、盘锦、普兰店、金州、大连、旅顺口等地。

【功效应用】祛风止痛。用于风寒头痛，四肢胀痛。

2. 藜 *Chenopodium album* L.

【别　　名】灰菜、灰条菜、灰藋菜、银粉菜、回回菜、灰灰菜。

【药用部位】幼嫩全草（藜）；果实或种子（藜实）。

【生境分布】生于路旁、荒地及田间。分布于辽宁各地。

【功效应用】幼嫩全草（藜）：味甘，性平。有小毒。清热祛湿，解毒消肿，杀虫止痒。用于发热，咳嗽，痢疾，腹泻，腹痛，疝气，龋齿痛，湿疹，疥癣，白癜风，疮疡肿痛，毒虫咬伤。果实或种子（藜实）：味苦、微甘，性寒，小毒。清热祛湿，杀虫止痒，用于小便不利，水肿，皮肤湿疮，头疮，耳聋。

附注：功效相同的有**灰绿藜 *Oxybasis glauca* (L.) S. Fuentes, Uotila & Borsch—*Ch. glaucum* L.**，分布于辽宁各地。

3. 小藜 *Chenopodium ficifolium* Sm.—*Ch. serotinum* L.

【别　　名】粉子菜、灰灰菜、苦落藜。

【药用部位】全草（灰藋）；种子（灰藋子）。

【生境分布】生于农田、荒地、河岸、河谷。分布于北镇、彰武、新宾、沈阳、辽阳、本溪、桓仁、鞍山、海城、台安、岫岩、盘锦、营口、大连及等地。

【功效应用】全草（灰藋）：味甘、苦，性平。疏风清热，解毒去湿，杀虫。用于风热感冒，腹泻，痢疾，荨麻疹，疮疡肿毒，疥癣，湿疮，白癜风，虫咬伤。种子（灰藋子）：味甘，性平。杀虫。用于蛔虫，绦虫，蛲虫。

虫实属 *Corispermum* L.

兴安虫实 *Corispermum chinganicum* Iljin

【别　　名】绵蓬、红蓬草。

【药用部位】全草（虫实）。

【生境分布】生于水边沙丘、半固定沙丘及草原。分布于彰武。

【功效应用】味淡、微苦，性凉。清湿热，利小便。用于小便不利，热涩疼痛，黄疸。

附注：功效相同的有**绳虫实** *C. declinatum* Stephan ex Steven、**细苞虫实** *C. stenolepis* Kitag.，均分布于朝阳等辽宁西部地区。**软毛虫实** *C. puberulum* Iljin，分布于彰武、大连。

腺毛藜属 *Dysphania* R. Br.

1. 土荆芥 *Dysphania ambrosioides* (L.) Mosyakin & Clemants—*Chenopodium ambrosioides* L.

【别　　名】土荆、洋蚂蚁草。

【药用部位】带果穗全草（土荆芥）。

【生境分布】原产于热带美洲，现广布于世界热带及温带地区，我国南方有野生。沈阳有少量栽培。

【功效应用】味辛、苦，性微温，有大毒。祛风除湿，杀虫止痒，活血消肿。用于钩虫病，蛔虫病，蛲虫病，头虱，皮肤湿疹，疥癣，风湿痹痛，经闭，痛经，口舌生疮，咽喉肿痛，跌打损伤，蛇虫咬伤。

2. 菊叶香藜 *Dysphania schraderiana* (Roem. & Schult.) Mosyakin & Clemants

【别　　名】菊叶刺藜、总状花藜、臭灰菜。

【药用部位】全草（臭灰菜）。

【生境分布】生于林缘草地、沟岸、河沿、宅旁及农田。分布于凌源、朝阳等地。

【功效应用】祛风止痒，清热利湿，杀虫。

千日红属 *Gomphrena* L.

千日红 *Gomphrena globosa* L.

【别　　名】千金红、百日白、万年红。

【药用部位】花序或全草（千日红）。

【生境分布】原产于热带美洲。辽阳、大连有栽培。

【功效应用】味甘、微咸，性平。止咳平喘，平肝明目，解毒。用于咳嗽，哮喘，百日咳，小儿夜啼，目赤肿痛，肝热头晕，头痛，痢疾，疮疖。

雾冰藜属 *Grubovia* Freitag & G. Kadereit

雾冰藜 *Grubovia dasyphylla* (Fisch. & C. A. Mey.) Freitag & G. Kadereit—*Bassia dasyphylla* (Fisch.& Mey.) Kuntze

【别　　名】星状刺果藜、雾冰草、肯诺藜、五星蒿。

【药用部位】全草（五星蒿）。

【生境分布】生于盐碱地、沙丘、草地、河滩、阶地及洪积扇上。分布于彰武。

【功效应用】味甘，性凉。祛风清湿热。用于头皮屑。

合滨藜属 *Halimione* Aellen

野合滨藜 *Halimione fera* (L.) G. L. Chu—*Atriplex fera* (L.) Bunge

【别　　名】野滨藜、粉藜、三齿粉藜。

【药用部位】全草（粉藜）。

【生境分布】生于湖边、河滩、渠沿、路边等含盐碱地上。分布于营口。

【功效应用】味甘、酸，性平。利水涩肠。用于泄泻。

血苋属 *Iresine* P. Browne

血苋 *Iresine herbstii* Hook. f. ex Lindl.

【别　　名】红洋苋、红叶苋、红槐。

【药用部位】全草（红木耳）。

【生境分布】原产于巴西。辽宁有栽培。

【功效应用】味甘、微苦，性凉。凉血止血，清热利湿，调经，解毒。用于吐血，衄血，咳血，便血，崩漏，痢疾，泄泻，湿热带下，月经不调，痈肿。

盐角草属 *Salicornia* L.

盐角草 *Salicornia europaea* L.

【别　　名】海蓬子、海胖子、草盐角、草块角、海甲菜、抽筋菜、盐葫芦、胖蒿子草。

【药用部位】全草（海蓬子）。

【生境分布】生于盐碱地、盐湖旁及海边。分布于辽宁南部沿海地区。

【功效应用】平肝，利尿，降压。用于高血压，头痛。

猪毛菜属 *Salsola* L.

1. 猪毛菜 *Salsola collina* Pall.—*Kali collinum* (Pall.) Akhani & Roalson

【别　　名】猪毛缨、蓬蒿、叉蓬棵、乍蓬棵、扎蓬棵、山叉明棵、猪尾巴狗、猪刺蓬草、刺猬草。

【药用部位】全草（猪毛菜）。

【生境分布】生于村边、路旁及荒芜地。分布于建平、建昌、锦州、铁岭、阜新、开原、西丰、清原、新宾、抚顺、沈阳、辽阳、本溪、鞍山、海城、台安、营口、盘锦、凤城、长海、大连等地。

【功效应用】味淡，性凉。平肝潜阳，润肠通便。用于高血压病，头痛，眩晕，肠燥便秘。

附注：本种嫩茎叶可作野菜食用。功效相同的有**无翅猪毛菜** *S. komarovii* Iljin—*K. komarovii* (Iljin) **Akhani & Roalson**，生于海滨及河岸沙地。分布于庄河、长海、大连、旅顺口等地。

2. 刺沙蓬 *Salsola tragus* L.—*Kali tragus* (L.) Scop.

【别　　名】大翅猪毛菜、猪毛菜、叉蓬棵、刺蓬、风滚草。

【药用部位】全草（刺沙蓬）。

【生境分布】生于河丘、沙质草原、石砾质山坡或沙质土壤中。分布于彰武、新民、沈阳、辽阳等地。

【功效应用】味淡，性凉。平肝降压。用于高血压病，头痛，眩晕。

菠菜属 *Spinacia* L.

菠菜 *Spinacia oleracea* L.

【别　　名】菠薐、波棱菜、红根菜、波斯菜、菠穗菜。

【药用部位】全草（菠菜）；种子（菠菜子）。

【生境分布】辽宁各地栽培作蔬菜。

【功效应用】全草（菠菜）：味甘，性平。养血，止血，平肝，润燥。用于衄血，便血，头痛，目眩，目赤，夜盲症，消渴引饮，便闭，痔疮。种子（菠菜子）：味微辛、甜，性微温。清肝明目，止咳平喘。用于风火目赤肿痛，咳喘。

碱蓬属 *Suaeda* Forssk. ex J. F. Gmel.

碱蓬 *Suaeda glauca* (Bunge) Bunge

【别　　名】盐蓬、盐蒿、灰绿碱蓬、碱蒿子、和尚头、狼尾巴条、海英菜、黄须菜。

【药用部位】全草（碱蓬）。

【生境分布】生于海滨、河边、草甸、荒地及田边盐碱地。分布于葫芦岛、北票、铁岭、辽阳、本溪、盖州、台安、营口、盘锦、丹东、大连等地。

【功效应用】味微咸，性凉。清热，消积。用于食积停滞，发热。

附注：本种嫩苗可作野菜食用。

刺藜属 *Teloxys* Moq.

刺藜 *Teloxys aristata* (L.) Moq.—*Dysphania aristata* (L.) Mosyakin & Clemants—*Chenopodium aristatum* L.

【别　　名】刺穗藜。

【药用部位】全草（刺藜）。

【生境分布】生于农田或山坡、荒地。分布于凌源、建平、彰武、西丰、新民、清原、抚顺、辽阳、鞍山、凤城等地。

【功效应用】味淡，性平。活血调经，祛风止痒。用于月经过多，痛经，闭经，过敏性皮炎，荨麻疹。

96. 番杏科 Aizoaceae

番杏属 *Tetragonia* L.

番杏 *Tetragonia tetragonioides* (Pall.) Kuntze

【别　　名】海滨莴苣、新西兰菠菜、法国菠菜。

【药用部位】全草（番杏）。

【生境分布】在我国南方有栽培或野生于海滩。大连有栽培。

【功效应用】味甘、微辛，性平。清热解毒，祛风消肿。用于风热目赤，疔疮肿痛，肠炎，败血症，肿瘤。

97. 商陆科 Phytolaccaceae

商陆属 *Phytolacca* L.

1. 商陆 *Phytolacca acinosa* Roxb.

【别　　名】章柳、水萝卜、见肿消、王母牛、倒水莲、金七娘、母猪耳、白母鸡。

【药用部位】根（商陆）；叶（商陆叶）；花（商陆花）。

【生境分布】生于山坡林下、林缘路旁及山沟湿润地。分布于辽阳、鞍山、岫岩、凤城等地。

【功效应用】根（商陆）：味苦，性寒。有毒。逐水消肿，通利二便，解毒散结。用于水肿胀满，二便不通；外用于痈肿疮毒。叶（商陆叶）：清热解毒。用于痈肿疮毒。花（商陆花）：化痰开窍。用于痰湿上蒙，健忘，嗜睡，耳目不聪。

附注：本种为《中国药典》2020 年版收载药材商陆的基原植物之一。

2. 垂序商陆 *Phytolacca americana* L.

【别　　名】美洲商陆、洋商陆。

【药用部位】根（商陆）；叶（美商陆叶）；花（商陆花）；种子（美商陆子）。

【生境分布】原产于北美洲。辽宁各地有栽培，有逸生。

【功效应用】根（商陆）：味苦，性寒。有毒。逐水消肿，通利二便，解毒散结。用于水肿胀满，二便不通；外用于痈肿疮毒。叶（美商陆叶）：解热。用于脚气。花（商陆花）：化痰开窍。用于痰湿上蒙，健忘，嗜睡，耳目不聪。种子（美商陆子）：味苦，性寒。有毒。利水。用于水肿，小便不利。

附注：本种为《中国药典》2020 年版收载药材商陆的基原植物之一。

98. 紫茉莉科 Nyctaginaceae

紫茉莉属 *Mirabilis* L.

紫茉莉 *Mirabilis jalapa* L.

【别　　名】胭粉豆、胭脂花、粉豆花、野茉莉、姑娘花。

【药用部位】根（紫茉莉根）；叶（紫茉莉叶）；花（紫茉莉花）；果实（紫茉莉子）。

【生境分布】原产于热带美洲。辽宁各地栽培。

【功效应用】根（紫茉莉根）：味甘、淡，性微寒。清热利湿，解毒活血。用于热淋，白浊，水肿，赤白带下，关节肿痛，痈疮肿毒，乳痈，跌打损伤。叶（紫茉莉叶）：味甘、淡，性微寒。清热解毒，祛风渗湿，活血。用于痈肿疮毒，疥癣，跌打损伤。花（紫茉莉花）：味微甘，性凉。润肺，凉血。用于咯血。果实（紫茉莉子）：味甘，性微寒。清热化斑，利湿解毒。用于面生斑痣，脓疱疮。

99. 粟米草科 Molluginaceae

粟米草属 *Trigastrotheca* F. Muell.

粟米草 *Trigastrotheca stricta* (L.) Thulin—*Mollugo stricta* L.

【别　　名】粟花草、米花草。

【药用部位】全草（粟米草）。

【生境分布】生于空旷荒地、农田。分布于铁岭。

【功效应用】味淡、涩，性凉。清热化湿，解毒消肿。用于腹痛泄泻，痢疾，感冒咳嗽，中暑，皮肤热疹，目赤肿痛，疮疖肿毒，毒蛇咬伤，烧烫伤。

100. 落葵科 Basellaceae

落葵薯属 *Anredera* Juss.

落葵薯 *Anredera cordifolia* (Ten.) Steenis

【别　　名】土三七、藤三七、马德拉藤、洋落葵。

【药用部位】藤上珠芽（藤三七）。

【生境分布】原产于南美洲热带地区。大连有栽培。

【功效应用】味微苦，性温。补肾强腰，散瘀消肿。用于腰膝痹痛，病后体虚，跌打损伤，骨折。

落葵属 *Basella* L.

落葵 *Basella alba* L.

【别　　名】木耳菜、胭脂豆、染绛子、蔓紫、藤露。

【药用部位】叶或全草（落葵）；花（落葵花）；果实（落葵子）。

【生境分布】原产于亚洲热带地区。沈阳、本溪、大连等地有栽培。

【功效应用】叶或全草（落葵）：味甘、酸，性寒。滑肠通便，清热利湿，凉血解毒，活血。用于大便秘结，小便短涩，痢疾，热毒疮疡，跌打损伤。花（落葵花）：味苦，性寒。凉血解毒。用于痘疹，乳头破裂。果实（落葵子）：润泽肌肤，美容。

101. 土人参科 Talinaceae

土人参属 *Talinum* L.

土人参 *Talinum paniculatum* (Jacq.) Gaertn.

【别　　名】栌兰、波世兰、土洋参、土高丽参、桃参、申时花。

【药用部位】根（土人参）；叶（土人参叶）。

【生境分布】原产于热带美洲，生于阴湿地。大连、庄河等地有栽培。

【功效应用】根（土人参）：味甘、淡，性平。补气润肺，止咳，调经。用于气虚乏倦，食少，泄泻，肺痨咳血，眩晕，潮热，盗汗，自汗，月经不调，带下，产妇乳汁不足。叶（土人参叶）：味甘，性平。通乳汁，消毒肿，用于乳汁不足，疔疮疖肿。

102. 马齿苋科 Portulacaceae
马齿苋属 *Portulaca* L.

1. 大花马齿苋 *Portulaca grandiflora* Hook.

【别　　名】午时花、松叶牡丹、金丝杜鹃、草杜鹃、洋马齿苋。

【药用部位】全草（午时花）。

【生境分布】原产于巴西。辽宁各地有栽培作庭园观赏植物。

【功效应用】味淡、微苦，性寒。清热解毒，散瘀止血。用于咽喉肿痛，疮疖，烫伤，跌打损伤，烫火伤，外伤出血。

2. 马齿苋 *Portulaca oleracea* L.

【别　　名】蚂蚁菜、蚂蚱菜、马齿菜、马食菜、马生菜、马苋菜、马子菜、马舌菜、瓜子菜、五色苋、鼠齿苋、长命苋、马蛇子草，叶洛少给（满药），麦彼路（朝药）。

【药用部位】地上部分（马齿苋）；种子（马齿苋子）。

【生境分布】生于田间、路旁及荒地，为常见杂草。分布于辽宁各地。

【功效应用】地上部分（马齿苋）：味酸，性寒。清热解毒，凉血止血，止痢。用于热毒血痢，痈肿疔疮，湿疹，丹毒，蛇虫咬伤，便血，痔血，崩漏下血。种子（马齿苋子）：味甘，性寒。清肝，化湿，明目。用于青盲白翳，泪囊炎。

【民族用药】满医：地上部分入药，清热解毒，凉血止血。鲜蚂蚁菜煮水去渣加蜂蜜冲服用于腹泻、痢疾；鲜蚂蚁菜捣烂外敷，用于蛇虫咬伤。鲜蚂蚁菜水煎口服或捣烂外敷，用于热毒疮疡。鲜蚂蚁菜捣汁口服，用于便血。朝医：全草入药。味酸，性寒。清热解毒，止渴，杀虫。用于痢疾，诸肿恶疮，金疮，内瘘。

附注：本种幼嫩茎叶可作野菜食用。本种为《中国药典》2020年版收载药材马齿苋的基原植物。

103. 绣球科 Hydrangeaceae
溲疏属 *Deutzia* Thunb.

1. 光萼溲疏 *Deutzia glabrata* Kom.

【别　　名】无毛溲疏、崂山溲疏。

【药用部位】枝叶（崂山溲疏）。

【生境分布】生于山坡岩石间或陡山坡林下。分布于凌源、北镇、西丰、清原、新宾、抚顺、辽阳、本溪、桓仁、鞍山、海城、岫岩、凤城、宽甸、丹东、庄河、瓦房店、普兰店等地。

【功效应用】味辛、苦，性寒。清热，利尿，下气。用于胃热小便不利，皮肤瘙痒。

2. 大花溲疏 *Deutzia grandiflora* Bunge

【别　　名】华北溲疏。

【药用部位】果实（大花溲疏）。

【生境分布】生于丘陵或低山山坡灌丛中。分布于凌源、建平、阜蒙、清原、新宾、鞍山、盖州等地。

【功效应用】清热利水，下气。

3. 小花溲疏 *Deutzia parviflora* Bunge

【别　　名】唐溲疏。

【药用部位】茎皮（小花溲疏）。

【生境分布】生于阔叶林缘或灌丛中。分布于凌源、建昌、绥中、义县、北镇、阜蒙、桓仁、鞍山、岫岩等地。

【功效应用】解表，宣肺。用于感冒，支气管炎。

附注：功效相同的有**东北溲疏 *D. parviflora* var. *amurensis* Regel**，分布于凌源、建平、建昌、义县、

西丰、清原、新宾、本溪、桓仁、凤城、宽甸、丹东、庄河等地。

绣球花属 *Hydrangea* L.

1. 绣球 *Hydrangea macrophylla* (Thunb.) Ser.

【别　　名】粉团花、紫阳花、八仙花。

【药用部位】根、叶、花（绣球）。

【生境分布】产于长江流域以南。大连有露地栽培。

【功效应用】苦、微辛，性寒。有小毒。抗疟，清热，解毒，杀虫。用于疟疾，心热惊悸，烦躁，喉痹，阴囊湿疹，疥癞。

2. 圆锥绣球 *Hydrangea paniculata* Siebold

【别　　名】大花圆锥绣球、白花丹、水亚木、圆锥八仙花。

【药用部位】叶及根（水亚木）。

【生境分布】分布于我国西北、华东、华中、华南和西南等地。辽宁各地栽培。

【功效应用】味苦、味酸，性平。截疟，解毒，散瘀止血。用于疟疾，喉咙疼痛，皮肤溃烂，跌打损伤，外伤出血。

山梅花属 *Philadelphus* L.

1. 山梅花 *Philadelphus incanus* Koehne

【别　　名】白毛山梅花。

【药用部位】根皮（山梅花）。

【生境分布】分布于山西、陕西、甘肃、河南、湖北、安徽和四川。沈阳有栽培。

【功效应用】用于挫伤，腰胁痛，胃痛，头痛。

2. 太平花 *Philadelphus pekinensis* Rupr.

【别　　名】京山梅花。

【药用部位】根（太平花）。

【生境分布】生于山坡阔叶林中。分布于凌源、朝阳、葫芦岛、建昌、北镇、义县、阜蒙等地。

【功效应用】解热镇痛，截疟。用于疟疾，腰胁痛，胃痛，挫伤。

3. 薄叶山梅花 *Philadelphus tenuifolius* Rupr. ex Maxim.

【别　　名】堇叶山梅花。

【药用部位】根（堇叶山梅花）。

【生境分布】生于山地杂木林中。分布于西丰、清原、新宾、本溪、鞍山、宽甸等地。

【功效应用】味甘，性平。清热凉血，利尿。用于痔疮，小便不利。

104. 山茱萸科 Cornaceae

八角枫属 *Alangium* Lam.

瓜木 *Alangium platanifolium* (Siebold & Zucc.) Harms

【别　　名】八角枫、三裂叶瓜木、三裂瓜木、猪耳桐、白锦条、灵角、假黄瓢子。

【药用部位】根、须根及根皮（八角枫根）；叶（八角枫叶）；花（八角枫花）。

【生境分布】生于土质比较疏松而肥沃的向阳山坡或疏林中。分布于北镇、清原、新宾、抚顺、辽阳、本溪、桓仁、鞍山、岫岩、凤城、宽甸、庄河、旅顺口等地。

【功效应用】根、须根及根皮（八角枫根）：味辛、苦，性微温，有小毒。祛风除湿，舒筋活络，散瘀止痛。用于风湿痹痛，四肢麻木，跌打损伤。叶（八角枫叶）：味苦，辛，性平，有小毒。化瘀接骨，解毒杀虫。用于跌打瘀肿，骨折，疮肿，乳痈，乳头皲裂，漆疮，疥癣，刀伤出血。花（八角枫花）：味辛，性平，有小毒。散风，理气，止痛。用于头风头痛，胸腹胀痛。

山茱萸属 *Cornus* L.

1. 红瑞木 *Cornus alba* L.—*Swida alba* Opiz

【别　　名】红瑞山茱萸、凉子木。

【药用部位】树皮及枝叶（红瑞木）；果实（红瑞木果）。

【生境分布】生于河岸、溪流旁及林中。分布于本溪、桓仁、宽甸、庄河等地。辽宁各地有栽培。

【功效应用】树皮及枝叶（红瑞木）：味苦、微涩，性寒。清热解毒，止痢，止血。用于湿热痢疾，肾炎，风湿关节痛，目赤肿痛，中耳炎，咯血，便血。果实（红瑞木果）：味酸、涩，性平。滋肾强壮。用于肾虚腰痛，体弱羸瘦。

2. 灯台树 *Cornus controversa* Hemsl.—*Bothrocaryum controversum* (Hemsl.) Pojark.

【别　　名】灯台山茱萸、瑞木、欧洲红瑞木。

【药用部位】树皮或根皮、叶（灯台树）；果实（灯台树果）。

【生境分布】生于海拔 250~800m 的常绿阔叶林或针阔叶混交林中。分布于清原、新宾、辽阳、本溪、桓仁、鞍山、海城、岫岩、凤城、宽甸、庄河、金州等地。

【功效应用】树皮或根皮、叶（灯台树）：味微苦，性凉。清热平肝，消肿止痛。用于头痛，眩晕，咽喉肿痛，关节酸痛，跌打肿痛。果实（灯台树果）：味苦，性凉。清热解毒，润肠通便，驱蛔。用于肝炎，肠燥便秘，蛔虫病。

3. 朝鲜梾木 *Cornus coreana* Wangerin—*Swida coreana* (Wangerin) Soják

【别　　名】朝鲜山茱萸、红娘子。

【药用部位】枝叶（朝鲜梾木枝）；果实（朝鲜梾木果）。

【生境分布】生于向阳山坡及岩石缝间。分布于辽阳、鞍山、金州等地。

【功效应用】枝叶（朝鲜梾木枝）：味辛、性平。祛风活络，解毒敛疮。用于风湿腰腿痛，外用于漆疮。果实（朝鲜梾木果）：止咳。

4. 日本四照花 *Cornus kousa* Bürger ex Hance—*Dendrobenthamia japonica* (DC.) Fang

【别　　名】东瀛四照花。

【药用部位】果实（东瀛四照花果）。

【生境分布】原产于朝鲜和日本，大连有栽培。

【功效应用】消积去虫，清热利湿。用于肝炎，腹水，结核病。

5. 四照花 *Cornus kousa* subsp. *chinensis* (Osborn) Q. Y. Xiang—*Dendrobenthamia japonica* var. *chinensis* (Osborn) Fang

【别　　名】石枣、山荔枝。

【药用部位】树皮及根皮（四照花皮）；叶、花（四照花）；果实（四照花果）。

【生境分布】分布于我国华北、西北、西南、华中、华东、华南和台湾等地。盖州（熊岳）有栽培。

【功效应用】树皮及根皮（四照花皮）：味苦、涩，性平。清热解毒。用于痢疾，肺热咳嗽。叶、花（四照花）：味苦、涩，性凉。清热解毒，收敛止血。用于痢疾，肝炎，水火烫伤，外伤出血。果实（四照花果）：味甘、苦，性平。驱蛔，消积。用于蛔虫腹痛，饮食积滞。

6. 山茱萸 *Cornus officinalis* Siebold & Zucc.

【别　　名】山萸肉、萸肉、枣皮，山茱萸（满药），三苏油（朝药）。

【药用部位】成熟果肉（山茱萸）。

【生境分布】分布于陕西、甘肃、山东、江苏、浙江、安徽、湖南等省。丹东、大连、旅顺口等地有栽培。

【功效应用】酸，涩，微温。补益肝肾，收涩固脱。用于眩晕耳鸣，腰膝酸痛，阳痿遗精，遗尿尿频，崩漏带下，大汗虚脱，内热消渴。

【民族用药】满医：果实入药，滋补肝肾，生津止渴，收敛固脱。将山茱萸制成萸肉酒，用于腰酸腿软头晕目眩，耳鸣，遗精早泄，小便清长，潮热虚汗，妇女崩漏。朝医：山茱萸为少阳人药。健肾直肾，涩精气。用于肾阴虚所致自汗，盗汗，遗精，泄泻，消渴等症。

【附注】本种为《中国药典》2020年版收载药材山茱萸的基原植物。

7. 毛梾 *Cornus walteri* Wangerin—*Swida walteri* (Wangerin) Soják

【别　　名】红梗山茱萸、车梁山茱萸、油树、八树、红零子、车梁木、癞树叶。

【药用部位】枝叶（毛梾枝叶）。

【生境分布】生于山坡杂木林中。大连有野生分布和栽培。

【功效应用】味微苦，性凉。解毒敛疮。用于漆疮。

105. 凤仙花科 Balsaminaceae

凤仙花属 *Impactiens* L.

1. 凤仙花 *Impatiens balsamina* L.

【别　　名】指甲花、指甲操、金凤花、急性子、手盖花、季季草、凤仙透骨草，其那—依勒哈、透骨草（满药）。

【药用部位】根（凤仙根）；茎（凤仙透骨草）；花（凤仙花）；种子（急性子）。

【生境分布】原产于亚洲热带。辽宁各地均有栽培。

【功效应用】根（凤仙根）：味苦、辛，性平。活血止痛，利湿消肿。用于风湿筋骨疼痛，跌扑肿痛，白带，水肿。茎（凤仙透骨草）：味苦、辛，性温，有小毒。祛风湿，活血止痛，解毒。用于风湿痹痛，跌打肿痛，闭经，痛经，痈肿，丹毒，鹅掌风，蛇虫咬伤。花（凤仙花）：味甘、苦，性微温。祛风除湿，活血止痛，解毒杀虫。用于风湿肢体痿废，腰胁疼痛，妇女经闭腹痛，产后瘀血不尽，跌打损伤，骨折，痈疽疮毒，毒蛇咬伤，白带，鹅掌风，灰指甲等。种子（急性子）：味微苦、辛，性温，有小毒。软坚，消积。用于癥瘕痞块，经闭，噎膈。

【民族用药】满医：花入药，活血通经，祛风止痛，外用解毒。凤仙花水煎服，用于跌打损伤，风湿痹痛。凤仙花捣烂外敷患处，用于痈疮疖肿，蛇虫咬伤，鲜凤仙花搓搽患处，用于手足癣。全草入药，祛风除湿，解毒止痛。透骨草水煎服，用于风湿性关节炎；新鲜透骨草捣烂外敷患处，用于疮疡肿毒。

【附注】本种为《中国药典》2020年版收载药材急性子的基原植物。

2. 水金凤 *Impatiens noli-tangere* L.

【别　　名】睫毛萼凤仙花、辉菜花、山芨芨草、亮杆芹，扎乃—哈玛尔—其其格、赫日音—浩木森—宝道格—其其格（蒙药）。

【药用部位】根或全草（水金凤）。

【生境分布】生于山沟溪流旁，林缘湿地。分布于葫芦岛、北镇、清原、新宾、辽阳、桓仁、本溪、鞍山、海城、岫岩、宽甸、营口、庄河、大连等地。

【功效应用】味甘，性温。活血调经，祛风除湿。用于月经不调，痛经，经闭，跌打损伤，风湿痹痛，脚气肿痛，阴囊湿疹，癣疮，癞疮等。

【民族用药】蒙医：全草入药，味甘，性凉。效钝、轻、柔、燥。利尿，愈伤，燥协日乌素。用于水肿，尿闭，膀胱热，协日乌素症。

3. 野凤仙花 *Impatiens textori* Miq.

【别　　名】霸王七、假凤仙花、假指甲花。

【药用部位】块茎（霸王七）；全草（野凤仙花）。

【生境分布】生于山沟溪流旁、林中及林缘湿地、路旁等处。分布于葫芦岛、清原、新宾、抚顺、本溪、桓仁、鞍山、岫岩、营口、宽甸、庄河等地。

【功效应用】块茎（霸王七）：味辛、苦，性微寒。活血解毒，用于跌打损伤，瘀肿疼痛，腹痛，痈肿疮毒，毒蛇咬伤。全草（野凤仙花）：味苦，性寒。解毒敛疮。用于恶疮溃疡。

【附注】野凤仙花多外用，一般不内服。

106. 花荵科 Polemoniaceae

花荵属 *Polemonium* L.

花荵 *Polemonium caeruleum* L.

【别　　名】鱼翅菜、电灯花、柔毛花荵、丝花花荵。

【药用部位】全草或根及根茎（花荵）。

【生境分布】生于湿草甸子、山坡草丛、山谷疏林下。分布于彰武、清原、新宾、辽阳、本溪、岫岩、凤城、庄河等地。

【功效应用】味微苦，性平。化痰，安神，止血。用于咳嗽痰多，癫痫，失眠，咯血，衄血，吐血，便血，月经过多。

附注：在辽宁分布的本种，之前曾被误定为**中华花荵 *P. chinense* (Brand) Brand—*P. liniflorum* V. Vassil.**。

107. 柿科 Ebenaceae

柿属 *Diospyros* L.

1. 柿 *Diospyros kaki* Thunb.

【别　　名】柿子、柿丁、柿子把，沙布塔拉、色亚布、兴珠尔、毛敦—沙布他拉（蒙药）。

【药用部位】根或根皮（柿根）；树皮（柿木皮）；叶（柿叶）；花（柿花）；果实（柿子）；宿存花萼（柿蒂）；柿皮（外果皮）；柿饼（经加工的果实）；柿漆（幼果经加工制成的胶状液）；柿霜（加工柿饼产生的白霜）。

【生境分布】分布于我国长江流域。大连及辽西地区有栽培。

【功效应用】根或根皮（柿根）：味涩，性平。清热解毒，凉血止血。用于血崩，血痢，痔疮，蜘蛛背。树皮（柿木皮）：味涩，性平。清热解毒，止血。用于下血，烫火伤。叶（柿叶）：味苦，性寒。止咳定喘，生津止渴，活血止血。用于咳喘，消渴及各种内出血，臁疮。花（柿花）：味甘，性平。降逆和胃，解毒收敛。用于呕吐，吞酸，痘疮。果实（柿子）：味甘、涩，性凉。清热，润肺，生津，解毒。用于咳嗽，吐血，热渴，口疮，热痢，便血。宿存花萼（柿蒂）：味苦、涩，性平。降逆止呃。用于呃逆。柿皮（外果皮）：味甘、涩，性寒。清热解毒。用于疔疮，无名肿毒。柿饼（经加工的果实）：味甘，性平、微温。润肺，止血，健脾，涩肠。用于咯血，吐血，便血，尿血，脾虚消化不良，泄泻，痢疾，喉干音哑，颜面黑斑。柿漆（幼果经加工制成的胶状液）：味苦、涩，性凉。平肝。用于高血压。柿霜（加工柿饼产生的白霜）：味甘，性凉。润肺止咳，生津利咽，止血。用于肺热燥咳，咽干喉痛，口舌生疮，吐血，咯血，消渴。

【民族用药】蒙医：果实入药，味甘、酸，性凉。效燥、锐、糙。祛巴达干热，止泻。用于胃包如病，恶心，烦渴。

附注：本种为《中国药典》2020 年版收载药材柿蒂的基原植物。

2. 君迁子 *Diospyros lotus* L.

【别　　名】黑枣、羊枣、牛奶柿、牛奶栊、丁香栊、狗柿子。

【药用部位】果实（君迁子）。

【生境分布】分布于我国华北、华东、西北、中南及西南等地。大连及辽西地区有栽培。

【功效应用】味甘、涩，性凉。清热，止渴。用于烦热，消渴。

108. 报春花科 Primulaceae

点地梅属 *Androsace* L.

1. 东北点地梅 *Androsace filiformis* Retz.

【别　　名】丝状点地梅，喉咙草、达兰—套布其（蒙药）。

【药用部位】全草（丝点地梅）。

【生境分布】生于林缘、河滩草甸。分布于开原、西丰、清原、新宾、抚顺、沈阳、辽阳、鞍山、桓仁、凤城、庄河等地。

【功效应用】味苦、辛，性寒。清热解毒，消肿止痛。用于咽喉肿痛，口疮，牙痛，火眼，偏正头痛，跌打肿痛。

【民族用药】蒙医：全草入药，味辛、甘，性寒。清热，解毒，消肿，疗伤，祛协日乌素，滋养强壮。用于创伤化脓性肿痛，肿毒性关节炎，协日乌素症，赫依、协日乌素合并症。

2. 点地梅 *Androsace umbellata* (Lour.) Merr.

【别　　名】喉咙草、五朵云、汉仙桃草、山烟、地梅花。

【药用部位】全草或果实（喉咙草）。

【生境分布】生于向阳地、疏林下及林缘、草地等处。分布于葫芦岛、绥中、建昌、阜蒙、清原、新宾、抚顺、沈阳、辽阳、本溪、桓仁、鞍山、海城、台安、岫岩、盘锦、凤城、宽甸、丹东、东港、营口、庄河、长海、庄河、金州、大连等地。

【功效应用】味苦、辛，性微寒。清热解毒，消肿止痛。用于咽喉肿痛，口疮，头痛，牙痛，赤眼，风湿痹痛，哮喘，淋虫，疔疮肿毒，跌打损伤，蛇咬伤，烫火伤。

珍珠菜属 *Lysimachia* L.

1. 狼尾花 *Lysimachia barystachys* Bunge

【别　　名】血经草、狼尾珍珠菜、虎尾草、狼尾巴、狼尾巴花、狼尾巴蒿、酸娘娘。

【药用部位】全草或根茎（狼尾巴花）。

【生境分布】生于草甸、沙地、山坡灌丛间。分布于辽宁各地。

【功效应用】味苦、辛，性平。活血利水，解毒消肿。用于月经不调，风湿痹痛，水肿，小便不利，咽喉肿痛，乳痈，无名肿毒，跌打损伤。

2. 泽珍珠菜 *Lysimachia candida* Lindl.

【别　　名】泽星宿菜、星宿菜。

【药用部位】根或全草（单条草）。

【生境分布】生于田边、溪边和山坡路旁潮湿处。分布于庄河。

【功效应用】味苦，性凉。清热解毒，活血止痛，利温消肿。用于咽喉肿痛，痈肿疮毒，乳痈，毒蛇咬伤，跌打骨折，风湿痹痛，脚气水肿。

3. 矮桃 *Lysimachia clethroides* Duby

【别　　名】珍珠菜、山柳珍珠叶、狼尾珍珠菜、虎尾珍珠菜、狗尾巴酸浆。

【药用部位】根或全草（珍珠菜）。

【生境分布】生于杂木林下、林缘、山坡草地。分布于清原、新宾、抚顺、辽阳、本溪、桓仁、鞍山、海城、岫岩、凤城、宽甸等地。

【功效应用】味苦、辛，性平。清热利湿，活血散瘀，解毒消痈。用于水肿，热淋，黄疸，痢疾，风湿热痹，带下，经闭，跌打，骨折，外伤出血，乳痈，疔疮，蛇咬伤。

4. 黄连花 *Lysimachia davurica* Ledeb.

【别　　名】黄花珍珠菜、狗尾巴梢。

【药用部位】带根全草（黄连花）。

【生境分布】生于草甸、灌丛及林缘。分布于彰武、康平、清原、新宾、抚顺、辽阳、桓仁、本溪、鞍山、海城、岫岩、凤城、宽甸、丹东、大连等地。

【功效应用】味酸，性微寒。镇静，降压。用于高血压，头痛，失眠。

附注：本种的嫩苗可作野菜食用。

5. 海乳草 *Lysimachia maritima* (L.) Galasso, Banfi & Soldano—*Glaux maritima* L.

【别　　名】黑盐草、海滨珍珠菜。

【药用部位】全草（海乳草）。

【生境分布】生于海边、内陆河滩盐碱地及湿草甸。分布于建平、彰武、阜新、金州等地。

【功效应用】清热解毒。用于咽喉肿痛，口疮，牙痛。

6. 狭叶珍珠菜 *Lysimachia pentapetala* Bunge

【别　　名】珍珠叶、窄叶珍珠菜。

【药用部位】全草（狭叶珍珠菜）。

【生境分布】生于山坡荒地、路旁、田边和疏林下。分布于凌源、绥中、义县、鞍山、岫岩、盖州、庄河、瓦房店、金州、大连等地。

【功效应用】祛风解毒，消肿。用于风湿痹痛，水肿，热淋。

报春花属 *Primula* L.

1. 肾叶报春 *Primula loeseneri* Kitag.

【别　　名】心叶报春、鸭绿报春。

【药用部位】全草（肾叶报春）。

【生境分布】生于林下阴湿处。分布于本溪、岫岩、凤城、宽甸等地。

【功效应用】清热除湿，淋浊带下，排毒生肌。

2. 樱草 *Primula sieboldii* E. Morren

【别　　名】樱草报春、翠蓝报春、翠兰花、野白菜、翠蓝草、小猫眼花、老母猪花、老母猪哼哼。

【药用部位】根及根茎（樱草根）。

【生境分布】生于山坡林缘或林下阴湿处。分布于开原、新宾、本溪、桓仁、岫岩、凤城、宽甸、丹东等地。

【功效应用】味甘，性平。止咳化痰，平喘。用于咳喘痰多。

109. 山矾科 Symplocaceae

山矾属 *Symplocos* Jacq.

日本白檀 *Symplocos paniculata* (Thunb.) Miq.

【别　　名】白檀山矾、白檀、山指甲、狗淋台、茶叶花、白毫茶叶、山黄瓢子、碎米子树、蓝蛋树、黄瓢子、鸟子树、乌眼子。

【药用部位】根、叶、花或种子（白檀）。

【生境分布】生于山地疏林下或灌丛间。分布于绥中、辽阳、本溪、桓仁、鞍山、海城、岫岩、凤城、宽甸、丹东、长海、金州等地。

【功效应用】味苦，性微寒。清热解毒，调气散结，祛风止痒。用于乳痈，瘰疬，肠痈，疮疖，疝气，荨麻疹，皮肤瘙痒。

110. 安息香科 Styracaceae

安息香属 *Styrax* L.

1. 野茉莉 *Styrax japonicus* Siebold & Zucc.

【别　　名】粉豆花、黑茶花、茉莉苞。

【药用部位】全株（野茉莉）；花（野茉莉花）；叶或果实（候风藤）。

【生境分布】分布于秦岭和黄河以南至广东和广西地区。盖州有栽培。

【功效应用】全株（野茉莉）：味辛，性温。祛风除湿。花（野茉莉花）：清火。用于咽喉肿痛，牙痛。叶或果实（候风藤）：微辛、苦，性温，有小毒。祛风除湿，舒筋通络。用于风湿痹痛，瘫痪。

2. 玉铃花 *Styrax obassis* Siebold & Zucc.

【别　　名】玉铃野茉莉、老丹皮、山棒子、老开皮。

【药用部位】果实（山棒子）。

【生境分布】生于山地杂木林中。分布于本溪、桓仁、岫岩、凤城、宽甸、丹东、庄河等地。

【功效应用】味辛，性微温。驱虫。用于蛲虫病。

111. 猕猴桃科 Actinidiaceae

猕猴桃属 *Actinidia* Lindl.

1. 软枣猕猴桃 *Actinidia arguta* (Siebold & Zucc.) Planch. ex Miq.

【别　　名】心叶猕猴桃、猕猴梨、软枣子、圆枣子、藤梨、奇异莓，音达胡恩—木库、奇尔库恒克（满药），哒籁（朝药）。

【药用部位】根（藤梨根）；叶（藤梨叶）；果实（软枣子）。

【生境分布】生于阔叶林或针阔混交林中。产于凌源、绥中、铁岭、西丰、清原、新宾、抚顺、辽阳、本溪、桓仁、鞍山、海城、岫岩、凤城、宽甸、庄河等地。辽南、辽东山区各地有栽培。

【功效应用】根（藤梨根）：味淡、微涩，性平。清热利湿，祛风除痹，解毒消肿，止血。用于黄疸，消化不良，呕吐，风湿痹痛，消化道癌肿，痈疡疮疖，跌打损伤，外伤出血，乳汁不下。叶（藤梨叶）：味甘，性平。止血。用于外伤出血。果实（软枣子）：味甘、微酸，性微寒。滋阴清热，止渴除烦，通淋。用于热病津伤，阴血不足，烦渴引饮，砂淋，石淋，维生素C缺乏症，牙龈出血，肝炎。

【民族用药】满医：果实入药，滋阴清热，除烦止渴。新鲜软枣子口服或煮水食用，用于发热，心烦口渴，头晕目眩，牙龈出血，口苦眼干，咳嗽痰多，小便赤黄，尿痛，慢性肝病。朝医：果实入药，为太阳人药。补肝，和胃。用于太阳人里证，热寒反胃，呕逆。

附注：本种被《国家重点保护野生植物名录》列为二级保护植物。本种果实可生食或制成果酱、果脯、罐头、饮料等。

2. 中华猕猴桃 *Actinidia chinensis* Planch.

【别　　名】红藤梨、猕猴桃、奇异果、几维果，猕猴桃（朝药）。

【药用部位】根（猕猴桃根）；藤或藤中的汁液（猕猴桃藤）；枝叶（猕猴桃枝叶）；果实（猕猴桃）。

【生境分布】分布于我国南部低海拔山林中。大连、金州、旅顺口等地有栽培；大连、金州有种子逸生。

【功效应用】根（猕猴桃根）：味甘、涩，性凉，有小毒。清热解毒，祛风利湿，活血消肿。用于肝炎，痢疾，消化不良，淋浊，带下，风湿关节痛，水肿，跌打损伤，疮疖，瘰疬结核，胃肠道肿瘤及乳腺癌。藤或藤中的汁液（猕猴桃藤）：味甘，性寒。和中开胃，清热利湿。用于消化不良，反胃呕吐，黄疸，石淋。枝叶（猕猴桃枝叶）：味微苦、涩，性凉。清热解毒，散瘀，止血。用于痈肿疮疡，烫伤，风湿关节痛，外伤出血。果实（猕猴桃）：味甘、酸，性寒。解热，止渴，健胃，通淋。用于烦热，消渴，肺热干咳，消化不良，湿热黄疸，石淋，痔疮。

【民族用药】朝医：猕猴桃为太阳人药。补肝，和胃。用于太阳人里证，热寒反胃，呕逆。

附注：本种被《国家重点保护野生植物名录》列为二级保护植物。

3. 狗枣猕猴桃 *Actinidia kolomikta* (Maxim. & Rupr.) Maxim.

【别　　名】狗枣子、深山天木蓼。

【药用部位】果实（狗枣子）。

【生境分布】生于阔叶林或红松针阔混交林。分布于西丰、清原、新宾、辽阳、本溪、桓仁、鞍山、岫岩、凤城、宽甸、庄河等地。

【功效应用】味酸、甘，性平。滋补强壮。用于坏血病。

4. 葛枣猕猴桃 _Actinidia polygama_ (Siebold & Zucc.) Planch. ex Maxim.

【别　　名】木天蓼、葛枣子。

【药用部位】根（木天蓼根）；枝、叶（木天蓼）；带虫瘿的果实（木天蓼子）。

【生境分布】生于林中。分布于清原、新宾、抚顺、本溪、桓仁、鞍山、岫岩、凤城、宽甸、庄河等地。

【功效应用】根（木天蓼根）：味辛，性温。祛风散寒，杀虫止痛。用于寒痹腰痛，风虫牙痛。枝、叶（木天蓼）：味苦、辛，性温，有小毒。祛除风湿，温经止痛，消癥瘕。用于中风半身不遂，风寒湿痹，腰疼，疝痛，症瘕积聚，气痢，白癞风。带虫瘿的果实（木天蓼子）：味苦、辛，性温。祛风通络，活血行气，散寒止痛。用于中风口眼㖞斜，疝癖腹痛，疝气。

112. 杜鹃花科 Ericaceae

喜冬草属 _Chimaphila_ L.

喜冬草 _Chimaphila japonica_ Miq.

【别　　名】喜冬树、梅笠草。

【药用部位】全草、茎（梅笠草）；叶（梅笠草叶）。

【生境分布】生于海拔 900~1200m 的山地针阔叶混交林、阔叶林或灌丛下。分布于清原、新宾、辽阳、鞍山、桓仁、宽甸等地。

【功效应用】全草、茎（梅笠草）：活血调经。用于月经不调。叶（梅笠草叶）：消炎，利尿，镇痛，滋补强壮。

松下兰属 _Hypopitys_ Hill

松下兰 _Hypopitys monotropa_ Crantz—_Monotropa hypopitys_ L.

【别　　名】毛花松下兰、地花、锡仗花、水晶兰、土花。

【药用部位】全草（松下兰）；根（松下兰根）。

【生境分布】生于山地阔叶林或针阔混交林下。分布于鞍山、桓仁、宽甸等地。

【功效应用】全草（松下兰）：味苦，性平。镇咳，补虚。用于痉挛性咳嗽，气管炎及虚弱证。根（松下兰根）：健胃壮腰，利尿通淋。用于脾胃虚弱，肾虚腰痛，小便不利。

沙晶兰属 _Monotropastrum_ H. Andr.

球果假沙晶兰 _Monotropanthum humile_ (D.Don) H. Hara—_Cheilotheca pubescens_ (K. F. Wu) Y. L. Chou

【别　　名】长白假水晶兰、东北假水晶兰、大果假水晶兰、毛花假水晶兰、球果假水晶兰、坛果拟水晶兰、长白拟水晶兰、球果拟水晶兰。

【药用部位】全草（长白假水晶兰）。

【生境分布】生于海拔 900m 以上的针阔叶混交林或阔叶林下。分布于本溪、宽甸等地。

【功效应用】味甘、微咸，性平。补虚止咳。用于虚咳。

鹿蹄草属 _Pyrola_ L.

1. 红花鹿蹄草 _Pyrola asarifolia_ subsp. _incarnata_ (DC.) E. Haber & H. Takahashi—_P. incarnata_ Fisch. ex DC.

【别　　名】鹿蹄草、鹿衔草、鹿含草。

【药用部位】全草（鹿衔草）。

【生境分布】生于林下。分布于开原、鞍山、宽甸等地。

【功效应用】味甘、苦，性温。补肾强骨，祛风除湿，止咳，止血。用于肾虚腰痛，风湿痹痛，筋骨痿软，新久咳嗽，吐血，衄血，崩漏，外伤出血。

附注：功效相同的有**兴安鹿蹄草（圆叶鹿蹄草）** *P. dahurica* **(Andres) Kom.**，分布于本溪、桓仁、鞍山、凤城等地；**肾叶鹿蹄草** *P. renifolia* **Maxim.**，分布于辽阳、宽甸、大连等地。

2. 日本鹿蹄草 *Pyrola japonica* Klenze ex Alef.

【别　　名】鹿蹄草、鹿饱草、鹿寿草、鳞叶鹿蹄草。

【药用部位】全草（鹿寿草）。

【生境分布】生于海拔 800m 以上的针阔叶混交林下。分布于清原、新宾、辽阳、本溪、桓仁、鞍山、凤城、宽甸等地。

【功效应用】味苦，性平。补肾壮阳，收敛止血。用于虚劳咳嗽，风寒湿痹，半身不遂，足膝无力及各种出血症。

杜鹃花属 *Rhododendron* L.

1. 牛皮杜鹃 *Rhododendron aureum* Georgi

【别　　名】高山茶、鲜黄杜鹃，牛皮茶（朝药）。

【药用部位】叶（牛皮茶）。

【生境分布】生于海拔 1000m 以上高山草原或苔藓层上。分布于桓仁。

【功效应用】收敛，抗菌，发汗，强心。用于痢疾，四肢痛风。

【民族用药】朝医：用叶。代茶饮用于高血压病，心脏病，类风湿等。

2. 兴安杜鹃 *Rhododendron dauricum* L.

【别　　名】满山红、迎山红、映山红、靠山红、靼子香、山崩子、金达莱，阿拉坦—哈拉布尔、达丽、苏日嘎日、孟根—哈日布日（蒙药），僧格依力—依勒哈、拿尼库热（满药）。

【药用部位】根（满山红根）；叶（满山红）。

【生境分布】生于石灰质山坡或山脊、石砬子、灌丛中。分布于北票、桓仁等地。

【功效应用】根（满山红根）：用于痢疾。叶（满山红）：味辛、苦，性寒，有小毒。止咳，祛痰。用于急、慢性支气管炎。

【民族用药】蒙医：叶入药，味甘、苦、涩，性温。效轻、软。有毒。调胃火，开胃，祛巴达干，止痛，止咳祛痰，消肿，滋养，调节体素。用于消化不良，剑突痞，胃痛，食欲不振，肺赫依性哮喘，咯痰不利，呼吸急促，浮肿，营养不良，痈疖，搐搦僵直。满医：根、叶入药，解表，止咳，祛痰。用于外感咳嗽，气喘，多痰，急慢性支气管炎。

附注：本种被《国家重点保护野生植物名录》列为二级保护植物。

3. 高山杜鹃 *Rhododendron lapponicum* (L.) Wahlenb.

【别　　名】毛毡杜鹃、小叶杜鹃。

【药用部位】花（小叶杜鹃花）。

【生境分布】生于高山草地。分布于桓仁。

【功效应用】祛痰，止咳，平喘，收敛，抗菌，发汗，强心。用于慢性支气管炎，痢疾，腰痛，四肢痛风，足痛风。

4. 照山白 *Rhododendron micranthum* Turcz.

【别　　名】照白杜鹃、白花杜鹃、小花杜鹃、老靼子花、靼子香、小花靼子香、光腚花、白镜子、蓝金子、铁石茶、药芦、达里、冬青、冻青、羊药。

【药用部位】枝叶（照山白）。

【生境分布】生于山地林下、灌丛、山坡及峭壁和岩石上。分布于凌源、建平、朝阳、北票、喀左、建昌、绥中、义县、北镇、阜蒙、新宾、辽阳、本溪、鞍山、海城、岫岩、盖州、营口、丹东、庄河、普兰店、大连等地。

【功效应用】味辛、辛，性温，有毒。止咳化痰，祛风通络，调经止痛。用于咳喘痰多，风湿痹痛，腰痛，月经不调，痛经，骨折。

5. 迎红杜鹃 *Rhododendron mucronulatum* Turcz.

【别　　名】缘毛迎红杜鹃、毛叶迎红杜鹃、迎山红、映山红、尖叶杜鹃、云彩红、香鞑子。

【药用部位】叶（迎山红）。

【生境分布】生于山坡灌丛中或石砬子上。分布于辽宁各地。

【功效应用】味苦，性平。有毒。解表，化痰止咳。用于感冒，咳嗽，气喘，痰多。

6. 杜香 *Rhododendron tomentosum* Harmaja—*Ledum palustre* var. *dilatatum* Wahlenb.

【别　　名】安春香、宽叶杜香、喇叭茶，白山茶、杜角香（朝药）。

【药用部位】叶（宽叶杜香）。

【生境分布】生于针叶林下、林中或林缘湿润地。分布于桓仁、宽甸。

【功效应用】味辛、苦，性微寒。化痰，止咳。用于慢性支气管炎，百日咳。

【民族用药】朝医：叶入药，止咳，祛痰，平喘。用于慢性支气管炎。

越橘属 *Vaccinium* L.

1. 红果越橘 *Vaccinium koreanum* Nakai

【别　　名】朝鲜越橘。

【药用部位】叶、果实（朝鲜越橘）。

【生境分布】生于海拔 800~1200m 的高山针叶林中、山顶石砬子上。分布于岫岩、凤城、宽甸等地。

【功效应用】味辛、甘，性温。收敛，清热。用于腹泻，肠炎，胃炎。

2. 笃斯越橘 *Vaccinium uliginosum* L.

【别　　名】荒野越橘、水越橘、蓝莓、笃斯、黑豆树、甸果、地果。

【药用部位】叶、果实（笃斯越橘）。

【生境分布】生于海拔 900m 以上的湿润山坡落叶松林下、林缘，高山草甸，沼泽湿地，分布于凌源、桓仁。

【功效应用】清热解毒，收敛，消炎，利水。用于腹泻，痢疾，肠炎，膀胱炎。

附注：果实可生食，也可酿酒、制果汁。

3. 越橘 *Vaccinium vitis-idaea* L.

【别　　名】红豆、牙疙瘩、温普、山果儿、苔桃、岩桃。

【药用部位】叶（越橘叶）；成熟果实（越橘果）。

【生境分布】生于疏林下和高山草甸上。分布于宽甸。

【功效应用】叶（越橘叶）：味苦；性温，有小毒。解毒，利湿。用于淋证，痛风。成熟果实（越橘果）：味酸、甘，性平，有小毒。止痛，止泻痢。用于痢疾，肠炎。

113. 杜仲科 Eucommiaceae

杜仲属 *Eucommia* Oliv.

杜仲 *Eucommia ulmoides* Oliv.

【别　　名】丝连皮、丝楝树皮、胶树，浩热图—宝茹、达布僧，查干—毛都（蒙药），杜仲（朝药）。

【药用部位】树皮（杜仲）；叶（杜仲叶）。

【生境分布】分布于陕西、甘肃、河南、湖北、四川、云南、贵州、湖南及浙江等省区。兴城、葫芦岛、绥中、锦州、沈阳、辽阳、海城、盖州、丹东、庄河、瓦房店、普兰店、金州、大连、旅顺口等地有栽培。

【功效应用】树皮（杜仲）：味甘，性温。补肝肾，强筋骨，安胎。用于肝肾不足，腰膝酸痛，头晕目眩，妊娠漏血，胎动不安。叶（杜仲叶）：味微辛，性温。补肝肾，强筋骨，用于肝肾不足，头晕目眩，腰膝酸痛，筋骨痿软。

【民族用药】蒙医：树皮入药，味甘，性平。效腻、糙、固、重、燥。接骨，清热。用于骨折，骨热，肌腱裂伤等。朝医：杜仲为少阴人药。固肾安胎。用于肾虚引起的小便不利，水积等证。

附注：本种为《中国药典》2020 年版收载药材杜仲和杜仲叶的基原植物。

114. 茜草科 Rubiaceae

拉拉藤属 *Galium* L.

1. **北方拉拉藤 *Galium boreale* L.**

【别　　名】砧草拉拉藤、北拉拉藤。

【药用部位】全草（砧草）。

【生境分布】生于山坡或林缘灌丛。分布于新宾、桓仁、岫岩、宽甸、庄河等地。

【功效应用】味苦，性寒。清热解毒，祛风活血。用于肺炎咳嗽，肾炎性水肿，腰腿疼痛，妇女经闭，痛经，带下，疮癣。

2. **四叶葎 *Galium bungei* Steud**

【别　　名】四叶葎拉拉藤、本氏猪殃殃、四角金。

【药用部位】全草（四叶葎）。

【生境分布】生于山地、丘陵、旷野、田间、沟边、灌丛或草地。分布于凌源、新宾、长海、大连、旅顺口等地。

【功效应用】味甘、苦，性平。清热解毒，利尿消肿。用于淋证，痢疾，咳血，赤白带下，小儿疳积，痈肿疔毒，跌打损伤，毒蛇咬伤。

3. **大叶猪殃殃 *Galium dahuricum* Turcz. ex Ledeb.**

【别　　名】兴安拉拉藤。

【药用部位】全草（兴安拉拉藤）。

【生境分布】生于林中或草地。分布于彰武、清原、新宾、沈阳、辽阳、本溪、岫岩等地。

【功效应用】清热解毒，消肿止痛。

4. **林猪殃殃 *Galium paradoxum* Maxim.**

【别　　名】异常拉拉藤、奇特猪殃殃、林拉拉藤。

【药用部位】全草（林拉拉藤）。

【生境分布】生于针阔混交林下。分布于本溪、凤城、宽甸、庄河等地。

【功效应用】清热解毒，利尿，止血，消食。

5. **东北猪殃殃 *Galium pseudoasprellum* Makino—*G. dahuricum* var. *lasiocarpum* (Makino) Nakai—*G. manshuricum* Kitag.**

【别　　名】东北拉拉藤、山猪殃殃、山拉拉藤。

【药用部位】全草（山拉拉藤）。

【生境分布】生于海拔 200~1000m 的沟边、山地的林下、灌丛或草地。分布于凌源、沈阳、鞍山、本溪、桓仁等地。

【功效应用】味辛、苦，性凉。清热解毒，利尿消肿。

6. **拉拉藤 *Galium spurium* L.—*G. aparine* var. *leiospermum* (Wallr.) Cuf.—*G. aparine* var. *echinospermum* (Wallr.) Cuf.—*G. aparine* var. *tenerum* (Gren. &Godr.) Rchb.—*G. pauciflorum* Bunge**

【别　　名】拉拉藤、锯锯藤、猪殃殃、细拉拉藤、少花拉拉藤、刺果拉拉藤、刺果欧拉拉藤、刺果猪殃殃、毛果欧拉拉藤、猪殃殃、爬拉秧，查干—桑贼（蒙药）。

【药用部位】全草（爬拉秧）。

【生境分布】生于山坡、旷野、沟边、林缘、路旁草地或沙地。分布于凌源、建平、彰武、沈阳、辽阳、鞍山、本溪、岫岩、丹东、庄河、长海、大连等地。

【功效应用】味甘、辛、微苦，性平。清热解毒，消肿止痛，散瘀止血，利尿通淋。用于淋浊，尿血，跌打损伤，筋骨疼痛，肠痛，疖肿，中耳炎等。

【民族用药】蒙医：全草入药，味苦，性平。效燥。清协日，疗伤，止血，接骨，利尿。用于黄疸，肠痧，腰脊酸痛，尿道灼痛，粉刺，骨折，外伤。

7. 小叶猪殃殃 *Galium trifidum* L.

【别　　名】小叶拉拉藤、细叶猪殃殃、三瓣猪殃殃、细叶四叶葎。

【药用部位】根、全草（小叶猪殃殃）。

【生境分布】生于湿地、沼泽地、塔头甸子。分布于宽甸、丹东。

【功效应用】味甘，性平。清热解毒，通经活络，利尿消肿，安胎，抗癌。用于胃脘痛，贫血，流产，癌症。

8. 蓬子菜 *Galium verum* L.

【别　　名】蓬子菜拉拉藤、黄米花、柳夫绒蒿、鸡肠草、鸡肠菜、疗毒蒿、喇嘛黄、钻叶蒿、针叶蒿。

【药用部位】根、全草（蓬子菜）。

【生境分布】生于山地、河滩、旷野、沟边、草地、灌丛或林下。分布于凌源、建平、葫芦岛、北镇、义县、阜蒙、彰武、昌图、西丰、清原、新宾、抚顺、法库、沈阳、辽阳、本溪、桓仁、鞍山、海城、岫岩、凤城、营口、宽甸、丹东、庄河、长海、大连等地。

【功效应用】味微辛、苦，性微寒。清热解毒，活血通经，祛风止痒。用于肝炎，腹水，咽喉肿痛，痈疖肿毒，跌打损伤，经闭带下，毒蛇咬伤，荨麻疹，稻田性皮炎等。

9. 长叶蓬子菜 *Galium verum* var. *asiaticum* Nakai

【别　　名】亚洲蓬子菜、松叶草。

【药用部位】根、全草（长叶蓬子菜）。

【生境分布】生于山地或林下。分布于葫芦岛、义县。

【功效应用】味辛、苦，性寒。清热解毒，利湿止痒。用于瘾疹，水田皮炎，静脉炎，痈疖疔疮。

10. 白花蓬子菜 *Galium verum* var. *lacteum* Maxim.

【别　　名】白花蓬子菜拉拉藤。

【药用部位】根、全草（白花蓬子菜）。

【生境分布】生于海拔 500~1000m 的山野潮湿地。分布于辽宁。

【功效应用】清热解毒，利湿止痒，行瘀消肿，利尿，利胆。

11. 毛果蓬子菜 *Galium verum* var. *trachycarpum* DC.

【别　　名】毛果蓬子菜拉拉藤。

【药用部位】全草（毛果蓬子菜）。

【生境分布】生于林下或山坡草地上。分布于桓仁、鞍山、大连、丹东等地。

【功效应用】清热解毒，活血散瘀，消肿止痛。

12. 粗糙蓬子菜 *Galium verum* var. *trachyphyllum* Wallr.

【别　　名】毛拉拉藤、糙叶蓬子菜。

【药用部位】全草（糙叶蓬子菜）。

【生境分布】生于山坡林下或草地。分布于大连。

【功效应用】味辛、苦，性寒。清热解毒，利尿，行血止痒。用于肝炎，风热咳嗽，水肿，皮炎，瘾疹，阴道滴虫，疮疖肿毒，蛇咬伤。

鸡屎藤属 *Paederia* L.

鸡屎藤 *Paederia foetida* L.

【别　　名】鸡矢藤、牛皮藤、白毛藤、狗屁藤、解暑藤。

【药用部位】全草或根（鸡矢藤）。

【生境分布】分布于我国西北、华北、华东和华南地区。大连有栽培。

【功效应用】味甘、微苦，性平。祛风除湿，消食化积，解毒消肿，活血止痛。用于风湿痹痛，食积腹胀，小儿疳积，腹泻，痢疾，中暑，黄疸，肝炎，肝脾肿大，咳嗽，瘰疬，肠痈，无名肿毒，脚湿肿烂，烫火伤，湿疹，皮炎，跌打损伤，蛇蛟蝎螫。

茜草属 *Rubia* L.

1. 中国茜草 *Rubia chinensis* Regel & Maack

【别　　名】中华茜草、大砧草、华茜草、红茜草、拉拉秧子、疔毒草。

【药用部位】根及根茎（细茜草）。

【生境分布】生于阔叶林下。分布于西丰、清原、新宾、抚顺、本溪、桓仁、鞍山、海城、岫岩、凤城、宽甸、庄河等地。

【功效应用】味苦，性寒。行血止血，通经活络，止咳祛痰。用于吐血，衄血，血崩，经闭，肿痛，跌打损伤。

附注：功效相似的有**无毛大砧草（无毛茜草）** *R. chinensis* f. *glabrescens* (Nakai) Kitag.，分布于丹东、庄河等地。

2. 茜草 *Rubia cordifolia* L.

【别　　名】辽茜草、黑果茜草、伏茜草、地苏木、土丹参、疔毒草、穿心草、红内消、抽筋草、过山龙、山龙草、穿地血、八仙草、驴旋子草、挂拉豆、拉狗蛋子、拉拉秧子、拉拉蔓子、牛蔓、红根，玛日依纳、造德、纳郎海—乌布斯（蒙药），依赛库—沃尔霍（满药）。

【药用部位】根及根茎（茜草）；地上部分（茜草藤）。

【生境分布】生于阔叶林下、林缘或灌丛。分布于凌源、建平、建昌、葫芦岛、阜蒙、彰武、西丰、铁岭、清原、新宾、抚顺、沈阳、辽阳、本溪、桓仁、鞍山、海城、岫岩、盘锦、营口、凤城、丹东、东港、庄河、瓦房店、普兰店、金州、大连、旅顺口等地。

【功效应用】根及根茎（茜草）：味苦，性寒。凉血，祛瘀，止血，通经。用于吐血，衄血，崩漏，外伤出血，瘀阻经闭，关节痹痛，跌扑肿痛。地上部分（茜草藤）：味苦，性凉。止血，行瘀。用于吐血，血崩，跌打损伤，风痹，腰痛，痈毒，疔肿。

【民族用药】蒙医：根及根茎入药，味苦，性凉。效糙、钝、柔、燥。清伤热及血热，止血，止泻。用于血热，吐血，鼻衄，子宫出血，肾肺伤热，麻疹，肠刺痛，肠热腹痛。满医：根及根茎入药，凉血化瘀，止血痛经。单味泡酒饮用，用于跌打损伤，红肿疼痛；鲜茜草捣烂外敷腹部，用于腹泻，腹痛；茜草和其他药物配伍水煎服，用于各种出血，吐血不止。

附注：本种为《中国药典》2020 年版收载药材茜草的基原植物。本种的嫩苗可作野菜食用。

3. 林生茜草 *Rubia sylvatica* (Maxim.) Nakai

【别　　名】林茜草、穿心草。

【药用部位】根及根茎（林茜草）。

【生境分布】生于阔叶林下或灌丛中。分布于凌源、建平、葫芦岛、西丰、清原、新宾、抚顺、沈阳、辽阳、鞍山、本溪、桓仁、鞍山、岫岩、凤城、东港、庄河、瓦房店、普兰店、大连等地。

【功效应用】味苦，性寒。凉血止血，祛瘀，通经。用于吐血，衄血，崩漏下血，外伤出血，经闭瘀阻，关节疼痛，跌打肿痛。

附注：本种的嫩苗可作野菜食用。

115. 龙胆科 Gentianaceae

百金花属 *Centaurium* Hill.

百金花 *Centaurium pulchellum* var. *altaicum* (Griseb.) Kitag. & H. Hara

【别　　名】东北埃蕾、麦氏埃蕾。

【药用部位】带花全草（埃蕾）。

【生境分布】生于潮湿田野、草地、水边、沙滩地，特别在海边最多。分布于大连、彰武、桓仁、喀左等地。

【功效应用】味苦，性寒。清热解毒。用于肝炎，胆囊炎，头痛发热，牙痛，扁桃体炎。

龙胆属 *Gentiana* L.

1. 高山龙胆 *Gentiana algida* Pall.

【别　　名】白花龙胆、苦龙胆，查干—珠勒根—其木格、邦占嘎日布、查干—邦占（蒙药）。

【药用部位】全草（白花龙胆）。

【生境分布】生于海拔 1000m 以上的高山冻原、山顶草甸。分布于桓仁。

【功效应用】味苦，性寒。清肝胆，除湿热，健胃。用于流行性脑脊髓膜炎，目赤，咽喉痛，肺热咳嗽，胃脘痛胀，淋证，阴痒，阴囊湿疹。

【民族用药】蒙医：带花全草入药，味涩、苦，性寒。效软、柔、稀。清热，解毒，止咳，利咽喉。用于咽喉肿痛，音哑，肺热，毒热。

2. 达乌里秦艽 *Gentiana dahurica* Fisch.

【别　　名】达乌里龙胆、达弗里龙胆、秦艽、小秦艽、小秦艽花、狗尾艽、狗秦艽、山秦艽、兴安龙胆、五岭龙胆，呼和—珠勒根—其木格、达古尔—珠勒根—其木格、宝罕—其其格（蒙药），秦艽（满药）。

【药用部位】根（秦艽）。

【生境分布】生于田边、路旁、河滩、水沟边、向阳山坡及干草原等处。分布于彰武。

【功效应用】味辛、苦，性平。祛风湿，清湿热，止痹痛，退虚热。用于风湿痹痛，中风半身不遂，筋脉拘挛，骨节酸痛，湿热黄疸，骨蒸潮热，小儿疳积发热。

【民族用药】蒙医：花入药，味涩、苦，性寒。效柔、软、稀。清热解毒，祛痰止咳。用于肺热咳嗽，咽喉热，咽喉肿痛，毒热，瘟热。满医：根入药，祛风湿，舒筋络，清虚热。秦艽水煎服用于风湿痹痛，中风后遗症，半身不遂，肢体麻木。

附注：本种为《中国药典》2020 年版收载药材秦艽的基原植物之一。被《国家重点保护野生药材物种名录》列为三级保护野生药材物种。

3. 长白山龙胆 *Gentiana jamesii* Hemsl.

【别　　名】白山龙胆。

【药用部位】根及根茎（白山龙胆）。

【生境分布】生于海拔 1100m 以上的山坡草地、路旁、岩石上。分布于辽东山区。

【功效应用】味苦，性寒。清虚热，祛风湿。

4. 秦艽 *Gentiana macrophylla* Pall.

【别　　名】大叶龙胆、大叶秦艽、大艽、山大艽、西大艽、西秦艽、秦艽花，哈热—吉勒哲、吉勒泽那赫布（蒙药），秦艽（满药）。

【药用部位】根（秦艽）。

【生境分布】生于林下、林缘、山坡草地、河滩、路旁、水沟边、草甸子。分布于凌源、建平。

【功效应用】味辛、苦，性平。祛风湿，清湿热，止痹痛，退虚热。用于风湿痹痛，中风半身不遂，筋脉拘挛，骨节酸痛，湿热黄疸，骨蒸潮热，小儿疳积发热。

【民族用药】蒙医：花入药，味苦，性凉。效柔、轻。除协日乌素，清热，消肿。用于协日乌素疮，湿疹，协日乌素病，炭疽，腑协日，眼目发黄等。满医：根入药，祛风湿，舒筋络，清虚热。秦艽水煎服，用于风湿痹痛，中风后遗症，半身不遂，肢体麻木。

附注：本种为《中国药典》2020 年版收载药材秦艽的基原植物之一。被《国家重点保护野生药材物种名录》列为三级保护野生药材物种。

5. 假水生龙胆 *Gentiana pseudoaquatica* Kusn.

【别　　名】小龙胆。

【药用部位】全草（假水生龙胆）。

【生境分布】生于河滩、水沟边、山坡草地。分布于凌源、沈阳、桓仁、丹东、大连等地。

【功效应用】清热解毒，利水消肿。

6. 龙胆 *Gentiana scabra* Bunge

【别　　名】粗糙龙胆、龙胆草、草龙胆、山龙胆、关龙胆，苦龙胆、苦龙胆草、斩龙草、胆草根，东北龙胆草（满药），草龙胆（朝药）。

【药用部位】根及根茎（龙胆）。

【生境分布】生于草甸、山坡、林缘、灌丛下。分布于西丰、清原、新宾、抚顺、辽阳、本溪、桓仁、鞍山、海城、岫岩、盖州、营口、凤城、宽甸、东港、庄河、普兰店、金州等地。

【功效应用】味苦，性寒。清热燥湿，泻肝胆火。用于湿热黄疸，阴肿阴痒，带下，湿疹瘙痒，目肝火赤，耳鸣耳聋，胁痛，口苦，强中，惊风抽搐。

【民族用药】满医：根及根茎入药，清热燥湿，泻肝定惊。东北龙胆草水煎服，用于胸胁疼痛，咽干口苦，黄疸，小便不尽疼痛，带下，目赤肿痛等湿热病证。朝医：根入药。味苦，性寒。清肝利胆，除湿热，健胃。用于肝炎，胆囊炎，食欲不振。

附注：龙胆为辽宁"关药"道地药材品种，主产于辽宁东部山区，以清原质量最佳。为国家地理标识产品，另外宽甸、西丰、海城、岫岩、新宾等地也有种植。功效相同的有条叶龙胆 *G. manshurica* **Kitag.**，分布于康平。三花龙胆 *G. triflora* **Franch.**，分布于桓仁。以上 3 种均为《中国药典》2020 年版收载药材龙胆的基原植物。均被列入《国家重点保护野生药材物种名录》，均为三级保护野生药材物种。

7. 鳞叶龙胆 *Gentiana squarrosa* Ledeb.

【别　　名】龙胆地丁、鳞片龙胆、岩龙胆。

【药用部位】全草（石龙胆）。

【生境分布】生于河岸湿草地、山坡、草甸、林下、灌丛或路旁。分布于凌源、北镇、阜蒙、开原、沈阳、本溪、桓仁、鞍山、岫岩、凤城、宽甸、东港、大连、瓦房店、金州等地。

【功效应用】味苦、辛，性寒。清热利湿、解毒消痈。用于疔疮疖肿，瘰疬，无名肿毒，蛇咬伤，肠痛，目赤肿痛，黄疸，白带。

8. 朝鲜龙胆 *Gentiana uchiyamae* Nakai

【别　　名】金刚龙胆。

【药用部位】根、根茎（朝鲜龙胆）。

【生境分布】生于林缘草地。分布于新宾、桓仁等地。

【功效应用】解热，健胃。

9. 笔龙胆 *Gentiana zollingeri* Fawc.

【别　　名】绍氏龙胆。

【药用部位】全草（笔龙胆）。

【生境分布】生于山坡、林下、灌丛或林缘草地。分布于建昌、新宾、沈阳、本溪、桓仁、鞍山、海城、岫岩、凤城、宽甸、丹东、庄河、金州、大连等地。

【功效应用】清热解毒。

扁蕾属 *Gentianopsis* Ma

1. 扁蕾 *Gentianopsis barbata* (Froel.) Ma

【别　　名】剪割龙胆、中国扁蕾，哈日—特木日—地格达（蒙药）。

【药用部位】全草（扁蕾）。

【生境分布】生于水沟边、山坡草地、林下、灌丛中、沙丘边缘。分布于彰武。

【功效应用】味苦，性寒。清热解毒，消肿止痛。用于外感发热，肝炎，胆囊炎，头痛目赤，外伤肿痛，疮疖肿毒。

【民族用药】蒙医：全草入药，味苦，性寒。效钝、糙、轻、燥。抑协日，清热，愈伤。用于由协日引起的目、尿及皮肤黄染，新旧肝热，肝损伤，肝血增盛引起的双目发黄，协日性肺病，伤酒呕吐黄水，协日性头痛，协日热邪犯胃作痛，黄疸等症。

2. 回旋扁蕾 *Gentianopsis contorta* (Royle) Ma

【别　　名】回旋扁蕾。

【药用部位】全草（回旋扁蕾）。

【生境分布】生于山地阔叶林中。分布于本溪、瓦房店。

【功效应用】外敷用于疮疖。

花锚属 *Halenia* Borkh.

1. 花锚 *Halenia corniculata* (L.) Cornaz

【别　　名】西伯利亚花锚，西依热—地格达、达格木—扎特召尔、古日迪克（蒙药）

【药用部位】带花全草（花锚）。

【生境分布】生于海拔 200~800m 的山坡草地、林下及林缘。分布于桓仁、宽甸等地。

【功效应用】味苦，性寒。清热解毒，凉血止血。用于肝炎，脉管炎，胃肠炎，外伤感染发烧，外伤出血。

【民族用药】蒙医：带花全草入药，味甘、苦，性平。效软、腻。抑协日，清热，愈伤。用于烦渴，黄疸，高烧，头痛，伤热，脉热等。

2. 卵萼花锚 *Halenia elliptica* D. Don

【别　　名】椭圆叶花锚、椭叶黄锚、黑耳草、藏茵陈，昭邦利格—章古图—地格达、札格地格—拉告（蒙药）。

【药用部位】全草（黑及草）。

【生境分布】生于高山林下及林缘、山坡草地、灌丛、山谷水沟边。分布于辽宁。

【功效应用】味苦，性寒。清热解毒，疏肝利胆，疏风止痛。用于急、慢性肝炎，胆囊炎，肠胃炎，流感，咽喉痛，牙痛，脉管炎，外伤感染发热，中暑腹痛，外伤出血。

【民族用药】蒙药：带花全草入药，味苦，性寒。效钝、糙、轻、燥。抑协日，清热，疗伤，健胃。用于协日热，感冒，肝热，疫热，脏腑热。

翼萼蔓属 *Pterygocalyx* Maxim.

翼萼蔓 *Pterygocalyx volubilis* Maxim.

【别　　名】翼萼蔓龙胆、双蝴蝶。

【药用部位】全草（翼萼蔓龙胆）。

【生境分布】生于山坡林下、林缘或灌丛间。分布于新宾、本溪、凤城等地。

【功效应用】用于肺痨，虚劳咳嗽。

獐牙菜属 *Swertia* L.

1. 北方獐牙菜 *Swertia diluta* (Turcz.) Benth. & Hook. f.

【别　　名】淡花当药、中国当药、淡味当药、兴安獐牙菜、獐牙菜、淡花獐牙菜、乌金散。

【药用部位】全草（淡花当药）。

【生境分布】生于草原或山坡。分布于阜新、西丰、清原、新宾、沈阳、本溪、大连等地。

【功效应用】味苦，性寒。清热解毒，利湿健胃。用于骨髓炎，咽喉炎，扁桃体炎，结膜炎，肝炎，消化不良，痢疾，疮疡疥癣，毒蛇咬伤。

附注：功效相同的有**歧伞獐牙菜（腺鳞草）*S. dichotoma* L.**，分布于宽甸。

2. 瘤毛獐牙菜 *Swertia pseudochinensis* H. Hara

【别　　名】紫花当药、水黄连、獐牙菜、紫花獐芽菜，毕勒楚图—地格达、特木尔—地格达、扎格地格（蒙药）。

【药用部位】全草（当药）。

【生境分布】生于山坡灌丛、杂木林下、路边、荒地。分布于辽宁各地。

【功效应用】味苦，性寒。清湿热，健胃。用于湿热黄疸，胁痛，痢疾腹痛，食欲不振。

【民族用药】蒙医：带花全草入药，味苦，性寒。效钝、糙、轻、燥。抑协日，清热，愈伤，健胃。用于协日热，感冒，肝热，身目发黄，胆痞，器协日，脏热，疫热，骨热等。

附注：本种为《中国药典》2020 年版收载药材当药的基原植物。

116. 夹竹桃科 Apocynaceae

罗布麻属 *Apocynum* L.

罗布麻 *Apocynum venetum* L.

【别　　名】小花夹竹桃、羊奶子、野灯擎、野茶叶、茶叶花、红柳子、泽漆棵、盐柳。

【药用部位】叶（罗布麻叶）。

【生境分布】生于盐碱荒地、湿草甸子、沙质地、河滩。分布于凌源、北镇、彰武、阜新、新民、康平、台安、盘山、大洼、鞍山、岫岩、营口、长海、金州、大连等地。

【功效应用】味甘、苦，性凉。平肝安神，清热利水。用于肝阳眩晕，心悸失眠，浮肿尿少。

附注：本种为《中国药典》2020 年版收载药材罗布麻叶的基原植物。

马利筋属 *Asclepias* L.

马利筋 *Asclepias curassavica* L.

【别　　名】莲生桂子花。

【药用部位】根（莲生桂子根）；全草（莲生桂子花）。

【生境分布】原产于拉丁美洲西印度群岛。大连等地有栽培。

【功效应用】根（莲生桂子根）：味辛，性平，有毒。止血，杀虫，解毒，消痞。全草（莲生桂子花）：味苦，性寒，有毒。清热解毒，活血止血，消肿止痛。用于咽喉肿痛，肺热咳嗽，热淋，月经不调，崩漏，带下，痈疮肿毒，湿疹，顽痹，创伤出血等。

长春花属 *Catharanthus* G. Don

长春花 *Catharanthus roseus* (L.) G. Don

【别　　名】四时春、四时花。

【药用部位】全草（长春花）。

【生境分布】原产于非洲东部，现栽培于热带、亚热带地区。大连有栽培。

【功效应用】味苦；性寒，有毒。解毒抗癌，清热平肝。用于多种癌肿，高血压，痈肿疮毒，烫伤。

鹅绒藤属 *Cynanchum* L.

1. 白首乌 *Cynanchum bungei* Decne.

【别　　名】戟叶牛皮消、大根牛皮消、柏氏牛皮消、本氏牛皮消、泰山白首乌、朴氏白前。

【药用部位】块根（白首乌）。

【生境分布】生于山坡、山谷或河坝、路边的灌丛中或岩石隙缝中。分布于凌源、建平、南票、北镇、阜蒙、清原、新宾、抚顺、辽阳、鞍山、海城、金州等地。

【功效应用】味甘、微苦，性平。补肝肾，强筋骨，益精血，健脾消食，解毒疗疮。用于腰膝酸软，阳痿遗精，头晕耳鸣，心悸失眠，食欲不振，小儿疳积，产后乳汁稀少，疮痈肿痛，毒蛇咬伤。

2. 鹅绒藤 *Cynanchum chinense* R. Br.

【别　　名】老牛肿、羊奶角角、牛皮消、祖子花、盘龙叶、何首乌、小老鸹眼、豆角蛤蜊、山豆角、老鸹角。

【药用部位】藤茎浆汁及根（鹅绒藤）。

【生境分布】生于海拔 500m 以下的向阳山坡灌木丛中或路旁、河畔、田埂边。分布于凌源、建平、朝阳、绥中、兴城、建昌、葫芦岛、北镇、阜蒙、彰武、康平、新宾、抚顺、沈阳、辽阳、灯塔、本溪、鞍山、海城、台安、盖州、营口、盘锦、宽甸、丹东、东港、庄河、长海、金州、大连等地。

【功效应用】味苦,性寒。清热解毒,消积健胃,利水消肿。用于小儿食积,疳积,胃炎,十二指肠溃疡,肾炎性水肿及寻常疣。

3. 紫花杯冠藤 *Cynanchum purpureum* (Pall.) K. Schum.

【别　　名】紫花白前。

【药用部位】根(紫花白前)。

【生境分布】生于山坡、灌丛、石砬子上。分布于建昌、旅顺口。

【功效应用】清热,利尿。

4. 萝藦 *Cynanchum rostellatum* (Turcz.) Liede & Khanum—*Metaplexis japonica* (Thunb.) Makino

【别　　名】老鸹瓢、癞瓜瓢、蛤蜊瓢、奶浆瓢、大蛤蜊瓢、狗奶秧、针线包、天浆壳、天浆果,萝藦(满药)。

【药用部位】全草或根(萝藦);果实(萝藦子);果壳(天浆壳)。

【生境分布】生于山坡、路旁、河边及灌丛中。分布于辽宁各地。

【功效应用】全草或根(萝藦):味甘、辛,性平。补益精气,通乳,解毒。用于虚损劳伤,阳痿,遗精,白带,乳汁不足,丹毒,瘰疬,疔疮,小儿疳积,蛇虫咬伤。果实(萝藦子):味甘、微辛,性温。补肾益精,生肌止血。用于虚劳,阳痿,遗精,金疮出血。果壳(天浆壳):味甘、辛,性平。清肺化痰,散瘀止血。用于咳嗽痰多,气喘,百日咳,跌打损伤,外伤出血等。

【民族用药】满医:全草或根入药,补精益气,解毒。萝藦根水煎服或用果壳水煎服,用于阳痿早泄,腰膝酸软;萝藦茎枝捣烂后外敷,或用茎枝中的浆汁涂抹患处,用于鸡眼、皮肤疣;萝藦全草水煎服,用于疖肿。

5. 地梢瓜 *Cynanchum thesioides* (Freyn) K. Schum.

【别　　名】雀瓢、细叶牛皮消、细叶白前、盘龙草、裂骨瓢、地里瓜、地地瓜、雀瓜、小老鸹瓢、小蛤蜊瓢,特莫恩—胡乎、乌布森—都格莫宁(蒙药)。

【药用部位】全草(地梢瓜)。

【生境分布】生于山坡、沙丘或干旱山谷、荒地、田边等处。分布于辽宁各地。

【功效应用】味甘、性凉。清虚火,益气,生津,下乳。用于虚火上炎,咽喉疼痛,气阴不足,神疲健忘,虚烦口渴,头昏失眠,产后体虚,乳汁不足。

【民族用药】蒙医:种子入药,味苦,性凉。效钝、燥、糙。清协日,止泻。用于血协日性腹泻,肠刺痛,腑热等症。

6. 隔山消 *Cynanchum wilfordii* (Maxim.) Hook. f.

【别　　名】隔山牛皮消、何首乌、白首乌、白奶奶、豆角蛤蜊、过山瓢、红嘎啦瓢、小老鸹眼、哈苏乌(朝医)。

【药用部位】块根(隔山消)。

【生境分布】生于山坡、山谷或灌木丛中或路边草地。分布于凌源、西丰、清原、新宾、抚顺、辽阳、本溪、桓仁、鞍山、海城、岫岩、盖州、凤城、宽甸、庄河、长海、瓦房店、金州、大连、旅顺口等地。

【功效应用】味甘、微苦,性微温。补肝肾,强筋骨,健脾胃,解毒。用于肝肾两虚,头昏眼花,失眠健忘,须发早白,阳痿,遗精,腰膝酸软,脾虚不运,脘腹胀满,食欲不振,泄泻,产后乳少,鱼口疮毒。

【民族用药】朝医:块根入药,味甘、微苦,性温。补肝肾,壮筋骨,乌须黑发,缓泻,镇静。用于肾虚,阳痿,遗精,腰膝无力,心悸怔忡,失眠,带下,须发早白,便秘。

杠柳属 *Periploca* L.

杠柳 *Periploca sepium* Bunge

【别　　名】狭叶萝藦、羊奶子、羊奶棵子、羊奶条、玉皇架、臭槐、山桃条、山桃树、山桃柳、羊角树。

【药用部位】根皮(香加皮)。

【生境分布】生于平原及低山丘的林缘、沟坡、河边沙质地或地埂等处。分布于葫芦岛、阜蒙、彰武、清原、新宾、沈阳、本溪、辽阳、鞍山、海城、台安、岫岩、盖州、盘锦、庄河、长海、金州、大连等地。

【功效应用】味辛、苦，性温，有毒。利水消肿，祛风湿，强筋骨。用于下肢浮肿，心悸气短，风寒湿痹，腰膝酸软。

附注：本种为《中国药典》2020 年版收载药材香加皮的基原植物。在辽宁东部山区，杠柳的根皮称"北五加皮"，酒浸后功用似五加皮，但有毒，不宜过量和久服，以免中毒。

白前属 *Vincetoxicum* Wolf

1. 合掌消 *Vincetoxicum amplexicaule* Siebold & Zucc.—*Cynanchum amplexicaule* (Siebold & Zucc.) Hemsl.

【别　　名】抱茎白前、报茎白薇、合掌消、黄绿花合掌消、紫花合掌消、山老鸦瓢子、栗色花合掌消、硬皮草、甜胆草、土胆草。

【药用部位】根或全草（合掌消）。

【生境分布】生于沿海山坡草地或沙滩草丛中。分布于彰武、新民、康平、法库、沈阳、铁岭、鞍山、长海、瓦房店、大连等地。

【功效应用】味苦、辛，性平。祛风湿，清热解毒，行气活血。用于风湿痹痛，偏头痛，腰痛，月经不调，乳痈，痈肿疔毒。

2. 潮风草 *Vincetoxicum ascyrifolium* Franch. & Sav.—*Cynanchum ascyrifolium* (Franch. & Sav.) Matsum.

【别　　名】尖叶白前、尖白前、小葛瓢、大葛瓢。

【药用部位】根及根茎（潮风草）。

【生境分布】生于疏林下、林缘或山坡上。分布于凌源、西丰、清原、新宾、辽阳、本溪、鞍山、岫岩、凤城、庄河、瓦房店等地。

【功效应用】味苦、咸，性寒。清热凉血，利尿通淋，解毒疗疮。用于温邪发热，阴虚内热，骨蒸潮热，产后血虚发热，热淋，血淋，痈疽肿毒。

3. 白薇 *Vincetoxicum atratum* (Bunge) C. Morren & Decne.—*Cynanchum atratum* Bunge

【别　　名】直立白薇、直生白薇、山烟、山烟根子、老鸹瓢、老鸹瓢根、山老鸹瓢、山蛤蜊瓢、拉瓜瓢根、山黄瓜、老尖角、羊奶子、老和尚帽子、白前，垓恩祖龙（朝药）。

【药用部位】根及根茎（白薇）。

【生境分布】生于河边、干荒地、草丛中、山沟及林下。分布于喀左、建平、建昌、绥中、北镇、义县、昌图、西丰、清原、新宾、抚顺、新民、沈阳、辽阳、本溪、鞍山、海城、台安、凤城、丹东、盘锦、庄河、大连、金州等地。

【功效应用】味苦、咸，性寒。清热凉血，利尿通淋，解毒疗疮。用于温邪伤营发热，阴虚发热，骨蒸劳热，产后血虚发热，热淋，血淋，痈疽肿毒。

【民族用药】朝医：白薇为太阴人药。清热凉血，通淋，疗疮。用于太阴人外感热病，发热，身热经久不退，肺热咳嗽及血淋，热淋，疮痈肿毒，咽喉肿痛等症。

附注：本种为《中国药典》2020 年版收载药材白薇的基原植物之一。

4. 竹灵消 *Vincetoxicum inamoenum* Maxim.—*Cynanchum inamoenum* (Maxim.) Loes.

【别　　名】白薇、川白薇、瓢儿瓜、雪里蟠桃。

【药用部位】根或地上部分（老君须）。

【生境分布】生于山地疏林、灌木丛中或山顶、山坡草地上。分布于凌源、庄河等地。

【功效应用】味苦、微辛，性平。清热凉血，利胆，解毒。用于阴虚发热，虚劳久嗽，咯血，胁肋胀痛，呕恶，泻痢，产后虚烦，瘰疬，无名肿毒，蛇虫、疯狗咬伤。

5. 华北白前 *Vincetoxicum mongolicum* Maxim.—*Cynanchum hancockianum* (Maxim.) Al. Iljinski

【别　　名】阔叶徐长卿、牛心朴、对叶草。

【药用部位】全草（牛心朴）。

【生境分布】生于山岭旷野。分布于凌源、建昌、凤城、庄河等地。

【功效应用】味苦，性温，有毒。活血止痛。用于关节痛，牙痛，秃疮。

6. 徐长卿 _Vincetoxicum pycnostelma_ Kitag.—_Cynanchum paniculatum_ (Bunge) Kitag.

【别　　名】铃柴胡、斩龙草、铜胆草、臭草、黑薇、蜈蚣草、透骨草、立马追、藤黄草、藤萝草、铜锣草，徐长卿（满药）。

【药用部位】根及根茎（徐长卿）。

【生境分布】生于向阳山坡林下及草丛、灌丛中。分布于辽宁各地。

【功效应用】味辛，性温。祛风，化湿，止痛，止痒。用于风湿痹痛，胃痛胀痛，牙痛，腰痛，跌扑伤痛，风疹，湿疹。

【民族用药】满医：根茎或带根全草入药，祛风化湿，止痛止痒。徐长卿水煎服，用于风湿痹痛，腰腿痛，跌打扭伤，脘腹疼痛，风疹，湿疹，顽癣，皮肤瘙痒；徐长卿捣烂外敷患处，用于蛇虫咬伤。

附注：本种为《中国药典》2020 年版收载药材徐长卿的基原植物。

7. 变色白前 _Vincetoxicum versicolor_ (Bunge) Decne.—_Cynanchum versicolor_ Bunge

【别　　名】蔓生白薇、半蔓白薇、白薇、变色牛皮消、白花牛皮消、知微老、小葛藤、小藤葛、山藤葛、白龙须、白马尾、栖苀。

【药用部位】根及根茎（白薇）。

【生境分布】生于海拔 100~500m 的灌木丛中及溪流旁。分布于凌源、绥中、鞍山、海城、盖州、庄河、长海、瓦房店、普兰店、金州、大连等地。

【功效应用】味苦、咸，性寒。清热凉血，利尿通淋，解毒疗疮。用于温邪伤营发热，阴虚发热，骨蒸劳热，产后血虚发热，热淋，血淋，痈疽肿毒。

附注：本种为《中国药典》2020 年版收载药材白薇的基原植物之一。

117. 紫草科 Boraginaceae

牛舌草属 _Anchusa_ L.

药用牛舌草 _Anchusa officinalis_ L.

【别　　名】小花牛舌草。

【药用部位】全草（药用牛舌草）。

【生境分布】原产于欧洲，沈阳有栽培。

【功效应用】用于狂犬咬伤，牙痛。

糙草属 _Asperugo_ L.

糙草 _Asperugo procumbens_ L.

【药用部位】根（糙草根）。

【生境分布】生于山地草坡、村旁、田边等处。分布于建昌、绥中。

【功效应用】凉血活血，消肿解毒，透疹。

斑种草属 _Bothriospermum_ Bunge

1. 斑种草 _Bothriospermum chinense_ Bunge

【别　　名】蛤蟆草、细叠子草。

【药用部位】全草（蛤蟆草）。

【生境分布】生于荒野路边，山坡草丛。分布于凌源、义县、北镇、大连、旅顺口等地。

【功效应用】味微苦，性凉。解毒消肿，利湿止痒。用于痔疮，肛门肿痛，湿疹。

2. 狭苞斑种草 _Bothriospermum kusnezowii_ Bunge ex A. DC.

【药用部位】全草（狭苞斑种草）。

【生境分布】生于山坡路旁、干旱农田及山谷林缘。分布于凌源、建平、朝阳、阜蒙、沈阳、辽阳、瓦房店、大连等地。

【功效应用】清热解毒，利湿止痒。

3. 多苞斑种草 _Bothriospermum secundum_ Maxim.

【别　　名】毛细累子草、东北鹤虱、鹤虱。

【药用部位】全草（野山蚂蟥）。

【生境分布】生于山坡、河床、路边、灌丛、山谷溪边阴湿处等地。产于葫芦岛、绥中、北镇、铁岭、抚顺、法库、沈阳、辽阳、鞍山、海城、岫岩、鲅鱼圈、庄河、瓦房店、大连等地。

【功效应用】味苦，性凉。祛风，利水，解毒。用于水肿骤起，疮毒。

4. 柔弱斑种草 _Bothriospermum zeylanicum_ (J. Jacq.) Druce—_B. tenellum_ (Hornem.) Fisch. & C. A. Mey.

【别　　名】细茎斑种草、细累子草、细叠子草。

【药用部位】全草（鬼点灯）。

【生境分布】生于山坡路边、田间草丛、山坡草地及溪边阴湿处。分布于凌源、新宾、辽阳、岫岩、庄河、长海、瓦房店、普兰店、金州、大连等地。

【功效应用】味微苦，涩，性平。止咳，止血。用于咳嗽，吐血。

田紫草属 _Buglossoides_ Moench

田紫草 _Buglossoides arvensis_ (L.) I. M. Johnst.—_Lithospermum arvense_ L.

【别　　名】麦家公、大紫草。

【药用部位】果实（田紫草）。

【生境分布】生于石质山坡草地或田边。分布于法库、大连、旅顺口。

【功效应用】味甘、辛，性温。温中行气，消肿止痛。用于胃寒胀痛，吐酸，跌打肿痛，骨折。

琉璃草属 _Cynoglossum_ L.

1. 倒提壶 _Cynoglossum amabile_ Stapf & J. R. Drumm.

【别　　名】蓝布裙、一把抓、蓝狗屎花、牛舌头花、接骨草。

【药用部位】根（狗屎花根）；地上部分（狗屎花）。

【生境分布】分布于我国西南地区。东港、大连等地有栽培。

【功效应用】根（狗屎花根）：味苦，性平。清热，补虚，利湿。用于肝炎，痢疾，疟疾，虚劳咳喘，盗汗，疝气，水肿，崩漏，白带。地上部分（狗屎花）：味苦，性凉。清热利湿，散瘀止血，清肺化痰。用于疟疾，肝炎，痢疾，尿痛，白带，瘰疬，吐血，肺结核咳嗽；外用治创伤出血，骨折，关节脱臼。

2. 大果琉璃草 _Cynoglossum divaricatum_ Stephan ex Lehm.

【别　　名】展枝倒提壶、大赖毛子、招汉精、招汉子草、山白菜、琉璃草。

【药用部位】根（琉璃草根）；果实（琉璃草子）。

【生境分布】生于山坡、草地、沙丘、石滩及路边。分布于凌源、建平、义县、彰武等地。

【功效应用】根（琉璃草根）：味淡，性寒。清热解毒。用于扁桃体炎及疮疖痈肿。果实（琉璃草子）：味苦，性平。收敛止泻。用于小儿腹泻。

厚壳树属 _Ehretia_ L.

粗糠树 _Ehretia dicksonii_ Hance—_Ehretia macrophylla_ Wall.

【别　　名】大叶厚壳树、破布子。

【药用部位】树皮（粗糠树皮）；枝、叶、果实（粗糠树）。

【生境分布】分布于我国西南、华南、华东、台湾、河南、陕西、甘肃南部和青海南部。旅顺口有栽培。

【功效应用】树皮（粗糠树皮）：味苦、辛，性凉。散瘀消肿。用于跌打损伤。枝、叶、果实（粗糠树）：清热解毒，消食健胃。用于食积腹胀，小儿消化不良。

鹤虱属 *Lappula* Moench

鹤虱 *Lappula squarrosa* (Retz.) Dumort.—*L. myosotis* Moench

【别　　名】赖毛子、粘珠子、养汉精、蓝花蒿、赖鸡毛子、赖毛蒿子。

【药用部位】果实（赖毛子）。

【生境分布】生于沙丘、干山坡、路旁草地和沙质地上。分布于辽宁各地。

【功效应用】味苦、辛，性平，有小毒。驱虫。用于蛔虫病，蛲虫病，绦虫病。

附注：功效相同的有**卵盘鹤虱（东北鹤虱）** *L. redowskii* (Hornem.) Greene，分布于凌源、彰武、铁岭、沈阳、金州、大连、旅顺口等地。

紫草属 *Lithospermum* L.

紫草 *Lithospermum erythrorhizon* Siebold & Zucc

【别　　名】硬紫草、紫根、山紫草、红石根、红吃草、红赤虫，毕日木格、日崔、东日拉（蒙药），加木力—沃尔霍（满药），紫草（朝药）。

【药用部位】根（紫草）。

【生境分布】生于干燥多石质的山坡草地、灌丛间及路旁草地。分布于辽宁各地。

【功效应用】味苦，性寒。凉血活血，透疹解毒。用于斑疹，麻疹，吐血，衄血，尿血，紫癜，黄疸，痈疽，烫伤。

【民族用药】蒙医：根入药，味甘、苦，性凉。清肺，肾热，止血。用于肺热咳嗽，咯痰不利，扩散型肾热，震伤型肾热，各种出血证。满医：根入药，清热凉血，活血，解毒透疹。紫草煮水搽洗患处，用于麻疹不透，湿疹；紫草水煎服用于丹毒，疮疡；新鲜紫草捣烂外敷，用于烧烫伤。朝医：根入药，为太阴人药。凉血，解毒，透疹。用于温热病发斑疹，大小便不通，膀胱炎，尿道炎，赤痢等。

附注：本种可提取紫草色素用作染料、化妆品着色剂，饮料、食品添加剂。被《国家重点保护野生药材物种名录》列为三级保护野生药材物种。

肺草属 *Pulmonaria* L.

疗肺草 *Pulmonaria officinalis* L.

【别　　名】药用肺草。

【药用部位】全草（疗肺草）。

【生境分布】原产于欧洲、亚洲西部。沈阳有栽培。

【功效应用】祛痰，收敛。用于呼吸道疾病，肺病，腹泻，胃溃疡，疗疮，湿疹，牛皮癣。

紫筒草属 *Stenosolenium* L.

紫筒草 *Stenosolenium saxatile* (Pall.) Turcz.

【别　　名】白毛草、伏地蜈蚣草、蛤蟆草。

【药用部位】全草及根（紫筒草）。

【生境分布】生于低山、丘陵及平原地区的草地、路旁、田边等处。分布于凌源、建平、阜蒙、彰武等地。

【功效应用】味苦、辛，性凉。清热凉血，止血，止咳。用于吐血，肺热咳嗽，感冒，关节疼痛。

聚合草属 *Symphytum* L.

聚合草 *Symphytum officinale* L.

【别　　名】肥羊草、爱国草、友谊草、紫根草、康复力、外来聚合草、西门肺草。

【药用部位】根（聚合草）。

【生境分布】原产于俄罗斯高加索地区。凌源、鞍山、大连等地有栽培。

【功效应用】活血凉血，清热解毒。用于赤痢，肠出血，腹泻。

盾果草属 *Thyrocarpus* L.

弯齿盾果草 *Thyrocarpus glochidiatus* Maxim.

【药用部位】全草（弯齿盾果草）；叶（弯齿盾果草叶）。

【生境分布】生于林下草地及向阳山坡草地。分布于大连。

【功效应用】全草（弯齿盾果草）：清热解毒，消肿。叶（弯齿盾果草叶）：清热凉血，润肺止咳。用于跌打损伤，刀伤出血，风湿病，咳嗽。

紫丹属 *Tournefortia* L.

1. 砂引草 *Tournefortia sibirica* L.—*Messerschmidia sibirica* L.

【别　　名】狗奶子草、狗尿花、西伯利亚紫丹草。

【药用部位】全株（砂引草）。

【生境分布】生于山坡、路边及河边沙地。分布于绥中、义县、彰武、康平、辽阳、台安、大洼、丹东、东港、长海、金州、大连、旅顺口等地。

【功效应用】排脓敛疮。外用于痈肿，骨节痛。

2. 细叶砂引草 *Tournefortia sibirica* var. *angustior* (DC.) G. L. Chu & M. G. Gilbert—*Messerschmidia sibirica* var. *angustior* (DC.) W. T. Wang

【别　　名】狭叶砂引草、蒙古紫丹草、细叶西伯利亚紫丹草。

【药用部位】全株（狭叶砂引草）。

【生境分布】生于山坡、路边及河边沙地。分布于义县、彰武、康平、大连等地。

【功效应用】味苦，性寒。清热解毒，排脓敛疮。用于瘰疬，疮疡溃破，久不收口，皮肤湿疡。

附地菜属 *Trigonotis* L.

1. 附地菜 *Trigonotis peduncularis* (Trev.) Benth. ex Baker & S. Moore

【别　　名】附地草、生爪药、不食草、搓不死、小扑棱菜、雀儿铺、地胡椒、黄瓜香、鸡肠草。

【药用部位】全草（附地菜）。

【生境分布】生于平地、山坡草地、田间及路旁。分布于建昌、绥中、北镇、阜蒙、西丰、清原、法库、清原、新宾、抚顺、沈阳、辽阳、本溪、桓仁、鞍山、海城、台安、岫岩、盖州、盘锦、凤城、宽甸、丹东、东港、庄河、大连、金州等地。

【功效应用】味苦、辛，性温。行气止痛，解毒消肿。用于胃痛吐酸，痢疾，热毒痈肿，手脚麻木。

附注：本种的嫩苗可作野菜食用。

2. 钝萼附地菜 *Trigonotis peduncularis* var. *amblyosepala* (Nakai & Kitag.) W. T. Wang—*T. amblyosepala* Nakai & Kitag.

【药用部位】全草（钝萼附地菜）。

【生境分布】生于低山山坡草地、林缘、灌丛或田间、荒野。分布于凌源、建昌、北镇。

【功效应用】清热，消炎，止痛，止痢。

118. 旋花科 Convolvulaceae

打碗花属 *Calystegia* L.

1. 打碗花 *Calystegia hederacea* Wall.

【别　　名】大碗花、常青藤打碗花、常青藤叶天剑、小旋花、面根藤、扶苗、扶子苗、压花苗、岗地根。

【药用部位】根茎（打碗花根）；全草（面根藤）；花（打碗花）。

【生境分布】生于田间、路旁、荒地等处。分布于北镇、阜蒙、沈阳、辽阳、大洼、长海、大连等地。

【功效应用】根茎（打碗花根）：味甘、淡，性平。健脾益气，利尿，调经止带。用于脾虚消化不良，月经不调，带下病，乳汁稀少。全草（面根藤）：味甘、微苦，性平。健脾，利湿，调经。用于脾胃虚弱，消化不良，小儿吐乳，疳积，石淋，带下，月经不调。花（打碗花）：止痛。外用于牙痛。

2. 藤长苗 *Calystegia pellita* (Ledeb.) G. Don

【别　　名】脱毛天剑、缠绕天剑。

【药用部位】全草（藤长苗）。

【生境分布】生于耕地、荒地或山坡草地。分布于凌源、建平、锦州、彰武、昌图、铁岭、沈阳、辽阳、本溪、鞍山、海城、台安、岫岩、营口、庄河、大连等地。

【功效应用】益气利尿，强筋壮骨，活血祛瘀。

3. 柔毛打碗花 *Calystegia pubescens* Lindl.—*C. japonica* Choisy—*C. sepium* var. *japonica* (Thunb.) Makino

【别　　名】缠枝牡丹、日本打碗花、日本天剑、长裂旋花。

【药用部位】根茎及全草（长裂旋花）。

【生境分布】生于山坡、路旁稍湿草地。分布于凌源、建平、铁岭、清原、新宾、抚顺、沈阳、辽阳、本溪、鞍山、营口、大洼、长海、大连等地。

【功效应用】味甘、性寒。降压，利尿，接骨生肌。用于高血压，小便不利，外用于骨折，创伤，丹毒。

4. 旋花 *Calystegia sepium* (L.) R. Br.

【别　　名】宽叶打碗花、篱打碗花、篱天剑。

【药用部位】根（旋花根）；茎叶（旋花苗）；花（旋花）。

【生境分布】生于路旁、溪边草丛、田边或山坡林缘。分布于凌源、北镇、清原、新宾、本溪、桓仁、鞍山、岫岩、盘锦、庄河等地。

【功效应用】根（旋花根）：味甘、微苦，性温。益气补虚，续筋接骨，解毒，杀虫。用于劳损，金疮，丹毒，蛔虫病。茎叶（旋花苗）：味甘、微苦，性平。清热解毒。用于丹毒。花（旋花）：味甘，性温。益气，养颜，涩精。用于面皯，遗精，遗尿。

5. 欧旋花 *Calystegia sepium* subsp. *spectabilis* Brummitt—*C. dahurica* (Herb.) Choisy

【别　　名】毛打碗花、狗狗秧。

【药用部位】带根全草（狗狗秧）。

【生境分布】生于路边、荒地、旱田或山坡路旁。分布于建平、锦州、彰武、西丰、法库、沈阳、辽阳、本溪、长海等地。

【功效应用】味甘、性寒。清肝热，滋阴，利小便。用于肝阳上亢，头晕目眩，小便不利。

6. 肾叶打碗花 *Calystegia soldanella* (L.) R. Br

【别　　名】肾叶天剑、滨旋花、孝扇草根、拉打碗、打碗花、沙马藤、泡泡、沙浮萍草。

【药用部位】根（孝扇草根）；全草（滨旋花）。

【生境分布】生于海滨沙地。分布于绥中、兴城、葫芦岛、盖州、盘锦、丹东、东港、庄河、长海、瓦房店、普兰店、大连、旅顺口等地。

【功效应用】根（孝扇草根）：味微苦，性温。祛风湿，利水，化痰止咳。用于风湿痹痛，水肿，咳嗽痰多。全草（滨旋花）：味微苦，性温。祛风利湿，化痰止咳。用于咳嗽，肾炎性水肿，风湿关节痛。

旋花属 *Convolvulus* L.

1. 银灰旋花 *Convolvulus ammannii* Desr

【别　　名】旋花、小旋花。

【药用部位】全草（小旋花）。

【生境分布】生于山坡草地、干草原、干沙地。分布于凌源、建平、朝阳等地。

【功效应用】味辛，性温。解表，止咳。用于感冒，咳嗽。

2. 田旋花 *Convolvulus arvensis* L.

【别　　名】中国旋花、箭叶旋花、燕子草。

【药用部位】全草或花（田旋花）。

【生境分布】生于固定沙丘或平地。分布于凌源、喀左、建平、绥中、北镇、彰武、新宾、沈阳、辽中、辽阳、营口、盘锦、瓦房店、大连、旅顺口等地。

【功效应用】味辛，性温，有毒。祛风，止痒止痛。用于风湿痹痛，牙痛，神经性皮炎。

3. 刺旋花 Convolvulus tragacanthoides Turcz

【别　　名】木旋花。

【药用部位】全草（刺旋花）。

【生境分布】生于海拔 500m 的石灰岩山地阳坡石质坡地上。分布于建昌。

【功效应用】祛风除湿。

菟丝子属 Cuscuta L.

菟丝子 Cuscuta chinensis Lam.

【别　　名】土丝、小粒菟丝子、黄丝、无根草、无根藤、黄藤子、豆寄生、龙须子、豆须子、截浆草、王八爬、穷搅，斯热讷赫—麦兰（满药），土萨加（朝药）。

【药用部位】全草（菟丝）；种子（菟丝子）。

【生境分布】通常寄生于豆科、菊科、藜科等多种植物上。分布于凌源、葫芦岛、锦州、彰武、开原、铁岭、清原、新宾、抚顺、康平、沈阳、辽阳、鞍山、海城、台安、岫岩、盘锦、凤城、宽甸、丹东、长海、瓦房店、金州、大连、旅顺口等地。

【功效应用】全草（菟丝）：味苦、甘，性平。清热解毒，凉血止血，健脾利湿。用于痢疾，黄疸，吐血，衄血，便血，血崩，淋浊，带下病，便溏，目赤肿痛，咽喉肿痛，痈疽肿毒，痱子。种子（菟丝子）：味辛、甘，性平。补益肝肾，固精缩尿，安胎，明目，止泻；外用消风祛斑。用于肝肾不足，腰膝酸软，阳痿遗精，遗尿尿频，肾虚胎漏，胎动不安，目昏耳鸣，脾肾虚泻；外治白癜风。

【民族用药】满医：种子入药，补肾益精，养肝明目，安胎。用于肾虚腰痛，阳痿遗精，尿浊，尿失禁，胎动不安，消渴等。新鲜全草捣碎，加醋磨成泥外敷患处，用于白癜风。朝医：菟丝子为少阳人药。补肾。用于少阳人阳道不足及上逆证。

附注：与菟丝子功效相同的有**南方菟丝子 C. australis R. Br.**，分布于绥中、大连等地，二者均为《中国药典》2020年版收载药材菟丝子的基原植物。功效相似的有**欧洲菟丝子 C. europaea L.**，分布于铁岭、抚顺、辽阳、鞍山、大连等地；**金灯藤 C. japonica Choisy**，分布于北镇、清原、新宾、抚顺、沈阳、辽阳、本溪、桓仁、鞍山、海城、岫岩、营口、丹东、庄河、金州、大连等地；**原野菟丝子 C. campestris Yunck.**，分布于阜新、大连等地；**啤酒花菟丝子 C. lupuliformis Krock.**，分布于铁岭、抚顺、辽阳、鞍山、台安、岫岩、庄河、金州等地。

马蹄金属 Dichondra J. R. & G. Forst.

马蹄金 Dichondra micrantha Urb.—Dichondra repens Forst.

【别　　名】荷包草、金锁匙、黄疸草、小马蹄草、蔡苔。

【药用部位】全草（小金钱草）。

【生境分布】分布于我国长江以南各省及台湾。大连有栽培。

【功效应用】味苦、辛，性凉。清热利湿，解毒消肿。用于黄疸，肝炎，胆囊炎，痢疾，砂淋，白浊，肾炎性水肿，扁桃体炎，疔疮肿毒，跌打损伤，毒蛇咬伤。

番薯属 Ipomoea L.

1. 蕹菜 Ipomoea aquatica Forssk.

【别　　名】空心菜。

【药用部位】根（蕹菜根）；茎叶（蕹菜）。

【生境分布】在我国中部及南部各省常见，水生或旱生栽培。大连、长海等地有旱地栽培。

【功效应用】根（蕹菜根）：味淡，性平。健脾利湿。用于妇女白带，虚淋。茎叶（蕹菜）：味甘，性寒。清热凉血，利湿解毒。用于鼻衄，便血，尿血，便秘，淋浊，痔疮，痈肿，折伤，蛇虫咬伤。

2. 番薯 Ipomoea batatas (L.) Lam.

【别　　名】地瓜、白薯、红薯、甘薯。

【药用部位】块根（番薯）。

【生境分布】辽宁各地均有栽培。

【功效应用】味甘，性平。补中和血，益气生津，宽肠胃，通便秘。用于脾虚水肿，便泄，疮疡肿毒，大便秘结。

3. 牵牛 *Ipomoea nil* (L.) Roth—*Pharbitis nil* (L.) Choisy

【别　　名】裂叶牵牛、牵牛花、喇叭花、黑白丑，白牵牛（满药）。

【药用部位】种子（牵牛子）。

【生境分布】生于田边路旁等处。原产于热带美洲。分布于辽宁各地。

【功效应用】味苦，性寒。有毒。泻水通便，消痰涤饮，杀虫攻积。用于水肿胀满，二便不通，痰饮积聚，气逆喘咳，虫积腹痛。

【民族用药】种子入药，泻水，下气，杀虫。用于水肿，腹胀，肝硬化腹水，肠道寄生虫。

附注：功效相同的有**圆叶牵牛** *I. purpurea* (L.) Roth—*Ph. purpurea* (L.) Voigt，原产于热带美洲。分布于辽宁各地。二者均为《中国药典》2020 年版收载药材牵牛子的基原植物。

4. 茑萝 *Ipomoea quamoclit* L.—*Quamoclit pennata* (Desr.) Bojer

【别　　名】茑萝松、金凤毛、锦屏封。

【药用部位】全草或根（茑萝松）；叶、种子（茑萝叶、茑萝子）。

【生境分布】原产于南美洲。辽宁各地有栽培，有逸生。

【功效应用】全草或根（茑萝松）：味甘，性寒。清热解毒，凉血止痢，祛风除湿，通经活络，导泻。用于痈疽疔疮，无名肿毒，湿疮流汁瘙痒，痢疾，便血，耳疔，痔瘘，毒蛇咬伤，便秘。叶、种子（茑萝叶、茑萝子）：清热解表，拔脓生肌，导泻。用于疮疖，痔疮，便秘。

鱼黄草属 *Merremia* Dennst.

北鱼黄草 *Merremia sibirica* (L.) Hallier f.

【别　　名】西伯利亚鱼黄草、西伯利亚番薯、西伯利亚牵牛、小牵牛花。

【药用部位】全草（北鱼黄草）；种子（铃当子）。

【生境分布】生于路边、田边、山地草丛或山坡灌丛。分布于凌源、建平、北镇、阜蒙、开原、辽阳、鞍山、营口、金州、旅顺口等地。

【功效应用】全草（北鱼黄草）：味辛、微苦，性微寒。活血解毒。用于跌打损伤，劳伤疼痛，疔疮。种子（铃当子）：泻下消积。用于大便秘结，食积腹胀。

119. 茄科 Solanaceae

酸浆属 *Alkekengi* Mill.

挂金灯 *Alkekengi officinarum* var. *franchetii* (Mast.) R. J. Wang—*Physalis alkekengi* var. *francheti* (Mast.) Makino

【别　　名】锦灯笼、苦姑娘、红姑娘、灯笼果、苦浆，乌库呼（满药）。

【药用部位】根（酸浆根）；全草（酸浆）；干燥宿萼或带宿萼的果实（锦灯笼）。

【生境分布】生于田野、沟边、山坡草地、林下或路旁水边。分布于辽宁各地，野生及栽培。

【功效应用】根（酸浆根）：味苦，性寒。清热利湿。用于黄疸，疟疾，疝气。全草（酸浆）：味酸、苦，性寒。清热毒，利咽喉，通利二便。用于咽喉肿痛，肺热咳嗽，黄疸，痢疾，水肿，小便淋涩，大便不通，黄水疮，湿疹，丹毒。干燥宿萼或带宿萼的果实（锦灯笼）：味苦，性寒。清热解毒，利咽化痰，利尿通淋。用于咽痛音哑，痰热咳嗽，小便不利，热淋涩痛；外治天疱疮，湿疹。

【民族用药】带宿存萼德成熟果实入药，清热解毒，利咽化痰，利尿通淋。用于肺热咳嗽，咽喉肿痛，黄疸，水肿，小便淋涩，痢疾。

附注：本种为《中国药典》2020 年版收载药材锦灯笼的基原植物。经霜后的本种果实味酸甜可食。

颠茄属 *Atropa* L.

颠茄 *Atropa belladonna* L.

【别　　名】美女草、别拉多娜草、别刺敦那。

【药用部位】全草（颠茄草）。

【生境分布】原产于欧洲。沈阳有栽培。

【功效应用】味辛，性温。解痉止痛，抑制分泌。用于胃及十二指溃疡，胃肠道、肾、胆绞痛，呕恶，盗汗，流涎。

附注：本种为《中国药典》2020 年版收载药材颠茄草的基原植物。

辣椒属 *Capsicum* L.

1. 辣椒 *Capsicum annuum* L.

【别　　名】红辣椒、长辣椒、菜椒、灯笼椒，辣角、孜达日嘎、哈伦—诺告（蒙药），卡其力（满药）。

【药用部位】根（辣椒头）；茎（辣椒茎）；叶（辣椒叶）；果实（辣椒）。

【生境分布】原产于南美洲，辽宁各地有栽培。

【功效应用】根（辣椒头）：味辛、甘，性热。散寒除湿，活血消肿。用于手足无力，肾囊肿胀，冻疮。茎（辣椒茎）：味辛、甘，性热。散寒除湿，活血化瘀。用于风湿冷痛，冻疮。叶（辣椒叶）：味苦，性温。消肿活络，杀虫止痒。用于水肿，顽癣，疥疮，冻疮，痈肿。果实（辣椒）：味辛，性热。温中散寒，下气消食。用于胃寒气滞，脘腹胀痛，呕吐，泻痢，风湿痛，冻疮。

【民族用药】蒙医：果实入药，味极辛，性热。效轻、糙、燥。调理胃火，消水肿，软坚破痞，杀虫。用于胃寒，消化不良，腹胀嗳气，浮肿，水肿，肛虫，痔疮。满医：果实入药，温中散寒，下气消食。用于胃寒气滞，脘腹胀痛，呕吐泻痢。外用于风湿痛，冻疮，外伤痈肿，关节肿痛。

附注：功效相同的有**簇生椒 *C. annuum* var. *fasciculatum* (Sturtev.) Irish**，辽宁有栽培；**菜椒 *C. annuum* var. *grossum* (L.) Sendtn.**，辽宁有栽培。辣椒及其栽培变种为《中国药典》2020 年版收载药材辣椒的基原植物。

2. 朝天椒 *Capsicum annuum* var. *conoides* (Mill.) Irish

【别　　名】小辣椒、望天椒、指天椒、圆锥辣椒。

【药用部位】果实（指天椒）。

【生境分布】辽宁有栽培。

【功效应用】味辛，性温。活血，消肿，解毒。用于疮疡，脚气，狂犬咬伤。

附注：本变种为《中国药典》2020 年版收载药材辣椒的基原植物之一。

曼陀罗属 *Datura* L.

洋金花 *Datura metel* L.

【别　　名】白曼陀罗、白花曼陀罗、美丽曼陀罗、南洋金花，达杜拉、唐普日木—达杜拉、图布德—章古（蒙药）。

【药用部位】根（曼陀罗根）；花（洋金花）；成熟种子（曼陀罗子）；叶（曼陀罗叶）。

【生境分布】原产于印度。温带地区普遍栽培。抚顺、沈阳、大连有栽培。

【功效应用】根（曼陀罗根）：味辛、苦，性温，有毒。镇咳，止痛，拔脓。用于咳喘，风湿痹痛，疖癣，恶疮，狂犬咬伤。叶（曼陀罗叶）：味苦、辛，性温，有毒。镇咳平喘，止痛拔脓。用于喘咳，痹痛，脚气，脱肛，痈疽疮疖。花（洋金花）：味辛，性温，有毒。平喘止咳，解痉定痛。用于哮喘咳嗽，脘腹冷痛，风湿痹痛，小儿慢惊，外科麻醉。成熟种子（曼陀罗子）：味辛、苦，性温，有毒。平喘，祛风，止痛。用于喘咳，惊痫，风寒湿痹，脱肛，跌打损伤，疮疖。

【民族用药】蒙医：种子入药，味辛，性温。有毒。止咳，平喘，止痛，驱虫。用于咳嗽，喘息，关节疼痛，偏头痛，牙痛，胃痧症，亚麻虫病，毒蛇咬伤，外伤。

附注：本种为《中国药典》2020 年版收载药材洋金花的基原植物。功效相同的有**毛曼陀罗 *D. innoxia***

Mill.，药材称"北洋金花"。原产于美国、墨西哥。辽宁常见栽培，有逸生；**曼陀罗（无刺曼陀罗）** *D. stramonium* **L.**，原产墨西哥。分布于朝阳、葫芦岛、阜蒙、清原、沈阳、辽阳、本溪、鞍山、海城、岫岩、盘锦、大连等地；**紫花曼陀罗** *D. stramonium* var. *tatula* **Torrey**，分布于辽宁各地；**木本曼陀罗** *Brugmansia arborea* **(L.) Steud.—*D. arborea* L.**，原产于热带美洲。大连偶有栽培。

天仙子属 *Hyoscyamus* L.

天仙子 *Hyoscyamus niger* L.—*H. bohemicus* F. W. Schmidt

【别　　名】小天仙子、莨菪、小莨菪、铃铛草、饭捞子、大山蒎子、山烟、山大烟、野大烟、牙痛子、牙痛草、马铃草、狼草，特讷格—乌布斯（蒙药），果尔霍（满药）。

【药用部位】根（莨菪根）；叶（莨菪叶）；种子（天仙子）。

【生境分布】生于山坡、路旁、村边宅旁多腐殖质的肥沃土壤里。分布于凌源、建平、兴城、葫芦岛、彰武、阜新、铁岭、沈阳、本溪、鞍山、盖州、庄河等地。

【功效应用】根（莨菪根）：味苦、辛，性寒，有毒。截疟，攻毒，杀虫。用于疟疾，疥癣。叶（莨菪叶）：味苦，性寒，有大毒。镇痛，解痉。用于脘腹疼痛，牙痛，咳嗽气喘。种子（天仙子）：味苦、辛，性温，有大毒。解痉止痛，平喘，安神。用于胃脘挛痛，喘咳，癫狂。

【民族用药】蒙医：种子入药，味苦，性平。效糙、钝、腻。有剧毒。杀虫，止痛，镇静，治疗痈疽。用于皮肤虫病、亚麻虫病、肠肛虫、阴道虫，呕吐，下泄，胃肠绞痛，肠痧，健忘，昏迷，癔病，痈疽。满医：种子入药，解痉止痛，安心定痫。天仙子煮水口服用于脘腹疼痛，风湿痹痛，风虫牙痛，跌打伤痛，喘咳不定，泻痢脱肛，癫狂，惊痫，痈肿疮毒。天仙子煮水漱口用于牙痛。

附注：本种为《中国药典》2020 年版收载药材天仙子的基原植物。

枸杞属 *Lycium* L.

1. 宁夏枸杞 *Lycium barbarum* L.

【别　　名】中宁枸杞、甘枸杞、北枸杞、枸杞子、狗奶子根，侵瓦音—哈日玛格、旁巴来、西润—温吉勒（蒙药），麦山（满药）。

【药用部位】根皮（地骨皮）；嫩茎叶（枸杞叶）；果实（枸杞子）。

【生境分布】生于沟岸、山坡、田埂和宅旁。分布于喀左、沈阳、鞍山、盘锦、瓦房店等地，栽培或野生。

【功效应用】根皮（地骨皮）：味甘，性寒。凉血除蒸，清肺降火。用于阴虚潮热，骨蒸盗汗，肺热咳嗽，咯血、衄血，内热消渴。嫩茎叶（枸杞叶）：味苦、甘、性凉。补虚益精，清热明目。用于虚劳发热，烦渴，目赤昏暗，障翳夜盲，崩漏带下，热毒疮肿。果实（枸杞子）：味甘，性平。滋补肝肾，益精明目。用于虚劳精亏，腰膝酸痛，眩晕耳鸣，阳痿遗精，内热消渴，血虚萎黄，目昏不明。

【民族用药】蒙医：果实入药，味甘，性平。效轻、钝、软。清热，化痰。用于心热，讧热症，乳痛，闭经。满医：果实入药，滋补肝肾，益精明目。用于精血亏虚引起的腰膝酸软、背痛，头晕耳鸣，耳聋，目涩，目昏，遗精滑泄，失眠多梦，潮热盗汗，消渴等。

附注：本种为《中国药典》2020 年版收载药材枸杞和地骨皮的基原植物。本种的果实可食用、泡茶或泡酒。

2. 枸杞 *Lycium chinense* Mill.

【别　　名】中国枸杞、菱叶枸杞、土枸杞子、杜杞子、野枸杞、血枸子、狗奶子、狗奶条子，古吉扎、基骨尔皮（朝药）。

【药用部位】根皮（地骨皮）；嫩茎叶（枸杞叶）；果实（土枸杞子）。

【生境分布】生于山坡、荒地、丘陵地、盐碱地、路旁及村边宅旁。分布于凌源、清原、新宾、沈阳、辽阳、鞍山、海城、台安、岫岩、盘锦、金州、大连等地。

【功效应用】根皮（地骨皮）：味甘，性寒。凉血除蒸，清肺降火。用于阴虚潮热，骨蒸盗汗，肺热咳嗽，咯血、衄血，内热消渴。嫩茎叶（枸杞叶）：味苦、甘、性凉。补虚益精，清热明目。用于虚劳发热，烦渴，目赤昏暗，障翳夜盲，崩漏带下，热毒疮肿。果实（土枸杞子）：味甘，性平。滋补肝肾，益精明目。

用于虚劳精亏，腰膝酸痛，眩晕耳鸣，阳痿遗精，内热消渴，血虚萎黄，目昏不明。

【民族用药】朝医：枸杞子、地骨皮均属少阳人药。枸杞子安精定志，滋阴。用于肾阴虚引起的中消，阴虚火动，吐血证等。地骨皮开肾之胃气而进食消食，泻热。用于少阳人阴虚所致发热，吐血，消渴证及少阳人身寒腹痛泄泻等症。

附注：本种为《中国药典》2020年版收载药材地骨皮的基原植物。本种的果实可食用，烘烤过的种子可作咖啡代用品。嫩茎叶可作野菜食用。叶晒干后可代茶。

3. 北方枸杞 *Lycium chinense* var. *potaninii* (Pojark.) A. M. Lu

【别　　名】大枸杞子。

【药用部位】果实（大枸杞子）；根皮（地骨皮）。

【生境分布】生于向阳山坡、沟旁及村边宅旁。分布于北镇、沈阳等地。

【功效应用】果实（大枸杞子）：味甘，性平。补肾益精，养肝明目，生津止渴，润肺安神。用于肝肾阴亏导致的腰膝酸软，乏力，头晕，目眩，目昏多泪，须发早白，咳嗽，消渴，遗精。

附注：河北地区民间以本种果实作枸杞子用；甘肃地区民间以本种根皮作地骨皮用。

假酸浆属 *Nicandra* Adans.

假酸浆 *Nicandra physalodes* (L.) Gaertn.

【别　　名】大千生、灯笼花。

【药用部位】全草、果实或花（假酸浆）。

【生境分布】生于田边、荒地或住宅区。原产于南美洲。分布于凌源、朝阳、清原、沈阳、本溪、岫岩、丹东、庄河、大连等地。

【功效应用】味甘、微苦，性平。有小毒。清热解毒，利尿，镇静。用于感冒发热，鼻渊，热淋，痈肿疮疖，癫痫，狂犬病。

烟草属 *Nicotiana* L.

1. 黄花烟草 *Nicotiana rustica* L.

【别　　名】山烟、小花烟。

【药用部位】叶（黄花烟）。

【生境分布】原产于南美洲。法库、沈阳、新宾等地有栽培，兴城农村有逸生。

【功效应用】微苦，性平。有毒。行气，解毒，止血，杀虫。用于疔疮肿毒，头癣。

2. 烟草 *Nicotiana tabacum* L.

【别　　名】红花烟草、土烟草，达姆巴库（满药）。

【药用部位】叶（烟草）。

【生境分布】原产于南美洲。辽宁各地有栽培。

【功效应用】味辛，性温。有毒。行气止痛，燥湿，消肿，解毒杀虫。用于食滞饱胀，气结疼痛，关节痹痛，痈疽，疔疮，疥癣，湿疹，毒蛇咬伤，扭挫伤。

【民族用药】满医：叶入药。行气止痛，解毒杀虫。烟草捣烂或嚼烂外敷患处，用于疔疮肿毒，红肿热痛，蚊虫叮咬，痈疽疥癣。烟袋油涂抹身体裸露部分，用于防治蛇虫咬伤。

附注：功效相同的有**花烟草** *N. alata* Link & Otto，原产于南美洲。沈阳、朝阳等地有栽培。

矮牵牛属 *Petunia* Juss.

矮牵牛 *Petunia* × *atkinsiana* D. Don ex Loudon—*Petunia hybrida* (Hook.) E. Vilm.

【别　　名】碧冬茄、番薯花。

【药用部位】种子（碧冬茄）。

【生境分布】原产于南美洲。辽宁各地有栽培。

【功效应用】行气，杀虫。用于腹水，腹胀便秘，蛔虫病。

散血丹属 *Physaliastrum* Makin

日本散血丹 *Physaliastrum echinatum* (Yatabe) Makino—*Ph. japonicum* (Franch. & Sav.) Honda

【别　　名】白姑娘、山茄子、散血丹。

【药用部位】根（日本散血丹）。

【生境分布】生于山坡草丛。分布于凌源、葫芦岛、义县、西丰、清原、新宾、抚顺、辽阳、本溪、桓仁、鞍山、海城、岫岩、凤城、宽甸、丹东等地。

【功效应用】活血散瘀，祛风散寒，收敛止痛。

附注：本种的成熟果实可食用。

洋酸浆属 *Physalis* L.

1. 苦蘵 *Physalis angulata* L.

【别　　名】苦蘵酸浆。

【药用部位】根（苦蘵根）；全草（苦蘵）；果实（苦蘵果实）。

【生境分布】生于村庄耕地旁，或庭园栽植。原产于热带美洲。分布于辽阳、普兰店、金州、大连、旅顺口等地。

【功效应用】根（苦蘵根）：味苦，性寒。利水通淋。用于水肿腹胀，黄疸，热淋。全草（苦蘵）：味酸、苦，性寒。清热，利尿，解毒，消肿。用于感冒，肺热咳嗽，咽喉肿痛，牙龈肿痛，湿热黄疸，痢疾，水肿，热淋，天疱疮，疔疮。果实（苦蘵果实）：味酸，性平。解毒，利湿。用于牙痛，天疱疮，疔疮。

2. 小酸浆 *Physalis minima* L.

【别　　名】灯笼草、灯笼泡、天泡草、黄灯笼、天泡果。

【药用部位】全草或果实（天泡子）。

【生境分布】原产于北美洲。分布于金州，为外来入侵植物。

【功效应用】味苦、辛，性凉。清热利湿，祛痰止咳，软坚散结。用于湿热黄疸，小便不利，慢性咳喘，痄疾，瘰疬，天疱疮，湿疹，疖肿。

3. 灯笼果 *Physalis peruviana* L.

【别　　名】天泡果、地灯笼、母炮草、炮仔草。

【药用部位】全草（灯笼草）。

【生境分布】原产于南美洲。辽宁有栽培逸生。

【功效应用】味苦，性凉。清热解毒，行气止痛，消肿。用于感冒，喉痛，咳嗽，痄腮，腹胀，疝气，天疱疮。

4. 毛酸浆 *Physalis philadelphica* Lam.—*Ph. pubescens* L.

【别　　名】洋姑娘、姑茑、姑娘、菇娘儿。

【药用部位】全草（毛酸浆）。

【生境分布】原产于美洲。辽宁各地有栽培，有逸生。

【功效应用】清热解毒，消肿利尿，止血。用于感冒，肺热咳嗽，咽喉肿痛，痄腮，牙龈肿痛，湿热黄疸，痢疾，水肿，热淋，天疱疮，疔疮等。

脬囊草属 *Physochlaina* G. Don

脬囊草 *Physochlaina physaloides* (L.) G. Don

【别　　名】泡囊草、大头狼毒、血筋草、浩尼—浩日素、查干—堂普如木（蒙药）。

【药用部位】根（泡囊草根）；全草（泡囊草）。

【生境分布】原产于我国新疆、内蒙古、河北和黑龙江。沈阳、大连等地有栽培。

【功效应用】根（泡囊草根）：味甘、微苦，性温，有毒。温中祛痰定喘。用于虚寒泄泻，咳喘多痰。全草（泡囊草）：味苦，性凉，有毒。清热解毒。用于痈肿疮毒，咽喉肿毒，鼻渊，聤耳。

【民族用药】蒙医：全草或根及根茎入药，味苦，性凉。效糙、浮、燥、腻。有大毒。杀黏虫，消肿，解痉，止痛，强壮。用于胃痛，霍乱，炭疽，肿毒，各种虫疾。

茄属 *Solanum* L.

1. 喀西茄 *Solanum aculeatissimum* Jacq.—*S. khasianum* C. B. Clarke

【别　　名】刺茄子、刺天茄、苦天茄、苦茄子、谷雀蛋。

【药用部位】叶（苦天茄叶）；果实（苦天茄）。

【生境分布】广泛分布于热带亚洲和非洲。辽宁有栽培、有逸生。

【功效应用】叶（苦天茄叶）：味微苦，性凉。息风定惊。用于小儿惊厥。果实（苦天茄）：味微苦，性寒，有小毒。清热解毒，祛风止痛。用于风湿痹痛，跌打疼痛，神经性头痛，胃痛，牙痛，乳痈，痄腮。

附注：果实含澳洲茄胺，为合成激素的原料。

2. 少花龙葵 *Solanum americanum* Mill.—*S. photeinocarpum* Nakamura & Odashima

【别　　名】古钮子、古钮菜、衣扣草、痣草、美洲茄。

【药用部位】全草（古钮菜）。

【生境分布】生于荒地。原产于南非。分布于辽阳、台安、金州等地。

【功效应用】味微苦，性寒。清热解毒，利湿消肿。用于痢疾，高血压，热淋，目赤，咽喉肿痛，疔疮疖肿。

3. 牛茄子 *Solanum capsicoides* All.—*S. surattense* Burm. f.

【别　　名】野颠茄。

【药用部位】全株（野颠茄）；果实（牛茄子）。

【生境分布】分布于我国南方。大连、金州有栽培。

【功效应用】全株（野颠茄）：味苦、辛，性微温，有毒。镇咳平喘，散瘀止痛。用于慢性支气管炎，哮喘，胃痛，风湿腰腿痛，跌打损伤，瘰疬，寒性脓疡，痈疽疮毒。果实（牛茄子）：有毒。外用于龋齿。

4. 野海茄 *Solanum japonense* Nakai.

【别　　名】山茄、毛风藤。

【药用部位】全草（毛风藤）。

【生境分布】生于荒坡、水边、路旁及山崖疏林下。分布于朝阳、建昌、长海、大连等地。

【功效应用】味辛、苦，性平。祛风湿，活血通经。用于风湿痹痛，经闭。

5. 澳洲茄 *Solanum laciniatum* Aiton—*S. aviculare* Forst.

【别　　名】新西兰茄、袋鼠苹果、大花澳洲茄。

【药用部位】根、皮、叶、果实（澳洲茄）。

【生境分布】原产于大洋洲。沈阳有栽培。

【功效应用】祛风除湿。

附注：果实含澳洲茄胺，为合成激素的原料。

6. 番茄 *Solanum lycopersicum* L.—*Lycopersicon esculentum* Mill.

【别　　名】西红柿、小西红柿、洋柿子、红茄。

【药用部位】新鲜果实（番茄）。

【生境分布】原产于南美洲。辽宁各地有栽培。

【功效应用】味甘、酸，性微寒。生津止渴，健胃消食。用于口渴，食欲不振。

7. 白英 *Solanum lyratum* Thunb.

【别　　名】山甜菜、蔓茄、北风藤、白毛藤、鬼目。

【药用部位】根（白毛藤根）；全草（白毛藤）；果实（鬼目）。

【生境分布】生于山谷草地或路旁、田边较阴湿处。分布于长海。

【功效应用】根（白毛藤根）：味苦、辛，性平。清热解毒，消肿止痛。用于风火牙痛，头痛，痈肿，痔漏。全草（白毛藤）：味甘、苦，性寒。有小毒。清热利湿，解毒消肿。用于湿热黄疸，胆囊炎，胆结石，肾炎性水肿,风湿性关节痛,妇女湿热带下,小儿高热惊搐,痈肿,瘰疬,湿疹瘙痒,带状疱疹。果实(鬼目):味酸,性平。明目,止痛。用于眼花目赤,迎风流泪,翳障,牙痛。

8. 茄 *Solanum melongena* L.

【别　　名】茄子、紫茄子、绿茄子,茄秧(满药)。

【药用部位】根(茄根);叶(茄叶);花(茄花);宿萼(茄蒂);果实(茄子)。

【生境分布】原产于亚洲热带地区。辽宁各地有栽培。

【功效应用】根(茄根):味甘、辛,性寒。祛风利湿,清热止血。用于风湿热痹,脚气,血痢,便血,痔血,血淋,妇女阴痒,皮肤瘙痒,冻疮。叶(茄叶):味甘、辛,性平。散血清肿。用于血淋,血痢,肠风下血,阴挺,痈肿,冻伤。花(茄花):味甘,性平。敛疮,止痛,利湿。用于创伤,牙痛,妇女白带过多。宿萼(茄蒂):凉血,解毒。用于肠风下血,痈疽肿毒,口疮,牙痛。果实(茄子):味甘,性凉。清热,活血,消肿。用于肠风下血,热毒疮痈,皮肤溃疡。

【民族用药】满医:茎和根入药,解毒止血,止泻痢。鲜茄秧捣烂敷于患处,用于痈肿未溃;茄秧煮水泡洗,用于脚气、手脚冻伤;鲜茄秧水煎服,用于久痢便血或尿血;茄秧焙干研粉,用醋调和外敷患处,用于痈疮疖肿。

9. 龙葵 *Solanum nigrum* L.

【别　　名】黑天天、天天、悠悠、黑悠悠、黑星星、甜星星、龙眼草、燕莜、老鸹眼睛、野辣虎、野茄子、野海椒、石海椒、小苦菜、苦葵,木科依—哈斯(满药)

【药用部位】根(龙葵根);全草(龙葵);种子(龙葵子)。

【生境分布】生于田边、路旁、住宅附近、坡地阴湿肥沃的荒地上。分布于辽宁各地。

【功效应用】根(龙葵根):味苦,性寒。清热利湿,活血解毒。用于痢疾,淋浊,石淋,白带,风火牙痛,跌打损伤,痈疽肿毒。全草(龙葵):味苦,性寒,有小毒。清热解毒,活血消肿。用于疔疮,痈肿,丹毒,跌打扭伤,慢性支气管炎,肾炎性水肿。种子(龙葵子):味苦,性寒。清热解毒,化痰止咳。用于咽喉肿痛,疔疮,咳嗽痰喘。

【民族用药】满医:地上部分入药,清热解毒,利尿。用于痢疾,淋浊,白带,痈疮肿毒。

附注:本种的嫩茎叶反复浸泡去苦味后可作野菜食用;成熟果实可生食。

10. 青杞 *Solanum septemlobum* Bunge

【别　　名】蜀羊泉、裂叶龙葵、野枸杞、药鸡豆。

【药用部位】全草(蜀羊泉)。

【生境分布】生于向阳山坡、沙丘或低洼湿地、林下、村边路旁。分布于凌源、建平、彰武等地。

【功效应用】味苦,性寒。清热解毒。用于咽喉肿痛,目昏目赤,乳痈,痄腮,疥癣瘙痒。

11. 马铃薯 *Solanum tuberosum* L.

【别　　名】土豆、地豆、地蛋、阳芋、荷兰薯。

【药用部位】块茎(马铃薯);叶(马铃薯叶)。

【生境分布】原产于热带美洲。辽宁各地有栽培。

【功效应用】块茎(马铃薯):味甘,性平。和胃健中,解毒消肿。用于胃痛,痄腮,痈肿,湿疹,烫伤。叶(马铃薯叶):用于下肢溃疡。

120. 木樨科 Oleaceae

流苏树属 *Chionanthus* L.

流苏树 *Chionanthus retusus* Lindl. & Paxton

【别　　名】雪柳、茶叶树、乌金子、牛筋子。

【药用部位】果实(牛筋子果);根(牛筋子根);叶(牛筋子叶)。

【生境分布】生于山坡或河谷中,喜生于向阳处。分布于凌源、盖州、金州、旅顺口等地,大连有栽培。

【功效应用】果实（牛筋子果）：强壮，兴奋，益脑，健胃，和血脉。用于手足麻木。根（牛筋子根）：用于疮疡。叶（牛筋子叶）：清热，止泻。

雪柳属 *Fontanesia* Labill.

雪柳 *Fontanesia philliraeoides* var. *fortunei* (Carrière) Koehne—*F. fortunei* Carrière

【别　　名】五谷树、挂梁青。

【药用部位】根（雪柳）。

【生境分布】生于山坡、沟边或路旁。分布于本溪、鞍山、岫岩、凤城、宽甸、大连、旅顺口等地。

【功效应用】用于脚气病。

连翘属 *Forsythia* Vahl

1. 连翘 *Forsythia suspense* (Thunb.) Vahl

【别　　名】寿丹、空壳、绶带、青翘、老翘，协日—苏郎嘎—吉木斯（蒙药），垓纳利、阳格优（朝药）。

【药用部位】根（连翘根）；茎叶（连翘茎叶）；果实（连翘）。

【生境分布】分布于华北、湖北及四川。沈阳、盖州、大连等地有栽培。

【功效应用】根（连翘根）：味苦，性寒。清热，解毒，退黄。用于黄疸，发热。茎叶（连翘茎叶）：味苦，性寒。清热解毒。用于心肺积热。果实（连翘）：味苦，性微寒。清热解毒，消肿散结，疏散风热。用于痈疽，瘰疬，乳痈，丹毒，风热感冒，温病初起，温热入营，高热烦渴，神昏发斑，热淋涩痛。

【民族用药】蒙医：果实入药，味苦，性凉。清热，平协日，止泻。用于胆汁扩散引起的目、身发黄，协日热宿于五脏，肠刺痛，血协日性腹泻。朝医：连翘清热解毒。用于少阳人咽喉病，以及少阳人积热烦躁，口苦，生疮，目赤。

附注：本种为《中国药典》2020 年版收载药材连翘的基原植物。

2. 金钟花 *Forsythia viridissima* Lindl.

【别　　名】金钟连翘、单叶连翘、细叶连翘、土连翘。

【药用部位】果壳、根或叶（金钟花）。

【生境分布】分布于华东、华中及云南。大连等地有栽培。

【功效应用】味苦，性凉。清热，解毒，散结。用于感冒发热，目赤肿痛，痈疮，丹毒，瘰疬。

梣属 *Fraxinus* L.

1. 白蜡树 *Fraxinus chinensis* Roxb.

【别　　名】梣、白蜡条、梣蜡条、青榔木、白荆树、白斤木。

【药用部位】树皮（秦皮）；叶（白蜡树叶）；花（白蜡花）。

【生境分布】生于沟谷溪流旁、山坡、丘陵或平原地区，分布于凌源、清原、新宾、抚顺、辽阳、丹东、庄河等地，大连有栽培。

【功效应用】树皮（秦皮）：味苦，涩，性寒。清热燥湿，收涩止痢，止带，明目。用于湿热泻痢，赤白带下，目赤肿痛，目生翳膜。叶（白蜡树叶）：味辛，性温。调经，止血，生肌。花（白蜡花）：止咳，定喘。用于咳嗽，哮喘。

附注：本种为《中国药典》2020 年版收载药材秦皮的基原植物之一。

2. 花曲柳 *Fraxinus chinensis* subsp. *rhynchophylla* (Hance) A. E. Murray—*F. rhynchophylla* Hance

【别　　名】苦枥白蜡树、大叶梣、大叶白蜡树、蜡木、蜡树、蜡木杆、白蜡树、苦榴子，秦皮（朝药）。

【药用部位】树皮（秦皮）；叶（白蜡树叶）；花（白蜡花）。

【生境分布】生于阔叶混交林中。分布于建昌、朝阳、义县、北镇、阜蒙、清原、抚顺、法库、沈阳、辽阳、鞍山、岫岩、凤城、宽甸、丹东、庄河、普兰店、金州、大连、旅顺口等地。

【功效应用】树皮（秦皮）：味苦，涩，性寒。清热燥湿，收涩止痢，止带，明目。用于湿热泻痢，赤白带下，目赤肿痛，目生翳膜。叶（白蜡树叶）：味辛，性温。调经，止血，生肌。花（白蜡花）：止咳，定喘。用于咳嗽，哮喘。

【民族用药】朝医：树皮入药，用于风寒湿痹，五寒，眼热，青内障，白内障，精液不足，妇人胎下症，小儿惊痫等。水煎液洗眼，用于目赤肿痛；久服可乌发，轻身，长体重，皮肤润燥。

附注：本种为《中国药典》2020 年版收载药材秦皮的基原植物之一。功效相似的有**小叶梣（小叶白蜡树）** *F. bungeana* **A. DC.**，分布于凌源、喀左、建平、北票、绥中等地。

3. 湖北梣 *Fraxinus hubeiensis* S. Z. Qu, C. B. Shang & P. L. Su

【别　　名】对节白蜡。

【药用部位】树皮（湖北梣）。

【生境分布】分布于湖北。大连有栽培。

【功效应用】清热燥湿，止咳平喘，清肝明目。用于湿热泻痢，肠炎，带下，慢性气管炎，目赤肿痛，迎风流泪，牛皮癣。

附注：本种为中国特有种。

4. 水曲柳 *Fraxinus mandshurica* Rupr.

【别　　名】东北梣、水曲柳皮、曲柳、曲柳皮（满药）。

【药用部位】树皮（水曲柳）；叶（水曲柳叶）；花（水曲柳花）。

【生境分布】生于土壤湿润、肥沃的缓坡疏林和山谷。分布于凌源、南票、西丰、清原、新宾、抚顺、辽阳、本溪、桓仁、鞍山、海城、岫岩、营口、凤城、宽甸、庄河、瓦房店、普兰店等地。

【功效应用】树皮（水曲柳）：味苦，性寒。清热燥湿，清肝明目。用于湿热泻痢，带下，肝热目赤，目生翳膜，牛皮癣。叶（水曲柳叶）：调经，止血，生肌。花（水曲柳花）：止咳，定喘。用于咳嗽，哮喘。

【民族用药】满医：树皮入药，清热燥湿、清肝明目。曲柳皮水煎服用于慢性气管炎，湿热痢疾，肝热目赤，目生翳膜。曲柳皮煮水搽洗患处，用于皮肤瘙痒、湿疹或皮癣。

附注：本种被《国家重点保护野生植物名录》列为二级保护植物。

5. 美国红梣 *Fraxinus pennsylvanica* Marshall

【别　　名】美国绿梣、洋白蜡。

【药用部位】树皮（洋白蜡树）。

【生境分布】原产于北美洲。凌源、辽阳、鞍山、盖州、盘锦、金州、大连等地有栽培。

【功效应用】味苦，性寒。清热燥湿，清肝明目，收敛止血。用于湿热泻痢，月经不调，带下崩漏，目赤肿痛，牛癣等。

素馨属 *Jasminum* L.

迎春花 *Jasminum nudiflorum* Lindl.

【别　　名】重瓣迎春、迎春、黄梅。

【药用部位】叶（迎春花叶）；花（迎春花）；根（迎春花根）。

【生境分布】分布于甘肃、陕西、四川、云南西北部和西藏东南部。大连各园林常见栽培。

【功效应用】叶（迎春花叶）：味苦，性寒。清热，利湿，解毒。用于感冒发热，小便淋痛，外阴瘙痒，肿毒恶疮，跌打损伤，刀伤出血。花（迎春花）：味苦、微辛，性平。清热解毒，活血消肿。用于发热头痛，咽喉肿痛，小便涩痛，恶疮肿毒，跌打损伤。根（迎春花根）：味苦，性平。清热息风，活血调经。用于肺热咳嗽，小儿惊风，月经不调。

女贞属 *Ligustrum* L.

1. 日本女贞 *Ligustrum japonicum* Thunb.

【别　　名】大叶毛女贞、东女贞、苦茶叶。

【药用部位】叶（苦茶叶）。

【生境分布】原产于日本。大连有栽培。

【功效应用】味苦、微甘，性凉。清热解毒。用于头目眩晕，火眼，口疮，齿䘌，无名肿毒，水火烫伤。

2. 蜡子树 *Ligustrum leucanthum* (S. Moore) P. S. Green

【别　　名】水白蜡、黄家榆。

【药用部位】树皮、叶（蜡子树）；叶（蜡子树叶）。

【生境分布】分布于陕西、甘肃、江苏、安徽、浙江、江西、福建、湖北、湖南、四川。大连有栽培。

【功效应用】树皮、叶（蜡子树）：除湿。叶（蜡子树叶）：清热泻火。用于烫伤。

3. 女贞 *Ligustrum lucidum* W. T. Aiton

【别　　名】大女贞、亮叶女贞、女桢、桢木、女贞子、唐光那木希（朝药）。

【药用部位】根（女贞根）；树皮（女贞皮）；树叶（女贞叶）；果实（女贞子）。

【生境分布】分布于长江以南，大连有栽培。

【功效应用】根（女贞根）：味苦，性平。行气活血，止喘咳，祛湿浊。用于哮喘，咳嗽，经闭，带下。树皮（女贞皮）：味微苦，性凉。强筋健骨。用于腰膝酸痛，两脚无力，水火烫伤。树叶（女贞叶）：味苦，性凉。清热明目，解毒散瘀，消肿止咳。用于头目昏痛，风热赤眼，口舌生疮，牙龈肿痛，疮肿溃烂，水火烫伤，肺热咳嗽。果实（女贞子）：味甘、苦，性凉。滋补肝肾，明目乌发。用于肝肾阴虚，眩晕耳鸣，腰膝酸软，须发早白，目暗不明，内热消渴，骨蒸潮热。

【民族用药】朝医：女贞子为少阳人药。滋阴补肾，清热。用于肾阴虚所致腰膝酸软，骨蒸，盗汗，头晕，消渴等证。

附注：本种为《中国药典》2020 年版收载药材女贞子的基原植物。

4. 水蜡树 *Ligustrum obtusifolium* Siebold & Zucc.

【别　　名】辽东水蜡树、钝叶女贞、钝叶水蜡树。

【药用部位】叶（水蜡树叶）。

【生境分布】生于海拔 60~600m 的山坡、山沟石缝、山涧林下。分布于辽宁南部。辽宁各地常见栽培。

【功效应用】清热祛暑，消炎利尿。

5. 卵叶女贞 *Ligustrum ovalifolium* Hassk.

【别　　名】加州女贞。

【药用部位】叶、茎皮（卵叶女贞）。

【生境分布】原产于日本。大连有栽培。

【功效应用】清热解毒，凉血止血。

6. 小蜡 *Ligustrum sinense* Lour.

【别　　名】水冬青、鱼蜡、鱼蜡树、冬青、山紫甲树。

【药用部位】树皮及枝叶（小蜡树）。

【生境分布】分布于华东、华中、华南和西南地区。大连、旅顺口有栽培。

【功效应用】味苦、微甘，性凉。清热利湿，解毒消肿，去腐生肌。用于感冒发热，肺热咳嗽，咽喉肿痛，口舌生疮，湿热黄疸，痢疾，痈肿疮毒，湿疹，皮炎，跌打损伤，创伤感染，烧、烫伤。

木樨属 *Osmanthus* Lour.

木樨 *Osmanthus fragrans* Lour.

【别　　名】桂花、桂树、木犀。

【药用部位】根或根皮（桂树根）；枝叶（桂花枝）；花（桂花）；果实（桂花子）。

【生境分布】原产于我国西南地区。旅顺口有栽培。

【功效应用】根或根皮（桂树根）：味辛、甘，性温。祛风除湿，散寒止痛。用于风湿痹痛，肢体麻木，胃脘冷痛，肾虚牙痛。枝叶（桂花枝）：味辛、微甘，性温。发表散寒，祛风止痒。用于风寒感冒，皮肤瘙痒，漆疮。花（桂花）：味辛，性温。温肺化饮，散寒止痛。用于痰饮喘咳，脘腹冷痛，肠风血痢，经闭痛经，寒疝腹痛，牙痛，口臭。果实（桂花子）：味甘、辛，性温。温中行气止痛。用于胃寒疼痛，肝胃气痛。

丁香属 *Syringa* L.

1. 蓝丁香 *Syringa meyeri* C. K. Schneid.

【别　　名】南丁香、小叶蓝丁香。

【药用部位】树皮（蓝丁香）。

【生境分布】栽培种。凌源、朝阳、辽阳、大连等地有栽培。

【功效应用】消炎镇咳，利水。

2. 紫丁香 *Syringa oblata* Lindl.

【别　　名】苦丁香、紫丁白、华北紫丁香、毛紫丁香。

【药用部位】叶及树皮（紫丁香）。

【生境分布】生于山坡灌丛。分布于凌源、喀左、朝阳、北票、义县、阜新、北镇、盖州、本溪、凤城等地。各地常见栽培。

【功效应用】味苦，性寒。清热，解毒，利湿，退黄。用于急性泻痢，黄疸型肝炎，火眼，疮疡。

附注：**白丁香（白花丁香）** *S. oblata* 'Alba'，除功效同紫丁香外，其树皮用于头痛。辽宁各地常见栽培，葫芦岛有野生。

3. 朝阳丁香 *Syringa oblata* subsp. *dilatata* (Nakai) P. S. Green & M. C. Chang—*S. dilatata* Nakai

【别　　名】朝鲜丁香。

【药用部位】叶（丁香叶）。

【生境分布】生于山坡灌丛。分布于凌源、北票、建昌、北镇、鞍山、海城、凤城等地。

【功效应用】清热解毒，止痢。用于菌痢，肠道传染病，上呼吸道感染，扁桃体炎，肝炎。

4. 羽叶丁香 *Syringa pinnatifolia* Hemsl.

【别　　名】复叶丁香。

【药用部位】根或枝（羽叶丁香）。

【生境分布】分布于贺兰山地区及陕西、甘肃、青海和四川。盖州（熊岳）有栽培。

【功效应用】味辛，性微温。温中，降气，暖肾。用于脘腹冷痛，寒喘，子宫下垂，脱肛。

5. 巧玲花　*Syringa pubescens* Turcz.

【别　　名】小叶丁香、雀舌花、毛丁香、毛叶丁香。

【药用部位】茎皮（巧玲花）。

【生境分布】生于山坡、山谷灌丛中或河边及沟旁。分布于凌源、朝阳。

【功效应用】消炎，镇咳。用于感冒，喉痛，肝炎。

附注：巧玲花在韩国用于牙痛、肠道不适和腹泻。

6. 关东巧玲花 *Syringa pubescens* subsp. *patula* (Palibin) M. C. Chang & X. L. Chen

【别　　名】关东丁香。

【药用部位】叶（关东丁香）。

【生境分布】生于山坡灌丛中。分布于北镇、铁岭、西丰、清原、新宾、本溪、桓仁、鞍山、岫岩、宽甸、凤城等地。

【功效应用】味辛、苦，性微寒。清热解毒，利湿退黄。用于急性黄疸型肝炎。

7. 暴马丁香 *Syringa reticulata* subsp. *amurensis* (Rupr.) P. S. Green & M. C. Chang

【别　　名】暴马子、棒棒木、山丁香、青杠子、兜罗、兜罗罐子，依涅厄殿（满药），该希那木（朝药）。

【药用部位】树皮（暴马子）。

【生境分布】生于阳坡、沟谷杂木林中或林缘。分布于辽宁各山区。

【功效应用】味苦、辛，性微温。宣肺化痰，止咳平喘，利水。用于慢性支气管炎，哮喘，心脏性浮肿。

【民族用药】满医：树干及枝条入药，止咳平喘，宣肺化痰，利水消肿。用于急、慢性支气管炎，咳嗽哮喘，小便不利，浮肿。朝医：茎皮和枝皮入药，用于咳嗽痰多，气短哮喘。

附注：本种为《中国药典》2020年版收载品种。

8. 红丁香 *Syringa villosa* **Vahl**

【别　　名】香多罗、沙树。

【药用部位】花蕾（红丁香）；嫩叶（红丁香叶）。

【生境分布】生于河边或山坡砾石地。野生分布于凌源、新宾、桓仁、凤城等地，辽宁各地常见栽培。

【功效应用】温胃散寒，降逆止呕。

9. 辽东丁香 *Syringa villosa* **subsp.** *wolfii* **(C. K. Schneid.) Jin Y. Chen & D. Y. Hong—***S. wolfii* **C. K. Schneid.**

【别　　名】辽宁丁香。

【药用部位】树皮（辽东丁香）。

【生境分布】生于山坡杂木林中、灌丛中、林缘或河边等处。分布于本溪、凤城、庄河等地。

【功效应用】清肺化痰，止咳平喘，利尿。

10. 洋丁香 *Syringa vulgaris* **L.**

【别　　名】欧洲丁香、西洋丁香、欧丁香。

【药用部位】根（欧丁香根）。

【生境分布】原产于东南欧。辽宁各地有栽培。

【功效应用】清心热。用于头痛，失眠，烦躁。

附注：在欧洲，本种花、树皮、叶作解热剂，用于疟疾；叶用作苦味健胃剂。

11. 花叶丁香 *Syringa × persica* **L.**

【别　　名】野丁香、波斯丁香。

【药用部位】花蕾（野丁香）。

【生境分布】原产于中亚、西亚、地中海地区至欧洲。大连、沈阳有栽培。

【功效应用】味辛，性温。温胃止呕。用于胃寒呃逆，呕吐，胃黏膜充血。

121. 苦苣苔科 Gesneriaceae

套唇苣苔属 *Damrongia* Kerr ex Craib

大花套唇苣苔 *Damrongia clarkeana* **(Hemsl.) C. Puglisi—***Boea clarkeana* **Hemsl.**

【别　　名】大花旋蒴苣苔、旋蒴苣苔、牛耳散血草。

【药用部位】全草（散血草）。

【生境分布】生在海拔200~1000m的山坡岩石缝中。分布于凌源、建昌、绥中等地。

【功效应用】味苦，性凉。清热，止血，散血，消肿。用于外伤出血，跌打损伤。

旋蒴苣苔属 *Dorcoceras* Bunge

旋蒴苣苔 *Dorcoceras hygrometricum* **Bunge—***Boea hygrometrica* **(Bunge) R. Br.**

【别　　名】猫耳旋蒴苣苔、猫耳朵、八宝茶、牛耳草、牛耳茶、灵芝草。

【药用部位】全草（牛耳草）。

【生境分布】生于海拔200~1200m山阴坡林下岩石上。分布于凌源、绥中、喀左、朝阳等地。

【功效应用】味苦，性平。散瘀止血，清热解毒，化痰止咳。用于吐血，便血，创伤出血，跌打损伤，聤耳，咳嗽痰喘。

122. 车前科 Plantaginaceae

金鱼草属 *Antirrhinum* L.

金鱼草 *Antirrhinum majus* **L.**

【别　　名】龙头花。

【药用部位】全草（金鱼草）。

【生境分布】原产于地中海沿岸。沈阳、盘锦、大连等地有栽培。

【功效应用】味苦，性凉。清热解毒，活血消肿。用于跌打扭伤，疮疡肿毒。

水马齿属 *Callitriche* L.

水马齿 *Callitriche palustris* L.

【别　　名】沼生水马齿、春水马齿。

【药用部位】全草（水马齿）。

【生境分布】生于河沟、沼泽、水田沟渠等静水中或湿地。分布于清原、沈阳、本溪、鞍山、岫岩、庄河等地。

【功效应用】味苦，性寒。清热解毒，利湿消肿。用于目赤肿痛，水肿，湿热淋痛。

毛地黄属 *Digitalis* L.

毛地黄 *Digitalis purpurea* L.

【别　　名】洋地黄、地钟花、紫花洋地黄。

【药用部位】全草（洋地黄）。

【生境分布】原产于欧洲。沈阳、大连有栽培。

【功效应用】味苦，性温。强心，利尿。用于心力衰竭，心源性水肿。

杉叶藻属 *Hippuris* L.

杉叶藻 *Hippuris vulgaris* L.

【别　　名】结骨草，阿木塔图—哲格斯、嘎海音—苏乌勒—乌布斯（蒙药）。

【药用部位】全草（杉叶藻）。

【生境分布】生于池沼、湖泊、溪流、江河两岸、稻田等浅水处。分布于彰武、新民、沈阳等地。

【功效应用】味苦、味甘，性凉。清热凉血，生津养液。用于高热烦渴，肺痨咳嗽，两肋疼痛，痨热骨蒸，泄泻。

【民族用药】蒙医：全草入药，味甘，性凉。效软、柔、钝。清热，祛瘀，改善肺功能。用于肺、肝陈旧性热，浊热症，肺脓痈，咳嗽，咯脓血，骨伤，骨热。

石龙尾属 *Limnophila* R. Br.

石龙尾 *Limnophila sessiliflora* (Vahl) Blume

【别　　名】菊藻。

【药用部位】全草（虮婆草）。

【生境分布】生于水塘、沼泽、水田或路旁、沟边湿处。分布于沈阳、庄河、普兰店等地。

【功效应用】味苦，性寒。消肿解毒，杀虫灭虱。用于烧烫伤，疮疖肿毒，头虱。

柳穿鱼属 *Linaria* Mill.

柳穿鱼 *Linaria vulgaris* subsp. *sinensis* (Bebeaux ex Debeaux) D. Y. Hong

【别　　名】小金鱼草、中国柳穿鱼、黄鸽子花。

【药用部位】全草（柳穿鱼）。

【生境分布】生于山坡、河岸石砾地、草原、固定山丘或路旁。分布于绥中、彰武、沈阳、辽阳、鞍山、长海、瓦房店、普兰店等地。

【功效应用】味甘、微苦，性寒。清热解毒，散瘀消肿。用于感冒，头痛，头晕，黄疸，痔疮便秘，皮肤病，烫火伤。

车前属 *Plantago* L.

车前 *Plantago asiatica* L.

【别　　名】疏花车前、车轮菜、车轮草、车轱辘菜、蛤蟆草、猪耳朵棵子、牛耳朵草、驴耳朵菜、乌和尔—乌尔格讷、塔日莫（蒙药），尼叶赫吞格（满药），拜扎盖、基格阳依希（朝药）。

【药用部位】全草（车前草）；种子（车前子）。

【生境分布】生于草地、沟边、田边、草地、河岸湿地、路旁或村边空旷处。分布于辽宁各地。

【功效应用】全草（车前草）：味甘，性寒。清热利尿通淋，祛痰，凉血，解毒。用于热淋涩痛，水肿尿少，暑湿泄泻，痰热咳嗽，吐血衄血，痈肿疮毒。种子（车前子）：味甘，性寒。清热利尿通淋，渗湿止泻，明目，祛痰。用于热淋涩痛，水肿胀满，暑湿泄泻，目赤肿痛，痰热咳嗽。

【民族用药】蒙医：种子入药，味甘、涩，性平。效轻、燥。止泻，利尿，燥协日乌素，疗伤止血，用于肠痧，热性腹泻，尿闭，尿血，鼻衄，小便淋沥，水肿，刃伤。满医：利水通淋，清肝明目，清肺化痰，止泻。用于小便不通，淋浊，带下，尿血，暑湿泻痢，咳嗽多痰，肾虚水肿，脾虚泄泻，湿痹，目赤翳障。朝医：车前草、车前子均为少阳人药。均降阴利水，泻热通淋。用于阳明病，亡阴证，吐泻，虚泻，小便不利，五淋，黄疸等症；也用于肾气不足，气化无力，水道不通而引起的小便不利及水肿。

附注：功效相同的有**平车前** *P. depressa* **Willd.**，分布于辽宁各地。二者均为《中国药典》2020 年版收载药材车前子和车前草的基原植物。功效相似的有**大车前（毛大车前、波叶车前）** *P. major* **L.**，分布于凌源、建平、朝阳、北镇、彰武、开原、铁岭、西丰、康平、法库、沈阳、清原、新宾、抚顺、辽阳、本溪、桓仁、鞍山、岫岩、营口、盘锦、凤城、宽甸、庄河、大连、旅顺口等地；**海滨车前** *P. camtschatica* **Link**，分布于长海、大连；**长叶车前（披针叶车前）** *P. lanceolata* **L.**，分布于大连、旅顺口，辽阳有栽培。本属植物嫩苗可作野菜食用。

兔尾苗属 *Pseudolysimachion* (W. D. J. Koch) Opiz

1. 细叶水蔓菁 *Pseudolysimachion linariifolium* (Pall. ex Link) Holub—*Veronica linariifolia* Pall. ex Link

【别　　名】细叶婆婆纳、线叶婆婆纳、细叶穗花。

【药用部位】全草（线叶婆婆纳）。

【生境分布】生于山坡草地、林边、灌丛、草原、沙岗及路边。分布于辽宁各地。

【功效应用】祛风湿，解毒，止痛。用于伤风感冒，肢节酸痛。

2. 水蔓菁 *Pseudolysimachion linariifolium* subsp. *dilatatum* (Nakai & Kitag.) D. Y. Hong—*Veronica linariifolia* subsp. *dilatata* (Nakai & Kitag.) Hong

【别　　名】宽叶婆婆纳、狼尾拉花、狗尾巴蓝、追风草、气管炎草、一支香、勒马回、斩龙剑、蜈蚣草。

【药用部位】全草（水蔓菁）。

【生境分布】生于山坡草地、林边、灌丛、草原。分布于凌源、建平、建昌、绥中、北镇、阜新、法库、西丰、抚顺、沈阳、本溪、桓仁、凤城、鞍山、长海、瓦房店、普兰店、大连等地。

【功效应用】味苦，性寒。清热解毒，化痰止咳。用于肺热咳喘，肺脓疡，咳吐脓血，疮疖肿毒，皮肤湿疹，风疹瘙痒。

3. 兔儿尾苗 *Pseudolysimachion longifolium* (L.) Opiz—*Veronica longifolia* L.

【别　　名】长尾婆婆纳、长叶水苦荬。

【药用部位】全草（兔儿尾苗）。

【生境分布】生于草甸、山坡草地、林缘草地、桦木林下。分布于辽阳、鞍山、凤城、庄河等地。

【功效应用】祛风除湿，解毒止痛。

4. 朝鲜穗花 *Pseudolysimachion rotundum* subsp. *coreanum* (Nakai) D. Y. Hong—*Veronica rotunda* var. *coreana* (Nakai) Yamazaki

【别　　名】朝鲜婆婆纳。

【药用部位】全草（朝鲜婆婆纳）。

【生境分布】生于山坡草地边。分布于沈阳、本溪、桓仁、庄河等地。

【功效应用】镇咳，祛痰，消炎，平喘。

婆婆纳属 *Veronica* L.

1. 北水苦荬 *Veronica anagallis-aquatica* L.

【别　　名】水苦荬、水仙人对坐草、珍珠草、查干—楚玛塞、奥森—钦达干—苏勒（蒙药）。

【药用部位】根（水苦荬根）；带虫瘿果实的全草（水苦荬）；果实（北水苦荬果）。

【生境分布】生于水边及沼泽地。分布于凌源、阜蒙、彰武、铁岭、西丰、本溪、鞍山、岫岩、大连等地。

【功效应用】根（水苦荬根）：味微苦、辛，性寒。清热解毒。用于风热上壅，咽喉肿痛，项上风疬。带虫瘿果实的全草（水苦荬）：味苦，性凉。清热利湿，活血止血。用于感冒，咽痛，劳伤咳血，痢疾，血淋，月经不调，疮肿，跌打损伤。果实（北水苦荬果）：用于腰痛，肾虚，小便涩痛，跌打损伤，劳伤吐血。

【民族用药】蒙医：全草入药，味酸、涩，性凉。效轻、钝、柔。利尿，消水肿，止痛，止吐，燥协日乌素。用于肾、膀胱寒症或热症，水肿，水臌，尿闭，协日乌素病，湿疹。

2. 长果水苦荬 *Veronica anagalloides* Guss.

【别　　名】长果婆婆纳，巴巴盖音—苏斯—乌布斯、都木钠格—道木日黑（蒙药）。

【药用部位】全草（长果水苦荬）。

【生境分布】生于水沟、河边及湿地。分布于南票、清原等地。

【功效应用】祛风湿，活血止血，解毒消肿。用于风湿痹证，水肿，肾炎，膀胱炎，关节痛。

【民族用药】蒙医：全草入药，味苦，性凉。效钝、稀、柔、淡。清血热，止痛，解毒。主治恶血扩散引起的头痛，目赤，肝脾胸肋刺痛，包如病，疹症。

3. 直立婆婆纳 *Veronica arvensis* L.

【别　　名】脾寒草、玄桃。

【药用部位】全草（脾寒草）。

【生境分布】原产于欧洲。生于路边及荒野草地。分布于庄河。

【功效应用】味苦，性寒。清热，除疟。用于疟疾。

4. 阿拉伯婆婆纳 *Veronica persica* Poir.

【别　　名】波斯婆婆纳、灯笼婆婆纳。

【药用部位】全草（肾子草）。

【生境分布】生于路边、宅旁、旱地夏熟作物田。原产于亚洲西部及欧洲。分布于沈阳、本溪、金州、大连、旅顺口等地。

【功效应用】味辛、苦、咸，性平。祛风除湿，壮腰，截疟。用于风湿痹痛，肾虚腰痛，久疟。

5. 水苦荬 *Veronica undulata* Wall.

【别　　名】水婆婆纳、水莴苣、芒种草。

【药用部位】带虫瘿果实的全草（水苦荬）。

【生境分布】生于水边及湿地。分布于凌源、建平、北镇、彰武、铁岭、西丰、清原、新宾、抚顺、本溪、鞍山、大连等地。

【功效应用】味苦，性凉。清热利湿，活血止血。用于感冒，咽痛，劳伤咳血，痢疾，血淋，月经不调，疮肿，跌打损伤。

腹水草属 *Veronicastrum* Heist.ex Farbic.

1. 草本威灵仙 *Veronicastrum sibiricum* (L.) Pennell

【别　　名】轮叶婆婆纳、轮叶腹水草、草灵仙、斩龙剑、狼尾巴花、驴尾巴蒿、九节草、八叶草、山鞭草、草玉梅、救星草。

【药用部位】根及全草（草本威灵仙）。

【生境分布】生于林缘草甸、山坡草地及灌丛内。分布于凌源、绥中、阜蒙、铁岭、西丰、清原、新宾、抚顺、沈阳、辽阳、本溪、桓仁、鞍山、岫岩、凤城、宽甸、丹东、庄河、大连等地。

【功效应用】味辛、微苦，性寒。祛风除湿，清热解毒。用于感冒风热，咽喉肿痛，疖腮，风湿痹痛，虫蛇所伤。

2. 管花腹水草 *Veronicastrum tubiflorum* (Fisch. & C. A. Mey.) Soják

【别　　名】柳叶婆婆纳。

【药用部位】全草（柳叶婆婆纳）。

【生境分布】生于湿草地和灌丛中。分布于彰武、北镇、鞍山、庄河、金州、大连等地。

【功效应用】味苦、辛，性凉。清热解毒。用于慢性扁桃体炎，咽炎，急性结膜炎，口疮及疔疮。

123. 玄参科 Scrophulariaceae

醉鱼草属 *Buddleja* L.

1. 互叶醉鱼草 *Buddleja alternifolia* Maxim.

【别　　名】白箕稍、小叶醉鱼草、白芨、白积梢、白箕梢。

【药用部位】叶、花（互叶醉鱼草）。

【生境分布】分布于内蒙古、河北、山西、陕西、宁夏、甘肃、四川和西藏。大连有栽培。

【功效应用】味辛，性温，有小毒。祛风除湿，止咳化痰，散瘀，杀虫。

2. 大叶醉鱼草 *Buddleja davidii* Franch.

【别　　名】紫花醉鱼草、大蒙花、酒药花、大卫醉鱼草。

【药用部位】枝叶、根皮（酒药花）。

【生境分布】分布于陕西、甘肃、江苏、浙江、湖北、湖南、江西、广东。大连有栽培。

【功效应用】味辛、味苦，性温，有毒。祛风散寒，活血止痛，解毒杀虫。用于风寒咳嗽，痹痛，跌打损伤，痈肿疮疖，妇女阴痒，麻风，脚癣。

水茫草属 *Limosella* L.

水茫草 *Limosella aquatica* L.

【别　　名】伏水茫草。

【药用部位】全草（水茫草）。

【生境分布】生于河岸、溪旁、水沟或林缘湿地。分布于北镇、铁岭、抚顺、沈阳、桓仁等地。

【功效应用】味淡，性平。清热解毒，生津。用于咽喉肿痛，热毒泻痢，大小便不通畅等症。

玄参属 *Scrophularia* L.

1. 北玄参 *Scrophularia buergeriana* Miq.

【别　　名】大丁黄、小山白薯。

【药用部位】块根（北玄参）。

【生境分布】生于山坡阔叶林或湿草地。分布于凌源、阜蒙、西丰、沈阳、辽阳、丹东、长海、普兰店、大连等地。

【功效应用】味甘、苦、咸，性微寒。清热凉血，滋阴降火，解毒散结。用于温热病热入营血，身热，烦渴，舌绛，发斑，骨蒸劳嗽，虚烦不寐，津伤便秘，目涩昏花，咽喉肿痛，瘰疬痰核，痈疽疮毒。

2. 丹东玄参 *Scrophularia kakudensis* Franch.

【别　　名】安东玄参、大山玄参。

【药用部位】块根（大山玄参）。

【生境分布】生于山坡灌丛、林下或村旁。分布于辽阳、本溪、鞍山、岫岩、丹东等地。

【功效应用】味苦、咸，性凉。滋阴降火，清热除烦，解毒。用于热病烦渴，发斑。骨蒸潮热，夜寝不安，咽喉肿痛，痈肿瘰疬，津伤便秘。

3. 玄参 *Scrophularia ningpoensis* Hemsl.

【别　　名】元参、黑参、黑玄参。

【药用部位】块根（玄参）。

【生境分布】分布于我国华北、华中、华南和西南地区。金州、瓦房店等地有栽培。

【功效应用】味甘、苦、咸，性微寒。清热凉血，滋阴降火，解毒散结。用于热入营血，温毒发斑，热病伤阴，舌绛烦渴，津伤便秘，骨蒸劳嗽，目赤，咽痛，白喉，瘰疬，痈肿疮毒。

附注：本种为《中国药典》2020年版收载药材玄参的基原植物。

毛蕊花属 *Verbascum* L.

毛蕊花 *Verbascum thapsus* L.

【别　　名】海绵蒲、毒鱼草。

【药用部位】全草（毛蕊花）。

【生境分布】分布于新疆、西藏、四川和云南。沈阳、盖州、大连等地有栽培。

【功效应用】味辛、苦，性凉，有小毒。清热解毒，止血散瘀。用于肺炎，肠痛，疮毒，跌打损伤，创伤出血。

124. 母草科 Linderniaceae

母草属 *Lindernia* All.

陌上菜 *Lindernia procumbens* (Krock.) Borbás

【别　　名】六月雪、白胶墙、母草、白猪母菜。

【药用部位】全草（白猪母菜）。

【生境分布】生于水边、水田边及潮湿处。分布于铁岭、清原、新宾、抚顺、沈阳、本溪、台安、丹东、普兰店等地。

【功效应用】味淡、微甘，性寒。清热解毒，凉血止血。用于湿热泻痢，目赤肿痛，尿血，痔疮肿痛。

蝴蝶草属 *Torenia* L.

蓝猪耳 *Torenia fournieri* Linden ex E. Fourn.

【别　　名】夏堇、花公草。

【药用部位】全草（蓝猪耳）。

【生境分布】原产于越南。沈阳、大连有栽培。

【功效应用】用于泄泻，痢疾。

125. 芝麻科 Pedaliaceae

芝麻属 *Sesamum* L.

芝麻 *Sesamum indicum* L.

【别　　名】胡麻、脂麻、油麻，玛吉、地勒、混吉德（蒙药）。

【药用部位】种子（黑芝麻）。

【生境分布】原产于印度。辽宁各地有栽培。

【功效应用】味甘，性平。补肝肾，益精血，润肠燥。用于精血亏虚，头晕眼花，耳鸣耳聋，须发早白，病后脱发，肠燥便秘。

【民族用药】蒙医：种子入药，味甘，性温。效腻、重。镇赫依，润肤，强身，镇静。用于脏腑赫依症，皮肤瘙痒，皮肤粗糙，湿疹，体弱。

附注：本种为《中国药典》2020年版收载药材黑芝麻的基原植物。

126. 爵床科 Acanthaceae

穿心莲属 *Andrographis* Wall.

穿心莲 *Andrographis paniculata* (Burm. f.) Wall. ex Nees

【别　　名】竹节黄、一见喜、草黄连、圆锥须药草。

【药用部位】全草（穿心莲）。

【生境分布】可能原产于南亚。在我国福建、广东、海南、广西、云南常见栽培，沈阳有引种栽培。

【功效应用】味苦，性寒。清热解毒，凉血，消肿，止痛。用于感冒发热，咽喉肿痛，口舌生疮，顿咳劳嗽，泄泻痢疾，热淋涩痛，痈肿疮疡，蛇虫咬伤。

附注：本种为《中国药典》2020年版收载药材穿心莲的基原植物。

爵床属 *Justicia* L.

小驳骨 *Justicia gendarussa* Burm. f.—*Gendarussa vulgaris* Nees

【别　　名】裹篱樵、接骨草、四季花、小接骨草、骨碎草。

【药用部位】茎叶或全株（驳骨丹）。

【生境分布】原产于南亚、中南半岛至马来半岛。辽宁有栽培逃逸记录。

【功效应用】味苦、苦，性平。祛风湿，散瘀血，续筋骨。用于风湿痹痛，月经不调，产后腹痛，跌打肿痛，骨折。

127. 紫葳科 Bignoniaceae

凌霄属 *Campsis* Lour.

凌霄 *Campsis grandiflora* (Thunb.) K. Schum.

【别　　名】凌霄花、中国凌霄、吊墙花、紫葳。

【药用部位】根（紫葳根）；茎叶（紫葳茎叶）；花（凌霄花）。

【生境分布】分布于长江流域，以及河北、山东、河南、福建、广东、广西、陕西等地。大连有栽培。

【功效应用】根（紫葳根）：味甘、辛，性寒。凉血祛风，活血散淤。用于血热生风，身痒，风疹，腰腿不遂，痛风，风湿痹痛，跌打损伤。茎叶（紫葳茎叶）：味苦，性平。清热，凉血，散瘀。用于血热生风，皮肤瘙痒，风疹，手脚酸软麻木，咽喉肿痛。花（凌霄花）：味甘、酸，性寒。活血通经，凉血祛风。用于月经不调，经闭癥瘕，产后乳肿，风疹发红，皮肤瘙痒，痤疮。

附注：功效相同的有厚萼凌霄（美洲凌霄）*C. radicans* (L.) Seem.，盘锦、鞍山、岫岩、金州、大连等地有栽培。二者均为《中国药典》2020年版收载药材凌霄花的基原植物。

梓属 *Catalpa* Scop.

1. 紫葳楸 *Catalpa bignonioides* Walter

【别　　名】美国梓。

【药用部位】根皮（紫葳楸皮）；果实（紫葳楸果）。

【生境分布】原产于北美洲。沈阳、大连等地有栽培。

【功效应用】根皮（紫葳楸皮）：驱虫。果实（紫葳楸果）：镇静，解痉。

2. 梓 *Catalpa ovata* G. Don

【别　　名】梓树、梓实、梓白皮、黑梧桐、臭梧桐、花楸、河楸、木豆角。

【药用部位】根皮或树皮（梓白皮）；木材（梓木）；叶（梓叶）；果实（梓实）。

【生境分布】生于河岸、山沟。分布于绥中、北镇、铁岭、清原、新宾、抚顺、沈阳、辽阳、鞍山、岫岩、营口、凤城、丹东、普兰店、庄河等地。辽宁各地常见栽培。

【功效应用】根皮或树皮（梓白皮）：味苦，性寒。清热利湿，降逆止吐，杀虫止痒。用于湿热黄疸，胃逆呕吐，疮疥，湿疹，皮肤瘙痒。木材（梓木）：味苦，性寒。催吐，止痛。用于手足痛风，霍乱不吐不泻。叶（梓叶）：味苦，性寒。清热解毒，杀虫止痒。用于小儿发热，疮疖，疥癣。果实（梓实）：味甘，性平。利尿消肿。用于小便不利，浮肿，腹水。

3. 黄金树 *Catalpa speciosa* (Warder ex Barney) Warder ex Engelm.

【别　　名】白花梓树。

【药用部位】皮（黄金树皮）；果实（黄金树果）。

【生境分布】原产于美国。沈阳、盖州、大连有栽培。

【功效应用】皮（黄金树皮）：清热，止痛，消肿，驱虫。果实（黄金树果）：镇静，解痉。

角蒿属 *Incarvillea* Juss.

1. 两头毛 *Incarvillea arguta* (Royle) Royle

【别　　名】唢呐花、炮仗花、麻叶子、羊胡子草、岩喇叭花、中国喇叭花。

【药用部位】带根茎全草（唢呐花）。

【生境分布】产于我国甘肃、西藏及西南地区。大连有栽培。

【功效应用】味苦、微辛，性平。健脾利湿，行气活血。用于泄泻，痢疾，胃痛，胁痛，风湿疼痛，月经不调。外用于疮疖，痈肿，骨折。

2. 角蒿 *Incarvillea sinensis* Lam.

【别　　名】羊角草、羊角蒿、羊角透骨草、角蒿透骨草、丛枝角蒿、正右草、正骨草，乌兰—陶鲁玛、乌赫陲、饶格冲（蒙药），透骨草（满药）。

【药用部位】全草（角蒿）。

【生境分布】生于山坡、荒地、路旁等处向阳砂质土壤上。分布于凌源、绥中、彰武、新民、法库、辽阳、海城、台安、岫岩、盖州、瓦房店等地。

【功效应用】味辛、苦，性寒，有小毒。祛风湿，解毒，杀虫。用于风湿痹痛，跌打损伤，口疮，齿龈溃烂，耳疮，湿疹，疥癣，阴道滴虫病。

【民族用药】蒙医：全草入药，味苦、微甘，性凉。效轻、柔、稀。止咳，燥协日乌素，助赫依运行，止痛，润肠。用于肺热，肺脓肿，中耳炎，耳聋，协日乌素病，便秘。满医：全草入药，祛风除湿，解毒止痛。透骨草水煎服，用于风湿性关节炎；新鲜透骨草捣烂外敷患处，用于疮疡肿毒。

128. 马鞭草科 Verbenaceae

马鞭草属 *Verbena* L.

马鞭草 *Verbena officinalis* L.

【别　　名】雁颈草、马折、马鞭稍、马鞭子、铁马鞭。

【药用部位】全草（马鞭草）。

【生境分布】分布于全世界的温带至热带地区。沈阳、辽阳、大连等地有栽培。

【功效应用】味苦、辛，性寒。清热解毒，活血通经，利水消肿，截疟。用于感冒发热，咽喉肿痛，牙龈肿痛，黄疸，痢疾，血瘀经闭，痛经，癥瘕，水肿，小便不利，疟疾，痈疮肿毒，跌打损伤。

129. 唇形科 Lamiaceae (Labiateae)

藿香属 *Agastache* Clayt. & Gornov

藿香 *Agastache rugosa* (Fisch. & C. A. Mey.) Kuntze

【别　　名】野藿香、土藿香、排香草、猫巴蒿、把蒿、山猫巴、猫尾巴香、猫巴虎、拉拉香、野苏子、仁丹草、狗尾巴香，阿斯图—其其格（蒙药），图力—阿法哈（满药）。

【药用部位】地上部分（藿香）。

【生境分布】生于山坡、林间、山沟溪流旁，亦有栽培。分布于清原、新宾、抚顺、辽阳、本溪、桓仁、海城、鞍山、海城、岫岩、凤城、宽甸、丹东、庄河、瓦房店、普兰店、金州、大连等地。

【功效应用】味辛，性微温。祛暑解表，化湿和中，理气开胃。用于治疗暑湿感冒，胸闷，腹痛吐泻，不思饮食，疟疾，痢疾；外用于手足癣。

【民族用药】蒙医：地上部分入药，味辛，性微温。祛暑解表，化湿和胃。用于夏令感冒，寒热头痛，胸脘痞闷，呕吐泄泻，妊娠呕吐，鼻渊，手、足癣。满医：地上部分入药，祛暑解表，化湿和胃。藿香水煎服，用于暑热感冒，头痛，胸脘痞闷，恶心呕吐，腹泻等暑湿所致病症，各类鼻炎；藿香煮水泡洗，用于手足癣。

附注：本种嫩苗可作野菜食用，叶可代茶，花序可作调料。

筋骨草属 *Ajuga* L.

1. 线叶筋骨草 *Ajuga linearifolia* Pamp.

【别　　名】狭叶筋骨草、细叶金疮小草。

【药用部位】全草（狭叶筋骨草）。

【生境分布】生于山地草地及沟边。分布于瓦房店、大连等地。

【功效应用】清热解毒，凉血消肿。用于治疗感冒头痛。

2. 多花筋骨草 *Ajuga multiflora* Bunge

【别　　名】花夏枯草。

【药用部位】全草（多花筋骨草）。

【生境分布】生于开阔的山坡疏草丛或河边草地或灌丛等处。分布于凌源、西丰、沈阳、新宾、抚顺、辽阳、桓仁、鞍山、海城、凤城、丹东、庄河、金州、大连等地。

【功效应用】味苦，性寒。清热解毒，止血。用于肺热咳嗽，咳血，痈疮肿毒。

水棘针属 *Amethystea* L.

水棘针 *Amethystea caerulea* L.

【别　　名】细叶山紫苏。

【药用部位】全草（水棘针）。

【生境分布】生于田间、田边、路旁、荒地、杂草地、山坡、灌丛、林缘、林间、河岸沙地、湿草地等处。分布于凌源、建平、阜蒙、开原、西丰、铁岭、昌图、清原、新宾、抚顺、辽阳、本溪、桓仁、鞍山、海城、台安、岫岩、凤城、宽甸、营口、庄河、普兰店等地。

【功效应用】味辛，性平。疏风解表，宣肺平喘。用于感冒，咳嗽气喘。

紫珠属 *Callicarpa* L.

1. 白棠子树 *Callicarpa dichotoma* (Lour.) K. Koch

【别　　名】紫珠、小紫珠、山指甲。

【药用部位】叶（紫珠）。

【生境分布】生于海拔 600m 以下的低山丘陵灌丛中。庄河有野生，大连有栽培。

【功效应用】味苦、涩，性凉。收敛止血，清热解毒。用于咯血，呕血，衄血，牙龈出血，尿血，便血，崩漏，皮肤紫癜，外伤出血，痈疽肿毒，毒蛇咬伤，烧伤。

2. 日本紫珠 *Callicarpa japonica* Thunb.

【别　　名】紫珠、山紫珠、鸡丁棍。

【药用部位】根、叶、果实（日本紫珠）。

【生境分布】生于海拔 200~850m 的山坡灌丛中。分布于庄河、长海、金州、大连、旅顺口等地。

【功效应用】味苦、涩，性凉。止血消炎，散瘀消肿。用于胃及十二指肠溃疡出血，外伤出血，衄血，齿龈出血，扭伤肿痛，化脓性皮肤溃疡，烧伤，流行感冒。

莸属 *Caryopteris* Bunge

1. 兰香草 *Caryopteris incana* (Thunb.) Miq.

【别　　名】莸、卵叶莸、马蒿。

【药用部位】全草（兰香草）。

【生境分布】分布于江苏、安徽、浙江、江西、湖南、湖北、福建、广东、广西等省。大连有栽培。

【功效应用】味辛，性温。疏风解表，祛寒除湿，散瘀止痛。用于风寒感冒，头痛，咳嗽，脘腹冷痛，伤食吐泻，寒瘀痛经，产后瘀滞腹痛，风寒湿痹，跌打瘀肿，服疽不消，湿疹，蛇伤。

2. 蒙古莸 *Caryopteris mongholica* Bunge

【别　　名】蒙莸。

【药用部位】嫩茎叶（蓝花茶）。

【生境分布】分布于河北、山西、山西、内蒙古、甘肃等地。大连有栽培。

【功效应用】味辛、甘，性温。理气消食，祛风湿，活血止痛。用于饮食不消，脘腹胀满，浮肿，小便不利，风湿腰腿疼痛。

大青属 *Clerodendrum* L.

海州常山 *Clerodendrum trichotomum* Thunb.

【别　　名】楸叶常山、岩桐子、山梧桐、臭梧桐、臭牡丹、追骨风、臭木、香楸。

【药用部位】根（臭梧桐根）；嫩枝及叶（臭梧桐）；花（臭梧桐花）；果实或带宿存萼的果实（臭梧桐子）。

【生境分布】生于丘陵、山坡、路旁、林边、沟谷及溪边丛林中。分布于岫岩、丹东、庄河、金州、大连、旅顺口等地。

【功效应用】根（臭梧桐根）：味苦、微辛，性温。祛风止痛，行气消食。用于头风痛，风湿痹痛，食积气滞，脘腹胀满，小儿疳积，跌打损伤，乳痈肿毒。嫩枝及叶（臭梧桐）：味苦、微辛，性平。祛风除湿，平肝降压，解毒杀虫。用于风湿痹痛，半身不遂，高血压病，偏头痛，疟疾，痢疾，痈疽疮毒，湿疹疥癣。花（臭梧桐花）：味苦、微辛，性平。祛风，降压，止痢。用于风气头痛，高血压，痢疾，疝气。果实或带宿存萼的果实（臭梧桐子）：味苦、微辛，性平。祛风，止痛，平喘。用于风湿痹痛，牙痛，气喘。

风轮菜属 *Clinopodium* L.

1. 风轮菜 *Clinopodium chinense* (Benth.) Kuntze

【别　　名】断血流、大花风轮菜。

【药用部位】全草（断血流）。

【生境分布】生于山坡、草丛、路边、沟边、灌丛、林下。分布于凌源、阜蒙、本溪、大连等地。

【功效应用】味微苦、涩，性凉。收敛止血。用于崩漏，尿血，鼻衄，牙龈出血，创伤出血。

附注：本种为《中国药典》2020 年版收载药材断血流的基原植物。

2. 麻叶风轮菜 *Clinopodium chinense* subsp. *grandiflorum* (Maxim.) H. Hara—*C. urticifolium* (Hance) C. Y. Wu & S. J. Hsuan ex H. W. Li

【别　　名】风车草、乌苏里风轮菜。

【药用部位】全草（麻叶风轮菜）。

【生境分布】生于沟边湿草地，林缘、路旁及杂木林下。分布于凌源、北镇、西丰、清原、新宾、抚顺、法库、沈阳、辽阳、本溪、桓仁、盖州、鞍山、海城、岫岩、凤城、宽甸、丹东、庄河、大连等地。

【功效应用】味苦，性凉。疏风清热，解毒止痢，活血止血。用于感冒，中暑，痢疾，肝炎，急性胆囊炎，痄腮，目赤红肿，疗疮肿毒，皮肤瘙痒，尿血，外伤出血及妇女各种出血症。

鞘蕊花属 *Coleus* Lour.

五彩苏 *Coleus scutellarioides* (L.) Benth.—*Plectranthus scutellarioides* (L.) R. Br.

【别　　名】锦紫苏、洋紫苏、五色草、老来少、彩叶草。

【药用部位】叶（五彩苏叶）。

【生境分布】原产于亚太热带地区。大连有栽培。

【功效应用】清热解毒消肿。用于毒蛇咬伤，疮疥。

青兰属 *Dracocephalum* L.

1. 光萼青兰 *Dracocephalum argunense* Fisch. ex Link

【别　　名】北青兰。

【药用部位】全草（北青兰）。

【生境分布】生于山阴坡灌丛间、山坡草地、草原。分布于喀左、建平、开原、西丰等地。

【功效应用】清热燥湿，凉血止血。用于治疗头痛，咽喉痛。

2. 香青兰 *Dracocephalum moldavica* **L.**

【别　　名】山青兰、摩眼籽，毕日阳谷（蒙药）。

【药用部位】全草（山薄荷）。

【生境分布】生于干燥山地、山谷、河滩多石处。分布于喀左、建平、朝阳、阜蒙、新民等地。

【功效应用】味辛、苦，性凉。疏风清热，利咽止咳，凉肝止血。用于感冒发热，头痛，咽喉肿痛，咳嗽痰喘，痢疾，吐血，衄血，风疹，皮肤瘙痒。

【民族用药】蒙医：全草入药，味甘、苦，性凉。效钝、轻、糙、腻。清胃肝热，止血，愈合伤口，燥协日乌素。用于治疗胃肝热，胃出血，食物中毒，赫如虎，巴木病等。

3. 毛建草 *Dracocephalum rupestre* **Hance**

【别　　名】岩青兰、毛尖茶、毛尖。

【药用部位】全草（岩青兰）。

【生境分布】生于高山草甸、草坡或阳坡疏林下。分布于凌源、建平、阜蒙、朝阳、辽阳、本溪、凤城等地。

【功效应用】味辛、苦，性凉。疏风清热，凉肝止血。用于外感风热，头痛，咽喉肿痛，咳嗽，黄疸，吐血，衄血，痢疾。

4. 青兰 *Dracocephalum ruyschiana* **L.**

【别　　名】大叶青兰、高山青兰、狭叶青兰、北方龙头草、西伯利亚龙头草。

【药用部位】全草（青兰）。

【生境分布】生于山地草甸或草原多石处。辽宁有记载，分布于本溪、凤城等地。

【功效应用】味辛、苦，性凉。疏风清热，凉肝解毒。用于感冒头痛，咽喉肿痛，咳嗽，黄疸，痢疾。

香薷属 *Elsholtzia* Willd.

1. 香薷 *Elsholtzia ciliata* **(Thunb.) Hyl.**

【别　　名】土香薷、北香薷、蜜蜂草、臭香麻、臭荆芥、水荆芥、小叶苏子、拉拉香、小荆芥、香草、山苏子、薄荷，香油、弄雅格依（朝药）。

【药用部位】全草（土香薷）。

【生境分布】生于住宅附近、田边、路旁、荒地、山坡、林缘、林地及河岸草地等处。分布于辽宁各地。

【功效应用】味辛，性微温。发汗解暑，化湿利尿。用于夏季感冒，中暑，泄泻，小便不利，水肿，湿疹，痈疮。

【民族用药】朝医：全草入药，发汗，解热，祛暑，镇痛，健胃，祛风，止血利尿。用于治疗夏季感冒，急性胃肠炎，痛腹，吐泻，水肿，口臭，中暑头痛，中暑腹胀并泄泻。

附注：本种嫩苗可作野菜食用。

2. 海州香薷 *Elsholtzia splendens* **Nakai ex F. Maek.**

【别　　名】香薷、窄叶香薷、狭叶香薷、西香薷、白花香薷、香草、山苏子、臭荆芥、水荆芥、铜草花，协日—吉如格巴、吉如格—斯日布（蒙药）。

【药用部位】地上部分海州香薷。

【生境分布】生于林缘、灌丛、草地及多石地，亦见于山区的路边、田边等处。分布于本溪、鞍山、台安、岫岩、凤城、宽甸、庄河等地。

【功效应用】味辛，性微温。发汗解表，和中利湿。用于治疗暑湿感冒，恶寒发热，头痛无汗，腹痛吐泻，小便不利。

【民族用药】蒙医：地上部分入药，味苦、辛、涩，性温。效糙、燥、轻。杀虫，止糜烂，愈伤，祛巴达干。用于治疗阴道虫，肛门虫，肠内寄生虫及皮肤寄生虫等诸虫疾。

附注：本种嫩苗可作野菜食用。

3. 木香薷 *Elsholtzia stauntonii* **Benth.**

【别　　名】木本香薷、柴荆芥、香荆芥、山荆芥。

【药用部位】全草（木香薷）。

【生境分布】生于山坡、路旁坡地及沙质地。分布于凌源、绥中、锦州等地。

【功效应用】味辛、苦，性微温。理气，止痛，开胃。用于胃气疼痛，气滞疼痛，呕吐，泄泻，痢疾，感冒，发烧，头痛，风湿关节痛。

附注：甘肃曾经用其根混充土木香药用。

鼬瓣花属 *Galeopsis* L.

鼬瓣花 *Galeopsis bifida* **Boenn.**

【别　　名】野苏子、野芝麻。

【药用部位】根（鼬瓣花根）；全草（鼬瓣花）。

【生境分布】生于林缘、路旁、田边、灌丛及草地等空旷处。分布于本溪、丹东。

【功效应用】根（鼬瓣花根）：味甘、微辛，性温。补虚，止咳，调经。用于体虚羸弱，肺虚久咳，月经不调。全草（鼬瓣花）：味甘、微苦，性微寒。清热解毒，明目退翳。用于目赤肿痛，翳障，梅毒，疮疡。

活血丹属 *Glechoma* L.

活血丹 *Glechoma longituba* **(Nakai) Kuprian.**

【别　　名】连钱草、长筒连钱草、长筒活血丹、短筒活血丹。

【药用部位】地上部分（连钱草）。

【生境分布】生于疏林下、溪边等阴湿处。分布于清原、新宾、抚顺、沈阳、辽阳、本溪、桓仁、鞍山、海城、岫岩、丹东、庄河、瓦房店、大连等地。

【功效应用】味辛、微苦，性微寒。利湿通淋，清热解毒，散瘀消肿。用于热淋，石淋，湿热黄疸，疮痈肿痛，跌打损伤。

附注：本种为《中国药典》2020年版收载药材连钱草的基原植物。本种幼苗及嫩茎叶可作野菜食用。叶可代茶。

香茶菜属 *Isodon* (Schrad.ex Bemth.) Spach

1. 尾叶香茶菜 *Isodon excisus* **(Maxim.) Kudô—***Rabdosia excisa* **(Maxim.) H. Hara**

【别　　名】龟叶草、小叶香茶菜、尾叶香茶菜、狗日草、高丽花、野苏子。

【药用部位】全草（尾叶香茶菜）。

【生境分布】生于林缘、杂木林、路边、草地上。分布于清原、新宾、抚顺、辽阳、本溪、桓仁、鞍山、海城、岫岩、宽甸、庄河等地。

【功效应用】用于跌打损伤，瘀血肿痛，骨折，创伤出血。

2. 内折香茶菜 *Isodon inflexus* **(Thunb.) Kudô—***Rabdosia inflexa* **(Thunb.) H. Hara**

【别　　名】山薄荷、山薄荷香茶菜。

【药用部位】全草（内折香茶菜）。

【生境分布】生于山坡草地、林边或灌丛下。分布于凌源、西丰、新宾、辽阳、桓仁、鞍山、丹东、普兰店、金州、大连等地。

【功效应用】清热解毒，祛湿，止痛。用于肝郁胁痛。

3. 蓝萼香茶菜 *Isodon japonicus* **var.** *glaucocalyx* **(Maxim.) H. W. Li—***Rabdosia japonica* **var.** *glaucocalyx* **(Maxim.) H. Hara**

【别　　名】蓝萼香茶、回回菜、回花菜、香茶菜、山牛膝、野苏子、山苏子、苏木帐子、倒根野苏、毛叶香茶菜蓝萼变种。

【药用部位】全草或叶（倒根野苏）。

【生境分布】生于山坡、路旁、林缘、林下及草丛中。分布于凌源、喀左、建平、建昌、北镇、阜蒙、彰武、西丰、清原、新宾、抚顺、法库、沈阳、辽阳、本溪、桓仁、鞍山、岫岩、凤城、宽甸、庄河、普兰店、金州等地。

【功效应用】味苦，性凉。健胃消食，清热解毒。用于脘腹胀痛，食滞纳呆，胁痛黄疸，感冒发热，乳痈，蛇虫咬伤。

4. 溪黄草 *Isodon serra* (Maxim.) Kudô—*Rabdosia serra* (Maxim.) H. Hara

【别　　名】毛果香茶菜。

【药用部位】全草（溪黄草）。

【生境分布】生于山坡，路旁。分布于彰武、沈阳、辽阳、桓仁、鞍山、海城、岫岩、庄河等地。

【功效应用】味苦、性寒。清热解毒，利湿退黄，散瘀消肿。用于湿热黄疸，胆囊炎，泄泻，疮肿，跌打伤痛。

夏至草属 *Lagopsis* Bunge ex Benth.

夏至草 *Lagopsis supina* (Stephan ex Willd.) Ikonn.-Gal.

【别　　名】白花夏枯、白花益母、抽风草。

【药用部位】全草（夏至草）。

【生境分布】生于山坡、草地、路旁、空旷地上。分布于北镇、沈阳、辽阳、鞍山、海城、台安、盖州、盘锦、金州、大连等地。

【功效应用】味辛、微苦，性寒。养血活血，清热利湿。用于月经不调，产后瘀滞腹痛，血虚头昏，半身不遂，跌打损伤，水肿，小便不利，目赤肿痛，疮痈，冻疮，牙痛，皮疹瘙痒。

野芝麻属 *Lamium* L.

1. 野芝麻 *Lamium album* subsp. *barbatum* (Siebold & Zucc.) Mennema—*L. barbatum* Siebold & Zucc.

【别　　名】短柄野芝麻、地蚤、山苏子、山芝麻、白花菜。

【药用部位】根（野芝麻根）；全草（野芝麻）；花（野芝麻花）。

【生境分布】生于林下、林缘、河边或采伐迹地等土质较肥沃的湿润地。分布于清原、新宾、抚顺、辽阳、本溪、桓仁、鞍山、海城、岫岩、凤城、宽甸、东港、庄河等地。

【功效应用】根（野芝麻根）：味微甘，性平。清肝利湿，活血消肿。用于眩晕，肝炎，咳嗽咳血，水肿，白带，疳积，痔疮，肿毒。全草（野芝麻）：味辛，甘，性平。凉血止血，活血止痛，利水消肿。用于肺热咳血，血淋，月经不调，崩漏，水肿，白带，胃痛，小儿疳积，跌打损伤，肿毒。花（野芝麻花）：味甘，辛，性平。活血调经，凉血清热。用于月经不调，痛经，赤白带下，小便淋痛，肺热咳血。

2. 宝盖草 *Lamium amplexicaule* L.

【别　　名】莲台夏枯草、接骨草、珍珠莲、佛座。

【药用部位】全草（宝盖草）。

【生境分布】生于路旁、林缘、荒地及宅旁等地。分布于庄河、金州、大连、旅顺口等地。

【功效应用】味辛、苦，性微温。活血通络，解毒消肿。用于跌打损伤，筋骨疼痛，四肢麻木，半身不遂，面瘫，黄疸，鼻渊，瘰疬，肿毒，黄水疮。

薰衣草属 *Lavandula* L.

薰衣草 *Lavandula angustifolia* Mill.

【别　　名】英国薰衣草、灵香草、香草、黄香草。

【药用部位】全草（薰衣草）。

【生境分布】原产于地中海地区。大连有栽培。

【功效应用】性凉，味辛。清热解毒，散风止痒。用于头痛，头晕，口舌生疮，咽喉红肿，水火烫伤，风疹，疥癣。

附注：本种花可作为提取香精的原料。

益母草属 *Leonurus* L.

1. 益母草 *Leonurus japonicus* Houtt.—*L. artemisia* (Lour.) S. Y. Hu

【别　　名】枯草、红花益母草、四棱草、异叶益母草、三角胡麻、益母蒿、坤草、茺蔚，都尔布勒吉—乌布斯、西莫梯格勒、阿木塔图—道斯勒（蒙药），卡伊拉力—沃尔霍（满药），益母草（朝药）。

【药用部位】新鲜或干燥地上部分（益母草）；花（益母草花）；果实（茺蔚子）。

【生境分布】生于多种生境，尤以阳处为多。分布于辽宁各地。

【功效应用】新鲜或干燥地上部分（益母草）：味苦、辛，性微寒。活血调经，利尿消肿，清热解毒。用于月经不调，痛经经闭，恶露不尽，水肿尿少，疮疡肿毒。花（益母草花）：味甘、微苦，性凉。养血，活血，利水。用于贫血，疮疡肿毒，血滞经闭，痛经，产后瘀阻腹痛，恶露不下。果实（茺蔚子）：味辛、苦，性微寒。活血调经，清肝明目。用于月经不调，经闭痛经，目赤翳障，头晕胀痛。

【民族用药】蒙医：地上部分入药，味苦，性凉。效锐、腻、糙。增强血液循环，调经，除眼翳。用于月经不调，产后腹痛，闭经，血瘀病。满医：地上部分入药，活血调经，利水消肿，清热解毒。用于妇女月经不调，瘀血腹痛，痛经，产后腹痛，恶露不尽，血淋尿血，跌打损伤瘀痛，疮痈肿毒，皮肤湿疹等。朝医：全草入药，为少阴人药。温宫驱寒，调经。用于妇科疾病，治疗产后腹痛等。民间常用本种作益母膏，用于各种妇女病。

附注：本种为《中国药典》2020 年版收载药材益母草和茺蔚子的基原植物。功效相同的有**白花益母草** *L. japonicus* f. *albiflorus* (Migo) Y. C. Chu，分布于沈阳、辽阳、鞍山等地；**细叶益母草** *L. sibiricus* L.，分布于阜蒙、彰武、康平、新民、西丰、抚顺、桓仁、大连等地。

2. 大花益母草 *Leonurus macranthus* Maxim.

【别　　名】大花錾菜。

【药用部位】全草（錾菜）。

【生境分布】生于海拔 400m 以下的山坡灌丛，林下，林缘及山坡草地。分布于凌源、北镇、铁岭、西丰、清原、新宾、抚顺、辽阳、本溪、桓仁、辽阳、鞍山、海城、岫岩、普兰店、金州等地。

【功效应用】味辛，性平。活血调经，解毒消肿。用于月经不调，闭经，痛经，产后瘀血腹痛，崩漏，跌打伤痛，疮痈。

3. 錾菜 *Leonurus pseudomacranthus* Kitag.

【别　　名】假大花益母草、山玉米草、松江浦、开叟丹（朝药）。

【药用部位】全草（錾菜）。

【生境分布】生于山坡或丘陵地。分布于凌源、喀左、建平、建昌、锦州、北镇、阜新、抚顺、法库、桓仁、鞍山、盖州、营口、庄河、金州、大连等地。

【功效应用】味辛，性平。活血调经，解毒消肿。用于月经不调，闭经，痛经，产后瘀血腹痛，崩漏，跌打伤痛，疮痈。

【民族用药】朝医：全草入药，通经，止血，消炎，镇定，强化。用于月经不调，月经痛，急、慢性肾炎，血尿，浮肿，小便不通，产后腹痛，腰痛等。

地笋属 *Lycopus* L.

硬毛地笋 *Lycopus lucidus* var. *hirtus* Regel

【别　　名】泽兰、地笋硬毛变种、毛叶地笋、毛地笋、毛叶地瓜儿苗、硬毛地瓜儿苗、台湾地瓜儿苗、地蛹、地环、地里环、玉环菜、山地苗、螺丝钻、地嫩儿、地牛子、疔毒草，特恩兰（朝药）。

【药用部位】根茎（地笋）；地上部分（泽兰）。

【生境分布】生于水边潮湿处。分布于大连。

【功效应用】根茎（地笋）：味甘、辛，性平。化瘀止血，益气利水。用于衄血，吐血，产后腹痛，黄疸，水肿，带下，气虚乏力。地上部分（泽兰）：味苦、辛，性微温。活血调经，祛瘀消痈，利水消肿。用于月经不调，经闭，痛经，产后瘀血腹痛，疮痈肿毒，水肿腹水。

【功效应用】朝医：泽兰为太阴人药。祛痰饮，消肿，活血。用于浮肿及血带经闭，经行腹痛，跌打损伤，瘀血肿痛等症。

附注：本种嫩苗、嫩叶、根茎可作野菜食用。本种为《中国药典》2020年版收载药材泽兰的基原植物。功效相同的有**地笋（地瓜儿苗）** *L. lucidus* Turcz. ex Benth.，分布于彰武、西丰、新宾、抚顺、沈阳、辽阳、本溪、桓仁、鞍山、海城、台安、岫岩、营口、盘锦、凤城、丹东、长海、大连等地；**欧地笋** *L. europaeus* L.，分布于彰武、康平；**小花地笋** *L. uniflorus* Michx.—*L. parviflorus* Maxim.，分布于长海。地笋属植物根茎肥大，曾经是天麻的伪品。

龙头草属 *Meehania* Britton

荨麻叶龙头草 *Meehania urticifolia* (Miq.) Makino

【别　　名】芝麻花、美汉草、美汉花。

【药用部位】全草（美汉花）。

【生境分布】生于林下阴湿处。分布于凌源、清原、新宾、抚顺、本溪、桓仁、鞍山、海城、岫岩、凤城、宽甸、丹东、庄河等地。

【功效应用】补血，解毒，消肿，止痛。用于血虚；外用于蛇咬伤。

薄荷属 *Mentha* L.

1. 薄荷 *Mentha canadensis* L.—*M. haplocalyx* Briq.

【别　　名】薄荷草、人丹草、野仁丹草、野薄荷、南薄荷、山薄荷、水薄荷、土薄荷、夜息香，野薄荷、寇玛力—依勒哈（满药），巴咖（朝药）。

【药用部位】地上部分（薄荷）。

【生境分布】生于水沟旁、山坡湿处、林缘潮湿地。分布于凌源、建平、北镇、阜蒙、彰武、铁岭、西丰、清原、新宾、抚顺、康平、新民、沈阳、辽阳、本溪、桓仁、鞍山、海城、岫岩、盘锦、丹东、庄河、长海、普兰店、金州、大连等地。

【功效应用】味辛，性凉。归肺、肝经。疏散风热，清利头目，利咽，透疹，疏肝行气。用于风热感冒，风温初起，头痛，目赤，喉痹，口疮，风疹，麻疹，胸胁胀闷。

【民族用药】满医：地上部分入药，疏散风热，清利头目，利咽透疹，疏肝行气。用于外感风热，头痛，目赤，咽喉肿痛，食滞气胀，脘腹胀痛，呕吐泄泻，口疮，牙痛，麻疹不透，风疹，瘙痒。朝医：发散风热，利咽喉，解郁下气。用于中风热盛，中风热证，风热，咽喉诸病及小儿诸热。

附注：本种嫩茎叶可作野菜食用。本种为《中国药典》2020年版收载药材薄荷的基原植物。功效相同的有**兴安薄荷** *M. dahurica* Fisch. ex Benth.，分布于沈阳。

2. 东北薄荷 *Mentha sachalinensis* (Briq.) Kudô，

【别　　名】野薄荷，山薄荷、眼药草、仁丹草，法尔萨（满药）。

【药用部位】全草（野薄荷）。

【生境分布】生于河旁、湖旁、潮湿草地。分布于辽宁各地。

【功效应用】味辛，性凉。祛风解热。用于外感风热，头痛，咽喉肿痛，牙痛。

【民族用药】满医：全草入药，疏风清热，利咽止咳，凉肝止血。新鲜东北薄荷水煎服，用于感冒发热，头痛，咽喉肿痛，口舌生疮，咳嗽气喘，吐血，衄血，风疹，皮肤瘙痒。新鲜东北薄荷水煎服，或捣烂外敷患处，用于蛇虫咬伤，狂犬咬伤。

3. 留兰香 *Mentha spicata* L.

【别　　名】绿薄荷、南薄荷、升阳菜、香花菜。

【药用部位】全草（留兰香）。

【生境分布】原产于南欧等地。大连有栽培。

【功效应用】味辛，性微温。解表，和中，理气。用于感冒，咳嗽，头痛，咽痛，目赤，鼻衄，胃痛，腹胀，霍乱，吐泻，痛经，肢麻，跌打肿痛，疮疖，皲裂。

石荠苎属 *Mosla* (Benth.) Buch. - Ham. ex Maxim.

1. 小鱼仙草 *Mosla dianthera* (Buch.-Ham. ex Roxb.) Maxim.—*M. grosseserrata* Maxim.

【别　　名】荠苎、疏花荠苎、荠苧、小鱼荠苎、大叶香薷、野荆芥、野苏子、山苏子、小苏子。

【药用部位】根（荠苎根）；全草（热痱草）。

【生境分布】生于水边草地及灌丛间。分布于桓仁、鞍山、岫岩、盘锦、凤城、宽甸、普兰店、金州等地。

【功效应用】根（荠苎根）：味辛，性温。宣肺平喘。用于哮喘。全草（热痱草）：味辛、苦，性微温。发表祛暑，利湿和中，消肿止血，散风止痒。用于风寒感冒，阴暑头痛，恶心，脘痛，白痢，水肿，衄血，痔血，疮疖，阴痒，湿疹，痱毒，外伤出血，蛇虫咬伤。

2. 石荠苎 *Mosla scabra* (Thunb.) C. Y. Wu & H. W. Li

【别　　名】毛荠苎、斑点石荠苎、斑点荠苎、粗糙荠苎、痱子草、紫花草、土茵陈，尼延斯力—哈姆格依亚（满药）。

【药用部位】全草（石荠苎）。

【生境分布】生于山坡、林缘、杂木林下及溪边草地。分布于新宾、本溪、桓仁、岫岩、凤城、宽甸、丹东、庄河等地。

【功效应用】味辛、苦，性凉。疏风解表，清暑除湿，解毒止痒。用于感冒头痛，咽喉肿痛，咳嗽，中暑，风疹，肠炎，痢疾，痔血，血崩，热痱，湿疹，脚癣，蛇虫咬伤。

【民族用药】满医：全草入药，疏风清暑，行气理血，利湿止痒。石荠苎水煎服，用于感冒头痛，咽喉肿痛，中暑，急性胃肠炎，痢疾，肾炎性水肿，小便不利，大便带血，子宫出血，妇女白带；石荠苎捣烂外敷患处，用于跌打损伤，外伤出血，湿疹，手足癣，多发性疖肿，蛇虫咬伤。

荆芥属 *Nepeta* L.

荆芥 *Nepeta cataria* L.

【别　　名】心叶荆芥、假荆芥、小荆芥、西藏土荆芥、白花荆芥、假苏、山藿香、樟脑草。

【药用部位】全草（心叶荆芥）。

【生境分布】分布于吉林、新疆、甘肃、陕西、河南、山西、山东、湖北、贵州、四川及云南等地。沈阳有栽培。

【功效应用】味辛，性凉。疏风清热，活血止血。用于外感风热，头痛咽痛，麻疹透发不畅，吐血，衄血，外伤出血，跌打肿痛，疮痈肿痛，毒蛇咬伤。

罗勒属 *Ocimum* L.

1. 罗勒 *Ocimum basilicum* L.

【别　　名】九层塔、野金砂、零陵香、藿香、火香、香佩兰、光明子。

【药用部位】根（罗勒根）；全草（罗勒）；嫩叶（罗勒叶）；果实（罗勒子）。

【生境分布】原产于非洲至亚洲温暖地带。沈阳、盘锦、金州、大连等地有栽培。

【功效应用】根（罗勒根）：味苦，性平。收湿敛疮。用于黄烂疮。全草（罗勒）：味辛、甘，性温。疏风解表，化湿和中，行气活血，解毒消肿。用于感冒头痛，发热咳嗽，中暑，食积不化，不思饮食，脘腹胀满疼痛，呕吐泻痢，风湿痹痛，遗精，月经不调，牙痛口臭，胬肉遮睛，皮肤湿疮，瘾疹瘙痒，跌打损伤，蛇虫咬伤。嫩叶（罗勒叶）：祛风发汗，芳香健胃，并可代茶。果实（罗勒子）：味甘、辛，性凉。清热，明目，祛翳。用于目赤肿痛，倒睫目翳，走马牙疳。

2. 疏柔毛罗勒 *Ocimum × africanum* Lour.—*O. basilicum* var. *pilosum* (Willd.) Benth.

【别　　名】疏毛罗勒、毛罗勒、罗勒、香草。

【药用部位】全草（毛罗勒）；果实（罗勒子）。

【生境分布】原产非洲至亚洲温暖地带。沈阳、大连等地有栽培。

【功效应用】全草（毛罗勒）：味辛，性温。健脾化湿，祛风活血。用于湿阻脾胃，纳呆腹痛，呕吐腹泻，外感发热，月经不调，跌打损伤，皮肤湿疹。果实（罗勒子）：味甘、辛，性凉。清热，明目，祛翳。用于目赤肿痛，倒睫目翳，走马牙疳。

紫苏属 *Perilla* L.

紫苏 *Perilla frutescens* (L.) Britton

【别　　名】苏子、白苏、尖紫苏、香苏、臭苏、黑苏、野苏、家苏、苏麻、苏草，玛郎姑—阿博达哈（满药），茶苏（朝药）。

【药用部位】根及近根的老茎（苏头）；茎（紫苏梗）；叶或带叶嫩枝（紫苏叶）；宿存萼（紫苏苞）；果实（紫苏子）。

【生境分布】生于沟边、路旁。亦有栽培。分布于辽宁各地。

【功效应用】根及近根的老茎（苏头）：味辛，性温。疏风散寒，降气祛痰，和中安胎。用于头晕，身痛，鼻塞流涕，咳逆上气，胸膈饮，胸闷肋痛，腹痛泄泻，妊娠呕吐，胎动不安。茎（紫苏梗）：味辛，性温。理气宽中，止痛，安胎。用于胸膈痞闷，胃脘疼痛，嗳气呕吐，胎动不安。叶或带叶嫩枝（紫苏叶）：味辛，性温。解表散寒，行气和胃。用于风寒感冒，咳嗽呕恶，妊娠呕吐，鱼蟹中毒。宿存萼（紫苏苞）：味微辛，性平。解表。用于血虚感冒。果实（紫苏子）：味辛，性温。降气化痰，止咳平喘，润肠通便。用于痰壅气逆，咳嗽气喘，肠燥便秘。

【民族用药】满医：叶入药，散寒解表，宣肺化痰，行气和中，安胎，解鱼蟹毒。用于感冒咳嗽，气喘，多痰，久咳久喘，胸胁胀满，胎气不和，乳痈肿痛，蛇虫咬伤，鱼蟹中毒。朝医：苏叶、苏子均为少阴人药。苏叶脾之表邪。用于太阳病或太阴病，痞气，滞泄和四时瘟疫。苏子可健脾祛痰。用于痰喘证。

附注：本种嫩叶可作野菜食用。本种为《中国药典》2020 年版收载药材紫苏梗、紫苏叶和紫苏子的基原植物。本种叶全绿的称白苏，叶两面紫色或面青背紫的称紫苏。前者多作食用，后者多作药用。白苏的叶、果实亦可药用，分别称为"白苏叶""白苏子"，功效分别与紫苏叶、紫苏子近似，但质量较次。与本种功效相似的有尚尚苏 *P. frutescens* var. *crispa* (Thunb.) Hand.-Mazz.，在辽宁各地均有栽培。

糙苏属 *Phlomoides* Moench

1. 尖齿糙苏 *Phlomoides dentosa* (Franch.) Kamelin & Makhm.—*Phlomis dentosa* Franch.

【别　　名】毛尖。

【药用部位】全草（尖齿糙苏）；块根（尖齿糙苏根）。

【生境分布】生于山地草甸及草甸草原。分布于阜蒙等辽宁西部地区。

【功效应用】全草（尖齿糙苏）：清热解毒。块根（尖齿糙苏根）：清热，消炎止咳。用于感冒，气管炎，疔疮。

2. 大叶糙苏 *Phlomoides maximowiczii* (Regel) Kamelin & Makhm.—*Phlomis maximowiczii* Regel

【别　　名】山苏子、山苏子秧、疔黄草、大疔黄、苏木帐子、野苏子、大胖。

【药用部位】根（山苏子根）。

【生境分布】生于林缘、湿草地或河岸。分布于阜蒙、清原、新宾、抚顺、辽阳、本溪、桓仁、海城、岫岩、凤城等地。

【功效应用】味苦、辛，性凉。清热解毒。用于无名肿毒，疮疖。

3. 块根糙苏 *Phlomoides tuberose* (L.) Moench—*Phlomis tuberosa* L.

【别　　名】块茎糙苏、野山药，吾嘎勒金—图来、鲁格木日、浩宁—赫莫鲁尔、图木苏图—乌嘎拉金—图来（蒙药）。

【药用部位】根或全草（块茎糙苏）。

【生境分布】分布于黑龙江、内蒙古及新疆。沈阳有栽培。

【功效应用】味微苦，性平。解毒消肿，活血调经。用于梅毒，疮肿，月经不调。

【民族用药】蒙医：块根入药，味甘，性平。效燥、轻、有小毒。清热，止咳，祛痰，治疗痈疽，止痛，生肌，愈伤。用于流感，呼吸困难，肉、骨、脉痈疽。

4. 糙苏 *Phlomoides umbrosa* (Turcz.) Kamelin & Makhm.—*Phlomis umbrosa* Turcz.

【别　　名】山芝麻，山苏子（满药）。

【药用部位】根及全草（糙苏）。

【生境分布】生于疏林下、山坡灌丛或路旁沟边。分布于凌源、朝阳、建昌、阜蒙、清原、抚顺、辽阳、本溪、桓仁、海城、岫岩、凤城、东港、长海、庄河、普兰店、金州、大连等地。

【功效应用】味辛，性平。祛风化痰，利湿除痹，祛痰，解毒消肿。用于感冒，咳嗽痰多，风湿痹痛，跌打损伤，疮痈肿毒。

【民族用药】满医：全草或根入药，祛风活络，强筋壮骨，消肿，清热解毒。用于感冒，慢性咳喘，风湿痹痛，腰痛，跌打损伤，疮疖肿毒。

夏枯草属 *Prunella* L.

山菠菜 *Prunella vulgaris* subsp. *asiatica* (Nakai) H. Hara—*P. asiatica* Nakai

【别　　名】长冠夏枯草、东北夏枯草、北夏枯草、野菠菜。

【药用部位】果穗（北夏枯草）。

【生境分布】生于林下、林缘、灌丛、山坡、路旁潮湿地上。分布于凌源、铁岭、清原、新宾、抚顺、沈阳、辽阳、本溪、桓仁、鞍山、海城、岫岩、凤城、宽甸、丹东、庄河等地。

【功效应用】味苦、辛，性寒。清肝明目，散结解毒。用于目赤羞明，目珠疼痛，头痛眩晕，耳鸣，瘰疬，瘿瘤，乳痈，痄腮，痈疖肿毒，急、慢性肝炎，高血压病。

鼠尾草属 *Salvia* L.

1. 朱唇 *Salvia coccinea* Buc'hoz ex Etl.

【别　　名】三叶青、小红花。

【药用部位】全草（朱唇）。

【生境分布】原产于巴西。大连、辽阳等地作观赏植物栽培。

【功效应用】味辛、微苦、涩，性凉。凉血止血，清热利湿。用于血崩，高热，腹痛不适。

2. 新疆鼠尾草 *Salvia deserta* Schangin

【别　　名】新疆鼠尾。

【药用部位】全草（新疆鼠尾草）。

【生境分布】分布于新疆。辽宁各地有栽培。

【功效应用】清热解毒，止咳化痰，消肿利尿。

3. 丹参 *Salvia miltiorrhiza* Bunge

【别　　名】紫花丹参、紫丹参、野苏子根、红山苏根、山苏子根、烧酒壶根、山苏子、血参根、红根、热贡、热贡巴、贼玛日塞勒瓦、乌兰—温都素、乌兰—宝都格图（蒙药），丹萨姆（朝药）。

【药用部位】根和根茎（丹参）。

【生境分布】生于林下草丛、山坡向阳处、溪谷旁。野生分布于凌源、建昌、绥中、普兰店、金州、大连等地，朝阳、建昌、抚顺、本溪、桓仁、海城、丹东等地有栽培。

【功效应用】味苦，性微寒。活血祛瘀，通经止痛，清心除烦，凉血消痈。用于胸痹心痛，脘腹胁痛，癥瘕积聚，热痹疼痛，心烦不眠，月经不调，痛经经闭，疮疡肿痛。

【民族用药】蒙医：根入药，味苦，性凉。效轻、钝、糙。清血热，化瘀，止腹泻。用于血热，脉热，胃包如病，腑热性泄泻症。朝医：丹参为少阴人药。收敛壮脾，活血调经。用于痈疽证。

附注：本种为《中国药典》2020 年版收载药材丹参的基原植物。功效相同的有**白花丹参 *S. miltiorrhiza* f. *alba* C. Y. Wu & H. W. Li**，分布于大连。

4. 单叶丹参 *Salvia miltiorrhiza* var. *charbonnelii* (H. Lév.) C. Y. Wu

【别　　名】丹参单叶变种。

【药用部位】根（单叶丹参）。

【生境分布】生于草丛、山坡或路旁。分布于大连。

【功效应用】活血调经。用于月经不调。

5. **撒尔维亚** *Salvia officinalis* **L.**

【别　　名】洋苏叶、洋鼠尾草、白花鼠尾草、药鼠尾草、药用鼠尾草。

【药用部位】叶（撒尔维亚）。

【生境分布】原产于欧洲。辽阳、大连有栽培。

【功效应用】用于支气管炎，咽喉炎。

6. **荔枝草** *Salvia plebeian* **R. Br.**

【别　　名】小花鼠尾草、臌胀草、沟香薷、癞疥巴子草、癞蛤蟆皮、蛤蟆草，甘荠菜、尼亚吉巴（满药）。

【药用部位】根（荔枝草根）；地上部分（荔枝草）。

【生境分布】生于山坡，路旁，沟边，田野潮湿的土壤上。分布于凌源、绥中、兴城、清原、沈阳、辽阳、本溪、盖州、台安、岫岩、丹东、长海、庄河、瓦房店、金州、大连等地。

【功效应用】根（荔枝草根）：味苦、辛，性凉。凉血，活血，消肿。用于吐血，衄血，崩漏，跌打伤痛，腰痛，肿毒，流火。地上部分（荔枝草）：味苦、辛，性凉。清热解毒，凉血散瘀，利水消肿。用于感冒发热，咽喉肿痛，肺热咳嗽，咳血，吐血，尿血，崩漏，痔疮出血，肾炎性水肿，白浊，痢疾，痈肿疮毒，湿疹瘙痒，跌打损伤，蛇虫咬伤。

【民族用药】满医：全草入药，清热解毒，消肿止痛。用于慢性咳喘、妇女阴道炎。

7. **一串红** *Salvia splendens* **Sellow ex Nees**

【别　　名】西洋红、墙下红。

【药用部位】全草。

【生境分布】原产于巴西，辽宁各地庭园、公园广泛栽培。

【功效应用】消肿，解毒，凉血。用于蛇伤。

8. **荫生鼠尾草** *Salvia umbratica* **Hance**

【别　　名】山椒子、山苏子。

【药用部位】全草（荫生鼠尾草）；果实（荫生鼠尾草子）。

【生境分布】生于山坡、谷地或路旁。分布于朝阳。

【功效应用】全草（荫生鼠尾草）：凉血止血，活血消炎。用于咽炎。果实（荫生鼠尾草子）：调经活血。

裂叶荆芥属 *Schizonepeta* (Benth.) Briq.

裂叶荆芥 *Schizonepeta tenuifolia* (Benth.) Briq.

【别　　名】荆芥、假芥、裂叶荆芥、静风尾、旱荆芥、土荆芥、香荆芥，哈日—吉如格巴、吉如格、吉如格那赫布（蒙药），夯盖（朝药）。

【药用部位】根（荆芥根）；地上部分（荆芥）；荆芥的炮制加工品（荆芥炭）；花穗（荆芥穗）；荆芥穗的炮制加工品（荆芥穗炭）。

【生境分布】生于山沟、山坡、路边、山谷、林缘。分布于凌源、朝阳、阜新、辽阳、普兰店、金州、大连等地。

【功效应用】根（荆芥根）：味苦，性凉。止血，止痛。用于吐血，崩漏，牙痛，瘰疬。地上部分（荆芥）：味辛，性微温。解表散风，透疹，消疮。用于感冒，头痛，麻疹，风疹，疮疡初起。荆芥的炮制加工品（荆芥炭）：味辛、涩，性微温。收敛止血。用于便血，崩漏，产后血晕。花穗（荆芥穗）：味辛、涩，性微温。解表散风，透疹，消疮。用于感冒，头痛，麻疹，风疹，疮疡初起。荆芥穗的炮制加工品（荆芥穗炭）：味辛、涩，性微温。收涩止血。用于便血，崩漏，产后血晕。

【民族用药】蒙医：带花序的地上部分入药，味苦、辛、涩，性温。效糙、燥、轻。杀虫，防腐，愈伤，祛巴达干。用于阴道、肛门、肠内、皮肤虫疾等诸虫症及外伤化脓，肌肉肿痛。朝医：荆芥为少阳人药。

祛风解表，止血。用于少阳人的太阳病，少阳人头痛，寒热往来，结胸，胸膈烦躁者。

附注：本种为《中国药典》2020 年版收载药材荆芥的基原植物。功效相同的有**多裂叶荆芥（东北裂叶荆芥）** *S. multifida* (L.) Briq.—*Nepeta multifida* L.，分布于凌源。

<h2 style="text-align:center">黄芩属 Scutellaria L.</h2>

1. 黄芩 *Scutellaria baicalensis* Georgi

【别　　名】苦芩、片芩腐肠、苦督邮、鼠尾芩、枯黄芩、条芩、小黄芩、山茶叶、山茶根、黄芩茶、黄金茶根、土金茶根、野树豆花根、浑钦、巴布斯日布、协日—巴特尔(蒙药)，焦荣(满药)，黄格姆(朝药)。

【药用部位】根（黄芩）；果实（黄芩子）。

【生境分布】生于向阳山坡草地、草甸草原、丘陵坡地、荒地。亦有人工栽培。分布于凌源、建平、建昌、绥中、兴城、葫芦岛、北镇、阜蒙、法库、新宾、辽阳、本溪、凤城、营口、盖州、长海、普兰店、金州、大连等地。建昌、朝阳、义县、本溪、海城、大连等地有栽培。

【功效应用】根（黄芩）：味苦，性寒。清热燥湿，泻火解毒，止血，安胎。用于湿温、暑湿，胸闷呕恶，湿热痞满，泻痢，黄疸，肺热咳嗽，高热烦渴，血热吐衄，痈肿疮毒，胎动不安。果实（黄芩子）：止痢。用于痢下脓血。

【民族用药】蒙医：根入药，味苦，性寒。效钝、轻。清热，解毒。用于毒热症。满医：根入药，清热燥湿，泻火解毒，止血安胎。用于肠炎痢疾，外感热病，发热口渴，身热不扬，肺热咳嗽，多痰，胸闷，胎动不安，痈肿疮毒等症。朝医：黄芩为太阴人药。收敛肺元，清热解毒，用于太阴人瘟病而出现的阳明病证。

附注：本种为《中国药典》2020 年版收载药材黄芩的基原植物，为辽宁"北药"道地药材品种，黄芩以栽培资源为主，主要种植区域为朝阳、葫芦岛、阜新等辽宁西部地区。本种被《国家重点保护野生药材物种名录》列为三级保护野生药材物种。功效相似的有**狭叶黄芩** *S. regeliana* Nakai，分布于北镇、铁岭、新宾、法库、沈阳、桓仁等地。

2. 纤弱黄芩 *Scutellaria dependens* Maxim.

【别　　名】小花黄芩。

【药用部位】根（纤弱黄芩）。

【生境分布】生于海拔 250m 以下的溪畔或落叶松林中湿地上。分布于北镇、西丰、新宾、辽阳、本溪等地。

【功效应用】清热解毒，祛风除湿。用于痈疔肿毒，喉痛，蛇头疔，疼痛难忍，气喘，疟疾，黄疸，肺热，风湿病。

3. 念珠根茎黄芩 *Scutellaria moniliorrhiza* Kom.

【别　　名】念珠根黄芩、串珠黄芩。

【药用部位】根（念珠根黄芩）；果实（念珠黄芩子）。

【生境分布】生于山地泉旁碎石滩上草丛及沼地中。分布于桓仁。

【功效应用】根（念珠根黄芩）：味苦，性寒。清热解毒，止血安胎。用于高热烦渴，肺热咳嗽，热毒泻痢，血热吐衄，胎热胎动，疮痈肿毒。果实（念珠黄芩子）：止痢。用于痢下脓血。

4. 京黄芩 *Scutellaria pekinensis* Maxim.

【别　　名】北京黄芩。

【药用部位】全草（京黄芩）。

【生境分布】生于林缘、林间、沟边湿地、溪旁草地、干山坡。分布于兴城、阜蒙、铁岭、西丰、清原、沈阳、辽阳、本溪、鞍山、岫岩、宽甸、庄河、长海、大连等地。

【功效应用】清热解毒。用于跌打损伤。

附注：功效相同的有**紫茎京黄芩** *S. pekinensis* var. *purpureicaulis* (Migo) C. Y. Wu & H. W. Li，分布于凤城。

5. 黑龙江黄芩 *Scutellaria pekinensis* var. *ussuriensis* (Regel) Hand.-Mazz.

【别　　名】乌苏里黄芩、胡草芩、黄底芩、小黄芩。

【药用部位】全草（乌苏里黄芩草）；根（乌苏里黄芩）。

【生境分布】生于山地林下、林缘、湿草地、溪流旁。分布于本溪、桓仁、鞍山、凤城、宽甸、瓦房店、普兰店、金州、大连等地。

【功效应用】根（乌苏里黄芩）：味苦，性寒。清热解毒，止血安胎。用于高热烦渴，肺热咳嗽，热毒泻痢，血热吐衄，胎动不安，疮痈肿毒，跌打损伤。全草（乌苏里黄芩草）：清热解毒。用于跌打损伤。

6. 并头黄芩 *Scutellaria scordifolia* Fisch. ex Schrank

【别　　名】山麻子、头巾草，敖古塔那—其其格、吉布贼、伊和毕日阳古（蒙药）。

【药用部位】全草（头巾草）。

【生境分布】生于草地、住宅附近、田边、沙地等处。分布于凌源、彰武、昌图、新民、庄河、长海等地。

【功效应用】味微苦，性凉。清热利湿，解毒消肿。用于肝炎，肝硬化腹水，肠痈，乳痈，蛇虫咬伤，跌打损伤。

【民族用药】蒙医：全草入药，味苦，性凉。清热，消肿。用于肝热，肝肿大，牙龈脓肿。

7. 沙滩黄芩 *Scutellaria strigillosa* Hemsl.

【别　　名】海滨黄芩。

【药用部位】全草（沙滩黄芩）。

【生境分布】生于海边沙地。分布于绥中、东港、长海、大连等地。

【功效应用】清热利尿，消肿。

水苏属 *Stachys* L.

1. 甘露子 *Stachys affinis* Bunge—*S. sieboldii* Miq.

【别　　名】甘露、草石蚕、宝塔菜、螺蛳菜。

【药用部位】块茎及全草（草石蚕）。

【生境分布】生于山坡石缝间或较湿润处。分布于本溪、桓仁。辽宁各地常见栽培。

【功效应用】味甘，性平。解表清肺，利湿解毒，补虚健脾。用于风热感冒，虚劳咳嗽，黄疸，淋证，疮毒肿痛，毒蛇咬伤。

2. 毛水苏 *Stachys riederi* Cham.—*S. baicalensis* Fisch. ex Benth.

【别　　名】水苏草、贝加尔水苏。

【药用部位】根茎（水苏根）；全草（水苏）。

【生境分布】生于水沟旁、河岸边及湿草地上。分布于沈阳、盘锦等地。

【功效应用】根茎（水苏根）：清火，平肝，补阴。用于失音，咳嗽，吐血，外伤，疮癣烂痛，缠腰火丹。全草（水苏）：味辛，性凉。清热解毒，止咳利咽，止血消肿。用于感冒，痧症，肺痿，肺痈，头风目眩，咽痛，失音，吐血，咯血，衄血，崩漏，痢疾，淋证，跌打肿痛。

　　附注：功效相同的有**华水苏** *S. chinensis* Bunge ex Benth.，分布于辽宁各地；**小刚毛毛水苏** *S. riederi* var. *hispidula* (Regel) H. Hara—*S. baicalensis* var. *hispidula* (Regel) Nakai，分布于抚顺；**水苏** *S. riederi* var. *japonica* (Miq.) H. Hara—*S. japonica* Miq.，分布于凌源、沈阳、辽阳、岫岩、凤城、庄河、瓦房店等地。

香科科属 *Teucrium* L.

黑龙江香科科 *Teucrium ussuriense* Kom.

【别　　名】乌苏里香科科、东北石蚕。

【药用部位】全草（黑龙江香科科）。

【生境分布】生于向阳山坡及路边。分布于凌源、喀左、金州、大连等地。

【功效应用】清暑化湿，芳香健胃。

百里香属 *Thymus* L.

1. 长齿百里香 *Thymus disjunctus* Klokov

【别　　名】地椒。

【药用部位】全草（长齿百里香）。

【生境分布】生于砾石草地，沙质谷地。分布于凤城、丹东、大连。

【功效应用】止咳，祛风，杀虫。

2. 百里香 *Thymus mongolicus* (Ronniger) Ronniger

【别　　名】山椒、山胡椒、蒙古百里香、野百里香。

【药用部位】地上部分（地椒）。

【生境分布】生于多石山地、斜坡、山谷、山沟、路旁及杂草丛。分布于凌源。

【功效应用】味辛，性温。有小毒。祛风解表，行气止痛。用于感冒，头痛，牙痛，周身疼痛，腹胀冷痛。

附注：功效相同的有**地椒（五脉百里香）** *Th. quinquecostatus* Čelak.，分布于凌源、北镇、海城、营口、普兰店、金州、大连等地；**展毛地椒（兴凯百里香）** *Th. quinquecostatus* var. *przewalskii* (Kom.) **Ronniger**，分布于海城、营口、大连；**亚洲地椒（兴安百里香）** *Th. dahuricus* Serg.—*Th. quinquecostatus* var. *asiaticus* (Kitag.) C. Y. Wu & Y. C. Huang，分布于凌源、建平、北票、建昌、北镇、阜蒙、彰武、阜新等地。

牡荆属 *Vitex* L.

1. 黄荆 *Vitex negundo* L.

【别　　名】黄荆树、荆条。

【药用部位】根（黄荆根）；枝条（黄荆枝）；用火烧灼而流出的液汁（黄荆沥）；叶（黄荆叶）；果实（黄荆子）。

【生境分布】生于山坡路旁或灌丛中。分布于凌源。

【功效应用】根（黄荆根）：味辛，微苦，性温。解表，止咳，祛风除湿，理气止痛。用于感冒，慢性支气管炎，风湿痹痛，胃痛，痧气，腹痛。枝条（黄荆枝）：味辛，微苦，性平。祛风解表，消肿止痛。用于感冒发热，咳嗽，喉痹肿痛，风湿骨痛，牙痛，烫伤。用火烧灼而流出的液汁（黄荆沥）：味甘，微苦，性凉。清热，化痰，定惊。用于肺热咳嗽，痰黏难咯，小儿惊风，痰壅气逆，惊厥抽搐。叶（黄荆叶）：味辛、苦、性凉。解表散热，化湿和中，杀虫止痒。用于感冒发热，伤暑吐泻，痧气腹痛，肠炎，痢疾，疟疾，湿疹，癣，疥，蛇虫咬伤。果实（黄荆子）：味辛、苦，性温。祛风解表，止咳平喘，理气消食止痛。用于伤风感冒，咳嗽，哮喘，胃痛吞酸，消化不良，食积泻痢，胆囊炎，胆结石，疝气。

2. 牡荆 *Vitex negundo* var. *cannabifolia* (Siebold & Zucc.) Hand.-Mazz.

【别　　名】黄荆柴、荆条、小荆、中型牡荆。

【药用部位】根（牡荆根）；茎（牡荆茎）；茎用火烧灼而流出的液汁（牡荆沥）；叶（牡荆叶）；叶经水蒸气蒸馏提取的挥发油（牡荆油）；果实（牡荆子）。

【生境分布】生于山坡或灌丛中。分布于大连。

【功效应用】根（牡荆根）：味辛，微苦，性温。祛风解表，除湿止痛。用于感冒头痛，牙痛，疟疾，风湿痹痛。茎（牡荆茎）：味辛，微苦，性平。祛风解表，消肿止痛。用于感冒，喉痹，牙痛，脚气，疮肿，烧伤。茎用火烧灼而流出的液汁（牡荆沥）：味甘，性凉。除风热，化痰涎，通经络，行气血。用于中风口噤，痰热惊痫，头晕目眩，喉痹，热痢，火眼。叶（牡荆叶）：味微苦、辛，性平。祛痰，止咳，平喘。用于咳嗽痰多。叶经水蒸气蒸馏提取的挥发油（牡荆油）：味微苦、辛，性平。祛痰，止咳，平喘。用于慢性支气管炎。果实（牡荆子）：味苦、辛，性温。化湿祛痰，止咳平喘，理气止痛。用于咳嗽气喘，胃痛，泄泻，痢疾，疝气痛，脚气肿胀，白带，白浊。

附注：本种为《中国药典》2020 年版收载药材牡荆叶和牡荆油的基原植物。

3. 荆条 *Vitex negundo* var. *heterophylla* (Franch.) Rehder

【别　　名】黄荆条、刻叶黄荆、黄荆子、荆梢子、黑谷子、荆棵。

【药用部位】根（荆条根）；全株（荆条）；叶（荆条叶）；果实（荆条子）。

【生境分布】生于山坡或路边灌丛中。分布于凌源、建平、朝阳、建昌、绥中、兴城、北镇、锦州、阜蒙、辽阳、台安、盘山、金州、大连等地。

【功效应用】根（荆条根）：祛风湿，利关节，驱虫。全株（荆条）：味苦，性温。清热止咳，化湿截疟。用于支气管炎，疟疾，肝炎。叶（荆条叶）：解表，止疟，消暑。用于咳嗽痰喘，外用于蛇虫咬伤。果实（荆条子）：祛风除湿，止咳平喘，行气止痛。用于感冒咳嗽，哮喘，风痹，疟疾，胃痛，疝气，痔漏，消化不良，肠炎，痢疾。

4. 单叶蔓荆 *Vitex negundo* var. *simplicifolia* (B. N. Lin & S. W. Wang) D. K. Zang & J. W. Sun—*Vitex rotundifolia* L. f.—*V. trifolia* var. *simplicifolia* Cham.

【别　　名】荆条子、蔓荆、蔓荆子，推邦音—乌热（蒙药）。

【药用部位】根（蔓荆根）；叶或枝叶（蔓荆子叶）；果实（蔓荆子）。

【生境分布】生于海边沙地。分布于长海、金州等地。

【功效应用】根（蔓荆根）：味辛、甘，性温。消毒下气，治嗽止渴。用于心腹冷痛，热毒风肿。叶或枝叶（蔓荆子叶）：味辛、苦，性微寒。消肿止痛。用于跌打损伤，风湿疼痛，刀伤止血，头风。果实（蔓荆子）：味辛、苦，性微寒。疏散风热，清利头目。用于风热感冒头痛，齿龈肿痛，目赤多泪，目暗不明，头晕目眩。

【民族用药】蒙医：果实入药，味苦、辛，性平。效糙、锐。除虫，助消化，消肿。用于皮肤虫病，胃肠内虫病，浮肿，消化不良。

附注：本种为《中国药典》2020 年版收载药材蔓荆子的基原植物之一。被《国家重点保护野生药材物种名录》列为三级保护野生药材物种。

130. 通泉草科 Mazaceae

通泉草属 *Mazus* Lour.

1. 通泉草 *Mazus pumilus* (Burm. f.) Steenis—*M. japonicus* (Thunb.) Kuntze

【别　　名】斑鸠窝、绿兰花。

【药用部位】全草（绿兰花）。

【生境分布】生于湿润的草地、沟边、路旁及林缘。分布于凌源、清原、新宾、抚顺、辽阳、本溪、鞍山、海城、岫岩、凤城、宽甸、长海、金州、大连等地。

【功效应用】味苦、味甘，性凉。清热解毒，利湿通淋，健脾消积。用于热毒痈肿，脓疱疮，疔疮，烧烫伤，淋证，腹水，黄疸型肝炎，消化不良，小儿疳积。

2. 弹刀子菜 *Mazus stachydifolius* (Turcz.) Maxim.

【别　　名】水苏叶通泉草、四叶细辛。

【药用部位】全草（弹刀子菜）。

【生境分布】生于山坡草地、林缘或山阳坡石砾质地。分布于绥中、北镇、义县、阜蒙、昌图、法库、沈阳、辽阳、鞍山、岫岩、盖州、庄河、金州等地。

【功效应用】味微辛，性凉。清热解毒，凉血散瘀。用于便秘下血，疮疖肿毒，毒蛇咬伤，跌打损伤。

131. 透骨草科 Phrymaceae

沟酸浆属 *Erythranthe* Spach

沟酸浆 *Erythranthe tenella* (Bunge) G. L. Nesom—*Mimulus tenellus* Bunge

【别　　名】酸浆草、水芥草。

【药用部位】全草（沟酸浆）。

【生境分布】生于水边及潮湿地。分布于凌源、北镇、清原、新宾、本溪、桓仁、盖州、宽甸、大连等地。

【功效应用】味涩，性平。收敛止泻，止带。用于湿热痢疾，脾虚泄泻及带下病。

透骨草属 *Phryma* L.

1. 透骨草 *Phryma leptostachya* subsp. *asiatica* (H. Hara) Kitam.—*Ph. leptostachya* var. *asiatica* H. Hara

【别　　名】毒蛆草、蝇毒草、粘人裙、龙须蒿、藤草、老婆子针线。

【药用部位】全草（毒蛆草）。

【生境分布】生于阴湿山谷、林缘、林下、草地。分布于凌源、绥中、清原、新宾、抚顺、沈阳、辽阳、本溪、桓仁、鞍山、台安、岫岩、凤城、宽甸、丹东、金州、大连等地。

【功效应用】味辛、微苦，性凉，有小毒。清热解毒，杀虫，生肌；外用于金疮，毒疮，痈肿，疥疮，漆疮。

附注：本种根可用于杀蛆、蝇。

2. 黑穗透骨草 *Phryma leptostachya* var. *melanostachya* Kitag.

【别　　名】黑子透骨草、黑子毒蛆草。

【药用部位】全草、叶或根（黑子透骨草）。

【生境分布】生于林缘。分布于丹东。

【功效应用】杀虫。外用于黄水疮，疥疮，虫疮，湿疹，疮毒感染发热。

132. 泡桐科 Paulowniaceae

泡桐属 *Paulownia* Siebold & Zucc.

1. 楸叶泡桐 *Paulownia catalpifolia* T. Gong ex D. Y. Hong

【别　　名】山东泡桐、无籽泡桐、小叶泡桐。

【药用部位】根（楸叶泡桐根）；果实（楸叶泡桐果）。

【生境分布】分布于太行山区。大连有栽培。

【功效应用】根（楸叶泡桐根）：祛风，解毒，消肿，止痛。果实（楸叶泡桐果）：化痰止咳。

2. 毛泡桐 *Paulownia tomentosa* (Thunb.) Steud.

【别　　名】紫花泡桐、日本泡桐、绒叶泡桐、锈毛泡桐、绒毛泡桐。

【药用部位】根或根皮（桐根）；树皮（泡桐树皮）；木质部（桐木）；叶（泡桐叶）；花（泡桐花）；果实（泡桐果）。

【生境分布】野生分布于我国西部地区。凌源、辽阳、盖州、长海、金州、大连等地有栽培。

【功效应用】根或根皮（桐根）：味微苦，性微寒。祛风止痛，解毒活血。用于风湿热痹，筋骨疼痛，疮疡肿毒，跌打损伤。树皮（泡桐树皮）：味苦，性寒。祛风除湿，消肿解毒。用于风湿热痹，淋病，丹毒，痔疮肿毒，肠风下血，外伤肿痛，骨折。木质部（桐木）：用于下肢浮肿。叶（泡桐叶）：味苦，性寒。清热解毒，止血消肿。用于痈疽，疔疮肿毒，创伤出血。花（泡桐花）：味苦，性寒。清肺利咽，解毒消肿。用于肺热咳嗽，急性扁桃体炎，菌痢，急性肠炎，急性结膜炎，疖腮，疖肿，疮癣。果实（泡桐果）：味苦，性微寒。化痰，止咳，平喘。用于慢性支气管炎，咳嗽咯痰。

附注：功效相同的有**兰考泡桐 *P. elongata* S. Y. Hu**，大连有栽培。**光泡桐 *P. tomentosa* var. *tsinlingensis* (Y. Y. Pai) T. Gong**，大连有栽培。

133. 列当科 Orobanchaceae

大黄花属 *Cymbaria* L.

大黄花 *Cymbaria daurica* L.

【别　　名】达乌里芯芭、兴安芯芭、芯巴、芯玛芭、白蒿茶，阿拉坦—阿给、罕冲色日高、罕冲、哈屯—乌布斯（蒙药）。

【药用部位】全草（大黄花）。

【生境分布】生于山坡或沙质草原上。分布于建平、朝阳等地。

【功效应用】味微苦，性凉。祛风除湿，利尿，止血。用于风湿痹痛，月经过多，吐血，衄血，便血，外伤出血，水肿，黄水疮。

【民族用药】蒙医：全草入药，味微苦，性凉。燥协日乌素，清热，止痛，止血，止痒，消肿。用于心、肺、肾等急热，疫热，关节协日乌素病，协日乌素疮，关节疼痛，外伤，脓疡，脓肿，伤口渗血。

小米草属 *Euphrasia* L.

高枝小米草 *Euphrasia pectinata* subsp. *simplex* (Freyn) D. Y. Hong

【别　　名】芒小米草、小米草高枝亚种。

【药用部位】全草（小米草）。

【生境分布】生山坡草地，林缘、灌丛及草甸、草原。分布于清原、新宾、本溪、营口、庄河、瓦房店、普兰店等地。

【功效应用】味苦，性微寒。清热解毒，利尿。用于热病、口渴，头痛，咽喉肿痛，肺热咳嗽，热淋，小便不利，口疮，痈肿。

山罗花属 *Melampyrum* L.

山罗花 *Melampyrum roseum* Maxim.

【别　　名】绣球花、球锈草、山萝花。

【药用部位】全草或根（山萝花）。

【生境分布】生于疏林下及林缘草地。分布于凌源、喀左、西丰、清原、新宾、抚顺、沈阳、辽阳、桓仁、鞍山、海城、岫岩、营口、盖州、普兰店等地。

【功效应用】味苦，性凉。清热解毒。用于痈疮肿毒，肺痈，肠痈。

疗齿草属 *Odontites* Ludw.

疗齿草 *Odontites vulgaris* Moench—*O. serotina* (Lam.) Dum.

【别　　名】齿叶草、阳花、宝如—巴沙嘎、哈拉他尔—其其格（蒙药）。

【药用部位】全草（齿叶草）。

【生境分布】生于湿草地。分布于彰武。

【功效应用】味苦，性凉。有小毒。清热泻火，活血止痛。用于温病发热，瘀血作痛，肝火头痛，胁痛。

【民族用药】蒙医：全草入药，味苦，性寒。效轻、淡。清血热，止刺痛，解毒。用于血热，血、协日热，血刺痛，偏头痛，痧症，肝热，包如相搏，产褥热。

列当属 *Orobanche* L.

列当 *Orobanche coerulescens* Stephan

【别　　名】紫花列当、独根草、兔子拐棍、兔子拐棒、兔子腿、北亚列当，特木根—苏乐（蒙药），草苁蓉（满药），不老草、草苁蓉（朝药）。

【药用部位】全草（列当）。

【生境分布】生于沙丘、山坡及沟边草地上，寄生于蒿属植物根部。分布于凌源、建平、彰武、新宾、辽阳、鞍山、海城、大连等地。

【功效应用】味甘，性温。筋骨软弱，肠燥便秘；外用治小儿肠炎。

【民族用药】蒙医：全草入药，用于炭疽。满医：全草及根入药，补益肝肾，强筋健骨。用于体虚乏力，腰膝酸软，头晕目眩，阳痿，遗精早泄，失眠健忘，筋骨疼痛。朝药：全草入药，味甘，性温。补肾壮阳，强筋骨，润肠通便，止血。用于肾阴虚引起的阳痿，遗精，早泄，不孕，腰膝冷痛，老年便秘，津枯便秘，小便余沥，崩漏带下，膀胱炎，膀胱出血等。

　　附注：功效相同的有**黄花列当** *O. pycnostachya* Hance，分布于北镇、彰武、昌图、沈阳、辽阳、鞍山、台安等地；**美丽列当** *O. amoena* **C. A. Mey.**，分布于北镇、彰武；**毛药列当** *O. ombrochares* **Hance**，分布于彰武；**弯管列当（欧亚列当）** *O. cernua* **Loefl.**，分布于阜新；**黑水列当** *O. pycnostachya* **var.** *amurensis* **G. Beck—O.amurensis (G. Beck) Kom**，分布于义县、昌图、铁岭、鞍山、瓦房店、金州、大连等地。

马先蒿属 *Pedicularis* L.

1. 短茎马先蒿 *Pedicularis artselaeri* Maxim.

【别　　名】埃氏马先蒿、蚂蚁窝。

【药用部位】根（埃氏马先蒿）。

【生境分布】生于海拔1000m的石坡草丛中和林下较干处。分布于凌源。

【功效应用】祛风，胜湿，利水。用于风湿痹痛，小便少，小便不畅，石淋，疮疥。

2. 鸡冠子花 *Pedicularis mandshurica* Maxim.

【别　　名】鸡冠马先蒿、东北马先蒿。

【药用部位】全草（鸡冠马先蒿）。

【生境分布】生于海拔1000m以下的湿润的腐殖土中及岩石上。分布于本溪、岫岩、凤城等地。

【功效应用】清热利尿，祛风除湿。

3. 返顾马先蒿 *Pedicularis resupinata* L.

【别　　名】多枝返顾马先蒿、毛返顾马先蒿、马尿泡、马尿烧、马尿蒿、鸡冠草、鸡冠菜、盐灶草、马先蒿、虎麻，宝如—浩宁—额布尔—其其格（蒙药）。

【药用部位】根或茎叶（马先蒿）。

【生境分布】生于湿润草地、针叶林下、林缘、山坡灌丛、山沟及杂木林中。分布于彰武、开原、西丰、清原、新宾、抚顺、辽阳、本溪、桓仁、鞍山、海城、岫岩、宽甸、东港、庄河等地。

【功效应用】味苦，性平。祛风湿，利小便。用于风湿关节痛，小便不利，砂淋，带下病，大风癞疾，疥疮。

【民族用药】蒙医：全草入药，味苦，性凉。效钝、燥、轻、柔。收敛扩散毒，清胃热，止泻。用于头晕、眼花，胃肠绞痛，肉毒症。

4. 旌节马先蒿 *Pedicularis sceptrum-carolinum* L.

【别　　名】黄旗马先蒿、黄花马先蒿。

【药用部位】根（旌节马先蒿）。

【生境分布】生于河岸低湿地。分布于辽宁东部山区。

【功效应用】清热解毒，治蛇咬伤。

5. 穗花马先蒿 *Pedicularis spicata* Pall.

【别　　名】穗翁马先蒿、穗马先蒿、土人参。

【药用部位】根（土人参）。

【生境分布】生于海拔1000m以上的草地、溪流旁及灌丛中。分布于桓仁、凤城、岫岩。

【功效应用】味甘、微苦，性温。大补元气，生津安神，强心。用于气血虚损，虚劳多汗，虚脱衰竭，高血压。

6. 红纹马先蒿 *Pedicularis striata* Pall.

【别　　名】锦纹马先蒿、红色马先蒿、细叶马先蒿，协日—浩宁—额布尔—其其格、乌兰—苏得拉图—浩宁—额布尔—其其格（蒙药）。

【药用部位】全草（野芝麻）。

【生境分布】生于高山草原中及疏林中。分布于建平。

【功效应用】清热解毒，利水，涩精。用于水肿，遗精，耳鸣，毒蛇咬伤。

【民族用药】蒙医：全草入药，味苦，性凉。效钝、轻、柔。收扩散之毒，清热，固精。用于毒性扩散，中毒性遗精，关节筋骨疼痛。

7. 轮叶马先蒿 *Pedicularis verticillata* L.

【别　　名】轮花马先蒿、酱瓣草、土儿参。

【药用部位】根（轮叶马先蒿）。

【生境分布】生于高山草甸。分布于凤城。

【功效应用】味甘、微苦，性温。益气生津，养心安神。用于气血不足，体虚多汗，心悸怔忡。

黄筒花属 *Phacellanthus* Siebold & Zucc.

黄筒花 *Phacellanthus tubiflorus* Siebold & Zucc.

【别　　名】水晶兰、草苁蓉。

【药用部位】全草（黄筒花）。

【生境分布】生于山坡林下。分布于本溪、鞍山、凤城、宽甸、庄河等地。

【功效应用】味甘、微苦，性凉。补肝肾，强腰膝，清热解毒。用于头晕，神经衰弱，腰膝酸痛，肠炎，无名肿毒。

松蒿属 *Phtheirospermum* Bunge

松蒿 *Phtheirospermum japonicum* (Thunb.) Kanitz.

【别　　名】小盐灶菜、山芝麻蒿、花叶草、山季草、糯蒿。

【药用部位】全草（松蒿）。

【生境分布】生于山坡草地、灌丛。分布于辽宁各地。

【功效应用】味微辛，性凉。清热利湿，解毒。用于黄疸，水肿，风热感冒，口疮，鼻渊，疮疖肿毒。

地黄属 *Rehmannia* Libosch. ex Fisch. & C. A. Mey.

地黄 *Rehmannia glutinosa* (Gaertn.) Libosch. ex Fisch. & C. A. Mey.

【别　　名】怀地黄、生地黄、熟地黄、蛤蟆草、妈妈奶、山烟、山烟根、山旱烟根、山白菜、酒壶花、地黄叶（满药），森基黄、苏基黄（朝药）。

【药用部位】新鲜块根（鲜地黄）；干燥块根（生地黄）；经加工蒸晒的块根（熟地黄）；叶（地黄叶）；花（地黄花）；种子（地黄实）。

【生境分布】生于砂质黏壤土、荒山坡、山脚、墙边、路旁等处。分布于凌源、建平、北票、兴城、绥中、北镇、凌海、义县、阜蒙、鞍山、盘锦、营口、金州、大连等地。

【功效应用】新鲜块根（鲜地黄）：味甘，性寒。清热生津，凉血，止血。用于热病伤阴，舌绛烦渴，温毒发斑，吐血，衄血，咽喉肿痛。干燥块根（生地黄）：味甘，性寒。清热凉血，养阴生津。用于热入营血，温毒发斑，吐血衄血，热病伤阴，舌绛烦渴，津伤便秘，阴虚发热，骨蒸劳热，内热消渴。经加工蒸晒的块根（熟地黄）：味甘，性微温。补血滋阴，益精填髓。用于血虚萎黄，心悸怔忡，月经不调，崩漏下血，肝肾阴虚，腰膝酸软，骨蒸潮热，盗汗遗精，内热消渴，眩晕，耳鸣，须发早白。叶（地黄叶）：味微苦，性寒。解毒疗疮。用于恶疮，手、足癣。花（地黄花）：味甘，性温。填精补虚。用于消渴、肾虚腰痛。种子（地黄实）：味甘，性温。补肾填髓。用于肾虚腰痛。

【民族用药】满医：叶入药，将鲜地黄叶捣烂取汁，搽抹患处，或用鲜地黄叶煮水，泡洗患处，用于痈疮肿毒，红肿疼痛，皮肤癣症。朝医：生地黄、熟地黄均为少阳人药。生地开肾之胃气而进食消食，泻火滋阴。熟地黄补肾和肾，滋阴。肾阴虚所致腰膝酸软，骨蒸潮热，眩晕失眠，咳嗽，下消胞衣不下等证。

附注：本种为《中国药典》2020年版收载药材地黄和熟地黄的基原植物。鲜地黄和干地黄在《中国药典》中统称为地黄。

阴行草属 *Siphonostegia* Benth.

阴行草 *Siphonostegia chinensis* Benth.

【别　　名】北刘寄奴、芝麻蒿、五毒草、鬼麻油、风吹草、吹风草、随风草、铃茵陈、土茵陈、金钟茵陈、漏芦、蛮老婆针。

【**药用部位**】全草（北刘寄奴）。

【**生境分布**】生于向阳山坡、草地、灌丛中。分布于凌源、阜新、彰武、铁岭、开原、清原、抚顺、新民、法库、沈阳、辽阳、桓仁、鞍山、海城、营口、凤城、丹东、大连等地。

【**功效应用**】味苦、性凉。清热利湿，凉血止血，祛瘀止痛。用于湿热黄疸，肠炎痢疾，小便淋浊，痈疽丹毒，尿血，便血，外伤出血，痛经，瘀血经闭，跌打损伤，关节炎。

附注：本种为《中国药典》2020 年版收载药材北刘寄奴的基原植物。

134. 冬青科 Aquifoliaceae

冬青属 *Ilex* L.

枸骨 *Ilex cornuta* Lindl. & Paxton

【**别　　名**】苦丁茶、大虎刺、红果刺、猫儿屎、杠骨树、老虎刺、八角刺、猫儿刺、狗骨刺。

【**药用部位**】根（功劳根）；树皮（枸骨树皮）；嫩叶（苦丁茶）；叶（枸骨叶）；果实（枸骨子）。

【**生境分布**】分布于我国长江以南各省。金州、旅顺口有栽培。

【**功效应用**】根（功劳根）：味苦，性凉。补肝益肾，疏风清热。用于腰膝痿弱，关节疼痛，头风，赤眼，牙痛，荨麻疹。树皮（枸骨树皮）：味微苦，性凉。补肝肾，强腰膝。用于肝血不足，肾脚痿弱。嫩叶（苦丁茶）：味甘、苦，性寒。疏风清热，明目生津。用于风热头痛，齿痛，目赤，聤耳，口疮，热病烦渴，泄泻，痢疾。叶（枸骨叶）：味苦，性凉。清热养阴，益肾，平肝。用于肺痨咯血，骨蒸潮热，头晕目眩。果实（枸骨子）：味苦、涩，性温。补肝肾，强筋活络，固涩下焦。用于体虚低热，筋骨疼痛，崩漏，带下，泄泻。

附注：本种为《中国药典》2020 年版收载药材枸骨叶的基原植物。

135. 桔梗科 Campanulaceae

沙参属 *Adenophora* Fisch.

1. 细叶沙参 *Adenophora capillaris* subsp. *paniculata* (Nannf.) D. Y. Hong & S. Ge—*A paniculata* Nannf.

【**别　　名**】紫沙参、南沙参、长叶沙参、嵩参。

【**药用部位**】根（细叶沙参）。

【**生境分布**】生于干山坡草地、灌丛及林缘。分布于金州、大连。

【**功效应用**】清肺养阴，生津止渴，祛痰。用于急慢性气管炎，肺热咳嗽，痨嗽咯血，咽喉肿痛。

附注：本种的根在辽宁民间习惯作"南沙参"用。

2. 展枝沙参 *Adenophora divaricata* Franch. & Sav.

【**别　　名**】南沙参、沙参。

【**药用部位**】根（展枝沙参）。

【**生境分布**】生于山地草甸及林缘。分布于凌源、建昌、阜蒙、铁岭、西丰、清原、新宾、抚顺、法库、沈阳、辽阳、本溪、鞍山、岫岩、凤城、丹东、庄河、大连、旅顺口等地。

【**功效应用**】清肺化痰，止咳。用于肺热燥咳，热病口干，饮食不振。

3. 狭叶沙参 *Adenophora gmelinii* (Spreng.) Fisch.

【**别　　名**】厚叶沙参、柳叶沙参、柳齿沙参。

【**药用部位**】根（狭叶沙参）。

【**生境分布**】生于草甸草原、山坡草地或林缘。分布于彰武、沈阳、本溪、大连、旅顺口等地。

【**功效应用**】清热养阴，润肺化痰，益胃生津。用于阴虚咳嗽，喉痹，津伤，口渴。

附注：本种的根在辽宁民间习惯作"南沙参"用。

4. 沼沙参 *Adenophora palustris* Kom.

【**药用部位**】根（沼沙参）。

【生境分布】生于沼泽、草甸。分布于铁岭。

【功效应用】润肺益气，化痰止咳，养阴清肺。用于肺热咳嗽，咳痰黄稠，阴虚发热。

5. **长白沙参** *Adenophora pereskiifolia* (Fisch. ex Roem. & Schult.) G. Don

【别　　名】阔叶沙参、宽叶沙参。

【药用部位】根（长白沙参）。

【生境分布】生于山坡、林缘、林间草地或灌丛中。分布于凌源、建昌、义县、北镇、新宾、本溪、桓仁、鞍山、宽甸、庄河、普兰店等地。

【功效应用】味甘、微苦，性凉。清热养阴，祛痰止咳。用于肺热燥咳，虚劳久咳，咽喉痛。

附注：本种的根在辽宁民间习惯作"南沙参"用。

6. **松叶沙参** *Adenophora pinifolia* Kitag.

【药用部位】根（松叶沙参）。

【生境分布】生于干旱向阳的石质山坡草地。分布于葫芦岛、阜新、金州、大连。

【功效应用】清肺止咳，益气生津。用于肺虚咳嗽，咽干舌燥，胃阴亏损。

附注：本种为中国特有种。

7. **石沙参** *Adenophora polyantha* Nakai

【别　　名】光萼石沙参、糙萼沙参、多花沙参、多蕊沙参、驴干粮。

【药用部位】根（石沙参）。

【生境分布】生于山沟丘陵地及山野较干燥的阳坡。分布于凌源、阜蒙、西丰、铁岭、辽阳、本溪、鞍山、海城、岫岩、营口、盖州、丹东、庄河、普兰店、金州、大连等地。

【功效应用】味甘、微苦，性凉。清热养阴，祛痰止咳。用于肺热燥咳，虚劳久咳，咽喉痛。

附注：本种的根在辽宁民间习惯作"南沙参"用。

8. **多歧沙参** *Adenophora potaninii* subsp. *wawreana* (Zahlbr.) S. Ge & D. Y. Hong—*A. wawreana* Zahlbr.

【别　　名】南沙参、华氏沙参、瓦氏参。

【药用部位】根（多歧沙参）。

【生境分布】生于阴坡草丛或灌木林中，或生于疏林下，多生于砾石中或岩石缝中。分布于凌源、建平、建昌、锦州、阜蒙等地。

【功效应用】味甘、微苦，性微寒。养阴清热，祛痰止咳。用于肺结核潮热，咳嗽，肺虚咳嗽，百日咳，产后缺乳，感冒头痛，口干舌燥，咽喉肿痛，虚火牙痛。

附注：本种的根在辽宁民间习惯作"南沙参"用。

9. **长柱沙参** *Adenophora stenanthina* (Ledeb.) Kitag.

【别　　名】沙参，乌日图—套古日朝格图—哄呼—其其格（蒙药）。

【药用部位】根（泡参）。

【生境分布】生于山地草甸、草原。分布于朝阳、新宾、辽阳等地。

【功效应用】味甘、苦，性凉。清热养阴，利肺止咳，生津。用于阴虚，肺燥咳嗽。

10. **扫帚沙参** *Adenophora stenophylla* Hemsl.

【别　　名】蒙古沙参、细叶沙参。

【药用部位】根（扫帚沙参）。

【生境分布】生于干草地、草原。分布于彰武、沈北、庄河。

【功效应用】清热养阴，祛痰止咳。用于支气管炎，咳嗽。

11. **轮叶沙参** *Adenophora tetraphylla* (Thunb.) Fisch.

【别　　名】南沙参、三叶菜、四叶菜、明叶菜、四叶沙参、四叶参、沙参、香沙参、纺车轮子菜、白马肉、歪脖菜，洪胡—其其格、鲁图得—道尔吉—山巴、查于—鲁图得道尔吉（蒙药）。

【药用部位】根（南沙参）。

【生境分布】生于山地林缘、山坡草地及河滩草甸等处。分布于凌源、朝阳、建昌、绥中、义县、北镇、阜蒙、彰武、新宾、抚顺、沈阳、辽阳、鞍山、本溪、鞍山、岫岩、凤城、丹东、庄河、大连等地。

【功效应用】味甘、微苦，性凉。养阴清肺，益胃生津，化痰，益气。用于肺热燥咳，阴虚劳嗽，干咳痰黏，胃阴不足，食少呕吐，气阴不足，烦热口干。

【民族用药】蒙医：根入药，味苦、辛、涩，性凉。效锐、软。祛协日乌素，消肿，舒筋。主治巴木病，陶赖，赫如虎，关节协日乌素病，黏性肿疮，牛皮癣。

附注：本种为《中国药典》2020 年版收载药材南沙参的基原植物。本种的嫩苗可作野菜食用。

12. **荠苨 *Adenophora trachelioides* Maxim.**

【别　　名】心叶沙参、杏叶沙参、歪脖菜、灯笼菜、杏叶菜、老母鸡肉、甜桔梗。

【药用部位】根（荠苨）。

【生境分布】生于山坡草地或林缘。分布于辽宁各地。

【功效应用】味甘，性寒。润燥化痰，清热解毒。用于肺燥咳嗽，咽喉痛，消渴，疔疮肿毒，药物中毒。

附注：功效相同的有**薄叶荠苨 *A. remotiflora* (Siebold & Zucc.) Miq.**，分布于凌源、清原、新宾、抚顺、辽阳、本溪、桓仁、鞍山、海城、岫岩、凤城、宽甸、盖州、庄河、大连等地。二者的嫩苗均可作野菜食用。

13. **锯齿沙参 *Adenophora tricuspidata* (Fisch. ex Roem. &Schult.) A. DC.**

【药用部位】根（锯齿沙参）。

【生境分布】生于湿草甸、桦木林下、向阳山坡。分布于鞍山。

【功效应用】润肺化痰，止咳。用于肺燥咳嗽。

风铃草属 *Campanula* L.

1. **聚花风铃草 *Campanula glomerata* subsp. *speciosa* (Hornem. ex Spreng.) Domin**

【别　　名】阴午草、山小菜、风铃草。

【药用部位】全草（聚花风铃草）。

【生境分布】生于灌丛、林缘。分布于清原、新宾、抚顺、沈阳、辽阳、本溪、鞍山、海城、岫岩、凤城、庄河等地。

【功效应用】味苦，性凉。清热解毒，止痛。用于咽喉肿痛，头痛。

附注：本种的嫩苗可作野菜食用。

2. **紫斑风铃草 *Campanula punctata* Lam.**

【别　　名】灯笼花、吊钟花、紫风铃草、独叶灵。

【药用部位】根（紫斑风铃草根）；全草（紫斑风铃草）。

【生境分布】生于山地林中、灌丛或草丛中。分布于北镇、西丰、清原、新宾、抚顺、辽阳、本溪、桓仁、鞍山、海城、岫岩、宽甸、庄河、瓦房店、大连等地。

【功效应用】根（紫斑风铃草根）：清热解毒，祛风除湿，止痛，平喘。全草（紫斑风铃草）：用于咽喉痛，头痛，难产。

附注：本种的全草在辽宁也作聚花风铃草药用。本种的嫩苗可作野菜食用。

党参属 *Codonopsis* Wall.

1. **羊乳 *Codonopsis lanceolata* (Siebold & Zucc.) Benth. & Hook.f. ex Trautv.**

【别　　名】轮叶党参、羊奶参、四叶参、狗参、狗头参、大头参、白蟒肉、山胡萝卜、山海螺、山地瓜、山地瓜秧、山胡萝卜（满药），萨萨姆（朝药）。

【药用部位】根（山海螺）。

【生境分布】生于山地灌木林下沟边阴湿地区或阔叶林内。分布于凌源、朝阳、建昌、葫芦岛、阜新、开原、西丰、清原、新宾、抚顺、辽阳、本溪、桓仁、鞍山、海城、岫岩、凤城、宽甸、丹东、庄河等地。

【功效应用】味甘、辛，性平。益气养阴，解毒消肿，排脓，通乳。用于神疲乏力，头晕头痛，肺痈，乳痈，肠痈，疮疖肿毒，喉蛾，瘰疬，产后乳少，白带，毒蛇咬伤。

【民族用药】满医：根入药，益气养阴，解毒消肿。山胡萝卜煮熟直接食用或水煎服，用于体虚乏力，食欲不振，产后乳少，痛疮肿毒，肺痈，乳痈，肠痈，瘰疬，毒蛇咬伤。朝医：根入药，为太阴入药。补肺，和肺，益胃生津。用于肺热阴虚而引起的燥咳或劳咳，重病后调理。

附注：本种的嫩苗、剥去外皮的根均可作野菜食用。

2. 党参 Codonopsis pilosula (Franch.) Nannf.

【别　　名】东党、东党参、辽党、三叶菜、叶子草、本党参、南山参、鲁杜德道尔吉、鲁杜德道尔吉—朝格、希日—敖日浩岱（蒙药），吟音细（满药），当萨姆、满萨姆（朝药）。

【药用部位】根（党参）。

【生境分布】生于山地林缘及灌丛中。分布于清原、新宾、抚顺、辽阳、本溪、桓仁、鞍山、岫岩、凤城、宽甸、庄河等地。

【功效应用】味甘，性平。健脾益肺，养血生津。用于脾肺气虚，食少倦怠，咳嗽虚喘，气血不足，面色萎黄，心悸气短，津伤口渴，内热消渴。

【民族用药】蒙医：根入药，味苦、辛、涩，性凉。效锐、软。祛协日乌素，消肿，舒筋。主治巴木病，陶赖、赫如虎，关节协日乌素病，黏性肿疮，牛皮癣。满医：根入药，健脾益肺，养血生津，调理脾胃。用于脾肺虚弱、气短心悸、中气不足引起的食少便溏、面黄浮肿、四肢倦息，因肺气亏虚所致的喘息咳嗽等症。朝医：根入药，补气血，生津液。用于脾胃虚证，肺气不足，贫血，慢性肾炎，胃虚和消化不良，脱肛，子宫脱垂等。

附注：本种为《中国药典》2020年版收载药材党参的基原植物之一。本种的嫩苗、剥去外皮的根均可作野菜食用。

3. 雀斑党参 Codonopsis ussuriensis (Rupr. & Maxim.) Hemsl.

【别　　名】乌苏里党参、山地豆、山土豆。

【药用部位】根（雀斑党参）。

【生境分布】生于林缘、林下。分布于绥中、铁岭、开原、西丰、清原、新宾、抚顺、沈阳、辽阳、本溪、桓仁、海城、盖州、岫岩、凤城、丹东、庄河等地。

【功效应用】补中益气，健脾润肺。

附注：本种的嫩苗、剥去外皮的根均可作野菜食用。

半边莲属 Lobelia L.

1. 半边莲 Lobelia chinensis Lour.

【别　　名】急解索、蛇利草。

【药用部位】全草（半边莲）。

【生境分布】分布于我国长江中、下游及以南地区。大连有栽培。

【功效应用】味甘，性平。清热解毒，利尿消肿。用于痈肿疔疮，蛇虫咬伤，臌胀水肿，湿热黄疸，湿疹湿疮。

附注：本种为《中国药典》2020年版收载品种。

2. 山梗菜 Lobelia sessilifolia Lamb.

【别　　名】半边莲、大种半边莲。

【药用部位】根或带根全草（山梗菜）。

【生境分布】生于草甸、沼泽地或湿草地。分布于彰武、庄河。

【功效应用】味辛，性平。有小毒。祛痰止咳，利尿消肿，清热解毒。用于感冒发热，咳嗽痰喘，肝硬氏腹水，水肿，痈疽疔毒，蛇犬咬伤，蜂螫。

桔梗属 *Platycodon* A. DC.

桔梗 *Platycodon grandiflorus* (Jacq.) A. DC.

【别　　名】白花桔梗、狗宝、和尚帽、喇叭花、和尚头、四叶菜、包袱花、蓝包袱花、包花根、明叶菜、直脖菜、光棍挺、老婆子花、爆竹花，胡尔敦—查干、苏格拉、宝日—扫日老（蒙药），陶克陶巴—依勒哈、捋车（满药），道拉基（朝药）。

【药用部位】根（桔梗）。

【生境分布】生于阳处草丛、草甸、平原、山坡林缘、灌丛中。亦有栽培。分布于辽宁各地。

【功效应用】味苦、辛，性平。宣肺，利咽，祛痰，排脓。用于咳嗽痰多，胸闷不畅，咽痛音哑，肺痈吐脓。

【民族用药】蒙医：根入药，味辛、甘、涩，性寒。效轻。清肺热，止咳，排脓，祛痰。用于赫依肺热，肺扩张、肺脓肿，伤风咳嗽，肺痨。满医：根入药，宣肺祛痰，利咽止咳，排脓。用于咳嗽痰多、咽喉肿痛，肺痈，胸闷胁痛，痢疾腹痛，小便不利。朝医：桔梗为太阴人药。壮肺。用于太阴人太阳病无汗喘证。

附注：本种为《中国药典》2020 年版收载药材桔梗的基原植物，桔梗为辽宁"关药"道地药材品种，属药食同源品种。抚顺、本溪、丹东、朝阳、阜新、辽阳、鞍山等地广泛种植。桔梗根是朝鲜族特色食物。

136. 睡菜科 Menyanthaceae

睡菜属 *Menyanthes* Tourn. ex L.

睡菜 *Menyanthes trifoliata* L.

【别　　名】醉草。

【药用部位】根（睡菜根）；全草或叶（睡菜）。

【生境分布】在沼泽中成群生长。分布于彰武、清原等地。

【功效应用】根（睡菜根）：味甘、微苦，性平。润肺止咳，利尿消肿，降血压。用于咳嗽，水肿，风湿痛，高血压。全草或叶（睡菜）：味甘、微苦，性寒。健脾消食，养心安神，清热利尿。用于胃痛，消化不良，心悸失眠，湿热黄疸，胆囊炎，水肿，小便不利或赤热涩痛。

荇菜属 *Nymphoides* Ség.

1. 金银莲花 *Nymphoides indica* (L.) Kuntze

【别　　名】印度荇菜、白花莕菜。

【药用部位】全草（铜荬菜）。

【生境分布】生于湖沼或水泡子中。分布于沈阳。

【功效应用】清热利尿，生津养胃。用于小便短赤不利，口干，口渴。

2. 荇菜 *Nymphoides peltata* (S. G. Gmel.) Kuntze

【别　　名】莕菜、莲叶荇菜、莲叶莕菜、莲花菜、马蹄秧、驴蹄叶子、明铁叶子、龙须菜。

【药用部位】全草（荇菜）。

【生境分布】生于水泡子或池塘中。分布于彰武、凌海、铁岭、新民、沈阳、台安、盘山、丹东、庄河等地。

【功效应用】味辛、甘，性寒。发汗透疹，利尿通淋，清热解毒。用于感冒发热无汗，麻疹透发不畅，水肿，小便不利，热淋，诸疮肿毒，毒蛇咬伤。

137. 菊科 Asteraceae (Compositae)

蓍属 *Achillea* L.

1. 高山蓍 *Achillea alpina* L.

【别　　名】蓍草、羽衣草、蚰蜓草、小叶草、锯齿草、一枝蒿。

【药用部位】全草（蓍草）；果实（蓍实）。

【生境分布】常见于山坡湿草地、灌丛间、林缘、沟旁、路旁。分布于凌源、彰武、西丰、清原、新宾、抚顺、新民、沈阳、辽阳、桓仁、鞍山、营口、宽甸、庄河等地。

【功效应用】全草（蓍草）：味辛、苦，性微温，有毒。祛风止痛，活血，解毒。用于感冒发热，头风痛，牙痛，风湿痹痛，血瘀经闭，腹部痞块，跌打损伤，毒蛇咬伤，痈肿疮毒。果实（蓍实）：味酸、苦，性平。益气，明目。用于气虚体弱，视物昏花。

附注：本种的嫩苗可作野菜食用。

2. 蓍 *Achillea millefolium* L.

【别　　名】千叶蓍、欧蓍、西洋蓍草、洋蓍草、锯草、多叶蓍、蓍草，图勒格其—乌布斯、班布、奈塔嘎拉吉（蒙药）。

【药用部位】全草（洋蓍草）。

【生境分布】中国各地庭园常见栽培。辽宁各地有栽培。

【功效应用】味辛、微苦，性凉。有毒。祛风，活血，解毒。用于风湿痹痛，跌打损伤，血瘀痛经，痈肿疮毒，痔疮出血。

【民族用药】蒙医：全草入药，味苦、辛，性温。效锐。破痞疽，消肿，止痛。用于内外痞疽，外伤，关节肿痛，发热。

附注：功效相似的有**短瓣蓍** *A. ptarmicoides* Maxim.，分布于辽宁各地。

和尚菜属 *Adenocaulon* Hook.

和尚菜 *Adenocaulon himalaicum* Edgew.

【别　　名】腺梗菜、葫芦叶、葫芦菜、碗草、驴蹄叶、马蹄菜、驴蹄子菜、大叶毛、大眼猫、牛波罗盖、老母猪豁子、火菠菜、老皮袄、皮袄菜、破皮袄、和尚头菜。

【药用部位】根及根茎（水葫芦根）。

【生境分布】生于林下、林缘、灌丛中、林下溪流旁、路旁及河谷阴湿处。分布于铁岭、西丰、清原、新宾、抚顺、沈阳、辽阳、本溪、桓仁、鞍山、岫岩、凤城、宽甸、庄河、瓦房店等地。

【功效应用】味辛、苦，性温。宣肺平喘，利水消肿，散瘀止痛。用于咳嗽气喘，水肿小便不利，产后瘀血腹痛，跌打损伤。

藿香蓟属 *Ageratum* L.

1. 藿香蓟 *Ageratum conyzoides* L.

【别　　名】胜红蓟。

【药用部位】全草（胜红蓟）。

【生境分布】原产于中南美洲。沈阳、大连有栽培。

【功效应用】味辛、微苦，性凉。清热解毒，止血，止痛。用于感冒发热，咽喉肿痛，口舌生疮，咯血，衄血，崩漏，脘腹疼痛，跌打损伤，外伤出血，痈肿疮毒，湿疹瘙痒。

2. 熊耳草 *Ageratum houstonianum* Mill.

【别　　名】大花藿香蓟、心叶藿香蓟、蓝蓟。

【药用部位】全草（熊耳草）。

【生境分布】原产于墨西哥及毗邻地区。沈阳、大连等地有栽培，有逸生。

【功效应用】味微苦，性凉。清热解毒，祛风，消炎，止血。用于风热感冒，咽喉肿痛，刀伤，疮疖。外用于中耳炎。

牛蒡属 *Arctium* L.

牛蒡 *Arctium lappa* L.

【别　　名】大力子、恶实、关大力、野狗宝、黏苍子、黏不沾、疙瘩菜、牛槽子、针猪口、老母猪耳朵、老母猪哼哼、老母猪呼嗒、老母猪挂达子、狗宝，吉松、洛西古、西伯图茹、塔拉布斯、西伯—乌布斯（蒙药），阿巴胡查打（满药），乌翁布利、乌翁扎（朝药）。

【药用部位】根（牛蒡根）；茎叶（牛蒡茎叶）；果实（牛蒡子）。

【生境分布】生于山坡、山谷、林缘、林中、河边潮湿地、村庄路旁或荒地，也有栽培。分布于辽宁各地。

【功效应用】根（牛蒡根）：味苦、微甘，性凉。散风热，消毒肿。用于风热感冒，头痛，咳嗽，热毒而肿，咽喉肿痛，风湿痹痛，症瘕积块，痈疖恶疮，痔疮脱肛。茎叶（牛蒡茎叶）：味苦、微甘，性凉。清热除烦，消肿止痛。用于风热头痛，心烦口干，咽喉肿痛，小便涩少，痈肿疮疖，皮肤风痒，白屑风。果实（牛蒡子）：味辛、苦，性寒。疏散风热，宣肺透疹，解毒利咽。用于风热感冒，咳嗽痰多，麻疹，风疹，咽喉肿痛，痄腮，丹毒，痈肿疮毒。

【民族用药】蒙医：果实入药，味苦、辛，性寒。破痞，泻脉病，利尿。用于石痞，尿闭，死胎不下，脉痞，脉伤。满医：果实入药，疏散风热，宣肺祛痰，利咽透疹，解毒消肿。用于风热咳嗽，咽喉肿痛，斑疹不透，风疹瘙痒，痄腮喉痹，疮疡肿毒。朝医：牛蒡根用于伤寒，寒热往来，汗出，中风，面肿，消渴，热证等，久服轻身耐老。根、叶捣碎取汁擦身治风证，敷于患处治诸肿毒。牛蒡子发散解表，泻火，解毒。用于痈疽初发，痘疹。

附注：本种为《中国药典》2020 年版收载药材牛蒡子的基原植物，牛蒡子为辽宁"关药"道地药材品种，称为"关大力"。目前牛蒡以野生资源为主，省内偶见种植。种植品的根肉质可食，营养丰富，被称为"东洋人参"。本种的嫩叶和嫩叶柄可作野菜食用。

蒿属 *Artemisia* L.

1. 碱蒿 *Artemisia anethifolia* Weber ex Stechm.

【别　　名】大莳萝蒿、盐蒿、糜糜蒿、臭蒿、伪茵陈。

【药用部位】幼苗（碱蒿）。

【生境分布】生于碱性草地、沙坨子碱洼地。分布于营口。

【功效应用】清热利湿，清肝利胆。

附注：本种幼苗可作茵陈的代用品。

2. 莳萝蒿 *Artemisia anethoides* Mattf.

【别　　名】肇东蒿、小碱蒿、伪茵陈。

【药用部位】幼苗（莳萝蒿）。

【生境分布】生于沙质地、砂质草地。分布于旅顺口、大连等地。

【功效应用】味苦、辛，性凉。清热利湿，利胆退黄。

附注：本种幼苗可作茵陈的代用品。

3. 狭叶牡蒿 *Artemisia angustissima* Nakai

【别　　名】狭叶艾。

【药用部位】全草（狭叶牡蒿）。

【生境分布】生于低海拔地区的山坡及路旁。分布于长海。

【功效应用】凉血，解暑。

附注：本种幼苗常与牡蒿混用。

4. 黄花蒿 *Artemisia annua* L.

【别　　名】青蒿、臭蒿、香蒿、蒿子，毛仁—希日拉吉、擦日泵（蒙药），垓萨擦尔苏（朝药）。

【药用部位】根（青蒿根）；地上部分（青蒿）；果实（青蒿子）。

【生境分布】生于路旁、荒地、住宅附近、山坡、林缘等处。分布于辽宁各地。

【功效应用】根（青蒿根）：用于劳热骨蒸，关节酸痛，大便下血。地上部分（青蒿）：味辛、苦，性寒。清虚热，除骨蒸，解暑热，截疟，退黄。用于温邪伤阴，夜热早凉，阴虚发热，骨蒸劳热，暑邪发热，疟疾寒热，湿热黄疸。果实（青蒿子）：味甘，性凉。清热明目，杀虫。用于劳热骨蒸，痢疾，恶疮，疥癣，风疹。

【民族用药】蒙医：地上部分入药，味苦、辛，性凉。效轻、钝、糙、燥。清热，利咽，消肿。用于音哑，咽喉肿痛，齿龈肿胀，白喉，肺热，喉热。朝医：青蒿为少阳人药。清热，除湿，除蒸。用于表热实证，少阳疟疾。

【附注】：本种为《中国药典》2020 年版收载药材青蒿的基原植物。

5. 艾 *Artemisia argyi* H. Lév. & Vaniot

【别　　名】艾、艾蒿叶、白蒿、白艾、蕲艾、家艾、艾叶、北艾、陈艾、大叶艾、五月艾，砍玛尔、索依赫、索依赫一乌布斯（蒙药），哈姆格依亚—苏依哈、崔哈（满药）。

【药用部位】叶（艾叶）；果实（艾实）。

【生境分布】生于山坡、荒地、路旁、林缘沟边，也有栽培。分布于辽宁各地。

【功效应用】叶（艾叶）：味苦、辛，性温。温经止血，散寒止痛；外用祛湿止痒。用于吐血，衄血，崩漏，月经过多，胎漏下血，少腹冷痛，经寒不调，宫冷不孕；外治皮肤瘙痒。醋艾炭温经止血，用于虚寒性出血。果实（艾实）：味苦、辛，性温。温肾壮阳。用于肾虚腰酸，阳虚内寒。

【民族用药】蒙医：叶入药，味苦、辛，性温。小毒。止血，消肿，治疗痈疽。用于各种出血，肉痈。满医：叶入药，温经止血，散寒调经，安胎。用于妇女小腹或子宫虚寒所致的崩漏，带下，月经不调，痛经，宫寒不孕，带下清稀等。制成艾条灸患处，治疗风湿关节疼痛。

【附注】：本种为《中国药典》2020 年版收载药材艾叶的基原植物。功效相同的有**朝鲜艾** *A. argyi* var. *gracilis* Pamp.，分布于凌源、建平、葫芦岛、北镇、彰武、清原、新宾、抚顺、沈阳、鞍山、盖州、凤城、普兰店、大连等地。功效相似，在民间习惯作艾叶代用品的有**歧茎蒿** *A. igniaria* Maxim.，分布于凌源、北镇、法库、西丰、新宾、抚顺、桓仁、鞍山、岫岩、宽甸、普兰店等地；**辽东蒿** *A. verbenacea* (Kom.) Kitag.，分布于凌源、建平、喀左、营口等地；**红足蒿** *A. rubripes* Nakai，分布于凌源、建平、葫芦岛、锦州、北镇、彰武、清原、抚顺、沈阳、辽阳、桓仁、凤城、宽甸、盘锦、营口、庄河、普兰店、金州等地。**宽叶山蒿** *A. stolonifera* (Maxim.) Kom.，分布于北镇、西丰、清原、新宾、抚顺、辽阳、本溪、桓仁、鞍山、凤城、瓦房店、普兰店等地。宽叶山蒿据考证是古代本草记载九牛草的基原植物，九牛草被称为"艾之精英"。

6. 山蒿 *Artemisia brachyloba* Franch.

【别　　名】岩蒿。

【药用部位】全草（岩蒿）。

【生境分布】生于岩石缝中、石砬子上。分布于凌源、建平、建昌等地。

【功效应用】味苦、辛，性平。祛风除湿，清热消肿。用于风湿痹痛，偏正头痛，咽喉肿痛。

7. 茵陈蒿 *Artemisia capillaris* Thunb.

【别　　名】茵陈、绵茵陈、花茵陈、白茵陈、山茵陈、黄蒿、吱啦蒿、白蒿、香蒿、绒蒿，阿荣、阿格荣（蒙药），尼延茨力—哈姆格依亚（满药），茵津（朝药）。

【药用部位】地上部分（茵陈）。

【生境分布】生于沙质河、湖、海岸、干燥丘陵地、草原、草丛、灌丛。分布于凌源、建平、建昌、葫芦岛、锦州、开原、铁岭、西丰、清原、新宾、抚顺、沈阳、辽中、辽阳、本溪、灯塔、鞍山、海城、岫岩、盘锦、营口、丹东、庄河、金州、大连、旅顺口等地。

【功效应用】味苦、辛，性微寒。清利湿热，利胆退黄。用于黄疸尿少，湿温暑湿，湿疮瘙痒。

【民族用药】蒙医：幼苗入药，味苦、辛，性凉。清肺热、止咳，排脓，祛黄疸。用于肺热，气喘，肺刺痛，肺脓肿，感冒，咳嗽，痰积，喉感冒，黄疸。满医：叶入药，清热利湿。茵陈水煎服，用于黄疸型肝炎，小便不利，肺痨潮热等；茵陈煮水搽洗患处，用于皮肤风疹瘙痒。朝医：茵陈为少阴人药。退黄疸。用于阴黄，冷汗不止。

【附注】：本种为《中国药典》2020 年版收载药材茵陈的基原植物之一。本种的嫩苗可作野菜食用。

8. 青蒿 *Artemisia carvifolia* Buch.-Ham. ex Roxb.

【别　　名】大青蒿、廪蒿、臭蒿、香蒿、黑蒿。

【药用部位】根（青蒿根）；果实（青蒿子）；地上部分（青蒿）。

【生境分布】生于草地、荒地、沙地。分布于清原、抚顺、辽阳、营口、大连等地。

【功效应用】根（青蒿根）：用于劳热骨蒸，关节酸痛，大便下血。果实（青蒿子）：味甘，性凉。清热明目，杀虫。用于劳热骨蒸，泄泻，恶疮，疥癣，风疹。地上部分（青蒿）：味苦、微辛，性凉。清热，解暑，除蒸。用于温病，暑热，劳热骨蒸，疟疾，泄泻，黄疸，疥疮，瘙痒。

9. 龙蒿 *Artemisia dracunculus* L.

【别　　名】狭叶青蒿、蛇蒿、椒蒿。

【药用部位】全草（椒蒿）。

【生境分布】生于碱性草地、草甸、森林草原、山坡、撂荒地。分布于沈阳。

【功效应用】味辛、微苦，性温。祛风散寒，宣肺止咳。用于风寒感冒，咳嗽气喘。

10. 南牡蒿 *Artemisia eriopoda* Bunge

【别　　名】北牡蒿、拔拉蒿。

【药用部位】根或全草（南牡蒿）。

【生境分布】生于林缘、草丛、灌丛、疏林内、林中空地、山地草原。分布于凌源、建平、葫芦岛、阜蒙、清原、辽阳、鞍山、海城、岫岩、庄河、长海、大连等地。

【功效应用】味苦、微辛，性凉。疏风清热，除湿止痛。用于风热头痛，风湿性关节痛，蛇咬伤。

11. 冷蒿 *Artemisia frigida* Willd.

【别　　名】小白蒿、兔毛蒿、刚蒿、勘巴、查干—勘巴阿荣、勘札、柴布日—阿给（蒙药）。

【药用部位】带花序全草（小白蒿）。

【生境分布】生于干草原、沙丘、盐碱地。分布于彰武。

【功效应用】味辛，性温。燥湿，杀虫。用于胆囊炎，蛔虫病，蛲虫病。分布于彰武县。

【民族用药】蒙医：地上部分入药，味苦，性凉。效淡、糙、钝。止血，消肿，制伏痈疽。用于各种出血，关节肿胀，肾热，月经不调，疮痈。

附注：本种幼苗可作茵陈的代用品。

12. 白莲蒿 *Artemisia gmelinii* Weber ex Stechm.—*A. sacrorum* Ledeb.

【别　　名】白蒿、黑蒿、柏叶蒿、万年蒿、铁杆蒿、细裂叶莲蒿，哈日—沙巴格、普日孟、普日纳格、毛仁—沙巴格（蒙药），塞翰当术（朝药）。

【药用部位】全草（万年蒿）。

【生境分布】生于多石山坡、干草原、空旷地、杂木林灌丛。分布于辽宁各地。

【功效应用】味苦、辛，性平。清热解毒，凉血止血。用于泄泻，肠痈，小儿惊风，阴虚潮热，创伤出血。

【民族用药】蒙医：地上部分入药，味苦，性凉。杀黏虫，止痛，燥协日乌素，抑瘀，消肿。用于脑刺痛、黏瘀、虫牙、白喉、炭疽、皮肤瘙痒、疥疮、痘疹。朝医：全草入药，为少阴人药。利湿热，退黄。用于黄疸诸症。朝医：地上部分入药，为少阴人药。利湿热，退黄。用于黄疸诸症。在朝鲜族民间普遍用万年蒿制作膏，治疗妇女内寒证。

13. 盐蒿 *Artemisia halodendron* Turcz. ex Besser

【别　　名】差把嘎蒿、差不嘎蒿、沙蒿。

【药用部位】嫩枝、叶（沙漠嘎）。

【生境分布】生于流动、半流动或固定的沙丘上。分布于彰武。

【功效应用】味辛，性温。祛痰止咳，平喘解表，祛湿。用于慢性咳嗽痰喘，感冒，风湿关节痛。

14. 五月艾 *Artemisia indica* Willd.

【别　　名】艾蒿、炙蒿、艾蒿蓬、印度蒿、野艾蒿、鸡脚蒿。

【药用部位】全草（鸡脚蒿）。

【生境分布】生于草原沙地、森林草原、石砬子上。分布于大连。

【功效应用】利膈，开胃，温经。用于慢性咳嗽痰喘，风湿关节痛，止血，（敷洗）疮毒。

附注：本种的叶可作艾叶的代用品。

15. 柳叶蒿 *Artemisia integrifolia* **L.**

【别　　名】柳蒿。

【药用部位】全草（柳蒿）。

【生境分布】生于林缘、山坡、草甸、草原。分布于凌源、沈阳、辽阳及辽河平原沿河低洼处。

【功效应用】味苦，性寒。有小毒。清热解毒。用于肺炎，扁桃体炎，丹毒，痈肿疔疮。

16. 牡蒿 *Artemisia japonica* **Thunb.**

【别　　名】嫩青蒿、齐头蒿、水辣菜、虎爪子草。

【药用部位】全草（牡蒿）；根（牡蒿根）。

【生境分布】生于山坡灌丛、河岸沙地、砾石地、杂木林间、草甸。分布于凌源、葫芦岛、清原、新宾、抚顺、沈阳、辽阳、桓仁、鞍山、岫岩、宽甸、丹东、庄河、大连等地。

【功效应用】全草（牡蒿）：味苦、微甘，性凉。清热，凉血，解毒。用于夏季感冒，肺痨潮热，咯血，小儿疳热，衄血，便血，崩漏，带下，黄疸型肝炎，丹毒，毒蛇咬伤。根（牡蒿根）：味苦、微甘，性平。祛风，补虚，杀虫截疟。用于产后伤风感冒，风湿痹痛，劳伤乏力，虚肿，疟疾。

17. 庵闾 *Artemisia keiskeana* **Miq.**

【别　　名】菴闾子、菴蒿、臭蒿、无齿萎蒿。

【药用部位】果实（菴闾子）；全草（菴闾）。

【生境分布】生于干山坡、石砬子上。分布于凌源、西丰、清原、新宾、抚顺、桓仁、鞍山、岫岩、凤城、丹东、东港、普兰店、金州等地。

【功效应用】全草（菴闾）：味苦、辛，性温。行瘀痛经，祛湿。用于血瘀经闭，跌打瘀肿，风湿痹痛。果实（菴闾子）：味苦、辛，性温。活血散瘀，祛风除湿。用于血瘀经闭，产后淤滞腹痛，跌打损伤，风湿痹痛。

18. 白山蒿 *Artemisia lagocephala* **(Fisch. ex Besser) DC.**

【别　　名】狭叶蒿。

【药用部位】叶（白山蒿）。

【生境分布】生于山地、石砬子上、石质地。分布于盖州、庄河。

【功效应用】镇咳，祛痰，平喘，抗过敏。用于慢性支气管炎。

19. 矮蒿 *Artemisia lancea* **Vaniot**

【别　　名】牛尾巴蒿。

【药用部位】根（矮蒿根）；叶（细叶艾）。

【生境分布】生于林下、山地、山沟。分布于锦州、北镇、铁岭、抚顺、辽阳、鞍山、海城、营口、盘锦、长海、普兰店、金州、大连等地。

【功效应用】根（矮蒿根）：用于淋证。叶（细叶艾）：味辛、苦，性温。有小毒。散寒止痛，温经止血。用于小腹冷痛，月经不调，宫冷不孕，吐血，衄血，崩漏，妊娠下血，皮肤瘙痒。

20. 东北牡蒿 *Artemisia manshurica* **(Kom.) Kom.**

【别　　名】关东牡蒿。

【药用部位】全草（东北牡蒿）。

【生境分布】生于山坡、林缘、灌丛、路旁及沟边等。分布于建昌、西丰、抚顺、桓仁、营口、宽甸、大连等地。

【功效应用】消炎，止血，清热，杀虫。

21. 蒙古蒿 *Artemisia mongolica* **(Fisch. ex Besser) Nakai**

【别　　名】蒙古艾、蒙蒿、狼尾蒿、水红蒿。

【药用部位】茎叶（蒙古蒿）。

【生境分布】生于碱地、河谷沙质地、荒地、田边。分布于凌源、昌图、大连等地。

【功效应用】味辛、苦，性温。散寒除湿，温经止血，清热凉血，解暑。

附注：本种的叶可作艾叶的代用品。

22. 魁蒿 *Artemisia princeps* **Pamp.**

【别　　名】魁艾。

【药用部位】叶（魁蒿）。

【生境分布】生于林下。分布于凌源、建平、建昌、义县、西丰、抚顺、本溪、桓仁、岫岩、盘锦、旅顺口等地。

【功效应用】味辛、苦，性温。解毒消肿，散寒除湿，温经止血。用于月经不调，经闭腹痛，崩漏，产后腹痛，腹中寒痛，胎动不安，鼻衄，肠风出血，赤痢下血。

附注：本种的叶可作艾叶的代用品。

23. 猪毛蒿 *Artemisia scoparia* **Waldst. & Kit.**

【别　　名】滨蒿、东北茵陈蒿、北茵陈、黄蒿、狼尾巴蒿、燎毛蒿、白绵蒿、捂梨蒿、牛毛蒿、小白蒿、吱啦蒿、香蒿、松蒿，阿荣、阿格荣（蒙药）。

【药用部位】地上部分（茵陈）。

【生境分布】生于山坡、林缘、路旁、田间、撂荒地。分布于辽宁各地。

【功效应用】味苦、辛，性微寒。清利湿热，利胆退黄。用于黄疸尿少，湿温暑湿，湿疮瘙痒。

【民族用药】蒙医：幼苗入药，味苦、辛，性凉。清肺热、止咳，排脓，祛黄疸。用于肺热，气喘，肺刺痛，肺脓肿，感冒，咳嗽，痰积，喉感冒，黄疸。

附注：本种为《中国药典》2020 年版收载药材茵陈的基原植物之一。

24. 蒌蒿 *Artemisia selengensis* **Turcz. ex Besser**

【别　　名】高茎蒿、红艾、柳叶蒿、柳蒿、芦蒿、水蒿、白蒿、火绒蒿、尖叶蒿。

【药用部位】全草（红陈艾）。

【生境分布】生于林缘、草甸、水甸边及河边湿地。分布于凌源、彰武、西丰、抚顺、沈阳、辽阳、本溪、桓仁、鞍山、台安、岫岩、营口、盘锦、凤城、丹东、庄河、大连等地。

【功效应用】味苦、辛，性温。利膈开胃。用于食欲不振。

附注：本种的嫩茎叶可作野菜食用，也是达斡尔族特色食物。

25. 大籽蒿 *Artemisia sieversiana* **Ehrh. ex Willd.**

【别　　名】臭蒿子、大白蒿子。

【药用部位】全草（白蒿）；花（白蒿花）。

【生境分布】生于路旁、荒地、河漫滩、杂草地、林缘、住宅附近。分布于辽宁各地。

【功效应用】全草（白蒿）：味苦、微甘，性凉。清热利湿，凉血止血。用于肿热咳嗽，咽喉肿痛，湿热黄疸，热痢，淋病，风湿痹痛，吐血，咯血，外伤出血，疥癞恶疮。花（白蒿花）：味苦，性凉。清热解毒，收湿敛疮。用于痈肿疔毒，湿疮，湿疹。

26. 阴地蒿 *Artemisia sylvatica* **Maxim.**

【别　　名】林艾蒿。

【药用部位】全草（林艾蒿）。

【生境分布】生于林下。分布于凌源、建昌、西丰、新宾、沈阳、辽阳、本溪、桓仁、鞍山、凤城、宽甸、庄河等地。

【功效应用】用于崩漏，带下病，经闭，腹痛。

附注：本种的叶可作艾叶的代用品。

27. 野艾蒿 *Artemisia umbrosa* (Besser) Turcz. ex DC.—*A. lavandulifolia* DC.

【别　　名】大叶艾蒿。

【药用部位】叶（野艾蒿）。

【生境分布】生于林缘、路旁。分布于凌源、建昌、建平、西丰、清原、新宾、抚顺、沈阳、辽阳、本溪、桓仁、鞍山、岫岩、凤城、宽甸、营口、盘锦、金州、大连等地。

【功效应用】味苦、辛，性温。散寒除湿，温经止血，安胎。用于崩漏，先兆流产，痛经，月经不调，湿疹，皮肤瘙痒。

附注：本种的叶可作为艾叶的代用品。

28. 毛莲蒿 *Artemisia vestita* Wall. ex Besser

【别　　名】白莲蒿、万年蒿。

【药用部位】茎叶（结血蒿）。

【生境分布】生于干山坡、多砂石山坡、干燥丘陵地。分布于凌源、建平、锦州、北镇、阜新、法库、辽阳、盖州、大连等地。

【功效应用】味苦、辛，性凉。清热，解毒，除蒸。用于瘟疫发热，劳热骨蒸。

紫菀属 *Aster* L.

1. 三脉紫菀 *Aster ageratoides* Turcz.

【别　　名】三脉马兰、三脉叶马兰、三褶脉马兰、红管药、鸡儿肠、蛤蟆蒿。

【药用部位】全草或根（山白菊）。

【生境分布】生于山坡、草地、林缘。分布于凌源、建平、建昌、绥中、葫芦岛、北镇、阜蒙、彰武、西丰、清原、新宾、抚顺、法库、辽阳、本溪、桓仁、鞍山、岫岩、营口、凤城、宽甸、丹东、东港、庄河、普兰店、金州、大连等地。

【功效应用】味苦、辛，性凉。清热解毒，祛痰镇咳，凉血止血。用于感冒发热，扁桃体炎，支气管炎，肝炎，痢疾，热淋，血热吐衄血，痈肿疔毒，蛇虫咬伤。

附注：本种的幼苗可作野菜食用。

2. 阿尔泰狗娃花 *Aster altaicus* Willd.—*Heteropappus altaicus* (Willd.) Novopokr.

【别　　名】阿尔泰狗哇花、阿尔泰紫菀、铁杆蒿、鲁格冲、阿拉泰音—保绒黑、阿拉泰音—敖敦—其其格（蒙药）。

【药用部位】根、花序或全草（阿尔泰紫菀）。

【生境分布】生于山坡草地、干草坡或路旁草地等处。分布于凌源、建平、绥中、建昌、葫芦岛、锦州、阜蒙、彰武、新民、法库、抚顺、辽阳、本溪、鞍山、海城、宽甸等地。

【功效应用】味微苦，性凉。清热降火，排脓止咳。用于热痢，肝胆火旺，肺脓疡，咳吐脓血，膀胱炎，疱疹疮疖。

【民族用药】蒙医：花序入药，味甘、苦，性凉。效淡、糙、轻。杀黏，清热，解毒。用于血热，包如热，天花，麻疹。

附注：功效相同的有**千叶阿尔泰狗娃花（阿尔泰狗娃花千叶变种、多叶阿尔泰狗娃花）** *A. altaicus* var. *millefolius* (Vaniot) Hand.-Mazz.，分布于朝阳、凌源等辽宁西部地区。

3. 圆齿狗娃花 *Aster crenatifolius* Hand.-Mazz.—*Heteropappus crenatifolius* (Hand.-Mazz.) Griers.

【别　　名】圆齿狗哇花。

【药用部位】全草（路旁菊）。

【生境分布】生于山坡。分布于辽阳、凤城。

【功效应用】味苦，性寒。清热解毒，止咳。用于感冒，咳嗽，咽痛，蛇咬伤。

4. 狗娃花 *Aster hispidus* Thunb.—*Heteropappus hispidus* (Thunb.) Less.

【别　　名】狗哇花、狗喳花、铁杆蒿、粗毛紫菀。

【药用部位】根（狗娃花）。

【生境分布】生于山坡草地、河岸草地、海边石质地、林下等处。分布于建平、建昌、葫芦岛、阜蒙、彰武、西丰、抚顺、本溪、桓仁、鞍山、凤城、宽甸、普兰店、金州、大连、旅顺口等地。

【功效应用】味苦，性凉。清热解毒，消肿。用于疮肿，蛇咬伤。

5. 裂叶马兰 *Aster incisa* Fisch.—*Kalimeris incisa* (Fisch.) DC.

【别　　名】马兰头、鸡儿肠、田边菊、路边菊、鱼鳅串、蓑衣莲。

【药用部位】全草（裂叶马兰）。

【生境分布】生于河岸、林荫处、灌丛中及山坡草地。分布于凌源、建昌、绥中、清原、新宾、抚顺、新民、沈阳、辽阳、本溪、桓仁、鞍山、海城、岫岩、庄河、普兰店、旅顺口等地。

【功效应用】消食，除湿热，利小便。

6. 马兰 *Aster indicus* L.—*Kalimeris indica* (L.) Sch. Bip.

【别　　名】马兰草、山菊花、蓝菊花。

【药用部位】全草或根（马兰）。

【生境分布】分布于我国西部、中部、南部、东部各地区。大连市区及长海县等有栽培，也见草坪自生。

【功效应用】味辛，性凉。凉血止血，清热利湿，解毒消肿。用于吐血，衄血，血痢，崩漏，创伤出血，黄疸，水肿，淋浊，感冒，咳嗽，咽痛喉痹，痔疮，痈肿，丹毒，小儿疳积。

7. 山马兰 *Aster lautureana* (Debeaux) Franch.—*Kalimeris lautureana* (Debeaux) Kitam.

【别　　名】山鸡儿肠、山野粉团花。

【药用部位】全草（山马兰）。

【生境分布】生于山坡、湿草甸、林缘、沟边。分布于凌源、喀左、葫芦岛、锦州、北镇、阜蒙、彰武、西丰、新宾、抚顺、辽阳、桓仁、岫岩、东港、普兰店、瓦房店、大连等地。

【功效应用】味苦，性寒。清热解毒，止血。用于感冒发热，咳嗽，急性咽炎，扁桃体炎，传染性肝炎，胃、十二指肠溃疡，疮疖肿毒，乳痈，外伤出血。

8. 圆苞紫菀 *Aster maackii* Regel

【别　　名】肥后紫菀。

【药用部位】全草（圆苞紫菀）。

【生境分布】生于湿草甸、灌丛、河岸林下及路旁。分布于宽甸、庄河等地。

【功效应用】用于风湿关节痛，牙痛。

9. 蒙古马兰 *Aster mongolicus* Franch.—*Kalimeris mongolica* (Franch.) Kitam.

【别　　名】裂叶马兰、北方马兰、羽叶马兰。

【药用部位】根及全草（蒙古马兰）。

【生境分布】生于河岸、路边草地、山坡灌丛中。分布于喀左、建昌、葫芦岛、新宾、抚顺、沈阳、辽阳、本溪、鞍山、普兰店、大连等地。

【功效应用】味辛，性凉。清热解毒，凉血止血。用于感冒发热，咳嗽，咽喉肿痛，肠炎，痢疾，水肿，疮疖肿毒，外伤出血。

10. 全叶马兰 *Aster pekinensis* (Hance) F. H. Chen—*Kalimeris integrifolia* Turcz. ex DC.

【别　　名】全叶鸡儿肠、扫帚鸡儿肠、野粉团花。

【药用部位】全草（全叶马兰）；花序（全叶马兰花）。

【生境分布】生于山坡、路旁草地、林缘、灌丛间。分布于凌源、建昌、葫芦岛、锦州、彰武、阜新、清原、新宾、抚顺、沈阳、辽阳、本溪、鞍山、海城、岫岩、台安、盖州、盘锦、营口、凤城、庄河、长海等地。

【功效应用】全草（全叶马兰）：味苦，性寒。清热解毒，止咳。用于感冒发热，咳嗽，咽炎。花序（全叶马兰花）：清热明目。用于眼病。

11. 东风菜 *Aster scaber* Thunb.—*Doellingeria scabra* (Thunb.) Ness

【别　名】大耳毛、铧子尖、毛章、毛铧尖子、白云草、白山菊、白山蓟、疙瘩药、草三七、钻山狗、山蛤芦、老母猪豁子、冬风。

【药用部位】根茎及全草（东风菜）。

【生境分布】生于阔叶林下、林缘草地和灌丛中。分布于绥中、北镇、开原、西丰、清原、新宾、抚顺、沈阳、辽阳、本溪、桓仁、鞍山、海城、岫岩、营口、凤城、宽甸、丹东、庄河、金州、大连、旅顺口等地。

【功效应用】味辛、甘，性寒。清热解毒，明目，利咽。用于风热感冒，头痛目眩，目赤肿痛，咽喉红肿，急性肾炎，肺病吐血，跌打损伤，痈肿疔疮，蛇咬伤。

附注：本种的幼苗、嫩茎叶、花均可作野菜食用。

12. 紫菀 *Aster tataricus* L. f.

【别　名】驴耳朵菜、驴夹板菜、青牛舌头花、山白菜、青菀、大耳草、紫菀花，浩宁—尼敦—其其格、鲁格米格—莫德格、呼和—阿扎格、呼仍—温都素、敖登—其其格（蒙药），开咪奇、擦万（朝药）。

【药用部位】根及根茎（紫菀）。

【生境分布】生于低山阴坡林下湿地、林缘和灌丛间草地。分布于喀左、绥中、葫芦岛、北镇、阜蒙、彰武、西丰、清原、新宾、抚顺、法库、沈阳、辽阳、本溪、桓仁、鞍山、海城、岫岩、凤城、宽甸、金州等地。

【功效应用】味辛、苦，性温。润肺下气，消痰止咳。用于痰多喘咳，新久咳嗽，劳嗽咳血。

【民族用药】蒙医：花入药，味微苦，性平。效钝、柔。杀黏，清热，解毒，燥脓血，消肿。用于疫热，天花，麻疹，猩红热。朝医：紫菀为太阴人药。化痰止咳。用于太阴人咳嗽气逆，咯痰不爽，痰中带血等症。

附注：本种为《中国药典》2020年版收载药材紫菀的基原植物。本种的幼苗可作野菜食用。

苍术属 *Atractylodes* DC.

1. 北苍术 *Atractylodes chinensis* (Bunge) Koidz.

【别　名】苍术、华苍术、山枪头菜、枪头菜、镰刀菜、山刺儿菜、山蚂子口，奥克吉哈塔（满药），萨祖（朝药）。

【药用部位】根茎（苍术）。

【生境分布】生于干山坡、灌丛。分布于凌源、喀左、建平、建昌、葫芦岛、义县、北镇、阜蒙、金州、大连、旅顺口等地。

【功效应用】味辛、苦，性温。燥湿健脾，祛风散寒，明目。用于湿阻中焦，脘腹胀满，泄泻，水肿，脚气痿躄，风湿痹痛，风寒感冒，夜盲，眼目昏涩。

【民族用药】满医：根茎入药，健脾燥湿。苍术泡酒饮用，用于风湿腰腿疼痛；苍术配伍健脾药水煎服，用于脘腹胀满，食欲不振，泻痢等症。朝医：苍术为少阴人药。健脾胃，止泻，散风寒。用于脾胃虚寒所致诸证。

附注：北苍术为辽宁"北药"道地药材品种，辽宁各地均有种植，主产于朝阳、辽阳、鞍山、本溪、抚顺、丹东、铁岭、阜新等地。功效相同的有**苍术（茅苍术）*A. lancea* (Thunb.) DC.**，分布于江苏、湖北、陕西、河南等省，清原、岫岩等地有栽培。二者均为《中国药典》2020年版收载药材苍术的基原植物。

2. 关苍术 *Atractylodes japonica* (Koidz.) Kitag.

【别　名】东苍术、关东苍术、异叶苍术、和苍术、枪头菜、镰刀菜。

【药用部位】根茎（关苍术）。

【生境分布】生于柞林下、林缘、干山坡。分布于铁岭、昌图、开原、西丰、清原、新宾、抚顺、辽阳、本溪、桓仁、岫岩、凤城、宽甸、丹东、庄河等地。

【功效应用】健脾燥湿，解郁辟秽。用于湿盛困脾，倦怠嗜卧，脘痞腹胀，食欲不振，呕吐，泄泻，痢疾，疟疾，痰饮，水肿，时气感冒，风寒湿痹，足痿，夜盲。

附注：本种根茎断面无朱砂点，地方习称"白茬苍术"。日本、朝鲜、韩国多以本种作白术药用。

目前的植物分类学认为北苍术、茅苍术和关苍术均为同一种植物，称为**苍术** *A. lancea* **(Thunb.) DC.**，但鉴于苍术药材的用药传统，本书暂且将三种分开记载。苍术属幼苗和嫩叶可食。

3. 朝鲜苍术 *Atractylodes koreana* (Nakai) Kitam.

【别　　名】枪头菜、山刺儿菜。

【药用部位】根茎（朝鲜苍术）。

【生境分布】生于林缘、林下或干山坡。分布于清原、辽阳、桓仁、鞍山、海城、岫岩、盖州、营口、凤城、长海、庄河、普兰店等地。

【功效应用】健脾燥湿，祛风辟秽。

雏菊属 *Bellis* L.

雏菊 *Bellis perennis* L.

【别　　名】马兰头花、延命菊、英国雏菊。

【药用部位】叶（雏菊叶）；花序（雏菊花）。

【生境分布】原分布于欧洲。辽宁各地有栽培。

【功效应用】叶（雏菊叶）：止血消肿。花序（雏菊花）：祛痰镇咳。

鬼针草属 *Bidens* L.

1. 婆婆针 *Bidens bipinnata* L.

【别　　名】鬼针草、刺针草、小鬼叉。

【药用部位】全草（鬼针草）。

【生境分布】生于路边湿地、水边及海边湿地。原产于南美洲。分布于凌源、朝阳、葫芦岛、锦州、阜蒙、辽阳、本溪、鞍山、海城、台安、岫岩、盘锦、宽甸、丹东、东港、金州、大连等地。

【功效应用】味苦，性微寒。清热解毒，祛风除湿，活血消肿。用于咽喉肿痛，肠痈，泄泻，痢疾，黄疸，疔疮肿毒，蛇虫咬伤，风湿痹痛，跌打损伤。

2. 金盏银盘 *Bidens biternata* (Lour.) Merr. & Sherff

【别　　名】一包针、盲肠草、粘身草、虾钳草。

【药用部位】全草（金盏银盘）。

【生境分布】生于山坡、路边、沟边、村旁及荒地中。分布于凌源、建昌、北镇、抚顺、辽阳、桓仁、鞍山、海城、岫岩、宽甸、东港、庄河、金州等地。

【功效应用】味甘、微苦，性凉。清热解毒，凉血止血。用于感冒发热，黄疸，泄泻，痢疾，血热吐血，血崩，跌打损伤，痈肿疮毒，鹤膝风，疥癞。

3. 柳叶鬼针草 *Bidens cernua* L.

【别　　名】联叶草、黄花鬼子草。

【药用部位】全草（柳叶鬼针草）。

【生境分布】生于河套、水边、湖边湿地。分布于彰武、西丰、大连等地。

【功效应用】味苦，性凉。清热解毒，活血，利尿。用于腹泻，痢疾，咽喉肿痛，跌打损伤，风湿痹痛，痈肿疮毒，小便淋痛。

4. 大狼耙草 *Bidens frondosa* L.

【别　　名】大狼把草、接力草、一包针。

【药用部位】全草（大狼把草）。

【生境分布】生于田野湿润处及荒地。原产于北美洲。分布于辽宁各地。

【功效应用】味苦，性平。补虚清热。用于体虚乏力，盗汗，咯血，痢疾，小儿疳积。

5. 羽叶鬼针草 *Bidens maximowicziana* Oett.

【药用部位】全草（羽叶鬼针草）。

【生境分布】生于路旁及河边湿地。分布于彰武。

【功效应用】行气止痛，止血，止汗。用于感冒，牙痛，气管炎，腹泻，痢疾，盗汗。

6. 小花鬼针草 *Bidens parviflora* **Willd.**

【别　　名】细叶刺针草、小花刺针草、细叶鬼针草、鬼针草、小鬼叉、鬼叉、鬼子愁、小刺叉、后老婆针、蛮老婆针、老姑针、后老婆叉子，锅叉草、刀该彼玛怒勒（朝药）。

【药用部位】全草（小鬼钗）。

【生境分布】生于山坡湿草地、石质山坡、沟边、田边、荒地。分布于凌源、建平、北镇、阜蒙、开原、西丰、清原、新宾、抚顺、辽阳、本溪、桓仁、鞍山、海城、台安、岫岩、盘锦、凤城、宽甸、东港、庄河、普兰店、金州、大连等地。

【功效应用】味苦、微甘，性凉。清热，利尿，活血，解毒。用于感冒发热，咽喉肿痛，肠炎腹泻，小便涩痛，风湿痹痛，跌打瘀肿，痈疽疮疖，毒蛇咬伤。

【民族用药】朝医：全草入药，清热解毒，止泻止汗，降血压，强筋骨，除风湿祛瘀血。用于感冒咳嗽，咽喉炎，肠炎泄泻，痢疾，盲肠炎，疟疾，打扑伤，冻伤，疔疮，蛇毒，风湿性关节炎，类风湿性关节炎，腰痛，黄疸性肝炎，黄疸，高血压等。

7. 鬼针草 *Bidens pilosa* **L.**

【别　　名】三叶鬼针草、刺针草、三叶刺针草。

【药用部位】全草（盲肠草）。

【生境分布】生于村旁、路边及荒地中。原产于美洲热带，分布于凌源、辽阳、盘锦、大连等地。

【功效应用】味甘、微苦，性凉。清热，解毒，利湿，健脾。用于时行感冒，咽喉肿痛，黄疸肝炎，暑湿吐泻，肠炎，痢疾，肠痛，小儿疳积，血虚黄肿，痔疮，蛇虫咬伤。

8. 狼杷草 *Bidens tripartita* **L.**

【别　　名】狼把草、狼杷草、夜叉头、小鬼叉、鬼叉、刺老婆针、后老婆针、锅叉子芹、叉子芹。

【药用部位】根（狼杷草根）；全草（狼杷草）。

【生境分布】生于湿草地、沟边、稻田边。分布于凌源、建平、喀左、葫芦岛、锦州、清原、新宾、抚顺、西丰、新民、沈阳、辽阳、本溪、桓仁、岫岩、凤城等地。

【功效应用】根（狼杷草根）：用于泄泻，盗汗，丹毒。全草（狼杷草）：味甘、微苦，性凉。清热解毒，利湿，通经。用于肺热咳嗽，咯血，咽喉肿痛，赤白痢疾，黄疸，月经不调，闭经，小儿疳积，瘰疬结核，湿疹癣疮，毒蛇咬伤。

金盏花属 *Calendula* **L.**

1. 欧洲金盏花 *Calendula arvensis* **L.**

【别　　名】小金盏花、金盏草、醒酒花、长春花、金仙花、长春草。

【药用部位】根（金盏草根）；全草或花（金盏草）。

【生境分布】原产于欧洲。大连有栽培。

【功效应用】根（金盏草根）：味苦，性寒。解毒消肿。用于睾丸炎。全草或花（金盏草）：味酸、甘，性寒。清热止血。用于肠风下血，痔疮出血。

2. 金盏花 *Calendula officinalis* **L.**

【别　　名】金盏菊、金盏草。

【药用部位】根（金盏菊根）；全草（金盏菊）；花（金盏菊花）。

【生境分布】原产于地中海沿岸。辽宁常见栽培。

【功效应用】根（金盏菊根）：味微苦，性平。活血散瘀，行气止痛。用于癥瘕，疝气，胃寒疼痛。全草（金盏菊）：味苦，性寒。清热解毒，活血调经。用于中耳炎，月经不调。花（金盏菊花）：味淡，性平。凉血止血，清热泻火。用于肠风便血，目赤肿痛。

翠菊属 *Callistephus* Cass.

翠菊 *Callistephus chinensis* (L.) Nees.

【别　　名】江西腊、五月菊。

【药用部位】叶、花序（翠菊）。

【生境分布】生于山坡撂荒地、山坡草丛、水边或疏林阴处。分布于凌源、建昌、北镇、阜蒙、西丰、清原、新宾、沈阳、辽阳、本溪、鞍山、海城、岫岩、营口、凤城、庄河、普兰店、金州等地。

【功效应用】清热凉血。用于目赤肿痛，昏花不明。

飞廉属 *Carduus* L.

1. 节毛飞廉 *Carduus acanthoides* L.

【别　　名】刺飞廉、利刺飞廉、藏飞廉、飞廉，丈刺儿—那赫布、哈日—丈刺儿（蒙药）。

【药用部位】根或全草（飞廉）；果实（飞廉子）。

【生境分布】生于山坡、草地、林缘、灌丛中或田间。分布于辽宁各地。

【功效应用】根或全草（飞廉）：味微苦，性平。祛风，清热，利湿，凉血止血，活血消肿。用于感冒咳嗽，头痛眩晕，泌尿系感染，乳糜尿，白带，黄疸，风湿痹痛，吐血，衄血，尿血，月经过多，功能性子宫出血，跌打损伤，疔疮疖肿，痔疮肿痛，烧伤。果实（飞廉子）：利胆。用于黄疸，胆绞痛。

【民族用药】蒙医：地上部分入药，味苦、辛，性温。效浮、淡、糙。催吐巴达干，治疗痈疽，消肿。用于消化不良，剑突巴达干，痈疽。

附注：功效相同的有**丝毛飞廉 *C. crispus* L.**，分布于辽宁各地。

2. 飞廉 *Carduus nutans* L.

【别　　名】麝香飞廉、俯垂飞廉、垂花飞廉。

【药用部位】全草（飞廉）。

【生境分布】生于山谷、田边或草地。分布于鞍山、岫岩、盘锦、大连。

【功效应用】凉血止血，清热解毒，消肿。

天名精属 *Carpesium* L.

1. 天名精 *Carpesium abrotanoides* L.

【别　　名】鹤虱、北鹤虱、地葱、天蔓精、地菘、癞蛳草、鹤虱、野烟叶、野烟、野叶子烟。

【药用部位】全草（天明精）；果实（鹤虱）。

【生境分布】生于村旁、路边荒地、溪边及林缘。分布于华东、华南、华中、西南各省区及河北、陕西等地。大连有栽培，有逸生。

【功效应用】全草（天明精）：味苦、辛，性寒。清热，祛痰，破瘀，止血，解毒，杀虫。用于乳蛾，喉痹，急、慢惊风，牙痛，疟疾，疔肿疮毒，痔瘘，皮肤痒疹，毒蛇咬伤，虫积，血瘕，吐血，衄血，血淋，创伤出血。果实（鹤虱）：味苦、辛，性平，有小毒。杀虫消积。用于蛔虫病，绦虫病，蛲虫病，钩虫病，小儿疳积。

附注：本种为《中国药典》2020 年版收载药材鹤虱的基原植物。

2. 烟管头草 *Carpesium cernuum* L.

【别　　名】金挖耳、挖耳草、杓儿菜、烟袋锅草、北鹤虱。

【药用部位】根（挖耳草根）；全草（杓儿菜）。

【生境分布】生于草地、山谷林缘、沟边。分布于清原、新宾、抚顺、辽阳、本溪、桓仁、鞍山、海城、岫岩、营口、宽甸、长海、庄河、瓦房店、金州、大连、旅顺口等地。

【功效应用】根（挖耳草根）：味苦，性凉。清热解毒。用于痢疾，牙痛，乳蛾，阴挺，脱肛。全草（杓儿菜）：味苦、辛，性凉。有小毒。清热解毒，消肿止痛。用于感冒发热，咽喉痛，牙痛，泄泻，小便淋痛，瘰疬，疮疖肿毒，乳痈，痄腮，毒蛇咬伤。

3. **大花金挖耳** *Carpesium macrocephalum* **Franch. & Sav.**

【别　　名】大花天名精、香油罐、千日草、神灵草、仙草、山黄烟、野黄烟、山向日葵、勾儿菜、油菜。

【药用部位】全草或根皮（香油罐）。

【生境分布】生于林缘及山坡草地。分布于凌源、西丰、清原、新宾、抚顺、辽阳、本溪、桓仁、宽甸等地。

【功效应用】味苦，性微寒。凉血止血，祛瘀。用于外伤出血，跌打损伤。

4. **暗花金挖耳** *Carpesium triste* **Maxim.**

【别　　名】东北金挖耳。

【药用部位】全草（暗花金挖耳）。

【生境分布】生于林下及溪边。分布于清原、新宾、辽阳、本溪、桓仁、鞍山、岫岩、宽甸等地。

【功效应用】清热解毒，消肿，止痛。

红花属 *Carthamus* L.

红花 *Carthamus tinctorius* **L.**

【别　　名】红蓝花、刺红花、红花尾子，古日古木、额布森—古日古木、额力根乃赛音、杭嘎格其—乌兰（蒙药），草红花、吉依勒哈、混呼瓦（满药）。

【药用部位】苗（红花苗）；花（红花）；种子（白平子）。

【生境分布】原产于埃及。庄河等地有栽培。

【功效应用】苗（红花苗）：味辛，性温。消肿解毒，健脾开胃。用于浮肿。花（红花）：味辛，性温。活血通经，散瘀止痛。用于经闭，痛经，恶露不行，癥瘕痞块，胸痹心痛，瘀滞腹痛，胸胁刺痛，跌扑损伤，疮疡肿痛。种子（白平子）：味甘，性温。活血祛瘀，解毒止痛。用于痘疮不出，妇人气血瘀滞，产后烦渴。

【民族用药】蒙医：花入药，味甘、微苦，性凉。效柔、软、固、钝、重。凉血，锁脉，调经，清肝，强身，止痛，消肿。用于肝热，月经不调，呕血，鼻衄，外伤出血，血热头痛，心热，血热。满医：花冠入药，活血通经，祛瘀止痛。用于痛经，经闭，产后瘀滞腹痛，跌打损伤，瘀滞肿痛，胸痹心痛，胁痛。

附注：本种为《中国药典》2020年版收载药材红花的基原植物。

矢车菊属 *Centaurea* L.

矢车菊 *Centaurea cyanus* **L.**

【别　　名】蓝芙蓉、车轮花。

【药用部位】全草（矢车菊）；边花（矢车菊花）。

【生境分布】原产于欧洲。辽宁各地有栽培。

【功效应用】全草（矢车菊）：清热解毒，消肿活血。边花（矢车菊花）：利尿。

石胡荽属 *Centipeda* Lour.

石胡荽 *Centipeda minima* **(L.) A. Braun & Asch.**

【别　　名】鹅不食草、球子草。

【药用部位】全草（鹅不食草）。

【生境分布】生于路旁、住宅附近及阴湿地。分布于凌源、清原、新宾、辽阳、本溪、桓仁、鞍山、岫岩、庄河、长海、大连等地。

【功效应用】味辛，性温。祛风通窍、解毒消肿。用于感冒，头痛，鼻渊，鼻息肉，咳嗽，喉痹，耳聋，目赤翳膜，疟疾，风湿痹痛，跌打损伤，肿毒，疥癣。

附注：本种为《中国药典》2020年版收载药材鹅不食草的基原植物。

果香菊属 *Chamaemelum* Mill.

果香菊 *Chamaemelum nobile* **(L.) All.**

【别　　名】白花春黄菊、罗马揩暮米辣。

【药用部位】花序（果香菊）。

【生境分布】原产于欧洲、北非和西亚。大连有栽培。

【功效应用】味辛，性温。清热解毒，发汗解表，祛风止痉。用于外感风寒发热、恶寒、无汗、镇痉。外用于乳头皲裂，牙龈痛，皮疹，愈创。

菊属 *Chrysanthemum* L.

1. 小红菊 *Chrysanthemum chanetii* H. Lév.—*Dendranthema chanetii* (Levl.) Shih

【药用部位】花序（小红菊）。

【生境分布】生于林下、山坡林缘、石质地。分布于凌源、建平、建昌、阜蒙、辽阳、本溪、鞍山、岫岩、庄河、普兰店、金州、大连等地。

【功效应用】清热解毒，消肿。用于外感风热，咽喉痛，疮疡肿毒。

2. 野菊 *Chrysanthemum indicum* L.

【别　　名】野菊花、山九月菊、少花野菊、山菊花、野菊花，波吉力—依勒哈（满药）。

【药用部位】花序（野菊花）；根、全草（野菊）。

【生境分布】生于山坡、石质地、灌丛、河边。分布于凌源、朝阳、建昌、兴城、葫芦岛、北镇、阜新、铁岭、清原、新宾、抚顺、法库、沈阳、辽阳、本溪、鞍山、凤城、丹东、普兰店、大连等地。

【功效应用】花序（野菊花）：味苦、辛，性微寒。清热解毒，泻火平肝。用于疔疮痈肿，目赤肿痛，头痛眩晕。根、全草（野菊）：味苦、辛，性凉。清热解毒。用于痈肿，疔疮，目赤，瘰疬，天疱疮，湿疹。

【民族用药】满医：花序入药，清热解毒，疏风平肝。山菊花水煎服，用于外感风热，头痛，发热，咽喉肿痛，咳嗽；山菊花代茶饮，用于高血压；山菊花煎汁外洗患处，用于疔疮肿毒，湿疹；鲜山菊花全草水煎服，用于胃肠炎。

附注：本种为《中国药典》2020 年版收载药材野菊花的基原植物。本种的嫩叶可作野菜食用，花、叶蒸熟后晾干，可泡茶。

3. 甘菊 *Chrysanthemum lavandulifolium* (Fisch. & Trantv.) Makino—*Dendranthema lavandulifolium* (Fisch. ex Trautv.) Y. Ling & C. Shih—*Ch. seticuspe* (Maxim.) Hand.-Mazz.

【别　　名】细裂野菊、北野菊、拉芬野菊、岩香菊、山九月菊、山菊花、九月菊、甘野菊、野菊、日本野菊、甘菊甘野菊变种、野黄菊花。

【药用部位】花序（甘野菊花）；根、全草（甘野菊）。

【生境分布】生于石质山坡及山坡路旁。分布于凌源、建平、朝阳、建昌、葫芦岛、锦州、凌海、北镇、阜蒙、阜新、铁岭、西丰、清原、抚顺、法库、沈阳、本溪、桓仁、鞍山、海城、岫岩、盘锦、宽甸、丹东、庄河、金州、大连、旅顺口等地。

【功效应用】花序（甘野菊花）：味苦、辛，性微寒。清热解毒，泻火平肝。用于疔疮痈肿，目赤肿痛，头痛眩晕。根、全草（野菊）：用于咳嗽痰喘。

附注：本种的嫩叶可作野菜食用，花、叶蒸熟后晾干，可泡茶。甘野菊在辽宁民间习惯作野菊花用。

4. 菊花 *Chrysanthemum morifolium* Ramat.

【别　　名】药菊、秋菊、白菊花。

【药用部位】根（菊花根）；幼嫩茎叶（菊花苗）；叶（菊花叶）；花序（菊花）。

【生境分布】原产于中国和日本。辽宁各地有栽培。

【功效应用】根（菊花根）：味苦、甘，性寒。利小便，清热解毒。用于癃闭，咽喉肿痛，痈肿疔毒。幼嫩茎叶（菊花苗）：味甘、微苦，性凉。清肝明目。用于头风眩晕，目生翳障。叶（菊花叶）：味辛、甘，性平。清肝明目，解毒消肿。用于头风，目眩，疔疮，痈肿。花序（菊花）：味甘、苦，性微寒。散风清热，平肝明目，清热解毒。用于风热感冒，头痛眩晕，目赤肿痛，眼目昏花，疮痈肿毒。

附注：本种为《中国药典》2020 年版收载药材菊花的基原植物。

5. 楔叶菊 *Chrysanthemum naktongense* Nakai—*Dendranthema naktongense* (Nakai) Tzvelev

【药用部位】花序（楔叶菊）。

【生境分布】生于林下、林缘。分布于建平、盖州、岫岩等地。

【功效应用】清热解毒。

6. 紫花野菊 *Chrysanthemum zawadskii* Herbich

【别　　名】山菊。

【药用部位】叶、花序（紫花野菊）。

【生境分布】生于海拔 850~1000m 的草原及林间草地、林下和溪边。分布于本溪、盖州、宽甸、丹东、庄河等地。

【功效应用】清热解毒，降血压。

菊苣属 *Cichorium* L.

菊苣 *Cichorium intybus* L.

【别　　名】蓝花菊苣、欧洲菊苣、明目菜、咖啡萝卜、咖啡草。

【药用部位】地上部分或根（菊苣）。

【生境分布】生于山脚湿地、滨海荒山。原产于地中海、亚洲中部和北非。分布于沈阳、辽阳、鞍山、大连等地。

【功效应用】味苦，性寒。清肝利胆，健胃消食，利尿消肿。用于湿热黄疸，胃痛食少，水肿尿少。

附注：本种叶可作生菜食用，根可煮食或烘烤后作咖啡代用品。功效相同的有**腺毛菊苣（毛菊苣）*C. glandulosum* Boiss. & A. Huet**，原产于高加索、土耳其。大连有栽培及逸生。二者均为《中国药典》2020 年版收载药材菊苣的基原植物。

蓟属 *Cirsium* Mill.

1. 刺儿菜 *Cirsium arvense* var. *integrifolium* Wimm. & Grab.—*C. setosum* (Willd.) Besser ex M. Bieb.

【别　　名】小蓟、小刺菜、枪刀菜、刺芥菜、刺角菜、蓟蓟菜、野红花、山红花尾子，拉图库—搜给（满药），早勒拜尼（朝药）。

【药用部位】地上部分（小蓟）。

【功效应用】味甘、苦，性凉。凉血止血，散瘀解毒消痈。用于衄血，吐血，尿血，血淋，便血，崩漏，外伤出血，痈肿疮毒。

【民族用药】满医：全草或根入药，活血通经，祛瘀止痛。用于肠炎，痢疾，大便带血，痔疮，产后出血。朝医：全草入药，补精血。用于热风毒，胸闷，消化不良。将其鲜小蓟或其鲜根捣汁内服，用于吐血，衄血，便血等各种出血症。

附注：本种为《中国药典》2020 年版收载药材小蓟的基原植物。本种的幼苗可作野菜食用。功效相同的有**大刺儿菜 *C. arvense* var. *setosum* (Willd.) Ledeb.—*C. setosum* (Willd.) Bieb.**，分布于建平、绥中、阜蒙、彰武、昌图、西丰、抚顺、沈阳、辽中、辽阳、桓仁、鞍山、台安、营口、盘锦、丹东、大连、旅顺口等地。

2. 绿蓟 *Cirsium chinense* Gardn. & Champ.

【别　　名】中国蓟。

【药用部位】全草（绿蓟）。

【生境分布】生于山沟及山坡草丛中。产于凌源、新宾、长海、大连、旅顺口等地。

【功效应用】清热解毒，活血凉血。用于暑热烦闷，崩漏，跌打吐血，痔疮，疔疮。

3. 莲座蓟 *Cirsium esculentum* (Siev.) C. A. Mey.

【别　　名】食用蓟，札如格米格、札如格敖日布、札如格牛格玛、呼呼斯格讷、阿日札嘎尔—阿吉日嘎讷（蒙药）。

【药用部位】地上部分（莲座蓟）。

【生境分布】生于湿草甸、海岸或河边。分布于葫芦岛。

【功效应用】味甘，性凉。散瘀消肿，排脓托毒，止血。用于肺痈，支气管炎，疮痈肿毒，吐血，咯血，尿血，崩漏。皮肤病，肝热。

【民族用药】蒙医：全草入药，味甘，性凉。祛痰敛脓，治痈愈伤。用于肺脓肿，疮痈肿毒，咳嗽痰多，创伤性肺脓肿。

4. 蓟 *Cirsium japonicum* Fisch. ex DC.

【别　　名】大蓟、大刺儿菜、青刺蓟、刺秸子、马刺草、野刺菜、刺楷子、千针草、老牛挫口。

【药用部位】地上部分（大蓟）。

【生境分布】生于山坡林中、林缘、灌丛中、草地、荒地、田间、路旁或溪旁。分布于长海。

【功效应用】味甘、苦，性凉。凉血止血，散瘀解毒消痈。用于衄血，吐血，尿血，便血，崩漏，外伤出血，痈肿疮毒。

附注：本种为《中国药典》2020年版收载药材大蓟的基原植物。

5. 线叶蓟 *Cirsium lineare* (Thunb.) Sch. Bip.

【别　　名】条叶蓟、轮蓟、无心草。

【药用部位】根或全草（线叶蓟）。

【生境分布】生于山坡、林下、草甸湿地及路旁。分布于凌源、葫芦岛、彰武、抚顺、鞍山、普兰店、大连、旅顺口等地。

【功效应用】味酸，性温。活血散瘀，消肿解毒。用于月经不调，经闭，痛经，带下病，乳痈，小便淋痛，跌打损伤，痈疖，蛇伤。

6. 野蓟 *Cirsium maackii* Maxim.

【别　　名】大蓟、牛戳口、驴刺口、老牛锉、千针草。

【药用部位】全草（牛戳口）。

【生境分布】生于林下、林缘湿草地、山坡草地、摺荒地。分布于凌源、义县、清原、新宾、抚顺、沈阳、辽阳、本溪、鞍山、海城、盖州、凤城、宽甸、岫岩、庄河、长海、瓦房店、金州、大连等地。

【功效应用】味甘，性凉。凉血止血，消肿解毒。用于咯血，衄血，尿血，跌打损伤，痈疮肿毒。

7. 烟管蓟 *Cirsium pendulum* Fisch. ex DC.

【别　　名】大蓟、垂蓟、马蓟。

【药用部位】根或地上部分（烟管蓟）。

【生境分布】生于林下、河边、湿草甸。分布于葫芦岛、阜蒙、彰武、西丰、抚顺、沈阳、辽阳、本溪、桓仁、鞍山、海城、岫岩、宽甸、庄河、大连等地。

【功效应用】解毒，止血，补虚。用于疮肿，疟疾，外伤出血，体虚。

8. 块蓟 *Cirsium viridifolium* (Hand.-Mazz.) C. Shih

【别　　名】大蓟、垂蓟、马蓟。

【药用部位】根（块蓟）。

【生境分布】生于湿地、溪旁、路边或山坡。产于朝阳、辽阳、凤城等地。

【功效应用】祛风，除湿，止痛。

9. 绒背蓟 *Cirsium vlassovianum* Fisch. ex DC.

【别　　名】绒毛蓟、猫腿菇、斩龙草、破肚子参、柳叶蓟、柳叶绒背蓟。

【药用部位】块根（猫腿姑）。

【生境分布】生于林下、林缘、林间草地、荒地。分布于凌源、西丰、清原、新宾、抚顺、辽阳、本溪、桓仁、鞍山、凤城、宽甸、庄河、金州等地。

【功效应用】味微辛，性温。祛风除湿，活络止痛。用于风湿痹痛，四肢麻木。

金鸡菊属 *Coreopsis* L.

1. 剑叶金鸡菊 *Coreopsis lanceolata* L.

【别　　名】线叶金鸡菊、大金鸡菊。

【药用部位】全草（线叶金鸡菊）。

【生境分布】原产于北美洲。丹东、大连等地有栽培。

【功效应用】味苦，性平。清热解毒，化瘀消肿。用于疮疡肿毒，刀伤。

2. 两色金鸡菊 *Coreopsis tinctoria* Nutt.

【别　　名】金鸡痢疾草、蛇目菊、波斯菊。

【药用部位】全草（蛇目菊）。

【生境分布】原产于北美洲。大连等地有栽培。

【功效应用】味甘，性平。清热化湿，解毒消痈。用于湿热痢疾，目赤肿痛，痈疮肿毒。

秋英属 *Cosmos* Cav.

1. 秋英 *Cosmos bipinnatus* Cav.

【别　　名】大波斯菊、波斯菊。

【药用部位】花序、种子或全草（秋英）。

【生境分布】原产于墨西哥。辽宁各地有栽培。

【功效应用】清热解毒，明目化湿。用于痢疾，目赤肿痛。

2. 黄秋英 *Cosmos sulphureus* Cav.

【别　　名】硫磺菊。

【药用部位】全草（硫磺菊）。

【生境分布】原产于墨西哥至巴西。大连等地有栽培。

【功效应用】清热解毒，明目化湿。用于咳嗽。

野茼蒿属 *Crassooephalum* Moench

野茼蒿 *Crassocephalum crepidioides* (Benth.) S. Moore

【别　　名】冬风菜、假茼蒿、草命菜、昭和草、野木耳菜。

【药用部位】全草（野木耳菜）。

【生境分布】生于山坡路旁、水边、灌丛中。原产于热带非洲。分布于丹东、庄河、旅顺口等地。

【功效应用】味微苦、辛，性平。清热解毒，调和脾胃。用于感冒，肠炎，痢疾，口腔炎，乳痈，消化不良。

假还阳参属 *Crepidiastrum* Nakai

1. 黄瓜菜 *Crepidiastrum denticulatum* (Houtt.) Pak & Kawano—*Ixeris denticulata* (Houtt.) Stebbins—*Paraixeris denticulata* (Houtt.) Nakai

【别　　名】秋苦荬菜、苦荬菜、黄瓜假还阳参、羽裂黄瓜菜、鸭子食、山白菜。

【药用部位】全草（苦荬菜）。

【生境分布】生于林下、林缘、干山坡或沙质地。分布于凌源、北镇、阜蒙、西丰、清原、新宾、抚顺、辽阳、本溪、桓仁、鞍山、海城、岫岩、凤城、宽甸、东港、普兰店、金州等地。

【功效应用】味苦，性寒。清热解毒，消肿止痛。用于痈疖疔毒，乳痈，咽喉肿痛，黄疸，痢疾，淋证，带下，跌打损伤。

2. 尖裂假还阳参 *Crepidiastrum sonchifolium* (Maxim.) Pak & Kawano—*Ixeridium sonchifolium* (Maxim.) Shih—*Ixeris sonchifolia* (Bunge) Hance

【别　　名】抱茎苦荬菜、猴尾草、鸭子食、山鸭子食、盘尔草、秋苦荬菜、秋报茎苦荬菜、苦荬菜、抱茎苦荬菜、苦蝶子、苦碟碟、大碟子、黄瓜菜、野苦荬菜、精细小苦荬、尖裂黄瓜菜，巴道拉、套日格—嘎顺—诺告（蒙药）。

【药用部位】全草（苦碟子）。

【生境分布】生于山坡、林下、撂荒地。分布于辽宁各地。

【功效应用】味苦、辛，性寒。止痛消肿，清热解毒。用于头痛，牙痛，胃痛，手术后疼痛，跌打损伤，肠痈，肠炎，肺脓肿，咽喉肿痛，痈肿疮疖。

【民族用药】蒙医：全草入药，味苦、辛，性凉。效锐。开胃，解毒，接骨，破痞。用于食欲不振，毒热，骨伤，协日痞，牙痛。

附注：本种的幼苗可作野菜食用。

大丽花属 *Dahlia* Cav.

大丽花 *Dahlia pinnata* Cav.

【别　　名】大丽菊、地瓜花、天竺牡丹、洋牡丹、大理花。

【药用部位】根（大理菊）。

【生境分布】原产于墨西哥。辽宁各地有栽培。

【功效应用】味辛、甘，性平。清热解毒，散瘀止痛。用于疖腮，龋齿疼痛，无名肿毒，跌打损伤。

松果菊属 *Echinacea* Moench

松果菊 *Echinacea purpurea* (L.) Moench

【别　　名】紫花松果菊、紫松果菊、紫锥菊。

【药用部位】根、花（松果菊）。

【生境分布】原产于北美洲。辽阳、大连等地有栽培。

【功效应用】消炎，抗感染，愈合伤口。

蓝刺头属 *Echinops* L.

1. 驴欺口 *Echinops davuricus* Fisch. ex Hornem.—*E. latifolius* Tausch.

【别　　名】蓝刺头、宽叶蓝刺头、禹州漏芦、球花漏芦、蓝球花、和尚头，乌日格斯图—呼和、呼和—阿札格、阿札格—刺日散恩、札拉—乌拉（蒙药）。

【药用部位】根（禹州漏芦）；花序（追骨风）。

【生境分布】生于山坡疏林下。分布于凌源、阜蒙、桓仁、金州、大连、旅顺口等地。

【功效应用】根（禹州漏芦）：味苦，性寒。清热解毒，消痈，下乳，舒筋通脉。用于乳痈肿痛，痈疽发背，瘰疬疮毒，乳汁不通，湿痹拘挛。花序（追骨风）：清热，解毒，活血，止痛。用于骨折，创伤出血，胸痛。

【民族用药】蒙医：花序入药，味苦，性凉。效稀、轻、柔、钝。固骨质，接骨愈伤，清热止痛。用于骨折，骨热，刺痛，疮疡。

附注：本种为《中国药典》2020年版收载药材禹州漏芦的基原植物之一。

2. 砂蓝刺头 *Echinops gmelinii* Turcz.

【别　　名】刺甲盖、恶背火草、刺头、沙漏芦。

【药用部位】根（砂漏芦）。

【生境分布】生于沙地。分布于彰武。

【功效应用】味咸、苦，性寒。清热解毒，排脓，通乳。用于疮痈肿痛，乳痈，乳汁不通，瘰疬，痔漏。

3. 华东蓝刺头 *Echinops grijsii* Hance

【别　　名】华东漏芦、东南蓝刺头、格利氏蓝刺头。

【药用部位】根（禹州漏芦）。

【生境分布】生于山坡草地。分布于金州、大连等地。

【功效应用】味苦，性寒。清热解毒，消痈，下乳，舒筋通脉。用于乳痈肿痛，痈疽发背，瘰疬疮毒，乳汁不通，湿痹拘挛。

附注：本种为《中国药典》2020年版收载药材禹州漏芦的基原植物之一。

鳢肠属 *Eclipta* L.

鳢肠 *Eclipta prostrata* (L.) L.

【别　　名】墨旱莲、野水凤仙。

【药用部位】全草（墨旱莲）。

【生境分布】生于河边，水田边或路旁。分布于凌源、北镇、辽阳、鞍山、海城、台安、盘锦、东港、长海、庄河、瓦房店、普兰店、金州、大连、旅顺口等地。

【功效应用】味甘、酸，性寒。补肝肾，凉血止血。用于肝肾阴虚，牙齿松动，须发早白，眩晕耳鸣，腰膝酸软，阴虚血热吐血，衄血，尿血，血痢，崩漏下血，外伤出血。

附注：本种为《中国药典》2020 年版收载药材墨旱莲的基原植物。

菊芹属 *Erechtites* Raf.

梁子菜 *Erechtites hieracifolia* (L.) Raf. ex DC.

【别　　名】菊芹、饥荒草。

【药用部位】全草（梁子菜）。

【生境分布】生于山坡、林下、灌木丛中或湿地上。原产于墨西哥。分布于岫岩、丹东、庄河、大连等地。

【功效应用】清热解毒，杀虫。用于跌打损伤，痢疾，痈疔。

飞蓬属 *Erigeron* L.

1. 飞蓬 *Erigeron acris* L.

【别　　名】狼尾巴棵、蓬草。

【药用部位】全草（飞蓬）。

【生境分布】生于干燥的碎石山坡、沙质湿地、林缘及田边。分布于西丰、新宾、辽阳、本溪、宽甸、庄河等地。

【功效应用】味苦、辛，性凉。祛风利湿，散瘀消肿。用于风湿关节痛。

2. 一年蓬 *Erigeron annuus* (L.) Pers.

【别　　名】女菀、野蒿。

【药用部位】全草（一年蓬）。

【生境分布】生于路边、林缘、林下。原产于北美洲。分布于辽宁各地。

【功效应用】味甘、苦，性凉。消食止泻，清热解毒，截疟。用于消化不良，泄泻，齿龈炎，疟疾，毒蛇咬伤。

3. 小蓬草 *Erigeron canadensis* L.—*Conyza canadensis* (L.) Cronq.

【别　　名】小飞蓬、加拿大蓬、小白酒草、牛尾巴蒿。

【药用部位】全草（小飞蓬）。

【生境分布】生于旷野、荒地、田边和路旁。分布于辽宁各地。

【功效应用】味微苦、辛，性凉。清热利湿，散瘀消肿。用于痢疾，肠炎，肝炎，胆囊炎，跌打损伤，风湿骨痛，疮疖肿痛，外伤出血，牛皮癣。

泽兰属 *Eupatorium* L.

1. 白头婆 *Eupatorium japonicum* Thunb.

【别　　名】单叶佩兰、圆梗泽兰、泽兰、秤杆草、野升麻、麻秤杆、白升麻、红升麻。

【药用部位】全草（山佩兰）。

【生境分布】生于山坡草地、密疏林下、灌丛中、路旁。分布于凌源、辽阳、本溪、桓仁、岫岩、凤城、宽甸、庄河等地。

【功效应用】味辛、苦，性平。祛暑发表，化湿和中，理气活血，解毒。用于夏伤暑湿，发热头痛，胸闷腹胀，消化不良，胃肠炎，感冒，咳嗽，咽喉炎，扁桃体炎，月经不调，跌打损伤，痈肿，蛇咬伤。

2. 林泽兰 *Eupatorium lindleyanum* DC.

【别　　名】尖佩兰、毛泽兰、轮叶泽兰、林氏泽兰、轮叶佩兰、白鼓钉、野马追、白头婆、毛腿、斩龙草、平头花、白头菊。

【药用部位】全草（野马追）。

【生境分布】生于山谷草地、向阳地或沙地。分布于凌源、彰武、开原、西丰、清原、新宾、抚顺、辽阳、本溪、鞍山、海城、岫岩、盘锦、营口、丹东、庄河、大连等地。

【功效应用】味苦，性平。清肺止咳，化痰平喘，降血压。用于支气管炎，咳喘痰多，高血压症。

线叶菊属 *Filifolium* Kitam.

线叶菊 *Filifolium sibiricum* (L.) Kitam.

【别　　名】兔毛蒿、兔子毛、兔子蹲、疔毒花、油蒿、骆驼毛草、西伯利亚艾菊。

【药用部位】全草（兔毛蒿）。

【生境分布】生于山坡草地。分布于凌源、建平、阜新、北镇、法库、西丰、昌图、大连等地。

【功效应用】味苦，性寒。清热解毒，安神，调经。用于传染病高热，心悸，失眠，月经不调，痈肿疮疡。

牛膝菊属 *Galinsoga* Ruiz & Pav.

牛膝菊 *Galinsoga parviflora* Cav.

【别　　名】辣子草、向阳花。

【药用部位】全草（辣子草）；花（向阳花）。

【生境分布】生于杂草地、荒坡、路旁、果园、农田等处。原产于南美洲。分布于清原、新宾、抚顺、沈阳、辽阳、本溪、鞍山、岫岩、丹东、金州、大连等地。

【功效应用】全草（辣子草）：味淡，性平。清热解毒，止咳平喘，止血。用于乳蛾，咽喉痛，黄疸型肝炎，咳喘，肺痨，疔疮，外伤出血。花（向阳花）：味微苦、涩，性平。清肝明目。用于夜盲症，视力模糊。

茼蒿属 *Glebionis* Cassini

蒿子秆 *Glebionis carinata* (Schousb.) Tzvelev—*Chrysanthemum carinatum* Scbousb.

【别　　名】茼蒿、蓬蒿菜。

【药用部位】茎叶（茼蒿）。

【生境分布】原产于欧洲和地中海地区。辽宁各地栽培作蔬菜。

【功效应用】味辛、甘，性凉。和脾胃，消痰饮，安心神。用于脾胃不和，二便不通，咳嗽痰多，烦热不安。

　　附注：功效相同的有**南茼蒿 *G. segetum* (L.) Fourr.—*Ch. segetum* L.**，原产于西亚、地中海和欧洲，大连等地有栽培。

湿鼠曲草属 *Gnaphalium* L.

湿鼠曲草 *Gnaphalium uliginosum* L.—*G. mandshuricum* Kirp.

【别　　名】贝加尔鼠麴草、湿生鼠曲草、湿地鼠曲草、东北鼠麴草、小白蒿、臁疮草，黑布日格讷（蒙药），无心草（满药）。

【药用部位】全草（湿鼠曲草）。

【生境分布】生于水边湿地、荒地、湿草地上。分布于凌源、西丰、辽阳、本溪、营口、宽甸、长海、瓦房店、普兰店等地。

【功效应用】味甘、淡，性平。止咳化痰，调气和中，清热平肝。用于咳嗽痰喘，胃溃疡，湿热痢疾，疮痈肿毒，高血压病。

【民族用药】蒙医：全草入药，味辛、苦，性温。效糙。破痞，解毒，祛巴达干，燥协日乌素，止咳。用于寒性痞瘤，中毒症，感冒咳嗽，气喘，陶赖，赫如虎，关节协日乌素病，吾雅曼，浮肿，水肿，水臌。满医：全草入药，止咳化痰，祛湿调中。无心草水煎服，用于咳喘，风湿痹证，筋骨疼痛，湿热痢疾，胃溃疡；无心草捣烂外敷，用于痈疮肿毒。

菊三七属 *Gynura* Cass.

1. 红凤菜 *Gynura bicolor* (Roxb. ex Willd.) DC.

【别　　名】紫背菜、土三七、紫背三七、旱三七、红背叶。

【药用部位】根（观音苋根）；全草（观音苋）。

【生境分布】分布于云南、贵州、四川、广东、台湾等地。大连有栽培。

【功效应用】根（观音苋根）：味淡，性温。行气活血。用于产后瘀血腹痛，血崩，疟疾。全草（观音苋）：味辛、甘，性凉。清热凉血，解毒消肿。用于咳血，崩漏，创伤出血，痛经，痢疾，疮疡肿毒，跌打损伤，溃疡久不收敛。

2. 菊三七 *Gynura japonica* (Thunb.) Juel.

【别　　名】三七草、土三七、散血草、菊叶三七。

【药用部位】根或全草（土三七）。

【生境分布】分布于我国西南、华中、华南地区。大连有栽培。

【功效应用】味甘、苦，性温。止血，散瘀，消肿止痛，清热解毒。用于吐血，衄血，咯血，便血，崩漏，外伤出血，痛经，产后瘀滞腹痛，跌打损伤，风湿痛，疮痈疽疔，虫蛇咬伤。

向日葵属 *Helianthus* L.

1. 向日葵 *Helianthus annuus* L.

【别　　名】丈菊、葵花、向阳花。

【药用部位】根（向日葵根）；茎髓（向日葵茎髓）；叶（向日葵叶）；花盘（向日葵花盘）；花序（向日葵花）；果壳（向日葵壳）；种子（向日葵子）。

【生境分布】原产于北美洲。辽宁各地有栽培。

【功效应用】根（向日葵根）：味甘、淡，性微寒。清热利湿，行气止痛。用于淋浊，水肿，带下，疝气，脘腹胀痛，跌打损伤。茎髓（向日葵茎髓）：味甘，性平。清热，利尿，止咳。用于淋浊，白带，乳糜尿，百日咳，风疹。叶（向日葵叶）：味苦，性凉。降压，截疟，解毒。用于高血压，疟疾，疔疮。花盘（向日葵花盘）：味甘，性寒。清热，平肝，止痛，止血。用于高血压，头痛，头晕，耳鸣，脘腹痛，痛经，子宫出血，疮疹。花序（向日葵花）：味微甘，性平。祛风，平肝，利湿。用于头晕，耳鸣，小便淋沥。果壳（向日葵壳）：清热泻火。用于耳鸣。种子（向日葵子）：味甘，性平。透疹，止痢，透痈脓。用于疹发不透，血痢，慢性骨髓炎。

2. 菊芋 *Helianthus tuberosus* L.

【别　　名】菊藷、菊乃、洋大头、洋姜、鬼子姜、五星草、地娄儿。

【药用部位】块茎及茎叶（菊芋）。

【生境分布】原产于北美洲，辽宁各地常见栽培，亦有半野生。

【功效应用】味甘、微苦，性凉。清热凉血，消肿。用于热病，肠热下血，跌打损伤，骨折肿痛。

附注：本种的块茎可作野菜食用，烘烤的块茎可作咖啡代用品。

泥胡菜属 *Hemisteptia* (Bunge) Fisch. & C. A. Mey.

泥胡菜 *Hemisteptia lyrata* (Bunge) Fisch. & C. A. Mey.

【别　　名】野苦荬、野红花、秃苍个儿。

【药用部位】全草（泥胡菜）。

【生境分布】生于路旁、林下、荒地、海滨沙质地。分布于辽宁各地。

【功效应用】味辛、苦，性寒。清热解毒，散结消肿。用于痔漏，痈肿疔疮，乳痈，瘰疬，风疹瘙痒，外伤出血，骨折。

山柳菊属 *Hieracium* L.

山柳菊 *Hieracium umbellatum* L.

【别　　名】伞花山柳菊、柳叶蒲公英。

【药用部位】根及全草（山柳菊）。

【生境分布】生于山坡、林缘、林下、路旁。分布于凌源、西丰、抚顺、沈阳、辽阳、本溪、鞍山、岫岩、宽甸、丹东、长海、庄河、普兰店等地。

【功效应用】味苦，性凉。清热解毒，利湿消积。用于疮痈疖肿，淋证，腹痛积块，痢疾。

全光菊属 *Hololeion* Kitam.

全光菊 *Hololeion maximowiczii* Kitam.

【别　　名】全缘叶山柳菊。

【药用部位】全草或根（全光菊）；花序（全光菊花）。

【生境分布】生于草甸、沼泽草甸及近溪流低湿地。分布于彰武、沈阳。

【功效应用】全草或根（全光菊）：味甘，性寒。利湿退黄。用于黄疸。花序（全光菊花）：用于产后出血不止。

猫耳菊属 *Hypochaeris* L.

猫耳菊 *Hypochaeris ciliata* (Thunb.) Makino

【别　　名】大黄菊、小蒲公英、黄金菊、猫儿菊、高粱菊。

【药用部位】根（猫儿黄金菊）。

【生境分布】生于干山坡灌丛中及干草甸子。分布于凌源、义县、葫芦岛、阜新、铁岭、昌图、西丰、抚顺、沈阳、本溪、盖州、鞍山、岫岩、东港、长海、金州等地。

【功效应用】味淡，性平。利水消肿。用于水肿，腹水。

旋覆花属 *Inula* L.

1. 欧亚旋覆花 *Inula britannica* L.

【别　　名】旋覆花、大花旋覆花，阿拉坦—道斯勒—其其格、阿扎格（蒙药）。

【药用部位】花序（旋覆花）。

【生境分布】生于山沟边湿地、湿草甸子、河滩、田边、林缘及盐碱地上。分布于阜蒙、铁岭、新民、沈阳、新宾、辽阳、本溪、盖州、盘锦、鞍山、岫岩、凤城、宽甸、普兰店、金州、大连等地。

【功效应用】味苦、辛、咸，性微温。降气，消痰，行水，止呕。用于风寒咳嗽，痰饮蓄结，胸膈痞满，咳喘痰多，呕吐噫气，心下痞硬。

【民族用药】蒙医：花序入药，味微苦，性平。效柔、糙、燥。止刺痛，杀黏，燥协日乌素，愈伤。用于黏刺痛，黏热，炭疽，扭伤，骨折，脑刺痛。

　　附注：本种为《中国药典》2020 年版收载药材旋覆花的基原植物之一。本种地上部分在辽宁民间作金沸草用。

2. 土木香 *Inula helenium* L.

【别　　名】青木香、总状青木香、总状土木香、祁木香、新疆木香，玛努（蒙药），木香（朝药）。

【药用部位】根（土木香）。

【生境分布】原产于欧洲。沈阳、鞍山有栽培。

【功效应用】味辛、苦，性温。健脾和胃，行气止痛，安胎。用于胸胁、脘腹胀痛，呕吐泻痢，胸胁挫伤，岔气作痛，胎动不安。

【民族用药】蒙医：根入药，味甘、苦、辛，性平。效腻、锐、燥、重。清巴达干热，解赫依血相讧，温中消食，开胃，止刺痛。用于感冒头痛，恶性寒战，温病初期，赫依血引起胸闷气喘，胸背游走性疼痛，不思饮食，呕吐泛酸，胃、肝、大小肠之宝如病，赫依希日性头痛及血热性头痛。朝药：根入药，为少阴人药。开脾之胃气而消食进食。用于脾虚所致的不思饮食，消化不良，食后倒饱，气痰，中气，上气，气逆，气痛等证。

　　附注：本种为《中国药典》2020 年版收载药材土木香的基原植物。

　　3. 旋覆花 *Inula japonica* Thunb.

　　【别　　名】日本旋覆花、小黄花、小黄花子、金钱草、金沸草、六月菊、山菊花，阿拉坦—道斯勒—其其格、阿扎格（蒙药）。

　　【药用部位】根（旋覆花根）；地上部分（金沸草）；花序（旋覆花）。

　　【生境分布】生于山坡、路旁、河边湿地、河岸、沼泽边湿地及田旁。分布于凌源、阜蒙、彰武、铁岭、法库、清原、新宾、沈阳、辽阳、本溪、鞍山、台安、岫岩、盘锦、凤城、宽甸、普兰店等地。

　　【功效应用】根（旋覆花根）：味咸，性温。祛风湿，平咳喘，解毒生肌。用于风湿痹痛，咳喘，疔疮。花序（旋覆花）：味苦、辛、咸，性微温。降气，消痰，行水，止呕。用于风寒咳嗽，痰饮蓄结，胸膈痞闷，咳嗽痰多，呕吐噫气，心下痞硬。地上部分（金沸草）：味苦、辛、咸，性温。降气，消痰，行水。用于外感风寒，痰饮蓄结，咳喘痰多，胸膈痞满。

　　【民族用药】蒙医：花序入药，味微苦，性平。效柔、糙、燥。止刺痛，杀黏，燥协日乌素，愈伤。用于黏刺痛，黏热，炭疽，扭伤，骨折，脑刺痛。

　　附注：本种为《中国药典》2020 年版收载药材旋覆花、金沸草的基原植物之一。

　　4. 线叶旋覆花 *Inula linariifolia* Turcz.

　　【别　　名】条叶旋覆花、细叶旋覆花、小朵旋覆花、金沸草。

　　【药用部位】地上部分（金沸草）。

　　【生境分布】生于湿地、林缘湿地、草甸、路旁及山沟等处。分布于凌源、绥中、葫芦岛、北镇、西丰、清原、新宾、抚顺、沈阳、辽阳、本溪、桓仁、鞍山、海城、岫岩、凤城、宽甸、东港、长海、金州、瓦房店、大连等地。

　　【功效应用】味苦、辛、咸，性温。降气，消痰，行水。用于外感风寒，痰饮蓄结，咳喘痰多，胸膈痞满。

　　附注：本种为《中国药典》2020 年版收载药材金沸草的基原植物之一。本种的花序是旋覆花药材的常见混伪品之一，称"小朵旋覆花"，服用后出现恶心、呕吐等副作用，不可与旋覆花混用。

　　5. 柳叶旋覆花 *Inula salicina* L.

　　【别　　名】歌仙草。

　　【药用部位】花序（柳叶旋覆花）。

　　【生境分布】生于湿草地、草原或山坡。分布于阜蒙、彰武、清原、抚顺、辽阳、本溪、鞍山、海城、台安、岫岩、盘锦、长海、瓦房店、大连、旅顺口等地。

　　【功效应用】降气平逆，祛痰止咳，健胃。

　　附注：柳叶旋覆花曾经是旋覆花的伪品之一。

　　6. 蓼子朴 *Inula salsoloides* (Turcz.) Ostenf.

　　【别　　名】沙地旋覆花、小叶旋覆花、黄蓬花。

　　【药用部位】全草或花序（沙旋覆花）。

　　【生境分布】生于干草原、流沙地、固定沙丘。分布于辽宁西部地区。

　　【功效应用】味苦、辛，性寒。清热解毒，利湿消肿。用于外感头痛，肠炎，痢疾，浮肿，小便不利，痈疮肿毒，黄水疮，湿疹。

苦荬菜属 *Ixeris* (Cass.) Cass.

　　1. 中华苦荬菜 *Ixeris chinensis* (Thunb.) Nakai—*Ixeridium chinense* (Thunb.) Tzvelev

　　【别　　名】中华小苦荬、苦菜、苦麻子、苦叶菜、苦荬菜、山苦菜、山苦荬、小苦菜、小苦苣、黄鼠草、酱碟子、败酱草、鸭子食、鹅恋食，苏斯—乌布斯、陶来音—伊达日、毛盖音—伊达日（蒙药）。

　　【药用部位】全草或根（山苦荬）。

　　【生境分布】生于路旁、田间、撂荒地。分布于辽宁各地。

【功效应用】味苦，性寒。清热解毒，消肿排脓，凉血止血。用于肠痈，肺脓疡，肺热咳嗽，肠炎，痢疾，胆囊炎，盆腔炎，疮疖肿毒，阴囊湿疹，吐血，衄血，血崩，跌打损伤。

【民族用药】蒙医：全草入药，味苦，性凉。效糙、钝、稀。抑协日，清热。用于协日性头痛，发烧，黄疸，血热症。

附注：本种的嫩苗可作野菜蘸酱或炒食。

2. 变色苦荬菜 *Ixeris chinensis* subsp. *versicolor* (Fisch. ex Link) Kitam.—*Ixeridium graminifolium* (Ledeb.) Tzvelev

【别　　名】多色苦荬、东北苦菜、丝叶小苦荬、丝叶苦荬、丝叶苦菜、山苦荬、苦菜、苦麻菜、败酱草。

【药用部位】全草或根（苦苣）。

【生境分布】生于路旁、田野、河岸、沙丘或草甸上。分布于辽宁各地。

【功效应用】味苦，性寒。清热解毒。用于黄疸，胃炎，痢疾，肺热咳嗽，肠痈，睾丸炎，疔疮，痈肿，黄水疮。

3. 剪刀股 *Ixeris japonica* (Burm. f.) Nakai—*Ixeris debilis* var. *salsuginosa* (Kitag.) Kitag.

【别　　名】沙滩苦荬菜、低滩苦荬菜、假蒲公英、蒲公英、鸭舌草、鹅公英。

【药用部位】全草（剪刀股）。

【生境分布】生于路旁潮湿地、海边湿地。分布于辽宁南部。

【功效应用】味苦，性寒。清热解毒，利尿消肿。用于肺脓疡，咽痛，目赤，乳痈，痈疽疮疡，水肿，小便不利。

4. 苦荬菜 *Ixeris polycephala* Cass.

【别　　名】多头莴苣、多头苦荬、多头苦荬菜、野苦菜。

【药用部位】全草（多头苦荬）。

【生境分布】生于山坡林缘、灌丛、草地、田野路旁。分布于铁岭、辽阳等地。

【功效应用】味苦、甘，性凉。清热，解毒，利湿。用于咽痛，目赤肿痛，肠痈，疔疮肿毒。

5. 沙苦荬 *Ixeris repens* (L.) A. Gray

【别　　名】匍匐苦荬菜、沙苦荬菜。

【药用部位】全草（沙苦荬菜）。

【生境分布】生于海岸沙滩。分布于绥中、盖州、长海、大连等地。

【功效应用】清热解毒，活血排脓。

疆千里光属 *Jacobaea* Mill.

额河千里光 *Jacobaea argunensis* (Turcz.) B. Nord.—*Senecio argunensis* Turcz.

【别　　名】羽叶千里光、阿贡千里光、山菊、大蓬蒿、格奇给讷（蒙药），西厄里汗（满药）。

【药用部位】根及全草（斩龙草）；带花的地上部分（羽叶千里光）。

【生境分布】生于山坡、草地、林缘、灌丛。分布于凌源、建昌、阜蒙、铁岭、西丰、清原、新宾、抚顺、沈阳、辽阳、本溪、鞍山、海城、岫岩、凤城、盖州等地。

【功效应用】根及全草（斩龙草）：味苦，性寒。清热解毒，清肝明目。用于痢疾，目赤，咽喉肿痛，痈肿疮疖，瘰疬，湿疹，疥癣，毒蛇咬伤，蝎蜂蜇伤。带花的地上部分（羽叶千里光）：用于骨髓造血功能障碍，脑炎，贫血。

【民族用药】蒙医：带花地上部分入药，味苦，性寒。收敛，接脉，止刺痛，清热，解毒。用于骨伤，脉伤，黏疫，黏性肠刺痛，血痢，腑热。满医：带根全草入药，清热解毒，清肝明目。用于痈疮肿毒，痢疾腹痛，肺痨，疮痈红肿，蛇虫咬伤。

麻花头属 *Klasea* Cass.

麻花头 *Klasea centauroides* (L.) Cass. ex Kitag.—*Serratula centauroides* L.

【别　　名】草地麻花头。

【药用部位】全草（麻花头）。

【生境分布】生于灌丛、干山坡、干草原、沙质地。分布于凌源、建平、绥中、葫芦岛、阜蒙、彰武、新民、岫岩、金州、大连等地。

【功效应用】清热解毒，止血，止泻。用于痈肿，疔疮。

莴苣属 *Lactuca* L.

1. 翅果菊 *Lactuca indica* L.—*Pterocypsela indica* (L.) Shih

【别　　名】山莴苣、山生菜、多裂翅果菊、条裂山莴苣、野莴苣、鸭子食、山鸭子食、苦芥菜、苦菜。

【药用部位】全草或根（山莴苣）。

【生境分布】生于湿草甸、山坡林缘、灌丛、草地及撂荒地。分布于凌源、葫芦岛、北镇、阜蒙、彰武、西丰、清原、新宾、抚顺、沈阳、辽阳、鞍山、盖州、岫岩、盘锦、金州、大连等地。

【功效应用】味苦，性寒。清热解毒，活血，止血。用于咽喉肿痛，肠痈，疮疖肿毒，子宫颈炎，产后瘀血腹痛，疣瘤，崩漏，痔疮下血。

附注：本种的幼苗可作野菜食用。

2. 毛脉翅果菊 *Lactuca raddeana* Maxim.—*L. elata* Hemsl. ex Hemsl.

【别　　名】毛脉山莴苣、山苦菜、老蛇药、老洋烟、高大翅果菊、高大山莴苣、苦菜。

【药用部位】全草（山苦菜）；根（水紫菀）。

【生境分布】生于山谷或山坡林缘、林下、灌丛中或路边。分布于凌源、葫芦岛、昌图、清原、新宾、沈阳、辽阳、本溪、桓仁、鞍山、岫岩、盘锦、宽甸、瓦房店、普兰店、金州、大连等地。

【功效应用】全草（山苦菜）：味苦，性寒。清热解毒，祛风除湿。用于风湿痹痛，发痧腹痛，疮疡疖肿，毒蛇咬伤。根（水紫菀）：味辛，性平。止咳化痰，用于风寒咳嗽。

3. 莴苣 *Lactuca sativa* L.

【别　　名】莴笋、莴笋、生菜、白苣子、苣胜子，舒鲁黑—淖高音—乌热(蒙药)，那鲁、生菜子(满药)。

【药用部位】茎和叶（莴苣）；果实（莴苣子）。

【生境分布】原产于欧洲。辽宁各地有栽培。

【功效应用】茎和叶（莴苣）：味苦、甘，性凉。清热解毒，利尿通乳。用于小便不利，乳汁不通，尿血，虫蛇咬伤，肿毒。果实（莴苣子）：味辛、苦，性微温。通乳汁，利小便，活血行瘀。用于乳汁不通，小便不利，跌打损伤，瘀肿疼痛，阴囊肿痛。

【民族用药】蒙医：果实入药，味甘，性平。效轻、糙、钝、燥。清肺热，消食，开胃，抑赫依。用于肺热咳嗽，久咳不愈，肺脓疡，失眠，气喘，消化不良，恶心。满医：果实入药，通乳汁，利小便，活血行瘀。用于咳嗽，小便不利，下肢水肿，产妇乳汁不足。

4. 生菜 *Lactuca sativa* var. *ramosa* Hort.

【别　　名】白苣、玻璃菜。

【药用部位】茎和叶（白苣）。

【生境分布】原产于欧洲。辽宁各地有栽培。

【功效应用】味苦、甘，性寒。清热解毒，止渴。用于热毒疮肿，口渴。

5. 野莴苣 *Lactuca serriola* L.

【别　　名】银齿莴苣、毒莴苣、刺莴苣、阿尔泰莴苣。

【药用部位】全草（野莴苣）。

【生境分布】生于荒地、路旁及河漫滩。原产于欧洲。分布于辽宁各地。

【功效应用】味苦，性寒。清热解毒，活血祛瘀。

6. 山莴苣 *Lactuca sibirica* (L.) Benth. ex Maxim.—*Lagedium sibiricum* (L.) Soják

【别　　名】北山莴苣。

【药用部位】全草（北山莴苣）；根（北山莴苣根）。

【生境分布】生于林下、田间、草甸、沼泽地。分布于凌源、辽阳、宽甸、大连等地。

【功效应用】全草（北山莴苣）：清热解毒，理气止血。根（北山莴苣根）：消肿止血。

7. 乳苣 *Lactuca tatarica* (L.) C. A. Mey.—*Mulgedium tataricum* (L.) DC.

【别　　名】蒙山莴苣、紫花山莴苣、紫伞莴苣、乳菊、苦板。

【药用部位】全草（苦芙）。

【生境分布】生于河边、沟边、路边沙质地、田边及固定沙丘上。分布于凌源、彰武、盘锦、瓦房店、旅顺口等地。

【功效应用】味苦，性微寒。清热解毒，凉血止血，利胆退黄。用于暑热烦闷，漆疮，丹毒，痈肿，痔疮，外伤出血，跌打损伤，湿热黄疸。

8. 翼柄翅果菊 *Lactuca triangulata* Maxim.—*Pterocypsela triangulata* (Maxim.) Shih

【别　　名】翼柄山莴苣。

【药用部位】根、全草（翼柄山莴苣）。

【生境分布】生于山坡、林下、林缘、路边。分布于凌源、清原、新宾、抚顺、辽阳、本溪、桓仁、鞍山、岫岩、宽甸、大连等地。

【功效应用】清热解毒，消肿止血。

大丁草属 *Leibnitzia* Cass.

大丁草 *Leibnitzia anandria* (L.) Turcz.—*Gerbera anandria* (L.) Sch. Bip.

【别　　名】翼齿大丁草、多裂大丁草、笔杆草、猫耳朵草、白花菜、山白菜。

【药用部位】全草（大丁草）。

【生境分布】生于山坡草地、林缘、路旁。分布于辽宁各地。

【功效应用】味苦，性寒。清热利湿，解毒消肿。用于肺热咳嗽，湿热泻痢，热淋，风湿关节痛，痈疖肿毒，臁疮，毒蛇咬伤，烧烫伤，外伤出血。

火绒草属 *Leontopodium* R. Br. ex Cass.

火绒草 *Leontopodium leontopodioides* (Willd.) Beauverd

【别　　名】老头草、老头艾、白头翁、白蒿、小白蒿、棉花团花，查干—阿荣、乌拉—乌布斯（蒙药）。

【药用部位】全草（火绒草）。

【生境分布】生于石质山坡、丘陵地、林缘及河岸沙地等处。分布于凌源、建平、彰武、阜蒙、北镇、昌图、西丰、清原、沈阳、辽阳、本溪、鞍山、海城、岫岩、盖州、凤城、宽甸、丹东、庄河、普兰店、金州、大连等地。

【功效应用】味微苦，性寒。疏风清热，利尿，止血。用于流行性感冒，急、慢性肾炎，淋证，尿血，创伤出血。

【民族用药】蒙医：全草入药，味苦，性凉。效柔、软、钝。清肺，止咳，燥肺脓。用于肺热咳嗽，讧热，多痰，气喘，陈久性肺病，咽喉感冒，咯血，肺脓疡。

橐吾属 *Ligularia* Cass.

1. 蹄叶橐吾 *Ligularia fischeri* (Ledeb.) Turcz.

【别　　名】蹄叶山紫菀、肾叶橐吾、橐吾、细须毛紫菀、山紫菀、圆叶菜、大叶毛、小荷叶、硬紫菀、荷叶紫菀、马蹄紫菀、毛紫菀、马蹄叶、驴蹄草、齐心，汗达盖—赫勒、日依少、札雅海、特莫音—赫勒（蒙药），古姆去（朝药）。

【药用部位】根及根茎（山紫菀）。

【生境分布】生于湿草地、灌丛、林下、草甸。分布于北镇、铁岭、清原、新宾、抚顺、辽阳、本溪、桓仁、岫岩、凤城、宽甸、庄河等地。

【功效应用】味甘、辛，性温。祛痰，止咳，理气活血，止痛。用于咳嗽，痰多气喘，百日咳，腰腿痛，劳伤，跌打损伤。

【民族用药】蒙医：幼苗入药，味甘、苦，性凉。效轻、浮、糙、稀。祛巴达干，协日，催吐，收敛，燥协日乌素，解毒。用于协日病，不消化症，铁垢巴达干，食欲不振，肺脓肿，中毒症。朝医：叶入药，为太阴人药。化痰，止咳。用于太阴人咳嗽气逆，咯痰不爽，痰中带血等症。

附注：本种的嫩叶可作野菜食用。

2. 狭苞橐吾 *Ligularia intermedia* **Nakai**

【别　　名】长白橐吾、山紫菀。

【药用部位】根及根状茎（山紫菀）。

【生境分布】生于水边、山坡、林缘、林下。分布于凌源、北镇。

【功效应用】味苦，性温。润肺化痰，止咳，平喘。

附注：本种的嫩叶可作野菜食用。

3. 全缘橐吾 *Ligularia mongolica* **(Turcz.) DC.**

【别　　名】蒙古山紫菀。

【药用部位】根及根状茎（蒙古山紫菀根）；全草（蒙古山紫菀）。

【生境分布】生于沼泽草甸、山坡、林间及灌丛。分布于建平县。

【功效应用】根及根状茎（蒙古山紫菀根）：宣肺利气，镇咳祛痰，除湿利水。全草（蒙古山紫菀）：止血。

母菊属 *Matricaria* L.

同花母菊 *Matricaria matricarioides* (Less.) Porter ex Britton

【别　　名】香甘菊、母菊、筒花母菊、幼母菊。

【药用部位】花序（同花母菊）。

【生境分布】生于旷野、路边、宅旁。分布于宽甸。

【功效应用】驱虫，解表。

栉叶蒿属 *Neopallasia* Poljakov

栉叶蒿 *Neopallasia pectinata* (Pall.) Poljakov

【别　　名】篦齿蒿、恶臭蒿、粘蒿、籽蒿，乌赫尔—西鲁黑、乌莫黑—希日拉吉（蒙药）。

【药用部位】全草（篦齿蒿）。

【生境分布】生于荒漠、河谷砾石地及山坡荒地。分布于建平、彰武、阜新等地。

【功效应用】味苦，性寒。清肝利胆，止痛。用于急性黄疸型肝炎，头痛，头晕。

【民族用药】蒙医：地上部分入药，味微苦，辛，性凉。效钝、稀。抑协日，解毒，杀虫。用于上吐下泻，肝胆热症。

蟹甲草属 *Parasenecio* W. W. Sm. & J. Small

1. 山尖子 *Parasenecio hastatus* (L.) H. Koyama—*Cacalia hastata* L.

【别　　名】山尖菜、铧尖草、笔管菜。

【药用部位】全草（山尖子）。

【生境分布】生于林缘、灌丛、草甸。分布于北镇、铁岭、清原、新宾、抚顺、本溪、鞍山、凤城、宽甸、丹东等地。

【功效应用】味苦，性凉。解毒，利尿。用于伤口化脓，小便不利。

2. 无毛山尖子 *Parasenecio hastatus* var. *glaber* (Ledeb.) Y. L. Chen—*Cacalia hatata* var. *glabra* Ledeb.

【别　　名】戟叶兔儿伞、山尖菜。

【药用部位】全草（无毛山尖子）。

【生境分布】生于林缘、灌丛或草地。分布于北镇、铁岭、清原、新宾、抚顺、辽阳、本溪、鞍山、海城、岫岩、庄河等地。

【功效应用】消肿生肌，愈合伤口。

蜂斗菜属 *Petasites* Mill.

蜂斗菜 *Petasites japonicus* (Siebold & Zucc.) Maxim.

【别　　名】蜂斗叶。

【药用部位】根茎及全草（蜂斗菜）。

【生境分布】分布于江西、安徽、江苏、山东、福建、湖北、四川和陕西。大连有栽培。

【功效应用】味苦、辛，性凉。清热解毒，散瘀消肿。用于乳蛾，痈疔肿毒，毒蛇咬伤，跌打损伤。

毛连菜属 *Picris* L.

1. 毛连菜 *Picris hieracioides* L.

【别　　名】欧亚毛连菜、枪刀菜、山黄烟、黏叶草、粘叶菜。

【药用部位】根及全草（毛柴胡）；花序（毛连菜）。

【生境分布】生于山坡草地、林下、沟边、田间、撂荒地或沙滩地。分布于辽宁各地。

【功效应用】根及全草（毛柴胡）：味辛，性凉。清热解毒，散瘀，利尿。用于流感发热，乳痈，无名肿毒，跌打损伤，小便不利。花序（毛连菜）：味苦、咸，性微温。宣肺止咳，化痰平喘，宽胸。用于咳嗽痰多，咳喘，嗳气，胸腹闷胀。

附注：分布于辽宁的本种曾被误定为**日本毛连菜（兴安毛连菜）** *P. japonica* Thunb.。

2. 丽江毛连菜 *Picris junnanensis* V. N. Vassil.—*P. hieracioides* subsp. *fuscipilosa* Hand.-Mazz.

【别　　名】褐毛毛连菜、单毛毛连菜、云南毛连菜、枪刀菜花。

【药用部位】花序（褐毛毛连菜）。

【生境分布】生于山坡草地及林下。分布于宽甸。

【功效应用】味苦、咸，性微温。理肺止咳，化痰平喘，宽胸。用于咳嗽痰喘，胸腹闷胀。

漏芦属 *Rhaponticum* Vaill.

漏芦 *Rhaponticum uniflorum* (L.) DC.—*Stemmacantha uniflora* (L.) Dittrich

【别　　名】祁州漏芦、大花蓟、鞑子头、大头翁、漏芦花、蒜疙瘩花、大脑袋花、后老婆花、秃老婆顶、老鸹膀子、马屁眼子、火球花、野红花、和尚头花、陆英菜、荚蒿、洪格勒珠尔、邦孜道布、勃道、邦孜、洪格尔—珠拉（蒙药），鹁鸪菜、鸭兰（朝药）。

【药用部位】根（漏芦）。

【生境分布】生于草原、林下、山坡、山坡砾石地、沙质地。分布于辽宁各地。

【功效应用】味苦，性寒。清热解毒，消痈，下乳，舒筋通脉。用于乳痈肿痛，痈疽发背，瘰疬疮毒，乳汁不通，湿痹拘挛。

【民族用药】蒙医：花入药，味苦，性凉。效糙、稀、钝、柔。杀黏，止刺痛，清热，解毒。用于黏疫，肠刺痛，炭疽，白喉，麻疹，毒热，心热，讧热，炽热，血热，伤热。朝医：管状花及根入药，排脓，补血。用于身上热毒恶疮，瘙痒，瘾疹，乳痈，瘰疬，疮疹。

附注：本种为《中国药典》2020 年版收载药材漏芦的基原植物之一。

金光菊属 *Rudbeckia* L.

金光菊 *Rudbeckia laciniata* L.

【别　　名】黑眼菊。

【药用部位】根（金光菊根）；叶（金光菊叶）；花序（金光菊花）。

【生境分布】原产于北美洲，辽宁各地常见栽培，有逸生。

【功效应用】根（金光菊根）：用于跌打损伤。叶（金光菊叶）：味苦，性寒。清湿热，解毒消痈。用于湿热吐泻，腹痛，痈肿疮毒。花序（金光菊花）：用于带下病，感冒，咳嗽，头痛，目赤红痛，咽喉痛，疔疮。

附注：功效相同的有**重瓣金光菊** *R. laciniata* var. *hortensia* L. H. Bailey，原产于北美洲。辽宁各地均有栽培及逸生。

风毛菊属 *Saussurea* DC.

1. 草地风毛菊 *Saussurea amara* (L.) DC.

【别　　名】羊耳朵、驴耳风毛菊。

【药用部位】全草（驴耳风毛菊）。

【生境分布】生于荒地、湿草地、耕地边、沙质地。分布于凌源、建平、铁岭、新民、沈阳、台安、盘锦、大连等地。

【功效应用】味苦，性寒。清热解毒，散结。用于瘰疬，痄腮，疖肿。

2. 北风毛菊 *Saussurea discolor* (Willd.) DC.

【别　　名】北地风毛菊。

【药用部位】全草（北风毛菊）。

【生境分布】生于山坡、林缘、路旁。分布于凌源。

【功效应用】活血祛风，散痹止痛。

3. 风毛菊 *Saussurea japonica* (Thunb.) DC.

【别　　名】风毛菊花、八楞蒿、八棱麻。

【药用部位】全草（八楞木）。

【生境分布】生于林下、山坡灌丛、沙质地。分布于凌源、建平、建昌、葫芦岛、阜蒙、彰武、新民、辽阳、盘锦、普兰店、大连等地。

【功效应用】味苦、辛，性平。祛风除湿，散瘀止痛。用于风湿痹痛，跌打损伤。

4. 蒙古风毛菊 *Saussurea mongolica* (Franch.) Franch.

【别　　名】华北风毛菊。

【药用部位】全草（蒙古风毛菊）。

【生境分布】生于山坡、林下、灌丛中、路旁及草坡。分布于凌源、朝阳、建昌等地。

【功效应用】味苦，性凉。清热解毒，活血消肿。

5. 银背风毛菊 *Saussurea nivea* Turcz.

【别　　名】华北风毛菊。

【药用部位】全草（银背风毛菊）。

【生境分布】生于山坡林缘、林下及灌丛中。分布于凌源、建昌等地。

【功效应用】味苦、辛，性寒。清热解毒。用于风热感冒，咽喉肿痛，实火牙痛。

6. 美花风毛菊 *Saussurea pulchella* (Fisch.) Fisch. ex Colla

【别　　名】球花风毛菊。

【药用部位】全草（美花风毛菊）。

【生境分布】生于山坡、灌丛、林缘、林下、沟边、路旁。分布于凌源、西丰、清原、抚顺、法库、辽阳、本溪、鞍山、海城、岫岩、盘锦、营口、东港、庄河、大连等地。

【功效应用】味辛、苦，性寒。祛风，清热，除湿，止痛。用于感冒发热，风湿痹痛，湿热泄泻。

7. 乌苏里风毛菊 *Saussurea ussuriensis* Maxim.

【别　　名】山牛蒡、乌苏里野苦麻、漏芦。

【药用部位】根（山牛蒡）。

【生境分布】生于山坡草地、林下及河岸边。分布于凌源、西丰、桓仁、凤城、宽甸、丹东、东港、长海、大连等地。

【功效应用】味辛，性温。祛风散寒止痛。用于感冒头痛，关节痛，劳伤。

蛇鸦葱属 *Scorzonera* L.

1. 华北鸦葱 *Scorzonera albicaulis* Bunge

【别　　名】白茎鸦葱、笔管草、细叶鸦葱、独脚茅草、箭头草、黄籽花、羊奶子、牛奶子、山大芁、羊犄角、羊角菜。

【药用部位】根（丝茅七）。

【生境分布】生于山坡、干草地、固定沙丘、荒地、林缘。分布于凌源、建平、绥中、北镇、义县、阜蒙、彰武、西丰、沈阳、辽阳、本溪、桓仁、鞍山、盖州、大洼、长海、大连等地。

【功效应用】味甘，性温。祛风除湿，理气活血。用于外感风寒，发热头痛，久年哮喘，风湿痹痛，倒经，疔疮，缠腰火丹，关节痛。

2. 东北鸦葱 Scorzonera manshurica Nakai

【药用部位】根（东北鸦葱）。

【生境分布】生于干山坡、石砾地、干草原。分布于新宾、抚顺、沈阳、鞍山、盖州、凤城、丹东、大连等地。

【功效应用】清热解毒。

3. 毛梗鸦葱 Scorzonera radiata Fisch.

【别　　名】狭叶鸦葱、草防风。

【药用部位】根（草防风）。

【生境分布】生于山坡、林缘、林下、草原、沙丘。分布于铁岭、法库、辽阳、长海、大连等地。

【功效应用】味甘、苦，性温。发表散寒，祛风除湿。用于风湿，感冒，筋骨疼痛。

4. 桃叶鸦葱 Scorzonera sinensis Lipsch. & Krasch. ex Lipsch.

【别　　名】鸦葱、老鸦葱、兔儿奶、羊奶菜、羊奶子、张牙子、乌鸦嘴、琉璃嘴、老虎嘴。

【药用部位】根（老虎嘴）。

【生境分布】生于干山坡、丘陵地、灌丛间。分布于凌源、建平、建昌、绥中、长海、大连、旅顺口等地。

【功效应用】味辛，性凉。疏风清热，解毒。用于风热感冒，咽喉肿痛，乳痈，疔疮。

附注：本种的嫩叶可作野菜食用，根去皮后可炒食。

千里光属 Senecio L.

1. 林荫千里光 Senecio nemorensis L.

【别　　名】森林千里光。

【药用部位】全草（黄菀）。

【生境分布】生于山谷、溪边、草地、林缘及林下。分布于建昌。

【功效应用】味苦、辛，性凉。清热解毒。用于热痢，目赤红痛，痈疖肿毒。

2. 欧洲千里光 Senecio vulgaris L.

【别　　名】普通千里光。

【药用部位】全草（大白顶草）。

【生境分布】生于山坡、林缘、路旁、耕地及庭园。原产于欧洲。分布于辽宁各地。

【功效应用】味苦，性凉。清热解毒，祛瘀消肿。用于口腔破溃，湿疹，小儿顿咳，无名毒疮，肿瘤。

伪泥胡菜属 Serratula L.

伪泥胡菜 Serratula coronata L.

【别　　名】假泥胡菜。

【药用部位】根、叶（伪泥胡菜）；茎（伪泥胡菜茎）。

【生境分布】生于林下、林缘、山坡、草甸或路旁。分布于凌源、西丰、新宾、沈阳、鞍山、海城、岫岩、庄河等地。

【功效应用】根、叶（伪泥胡菜）：用于呕吐，淋证，疝气，肿瘤。茎（伪泥胡菜茎）：用于咽喉痛，贫血，疟疾。

豨莶属 *Sigesbeckia* L.

1. 毛梗豨莶 *Sigesbeckia glabrescens* Makino

【别　　名】豨莶草、光豨莶、疏毛豨莶、稀毛豨莶。

【药用部位】根（豨莶根）；地上部分（豨莶草）；果实（豨莶果）。

【生境分布】生于田间、路旁及灌丛中。分布于凌源、新宾、辽阳、本溪、桓仁、鞍山、岫岩、宽甸、庄河等地。

【功效应用】根（豨莶根）：祛风，除湿，生肌。用于风湿顽痹，头风，带下，烧烫伤。地上部分（豨莶草）：味辛、苦，性寒。祛风湿，利关节，解毒。用于风湿痹痛，筋骨无力，腰膝酸软，四肢麻痹，半身不遂，风疹湿疮。果实（豨莶果）：驱蛔虫。用于蛔虫病。

附注：本种为《中国药典》2020年版收载药材豨莶草的基原植物之一。

2. 腺梗豨莶 *Sigesbeckia pubescens* (Makino) Makino

【别　　名】豨莶草、毛豨莶、柔毛豨莶、粘不沾、粘不扎、粘不住、粘苍子、粘抓草、粘珠草。

【药用部位】根（豨莶根）；地上部分（豨莶草）；果实（豨莶果）。

【生境分布】生于山坡沙土地、路旁、田边、沟边、草地。分布于建昌、阜新、西丰、清原、新宾、抚顺、沈阳、辽阳、本溪、桓仁、鞍山、海城、岫岩、凤城、宽甸、庄河、瓦房店、普兰店、金州等地。

【功效应用】根（豨莶根）：祛风，除湿，生肌。用于风湿顽痹，头风，带下，烧烫伤。地上部分（豨莶草）：味辛、苦，性寒。祛风湿，利关节，解毒。用于风湿痹痛，筋骨无力，腰膝酸软，四肢麻痹，半身不遂，风疹湿疮。果实（豨莶果）：驱蛔虫。用于蛔虫病。

附注：本种为《中国药典》2020年版收载药材豨莶草的基原植物之一。

水飞蓟属 *Silybum* Vaill. ex Adans.

水飞蓟 *Silybum marianum* (L.) Gaertn.

【别　　名】水飞雉、奶蓟、老鼠箣、紫花水飞蓟。

【药用部位】果实（水飞蓟）。

【生境分布】原产于欧洲、地中海地区、北非及亚洲中部。北镇、海城、台安、盘锦、沈阳、大连等地有栽培，也有逸生。

【功效应用】味苦，性凉。清热解毒，疏肝利胆。用于肝胆湿热，胁痛，黄疸。

附注：本种为《中国药典》2020年版收载药材水飞蓟的基原植物之一。

一枝黄花属 *Solidago* L.

1. 加拿大一枝黄花 *Solidago canadensis* L.

【别　　名】金棒草。

【药用部位】全草（加拿大一枝黄花）。

【生境分布】原产于北美洲。凌源、大连有栽培。

【功效应用】疏风清热，抗菌消炎。

附注：本种为外来入侵植物。

2. 钝苞一枝黄花 *Solidago pacifica* Juz.

【别　　名】朝鲜一枝黄花、一枝黄花、一枝蒿。

【药用部位】全草（朝鲜一枝黄花）。

【生境分布】生于林下。分布于清原、新宾、本溪、桓仁、岫岩、凤城、宽甸、丹东、岫岩等地。

【功效应用】味辛、苦，性凉。清热解毒，止血。用于感冒发热，咽喉肿痛，支气管炎，肺炎，急、慢性肾炎，痈肿疔毒，乳痈，肺痨咯血，血尿，子宫出血。

附注：功效相同的有**兴安一枝黄花（寡毛一枝黄花、毛果一枝黄花寡毛变种）*S. dahurica* (Kitag.) Kitag. ex Juz.—*S. virgaurea* var. *dahurica* Kitag.**，分布于新宾、辽阳、本溪。

苦苣菜属 *Sonchus* L.

1. 续断菊 *Sonchus asper* (L.) Hill

【别　　名】花叶滇苦菜、大叶苦荬菜、圆耳苦苣菜。

【药用部位】全草或根（大叶苦荬菜）。

【生境分布】生于路旁、林缘、水边、绿化带。分布于沈阳、灯塔、辽阳、本溪、鞍山、盘锦、丹东、宽甸、金州、大连、旅顺口等地。

【功效应用】味苦，性寒。清热解毒，止血。用于疮疡肿毒，小儿咳喘，肺痨咳血。

2. 长裂苦苣菜 *Sonchus brachyotus* DC.

【别　　名】苣荬菜、曲麻菜、曲马菜、曲曲芽、苦麻子、野苦荬、匍茎苦菜、北败酱，嘎查—淖高、札枯尔、札布、伊日达—淖高（蒙药），萨力（满药）。

【药用部位】全草（苣荬菜）。

【生境分布】生于田间、撂荒地、河滩、山坡、湿草地。分布于凌源、朝阳、建平、兴城、葫芦岛、锦州、凌海、阜新、西丰、清原、新宾、抚顺、沈阳、辽阳、本溪、桓仁、鞍山、海城、台安、岫岩、盘锦、营口、凤城、宽甸、丹东、东港、庄河、瓦房店、普兰店、金州、大连、旅顺口等地。

【功效应用】味苦，性寒。清热解毒，利湿排脓，凉血止血。用于咽喉肿痛，疮疖肿毒，痔疮，急性菌痢，肠炎，肺脓疡，急性阑尾炎，吐血，衄血，咯血，尿血，便血，崩漏。

【民族用药】蒙医：全草入药，味苦，性凉。抑协日，清热，解毒，开胃。用于协日热引起的口苦，发烧，胃痛，胸肋刺痛，食欲不振，巴达干包如病，胸口灼热，泛酸，作呕，胃腹不适。满医：全草入药，清热解毒，补虚止咳。用于肠炎痢疾，肺热咳嗽，喉炎，痔疮。

附注：本种嫩茎叶可作野菜蘸酱食用。

3. 苦苣菜 *Sonchus oleraceus* L.

【别　　名】滇苦菜、苦菜，萨力（满药）。

【药用部位】根（苦菜根）；全草（苦菜）；花序及果实（苦菜花）。

【生境分布】生于田间、撂荒地。原产于欧洲和北非。分布于绥中、葫芦岛、锦州、阜新、铁岭、开原、清原、新宾、抚顺、沈阳、辽阳、灯塔、本溪、鞍山、海城、岫岩、营口、盖州、盘锦、丹东、长海、庄河、瓦房店、金州、大连、旅顺口等地。

【功效应用】根（苦菜根）：利小便。用于血淋。全草（苦菜）：味苦，性寒。清热解毒，凉血止血。用于肠炎，痢疾，黄疸，淋证，咽喉肿痛，痈疮肿毒，乳痈，痔瘘，吐血，衄血，咯血，尿血，便血，崩漏。花序及果实（苦菜花）：味甘，性平。安心神。

【民族用药】满医：全草入药，清热解毒，凉血，消痈排脓，祛瘀止痛。用于肠炎痢疾，肺热咳嗽，痈疮疖肿。

附注：本种可作野菜食用。

甜叶菊属 *Stevia* Cav.

甜叶菊 *Stevia rebaudiana* (Bertoni) Bertoni

【别　　名】甜菊、甜茶。

【药用部位】全草（甜叶菊）。

【生境分布】原产于巴拉圭。凌源、朝阳、兴城、铁岭、开原、西丰、盘锦等地有引种栽培。

【功效应用】味甘，性平。生津止渴，降血压。用于消渴，高血压病。

联毛紫菀属 *Symphyotrichum* Nees

钻叶紫菀 *Symphyotrichum subulatum* (Michx.) G.L.Nesom—*Aster subulatus* Michx.

【别　　名】钻形紫菀。

【药用部位】全草（瑞连草）。

【生境分布】生于路边、绿化带等潮湿含盐的土壤上。原产于北美洲。分布于葫芦岛、沈阳、盘锦、长海、金州、大连、旅顺口等地。

【功效应用】味苦、酸，性凉。清热解毒。用于痈肿。湿疹。

兔儿伞属 *Syneilesis* Maxim.

兔儿伞 *Syneilesis aconitifolia* (Bunge) Maxim.

【别　　名】雷骨散、雨伞菜、雨伞花、后老婆伞、黑老婆伞、一把伞、帽头菜、和尚帽子、后老婆帽子、帽头菜、无心菜、老道帽、南天扇。

【药用部位】根或全草（兔儿伞）。

【生境分布】生于向阳干山坡草地、林缘草地及灌丛间。分布于凌源、建平、绥中、义县、铁岭、抚顺、法库、清原、新宾、抚顺、沈阳、辽阳、本溪、桓仁、鞍山、海城、岫岩、凤城、宽甸、丹东、东港、长海、庄河、大连等地。

【功效应用】味辛、苦，性微温。有毒。祛风除湿，舒筋活血，解毒消肿。用于风湿麻木，肢体疼痛，跌打损伤，月经不调，痛经，痈疽肿毒，瘰疬，痔疮。

附注：本种的幼苗和嫩叶可作野菜食用。

山牛蒡属 *Synurus* Iljin

山牛蒡 *Synurus deltoides* (Aiton) Nakai

【别　　名】裂叶山牛蒡、臭山牛蒡、刺球菜。

【药用部位】全草或根（臭山牛蒡）。

【生境分布】生于山坡草地、林缘草地、灌丛间。分布于西丰、清原、新宾、抚顺、沈阳、辽阳、本溪、桓仁、鞍山、海城、岫岩、丹东等地。

【功效应用】味辛、苦，性凉，有小毒。清热解毒，消肿散结。用于感冒，咳嗽，瘰疬，妇女炎症腹痛，带下病。

万寿菊属 *Tagetes* L.

万寿菊 *Tagetes erecta* L.—*T. patula* L.

【别　　名】臭芙蓉、孔雀草、红黄花、红菊花、红芙蓉花、西番菊。

【药用部位】全草（孔雀草）；花序（万寿菊花）。

【生境分布】原产于墨西哥。辽宁各地有栽培。

【功效应用】全草（孔雀草）：味苦，性凉。清热解毒，止咳。用于风热感冒，咳嗽，百日咳，痢疾，疟腮，乳痈，牙痛，口腔炎，目赤肿痛。花序（万寿菊花）：味苦、微辛，性凉。清热解毒，化痰止咳。用于上呼吸道感染，百日咳，结膜炎，口腔炎，牙痛，咽炎，眩晕，小儿惊风，闭经，血瘀腹痛，痈疮肿毒。

鸦葱属 *Takhtajaniantha* Nazarova

鸦葱 *Takhtajaniantha austriaca* (Willd.) Zaika, Sukhor. & N. Kilian—*Scorzonera austriaca* Willd.

【别　　名】罗罗葱、羊奶子。

【药用部位】根或全草（鸦葱）。

【生境分布】生于山坡、草滩及河滩地。分布于辽宁各地。

【功效应用】味苦、辛，性寒。清热解毒，消肿散结。用于疔疮痈疽，乳痈，跌打损伤，劳伤。

附注：功效相同的有**蒙古鸦葱** *T. mongolica* (Maxim.) Zaika, Sukhor. & N. Kilian—*S. mongolica* Maxim.，分布于凌源、营口、大连。

菊蒿属 *Tanacetum* L.

除虫菊 *Tanacetum cinerariifolium* (Trev.) Sch. Bip.—*Pyrethrum cinerariifolium* Trev.

【别　　名】白花除虫菊。

【药用部位】花序和全草（除虫菊）。

【生境分布】原产于欧洲。辽宁有栽培。

【功效应用】味苦，性凉。杀虫。外用于疥癣。

附注：本种可制成煤油浸剂，喷杀蚊、蝇、蚤、虱，臭虫。又为农用杀虫剂。

蒲公英属 *Taraxacum* F. H. Wigg.

1. 丹东蒲公英 *Taraxacum antungense* Kitag.—*T. urbanum* Kitag.

【别　　名】卷苞蒲公英。

【药用部位】全草（蒲公英）。

【生境分布】生于山坡杂草地。分布于清原、新宾、沈阳、辽阳、桓仁、鞍山、海城、岫岩、盘锦、宽甸、丹东、金州、旅顺口等地。

【功效应用】味苦、甘，性寒。清热解毒，消肿散结，利尿通淋。

附注：本种为《中国药典》2020 年版收载药材蒲公英的基原植物之一。

2. 芥叶蒲公英 *Taraxacum brassicifolium* Kitag.

【别　　名】蒲公英。

【药用部位】全草（蒲公英）。

【生境分布】生于河边、林缘、路旁、住宅旁。分布于沈阳、鞍山。

【功效应用】味苦、甘，性寒。清热解毒，消肿散结，利尿通淋。用于疔疮肿毒，乳痈瘰疬，目赤肿痛，肺痈，湿热黄疸，热淋涩痛。

附注：本种为《中国药典》2020 年版收载药材蒲公英的基原植物之一。

3. 朝鲜蒲公英 *Taraxacum coreanum* Nakai—*T. pseudo-albidum* Kitag.

【别　　名】白花蒲公英。

【药用部位】全草（蒲公英）。

【生境分布】生于山坡、草甸、撂荒地、路边湿地。分布于凌源、建昌、北镇、西丰、清原、新宾、抚顺、沈阳、辽阳、鞍山、海城、岫岩、凤城、宽甸、丹东、庄河、金州、大连等地。

【功效应用】味苦、甘，性寒。清热解毒，消痈散结，利尿通淋，通乳。用于热毒痈肿疮疡，乳痈，肺痈，肠痈，湿热黄疸，小便淋沥涩痛，产后乳少。

附注：本种为《中国药典》2020 年版收载药材蒲公英的基原植物之一。

4. 光苞蒲公英 *Taraxacum lamprolepis* Kitag.

【别　　名】蒲公英。

【药用部位】全草（蒲公英）。

【生境分布】生于林缘、路旁。分布于沈阳。

【功效应用】味苦、甘，性寒。清热解毒，利尿通淋，消肿散结。

附注：本种为《中国药典》2020 年版收载药材蒲公英的基原植物之一。

5. 蒲公英 *Taraxacum mongolicum* Hand-Mazz.—*T. liaotungense* Kitag.—*T. formosanum* Kitam.

【别　　名】蒙古蒲公英、黄花地丁、台湾蒲公英、辽东蒲公英、凸尖蒲公英、婆婆丁、灯笼草、姑姑英、地丁、毕力格图—那布其、瓦枯尔、枯日忙、巴格巴盖—其其格（蒙药），巴姆毕波罗（满药），民地籁（朝药）。

【药用部位】全草（蒲公英）。

【生境分布】生于杂草地、河边、山沟路旁。分布于辽宁各地。

【功效应用】味苦、甘，性寒。清热解毒，消肿散结，利尿通淋。用于疔疮肿毒，乳痈，瘰疬，目赤，咽痛，肺痈，肠痈，湿热黄疸，热淋涩痛。

【民族用药】蒙医：全草入药，味苦、微甘，性凉。平息协日，清热，解毒，开胃。用于乳痈，淋巴结肿，协日热，黄疸，瘟疫，口渴，食欲不振，急性中毒，包如巴达干，胃热，陈热。满医：全草入药。清热解毒，消肿散结，利湿通淋。用于乳痈，疔毒肿痛，肠痈腹痛，肺痈，咽喉肿痛，目赤肿痛，热淋涩痛等症。朝医：蒲公英为太阴人药。清热解毒，利湿。用于痈疮，咽喉病及肝肾湿热证。

附注：本种为《中国药典》2020 年版收载药材蒲公英的基原植物之一。本属植物嫩苗可作野菜食用，全株晒干后可代茶，烘烤后的根可作咖啡代用品。

6. 异苞蒲公英 *Taraxacum multisectum* Kitag.—*T. heterolepis* Nakai & Koidz. ex Kitag.

【别　　名】蒲公英、黄花地丁、奶汁草。

【药用部位】全草（蒲公英）。

【生境分布】生于山坡、草地、路旁。分布于建昌、西丰、抚顺、鞍山、本溪、桓仁、凤城、盘锦等地。

【功效应用】味苦、甘，性寒。清热解毒，散结消肿，利尿通淋。用于急性乳痈，瘰疬，疔疮肿毒，急性结膜炎，感冒发热，急性扁桃体炎，急性支气管炎，胃炎，肝炎，胆囊炎，淋证。

附注：本种为《中国药典》2020 年版收载药材蒲公英的基原植物之一。

7. 药用蒲公英 *Taraxacum officinale* F. H. Wigg.

【别　　名】药蒲公英、西洋蒲公英。

【药用部位】根（蒲公英根）；全草（蒲公英）；叶（蒲公英叶）。

【生境分布】生于草丛、田间与路边。分布于辽宁各地。

【功效应用】根（蒲公英根）：健胃，利尿，消痔。全草（蒲公英）：利尿排石。用于肝胆疾病，慢性水肿，结石。叶（蒲公英叶）：用于婴幼儿肛门疾病。

附注：本种为《中国药典》2020 年版收载药材蒲公英的基原植物之一。

8. 东北蒲公英 *Taraxacum ohwianum* Kitam.

【别　　名】蒲公英、婆婆丁、长春蒲公英。

【药用部位】全草（蒲公英）。

【生境分布】生于山坡、路旁荒野。分布于西丰、新宾、抚顺、沈阳、辽阳、桓仁、凤城、丹东。

【功效应用】味苦、甘，性寒。清热解毒，利尿通淋，消肿散结。

附注：本种为《中国药典》2020 年版收载药材蒲公英的基原植物之一。

9. 白缘蒲公英 *Taraxacum platypecidum* Diels

【别　　名】白边蒲公英、白膜蒲公英、高山蒲公英、热河蒲公英、河北蒲公英。

【药用部位】全草（蒲公英）。

【生境分布】生于林缘、林下向阳草地。分布于凌源、北镇、沈阳、凤城、丹东等地。

【功效应用】味苦、甘，性寒。清热解毒，利尿通淋，散结消肿。用于急性乳痈，淋巴结炎，瘰疬，疔疮肿毒，急性结膜炎，感冒发热，急性扁桃体炎，急性支气管炎，胃炎，肝炎，胆囊炎，淋证。

附注：本种为《中国药典》2020 年版收载药材蒲公英的基原植物之一。

10. 深裂蒲公英 *Taraxacum scariosum* (Tausch) Kirschner & Štěpánek—*T. asiaticum* Dahlst.

【别　　名】戟片蒲公英、亚洲蒲公英、兴安蒲公英。

【药用部位】全草（蒲公英）。

【生境分布】生于向阳山坡、林缘、疏林草地、河边。分布于凌源、法库、沈阳、本溪、桓仁、鞍山、海城、岫岩、盘锦、大连等地。

【功效应用】味苦、甘，性寒。清热解毒，消痈散结。

附注：本种为《中国药典》2020 年版收载药材蒲公英的基原植物之一。

11. 华蒲公英 *Taraxacum sinicum* Kitag.—*T. borealisinense* Kitam.

【别　　名】碱地蒲公英，毕力格图—那布其、瓦枯尔、枯日忙、巴格巴盖—其其格（蒙药）。

【药用部位】全草（蒲公英）。

【生境分布】生于草原、湿地、河边沙地、山坡。分布于凌源、建平、绥中、阜蒙、沈阳、辽阳、长海、瓦房店、金州、大连等地。

【功效应用】味苦、甘，性寒。清热解毒，消肿散结，利尿通淋。用于疔疮肿毒，乳痈，瘰疬，目赤，咽痛，肺痈，肠痈，湿热黄疸，热淋涩痛。

【民族用药】蒙医：全草入药，味苦、微甘，性凉。平息协日，清热，解毒，开胃。用于乳痈，淋巴结肿，协日热，黄疸，瘟疫，口渴，食欲不振，急性中毒，包如巴达干，胃热，陈热。

附注：本种为《中国药典》2020 年版收载药材蒲公英的基原植物之一。

12. 斑叶蒲公英 *Taraxacum variegatum* Kitag.—*T. erythropodium* Kitag.

【别　　名】红梗蒲公英。

【药用部位】全草（蒲公英）。

【生境分布】生于林缘、山沟路旁。分布于凌源、沈阳、盘锦。

【功效应用】味苦、甘，性寒。清热解毒，通乳益精，消肿散结，利尿通淋。用于疔疮肿毒，乳痈，瘰疬，肺痈，咽痛，目赤，肠痈，湿热黄疸，热淋涩痛。

附注：本种为《中国药典》2020 年版收载药材蒲公英的基原植物之一。

狗舌草属 *Tephroseris* (Reichenb.) Reichenb.

1. 红轮狗舌草 *Tephroseris flammea* (Turcz. ex DC.) Holub—*Senecio flammeus* Turcz. ex DC.

【别　　名】红轮千里光、红花狗舌草。

【药用部位】花序；全草（红轮狗舌草）。

【生境分布】生于山地及林缘。分布于西丰、清原、辽阳、本溪、宽甸、凤城等地。

【功效应用】花序：味苦，性寒。活血调经。全草（红轮狗舌草）：味苦，性寒。清热解毒，清肝明目。用于疔毒痈肿，咽喉肿痛，蛇咬伤，蝎蜂螫伤，目赤肿痛，湿疹，皮炎。

2. 狗舌草 *Tephroseris kirilowii* (Turcz. ex DC.) Holub—*Senecio kirilowii* Turcz. ex DC.

【别　　名】狗舌头草、面条菜、后老婆脚丫菜、鸭蛋黄花、棉花团子花。

【药用部位】全草（狗舌草）。

【生境分布】生于山坡、路旁、灌丛中。分布于辽宁各地。

【功效应用】味苦，性寒。清热解毒，利水，活血，杀虫。用于肺痈，疖肿，淋证，肾炎性水肿，口腔炎，跌打损伤，湿疹，疥疮，阴道滴虫。

3. 长白狗舌草 *Tephroseris phaeantha* (Nakai) C. Jeffrey & Y. L. Chen—*Senecio phaeantha* Nakai

【别　　名】长白千里光。

【药用部位】根及全草（长白狗舌草）。

【生境分布】生于多石山坡。分布于凤城、本溪。

【功效应用】味苦，性寒，有小毒。清热，利水，活血消肿，杀虫。

肿柄菊属 *Tithonia* Desf. ex Juss.

肿柄菊 *Tithonia diversifolia* (Hemsl.) A. Gray

【别　　名】假向日葵、墨西哥向日葵。

【药用部位】叶（肿柄菊叶）。

【生境分布】原产于墨西哥。沈阳有栽培。

【功效应用】味苦，性凉。清热解毒。用于急性胃肠炎，疮疡肿毒。

婆罗门参属 *Tragopogon* L.

黄花婆罗门参 *Tragopogon orientalis* L.

【别　　名】远东婆罗门参。

【药用部位】根（黄花婆罗门参）。

【生境分布】生于草地、干山坡。分布于沈阳、辽阳。

【功效应用】补肺降火，养胃生津。

附注：功效相同的有**长喙婆罗门参（霜毛婆罗门参）*T. dubius* Scop.**，分布于辽阳、鞍山、海城、盖州、盘锦、金州、大连等地。为外来入侵植物。

女菀属 *Turczaninowia* DC.

女菀 *Turczaninowia fastigiata* (Fisch.) DC.—*Aster fastigiata* Fisch.

【别　　名】白菀、野马兰、毛头蒿。

【药用部位】根或全草（女菀）。

【生境分布】生于河岸潮湿地、草地、山脚下平地及路旁。分布于葫芦岛、彰武、法库、西丰、抚顺、辽阳、海城、鞍山、海城、岫岩、营口、丹东、庄河、普兰店等地。

【功效应用】味辛，性温。温肺化痰，健脾利湿。用于咳嗽气喘，痢疾，小便短涩。

苍耳属 *Xanthium* L.

1. 刺苍耳 *Xanthium spinosum* L.

【别　　名】假苍耳。

【药用部位】果实（刺苍耳）。

【生境分布】生于路边。原产于南美洲。分布于旅顺口。

【功效应用】散风止痛，祛湿，杀虫。用于风寒头痛，鼻渊，齿痛，风寒湿痹，瘙痒。

2. 苍耳 *Xanthium strumarium* L.—*X. sibiricum* Patrin ex Widder—*X. mongolicum* Kitag.

【别　　名】蒙古苍耳、东北苍耳、苍子、胡苍子、老苍子、敞子、粘粘葵、羊负来、豆芽菜、僧格特（满药）、图钩玛利（朝药）。

【药用部位】根（苍耳根）；全草（苍耳）；带总苞的果实（苍耳子）。

【生境分布】生于田间、撂荒地、荒山坡、住宅旁。分布于辽宁各地。

【功效应用】根（苍耳根）：味微苦，性平，小毒。消热解毒，利湿。用于疔疮，痈疽，丹毒，缠喉风，阑尾炎、宫颈炎，痢疾，肾炎性水肿，乳糜尿，风湿痹痛。全草（苍耳）：味苦、辛，性微寒，有小毒。祛风，散热，除湿，解毒。用于感冒，头风，头晕，鼻渊，目赤，目翳，风温痹痛，拘挛麻木，风癫，疔疮，疥癣，皮肤瘙痒，痔疮，痢疾。带总苞的果实（苍耳子）：味辛、苦，性温，有毒。散风寒，通鼻窍，祛风湿。用于风寒头痛，鼻塞流涕，鼻衄，鼻渊，风疹瘙痒，湿痹拘挛。

【民族用药】满医：果实入药，祛风寒、除湿、通鼻窍、止痛。用于风寒感冒，恶寒发热，头身疼痛，鼻塞流涕，伤风鼻塞，风湿痹证，风疹瘙痒，关节疼痛，四肢拘挛。朝医：苍耳子为太阴人药。散风，通鼻窍，祛风湿，止痛。用于太阴人外感风寒引起的头痛，鼻塞，无汗及风湿证。

附注：本种带总苞的的果实长 1~1.5cm、直径 0.4~0.7cm 者，为《中国药典》2020 年版收载药材苍耳子的基原植物之一。

黄鹌菜属 *Youngia* Cass.

黄鹌菜 *Youngia japonica* (L.) DC.

【别　　名】黄花菜、黄瓜菜、山芥菜、雀雀菜、鸭屎条、野青菜、黄花枝香草、尼奥赫—苏波（满药）、稳初里（朝药）。

【药用部位】根或全草（黄鹌菜）。

【生境分布】生于山坡、林缘、林下、潮湿地、河边沼泽地、田间与荒地上。分布于沈阳、大连。

【功效应用】味甘、微苦，性凉。清热解毒，利尿消肿。用于感冒，咽喉痛，眼结膜炎，乳痈，疮疖肿毒，毒蛇咬伤，痢疾，肝硬化腹水，急性肾炎，淋浊，血尿，白带，风湿痹痛，跌打损伤。

【民族用药】满医：全草入药，清热解毒，利水杀虫。用于感冒发热，咽喉肿痛，急性肾炎，尿浊，尿血，肝硬化腹水，疔疮肿毒，蛇虫咬伤，乳痈。朝医：根及根茎入药。为少阳人药。味甘，性凉。清热，凉血，解毒，利水消肿。用于乳痈，挫伤，淋病，小便不利，水肿。

百日菊属 *Zinnia* L.

百日菊 *Zinnia elegans* Jacq.

【别　　名】火毡花、百日草、步步登高。

【药用部位】全草（百日菊）。

【生境分布】原产于墨西哥。辽宁各地有栽培。

【功效应用】清热利湿，止痢，通淋。用于痢疾，小便淋痛，乳痈。

138. 荚蒾科 Viburnaceae

接骨木属 *Sambucus* L.

接骨木 *Sambucus williamsii* Hance

【别　　名】朝鲜接骨木、马尿骚、马尿梢、气不愤、公道老、东北接骨木，宝根—宝勒岱（蒙药），马尿骚、那热特（满药）。

【药用部位】根或根皮（接骨木根）；茎枝（接骨木）；叶（接骨木叶）；花（接骨木花）。

【生境分布】生于林下、灌丛或平地路旁。分布于凌源、义县、彰武、清原、新宾、抚顺、沈阳、辽阳、本溪、鞍山、海城、岫岩、盖州、凤城、丹东、庄河、瓦房店、大连等地。

【功效应用】根或根皮（接骨木根）：味苦、甘，性平。祛风除湿，活血舒筋，利尿消肿。用于风湿疼痛，痰饮，黄疸，跌打瘀痛，骨折肿痛，急、慢性肾炎，烫伤。茎枝（接骨木）：味甘、苦，性平。祛风利湿，活血，止血。用于风湿痹痛，痛风，大骨节病，急慢性肾炎，风疹，跌打损伤，骨折肿痛，外伤出血。叶（接骨木叶）：味辛、苦，性平。活血，舒筋，止痛，利湿。用于跌打骨折，筋骨疼痛，风湿疼痛，痛风，脚气，烫火伤。花（接骨木花）：味辛、性温。发汗利尿。用于感冒，小便不利。

【民族用药】蒙医：茎枝入药，味甘、味苦，性平。效软。炼热，调元，止咳。用于未成熟热，讧热，赫依热，瘟疫，感冒，肺热，咳嗽，气喘。满医：全株入药，清热解毒，祛风除湿，活血止痛，通经接骨。用于跌打损伤，肿胀疼痛，骨折，创伤出血，风湿筋骨疼痛，腰痛，风疹瘙痒，疮疡肿毒，肺炎，急、慢性肾炎。

附注：功效相同的有**西伯利亚接骨木（毛接骨木）** *S. sibirica* Nakai—*S. williamsii* var. *miquelii* (Nakai) Y. C. Tang，分布于本溪、鞍山、宽甸等地。

荚蒾属 *Viburnum* L.

1. 荚蒾 *Viburnum dilatatum* Thunb.

【别　　名】短柄荚蒾、庐山荚蒾。

【药用部位】根（荚蒾根）；茎、叶（荚蒾）；子（荚蒾子）。

【生境分布】分布于河北、陕西、江苏、浙江、福建、台湾、河南等地。金州有栽培。

【功效应用】根（荚蒾根）：味辛、涩，性微寒。祛瘀消肿，解毒。用于跌打损伤，牙痛，淋巴结炎。茎、叶（荚蒾）：味酸，性微寒。疏风解表，清热解毒，活血。用于风热感冒，疔疮发热，产后伤风，跌打骨折。子（荚蒾子）：破血，止痢消肿，除蛊疰、蛇毒。

2. 宜昌荚蒾 *Viburnum erosum* Thunb.

【别　　名】野绣球、啮蚀荚蒾、蚀齿荚蒾、小叶荚蒾。

【药用部位】根（宜昌荚蒾）；叶（宜昌荚蒾叶）。

【生境分布】生于山坡林下或灌丛中。分布于长海。

【功效应用】根（宜昌荚蒾）：味涩，性平。祛风，除湿。用于风湿痹痛。叶（宜昌荚蒾叶）：味涩，性平。解毒，祛湿，止痒。用于口腔炎，脚丫湿烂，湿疹。

3. 蒙古荚蒾 *Viburnum mongolicum* (Pall.) Rehder

【别　　名】蒙古绣球花、土连树。

【药用部位】根、叶（蒙古荚蒾）；果实（蒙古荚蒾子）。

【生境分布】生于山坡疏林下或河滩地。分布于凌源、朝阳。

【功效应用】根、叶（蒙古荚蒾）：祛风活血。果实（蒙古荚蒾子）：清热解毒，破瘀通经，健脾。

4. 珊瑚树 *Viburnum odoratissimum* Ker Gawl.

【别　　名】珊瑚荚蒾、极香荚蒾、日本珊瑚树、法国冬青、沙糖木、麻油香、山猪肉。

【药用部位】叶、树皮、根（早禾树）。

【生境分布】分布于福建、湖南、广东、海南和广西。盖州（熊岳）有栽培。

【功效应用】味辛，性温。祛风除湿，通经活络。用于感冒，风湿痹痛，跌打肿痛，骨折。

5. 粉团 *Viburnum plicatum* Thunb.

【别　　名】雪球荚蒾。

【药用部位】根、枝条。

【生境分布】分布于湖北西部和贵州中部。大连有栽培。

【功效应用】清热解毒，健脾消积。用于小儿疳积。

6. 皱叶荚蒾 *Viburnum rhytidophyllum* Hemsl.

【别　　名】枇杷叶荚蒾。

【药用部位】根、枝、叶（山枇杷）。

【生境分布】原产于陕西、湖北、四川及贵州。大连有栽培。

【功效应用】清热解毒，祛风除湿，活血止血。

7. 鸡树条 *Viburnum sargentii* Koehne—*V. opulus* subsp. *calvescens* (Rehder) Sugimoto

【别　　名】鸡树条子、鸡屎条子、鸡树条荚蒾、山藤子。

【药用部位】根（鸡树条根）；嫩枝、叶（鸡树条）；果实（鸡树条果）。

【生境分布】生于山坡溪谷矮林内或河流附近杂木林中或林缘。分布于凌源、建昌、绥中、朝阳、义县、北镇、西丰、清原、新宾、抚顺、沈阳、辽阳、本溪、桓仁、鞍山、海城、岫岩、盖州、凤城、宽甸、丹东、庄河等地。

【功效应用】根（鸡树条根）：用于腰腿关节酸痛，跌打挫伤。嫩枝、叶（鸡树条）：味甘、苦，性平。通经活络，解毒止痒，用于腰腿疼痛，闪腰岔气，疮疖，疥癣，皮肤瘙痒。叶：用于疮疖，皮肤瘙痒，疥癣。果实（鸡树条果）：味甘、苦，性平。止咳。用于咳嗽，痰喘。

附注：功效相同的有**欧洲荚蒾 *V. opulus* L.**，原产于新疆，大连有栽培。

139. 忍冬科 Caprifoliaceae

川续断属 *Dipsacus* L.

日本续断 *Dipsacus japonicus* Miq.

【别　　名】北续断、北巨胜子、南草。

【药用部位】根（小血转）；果实（北巨胜子）。

【生境分布】生于山坡、路旁和草坡。分布于凌源、建昌。

【功效应用】根（小血转）：味苦、辛，性微温。补肝肾，续筋骨，调血脉。用于腰背酸痛，足膝无力，崩漏，带下病，遗精，金疮，跌打损伤，痈疽疮肿。果实（北巨胜子）：补肝肾，强筋骨，利关节，止崩漏。用于腰膝酸痛，风湿骨痛，骨折，跌打损伤，先兆流产，功能性子宫出血，白带，遗精，尿频。

猬实属 *Kolkwitzia* Graebn.

猬实 *Kolkwitzia amabilis* Graebn.

【别　　名】美人木、蝟实。

【药用部位】果实（猬实）。

【生境分布】分布于山西、陕西、甘肃、河南、湖北及安徽等省。沈阳、大连有栽培。

【功效应用】味甘，性寒。清热解毒。用于外感风热，热毒肿痛等。

附注：本种为中国特有种。

忍冬属 *Lonicera* L.

1. 蓝果忍冬 *Lonicera caerulea* L.

【别　　名】蓝靛果、蓝靛果忍冬、阿尔泰忍冬、黑瞎子食、狗奶子。

【药用部位】花蕾、嫩枝、叶（蓝果忍冬）；果实（蓝靛果）。

【生境分布】生于落叶林下或林缘荫处灌丛中。分布于凤城。

【功效应用】花蕾、嫩枝、叶（蓝果忍冬）：清热解毒。用于腹胀，血痢。果实（蓝靛果）：味苦，性凉。清热解毒，散痈消肿。用于疔疮，乳痈，肠痈，丹毒，湿热痢疾。

附注：本种果实可食，也可酿酒、作功能性饮料、果酱，还可提取食用色素。

2. 金花忍冬 *Lonicera chrysantha* Turcz.

【别　　名】黄花忍冬、黄金银花。

【药用部位】花蕾、嫩枝、叶（金花忍冬）；花（黄花忍冬）。

【生境分布】生于山坡或林缘灌丛中。分布于凌源、建昌、阜蒙、新宾、抚顺、辽阳、本溪、桓仁、鞍山、岫岩、宽甸等地。

【功效应用】花蕾、嫩枝、叶（金花忍冬）：清热解毒。花（黄花忍冬）：味苦，性凉。清热解毒，散痈消肿。用于疔疮痈肿。

3. 葱皮忍冬 *Lonicera ferdinandii* Franch.

【别　　名】秦岭忍冬、波叶忍冬。

【药用部位】叶（秦岭忍冬）。

【生境分布】生于山坡。野生分布于新宾、抚顺、本溪、桓仁、凤城、宽甸、旅顺口等地。沈阳、盖州有栽培。

【功效应用】清热解毒，抗菌消炎。

4. 郁香忍冬 *Lonicera fragrantissima* Lindl. & Paxton

【别　　名】四月红、香忍冬、香吉利子、羊奶子。

【药用部位】根、嫩枝、叶（破骨风）。

【生境分布】分布于河北、湖北、安徽、浙江、江西等地。沈阳有栽培。

【功效应用】味甘，性凉。祛风除湿，清热止痛。用于风湿关节痛，劳伤，疔疮。

附注：功效相同的有**苦糖果** *L. fragrantissima* var. *lancifolia* (Rehder) Q. E. Yang，分布于旅顺口（蛇岛）和长海。

5. 忍冬 *Lonicera japonica* Thunb.

【别　　名】金银花、双花、金花藤、金银藤、左缠藤、茶叶花，隐冬、隐冬当骨尔（朝药）

【药用部位】茎枝（忍冬藤）；花蕾或带初开的花（金银花）；花蕾的蒸馏液（金银花露）；果实（金银花子）。

【生境分布】生于山坡灌丛或疏林中、林缘。分布于北镇、清原、辽阳、鞍山、岫岩、宽甸、金州、大连等地，辽宁各地有栽培。

【功效应用】茎枝（忍冬藤）：味甘，性寒。清热解毒，疏风通络。用于温病发热，热毒血痢，痈肿疮疡，风湿热痹，关节红肿热痛。花蕾或带初开的花（金银花）：味甘，性寒。清热解毒，疏散风热。用于痈肿疔疮，喉痹，丹毒，热毒血痢，风热感冒，温病发热。花蕾的蒸馏液（金银花露）：味甘，性寒。清热，消暑，解毒。用于暑热烦渴，恶心呕吐，热毒疮疖，痱子。果实（金银花子）：味苦、涩、微甘，性凉。清肠化湿。用于肠风泄泻，赤痢。

【民族用药】朝医：金银花、忍冬藤均为少阳人药。金银花清热解毒，泻火补阴。用于咽喉病，阳毒发斑及疮肿。忍冬藤清热解毒，清风湿热。用于少阳人身寒腹痛泄泻及中消证。

附注：本种为《中国药典》2020 年版收载药材金银花和忍冬藤的基原植物。本种的花、嫩叶可代茶，花还可用于制饮料。

6. 金银忍冬 *Lonicera maackii* (Rupr.) Maxim.

【别　　名】短柄忍冬、马氏忍冬、小花金银忍冬、千层皮、马尿树、王八骨头、金银木、鸡骨头树。

【药用部位】根（金银忍冬根）；茎叶及花（金银忍冬）。

【生境分布】生于林中或林缘溪流附近的灌木丛中。分布于凌源、西丰、北镇、彰武、清原、新宾、抚顺、辽阳、本溪、桓仁、沈阳、辽阳、鞍山、岫岩、盖州、凤城、宽甸、庄河、大连等地。

【功效应用】根（金银忍冬根）：解毒截疟。茎叶及花（金银忍冬）：味甘、淡，性寒。祛风，清热，解毒。用于感冒，咳嗽，咽喉肿痛，目赤肿痛，肺痈，乳痈，湿疮。

附注：本种的花在辽宁一些地区民间作金银花用。本种的幼叶和花可代茶，果实可提取食品色素。

7. 新疆忍冬 *Lonicera tatarica* L.

【别　　名】鞑靼忍冬、小花忍冬、桃色忍冬。

【药用部位】花蕾（新疆忍冬）。

【生境分布】分布于新疆北部。沈阳、盖州、大连有栽培。

【功效应用】清热解毒，通络。

8. 华北忍冬 *Lonicera tatarinowii* Maxim

【别　　名】花蕉树、藏花忍冬。

【药用部位】嫩枝、花蕾（华北忍冬）。

【生境分布】生于山坡杂木林或灌丛中。分布于桓仁、本溪、凤城、旅顺口等地。沈阳、盖州有栽培。

【功效应用】祛风湿，通经络。

败酱属 *Patrinia* Juss.

1. 异叶败酱 *Patrinia heterophylla* Bunge

【别　　名】墓头回、追风箭、摆子草。

【药用部位】根或全草（墓头回）。

【生境分布】生于山地岩缝中、草丛中、路边、沙质坡或土坡上。分布于凌源、绥中、北镇、瓦房店等地。

【功效应用】味苦、微酸、涩，性凉。燥湿止带，收敛止血，清热解毒。用于赤白带下，崩漏，泄泻痢疾，黄疸，疟疾，肠痈，疮疡肿毒，跌打损伤，子宫颈癌，胃癌。

附注：功效相同的有**糙叶败酱** *P. scabra* Bunge，分布于凌源、建平、朝阳、北镇、锦州、阜新、新民等地。

2. 少蕊败酱 *Patrinia monandra* C. B. Clarke.

【别　　名】单蕊败酱、单药败酱、山芥花。

【药用部位】全草（少蕊败酱）。

【生境分布】生于山坡草丛、灌丛中、林下及林缘、田野溪旁、路边。分布于长海、大连、旅顺口等地。

【功效应用】味苦，性平。清热解毒，消肿排脓，止血止痛。用于肠痈，泄泻，肝炎，赤眼，产后瘀血腹痛，痈肿疔疮。

3. 岩败酱 *Patrinia rupestris* (Pall.) Juss.

【别　　名】败酱、败酱草。

【药用部位】全草（岩败酱）。

【生境分布】生于光照充足、干燥的山坡、林间草地。分布于开原、抚顺、辽阳、本溪、桓仁、鞍山、岫岩、宽甸、庄河、大连等地。

【功效应用】味辛、苦，性寒。清热解毒，活血，排脓。用于痢疾，泄泻，黄疸，肠痈。

4. 败酱 *Patrinia scabiosifolia* Fisch. ex Trevir.

【别　　名】鸡肠子花、长虫把、山白菜、野黄花、黄花草、山麻秆、萌菜、黄花败酱、黄花龙牙、龙牙败酱、山野芹菜、苦丁菜、毕干依—格音塔拉（满药）。

【药用部位】全草（败酱）。

【生境分布】生于山谷、山坡草地、林缘、灌丛、林下、路边或田边草丛中。分布于凌源、建平、绥中、建昌、北镇、开原、西丰、法库、清原、新宾、抚顺、沈阳、辽阳、本溪、桓仁、鞍山、岫岩、盖州、凤城、宽甸、丹东、庄河、瓦房店、普兰店、金州、大连等地。

【功效应用】味辛、苦，性微寒。清热解毒，活血排脓。用于肠痈，肺痈，痈肿，痢疾，产后瘀滞腹痛。

【民族用药】满医：带根全草入药，清热解毒，排脓破瘀。鲜败酱水煎服，用于肠炎痢疾，肠痈，妇女赤白带下，产后瘀滞腹痛，目赤肿痛；鲜败酱水煎服或捣烂外敷患处，用于痈肿疥癣。

附注：功效相同的有**攀倒甑（白花败酱）** *P. villosa* (Thunb.) Juss.，分布于凌源、北镇、新宾、抚顺、辽阳、本溪、桓仁、鞍山、岫岩、宽甸、凤城、庄河等地。二者的幼苗和嫩叶均可作野菜食用。

5. 斑叶败酱 *Patrinia villosa* subsp. *punctifolia* H. J. Wang

【别　　名】斑叶白花败酱。

【药用部位】全草（斑叶败酱）。

【生境分布】生于海拔800m以下的山坡草丛中、灌丛中、林缘或路旁。分布于新宾、桓仁、岫岩、庄河等地。

【功效应用】消肿化瘀，排脓，利尿。用于肠痈，跌打损伤。

蓝盆花属 *Scabiosa* L.

窄叶蓝盆花 *Scabiosa comosa* Fisch. ex Roem. & Schult.—*S. tschiliensis* Grüning

【别　　名】华北蓝盆花、蒙古山萝卜、细叶山萝卜、山萝卜，陶森—陶日莫、乌赫日音—叔鲁苏—乌布斯（蒙药）。

【药用部位】根或花（山萝卜）。

【生境分布】生于干燥沙质地、沙丘、草地、林缘、灌丛及山坡上。分布于凌源、建平、朝阳、建昌、北镇、阜蒙、彰武、法库、开原、西丰、清原、新宾、抚顺、辽阳、本溪、桓仁、鞍山、岫岩、营口、凤城等地。

【功效应用】味甘、微苦，性凉。清热泻火。用于肺热咳喘，肝火头痛，目赤，湿热黄疸。

【民族用药】蒙医：花入药，味甘、涩，性凉。效钝、燥、腻、重。清热，清协日。用于肺热，肝热，咽喉肿痛。

毛核木属 *Symphoricarpos* Duhamel

毛核木 *Symphoricarpos sinensis* Rehder

【别　　名】雪果、雪莓。

【药用部位】全株（毛核木）。

【生境分布】产于陕西、甘肃、湖北、四川、云南和广西等地。盖州有栽培。

【功效应用】清热解毒。

缬草属 *Valeriana* L.

缬草 *Valeriana officinalis* L.—*V. alternifolia* Bunge

【别　　名】西洋缬草、东北缬草、北缬草、毛节缬草、欧缬草、法氏缬草、互生叶缬草、蜘蛛七、人参媳妇、媳妇菜、野鸡膀子，珠勒根—呼吉、邦柏（蒙药）。

【药用部位】根及根茎（缬草）。

【生境分布】生于山坡草地或灌丛中。分布于北镇、义县、彰武、铁岭、西丰、清原、新宾、法库、沈阳、辽阳、本溪、桓仁、鞍山、海城、岫岩、凤城、宽甸、丹东、庄河、大连等地。

【功效应用】味辛、甘、苦，性温。安神镇静，祛风止痉，生肌止血，止痛。用于心神不安，肾虚失眠，脏躁，癫痫，胃腹胀痛，腰腿痛，风湿痹痛，痛经，经闭，跌打损伤。

【民族用药】蒙医：根及根茎入药，味苦，性凉。效轻、钝、稀、柔。清热，解毒，镇静，消肿，止痛。用于毒热，陈热，心悸，失眠，心神不安，癫痫。

附注：功效相同的有**黑水缬草** *V. amurensis* P. A. Smir. ex Kom.，分布于昌图、鞍山等地。

锦带花属 *Weigela* Thunb.

锦带花 *Weigela florida* (Bunge) A. DC.

【别　　名】早锦带花、锦带、五色海棠、海仙、山脂麻、连萼锦带花。

【药用部位】花（锦带花）。

【生境分布】生于山坡石砬子上。分布于凌源、喀左、建昌、葫芦岛、义县、北镇、阜蒙、清原、新宾、抚顺、沈阳、辽阳、本溪、桓仁、鞍山、海城、岫岩、盖州、凤城、宽甸、丹东、庄河、瓦房店、金州、大连等地。

【功效应用】活血止痛。

六道木属 *Zabelia* (Rehder) Makino

六道木 *Zabelia biflora* (Turcz.) Makino—*Abelia biflora* Turcz.

【别　　名】六条木、二花六道木、双花六道木。

【药用部位】果实（六翅木）。

【生境分布】生于山坡灌丛、林下及沟边。分布于凌源、建昌、绥中、朝阳、辽阳、凤城等地。

【功效应用】味微苦、涩，性平。祛风除湿，解毒消肿。用于风湿筋骨痛，痈毒红肿。

140. 五加科 Araliaceae

楤木属 *Aralia* L.

1. 东北土当归 *Aralia continentalis* Kitag.

【别　　名】长白楤木、牛尾大活、香秸颗、土当归、狗苦龙芽，长白楤木（满药），独慨（朝药）。

【药用部位】根及根茎（长白楤木）。

【生境分布】生于山地林边或灌丛中。分布于北镇、清原、新宾、抚顺、辽阳、本溪、桓仁、鞍山、岫岩、凤城、宽甸、庄河等地。

【功效应用】味辛、苦，性温。祛风除湿，活血解毒。用于风寒湿痹，腰膝酸痛，头痛，齿痛，跌打伤痛，痈肿。

【民族用药】满医：根及根茎入药，祛风解表，活血化瘀。用于风寒感冒，胸闷，咳嗽气喘，妇女月经不调，痛经，产后瘀血腹痛，癥瘕积聚。朝医：根及根茎入药，为少阳人药。补阴，祛风湿。用于少阳人中风，中腑，骨蒸，阴虚身热，少阳人太阳病及少阳病头痛寒热往来者。

2. 楤木 *Aralia elata* (Miq.) Seem.

【别　　名】刺龙芽、刺老鸦、楤木子、辽东楤木、龙牙楤木、东北楤木、树龙芽、铁杆刺龙芽、土伦那木、都路（朝药）。

【药用部位】根皮（龙牙楤木）。

【生境分布】生于阔叶林及针阔叶混交林内、林间、林缘、林下以及山阴坡、沟边等处。分布于凌源、西丰、清原、新宾、抚顺、辽阳、本溪、桓仁、鞍山、海城、岫岩、凤城、宽甸、庄河、普兰店、金州等地。

【功效应用】味甘、微苦，性平。补气活血，健脾利水，祛风除湿，活血止痛。用于气虚无力，颅外伤后无力综合征，肾虚，阳痿，风湿痛，胃痛，肝炎，消渴，肾炎性水肿。

【民族用药】朝医：带嫩茎的幼叶入药，健胃，止泻，利水。用于胃痉挛，痢疾，水肿。

附注：本种嫩叶芽可食，是辽东山区知名山野菜。功效相同的有**少刺龙牙楤木** *A. elata* f. subinermis Y. C. Chu，分布于本溪、凤城、宽甸、东港、庄河、长海。

五加属 *Eleutherococcus* Maxim.

1. 刺五加 *Eleutherococcus senticosus* (Rupr. & Maxim.) Maxim.—*Acanthopanax senticosus* (Rupr. & Maxim.) Harms

【别　　名】少刺五加、五加皮木、刺拐棒、老鸦刺、刺木棒、刺花棒、刺针、刺老鸦子、老虎獠子、五加皮。

【药用部位】根和根茎或茎（刺五加）。

【生境分布】生于山地林下及林缘。分布于西丰、清原、新宾、抚顺、辽阳、本溪、桓仁、鞍山、岫岩、凤城、宽甸、庄河等地。辽东山区有栽培。

【功效应用】味辛、微苦，性温。益气健脾，补肾安神。用于脾肺气虚，体虚乏力，食欲不振，肺肾两虚，久咳虚喘，肾虚腰膝酸痛，心脾不足，失眠多梦。

附注：本种为《中国药典》2020 年版收载药材刺五加的基原植物。被《国家重点保护野生药材物种名录》列为三级保护野生药材物种。刺五加为辽宁"关药"道地药材品种，目前在辽宁东部各县区均有种植。本种嫩叶和嫩芽可作野菜食用。老叶晒干后可代茶。果实可酿酒或制饮料。

2. 无梗五加 *Eleutherococcus sessiliflorus* (Rupr. & Maxim.) S. Y. Hu—*Acanthopanax sessiliflorus* (Rupr. & Maxim.) Seem.

【别　　名】五加皮、五加皮木、南五加皮、刺五加、刺五甲、五加、老鸦刺、刺木棒、刺拐棒、短梗五加、小果无梗五加、乌鸦子、黑狗卵秧，五夏皮（朝药）。

【药用部位】根皮（五加皮）；叶（五加叶）；果实（五加果）。

【生境分布】生于山坡、溪流附近、林下、林边及灌木丛间。分布于西丰、清原、新宾、抚顺、沈阳、辽阳、本溪、桓仁、鞍山、岫岩、凤城、宽甸、庄河、大连等地。辽东山区有栽培。

【功效应用】根皮（五加皮）：味辛、苦、微甘，性温。祛风湿，补肝肾，强筋骨，活血脉。用于风寒湿痹，腰膝疼痛，筋骨痿软，小儿行迟；体虚赢弱，跌打损伤，骨折，水肿，脚气，阴下湿痒。叶（五加叶）：味辛，性平。散风除湿，活血止痛，清热解毒。用于皮肤风湿，跌打肿痛，疝痛，丹毒。果实（五加果）：味甘、微苦，性温。补肝肾，强筋骨。用于肝肾亏虚，小儿行迟，筋骨痿软。

【民族用药】朝医：根皮入药，补肝强筋，祛湿止痛，用于太阳人表证，两脚痛痹，骨节挛急，痿痹。

附注：本种嫩叶和嫩芽可食，是辽东山区知名山野菜。老叶晒干后可代茶。果实可酿酒或制饮料。

常春藤属 *Hedera* L.

洋常春藤 *Hedera helix* L.

【别　　名】欧长春藤、英国常春藤。

【药用部位】茎、叶（洋长春藤）。

【生境分布】原分布于欧洲。大连有少量栽培。

【功效应用】味苦、辛，性温。祛风利湿，活血消肿。用于风湿骨痛，腰痛，跌打损伤，目赤，肾炎性水肿，经闭；外用于痈疖肿毒，瘾疹，湿疹。

刺楸属 *Kalopanax* Miq.

刺楸 *Kalopanax septemlobus* (Thunb.) Koidz.

【别　　名】深裂刺楸、鸟不踏、川桐皮、常山、茨楸、云楸、棘楸、刺老棒、老虎棒子、鼓钉刺、刺枫树。

【药用部位】根或根皮（刺楸树根）；茎枝（刺楸茎）；树皮（刺楸树皮）；叶（刺楸树叶）。

【生境分布】生于山地疏林中、林缘或山坡上。除野生外，也有栽培。分布于辽阳、本溪、桓仁、盖州、岫岩、凤城、宽甸、丹东、东港、庄河、金州、大连等地。

【功效应用】根或根皮（刺楸树根）：味苦、微辛，性平。凉血散瘀，祛风除湿，解毒。用于肠风下血，风湿热痹，跌打损伤，骨折，周身浮肿，疮疡肿毒，瘰疬，痔疮。茎枝（刺楸茎）：味辛，性平。祛风除湿，活血止痛。用于风湿痹痛，胃脘痛。树皮（刺楸树皮）：味辛、苦，性凉。祛风除湿，活血止痛，杀虫止痒。用于风湿痹痛，腰膝痛，痈疽，疥癣。叶（刺楸树叶）：味辛、微甘，性平。解毒消肿，祛风止痒。用于疮疡肿痛或溃破，风疹瘙痒，风湿痛，跌打肿痛。

附注：本种的嫩叶和嫩芽可作野菜食用。

刺人参属 *Oplopanax* Miq.

刺人参 *Oplopanax elatus* Nakai

【别　　名】东北刺人参、刺参。

【药用部位】根及茎（刺人参）。

【生境分布】生于海拔 800~1350m 的落叶阔叶林下。分布于本溪、桓仁、岫岩、宽甸等地。

【功效应用】味甘、微苦，性温。补气助阳，止咳，通络。用于气虚体弱，神疲乏力，畏寒肢冷，阳痿，虚咳久嗽，风寒湿痹，糖尿病，高血压病。

附注：本种被 2022 年版《世界自然保护联盟濒危物种红色名录》（IUCN）列为易危（VU）物种。

人参属 *Panax* L.

1. 人参 *Panax ginseng* C. A. Mey.

【别　　名】棒槌、山参、园参、石柱参、林下山参、林下参、移山参、奥尔浩代（蒙药），奥汞达（满药），因萨姆（朝药）。

【药用部位】根和根茎（人参）；细支根（参须）；根茎上的不定根（参条）；根茎（人参芦）；叶（人参叶）；花（人参花）；果实（人参子）。

【生境分布】生于茂密的杂木林或针阔叶混交林下湿润处，多见于阴坡。分布于铁岭、西丰、清原、新宾、抚顺、辽阳、本溪、桓仁、鞍山、岫岩、盖州、凤城、宽甸、庄河等地。辽东山区有栽培。

【功效应用】根和根茎（人参）：味甘、微苦，性微温。大补元气，复脉固脱，补脾益肺，生津养血，安神益智。用于体虚欲脱，肢冷脉微，脾虚食少，肺虚喘咳，津伤口渴，内热消渴，气血亏虚，久病虚羸，惊悸失眠，阳痿宫冷。细支根（参须）：味甘、苦，性平。益气，生津，止渴。用于咳嗽吐血，口渴，呕逆。根茎上的不定根（参条）：补气，生津止渴。用于体虚乏力，津伤口渴。根茎（人参芦）：味甘、微苦，性温。升阳举陷。用于脾虚气陷，久泻，脱肛。叶（人参叶）：味苦、甘，性寒。补气，益肺，祛暑，生津。用于气虚咳嗽，暑热烦躁，津伤口渴，头目不清，四肢倦乏。花（人参花）：补气强身，延缓衰老。用于头昏乏力，胸闷气短。果实（人参子）：补气强身，延缓衰老。用于体虚乏力，头昏失眠，胸闷气短。

【民族用药】蒙医：根入药，味甘、微苦，性温。滋补，安神，宁心。用于心悸怔忡，久病体虚，心衰，气短嘴促，口渴多汗，唇厥，面色苍白，大汗肢冷，呼吸微弱，脾胃久虚，精华内耗，呕吐泄泻。满医：根入药，大补元气，补心益肺，补肾纳气，益智安神，生津止渴。用于心悸气短，头晕目眩，失眠健忘，阳虚气喘，自汗盗汗，或脉大、昏眩、自汗、痰鸣等危重病症。人参浆汁涂抹皮肤，用于护肤养颜或治疗蚊虫咬伤。朝医：根入药，为少阴人药，补脾和脾，大补元气，止渴生肌，用于亡阳证，虚劳，小儿阴毒，慢惊风等。

附注：本种为《中国药典》2020 年版收载药材人参的基原植物。被《国家重点保护野生药材物种名录》列为二级保护野生药材物种。被《国家重点保护野生植物名录》列为二级保护植物。人参为辽宁"关药"道地药材品种，主产于辽宁东部山区，其中主产于宽甸的石柱人参属于人参中的极品，质量上乘。宽甸、桓仁、抚顺、清原等地均有林下山参地理标志产品。

2. 西洋参 *Panax quinquefolius* L.

【别　　名】西洋人参、洋参、美国人参、美洲人参、广东人参、花旗参。

【药用部位】根（西洋参）。

【生境分布】分布于北美洲。铁岭、清原、新宾、本溪、桓仁、岫岩、宽甸等地有栽培。

【功效应用】味甘、微苦，性凉。补气养阴，清热生津。用于气虚阴亏，虚热烦倦，咳喘痰血，内热消渴，口燥咽干。

附注：本种为《中国药典》2020 年版收载药材西洋参的基原植物。

141. 伞形科 Apiaceae (Umbelliferae)

羊角芹属 *Aegopodium* L.

东北羊角芹 *Aegopodium alpestre* Ledeb.

【别　　名】小叶羊角芹、小叶芹、山芹菜。

【药用部位】茎叶（东北羊角芹）。

【生境分布】生于林下、林缘、溪流旁、山顶草地。分布于开原、西丰、清原、抚顺、辽阳、本溪、桓仁、鞍山、海城、岫岩、盘锦、宽甸等地。

【功效应用】味苦、辛，性平。祛风止痛。用于流感，风湿痹痛，眩晕。

附注：本种的幼苗可作野菜食用。

莳萝属 *Anethum* L.

莳萝 *Anethum graveolens* L.

【别　　名】臭茴香、土茴香、小茴香、洋茴香。

【药用部位】根、叶（莳萝）；果实（莳萝子）。

【生境分布】原产于欧洲南部。沈阳有栽培。

【功效应用】根、叶（莳萝）：化痰止咳，止呕。果实（莳萝子）：味辛，性温。温脾开胃，散寒暖肝，理气止痛。用于腹中冷痛，胁肋胀满，呕逆食少，寒疝。

当归属 *Angelica* L.

1. 东当归 *Angelica acutiloba* (Siebold &Zucc.) Kitag.

【别　　名】延边当归、日本当归、大和当归、日本药用当归、倭当归，东当归（朝药）。

【药用部位】根（东当归）。

【生境分布】原产于日本。沈阳有栽培。

【功效应用】补血和血，调经止痛，润燥滑肠。用于月经不调，经闭腹痛，癥瘕积聚，崩漏，血虚头痛，眩晕，痿痹，肠燥便秘，赤痢后重，痈疽疮疡，跌打损伤。

【民族用药】朝医：根入药，补血活血，化瘀生新，润燥滑肠。用于气虚血亏，月经不调，崩漏经痛，大便燥结。

附注：日本和朝鲜以本种为当归栽培入药。功效与我国产当归类似。

2. 黑水当归 *Angelica amurensis* Schischk.

【别　　名】朝鲜当归、朝鲜白芷、阿穆尔独活、黑龙江当归、叉子芹、碗儿芹。

【药用部位】根（黑水当归）。

【生境分布】生于山坡、草地、杂木林下、林缘、灌丛及河岸溪流旁。分布于铁岭、沈阳、本溪、鞍山、岫岩、凤城、丹东、庄河等地。

【功效应用】祛风燥湿，消肿止痛。用于身痛，疮疡肿痛。

3. 欧白芷 *Angelica archangelica* L.

【别　　名】园当归。

【药用部位】根及全草（欧白芷）。

【生境分布】原产于欧洲北部、亚洲北部。辽阳有栽培。

【功效应用】祛风除湿。用于头痛，腹痛。

4. 长鞘当归 *Angelica cartilaginomarginata* (Makino ex Y. Yabe) Nakai

【别　　名】东北长鞘当归、长鞘独活。

【药用部位】根及全草（山藁本）。

【生境分布】生于山坡、林下、林缘草地、灌丛、溪旁。分布于凌源、铁岭、清原、新宾、抚顺、沈阳、辽阳、鞍山、岫岩、本溪、凤城、庄河、丹东等地。

【功效应用】味辛，性温。祛风散寒，除湿。用于风寒头痛，巅顶痛，寒湿腹痛，泄泻，疝瘕，疥癣。

5. 白芷 *Angelica dahurica* (Fisch. ex Hoffm.) Benth. & Hook. f. ex Franch. & Sav.

【别　　名】兴安白芷、达呼尔白芷、大活、香大活、香白芷、独活、走马芹、疙瘩芹，白芷（满药），白基（朝药）。

【药用部位】根（白芷）。

【生境分布】生于山地河谷、湿草甸、草甸、林缘、溪旁、灌丛。分布于凌源、绥中、北镇、西丰、清原、新宾、抚顺、沈阳、辽阳、本溪、桓仁、鞍山、海城、岫岩、营口、盖州、凤城、宽甸等地。

【功效应用】味辛，性温。解表散寒，祛风止痛，宣通鼻窍，燥湿止带，消肿排脓。用于感冒头痛，眉棱骨痛，鼻塞流涕，鼻衄，鼻渊，牙痛，带下，疮疡肿痛。

【民族用药】满医：根入药，祛风燥湿，消肿止痛，通鼻窍。白芷水煎服，用于感冒头痛，阳明头痛，牙痛，鼻塞，流鼻涕，白带过多，蛇虫咬伤；鲜白芷捣烂外敷患处，用于疮疡肿痛，蛇虫咬伤。朝医：白芷为太阴人药。解表，祛风止痛。用于太阴人阳明头痛，阳毒面赤，咽喉痛，鼻渊等症。

【附注】本种为《中国药典》2020年版收载药材白芷的基原植物之一。

6. 紫花前胡 *Angelica decursiva* (Miq.) Franch. & Sav.—*Peucedanum decursivum* (Miq.) Maxim.

【别　　名】前胡、鸭脚七、野辣菜、山芫荽、桑根子苗。

【药用部位】根（紫花前胡）。

【生境分布】生于山地林下溪流旁、林缘湿草甸、灌丛中。分布于本溪、凤城、宽甸、庄河等地。

【功效应用】味苦、辛，性微寒。降气化痰，散风清热。用于痰热喘满，咯痰黄稠，风热咳嗽痰多。

【附注】本种为《中国药典》2020年版收载药材紫花前胡的基原。功效相同的有**鸭巴前胡** *A. decursiva* f. *albiflora* (Maxim.) Nakai，分布于凌源、彰武、康平、新宾、抚顺、鞍山、岫岩、盖州、凤城、丹东、庄河、大连等地。

7. 朝鲜当归 *Angelica gigas* Nakai

【别　　名】大独活、东北独活、大当归、土当归、野当归、大野芹、紫花芹，当归(满药)，土当归(朝药)。

【药用部位】根（朝鲜当归）。

【生境分布】生于山地林下溪旁、林缘草地。分布于本溪、凤城、宽甸、庄河等地。

【功效应用】味辛，性温。祛风通络，活血止痛。用于风湿痹痛，跌打肿痛。

【民族用药】满医：根入药，补血活血，调经止痛，润肠通便。用于月经不调，经闭痛经，虚寒腹痛，肠燥便秘，风湿痹痛，跌扑损伤。鲜当归捣烂外敷患处，用于疔毒疮疡，蛇虫咬伤。朝医：根入药，为少阴人药。用于血气内伤证和妇人因思虑伤脾所致的咽干，舌燥，隐隐头痛症。

8. 拐芹 *Angelica polymorpha* Maxim.

【别　　名】山芎䓖、拐芹当归、拐子芹、巫山当归、四川当归、白根独活、山芹菜、倒钩芹、小叶芹、紫杆芹、西当归。

【药用部位】根（拐芹）。

【生境分布】生于山沟溪流旁、杂木林下、灌丛间及阴湿草丛中。分布于绥中、西丰、辽阳、本溪、桓仁、鞍山、海城、岫岩、凤城、宽甸、丹东、庄河等地。

【功效应用】味辛，性温。发表祛风，温中散寒，理气止痛。用于风寒表证，风湿痹痛，脘腹、胸胁疼痛，跌打损伤。

【附注】本种的嫩茎叶可作野菜食用。

峨参属 *Anthriscus* (Pers.) Hoffm.

峨参 *Anthriscus sylvestris* (L.) Hoffm.

【别　　名】见肿消、萝卜七、土田七、东北峨参、山胡萝卜缨子、野胡萝卜、水胡萝卜、山地姜。

【药用部位】根（峨参）；叶（峨参叶）。

【生境分布】生于山区湿地、草甸子、河边及灌丛间。分布于开原、新宾、抚顺、沈阳、本溪、桓仁、鞍山、凤城、宽甸、庄河、大连等地。

【功效应用】根（峨参）：味甘、辛，性微温。益气健脾，活血止痛。用于脾虚腹胀，乏力食少，肺虚咳嗽，体虚自汗，老人夜尿频数，气虚水肿，劳伤腰痛，头痛，痛经，跌打瘀肿。叶（峨参叶）：味甘、辛，性平。止血，消肿。用于创伤出血，肿痛。

【附注】本种的嫩苗可作野菜食用。功效相似的有**刺果峨参（东北峨参）** *A. nemorosa* (M. Bieb.) Spreng.—*A. sylvestris* subsp. *nemorosa* (M.Bieb.) Koso-Pol.，分布于本溪、桓仁、凤城、庄河、大连等地。

芹属 *Apium* L.

旱芹 *Apium graveolens* L.

【别　　名】芹菜、药芹、洋芹菜、旱菜。

【药用部位】带根全草（旱芹）。

【生境分布】原产于欧洲。辽宁各地有栽培。

【功效应用】味甘、辛、微苦，性凉。平肝，清热，祛风，利水，止血，解毒。用于肝阳眩晕，风热头痛，咳嗽，黄疸，小便淋痛，尿血，崩漏，带下，疮疡肿毒。

柴胡属 *Bupleurum* L.

1. 北柴胡 *Bupleurum chinense* DC.

【别　　名】柴胡、硬苗柴胡、津柴胡、烟台柴胡、蚂蚱腿、竹叶柴胡、竹叶茶、山竹子，柴胡、额第阿如特（满药），希胡（朝药）。

【药用部位】根（柴胡）。

【生境分布】生于干山坡柞林下、林缘、灌丛间。分布于凌源、建平、建昌、朝阳、绥中、葫芦岛、北镇、义县、阜蒙、康平、法库、开原、西丰、清原、新宾、抚顺、沈阳、辽阳、本溪、桓仁、鞍山、海城、岫岩、营口、盖州、丹东、庄河、瓦房店、普兰店、金州、大连等地。

【功效应用】味辛、苦，性微寒。疏散退热，疏肝解郁，升举阳气。用于感冒发热，寒热往来，胸胁胀痛，月经不调，子宫脱垂，脱肛。

【民族用药】满医：根入药，解表退热，疏肝解郁，升举阳气。用于感冒，恶寒发热，头身疼痛，寒热往来，胸胁苦满，口苦咽干，目眩；肝郁气滞所致的胸胁或少腹胀痛，情志抑郁，妇女月经失调，痛经；因中气不足、气虚下陷所致的脘腹胀满，食少倦怠，久泻脱肛；疟疾寒热。朝医：柴胡为少阳人药。发散解表，退热，和理。用于少阳人伤寒腹痛暑湿或大便三日不通者，以及少阳人寒热往来，汗出短气，谵语，咽干，目眩等症。

附注：本种为《中国药典》2020 年版收载药材柴胡的基原植物之一。柴胡为辽宁道地药材品种，辽东和辽西地区有种植，辽西种植较多。功效相同的有**线叶柴胡** *B. angustissimum* (Franch.) Kitag.，分布于凌源、建平、朝阳、建昌、葫芦岛、锦州、沈阳、金州、大连等地。

2. 长白柴胡 *Bupleurum komarovianum* Lincz.

【别　　名】柞柴胡、柯氏柴胡、柴胡。

【药用部位】根（长白柴胡）。

【生境分布】生于柞树疏林下、林缘、灌丛间。分布于北镇、沈阳、岫岩等地。

【功效应用】解热，调经。用于感冒，疟疾，月经不调。

3. 大叶柴胡 *Bupleurum longiradiatum* Turcz.

【别　　名】大柴胡、羊莫果、银柴胡。

【药用部位】根状茎（大叶柴胡）。

【生境分布】生于山地林下、林缘、灌丛间。分布于凌源、清原、新宾、抚顺、辽阳、本溪、桓仁、海城、岫岩、营口、凤城、宽甸、岫岩、东港、庄河等地。

【功效应用】用于催吐。

附注：大叶柴胡有毒，不应作柴胡使用。功效相同的有**短伞大叶柴胡** *B. longiradiatum* var. *breviradiatum* F. Schmidt，分布于庄河。

4. 红柴胡 *Bupleurum scorzonerifolium* Willd.

【别　　名】细叶柴胡、狭叶柴胡、南柴胡、香柴胡、软柴胡、软苗柴胡、蚂蚱腿，柴胡、额第阿如特（满药）。

【药用部位】根（柴胡）。

【生境分布】生于沙质草原、固定沙丘、草甸或干山坡。分布于凌源、建平、朝阳、建昌、绥中、葫芦岛、锦州、阜蒙、彰武、铁岭、法库、沈阳、辽阳、大连等地。

【功效应用】味辛、苦，性微寒。疏散退热，疏肝解郁，升举阳气。用于感冒发热，寒热往来，胸胁胀痛，月经不调，子宫脱垂，脱肛。

【民族用药】满医：根入药，解表退热，疏肝解郁，升举阳气。用于感冒，恶寒发热，头身疼痛，寒热往来，胸胁苦满，口苦咽干，目眩；肝郁气滞所致的胸胁或少腹胀痛，情志抑郁，妇女月经失调，痛经；因中气不足、气虚下陷所致的脘腹胀满，食少倦怠，久泻脱肛；疟疾寒热。

【附注】本种为《中国药典》2020年版收载药材柴胡的基原植物之一。功效相同的有**长伞红柴胡 *B. scorzonerifolium* f. *longiradiatum* Shan & Y. Li**，分布于辽阳。

山茴香属 *Carlesia* Dunn

山茴香 *Carlesia sinensis* Dunn

【别　　名】岩茴香。

【药用部位】根（山茴香）。

【生境分布】生于海拔300~950m的山峰石缝。分布于凌源、建昌、朝阳、本溪、鞍山、岫岩、凤城、丹东、东港、庄河、金州、大连等地。

【功效应用】味甘，性温。温中散寒，祛风下气，活血镇痛，健胃止痢。用于脘腹胀满，痢疾。

【附注】本种被《国家重点保护野生植物名录》列为二级保护植物。

葛缕子属 *Carum* L.

田葛缕子 *Carum buriaticum* Turcz.

【别　　名】田贡蒿、香旱芹菜。

【药用部位】根（狗缨子）。

【生境分布】生于田边、路旁、河岸、林下及山地草丛中。分布于北镇、沈阳、辽阳等地。

【功效应用】味苦、辛，性微寒。散风清热，降气化痰。用于感冒头痛，肺热咳嗽，痰多色黄。

毒芹属 *Cicuta* L.

毒芹 *Cicuta virosa* L.

【别　　名】细叶毒芹、野芹菜花、走马芹、河毒、毒人参、斑毒芹、芹叶钩吻。

【药用部位】根和根茎（毒芹根）。

【生境分布】生于水边、沟旁、湿草地、林下水湿地。分布于凌源、彰武、开原、铁岭、西丰、清原、新宾、抚顺、新民、沈阳、本溪、桓仁、鞍山、庄河、长海等地。

【功效应用】味辛、甘，性温，有大毒。拔毒，祛瘀，止痛。外用于急慢性骨髓炎，痛风，风湿痛。

蛇床属 *Cnidium* Cusson

蛇床 *Cnidium monnieri* (L.) Cusson

【别　　名】蛇床子、野胡萝卜子、野胡萝卜、野芫荽、野茴香、土茴香，呼西格图—乌热、拉拉普德（蒙药），蛇床子（满药），萨桑加、白恩杜拉（朝药）。

【药用部位】果实（蛇床子）。

【生境分布】生于河边草地、碱性草地、田间杂草地。分布于黑山、义县、昌图、西丰、清原、新宾、抚顺、法库、沈阳、辽阳、本溪、桓仁、营口、盘锦、鞍山、海城、台安、岫岩、凤城、宽甸、丹东，庄河、长海、瓦房店、大连等地。

【功效应用】味辛、苦，性温，有小毒。燥湿祛风，杀虫止痒，温肾壮阳。用于阴痒带下，湿疹瘙痒，湿痹腰痛，肾虚阳痿，宫冷不孕。

【民族用药】蒙医：果实入药，味辛、苦，性温。效轻、燥、糙、锐、浮。有小毒。调理胃火，杀虫。用于腹胀嗳气，消化不良，胃火衰败，阴道虫症，皮肤瘙痒，巴木病，协日乌素病，赫如虎病。满医：果实入药，温肾助阳，祛风燥湿，杀虫。用于风湿痹痛，阳痿，阴部湿痒，妇女寒湿带下阴痒，宫寒不孕，疥癣湿疮瘙痒。朝医：蛇床子为太阴人药。温肾，散寒，燥湿。用于寒湿带下，湿痹腰痛。

【附注】本种为《中国药典》2020年版收载药材蛇床子的基原植物。功效相同的有**兴安蛇床 *C. dahuricum* (Jacq.) Turcz. ex Fisch. & C.A.Mey.**，分布于康平。

山芎属 *Conioselinum* Fisch. ex Hoffm.

1. 辽藁本 *Conioselinum smithii* (H. Wolff) Pimenov & Kljuykov—*Ligusticum jeholense* (Nakai & Kitag.) Nakai & Kitag.

【别　　名】香草、山香菜、山香叶、细裂辽藁本、热河藁本、北藁本、香藁本、家藁本、水藁本、旱藁本，哈日—巴拉其日嘎纳、宝日布如纳格—乌布斯、毕西古日—乌布斯（蒙药），枯本（朝药）。

【药用部位】根茎和根（藁本）。

【生境分布】生于山坡、林下多石质地。分布于凌源、朝阳、建昌、北票、义县、北镇、彰武、清原、新宾、抚顺、辽阳、本溪、凤城、丹东、鞍山、海城、岫岩、海城、营口、盖州、庄河、普兰店、金州等地。

【功效应用】味辛，性温。祛风，散寒，除湿，止痛。用于风寒感冒，巅顶疼痛，风湿痹痛。

【民族用药】蒙医：根茎和根入药，味辛，性温。杀黏虫，止痛，消肿，防瘟，消热性协日乌素。用于脑刺痛、白喉、丹毒、腮肿、脓肿、炭疽、麻疹、猩红热、水痘、黏性痧症、疠痈、亚玛病、颈项强直、虫病、流感、瘟疫等病。朝医：藁本为太阴人药。发散表邪，祛风止痛。用风邪所引起的风齿，偏头痛和巅顶痛及风哑。

附注：本种为《中国药典》2020 年版收载药材藁本的基原植物之一。辽藁本为辽宁"关药"道地药材品种，辽宁辽藁本人工栽培历史较短，目前在清原、新宾、辽阳、宽甸等地有种植。

2. 细叶藁本 *Conioselinum tenuissimum* (Nakai) Pimenov & Kljuykov—*Ligusticum tenuissimum* (Nakai) Kitag.

【别　　名】香草、细叶藁本、火藁本、北藁本、香藁本、藁本、旱藁本、山藁本。

【药用部位】根（细叶藁本）。

【生境分布】生于多石质山坡、杂木林下。分布于辽阳、本溪、凤城、鞍山、岫岩、庄河、瓦房店等地。

【功效应用】味辛、苦，性温。祛风除湿，散寒止痛。用于风寒感冒，感冒夹湿，头痛，风寒湿痹，寒疝痛。

芫荽属 *Coriandrum* L.

芫荽 *Coriandrum sativum* L.

【别　　名】香菜、白卵假花、胡荽，乌奴尔图—淖高音—乌热、乌素、查干—乌素（蒙药）。

【药用部位】全草（胡荽）；茎梗（胡荽茎）；果实（胡荽子）。

【生境分布】原产于欧洲地中海地区。辽宁各地有栽培。

【功效应用】全草（胡荽）：味辛，性温。发表透疹，消食开胃，止痛解毒。用于风寒感冒，麻疹，痘疹透发不畅，含食积，脘腹胀痛，呕恶，头痛，牙痛，脱肛，丹毒，疮肿初起，蛇伤。茎梗（胡荽茎）：味辛，性温。宽中健胃，透疹。用于胸脘胀闷，消化不良，麻疹不透。果实（胡荽子）：味辛、酸，性平。健胃消积，理气止痛，透疹解毒。用于食积，食欲不振，胸膈满闷，脘腹胀痛，呕恶反胃，泻痢，肠风便血，脱肛，疝气，麻疹，痘疹不透，秃疮，头痛，牙痛，耳痛。

【民族用药】蒙医：果实入药，味辛、酸，性凉。效糙、轻、稀、腻。祛巴达干热，消食，开胃，止渴，止痛，表疹毒。用于巴达干包如，泛酸，消化不良，胃肠鸣胀，口渴，麻疹透发不畅。

鸭儿芹属 *Cryptotaenia* DC.

鸭儿芹 *Cryptotaenia japonica* Hassk.

【别　　名】水白芷、野芹菜。

【药用部位】根（鸭儿芹根）；全草（鸭儿芹）；果实（鸭儿芹果）。

【生境分布】生于山地、山沟及林下较阴湿的地区。分布于新宾、抚顺、辽阳、本溪等地。

【功效应用】根（鸭儿芹根）：辛，温。发表散寒，止咳化痰，活血止痛。用于风寒感冒，咳嗽，跌打肿痛。全草（鸭儿芹）：味辛、苦，性平。祛风止咳，利湿解毒，化瘀止痛。用于感冒咳嗽，肺痈，淋痛，疝气，月经不调，风火牙痛，目赤翳障，痈疽疮肿，皮肤瘙痒，跌打肿痛，蛇虫咬伤。果实（鸭儿芹果）：味辛，性温。消积顺气。用于食积腹胀。

附注：本种的嫩茎叶可作野菜食用。

孜然芹属 *Cuminum* L.

孜然芹 *Cuminum cyminum* L.

【别　　名】孜然、马芹、香旱芹。

【药用部位】果实（孜然）。

【生境分布】原产于北非。大连海岸有逸生。

【功效应用】味辛，性温。散寒止痛，理气调中。用于脘腹冷痛，消化不良，寒疝腹痛，月经不调。

胡萝卜属 *Daucus* L.

1. 野胡萝卜 *Daucus carota* L.

【别　　名】山萝卜、野萝卜、香萝卜、赤珊瑚、金笋、鹤虱草、南鹤虱、北鹤虱。

【药用部位】根（野胡萝卜根）；地上部分（鹤虱风）；果实（南鹤虱）。

【生境分布】生于山坡路旁、旷野或田间。分布于旅顺口。

【功效应用】根（野胡萝卜根）：味甘、微辛，性凉。健脾化滞，凉肝止血，清热解毒。用于脾虚食少，腹泻，惊风，逆血，血淋，咽喉肿痛。地上部分（鹤虱风）：味苦、微甘，性寒。有小毒。杀虫健脾，利湿解毒。用于虫积，疳积，脘腹胀满，水肿，黄疸，烟毒，疮疹湿痒，斑秃。果实（南鹤虱）：味苦、辛，性平。有小毒。杀虫消积。用于蛔虫病，蛲虫病，绦虫病，虫积腹痛，小儿疳积。

附注：本种为《中国药典》2020 年版收载药材南鹤虱的基原植物。

2. 胡萝卜 *Daucus carota* var. *sativa* Hoffm.

【别　　名】丁香萝卜、黄萝卜。

【药用部位】根（胡萝卜）；基生叶（胡萝卜叶）；果实（胡萝卜子）。

【生境分布】原产于欧洲及亚洲南部地区。辽宁各地有栽培。

【功效应用】根（胡萝卜）：味甘、辛，性平。健胃，化滞。用于健脾和中，滋肝明目，化痰止咳，清热解毒。用于脾虚食少，体虚乏力，脘腹痛，泻痢，视物昏花，雀目，咳喘，百日咳，咽喉肿痛，麻疹，水痘，疖肿，汤火伤，痔漏。基生叶（胡萝卜叶）：味辛、甘，性平。理气止痛，利水。用于脘腹痛，浮肿，小便不通，淋痛。果实（胡萝卜子）：味苦、辛，性温。燥湿散寒，利水杀虫。用于久痢，久泻，虫积，水肿，宫冷腹痛。

绒果芹属 *Eriocycla* Lindl.

绒果芹 *Eriocycla albescens* (Franch.) H. Wolff

【别　　名】小防风、硬苗防风、滇羌活。

【药用部位】根（绒果芹）。

【生境分布】生于石灰岩干燥山坡上。分布于凌源、朝阳等地。

【功效应用】解表散寒，用于风湿性关节炎。

附注：本种的根在湖南等地曾经充当防风销售。

刺芹属 *Eryngium* L.

扁叶刺芹 *Eryngium planum* L.

【别　　名】刺芹。

【药用部位】全草（扁叶刺芹）。

【生境分布】分布于欧洲及中国新疆北部。沈阳、大连有栽培。

【功效应用】祛痰止咳，用于咳嗽。

附注：本种的根在欧洲及西亚用于咳嗽，也可用作利尿剂。

阿魏属 *Ferula* L.

硬阿魏 *Ferula bungeana* Kitag.

【别　　名】沙茴香、沙防风、假防风。

【药用部位】带根全草（砂茴香）；种子（砂茴香子）。

【生境分布】生于沙地、旱田、路边以及砾石质山坡上。分布于彰武。

【功效应用】带根全草（砂茴香）：味甘、微苦，性凉。清热宣肺，祛痰散结，消肿止痛。用于感冒发热，咽喉肿痛，咳喘，骨痨，瘰疬，疮疡，腰扭伤。种子（砂茴香子）：味辛、甘，性平。理气健胃。用于脘腹胀痛，消化不良。

茴香属 *Foeniculum* Mill.

茴香 *Foeniculum vulgare* Mill.

【别　　名】小茴香、西茴、西小茴、南茴、南小茴，照尔古达素、告尼要得（蒙药），苏色力（满药），小茴香、茴香浦（朝药）。

【药用部位】根（茴香根）；茎叶（茴香茎叶）；果实（小茴香）。

【生境分布】原产于欧洲地中海地区。辽宁各地有栽培。

【功效应用】根（茴香根）：味辛、甘，性温。温肾和中，行气止痛，杀虫。用于寒疝，耳鸣，胃寒呕逆，腹痛，风寒湿痹，鼻疳，蛔虫病。茎叶（茴香茎叶）：味甘、辛，性温。理气和胃，散寒止痛。用于恶心，呕吐，疝气，腰痛，痈肿。果实（小茴香）：味辛，性温。散寒止痛，理气和胃。用于寒疝腹痛，睾丸偏坠，痛经，少腹冷痛，脘腹胀痛，食少吐泻。盐小茴香可暖肾散寒止痛。用于寒疝腹痛，睾丸偏坠，经寒腹痛。

【民族用药】蒙医：果实入药，味涩、辛，性温。效腻、轻、钝。祛赫依性热，解毒，明目，开胃，消肿。用于赫依性热，视物朦胧，视力减退，中毒性呕吐，胃腹胀满，泄泻，食欲不振，恶心。满医：果实入药，散寒止痛，理气和胃。用于虚寒腹痛，妇女经血虚寒、经期腹痛，腰痛，经血不畅，胃寒腹痛，恶心呕吐。朝医：小茴香为少阴人药。助阳，开胃，消食。用于阴盛格阳证，恶心，痢疾，中风，惊悸，小儿夜啼，客忤中恶等证。

附注：本种为《中国药典》2020 年版收载药材小茴香的基原植物。

珊瑚菜属 *Glehnia* F. Schmidt ex Miq.

珊瑚菜 *Glehnia littoralis* (A. Gray) F. Schmidt ex Miq.

【别　　名】北沙参、滨防风、米沙参、野香菜根、条沙参、莱阳沙参、辽沙参、海沙参、野沙参，查千—扫日劳、扫那拉（蒙药）。

【药用部位】根（北沙参）。

【生境分布】野生于海边沙滩。分布于葫芦岛、兴城、绥中、凌海、盖州、长海、瓦房店、普兰店、金州、大连等地。在朝阳、彰武、沈阳、桓仁、宽甸等地有栽培。

【功效应用】味甘、微苦，性微寒。养阴清肺，益胃生津。用于肺热燥咳，劳嗽痰血，胃阴不足，热病津伤，咽干口渴。

【民族用药】蒙医：根入药，味甘、微苦，性凉。效轻、腻、柔。清肺热，止咳，润肺。用于肺热咳嗽，咯痰带血，胸痛，胸闷，气喘，慢性支气管炎，体虚无力。

附注：本种为《中国药典》2020 年版收载药材北沙参的基原植物。被《国家重点保护野生植物名录》列为二级保护植物。

独活属 *Heracleum* L.

短毛独活 *Heracleum moellendorffii* Hance

【别　　名】短毛白芷、东北牛防风、软毛独活、绵毛独活、牛尾独活、毛白芷、花当归、老山芹、黑瞎子芹、大叶芹、窝瓜芹、叉子芹、鸭子巴掌、土当归、当归。

【药用部位】根（牛尾独活）。

【生境分布】生于林下、林缘、灌丛、溪旁、草丛间等处。分布于凌源、朝阳、建昌、绥中、义县、北镇、阜蒙、开原、铁岭、西丰、清原、新宾、抚顺、辽阳、本溪、桓仁、鞍山、海城、岫岩、营口、盖州、凤城、宽甸、东港、庄河、瓦房店、金州、大连等地。

【功效应用】味辛、苦，性微温。祛风散寒，胜湿止痛，用于感冒，头痛，牙痛，风寒湿痹，腰膝疼痛，鹤膝风，痈疡漫肿。

　　附注：本种的嫩苗可作野菜食用。功效相同的有**狭叶短毛独活** *H. moellendorffii* **var.** *subbipinnatum* (Franch.) Kitag.，分布于凌源、清原、本溪等地。

石防风属 *Kitagawia* Pimenov

　　石防风 *Kitagawia terebinthacea* (Fisch. ex Treviranus) Pimenov—*Peucedanum terebinthaceum* (Fisch.) Fisch. ex Turcz.

　　【别　　名】苗前胡、山芹菜、山香菜、风芹、小叶芹幌子、白山石防风、宽叶石防风。

　　【药用部位】根（石防风）。

　　【生境分布】生于山坡草地、林下及林缘。分布于凌源、建平、建昌、绥中、锦州、葫芦岛、凌海、北镇、黑山、阜新、西丰、清原、新宾、抚顺、康平、法库、辽中、沈阳、辽阳、本溪、新宾、桓仁、鞍山、海城、岫岩、盖州、凤城、丹东、庄河、普兰店、金州、长海、大连等地。

　　【功效应用】味苦、辛，性微寒。散风清热，降气化痰。用于感冒，咳嗽，痰喘，头风眩痛。

　　附注：功效相同的有**刺尖前胡** *P. elegans* Kom.，分布于凌源、桓仁、岫岩等地。

欧当归属 *Levisticum* Hill

　　欧当归 *Levisticum officinale* W. D. J. Koch

　　【别　　名】保当归、圆叶当归、拉维纪草。

　　【药用部位】根（欧当归）。

　　【生境分布】原产于亚洲西部，欧洲、北美各国有引种。阜蒙、沈阳有栽培。

　　【功效应用】味辛，微甘，性微温。活血调经，利尿。用于经闭，痛经，头晕，头痛，肢麻，水肿。

　　附注：欧洲一些国家将欧当归载于药典，其根可利尿、健胃、祛痰、芳香兴奋、祛风发汗，用于妇科病、神经疾病，水肿和慢性心脏病等。食品、烟酒和医药工业用欧当归作调味料，嫩茎叶可作凉拌菜。

岩风属 *Libanotis* Haller ex Zinn

　　香芹 *Libanotis seseloides* (Fisch. & C. A. Mey.) Turcz.

　　【别　　名】邪蒿、伊吹防风。

　　【药用部位】根（邪蒿）。

　　【生境分布】生于草甸、开阔的山坡草地、林缘灌丛间。分布于阜新、沈阳、辽阳、鞍山、大连等地。

　　【功效应用】味辛，性平。化浊，醒脾，通脉。用于湿阻痞满，胃呆食少，痢疾，疮肿。

水芹属 *Oenanthe* L.

　　水芹 *Oenanthe javanica* (Blume) DC.

　　【别　　名】河芹、野芹菜、水芹菜、沟芹、水英、细本山芹菜、牛草、刀芹、米那利（朝药）。

　　【药用部位】全草（水芹）；花（芹花）。

　　【生境分布】生于浅水低洼地或池沼、水沟旁。分布于开原、铁岭、西丰、清原、新宾、抚顺、法库、沈阳、辽阳、本溪、桓仁、鞍山、海城、台安、岫岩、盘锦、营口、丹东、大连等地。

　　【功效应用】全草（水芹）：味辛、甘，性凉。清热解毒，利尿，止血。用于感冒，暴热烦渴，吐泻，浮肿，小便不利，淋痛，尿血，便血，吐血，衄血，崩漏，经多，目赤，咽痛，喉肿，口疮，牙疳，乳痈，痈疽、瘰疬、疖腮、带状疱疹，痔疮，跌打伤肿。花（芹花）：味苦，性寒。用于脉溢。

　　【民族用药】朝医：全草入药。味辛、甘，性凉。清热解毒，利尿，止血。用于少阳人烦渴，浮肿，黄疸，脉溢，尿血，便血，吐血，衄血，崩漏，目赤，咽痛，口疮，牙疳，乳痈，瘰疬，麻疹不透，痔疮，跌打伤肿。

　　附注：本种的嫩茎和叶柄可作野菜食用。

香根芹属 *Osmorhiza* Raf.

　　香根芹 *Osmorhiza aristata* (Thunb.) Makino & Y. Yabe

　　【别　　名】东北香根芹、香瓜草。

【药用部位】根（香根芹根）；果实（香根芹果）。

【生境分布】生于山坡林下，溪边及路旁草丛中。分布于清原、抚顺、本溪、桓仁、鞍山、岫岩等地。

【功效应用】根（香根芹根）：健脾消食，养肝明目。用于消化不良，夜盲症。果实（香根芹果）：味辛、苦，性温。驱虫，止痢，利尿。用于蛔虫病，蛲虫病，慢性痢疾，肾炎性水肿。

山芹属 *Ostericum* Hoffm.

1. 大齿山芹 *Ostericum grosseserratum* (Maxim.) Kitag.

【别　　名】大齿独活、大齿当归、粗锯齿叶山芹、碎叶山芹、碎叶芹、朝鲜当归、山芹菜、小芹菜、小叶芹、鸡爪子芹、藁本下脚。

【药用部位】根（山水芹菜）。

【生境分布】生于山地杂木林下、林缘、灌丛间、山坡草地、山溪旁林下。分布于凌源、建平、建昌、凌源、北镇、绥中、锦州、开原、西丰、清原、新宾、抚顺、辽阳、本溪、桓仁、鞍山、岫岩、营口、凤城、宽甸、丹东、东港、庄河、长海、大连等地。

【功效应用】味辛、微甘，性温。补中健脾，温肺止咳。用于脾虚泄泻，虚寒咳嗽。

2. 大全叶山芹 *Ostericum maximowiczii* var. *australe* (Kom.) Kitag.

【药用部位】带根全草（全叶山芹）。

【生境分布】生于高山至平地、路旁、湿草甸子、林缘或混交林下。分布于抚顺、本溪。

【功效应用】解毒消肿。外用于毒蛇咬伤。

3. 山芹 *Ostericum sieboldii* (Miq.) Nakai

【别　　名】背翅独活、山芹当归、山芹独活、山芹菜、望天芹、对叶芹。

【药用部位】根（山芹根）；全草（山芹）。

【生境分布】生于海拔较高的山坡、草地、山谷、林缘和林下。分布于凌源、北镇、义县、新宾、抚顺、辽阳、本溪、桓仁、鞍山、岫岩、凤城、宽甸、东港、庄河、普兰店、大连等地。

【功效应用】根（山芹根）：发表散风，祛湿止痛。用于感冒头痛，风湿痹痛，腰膝酸痛。全草（山芹）：味辛、苦，性平。解毒消肿。用于乳痈，疮肿。

4. 绿花山芹 *Ostericum viridiflorum* (Turcz.) Kitag.

【别　　名】绿花独活、二角芹。

【药用部位】根（绿花独活）。

【生境分布】生于河边湿草甸、水甸子旁、山沟溪旁。分布于绥中、沈阳、鞍山、岫岩等地。

【功效应用】味辛，性温。祛风胜湿，散寒止痛。用于风寒感冒，头痛，风寒湿痹。

疆前胡属 *Peucedanum* L.

1. 泰山前胡 *Peucedanum wawrae* (H. Wolff) S. W. Su ex M. L. Sheh

【别　　名】山东邪蒿。

【药用部位】根（泰山前胡）。

【生境分布】生于山坡、山坡疏林下或丘陵峡谷间。分布于长海。

【功效应用】味苦、辛，性凉。镇咳祛痰，下气平喘，宣肺散热。用于外感风热感冒，咳嗽，痰稠喘满，胸闷，头痛。

附注：山东部分地区民间曾经将其根作前胡用。

棱子芹属 *Pleurospermum* Hoffm.

棱子芹 *Pleurospermum uralense* Hoffm.

【别　　名】黑瞎子芹、乌拉尔棱子芹。

【药用部位】根（棱子芹根）；茎叶（棱子芹）。

【生境分布】生于山坡杂木林下、针阔叶混交林下、林缘、林间草地及山沟溪流旁。分布于清原、新宾、抚顺、辽中、本溪、桓仁、鞍山、岫岩、凤城等地。

【功效应用】根（棱子芹根）：味辛、苦，性温。燥湿止带。用于带下清稀，蛇咬伤。茎叶（棱子芹）：味苦，性寒。清热解毒。用于外感发热，梅毒，药物和食物中毒。

附注：本种的嫩茎叶可作野菜食用。

岩茴香属 *Rupiphila* Pimenov & Lavrova

岩茴香 *Rupiphila tachiroei* (Franch. & Sav.) Pimenov & Lavrova—*Ligusticum tachiroei* (Franch. & Sav.) Hiroe & Constance

【别　　名】细叶藁本。

【药用部位】根（岩茴香）。

【生境分布】生于高海拔的河岸湿地、石砾荒原及岩石缝间。分布于桓仁、凤城、宽甸等地。

【功效应用】味辛，性微温。疏风发表，行气止痛，活血调经。用于伤风感冒，头痛，胸痛，脘腹胀痛，风湿痹痛，月经不调，崩漏，跌打伤肿。

变豆菜属 *Sanicula* L.

1. 变豆菜 *Sanicula chinensis* Bunge

【别　　名】紫花芹、白梗芹、鸭巴芹、鸭巴掌、鸭掌芹、碗儿芹。

【药用部位】全草（变豆菜）。

【生境分布】生于山沟、路旁、林缘、灌丛间、林下等处。分布于开原、西丰、清原、新宾、抚顺、法库、沈阳、辽阳、本溪、桓仁、鞍山、岫岩、凤城、宽甸、丹东、庄河、普兰店、瓦房店等地。

【功效应用】味辛、微甘，性凉。解毒，止血，驱虫。用于咽痛，咳嗽，月经过多，尿血，外伤出血，疮痈肿毒，蛔虫病。

2. 红花变豆菜 *Sanicula rubriflora* F. Schmidt

【别　　名】紫花变豆菜、鸡爪芹、紫花芹、大叶芹、鸭巴芹、鸭巴掌、鸭掌芹、碗儿芹。

【药用部位】根（鸡爪芹）。

【生境分布】生于林缘、灌丛、山坡草地、山沟湿润地。分布于开原、西丰、新宾、抚顺、辽阳、本溪、桓仁、鞍山、岫岩、凤城、东港、庄河等地。

【功效应用】味淡，性平。利尿。用于小便不利。

防风属 *Saposhnikovia* Schischk.

防风 *Saposhnikovia divaricata* (Turcz.) Schischk.

【别　　名】旁风、屏风草、白毛草、白毛花、北防风、关防风，防风（满药），邦普恩（朝药）。

【药用部位】根（防风）；叶（防风叶）；花（防风花）。

【生境分布】生于草原、丘陵、多砾石山坡、干草甸子。分布于西丰、开原、铁岭、凌源、建平、朝阳、建昌、葫芦岛、义县、北镇、黑山、彰武、阜新、清原、新宾、抚顺、康平、法库、新民、沈阳、辽中、辽阳、本溪、鞍山、海城、台安、岫岩、营口、庄河、瓦房店、普兰店、金州、大连等地。

【功效应用】根（防风）：味辛、甘，性微温。祛风解表，胜湿止痛，止痉。用于感冒头痛，风湿痹痛，风疹瘙痒，破伤风。叶（防风叶）：用于风热汗出。花（防风花）：味辛，性微温。理气通络止痛。用于脘腹痛，四肢拘挛，骨节疼痛。

【民族用药】满医：根入药，发表祛风，胜湿止痛。防风水煎服用于外感风寒，头痛身痛，恶风寒，发热，咽痛口渴，风寒湿痹，骨节酸痛，破伤风；防风煮水搽洗患处，用于荨麻疹，风疹，皮肤瘙痒，癣症。朝医：防风为少阳人药，解肾气之表邪。用于少阳人伤寒病头痛，寒热往来，胸满证，里热阴虚火动，消渴及小儿疳气。

附注：本种为《中国药典》2020 年版收载药材防风的基原植物。防风为辽宁"关药"道地药材品种，称为"关防风"，辽宁各地均有种植，种植区域分布在辽宁东部和辽宁西部，以辽西为主。本种被《国家重点保护野生药材物种名录》列为三级保护野生药材物种。

泽芹属 *Sium* L.

泽芹 *Sium suave* Walter

【别　　名】毒人参、狭叶芹菜、狭叶泽芹、细叶泽芹、苏土藁本。

【药用部位】地上部分（山藁本）。

【生境分布】生于湿地。分布于凌源、葫芦岛、北镇、彰武、铁岭、新宾、法库、沈阳、长海等地。

【功效应用】味甘，性平。祛风止痛，降压。用于感冒，头痛，高血压病，头晕。

迷果芹属 *Sphallerocarpus* Besser ex DC.

迷果芹 *Sphallerocarpus gracilis* (Besser) Koso-Pol.

【别　　名】东北迷果芹、小叶山红萝卜。

【药用部位】果实（迷果芹）。

【生境分布】生于山坡路旁、村庄附近、菜园地以及荒草地上。分布于彰武。

【功效应用】味辛、苦，性温。益肾，壮阳，祛风燥湿。

附注：本种的根在辽宁西部地区曾经被误作防风药用，也曾经是北沙参、党参的伪品之一。

大叶芹属 *Spuriopimpinella* (de Boiss.) Kitag.

短果大叶芹 *Spuriopimpinella brachycarpa* (Kom.) Kitag.—*Pimpinella brachycarpa* (Komar.) Nakai

【别　　名】短果茴芹、大叶芹、假茴芹、紫杆芹、山芹菜、禅那木尔（满药）。

【药用部位】全草（大叶芹）。

【生境分布】生于山坡阔叶林及杂木林下。分布于清原、新宾、抚顺、辽阳、本溪、桓仁、鞍山、海城、岫岩、凤城、宽甸、庄河等地。

【功效应用】用于胃寒痛。

【民族用药】满医：根入药，祛风散湿，温经止痛。用于虚寒腹痛，食积腹胀，胃肠不适，大便干燥。

附注：本种的嫩茎叶可作野菜食用。

东俄芹属 *Tongoloa* H. Wolff

宜昌东俄芹 *Tongoloa dunnii* (H. Boissieu) H. Wolff

【别　　名】丝叶石防风、红花芹。

【药用部位】根（宜昌东俄芹）。

【生境分布】生于在山坡林下、沙质地。分布于辽西地区。

【功效应用】味甘、微苦，性平。祛风除湿，活血散瘀，镇痛，止血。用于跌打损伤，外伤出血，劳伤，风湿性腰腿痛。

窃衣属 *Torilis* Adans.

小窃衣 *Torilis japonica* (Houtt) DC.

【别　　名】华南鹤虱、破草、破衣草、小叶芹、罗芹、大叶山胡萝卜。

【药用部位】果实或全草（窃衣）。

【生境分布】生于山坡、路旁、林缘草地、草丛荒地、杂木林下。分布于西丰、清原、新宾、抚顺、沈阳、辽阳、本溪、桓仁、鞍山、海城、岫岩、凤城、庄河、长海、瓦房店、大连等地。

【功效应用】味苦、辛，性平。杀虫止泻，收湿止痒。用于虫积腹痛，泻痢，疮疡溃烂，阴痒带下，风湿疹。

药用动物

无脊索动物

1. 草履虫科 Parameciidae

草履虫属 *Paramecium* O.F.Müller

大草履虫 *Paramecium caudatum* Ehrenberg

【别　　名】草履虫、尾草履虫。

【药用部位】水溶性提取物（大草履虫）。

【生境分布】生于淡水池沼、水沟中，腐殖质丰富的水体内较多。分布于辽宁各地。

【功效应用】用于消化系统及女性生殖系统肿瘤的诊断。

2. 针海绵科 Spongillidae

轮海绵属 *Ephydatia* Lamouroux

刻盘淡水海绵 *Ephydatia muelleri* (Lieberkühn)

【别　　名】刻盘海绵、淡水海绵、紫霄花。

【药用部位】群体（紫梢花）。

【生境分布】生于清流或游水中，附生于石块、树枝或水草上。分布于辽宁各地。

【功效应用】味甘，性温。补肾助阳，固精缩尿。用于阳痿，遗精，白浊，虚寒带下，小便不禁，阴囊湿痒。

3. 羽螅科 Plumulariidae

羽螅属 *Plumularia* Lamarck

毛状羽螅 *Plumularia setacea* (Linnaeus)

【别　　名】毛状海栖螅、刚毛海榧螅。

【药用部位】提取物（毛状羽螅）。

【生境分布】固着生活在潮间带岩石上。分布于辽宁沿海。

【功效应用】神经镇静。

4. 羊须水母科 Ulmaridae

海月水母属 *Aurelia* Lamarck

海月水母 *Aurelia aurita* (Linnaeus)

【别　　名】幽浮水母、月亮水母。

【药用部位】提取物（海月水母）。

【生境分布】漂浮生活在海湾、河口附近。分布于辽宁沿海。

【功效应用】用于神经系统疾病。

5. 根口水母科 Rhizostomatidae

海蜇属 *Rhopilema* Haeckel

海蜇 *Rhopilema esculentum* Kishinouye

【别　　名】水母、海哲。

【药用部位】口腕部（海蜇）；伞部（海蜇皮）。

【生境分布】漂浮生活在海湾、河口附近。分布于辽宁沿海。

【功效应用】口腕部（海蜇）：味咸，性平。清热平肝，化痰消积，润肠。用于肺热咳嗽，痰热哮喘，痞积胀满，大便燥结，高血压病。伞部（海蜇皮）：味咸，性平。化痰消积，祛风，解毒。用于咳嗽痰喘，痞积，头风，风湿关节痛，白带过多，疮疡肿毒。

附注：功效相似的有**黄斑海蜇** *R. hispidum* **Vanhöffen**，分布于辽宁沿海地区。

6. 棒海鳃科 Veretillidae

仙人掌海鳃属 *Cavernularia* Valenciennes

哈氏仙人掌海鳃 *Cavernularia habereri* **Moroff**

【别　　名】海仙人掌、刺棒。

【药用部位】全体（海仙人掌）。

【生境分布】漂浮生活在海湾、河口附近。分布于辽宁沿海。

【功效应用】味甘、咸，性平。清热解毒，软坚散结，化痰止咳。用于发颐，支气管炎。

7. 纵条矶海葵科 Diadumenidae

矶海葵属 *Diadumene* Verrill

纵条全丛海葵 *Diadumene lineata* **(Verrill)—*Haliplanella luciae* (Verrill)**

【别　　名】纵条肌海葵、海葵、海菊花、石奶、花虫、海筒珙。

【药用部位】全体（海筒珙）。

【生境分布】生活在潮间带岩石缝中。分布于辽宁沿海。

【功效应用】味咸、辛，性温。收敛固脱，燥湿杀虫。用于痔疮，脱肛，腹泻，白带，体癣，蛲虫病。

8. 海葵科 Actiniidae

黄海葵属 *Anthopleura* Duchassaing de Fonbressin & Michelotti

黄侧花海葵 *Anthopleura xanthogrammica* **(Brandt)**

【别　　名】黄海葵、海筒珙、花虫、海菊花、海筒珙、沙筒、海腔根。

【药用部位】全体（黄海葵）。

【生境分布】生活在浅海干潮线以上。固着于泥沙中的介壳或石块上，营埋栖生活。分布于大连沿海。

【功效应用】味咸，性平。收敛固涩，祛湿杀虫。用于痔疮，脱肛，白带，体癣，蛲虫等。

附注：功效相似的有**绿侧花海葵（绿海葵）** *A. anjunae* **Den Hartog & Vennam—*A. midori* Uchida & Muramatsu**、**太平洋侧花海葵** *A. nigrescens* **(Verrill)—*A. pacifica* (Uchida)**，均分布于辽宁沿海。

9. 背扁涡虫科（新拟）Notocomplanidae

背扁涡虫属（新拟）*Notocomplana* Faubel

薄背平涡虫 *Notocomplana humilis* **(Stimpson)—*Notoplana humilis* (Stimpson)—*Leptoplana humilis* Stimpson**

【别　　名】薄背涡虫。

【药用部位】全体（涡虫）。

【生境分布】生活于海边潮间带，常栖息在岩石下。分布于辽宁沿海地区。

【功效应用】清热解毒，消肿生肌。用于无名肿胀，疮疡疔疮，疥癣等。

10. 星虫科 Sipunculidae

星虫属 *Sipunculus* Linnaeus

裸体方格星虫 *Sipunculus nudus* Linnaeus

【别　　名】星虫、光裸星虫、方格星虫、沙虫、沙肠子、海肠子。

【药用部位】全体（星虫）。

【生境分布】生活在沿海潮间带泥沙质滩涂，营穴居生活。分布于辽宁沿海地区。

【功效应用】味咸，性寒。滋阴降火，清肺，健脾。用于骨蒸潮热，阴虚盗汗，胸闷痰多，肺痨咳嗽，牙齿肿痛。

11. 索沙蚕科 Lumbrineridae

科索沙蚕属 *Kuwaita* Mohammad

异足索沙蚕 *Kuwaita heteropoda* (Marenzeller)—*Lumbrineris heteropoda* Marenzeller

【别　　名】禾虫、沙蚕。

【药用部位】全体（异足索沙蚕）。

【生境分布】栖息于海滩至深 40m 的海底。分布于旅顺口沿海。

【功效应用】补脾健胃，生血，利湿，行小便。用于疥疮，脚气。

12. 矶沙蚕科 Eunicidae

岩虫属 *Marphysa* Quatrefages

岩虫 *Marphysa sanguinea* (Montagu)

【别　　名】红沙蚕。

【药用部位】全体（岩虫）。

【生境分布】栖息于岩岸潮间带及潮下带。分布于大连沿海。

【功效应用】味甘、咸，性寒。益气补血，滋阴降火，通乳。用于气血虚弱，阴虚潮热，产后乳汁不足。

13. 沙蚕科 Nereididae

年沙蚕属 *Hediste* Malmgren

日本刺沙蚕 *Hediste japonica* (Izuka)—*Neanthes japonica* (Izuka)

【别　　名】禾虫、海蚯蚓。

【药用部位】全体（海蚯蚓）。

【生境分布】栖息于潮间带下区及潮下带浅水区的泥沙和软泥底质海底，营穴居生活。分布于大连、旅顺口沿海。

【功效应用】补脾益胃，补血养血，利水消肿。用于脾胃虚弱，贫血，浮肿等。

全刺沙蚕属 *Nectoneanthes* Imajima

全刺沙蚕 *Nectoneanthes oxypoda* (Marenzeller)

【别　　名】沙蚕、锐足沙蚕。

【药用部位】全体（全刺沙蚕）。

【生境分布】栖息于潮间带中区、潮下带，质地为泥或泥沙，有时在岩岸的石下。分布于辽宁沿海。

【功效应用】补脾益胃，补血养血，利水消肿。用于脾胃虚弱，贫血，肢体浮肿。

14. 吻沙蚕科 Glyceridae

吻沙蚕属 *Glycera* Lamarck

长吻沙蚕 *Glycera chirori* Izuka

【别　　名】禾虫、沙蚕。

【药用部位】全体（长吻沙蚕）。

【生境分布】栖息于海滩至深 40m 的海底。分布于旅顺口沿海。

【功效应用】用于疥疮，脚气。

15. 沙蠋科 Arenicolidae

海蚯蚓属 *Arenicola* Lamarck

巴西沙蠋 *Arenicola brasiliensis* Nonato

【别　　名】沙蠋、海蚯蚓。

【药用部位】全体（沙蠋）。

【生境分布】栖息于潮间带深 40~45cm 的泥沙中，营掘土穴居生活。分布于丹东、大连沿海。

【功效应用】味咸，性寒。清热解毒，敛疮生肌，消肿止痛。用于痈疮肿毒。

附注：功效相似的有**海蚯蚓（鸡冠沙蠋）** *A. cristata* Stimpson，分布于丹东、大连沿海。

16. 医蛭科 Hirudinidae

医蛭属 *Hirudo* Linnaeus

日本医蛭 *Hirudo nipponia* Whitman

【别　　名】蚂蟥、蚂蝗、线蚂蝗、水蛭、医用蛭、马鸡，蜜达赫（满药），高猫利（朝药）。

【药用部位】干燥全体（水蛭）。

【生境分布】栖息于水田、沟渠中，吸食人畜血。分布于辽宁各地。

【功效应用】味咸、苦，性平，有毒。破血通经，逐瘀消癥。用于血瘀经闭，癥瘕痞块，中风偏瘫，跌扑损伤。

【民族用药】满医：全体入药，破血，逐瘀，通经。全体研细末黄酒冲服，用于跌打损伤，红肿胀痛，癥瘕积聚，妇女血瘀证，动静脉炎。朝医：全体入药，消瘀，活血，散积，通经。用猪油将水蛭炒至栗黄色后研细末，内服或敷患处，用于消瘀血；水蛭水煎服，可利尿，打胎，用于月经不调，产后瘀血腹痛；水蛭研细末内服，用于打扑伤，伤痛。

附注：功效相同的有**宽体金线蛭（蚂蟥）** *Whitmania pigra* Whitaman，分布于辽宁各地。二者均为《中国药典》2020 年版收载药材水蛭的基原动物之一。功效相似的有**光润金线蛭** *W. laevis* (Baird)，分布于辽宁各地。

17. 正蚓科 Lumbricidae

流蚓属 *Aporrectodea* Orley

背暗流蚓 *Aporrectodea caliginosa* (Savigny)—*Allolobophora caliginosa* (Savigny)

【别　　名】脊暗异唇蚓、缟蚯蚓、土地龙、蚯蚓、曲蟮，基龙依（朝药）。

【药用部位】全体（土地龙）。

【生境分布】生长在潮湿、有机质较多的泥土处。分布于辽宁各地。

【功效应用】味咸，性寒。利尿通淋，清热解毒，活血通经，平喘，定惊，降压。用于热结，尿闭，肾着，淋证，高热烦躁，抽搐，疹毒内攻，经闭，半身不遂，咳嗽喘急，小儿急慢性惊风，癫狂，口眼歪斜，头晕，风眩，痹证等；外用治烫火伤及疮毒。

【民族用药】朝医：全体入药，为太阴人药。清热，息风，平喘，利关节。用于太阴人头痛，惊痫抽搐，痰喘，风湿痹痛等症。

附注：功效相似的有**梯形流蚓** *A. caliginosa trapezoides* (Dugés)—*A. trapezoides* (Dugès)，分布于辽宁各地。

爱胜蚓属 *Eisenia* Malm

赤子爱胜蚓 *Eisenia fetida* (Savigny)

【别　　名】红蚯蚓、红蚯。

【药用部位】全体（鲜赤龙）。

【生境分布】生活在厩肥、烂草堆、污泥、垃圾场内。分布于辽宁各地，沈阳等地有人工饲养。

【功效应用】味咸，性寒。清热定惊，通络，平喘，利尿。用于高热神昏，惊痫抽搐，小儿惊风，关节痹痛，肢体麻木，半身不遂，肺热喘咳，尿少水肿。高血压，疮毒，烫伤、火伤。

附注：功效相似的有**诺登爱胜蚓** *E. nordenskioldi manshurica* Kobayashi，分布于辽宁各地。

18. 巨蚓科 Megascolecidae

远盲蚓属 *Amynthas* Kinberg

湖北远盲蚓 *Amynthas hupeiensis* (Michaelsen)

【别　　名】蚯蚓、曲蟮。

【药用部位】全体（远盲蚓）。

【生境分布】穴居生活在多腐殖质的较深土层中，较耐干旱。分布于开原、东港、长海、普兰店。

【功效应用】味咸，性寒。清热定惊，通络，平喘，利尿。用于高热神昏，惊痫抽搐，关节痹痛，肢体麻木，半身不遂，肺热咳喘，尿少水肿，头晕，风眩等。

腔蚓属 *Metaphire* Sims & Easton

通俗腔蚓 *Metaphire vulgaris* (Chen)—*Pheretima vulgaris* Chen

【别　　名】通俗环毛蚓、环毛蚓、蚯蚓、曲蟮、地龙、沪地龙、泥曲蟮，波屯（满药）。

【药用部位】全体（地龙）。

【生境分布】穴居生活在多腐殖质的较深土层中。分布于辽宁西部地区。

【功效应用】味咸，性寒。清热定惊，通络，平喘，利尿。用于高热神昏，惊痫抽搐，关节痹痛，肢体麻木，半身不遂，肺热喘咳，水肿尿少。

【民族用药】满医：清热定惊，通络平喘，利尿。用于高热神昏，惊痫抽搐，肢体麻木，半身不遂，肺热喘咳。

附注：功效相同的有**威廉腔蚓（威廉环毛蚓）** *M. guillelmi* (Michaelsen)—*Ph. Guillelmi* (Michaelsen)，分布于辽宁各地。二者均为《中国药典》2020年版收载药材地龙的基原动物之一。二者均被列入《国家保护的有益的或者有重要经济、科学研究价值的陆生野生动物名录》。功效相似的有**直隶腔蚓（直隶环毛蚓）** *M. tschiliensis* (Michaelsen)—*Ph. tschiliensis* Michaelsen，分布于辽宁各地。

19. 毛肤石鳖科 Acanthochitonidae

毛肤石鳖属 *Acanthochitona* Herrmannsen

红条毛肤石鳖 *Acanthochitona rubrolineata* (Lischke)

【别　　名】海石鳖、石鳖、海八节毛、八节毛。

【药用部位】全体（海石鳖）。

【生境分布】栖息于潮间带的岩石上。分布于辽宁渤海地区。

【功效应用】味咸，性寒。化痰散结，清热解毒。用于颈淋巴结结核，麻风病，慢性支气管炎。

附注：功效相同的有**函馆锉石鳖** *Ischnochiton hakodadensis* Carpenter，分布于大连沿海地区；功效相似的有**朝鲜鳞带石鳖** *Lepidozona coreanica* (Reeve) 和**白氏石鳖** *Tripoplax albrechtii* (Schrenck)——*Gurjanovillia albrechtii* (Schrenck)，均分布于大连沿海地区。

20. 蛸科 Octopodidae

两鳍蛸属 *Amphioctopus* P.Fischer

短蛸 *Amphioctopus fangsiao* (d'Orbigny)——*Octopus ocellatus* Gray

【别　　名】章鱼、小蛸、坐蛸、短爪章、短脚蛸、八带蛸、四眼鸟、八爪鱼。

【药用部位】肉（章鱼）。

【生境分布】冷温性。主要群体栖居于温带偏北海域，营底栖生活，在繁殖期间有短距离的洄游移动。分布于辽宁沿海。

【功效应用】味甘、咸，性平。养血通乳，解毒，生肌。用于血虚经行不畅，产后缺乳，疮疡久溃。

附注：功效相同的有**长蛸** *O. variabilis* (Sasaki)，分布于辽宁沿海。

21. 乌贼科 Sepiidae

乌贼属 *Sepia* Linnaeus

金乌贼 *Sepia esculenta* Hoyle

【别　　名】墨鱼、乌鱼、针墨鱼、海螵鞘、乌鲗。

【药用部位】骨状内壳（海螵鞘）；肉（乌贼鱼肉）；墨囊中的墨汁（乌贼鱼腹中墨）；蛋（乌鱼蛋）。

【生境分布】浅海性生活。主要群体栖居于暖温带海区，春季集群从越冬的深水区向浅水区进行生殖回游。分布于辽宁沿海地区。

【功效应用】骨状内壳（海螵鞘）：味咸、涩，性温。收敛止血，涩精止带，制酸止痛，收湿敛疮。用于吐血衄血，崩漏便血，遗精滑精，赤白带下，胃痛吞酸；外治损伤出血，湿疹湿疮，溃疡不敛。肉（乌贼鱼肉）：味咸，性平。养血滋阴。用于血虚闭经，崩漏带下。墨囊中的墨汁（乌贼鱼腹中墨）：味苦，性平。收敛止血。用于功能性子宫出血，消化道出血及肺痨咳血。蛋（乌鱼蛋）：味咸，性平。开胃利水。用于水肿。

附注：功效相同的有**曼氏无针乌贼（无针乌贼）** *Sepiella inermis* (Van Hasselt)——*Sepiella maindroni* Rochebrune，分布于辽宁沿海地区；**针乌贼** *Doratosepion andreanum* (Steenstrup)——*Sepia andreana* Steenstrup，分布于大连及长海沿海。

22. 枪乌贼科 Loliginidae

枪乌贼属 *Loliolus* Steenstrup

火枪乌贼 *Loliolus beka* (Sasaki)——*Loligo beka* Sasaki

【别　　名】水兔、海兔子、鬼拱、笔管、鱿仔。

【药用部位】全体（枪乌贼）。

【生境分布】沿海岸性生活，春季集群进行生殖回游，产卵场多在内湾。分布于辽宁沿海。

【功效应用】味甘、咸，性平。祛风除湿，滋补，通淋。用于风湿腰痛，下肢溃疡，腹泻，石淋，白带，痈疮疔肿，病后或产后体虚，小儿疳积。

附注：功效相似的有**日本枪乌贼** *Loliolus japonica* (Hoyle)——*Loligo japonica* Hoyle 和**双喙耳乌贼** *Lusepiola birostrata* (Sasaki)——*Sepiola birostrata* Sasaki，均分布于辽宁沿海。

23. 柔鱼科 Ommastrephidae

褶柔鱼属 *Todarodes* Steenstrup

太平洋褶柔鱼 *Todarodes pacificus* (Steenstrup)

【别　　名】太平洋斯氏柔鱼、太平洋柔鱼、太平洋丛柔鱼、东洋鱿、日本鱿鱼、韩国鱿鱼、北鱿、鱿鱼。

【药用部位】肉（柔鱼）。

【生境分布】大洋性种类，但常接近岛屿边缘，很少进入内湾。主要栖息在岛屿周围、半岛外海、海峡附近、大陆架边缘和陡倾海岸边缘，底质为沙砾、碎贝壳混杂的场所。分布于辽宁黄海海域。

【功效应用】用于腰肌劳损，风湿腰痛，肌肉痉挛，产后体虚，小儿疳积，带下病，疮疖。

24. 花帽贝科 Nacellidae

蝛属 *Cellana* H. Adams

嫁蝛 *Cellana toreuma* (Reeve)

【别　　名】花笠螺、帽贝。

【药用部位】壳（嫁蝛）。

【生境分布】生于潮间带中、下区的岩石上。分布于大连。

【功效应用】味咸，性微寒。镇惊。用于小儿惊风。

25. 田螺科 Viviparidae

圆田螺属 *Cipangopaludina* Hanniba

中国圆田螺 *Cipangopaludina chinensis* Gray

【别　　名】大田螺、螺蛳、田螺、水螺、黄螺，乌龙依（朝药）。

【药用部位】全体（田螺）；壳（田螺壳）；厣（田螺厣）。

【生境分布】生活在水草茂盛的湖泊、水库、河沟、池塘及水田内。分布于辽宁辽河、鸭绿江水系。

【功效应用】全体（田螺）：味甘、咸，性寒。清热，利水。用于小便不通，黄疸，脚气，水肿，消渴，痔疮，便血，目赤肿痛，疔疮肿毒。壳（田螺壳）：味甘，性平。和胃，收敛。用于反胃吐食，胃脘疼痛，泄泻，便血，小儿惊风，脓水湿疮，阴挺。厣（田螺厣）：味甘，性平。去翳明目。用于目翳。

【民族用药】朝医：壳和肉入药，将其捣碎外敷脐腹，用于热性小便不通；将其捣碎外敷患处，用于痔疾。

附注：功效相同的有**中华圆田螺 *C. catayensis* (Heude)**，分布于辽宁辽河、浑河水系。

石田螺属 *Sinotaia* F. Haas

方形环棱螺 *Sinotaia quadrata* (Benson)—*Bellamya purificata* (Heude)—*B. aeruginosa* (Reeve)

【别　　名】梨形环棱螺、铜锈环棱螺、螺蛳、豆螺蛳、白石螺、石螺、湖螺。

【药用部位】全体（螺蛳）；陈旧螺壳（白螺蛳壳）。

【生境分布】生活于河沟、湖泊、池沼、水库及水田内，喜松软底质、饵料丰富、水质清鲜的水域。分布于辽宁辽河水系。

【功效应用】全体（螺蛳）：味甘，性寒。清热，利水，明目。用于黄疸，水肿，淋浊，消渴，痢疾，目赤翳障，痔疮，肿毒。陈旧螺壳（白螺蛳壳）：味甘、淡，性平。化痰，散结，止痛，敛疮。用于热痰咳嗽，反胃，胃痛，吐酸，瘰疬，溃疡，烫烧伤。

田螺属 *Viviparus* Montfort

东北田螺 *Viviparus chui* Yen

【别　　名】东北圆田螺、臭田螺。

【药用部位】外壳（田螺壳）；肉（田螺）。

【生境分布】生活在湖中。分布于辽河水系。

【功效应用】外壳（田螺壳）：味甘，性平。和胃，收敛。用于反胃吐食，胃脘疼痛，泄泻，便血，小儿惊风，脓水湿疮，阴挺。肉（田螺）：味甘，性寒。清热，利尿。用于小便赤涩，痔疮，浮肿，中耳炎。

26. 滨螺科 Littorinidae

滨螺属 *Littorina* Férussac

短滨螺 *Littorina brevicula* (Philippi)

【别　　名】香波螺。

【药用部位】厣、肉（香波螺）。

【生境分布】生于沿海沙岸、岩岸、砾石岸上。分布于大连、旅顺口沿海。

【功效应用】平肝清热。用于目翳，眼赤目痛。

27. 玉螺科 Naticidae

镰玉螺属 *Euspira* Agassiz

微黄镰玉螺 *Euspira gilva* (R. A. Philippi)—*Lunatia gilva* (R. A. Philippi)

【别　　名】香螺、鸡屎螺。

【药用部位】贝壳（玉螺壳）。

【生境分布】生活在潮间带泥沙滩上，喜栖息于下带。分布于辽宁沿海。

【功效应用】贝壳（玉螺壳）：味咸、苦，性寒。清热解毒，化痰软坚，散结消肿，制酸止痛。用于痤疖肿痛，瘰疬，胃酸过多，胃及十二指肠溃疡，四肢拘挛，滑精，气瘿。

附注：功效相似的有**扁玉螺 *Glossaulax didyma* (Röding)—*Neverita didyma* (Röding)**、**拟紫口隐玉螺 *Cryptonatica andoi* (Nomura)—*Natica janthostomoides* Kuroda & Habe**、**紫口隐玉螺 *C. janthostoma* (Deshayes)—*Natica janthostoma* Deshayes**、**斑玉螺 *Paratectonatica tigrina* (Röding)—*Natica tigrina* (Röding)** 和**广大扁玉螺 *G. reiniana* (Dunker)**，均分布于辽宁沿海。

28. 骨螺科 Muricidae

角口螺属 *Ceratostoma* Herrmannsen

钝角口螺 *Ceratostoma burnetti* (Reeve)

【别　　名】三棱骨螺、辣螺。

【药用部位】壳（钝角口螺）。

【生境分布】生活在潮间带低潮区至 20m 水深的岩石间或藻类丛生的环境中。分布于辽宁沿海。

【功效应用】味咸，性平。清热解毒，活血止痛。用于耳闭，耳胀，痈肿疮毒。

附注：功效相同的有**润泽角口螺 *C. rorifluum* (Reeve)**，分布于辽宁沿海。

红螺属 *Rapana* Schumacher

脉红螺 *Rapana venosa* (Valenciennes)—*R. thomasiana* Crosse

【别　　名】海螺、红皱岩螺、波螺拳，拉白、东（蒙药）。

【药用部位】鲜肉（海螺）；贝壳（海螺壳）；厣（海螺厣）。

【生境分布】生活在深数米至十余米的浅海泥沙碎贝壳质海底，幼体常见于潮间带岩礁间。分布于辽宁沿海。

【功效应用】鲜肉（海螺）：味甘，性凉。清热明目。用于胃脘热痛，目痛。贝壳（海螺壳）：味咸，性寒。解痉，制酸，化痰散结。用于胃及十二指肠溃疡，神经衰弱，四肢拘挛，慢性骨髓炎，淋巴结结核。厣（海螺厣）：味咸，性平。清热解毒。用于中耳炎，顽疮。

【民族用药】蒙医：骨壳入药。味甘、咸，性凉。燥脓，燥协日乌素，清骨热，破积。用于协日乌素疮，腺肿或流脓，鼠疮，骨伤，云翳，白斑等症。

附注：功效相似的有**皱红螺** *R. bezoar* (Linnaeus)，分布于大连沿海。

疣荔枝螺属 *Reishia* Kuroda & Habe

疣荔枝螺 *Reishia clavigera* (Küster)—*Thais clavigera* (Küster)

【别　　名】辣螺、蓼螺、辣波螺。

【药用部位】壳（蓼螺）。

【生境分布】生活在潮间带中、下区沙泥滩有岩石的海底。分布于大连沿海。

【功效应用】味咸，性平。软坚散结，清热解毒。用于瘰疬，疮疡。

附注：功效相似的有**黄口荔枝螺** *Th. luteostoma* (Holten)，分布于大连沿海。

29. 蛾螺科 Buccinidae

香螺属 *Neptunea* Röding

香螺 *Neptunea cumingii* Crosse

【别　　名】响螺、金丝螺。

【药用部位】肉（香螺）；壳（香螺壳）；厣（香螺厣）。

【生境分布】生活在近海的泥沙质海底或稍深的海底岩石间。分布于辽宁沿海。

【功效应用】肉（香螺）：味咸，性凉。清肝明目。用于目痛、心腹热痛。壳（香螺壳）：止痛，制酸，化痰。用于胃脘疼痛，气喘，咽喉不利。厣（香螺厣）：味咸，性平。清热解毒。用于中耳炎。

涡蜀螺属 *Volutharpa* P.Fische

皮氏蛾螺 *Volutharpa perryi* (Jay)—*V. ampullacea perryi* (Jay)

【别　　名】皮氏涡蜀螺、蛾螺、苦螺、辣螺、黏咕噜、老婆子脚、假鲍鱼。

【药用部位】壳（蛾螺）。

【生境分布】生活在浅海的泥沙质海底。分布于辽宁黄海沿海。

【功效应用】味咸，性凉。清热解毒，制酸止痛。用于胃酸过多，胃及十二指肠溃疡，疮癣。

附注：功效相似的有**甲虫螺** *Cantharus cecillei* (R. A. Philippi)，分布于辽宁沿海；**侧平肩螺** *Japelion latus* (Dall)、**褐管蛾螺** *Siphonalia spadicea* (Reeve) 和**略胀管蛾螺** *Neptunea subdilatata* (Yen)—*S. subdilatata* Yen，均分布于辽宁黄海沿海。

30. 侧鳃科 Pleurobranchaeidae

无壳侧鳃属 *Pleurobranchaea* Leue

斑纹无壳侧鳃 *Pleurobranchaea maculata* (Quoy & Gaimard)—*P. novaezealandiae* Cheeseman

【别　　名】蓝无壳侧鳃、无壳侧鳃、蓝侧鳃海牛。

【药用部位】全体（无壳侧鳃）。

【生境分布】生活在潮间带岩石、海藻间至水深 90m 左右的泥沙质底。分布于大连沿海。

【功效应用】补肾，固精，壮阳。用于肾虚腰痛，阳痿，早泄，遗精，滑精。

31. 海牛科 Dorididae

石磺海牛属 *Homoiodoris* Bergh

日本石磺海牛 *Homoiodoris japonica* Bergh

【别　　名】日本石磺海牛、海牛。

【药用部位】全体（海牛）。

【生境分布】生活在潮间带石下。分布于辽宁沿海。

【功效应用】味咸，性温。补肾壮阳。用于肾虚阳痿，早泄，遗精。

附注：功效相似的有**小拟海牛** *Philinopsis minor* **(S. Tchang)**，分布于辽宁黄海沿海；**肉食拟海牛** *Ph. speciosa* **Pease**—*Ph. gigliolii* **Tapparone-Canefri** 和**树枝背海牛** *Dendronotus frondosus* **(Ascanius)**，分布于辽宁沿海。

32. 阿地螺科 Atyidae

泥螺属 *Bullacta* Bergh

泥螺 *Bullacta caurina* **(W. H. Benson)**—*B. exarata* **(R. A. Philippi)**

【别　　名】吐铁、麦螺、梅螺、黄泥螺、泥溜子。

【药用部位】肉（泥螺肉）。

【生境分布】生活在海湾内潮间带泥沙质地。分布于辽宁沿海。

【功效应用】味甘、咸，性寒。补肝肾，益精髓，明目，生津，润燥。

33. 坚齿螺科 Camaenidae

巴蜗牛属 *Acusta* E.von Martens

灰尖巴蜗牛 *Acusta ravida* **Benson**—*Bradybaena ravida* **Benson**

【别　　名】灰蜗牛、灰巴蜗牛、水牛、蜒蚰螺，布热—浩如海（蒙药）。

【药用部位】全体（蜗牛）；壳（蜗牛壳）。

【生境分布】生活在潮湿、阴暗、多腐殖质的草丛、灌木丛中，农田、公园、温室、菜窖、牲畜棚圈的土石缝隙及石块、落叶下也常见。分布于辽宁各地。

【功效应用】全体（蜗牛）：味咸，性寒，有小毒。清热解毒，消肿，镇惊。用于风热惊痫，消渴，喉痹，痄腮，瘰疬，痈肿，痔疮，脱肛，蜈蚣咬伤。壳（蜗牛壳）：味淡，性寒。清热，杀虫，消肿。用于小儿疳积，面上赤疮，牙痛，酒皶鼻，脱肛。

【民族用药】蒙医：味甘、咸，性凉。有微毒。消水肿，利尿，杀虫，清瘟疫。用于水肿，肾热，膀胱热，尿闭，石淋，协日疫，协日乌素疮，肠虫病。

附注：功效相同的有**条华蜗牛** *Cathaica fasciola* **(Draparnaud)**，分布于辽宁各地。**同型巴蜗牛** *B. similaris* **(A. Férussac)**，分布于大连。

34. 野蛞蝓科 Agriolimacidae

颈蛞蝓属 *Deroceras* Rafinesque

野蛞蝓 *Deroceras agreste* **(Linnaeus)**—*Agriolimax agrestis* **(Linnaeus)**

【别　　名】陵蠡、土蜗、附蜗、蛞蜗、蜒蚰螺、无壳蜒蚰螺、托胎虫、鼻涕虫。

【药用部位】全体（蛞蝓）。

【生境分布】生活于阴暗潮湿、腐殖质多的地方。分布于喀左、沈阳、凤城等地。

【功效应用】祛风定惊，清热解毒，消肿止痛。用于中风喝僻，筋脉拘挛，惊痫，喘息，咽肿，喉痹，痈肿，丹毒，痰核，痔疮肿痛，脱肛。

35. 鲍科 Haliotidae

鲍属 *Haliotis* Linnaeus

皱纹盘鲍 *Haliotis discus hannai* **Ino**

【别　　名】盘鲍螺、盘大鲍、石决明、鲍鱼，黑苏嘎（蒙药）。

【药用部位】贝壳（石决明）；肉（鳆鱼）。

【生境分布】生活在低潮线至 10m 深左右的潮下带岩礁海底，盐度较高，水清和藻类丛生处多见。

分布于盖州、丹东、东港、长海、庄河、瓦房店、普兰店、金州、大连、旅顺口沿海。

【功效应用】贝壳（石决明）：味咸，性寒。平肝潜阳，清肝明目。用于头痛眩晕，目赤翳障，视物昏花，青盲雀目。肉（鳆鱼）：味甘，咸，性平。滋阴清热，益精明目。用于劳热骨蒸，咳嗽，青盲内障，月经不调，带下，肾虚小便频数，大便燥结。

【民族用药】蒙医：贝壳入药，味咸，性凉。效糙。解毒，愈伤，除协日乌素，清脑，退云翳。用于白脉病，中风，脑伤，协日乌素病，眼翳白斑，骨折，创伤，项强。

附注：本种为《中国药典》2020年版收载药材石决明的基原动物之一。功效相似的有**盘大鲍** *H. gigantea* **Gmelin**，分布于大连沿海。

36. 塔格螺科 Tegulidae

瓦螺属 *Tegula* Lesson

锈凹螺 *Tegula rustica* (Gmelin)—*Chlorostoma rustica* (Gmelin)

【别　　名】偏腚波螺、高腰螺、马蹄子、马蹄螺。

【药用部位】贝壳（海决明）。

【生境分布】生活在潮间带中、下区的岩石间。分布于大连沿海。

【功效应用】味咸，性寒。平肝潜阳，益肝补肾。用于高血压病，慢性肝炎。

附注：功效相同的有**单齿螺** *Monodonta labio* **Linnaeus**，分布于辽宁沿海。

37. 蝾螺科 Turbinidae

小月螺属 *Lunella* Röding

朝鲜花冠小月螺 *Lunella correensis* (Récluz)

【别　　名】珠螺、鸡眼螺、鸡眼波、鸡眼波螺。

【药用部位】厣（甲香）。

【生境分布】生活在潮间带下带的岩石间。分布于辽宁沿海。

【功效应用】味咸，性平。清湿热，解疮毒，止泻痢。用于脘腹满痛，肠风痔疾，头疮，疥癣，小便淋沥涩痛。

38. 锥螺科 Turritellidae

锥螺属 *Neohaustator* Ida

强肋锥螺 *Neohaustator fortilirata* (G. B. Sowerby Ⅲ)—*Turritella fortilirata* G. B. Sowerby Ⅲ

【别　　名】棒锥螺、海锥、海缀、螺丝螺、尖螺。

【药用部位】壳（锥螺壳）；厣（锥螺厣）。

【生境分布】生活在泥沙和软沙质的沿海。分布于辽宁沿海。

【功效应用】壳（锥螺壳）：味咸，性平。清热解毒，平肝明目，止痒。用于结膜炎，痔疮，阴部糜烂，瘙痒。厣（锥螺厣）：味咸，性寒。清热平肝，明目止痒。用于结膜炎，白睛混赤。

39. 贻贝科 Mytilidae

弧蛤属 *Arcuatula* Jousseaume

凸壳弧蛤 *Arcuatula senhousia* (W. H. Benson)—*Musculus senhousia* (W. H. Benson)

【别　　名】彩肌蛤、凸壳肌蛤、寻氏肌蛤、寻氏短齿蛤、淡菜。

【药用部位】壳（淡菜壳）；肉（淡菜）。

【生境分布】常成群用足丝相连附着生活在潮间带低潮线附近泥沙滩上。分布于营口、丹东、大连等地沿海。

【功效应用】壳（淡菜壳）：用于伤口发炎，慢性咳嗽痰喘，鼻疔，脚生鸡疔。肉（淡菜）：味咸，性温。补肝肾，益精血，消瘿瘤。用于虚劳羸瘦，眩晕，盗汗，阳痿，腰痛，崩漏，瘿瘤，疝瘕。

贻贝属 *Mytilus* Linnaeus

厚壳贻贝 *Mytilus unguiculatus* Valenciennes—*M. crassitesta* Lischke

【别　　名】贻贝、淡菜、壳菜、海虹。

【药用部位】肉（淡菜）。

【生境分布】生活在较宽敞的海中岩石上，在经常有浪花冲击的岩石地带生长较好，多在深 20m 左右的浅海中。分布于营口、丹东、大连沿海。

【功效应用】味甘、咸，性温。补肝肾，益精血，消瘿瘤。用于虚劳羸瘦，眩晕，盗汗，阳痿，腰痛，吐血，崩漏，瘿瘤，带下。

附注：功效相似的有**紫贻贝** *M. galloprovincialis* Lamarck—*M. edulis* Linnaeus，分布于大连、营口；**偏顶蛤** *Modiolus modiolus* (Linnaeus)，分布于大连、营口；**麦氏偏顶蛤** *Modiolus modulaides* (Röding)—*Modiolus metcalfei* (Hanley)，分布于大连、营口；**黑荞麦蛤** *Vignadula atrata* (Lischke)、**长偏顶蛤** *Jolya elongata* (Swainson)—*Modiolus elongatus* (Swainson)，均分布于辽宁沿海。

40. 江珧科 Pinnidae

栉江珧属 *Atrina* Linnaeus

栉江珧 *Atrina pectinata* Linnaeus—*Pinna pectinata* Linnaeus

【别　　名】簸箕蛤蜊、马甲柱、牛角蛏、干贝。

【药用部位】贝壳（江珧壳）；后闭壳肌（江珧柱）。

【生境分布】生活在深 30~40m 泥沙底的浅海。分布于营口、大连沿海。

【功效应用】贝壳（江珧壳）：味咸，涩，性凉。清热解毒，息风镇静。用于高血压，湿疮。后闭壳肌（江珧柱）：味甘、咸，性平。滋阴补肾，调中消食。用于消渴，小便频数，宿食停滞。

41. 牡蛎科 Ostreidae

太平洋牡蛎属 *Magallana* Salvi & Mariottini

近江牡蛎 *Magallana rivularis* (Gould)—*Ostrea rivularis* Gould

【别　　名】牡蛎、海蛎子、蛎黄、生蚝、左壳。

【药用部位】贝壳（牡蛎）；肉（牡蛎肉）。

【生境分布】生活在盐度较低的海区，潮间带至低潮线以下数米的泥滩上，河口及内湾较多。分布于辽宁沿海。

【功效应用】贝壳（牡蛎）：味咸，性微寒。重镇安神，潜阳补阴，软坚散结。用于惊悸失眠，眩晕耳鸣，瘰疬痰核，癥瘕痞块。煅牡蛎收敛固涩，制酸止痛。用于自汗盗汗，遗精滑精，崩漏带下，胃痛吞酸。肉（牡蛎肉）：味甘、咸，性平。养血安神，软坚消肿。用于烦热失眠，心神不安，瘰疬。

附注：功效相同的有**太平洋牡蛎（大连湾牡蛎、长牡蛎）** *M. gigas* (Thunberg)—*O. gigas* Thunberg—*O. talienwhanensis* Crosse，分布于辽宁沿海。二者均为《中国药典》2020 年版收载药材牡蛎的基原动物。功效相似的有**密鳞牡蛎** *O. denselamellosa* Lischke、**褶牡蛎** *Alectryonella plicatula* (Gmelin)—*O. plicatula* Gmelin，均分布于辽宁沿海。**猫爪牡蛎** *Talonostrea talonata* X.-X. Li & Z.-Y. Qi，分布于辽宁南部沿海。

42. 蚶科 Arcidae

粗饰蚶属 *Anadara* Gray

魁蚶 *Anadara broughtonii* (Schrenck)—*Arca inflata* (Reeve)—*Scapharca broughtoni* (Schrenk)

【别　　名】大毛蛤、赤贝、血蚶、血贝、勃氏周形蚶。

【药用部位】贝壳（瓦楞子）；肉（蚶）。

【生境分布】生活在浅海软泥滩中、河口处也常见。分布于营口、大连沿海。

【功效应用】贝壳（瓦楞子）：味咸，性平。消痰化瘀，软坚散结，制酸止痛。用于顽痰胶结，黏稠难咯，瘿瘤，瘰疬，癥瘕痞块，胃痛泛酸。肉（蚶）：味甘，性温。补气养血，温中健胃。用于痿痹，胃痛，消化不良，下痢脓血。

附注：功效相同的有**泥蚶** *Tegillarca granosa* (Linnaeus)—*Arca granosa* Linnaeus 和**毛蚶** *Anadara kagoshimensis* (Tokunaga)—*Arca subcrennata* Lischke，以上 3 种均分布于辽宁沿海，均为《中国药典》2020 年版收载药材瓦楞子的基原动物。功效相似的有**布氏蚶** *Tetrarca boucardi* (Jousseaume)—*Arca boucardi* Jousseaume，分布于辽宁沿海；**青蚶** *Barbatia virescens* (Reeve) 和**褐蚶** *Didimacar tenebrica* (Reeve)，均分布于大连沿海。

43. 不等蛤科 Anomiidae

不等蛤属 *Anomia* Linnaeus

中国不等蛤 *Anomia chinensis* R. A. Philippi

【别　　名】银蛤。

【药用部位】肉（不等蛤肉）；贝壳（不等蛤壳）。

【生境分布】低潮带至水深 20m 的浅海岩礁或牡蛎等贝壳上。分布于辽宁沿海。

【功效应用】肉（不等蛤肉）：味甘，性平。消食化痰，调中利膈。用于痰结食积，黄疸，消渴。贝壳（不等蛤壳）：味咸，性寒。解毒利湿，健脾消积。用于小儿麻痹，疳积，消化不良，湿疮。

44. 扇贝科 Pectinidae

栉孔扇贝属 *Chlamys* Röding

栉孔扇贝 *Chlamys farreri* (Jones & Preston)

【别　　名】扇贝、干贝、江瑶柱、扇贝柱。

【药用部位】闭壳肌（干贝）。

【生境分布】生活在浅海水流较急的清水中，见于低潮带附近至深 20 余米的海底。分布于辽宁沿海，多为养殖。

【功效应用】味甘、咸，性微温。滋阴，养血，补肾，调中。用于消渴，肾虚尿频，食欲不振。

45. 蚌科 Unionidae

冠蚌属 *Cristaria* Schumacher

褶纹冠蚌 *Cristaria plicata* (Leach)

【别　　名】河蚌、鸡冠蚌、湖蚌、绵蚌、水蚌、河蚌子、蛤蜊、东珠、北珠、大珠、美珠，扫布德、牧地格、扫布德音—黑苏嘎、尼雅昭格（蒙药），塔娜（满药）。

【药用部位】贝类内分泌作用而生成的珠粒（珍珠）；贝壳（珍珠母）；贝壳制成的粉（蚌粉）；肉（蚌肉）；体内分泌液（蚌泪）。

【生境分布】生活在硬底或泥沙底的河流、湖泊、沟渠等水域中。分布于太子河、鸭绿江水系。

【功效应用】贝类内分泌作用而生成的珠粒（珍珠）：味甘、咸，性寒。安神定惊，明目消翳，解毒生肌，润肤祛斑。用于惊悸失眠，惊风癫痫，目赤翳障，疮疡不敛，皮肤色斑。贝壳（珍珠母）：味咸，性寒。平肝潜阳，安神定惊，明目退翳。用于头痛眩晕，惊悸失眠，目赤翳障，视物昏花。贝壳制成的粉（蚌粉）：味咸，性寒。化痰消积，清热燥湿。用于痰饮咳嗽，呕逆，疳积，白带，湿疹，痱子，烫伤。肉（蚌肉）：味甘、咸，性寒。清热，滋阴，明目，解毒。用于烦热，消渴，血崩，带下，痔瘘，目赤。体内分泌液（蚌泪）：味甘，性寒。止渴，明目，清热解毒。用于消渴，赤眼，烫伤，鼻疔。

【民族用药】蒙医：珍珠入药，味苦、咸，性平。解毒，镇静，养脑，愈脉。用于毒症，脑髓病，中风，白脉病，痛风，游痛症，疮疡。珍珠层入药，味咸，性凉。效糙。明目消翳，祛脑疾，燥协日乌素，疗伤，解毒。用于白脉病，中风，皮、肉、筋、骨、关节等诸协日乌素病，目赤翳障。满医：珍珠清咽利喉，镇静息风。珍珠研细末冲服，用于惊风，咽喉肿痛；珍珠研细末涂牙龈，用于牙龈疼痛；珍珠研细末用牛乳调和，涂抹皮肤，用于皮肤保健和美容。

　　附注：本种为《中国药典》2020 年版收载药材珍珠、珍珠母的基原动物之一。功效相同且作为蒙药用的有**背角无齿蚌** *Sinanodonta woodiana* **(I. Lea)—*Anodonta woodiana* (I. Lea)**，分布于辽宁辽河水系。功效相似的有**蚶形无齿蚌** *Anemina arcaeformis* **(Heude)—*Anodonta arcaeformis* (Heude)**，分布于辽宁辽河水系、鸭绿江。

球蚌属 *Nodularia* Conrad

圆顶珠蚌 *Nodularia douglasiae* **(Gray)—*Unio douglasiae* (Gray)**

【别　　名】土牡蛎、珍珠母。

【药用部位】贝壳（土牡蛎）；肉（蚌肉）；体内分泌液（蚌泪）。

【生境分布】生活于湖泊、河流及池塘内。分布于辽宁辽河水系、浑江和鸭绿江。

【功效应用】贝壳（土牡蛎）：味咸、涩，性微寒。收敛固涩，散结清热。用于盗汗自汗遗精，崩漏，带下，虚热外浮，头晕烦热，瘰疬。肉（蚌肉）：味甘、咸，性寒。清热，滋阴，明目，解毒。用于烦热，消渴，血崩，带下，痔瘘，目赤。体内分泌液（蚌泪）：味甘，性寒。止渴，明目，清热解毒。用于消渴，赤眼，烫伤，鼻疗。

　　附注：功效相同的有**椭圆丽蚌** *Lamprotula gottschei* **(E. von Martens)**，分布于辽宁浑江和鸭绿江。

46. 竹蛏科 Solenidae

缢蛏属 *Sinonovacula* Prashad

缢蛏 *Sinonovacula constricta* **(Lamarck)**

【别　　名】蛏子、青子、蜻。

【药用部位】肉（蛏肉）；壳（蛏壳）。

【生境分布】生活在河口或有少量淡水流入的内湾、潮间带中、下区的软沙滩深 10~20cm 处。分布于锦州、营口、大连。

【功效应用】肉（蛏肉）：味甘、咸，性寒。补阴，除烦，清热。用于产后虚损，烦热口渴，盗汗。壳（蛏壳）：味咸，性凉。和胃，消肿。用于胃病，咽喉肿痛。

　　附注：功效相同的有**小刀蛏** *Cultellus attenuatus* **Dunker**，分布于辽宁沿海。

竹蛏属 *Solen* Linnaeus

长竹蛏 *Solen strictus* **Gould—*S. gouldi* Conrad—*S. gracilis* Philippi**

【别　　名】马刀、蛏、细长竹蛏。

【药用部位】贝壳（马刀）；肉（马刀肉）。

【生境分布】生活在潮间带中区至潮下带的浅海沙质或泥沙质海底。分布于辽宁沿海。

【功效应用】贝壳（马刀）：味咸，性凉。散结消痰，通淋。用于水瘿，痰饮，淋证，带下病。肉（马刀肉）：味甘，性寒。明目，除热，止渴，解酒毒。

　　附注：功效相似的有**大竹蛏** *S. grandis* **Dunker** 和**薄荚蛏** *Siliqua pulchella* **(Dunker)**，均分布于辽宁沿海。

47. 樱蛤科 Tellinidae

吉樱蛤属 *Jitlada* M.Huber, Langleit & Kreipl

细明樱蛤 *Jitlada culter* **(Hanley)—*Moerella rutila* (Dunker)**

【别　　名】红明樱蛤。

【药用部位】贝壳（樱蛤壳）。

【生境分布】生活在潮间带沙滩中。分布于辽宁沿海。

【功效应用】清热化痰，软坚散结。

附注：功效相似的有**彩虹明樱蛤** *Iridona iridescens* (W. H. Benson)—*M. iridescens* (Benson) 和**异白樱蛤** *Macoma incongrua* (E. von Martens)，均分布于辽宁黄海海域。**粗异白樱蛤（烟台腹蛤）** *Heteromacoma irus* (Hanley)，分布于大连沿海。

48. 紫云蛤科 Psammobiidae

血蛤属 *Hiatula* Modeer

双线紫蛤 *Hiatula diphos* (Linnaeus)—*Sanguinolaria diphos* (Linnaeus)—*Soletellina diphos* (Linnaeus)

【别　　名】双线雪蛤。

【药用部位】肉（双线紫蛤肉）。

【生境分布】生活在潮间带细沙质海底深约 30cm 处。分布于大连沿海。

【功效应用】清肝热，益精髓，补阴血。用于肝肾阴虚，腰膝酸痛，目赤肿痛。

圆滨蛤属 *Nuttallia* Dall

紫彩血蛤 *Nuttallia obscurata* (Reeve)—*N. olivacea* (Jay)—*Sanguinolaria olivacea* (Jay)

【别　　名】橄榄血蛤、小海虹、紫蛤蜊。

【药用部位】壳（紫彩血蛤）。

【生境分布】生活在潮间带中下区及浅海的泥沙滩处。分布于大连沿海。

【功效应用】软坚散结，滋阴清热，制酸止痛。用于瘰疬，潮热盗汗，胃酸过多，痰饮，带下。

49. 海螂科 Myidae

海螂属 *Mya* Linnaeus

日本砂海螂 *Mya japonica* Jay

【别　　名】砂海螂、大蚬、蚬蛤、蚬母。

【药用部位】全体（砂海螂）。

【生境分布】生活在潮间带下至数米深的浅海及沿海泥沙滩中。分布于丹东、大连沿海。

【功效应用】用于肿瘤。

附注：分布于中国的本种在 2018 年之前被误定为**砂海螂** *M. arenaria* Linnaeus。

50. 蛤蜊科 Mactridae

蛤蜊属 *Mactra* Linnaeus

1. **西施舌** *Mactra antiquata* Spengler—*Coelomactra antiquata* (Spengler)

【别　　名】沙蛤、车蛤、白甲螺。

【药用部位】肉（西施舌）。

【生境分布】生活在潮间带下区及浅海沙滩深 6~7cm 处。分布于锦州、盘锦、营口、大连沿海。

【功效应用】味甘、咸，性平。滋阴养血，清热凉肝。用于肝肾阴虚，腰膝酸重，目赤，消渴。

2. **四角蛤蜊** *Mactra quadrangularis* Reeve—*M. veneriiformis* Reeve

【别　　名】蛤蜊、白蚬子、白蚶子、泥蚬子。

【药用部位】肉（蛤蜊）；贝壳粉末（蛤蜊粉）。

【生境分布】生活在潮间带中下区及浅海的泥沙滩深 5~10cm 处。分布于锦州、盘锦、营口、大连沿海。

【功效应用】肉（蛤蜊）：味咸，性寒。滋阴，利水，化痰，软坚。用于消渴，水肿，痰积，瘿瘤，痔疮，崩漏。贝壳粉末（蛤蜊粉）：味咸，性寒。清热，利湿，化痰，软坚。用于痰饮喘咳，水气浮肿，胃痛呕吐，崩中带下，白浊，瘿瘤，烫伤。

3. 中国蛤蜊 *Mactra chinensis* **Philippi**

【别　　名】马珂、马珂螺、马鹿贝、凹线蛤蜊。

【药用部位】贝壳（珂）。

【生境分布】生活在潮间带中、下区及浅海的沙质海底 10~30cm，喜潮流通畅、盐度较高、较为清洁的沙质环境。分布于大连、营口、盘锦、锦州沿海。

【功效应用】味咸，性平。明目退翳。用于目赤，翳膜，胬肉，远视不明，眼部涩痒。

51. 蚬科 Cyrenidae

蚬属 *Corbicula* Megerle

河蚬 *Corbicula fluminea* **(O.F.Müller)**

【别　　名】黄蚬、沙蜊、金蚶、扁螺。

【药用部位】肉（蚬肉）；贝壳（蚬壳）。

【生境分布】栖息于泥底、泥沙底或沙底的江河、湖泊、沟渠、池塘及江河入海咸淡水交汇的河口区，营穴居生活。分布于锦州、盘锦、营口、丹东、东港、大连等地。

【功效应用】肉（蚬肉）：味甘、咸，性寒。清热，利湿，解毒。用于消渴，目黄，湿毒脚气，疔疮痈肿。贝壳（蚬壳）：味咸，性温。化痰止嗽，祛湿和胃。用于痰喘咳嗽，反胃吐食，胃痛吞酸，湿疮，溃疡，脚气。

附注：功效相似的有**闪蚬** *C. nitens* **(Philippi)**，分布于锦州、盘锦、营口、大连。

52. 帘蛤科 Veneridae

青蛤属 *Cyclina* Deshayes

青蛤 *Cyclina sinensis* **(Gmelin)**

【别　　名】墨蛤、蛤壳、神螺、沙煲螺、海蛤、河蛤、蛤蜊皮。

【药用部位】壳（蛤壳）；蛤（蛤肉）。

【生境分布】生活在近海泥沙质的海底约 15cm 深处，见于潮间带各区。分布于大连、营口、盘锦、锦州沿海。

【功效应用】壳（蛤壳）：味咸，性微寒。清热化痰，软坚散结，利水消肿，制酸止痛，敛疮收湿。用于痰火咳嗽，胸胁疼痛，瘰疬瘿瘤，胃痛吞酸，淋浊带下，湿热水肿，痰核，臁疮湿疹。蛤（蛤肉）：味咸，性平。润燥止渴，软坚消肿。用于消渴，肺痨，阴虚盗汗，瘿瘤，瘰疬。

附注：功能相同的有**文蛤** *Meretrix meretrix* **(Linnaeus)**，分布于锦州、盘锦、营口、丹东、大连沿海。二者均为《中国药典》2020 年版收载药材蛤壳的基原动物。功效相似的有**日本镜蛤** *Dosinia japonica* **(Reeve)**、**饼干镜蛤** *D. biscocta* **(Reeve)**，分布于锦州、盘锦、盖州、丹东、金州、大连沿海；**薄片镜蛤** *D. corrugata* **(Reeve)**—*D. laminata* **(Reeve)**，分布于瓦房店沿海；**等边浅蛤** *Macridiscus aequilatera* **(G. B. Sowerby I)**—*Gomphina aequilatera* **(G. B. Sowerby I)**、**紫石房蛤** *Saxidomus purpurata* **(G. B. Sowerby II)**，分布于大连沿海。**小凸卵蛤（凸镜蛤）** *Pelecyora nana* **(Reeve)**—*D. gibba* **A. Adams**，分布于葫芦岛及辽宁黄海海域。

布目蛤属 *Leukoma* E.Römer

江户布目蛤 *Leukoma jedoensis* **(Lischke)**—*Protothaca jedoensis* **(Lischke)**

【别　　名】伊豆布目蛤、蛤仔。

【药用部位】贝壳、肉（蚬子）。

【生境分布】生活在岩石性海岸潮间带中区的砂砾中。分布于锦州、盘锦、营口、丹东、大连沿海。

【功效应用】味甘、咸，性寒。清热解毒，收敛生肌。用于臁疮，黄水疮。

附注：功效相似的有**菲律宾蛤仔** *Ruditapes philippinarum* **(A. Adams & Reeve)**，分布于长海、庄河、

瓦房店、大连沿海。

53. 钳蝎科 Buthidae

奥氏蝎属 *Olivierus* Farzanpay

马氏奥氏蝎 *Olivierus martensii* (Karsch)—*Buthus martensi* Karsch

【别　　名】蝎子、东亚钳蝎、马氏钳蝎、全虫、问荆蝎，赫林奇图—浩如海、迪格瓦、迪格巴然砸、哈日—迪格巴（蒙药），依色勒库—乌米亚哈、黑夜涉（满药），苍盖（朝药）。

【药用部位】全体（全蝎）。

【生境分布】栖息在山坡石块、落叶下及墙隙、土穴、荒地等潮湿阴暗处。分布于朝阳、葫芦岛、抚顺、辽阳、本溪、大石桥、盘山、大连等地。

【功效应用】味辛，性平，有毒。息风止痉，通络止痛，攻毒散结。用于肝风内动，痉挛抽搐，小儿惊风，中风口㖞，半身不遂，破伤风，风湿顽痹，偏正头痛，疮疡，瘰疬。

【民族用药】蒙医：全体入药。味甘、辛、咸，性平。有毒。明目，镇赫依，愈白脉，清脑。用于视力减退，癫痫。满医：虫体入药，祛风止痉，通络解毒。蝎子焙干研细末，用开水或黄酒冲服，或油炸口服，用于面神经麻痹，口眼㖞斜等症；蝎子焙干口服用于顽固性偏头痛；炸蝎子后的油加入蜂蜡制膏外敷患处，用于疮疡肿毒，瘰疬结核。朝医：全蝎为太阴人药。息风止痉。用于太阴人中风。

附注：本种为《中国药典》2020年版收载药材全蝎的基原动物。

54. 园蛛科 Araneidae

金蛛属 *Argiope* Eudes-Deslongchamps

横纹金蛛 *Argiope bruennichii* (Sccpoli)

【别　　名】布氏黄金蛛、花蜘蛛。

【药用部位】全体（花蜘蛛）。

【生境分布】生活在阳光照射的草丛、潮湿地带。在草上或田边结网捕虫。分布于辽宁各地。

【功效应用】味微苦，性平。有小毒。益肾兴阳，解毒消肿。用于阳痿，痈肿疔毒，痔疮瘘管。

附注：功效相同的有**角类肥蛛（角园蛛）** *Larinioides cornutus* (Clerck)—*Araneus cornutus* (Clerck)，分布于辽宁各地。

园蛛属 *Araneus* Linnaeus

大腹园蛛 *Araneus ventricosus* (L. Koch)

【别　　名】蜘蛛、喜虫、天狗、螂蜘、蟾蛛、圆蛛、癞癞蛛。

【药用部位】全虫（蜘蛛）；网丝（蜘蛛网）；蜕壳（蜘蛛蜕壳）。

【生境分布】多栖息于林间、屋檐、墙角，结网捕虫。分布于辽宁各地。

【功效应用】全虫（蜘蛛）：味苦，性寒，有毒。祛风，消肿，解毒。用于狐疝偏坠，中风口㖞，小儿慢惊、口噤、疳疾、喉风肿闭，牙疳，聤耳，痈肿疔毒，瘰疬，恶疮，痔漏，脱肛，蛇虫咬伤。网丝（蜘蛛网）：味淡，性微寒，有毒。止血，消赘疣。用于金疮出血，吐血，赘疣，痔瘘。蜕壳（蜘蛛蜕壳）：杀虫，止血。用于龋齿，牙疳出血。

毛络新妇属 *Trichonephila* Dahl

棒络新妇 *Trichonephila clavata* (L. Koch)—*Nephila clavata* L. Koch

【别　　名】络新妇。

【药用部位】全体（络新妇）。

【生境分布】生活在向阳的灌木及稻田边，结网捕虫。分布于辽宁各地。

【功效应用】味微苦，性凉，有小毒。消肿，截疟，杀虫，解毒，退黄，生肌。用于蛇咬伤，温证，疗毒疮肿。

55. 漏斗蛛科 Agelenidae

漏斗蛛属 *Agelena* Walckenaer

迷宫漏斗蛛 *Agelena labyrinthica* (Clerck)

【别　　名】迷路草蛛、草蜘蛛、草蛛蛛、花蜘蛛、迷路漏斗网蛛、漏斗网蛛。

【药用部位】全体（草蜘蛛）。

【生境分布】多栖于草间低处、灌木近地面处及墙角、土坎、篱笆、石隙、树洞。分布于辽宁各地。

【功效应用】解毒消肿。用于疔肿，恶疮。

附注：功效相同的有**家隅蛛 *Tegenaria domestica* (Clerck)**，分布于辽宁各地。

56. 拟壁钱科 Oecobiidae

壁钱蛛属 *Uroctea* Dufour

北国壁钱 *Uroctea lesserti* Schenkel

【别　　名】北壁钱、七星蛛、壁钱。

【药用部位】全虫（壁钱）；卵囊（壁钱幕）。

【生境分布】生活在老住宅的墙壁、屋角、门后。分布于辽阳、大连。

【功效应用】全虫（壁钱）：味咸、微苦，性凉。清热解毒，定惊，止血。用于喉痹，乳蛾，口舌生疮，走马牙疳，小儿急惊，鼻衄，痔疮下血，金疮出血。卵囊（壁钱幕）：味咸、苦，性平。清热解毒，止血，敛疮。用于喉痹，乳蛾，牙痛，鼻衄，外伤出血，疮口不敛，呕吐，咳嗽。

57. 蚰蜒科 Scutigeridae

花蚰蜒属 *Thereuonema* Verhoeff

花蚰蜒 *Thereuonema tuberculata* Wood

【别　　名】蚰蜒、钱串、草鞋虫。

【药用部位】全体（花蚰蜒）。

【生境分布】栖息于草丛、落叶、石下等潮湿环境，庭园、住宅亦常见。分布于绥中、大连。

【功效应用】用于毒蛇咬伤。

58. 蜈蚣科 Scolopendridae

蜈蚣属 *Scolopendra* Linnaeus

少棘巨蜈蚣 *Scolopendra subspinipes mutilans* L. Koch

【别　　名】少棘蜈蚣、金头蜈蚣、百足虫、千足虫。

【药用部位】全体（蜈蚣）。

【生境分布】主要分布于陕西、江苏、浙江、河南、湖北、四川。沈阳、辽阳等地有人工养殖。

【功效应用】味辛，性温，有毒。息风镇痉，通络止痛，攻毒散结。用于肝风内动，痉挛抽搐，小儿惊风，中风口喝，半身不遂，破伤风，风湿顽痹，偏正头痛，疮疡，瘰疬，蛇虫咬伤。

附注：本种为《中国药典》2020 年版收载药材蜈蚣的基原动物。功效相似的有**平耳孔蜈蚣 *Otostigmus politus* Karsch**，分布于辽宁各地，在辽宁民间习惯作蜈蚣用。

59. 山蛩科 Spirobolidae

山蛩属 *Spirobolus* Brandt

燕山蛩 *Spirobolus bungii* Brandt—*S. joannisi* Brölemann

【别　　名】马陆、约安巨马陆、约安山蛩、闷棒虫、草鞋底子。

【药用部位】全体（燕山蛩）。

【生境分布】栖于阴湿地区，多草根及腐殖质的地方。分布于辽宁各地。

【功效应用】味辛，性温。有大毒。破瘕积聚，解毒肿。用于瘕积聚，胁下痞满，无名肿毒，瘰疬，亚疮，疬风，白秃。

60. 虾蛄科 Squillidea

口虾蛄属 *Oratosquilla* Manning

口虾蛄 *Oratosquilla oratoria* (De Haan)

【别　　名】虾爬子、虾蛄、螳螂虾、虾虎、琵琶虾、皮皮虾。

【药用部位】全体（虾蛄）。

【生境分布】生活在沿海近岸浅水泥沙底或海岩石缝内。分布于辽宁沿海。

【功效应用】味甘、微咸，性平。止咳平喘，缩尿。用于咳嗽，哮喘，遗尿。

61. 樱虾科 Sergestidae

毛虾属 *Acetes* H. Milne Edwards

中国毛虾 *Acetes chinensis* Hansen

【别　　名】毛虾、虾皮、苗虾、小白虾。

【药用部位】全体（中国毛虾）。

【生境分布】喜栖息于近岸泥沙底质浅海区。分布于辽宁沿海。

【功效应用】开胃健脾，补肾壮阳。用于食欲不振，阳痿早泄，精液稀薄，骨质疏松，软骨症，高血压，小儿发育不良。

　　附注：本种为中国特有种。

62. 对虾科 Penaeidae

对虾属 *Penaeus* Fabricius

中国对虾 *Penaeus chinensis* (Osbeck)—*P. orientalis* Kishnouye—*Fenneropenaeus chinensis* (Osbeck)

【别　　名】中国明对虾、明虾、东方对虾、对虾、大虾、海虾、斑节虾、青虾、黄虾。

【药用部位】肉或全体（对虾）；甲壳（对虾壳）。

【生境分布】生活在泥沙底的浅海。分布于辽宁沿海。

【功效应用】肉或全体（对虾）：味甘、咸，性温。补肾兴阳，滋阴息风。用于肾虚阳痿，阴虚风动，手足搐搦，中风半身不遂，乳疮，溃疡日久不敛。甲壳（对虾壳）：味甘、咸，性凉。安神，止痒。用于神经衰弱，秃疮，疥癣。

　　附注：本种在《中国物种红色名录》评估等级为濒危（EN）。功效相似的有**日本对虾（日本囊对虾）** *P. japonicus* Spence Bate—*Marsupenaeus japonicus* (Spence Bate)、**斑节对虾** *P. monodon* Fabricius、**日本鼓虾** *Alpheus japonicus* Miers 和**鲜明鼓虾** *A. digitalis* De Haan—*A. distinguendus* De Man，均分布于辽宁沿海，**秀丽白虾** *Palaemon modestus* (Heller)—*Exopalaemon mosestus* (Heller)，分布于辽河水系、鸭绿江，以上各种的肉在辽宁民间习惯作对虾用。

鹰爪虾属 *Trachysalambria* Burkenroad

鹰爪虾 *Trachysalambria curvirostris* (Stimpson)

【别　　名】鹰爪糙对虾、立虾。

【药用部位】全体（鹰爪虾）；甲壳（鹰爪虾壳）。

【生境分布】生活在泥沙底质的浅海。分布于辽宁沿海。

【功效应用】全体（鹰爪虾）：滋补强壮。甲壳（鹰爪虾壳）：味甘、咸，性凉。安神，止痒。用于神经衰弱，秃疮，疥癣。

63. 长臂虾科 Palaemonidae

沼虾属 *Macrobrachium* Bate

日本沼虾 *Macrobrachium nipponense* De Haan

【别　　名】沼虾、青虾、虾、淡水虾、河虾。

【药用部位】肉或全体（虾）。

【生境分布】生活在淡水湖泊中或河口附近。常栖息于多水草的岸边。分布于辽宁各地。

【功效应用】味甘，性微温。补肾壮阳，通乳，托毒。用于肾虚阳痿，产妇乳少，麻疹透发不畅，丹毒，恶核，阴疽，臁疮。

附注：功效相似的有**脊腹褐虾 *Crangon affinis* De Haan**，分布于辽宁沿海。

长臂虾属 *Palaemon* Weber

脊尾白虾 *Palaemon carinicauda* Holthuis—*Exopalaemon carinicauda* (Holthuis)

【别　　名】脊尾长臂虾。

【药用部位】肉（脊尾白虾）。

【生境分布】生活在近岸泥沙底的浅海中，对盐度变化的适应能力很强，甚至在淡水中也能生活。分布于辽宁沿海。

【功效应用】滋补强壮。用于肾虚阳痿，半身不遂，筋骨疼痛。

附注：功效相似的有**锯齿长臂虾 *P. serrifer* Stimpson** 和**葛氏长臂虾 *P. gravieri* Yü**，均分布于辽宁沿海。

64. 美螯虾科 Cambaroididae

蝲蛄属 *Cambaroides* Faxon

东北蝲蛄 *Cambaroides dauricus* (Pallas)

【别　　名】蝲蛄、东北螯虾。

【药用部位】胃内磨石（蝲蛄石）。

【生境分布】生活在山溪或山地附近的河川、湖泊中。分布于辽阳、本溪、丹东。

【功效应用】味甘、涩，性平。强筋健骨，止血，止泻。用于小儿佝偻病，久泻久痢，外伤出血。

附注：功效相似的有**朝鲜蝲蛄 *C. similis* (Koelbel)**，分布于本溪、丹东。

65. 蝼蛄虾科 Upogebiidae

蝼蛄虾属 *Upogebia* Leach

大蝼蛄虾 *Upogebia major* (De Haam)

【别　　名】蝼蛄虾。

【药用部位】全体（大蝼蛄虾）。

【生境分布】穴居生活在浅海或海湾低潮线的泥土中。分布于营口、丹东、大连沿海。

【功效应用】味甘、咸，性温。通乳。用于产妇乳少。

66. 寄居蟹科 Paguridae

寄居蟹属 *Pagurus* Fabricius

大寄居蟹 *Pagurus ochotensis* Brandt

【别　　名】寄居虫、寄居虾、寄居蟹、方腕寄居蟹。

【药用部位】全体（寄居蟹）。

【生境分布】生活在海滨石块间或浅水内，寄居在空螺壳内。分布于辽宁沿海。

【功效应用】味甘、微辛，性温。活血散瘀，止痛消肿。用于血瘀腹痛，跌打损伤，瘰疬。

附注：功效相似的有**长腕寄居蟹（呆寄居蟹）** *P. samuelis* (Stimpson) 和**艾氏活额寄居蟹** *Diogenes edwardsii* (De Haan)，均分布于辽宁沿海。

67. 虎头蟹科 Orithyidae

虎头蟹属 *Orithyia* Fabricius

中华虎头蟹 *Orithyia sinica* (Linnaeus)

【别　　名】虎头蟹、馒头蟹、鬼头蟹、鬼脸蟹、鬼蟹子、乳斑虎头蟹。

【药用部位】壳和蟹黄（虎头蟹）。

【生境分布】生活在浅海沙质、泥沙质的海底。见于辽宁沿海。

【功效应用】味咸，性凉。理气止痛，活血散瘀，清热解毒。用于胸痛，跌打损伤，乳痈，冻疮，肢癣。

68. 黎明蟹科 Matutidae

黎明蟹属 *Matura* Weber

红线黎明蟹 *Matuta planipes* Fabricius

【别　　名】花头曼。

【药用部位】全体（红线黎明蟹）。

【生境分布】生活水深 16~40m 的细、中沙或碎壳泥质海底。见于辽宁沿海。

【功效应用】味咸，性平。用于抗癌。

附注：功效相同的有**日本大眼蟹** *Macrophthalmus japonicus* (De Haan)，分布于辽宁沿海；**豆形拳蟹** *Pyrhila pisum* (De Haan)，分布于辽东半岛海域。

69. 梭子蟹科 Portunidae

蟳属 *Charybdis* de Haan

日本蟳 *Charybdis japonica* (A.Milne-Edwards)

【别　　名】红夹子、鬼脸儿、赤甲红、海蟳。

【药用部位】全体（蟳蜅）。

【生境分布】生活在低潮线，有水草或泥沙的水底及岩石下。分布于辽宁沿海。

【功效应用】味咸、微辛，性温。活血化瘀，通乳，消食。用于血滞经闭，产后瘀滞腹痛，消化不良，食积痞满，乳汁不足。

梭子蟹属 *Portunus* Weber

三疣梭子蟹 *Portunus trituberculatus* (E. J. Miers)

【别　　名】枪蟹、江蟹、花蟹、海螃蟹。

【药用部位】壳（海蟹壳）；肉和内脏（蟹肉）。

【生境分布】生活在深 10~30m 的沙泥或沙质海底。分布于辽东半岛沿海。

【功效应用】壳（海蟹壳）：味咸，性凉。消食化滞，活血止痛，解毒消肿。用于饮食积滞，跌伤瘀痛，痈肿疮毒。肉和内脏（蟹肉）：味咸，性寒。滋阴养血，解毒疗伤。用于血枯经闭，漆疮，关节扭伤。

70. 相手蟹科 Sesarmidae

东方相手蟹属 *Orisarma* Schubart & P.K.L.Ng

无齿东方相手蟹 *Orisarma dehaani* (H.Milne Edwards)—*Sesarma dehaani* H.Milne Edwards

【别　　名】无齿相手蟹、蟛蜞。

【药用部位】脂肪或肉（蟛蜞）。

【生境分布】穴居于近海淡水河流的泥岸上或在近岸的沼泽中。分布于丹东沿海。

【功效应用】味咸，性寒。清热解毒，除湿止痒。用于痈肿疮毒，湿癣，瘙痒，河豚中毒。

71. 弓蟹科 Varunidae

绒螯蟹属 *Eriocheir* de Haan

中华绒螯蟹 *Eriocheir sinensis* H.Milne Edwards

【别　　名】河蟹、毛蟹、方海，乃莫勒吉、迪格斯仁、嘎嘎如—浩日海、查干—迪格巴（蒙药）。

【药用部位】全体（蟹）；爪（蟹爪）；甲壳（蟹壳）。

【生境分布】生活在通海的江、河、湖荡沿岸的泥洞中，营穴居生活，洄游到近海河口处繁殖。分布于锦州、辽阳、盘锦、营口及鸭绿江等地。

【功效应用】全体（蟹）：味咸，性寒。清热，散瘀，消肿解毒。用于湿热黄疸，产后瘀滞腹痛，筋骨损伤，痈肿疔毒，漆疮，烫伤。爪（蟹爪）：破血，催生。用于产后血瘀腹痛，难产，胎死腹中。甲壳（蟹壳）：味咸，性寒。散瘀止血，解毒消肿。用于蓄血发黄，血瘀崩漏，痈疮肿毒，走马牙疳，毒虫螯伤。

【民族用药】蒙医：全体入药。味咸，性凉。利尿，消水肿。用于尿闭，肾热，膀胱热，尿道结石，水肿。

近方蟹属 *Hemigrapsus* Dana

肉球近方蟹 *Hemigrapsus sanguineus* (De Haan)

【别　　名】石板蟹子。

【药用部位】全体（肉球近方蟹）。

【生境分布】一般栖息于低潮线的岩石下或石缝中。分布于辽宁沿海。

【功效应用】味咸，性寒。散瘀止血，解毒消肿。药用蓄血发黄，血瘀崩漏，痈疮肿毒，走马牙疳，毒虫螯伤。

72. 缩头水虱科 Cymothoidae

鱼怪属 *Ichthyoxenos* Herklots

日本鱼怪 *Ichthyoxenos japonensis* Richardson

【别　　名】鱼怪、鱼虱、鱼鳖、鱼寄生、鲤怪。

【药用部位】全体（鱼虱子）。

【生境分布】寄生在鲤鱼、鲫鱼胸部围心腔后方的体腔内。见于浑河水系的淡水鱼中。

【功效应用】味咸，性寒。降逆开郁，活血止痛。用于噎膈，反胃，胃脘疼痛，胸膈满闷。

附注：鱼虱子可稳定食管癌及子宫癌病情并有一定的止痛作用。

73. 海蟑螂科 Ligiidae

海蟑螂属 *Ligia* Weber

海蟑螂 *Ligia exotica* Roux

【别　　名】海蛆、海火螂子。

【药用部位】全体（海蟑螂）。

【生境分布】生活在高温线及潮上带海岸岩石附近，善爬行。分布于辽宁沿海。

【功效应用】活血解毒，消积。用于小儿疳积，跌打损伤，痈疽。

74. 卷甲虫科 Armadillidiidae

卷甲虫属 *Armadillidium* Brandt

普通卷甲虫 *Armadillidium vulgare* (Latreille)

【别　　名】潮虫、平甲虫、地虱婆、鼠妇、西瓜虫、普通卷地鳖。

【药用部位】全体（鼠妇）。

【生境分布】多栖于朽木、腐叶或石块下，喜阴暗潮湿的环境，有时也出现在房屋、庭园内。小边及海边石下也较多。分布于辽宁各地。

【功效应用】味酸、咸，性凉。破瘀消癥，通经，利水，解毒，止痛。用于癥瘕，疟疾，血瘀经闭，小便不通，惊风撮口，牙齿疼痛，鹅口诸疮。

附注：功效相同的有**鼠妇 *Porcellio scaber* Latreille**，分布于辽宁各地；**中华蒙潮虫 *Mongoloniscus sinensis* (Dollfus)**，分布于葫芦岛。

75. 茗荷科 Lepadidae

茗荷属 *Lepas* Linnaeus

茗荷 *Lepas anatifera* Linnaeus

【别　　名】茗荷儿、鹅颈藤壶。

【药用部位】肉（茗荷肉）。

【生境分布】附着在浮木、浮石、浮码头及船底下，营倒悬的漂浮生活。分布于辽宁沿海。

【功效应用】味甘、咸，性平。补脾健胃，利水消肿。用于脾胃虚弱，癖积，肢体浮肿。

附注：功效相同的有**棘刀茗荷 *Smilium scorpio* (Aurivillius)**，分布于辽宁沿海。

76. 藤壶科 Balanidae

管藤壶属 *Fistulobalanus* Zullo

白脊管藤壶 *Fistulobalanus albicostatus* (Pilsbry)—*Balanus albicostatus* Pilsbry

【别　　名】白脊藤壶、藤壶、白纹藤壶。

【药用部位】肉（藤壶肉）；壳（藤壶壳）。

【生境分布】附着生活于低盐海区及淡水流入的内湾潮间带岩石、栈桥桥基及木桩上，偶见于船底。分布于辽宁沿海。

【功效应用】肉（藤壶肉）：味咸，性凉。用于胃痛吞酸，烧伤、烫伤，小儿头疮，疔疮肿毒。壳（藤壶壳）：味咸，性凉。制酸止痛。用于胃痛，胃酸过多。

附注：功效相似的有**网纹纹藤壶（网纹藤壶、布纹藤壶） *Amphibalanus reticulatus* (Utinomi)—*B. reticulatus* Utinomi**，分布于辽宁沿海。

77. 衣鱼科 Lepismatidae

衣鱼属 *Lepisma* Linnaeus

衣鱼 *Lepisma saccharina* Linnaeus

【别　　名】糖衣鱼、白鱼、蛟剪虫、书虫、蛃虫、蠹鱼。

【药用部位】全虫（衣鱼）。

【生境分布】栖息在树叶、石块、青苔下等潮湿处，房屋、厨房及衣箱、书籍中也常见。分布于辽宁各地。

【功效应用】味咸，性温。利尿通淋，祛风明目，解毒散结。用于淋病，尿闭，中风口㖞，小儿惊痫，重舌，目翳，瘢痕疙瘩。

附注：功效相似的有**多毛栉衣鱼（毛衣鱼） *Ctenolepisma villosa* Fabricius**，分布于辽宁各地。

78. 蜓科 Aeshnidae

伟蜓属 *Anax* Leach

碧伟蜓 *Anax parthenope* Selys

【别　　名】绿豆蜻蜓、马大头、绿蜻蜓、大蜻蜓。

【药用部位】全体（蜻蜓）。

【生境分布】活动于原野、村舍、庭园及水边。分布于辽宁各地。

【功效应用】味甘，性微寒。益肾滋阴，清热解毒，止咳。用于肾虚阳痿，遗精，咽喉肿痛，顿咳，中风惊痫，目翳，尿血，小便不利。

79. 蜻科 Libellulidae

红蜻属 *Crocothemis* Brulle

红蜻 *Crocothemis servillia* Drury

【别　　名】赤蜻蛉、红蜻蜓。

【药用部位】成虫（红蜻）。

【生境分布】多在池沼附近活动。分布于辽宁各地。

【功效应用】补肾益精，解毒消肿，润肺止咳。用于阳痿遗精，咽喉肿痛，顿咳。

黄蜻属 *Pantala* Hagen

黄蜻 *Pantala flavescens* Fabricius

【别　　名】黄蜻、海蜻蛉。

【药用部位】成虫（黄衣）。

【生境分布】生活在田野中。飞翔力强，有迁飞习性，能远飞过海。分布于辽宁各地。

【功效应用】用于阳痿遗精，咽喉肿痛及贫血性头痛，头晕。

赤蜻属 *Sympetrum* Newman

夏赤蜻 *Sympetrum darwinianum* Selys

【别　　名】夏赤卒、红蜻蜓。

【药用部位】成虫（夏赤卒）。

【生境分布】栖息于旷野池沼、河流附近草木繁茂的地方。分布于辽宁各地。

【功效应用】用于阳痿遗精，咽喉肿痛及顿咳。

附注：功效相似的有**褐顶赤蜻（褐顶赤卒）*S. infuscatum* Selys**，分布于辽宁各地。

80. 蝼蛄科 Gryllotalpidae

蝼蛄属 *Gryllotalpa* Latreille

华北蝼蛄 *Gryllotalpa unispina* Saussure

【别　　名】大蝼蛄、北方蝼蛄、单刺蝼蛄、土狗子、拉拉蛄、拉蛄。

【药用部位】成虫（蝼蛄）。

【生境分布】生活在潮湿的田基、庭园等沙质土壤及碱性土壤中，多见于腐殖质、玉米、高粱、蔬菜、棉、麻、桑、茶及杨、榆、落叶松、油松等各种树木幼苗。分布于辽宁各地。

【功效应用】味咸，性寒，有小毒。利水通淋，消肿解毒。用于水肿，小便不利，石淋，瘰疬，恶疮肿毒。

附注：功效相同的有**东方蝼蛄（非洲蝼蛄）*G. orientalis* Burmeister**，分布于喀左、朝阳、建昌、建平、北票、义县、彰武、阜蒙、康平等地。

81. 蟋蟀科 Gryllidae

斗蟋属 *Velarifictorus* Randell

长颚斗蟋 *Velarifictorus aspersus* (Walker)—*Scapsipedus aspersus* Walker

【别　　名】长颚蟋、蟋蟀、蛐蛐。

【药用部位】成虫（蟋蟀）。

【生境分布】栖息于杂草丛中，也见于枯枝烂叶及砖石之下。分布于辽宁各地。

【功效应用】味辛、咸，性温。有毒。利尿，催生，诱发疹痘。用于小儿遗尿，透疹不畅，水肿，小便不利，阳痿，妇女宫缩无力性难产。

附注：功效相似的有**迷卡斗蟋 *V. micado* (Saussure)** 和**多伊棺头蟋 *Loxoblemmus doenitzi* Stein**，均分布于辽宁各地。

油葫芦属 *Teleogryllus* Chopard

黄脸油葫芦 *Teleogryllus emma* (Ohmachi & Matsuura)

【别　　名】北京油葫芦。

【药用部位】成虫（黑油葫芦）。

【生境分布】栖息于农田缝隙、墙角、砖石、杂草中。危害各种作物，亦入家室咬毁食品。分布于辽宁各地。

【功效应用】味辛、咸，性温。利水消肿。用于水肿，小便不利，腹水，小儿遗尿。

82. 螽斯科 Tettigoniidae

蝈螽属 *Gampsocleis* Fieber

优雅蝈螽 *Gampsocleis gratiosa* Brunner von Wattenwyl

【别　　名】促织儿、螽斯、蝈蝈、豆聒聒、聒聒儿、郊游子。

【药用部位】成虫（蝈蝈）。

【生境分布】栖息于田野、山麓的灌木丛或草丛间，多见于豆类植物上。分布于辽宁各地。

【功效应用】味辛、微甘，性平。利水消肿，通络止痛。用于水肿尿少，腰膝肿痛，湿脚气。

附注：功效相似的有**布氏蝈螽 *G. buergeri* (Haan)**，分布于大连。

83. 蝗科 Acrididae

飞蝗属 *Locusta* Linnaeus

非洲飞蝗 *Locusta migratoria migratorioides* (Reiche & Fairmaire)—*L. migratoria manilensis* (Meyen)

【别　　名】东亚飞蝗、东亚蚱蜢、尖头蚱蜢、尖头蚂蚱、扁担钩。

【药用部位】成虫（尖头蚱蜢）。

【生境分布】喜栖于禾本科杂草茂密的辽阔荒地。取食芦苇、稗、雀麦、红草、大画眉草、茅草、狗尾草、蟋蟀草、狗牙草等。分布于绥中、昌图、铁岭、沈阳、丹东等地。

【功效应用】味咸，性平。止咳平喘，滋补强壮，止疼，解毒透疹。用于小儿惊风，咽喉肿痛，疹出不畅，顿咳，咳嗽痰喘，中耳炎，痢疾，泄泻，小儿疳积，瘰疬，肾虚。

附注：功效相似的有**云斑车蝗 *Gastrimargus marmoratus* (Thunberg)**，分布于绥中、建昌、本溪、大连。

稻蝗属 *Oxya* Serville

中华稻蝗 *Oxya chinensis* Thunberg

【别　　名】蝗虫、蚂蚱、麦蟑、油蚂蚱。

【药用部位】全虫（蚱蜢）。

【生境分布】多生活于水稻、玉米、高粱、甘蔗等田中，以及潮湿近水的草滩、田埂上，食害稻、玉米等作物。分布于绥中、沈阳、鞍山、盘锦、东港等地。

【功效应用】味辛、甘，性温。祛风解痉，止咳平喘。用于小儿惊风，破伤风，百日咳，哮喘。

附注：功效相似的有**长翅稻蝗** *O. velox* (Fabricius)，分布于大连；**小稻蝗** *O. intricata* (Stål)，分布于本溪、桓仁；**中华剑角蝗（东亚蚱蜢）** *Acrida cinerea* (Thunberg)，分布于辽宁各地。**褐色雏蝗** *Chorthippus brunneus* (Thunberg)，分布于彰武。

84. 螳螂科 Mantidae

斧螳属 *Hierodula* Burmeister

广斧螳 *Hierodula patellifera* Serville

【别　　名】广斧螳螂、拒斧螳螂、巨斧螳螂、螳螂、桑螵鞘。

【药用部位】全体（螳螂）；卵鞘（桑螵鞘）。

【生境分布】平地或低海拔山区，树栖性。分布于大连、旅顺口。

【功效应用】全体（螳螂）：味甘、咸，性温。定惊止搐，解毒消肿。用于小儿惊痫抽搐，咽喉肿痛。卵鞘（桑螵鞘）：味甘、咸，性平。固精缩尿，补肾助阳。用于遗精滑精，遗尿尿频，小便白浊。

附注：功效相同的有**棕静螳（小刀螂）** *Statilia maculata* Thunberg，分布于绥中、锦州、大连；**中华螳螂（大刀螂）** *Tenodera sinensis* Saussure—*Paratenodera sinensis* Saussure，分布于朝阳、大连；以上3种均为《中国药典》2020年版收载药材桑螵蛸的基原动物。功效相似的有**薄翅螳螂** *Mantis religiosa* Linnaeus、**狭翅大刀螳（华北螳螂）** *T. angustipennis* Saussure—*P. augustipennis* Saussure，均分布于辽宁各地。

85. 鳖蠊科 Corydiidae

真地鳖属 *Eupolyphaga* Chopard

中华真地鳖 *Eupolyphaga sinensis* (Walker)

【别　　名】地鳖、中华地鳖、土鳖虫、土元、簸箕虫、蚂蚁虎、地团鱼、䗪虫。

【药用部位】雌性成虫体（土鳖虫）。

【生境分布】栖息于阴暗潮湿、腐殖质丰富的松土中及枯枝落叶下、石下，住房厨房、粮仓、灶脚、作坊墙边及柴草堆下。分布于辽宁各地。

【功效应用】味咸，性寒，有小毒。破血逐瘀，续筋接骨。用于跌打损伤，筋伤骨折，血瘀经闭，产后瘀阻腹痛，癥瘕痞块。

附注：功效相同的有**宽缘地鳖（冀地鳖）** *Polyphaga plancyi* Bolívar—*Steleophaga plancyi* (Boleny)，分布于辽宁西部地区。以上2种均为《中国药典》2020年版收载药材土鳖虫的基原动物。

86. 蜚蠊科 Blattidae

大蠊属 *Periplaneta* Burmeister

美洲大蠊 *Periplaneta americana* (Linnaeus)

【别　　名】蟑螂、蜚蠊、灶马子、偷油婆、油婆、大蜚蠊、美洲蠊、老蟑、火蠊子。

【药用部位】成虫（蟑螂）。

【生境分布】栖息于室内，为工厂、商店、轮船、火车、图书馆、旅社、浴室、居民住房及各种仓库内的害虫。分布于辽宁各地。

【功效应用】味咸，性寒，有毒。散瘀，化积，消肿，解毒。用于癥瘕积聚，小儿疳积，疔疮，喉痹，乳蛾，痈肿，蛇虫咬伤。

附注：功效相同的有**东方蜚蠊** *Blatta orientalis* Linnaeus 和**德国小蠊** *Blattella germanica* (Linnaeus)，均分布于辽宁各地。

87. 蚜科 Aphididae

倍蚜属 *Schlechtendalia* Lichtenstein

五倍子蚜 *Schlechtendalia chinensis* (Bell)—*Melaphis chinensis* (Walker)

【别　　名】角倍蚜、腻虫。

【药用部位】虫瘿（五倍子）；虫瘿中的蚜虫（五倍子内虫）。

【生境分布】致瘿寄主要为漆科植物盐麸木，越冬寄主植物为藓类提灯藓科尖叶提灯藓、圆叶提灯藓等。形成虫瘿称角倍。分布于凌源、绥中、沈阳、本溪、桓仁、盖州、海城、岫岩、凤城、宽甸、丹东、庄河、长海、普兰店、金州、大连等地。

【功效应用】虫瘿（五倍子）：味酸、涩，性寒。敛肺降火，涩肠止泻，敛汗，止血，收湿敛疮。用于肺虚久咳，肺热痰嗽，久泻久痢，自汗盗汗，消渴，便血痔血，外伤出血，痈肿疮毒，皮肤湿烂。虫瘿中的蚜虫（五倍子内虫）：用于赤眼烂弦。

附注：本种为《中国药典》2020年版收载药材五倍子的基原动物。

88. 蜡蚧科 Coccidae

白蜡蚧属 *Ericerus* Guérin-Méneville

白蜡蚧 *Ericerus pela* (Chavannes)

【别　　名】白蜡虫、蜡虫。

【药用部位】成虫（虫白蜡）。

【生境分布】群栖于木樨科植物白蜡树或女贞属植物枝干上。分布于大连。

【功效应用】味甘、淡，性温。止血定痛，敛疮生肌。用于金疮出血，尿血，便血，疮疡久溃不敛。

89. 蜡蝉科 Fulgoridae

蜡蝉属 *Lycorma* Stål

斑衣蜡蝉 *Lycorma delicatula* (White)

【别　　名】樗鸡、灰蝉、斑衣、花娘子、斑蜡蝉、蜡蝉。

【药用部位】成虫（樗鸡）。

【生境分布】常群栖于树干或树叶上，叶柄处尤多。多危害臭椿、杨、苦楝、刺槐、榆、悬铃木、合欢等树。分布于大连。

【功效应用】味苦、辛，性平。有毒。活血通经，攻毒散结。用于血瘀经闭，腰伤疼痛，阳痿，不孕，瘰疬，癣疮，狂犬咬伤。

90. 叶蝉科 Cicadidae

蚱蝉属 *Cryptotympana* Stål

蚱蝉 *Cryptotympana atrata* (Fabricius)—*C. pustulata* (Fabricius)

【别　　名】黑蚱、黑蝉、知了、枯蝉、秋凉虫。

【药用部位】全虫（蚱蝉）；若虫羽化脱落的皮壳（蝉蜕）。

【生境分布】栖息于阔叶树上，例如杨树、桐树、榆树和各种果树等。分布于辽宁各地。

【功效应用】全虫（蚱蝉）：味甘、咸，性凉。清热，息风，镇惊。用于小儿发热，惊风抽搐，癫痫，夜啼，偏头痛。若虫羽化脱落的皮壳（蝉蜕）：味甘，性寒。疏散风热，利咽，透疹，明目退翳，解痉。用于风热感冒，咽痛音哑，麻疹不透，风疹瘙痒，目赤翳障，惊风抽搐，破伤风。

附注：本种为《中国药典》2020年版收载药材蝉蜕的基原动物。功效相似的有**斑翅透蝉（鸣鸣蝉、蛁蟟）** *Hyalessa maculaticollis*(De Motschulsky)—*Oncotympana maculaticollis* (De Motschulsky)、**松寒蝉**

Meimuna opalifera (Walker)，均分布于辽宁各地。

蟪蛄属 *Platypleura* Amyot & Audinet-Serville

蟪蛄 *Platypleura kaempferii* (Fabricius)

【药用部位】若虫羽化前被麦角菌科真菌致死的带菌虫体（土蝉花）；若虫羽化脱落的皮壳（蟪蛄蜕）。

【生境分布】栖息于杨、柳、毛泡桐、悬铃木、桑、苹果、梨、桃、李、柿等树上。分布于辽宁各地。

【功效应用】若虫羽化前被麦角菌科真菌致死的带菌虫体（土蝉花）：味甘，性寒。疏风清热，定惊，治疟。用于小儿夜啼，惊痫抽搐，心悸，疟疾。若虫羽化脱落的皮壳（蟪蛄蜕）：味甘，性寒。科疏风清热，定惊，明目。用于头痛，咽痛，麻疹，惊痫，破伤风，目赤目翳。

附注：寄生真菌为麦角菌科真菌**多座线虫草（小蝉草）*Ophiocordyceps sobolifera* (Hill ex Watson) G. H. Sung, J. M. Sung, Hywel-Jones & Spatafora—*Cordyceps sobolifera* (Hill) Berk. & Broome**。

91. 蝽科 Pentatomidae

蝽属 *Nezara* Amyot & Serville

稻绿蝽 *Nezara viridula* (Linnaeus)

【别　　名】绿点蝽、绿蝽、青鱼龟虫。

【药用部位】成虫（稻绿蝽）。

【生境分布】生活在农田、菜园、果园中，危害稻、麦、棉、粟、玉米、花生、芝麻、豆类、茄子、辣椒、马铃薯、桃、李、梨、苹果、烟、蔬菜、柴胡等粮食、油料及农作物。成虫在寄主附近杂草丛或树林茂密处越冬。分布于辽宁各地。

【功效应用】活血散瘀，消肿止痛。用于跌打损伤，瘀血肿痛。

附注：功效相似的有**荔蝽 *Tessaratoma papillosa* (Drury)**，分布于大连。

92. 兜蝽科 Dinidoridae

皱蝽属 *Cyclopelta* Amyot & Serville

小皱蝽 *Cyclopelta parva* (Distant)

【别　　名】皱疤蝽、小九香虫。

【药用部位】干燥成虫（小九香虫）。

【生境分布】生活在刺槐、紫穗槐、胡枝子、芸豆、豆角和扁豆等植物上。成虫在寄主植物附近枯枝落叶下、石块下、土缝中越冬。分布于辽宁各地。

【功效应用】味辛、甘、咸，性温。行气止痛，补肾壮阳。用于脾胃气滞，中阳不足，脘腹胀痛，阳痿早泄，腰膝酸软等。

93. 树蜂科 Siricidae

扁角树蜂属 *Tremex* Jurine

烟扁角树蜂 *Tremex fuscicornis* (Fabricius)

【别　　名】桦树蜂、小树蜂。

【药用部位】全体（烟扁角树蜂）。

【生境分布】栖息于背风向阳、屋檐下、墙壁、草堆、树丛和树洞中。辽宁广泛分布。

【功效应用】清热解毒。用于疔肿痈疽，疮疡疥癣。

附注：功效相似的有**黑顶扁角树蜂 *T. apicalis* Matsumura**、分布于辽宁各地；**大树蜂（冷杉大树蜂）*Urocerus gigas* (Linnaeus)—*Sirex gigas* (Linnaeus)**，分布于抚顺、清原和新宾等地。

94. 蜾蠃科 Eumenidae

马蜂属（长脚黄蜂属） *Polistes* Latreille

中华马蜂 *Polistes chinensis* (Fabricius)

【别　　名】华黄蜂、马蜂窝。

【药用部位】巢（蜂房）。

【生境分布】栖息于背风向阳、屋檐下、墙壁、草堆、树丛和树洞中。辽宁广泛分布。

【功效应用】味微甘，性平。祛风止痛，攻毒消肿，杀虫止痒。用于风湿痹痛，风虫牙痛，痈疽恶疮，瘰疬，喉舌肿痛，痔漏，风疹瘙痒，皮肤顽癣。

附注：功效相似的有**约马蜂（长脚黄蜂、家马蜂）** *P. jokahamae* Radoszkowski—*P. jadaigae* Dalla Torre、**柑马蜂（大黄蜂、黄星长脚黄蜂）** *P. mandarinus* Saussure、**陆马蜂** *P. rothneyi grahami* Vecht 和**斯马蜂** *P. snelleni* de Saussure，均分布于辽宁各地。

95. 胡蜂科 Vespidae

胡蜂属 *Vespa* Linnaeus

1. 黑尾胡蜂 *Vespa ducalis* Smith

【别　　名】热带胡蜂、蜂房。

【药用部位】巢（蜂房）。

【生境分布】栖息于田野和林间。辽宁广泛分布。

【功效应用】温经散寒，通络燥湿，祛风止痛。用于强筋健骨，膝痹等。

附注：功效相似的有**金环胡蜂** *V. mandrinia* Smith 和**黄边胡蜂** *V. crabro* Linnaeus，均分布于辽宁各地。

2. 近胡蜂 *Vespa simillima* Smith

【别　　名】赤翅胡蜂。

【药用部位】成虫（赤翅蜂）。

【生境分布】栖息于杉树林间。分布于辽宁各地。

【功效应用】用于疔肿，疽疮及蜘蛛螫伤.。

96. 蚁科 Formicidae

蚁属 *Formica* Linnaeus

丝光褐林蚁 *Formica fusca* Linnaeus

【别　　名】黑蚂蚁、大黑蚁。

【药用部位】成虫（黑蚂蚁）。

【生境分布】营群体生活，在地下筑巢。分布于辽宁各地。

【功效应用】味咸、酸，性平。补肾益精，通经活络，解毒消肿。用于肾虚头昏耳鸣，失眠多梦，阳痿遗精，风湿痹痛，中风偏瘫，手足麻木，红斑性狼疮，硬皮病，皮肌炎，痈肿疔疮，毒蛇咬伤。

97. 蜜蜂科 Apidae

蜜蜂属 *Apis* Linnaeus

1. 中华蜜蜂 *Apis cerana* Fabricius

【别　　名】中蜂、蜜蜂、东方蜜蜂，巴勒（蒙药），西普苏（满药），包古尔（朝药）。

【药用部位】蜜（蜂蜜）；蜡（蜜蜂蜡）；王浆（蜂乳）；工蜂尾刺的有毒液体（蜂毒）；分泌的黄褐或黑褐色黏性物质（蜂胶）；幼虫（蜜蜂子）；巢（蜜蜂房）。

【生境分布】为社会性昆虫，能筑大规模巢于树洞、岩洞、壁间、屋下或隐蔽所。现均为人工饲养。

分布于辽宁各地。

【功效应用】蜜（蜂蜜）：味甘，性平。补中，润燥，止痛，解毒。用于脘腹虚痛，肠燥便秘，疮疡不敛，烧、烫伤。蜡（蜜蜂蜡）：味甘，微温，收涩，敛疮，生肌，止痛。用于溃疡不敛，臁疮糜烂，创伤，烧、烫伤。王浆（蜂乳）：味甘、酸，性平。滋补，强壮，益肝，健脾。用于病后虚弱，小儿营养不良，老年体衰，白细胞减少症，迁延性及慢性肝炎，十二指肠溃疡，支气管哮喘，糖尿病，血液病，精神病，子宫功能性出血，月经不调，功能性不孕症及秃发等。工蜂尾刺的有毒液体（蜂毒）：味辛、苦，性平。祛风除湿，止痛。用于风湿性关节炎，腰肌酸痛，神经痛，高血压，荨麻疹，哮喘。分泌的黄褐或黑褐色黏性物质（蜂胶）：味微甘，性平。润肤生肌，消炎止痛。用于胃溃疡，口腔溃疡，宫颈糜烂，带状疱疹，牛皮屑，银屑病，皮肤裂痛，鸡眼，烧烫伤。幼虫（蜜蜂子）：味甘，性平。祛风，解毒，杀虫，通乳。用于头风，麻风，丹毒，风疹，虫积腹痛，带下，产后乳少。巢（蜜蜂房）：味微甘，性凉。解毒消肿，祛风杀虫。用于疮痈肿毒，咽痛咳嗽，慢性鼻炎，鼻窦炎，湿疹瘙痒，疮癣。

【民族用药】蒙医：酿的蜜入药，味甘，性温。祛巴达干，润肠，燥协日乌素，解毒。用于治巴达干病，协日乌素病，便秘。满医：蜂蜜补中润燥，止痛解毒。蜂蜜直接口服，用于大便干燥；蜂蜜兑水口服，用于解药毒，解酒醉；蜂蜜外涂患处，用于蚊虫叮咬。蜂蜡加豆油熬膏外涂，用于烧烫伤，臁疮腿。朝医：蜂蜜为少阴人药。补脾胃，解毒。用于滋补，痢疾。

附注：本种被列入《国家保护的有益的或者有重要经济、科学研究价值的陆生野生动物名录》。本种为《中国药典》2020 年版收载药材蜂蜡和蜂蜜的基原动物之一。

2. 意大利蜂 *Apis mellifera* Linnaeus

【别　　名】意蜂、西蜂、洋蜂、蜜蜂，巴勒（蒙药）。

【药用部位】蜜（蜂蜜）；蜡（蜜蜂蜡）；王浆（蜂乳）；工蜂尾刺的有毒液体（蜂毒）；分泌的黄褐或黑褐色黏性物质（蜂胶）；幼虫（蜜蜂子）；巢（蜜蜂房）。

【生境分布】为社会性昆虫，能筑大规模巢于树洞、岩洞、壁间、屋下或隐蔽所。现均为人工饲养。分布于辽宁各地。

【功效应用】蜜（蜂蜜）：味甘，性平。补中，润燥，止痛，解毒。用于脘腹虚痛，肠燥便秘，疮疡不敛，烧、烫伤。蜡（蜜蜂蜡）：味甘，微温，收涩，敛疮，生肌，止痛。用于溃疡不敛，臁疮糜烂，创伤，烧、烫伤。王浆（蜂乳）：味甘、酸，性平。滋补，强壮，益肝，健脾。用于病后虚弱，小儿营养不良，老年体衰，白细胞减少症，迁延性及慢性肝炎，十二指肠溃疡，支气管哮喘，糖尿病，血液病，精神病，子宫功能性出血，月经不调，功能性不孕症及秃发等。工蜂尾刺的有毒液体（蜂毒）：味辛、苦，性平。祛风除湿，止痛。用于风湿性关节炎，腰肌酸痛，神经痛，高血压，荨麻疹，哮喘。分泌的黄褐或黑褐色黏性物质（蜂胶）：味微甘，性平。润肤生肌，消炎止痛。用于胃溃疡，口腔溃疡，宫颈糜烂，带状疱疹，牛皮屑，银屑病，皮肤裂痛，鸡眼，烧烫伤。幼虫（蜜蜂子）：味甘，性平。祛风，解毒，杀虫，通乳。用于头风，麻风，丹毒，风疹，虫积腹痛，带下，产后乳少。巢（蜜蜂房）：味微甘，性凉。解毒消肿，祛风杀虫。用于疮痈肿毒，咽痛咳嗽，慢性鼻炎，鼻窦炎，湿疹瘙痒，疮癣。

【民族用药】蒙医：酿的蜜入药，味甘，性温。祛巴达干，润肠，燥协日乌素，解毒。用于治巴达干病，协日乌素病，便秘。

附注：本种为《中国药典》2020 年版收载药材蜂胶的基原动物、蜂蜡和蜂蜜的基原动物之一。

木蜂属 *Xylocopa* Latreille

中华木蜂 *Xylocopa sinensis* Smith

【别　　名】胡马蜂、蜂房。

【药用部位】巢（蜂房）。

【生境分布】栖于田野、鲜花丛中。辽宁广泛分布。

【功效应用】解毒，消肿，止痛。用于疮疡疔疖，红肿瘀痛。

附注：功效相似的有**黄胸木蜂 *X. appendiculata* Smith**，分布于辽宁各地。

98. 龙虱科 Dytiscidae

真龙虱属 *Cybister* Curtis

三星龙虱 *Cybister tripunctatus orientalis* Gschwendtner

【别　　名】东方潜龙虱、东方龙虱、水鳖虫、水龟子、水老虎。

【药用部位】成虫（龙虱）。

【生境分布】生活在池沼、水田、河沟多水草处，善游泳，入夜能飞行。分布于辽宁各地。

【功效应用】味甘、微咸，性平。补肾，缩尿，活血。用于小儿遗尿，老人尿频，面部褐斑。

　　附注：功效相似的有**龙虱（黄边大龙虱）** *C. chinensis* Motschulsky—*C. japonicus* Sharp，分布于辽宁各地。

99. 步甲科 Carabidae

步甲属 *Pheropsophus* Solier

短鞘步甲 *Pheropsophus jessoensis* A. Morawitz

【别　　名】虎斑步甲、屁步甲、耶屁步甲、放屁虫、步行虫、行夜、夜引、负盘，乌莫黑—浩日海、色布尔、哈日—朝浩—浩日海、乌奴日图—朝浩（蒙药）。

【药用部位】成虫（行夜）。

【生境分布】生活在田间、石块及朽木下等潮湿处，昼伏夜出，在地面疾走捕食。分布于辽宁各地。

【功效应用】味辛，性温。活血化淤，温经止痛。用于活血化瘀，温经止痛。用于寒瘀经闭，痛经，产后瘀滞腹痛，癥瘕积聚，跌打瘀痛。

【民族用药】蒙医：全虫入药。味苦、甘，性平。杀黏，平疹，清热，解毒。用于黏性疹病。

　　附注：功效相似的有**绿步甲（大步甲）** *Carabus monilifer longipennis* (Chaudoir)—*C. smaragdinus* Fischer，分布于大连。

100. 吉丁虫科 Buprestidae

吉丁虫属 *Chalcophora* Dejean

日本吉丁虫 *Chalcophora japonica chinensis* Schaufuss

【别　　名】日本吉丁、爆皮虫、锈皮虫。

【药用部位】成虫（吉丁虫）。

【生境分布】栖息于丛林中。成虫喜阳光，飞行极速，常见于树干向阳处。幼虫危害松、杉。分布于辽宁各地。

【功效应用】祛风，杀虫，止痒。用于疥癣，皮肤痛痒，风疹斑块。

101. 叩头虫科 Elateridae

沟叩头虫属 *Pleonomus* Ménétriés

沟叩头虫 *Pleonomus canaliculatus* Faldermann

【别　　名】沟金针虫、有沟叩头虫、沟线角叩甲、沟叩甲虫、跳米虫、剥剥跳。

【药用部位】成虫（叩头虫）。

【生境分布】栖于农田、菜地、棉田，危害麦、栗、高粱、棉、麻、瓜、甜菜、白菜、甘薯、马铃薯、茄及竹、杨、桑。分布于辽宁各地。

【功效应用】味辛，微温。强身健骨，截疟。用于手足痿软无力，小儿行迟，疟疾。

　　附注：功效相似的有**细胸叩头虫（细胸金针虫）** *Agriotes fuscicollis* Miwa 和**褐纹叩头虫（褐纹金针虫、褐纹梳爪叩头虫）** *Melanotus caudex* Lewis，分布于辽宁各地。

102. 隐翅虫科 Staphylinidae

毒隐翅虫属 *Paederus* Fabricius

梭毒隐翅虫 *Paederus fuscipes* Curtis—*P. idae* Sharp—*P. densipennis* Bernhauer

【别　　名】疯蚂蚁、黄胸青腰、小红隐翅虫、尖锐隐翅虫、青翅隐翅虫、多毛隐翅虫。

【药用部位】全体（花蚁虫）。

【生境分布】生活于田间、石下、湿地。分布于辽宁各地。

【功效应用】解毒散结，杀虫止痒。用于瘰疬，牙痛，神经性皮炎，癣疮。

103. 金龟科 Scarabaeidae

异丽金龟属 *Anomala* Samouelle

铜绿丽金龟 *Anomala corpulenta* Motschulsky

【别　　名】铜绿金龟甲、青金龟子、蛴螬虫、土蚕、大头虫，七蛰（朝药）。

【药用部位】幼虫（蛴螬）。

【生境分布】成虫趋光性强，为果园及林木害虫，喜食苹果、核桃、杨、榆等树叶。幼虫栖于土内，危害小麦、大豆、马铃薯、芋头、甘薯、花生等。分布于辽宁各地。

【功效应用】味咸，微温，有毒。破瘀血，消肿止痛，明目。用于丹毒，痈肿，痔漏，目翳。

【民族用药】朝医：蛴螬为太阴人药。活血，利水消肿。用于太阴人浮肿及血虚之证。

附注：功效相似的有**黄褐丽金龟** *A. exoleta* Faldermann、**苹毛丽金龟** *Proagopertha lucidula* (Faldermann) 和**大条丽金龟** *Mimela costata* (Hope)，均分布于辽宁各地。

蜣螂属 *Catharsius* Hope

神农蜣螂 *Catharsius molossus* (Linnaeus)

【别　　名】屎蛒螂、推粪虫、滚屎虫、粪球虫，朝赫—浩如海、金京图鲁、乌赫尔—朝赫（蒙药）。

【药用部位】成虫（蜣螂虫）。

【生境分布】栖于畜粪、人粪中，吸食粪尿及动物尸体。分布于辽宁各地。

【功效应用】味咸，性寒，有毒。定惊，破瘀，通便，拔毒去腐。用于惊痫，癫狂，癥瘕，噎膈，反胃，腹胀便结，淋证，疳积，血痢，痔漏，疔肿，恶疮。

【民族用药】蒙医：全虫入药，味咸，性寒，有毒。杀黏，平痧。用于黏性痧，尿道结石。

附注：功效相似的有**大蜣螂** *Scarabaeus sacer* Linnaeus，分布于辽宁各地。

鳃金龟属 *Holotrichia* Hope

东北大黑鳃金龟 *Holotrichia diomphalia* Bates—*H. oblita* Faldermann

【别　　名】大黑鳃角金龟、华北大黑鳃金龟、朝鲜黑金龟甲、地蚕、蛴螬。

【药用部位】幼虫（蛴螬）。

【生境分布】栖于农田、菜园、果园，危害小麦、大豆、花生、高粱、向日葵、甘薯、甜菜、油菜、芝麻、麻类及桃、李、苹果、梨、杏、桑、栗、杨、柳、榆、榛。分布于辽宁各地。

【功效应用】味咸，性温，有毒。破血，行瘀，散结，通乳。用于折损瘀痛，破伤风，喉痹，丹毒，痈疽，痔漏。

【民族用药】朝医：活血，利水消肿。用于太阴人浮肿及血虚之证。

附注：功效相似的有**暗黑鳃金龟** *Pedinotrichia parallela* Motschulsky—*H. parallela* Motschulsky、**棕黑鳃金龟** *H. titanis* Reitter、**黑皱鳃金龟** *Trematodes tenebrioides* Pallas、**阔胸禾犀金龟** *Pentodon quadridens mongolicus* Motschulsky—*Pentodon patruelis* Frivaldszky 和**白星花金龟** *Protaetia brevitarsis* Lewis 分布于辽宁各地；**黑绒金龟** *Maladera orientalis* Motschulsky—*Serica orientalis* Motschulsky，分布于阜新、开原；**小青花金龟** *Gametis jucunda* (Faldermann)—*Oxycetonia jucunda* Faldermann，分布于凤城。

隐金龟属 *Phelotrupes* Jekel

粪金龟 *Phelotrupes laevistriatus* Motschulsky—*Geotrupes laevistriatus* Motschulsky

【别　　名】大将军、紫蜣螂、蜣螂。

【药用部位】成虫（蜣螂）。

【生境分布】栖于畜粪及人粪中。分布于辽宁各地。

【功效应用】安神镇惊，破瘀逐经，攻毒通便，解毒疗疮。用于惊痫癫狂，小儿惊风，大便秘结，痢疾，痔疮，疔疮肿毒。

附注：功效相似的有**紫蜣螂 *Ph. auratus* Motschulsky—*G. auratus* Motschulsky**，分布于辽宁各地。

叉犀金龟属 *Trypoxylus* Minck

双叉犀金龟 *Trypoxylus dichotomus* Linnaeus—*Allomyrina dichotoma* Linnaeus

【别　　名】独角仙、双叉独角仙、双叉蜣螂虫。

【药用部位】成虫（独角蜣螂虫）。

【生境分布】成虫栖于桑、榆、无花果及瓜类，造成危害。幼虫栖于朽木、据屑堆、肥料堆及垃圾堆中。分布于辽宁各地。

【功效应用】味咸，性寒，有毒。解毒，消肿，通便。用于疮疡肿毒，痔漏，便秘。

104. 长蠹科 Bostrichidae

粉蠹属 *Lyctus* Fabricius

褐粉蠹 *Lyctus brunneus* Stephens

【别　　名】竹蠹虫。

【药用部位】幼虫（竹蠹虫）；蛀屑（竹蠹虫蛀末）。

【生境分布】栖于各种建筑材、家具材和加工材进行危害，竹制品尤烈。分布于辽宁各地。

【功效应用】幼虫（竹蠹虫）：味苦，性寒。解毒，去湿，敛疮。用于秃疮，聤耳。蛀屑（竹蠹虫蛀末）：味苦，性寒。清热解毒，去湿敛疮。用于聤耳流脓水，湿毒臁疮，烧烫伤。

105. 天牛科 Cerambycidae

星天牛属 *Anoplophora* Hope

星天牛 *Anoplophora chinensis* Forster

【别　　名】铁牯牛、花生牯牛、水牛郎、啮桑、柑橘星天牛、钻心虫、钻木虫、锯木虫。

【药用部位】成虫（天牛）；幼虫（桑蠹虫）。

【生境分布】成虫栖于苹果、梨、樱桃、无花果、花红、柳、桑、榆、槐、白杨、苦楝、悬铃木上，以幼虫在树干或根中越冬。分布于辽宁各地。

【功效应用】成虫（天牛）：味甘，性温，有毒。活血通经，散瘀止痛，解毒消肿。用于血瘀经闭，痛经，跌打瘀肿，疔疮肿毒。幼虫（桑蠹虫）：味甘，性温，有毒。化瘀，止痛，止血，解毒。用于胸痹心痛，血瘀崩漏，瘀膜遮睛，痘疮毒盛不起，痈疽脓成难溃。

附注：功效相同的有**桑天牛 *Apriona germarii* (Hope)**、**皱胸粒肩天牛 *Apriona rugicollis* Chevrolat**，均分布于辽宁各地。**锯天牛 *Prionus insularis* Motschulsky**，分布于辽东山区和大连；**竹红天牛 *Purpuricenus temminckii* (Guérin-Méneville)**，分布大连。

颈天牛属 *Aromia* Audinet-Serville

桃红颈天牛 *Aromia bungii* (Faldermann)

【别　　名】红颈天牛、铁炮虫。

【药用部位】成虫（桃红颈天牛）。

【生境分布】栖于桃、杏、樱桃、郁李、梅、柳等树上造成危害。分布于辽宁各地。

【功效应用】用于小儿惊风，跌打损伤，瘀血作痛，恶疮。

106. 芫菁科 Meloidae

豆芫菁属 *Epicauta* Radtenbacher

中华豆芫菁 *Epicauta chinensis* Laporte

【别　　名】中华芫菁、豆芫菁、葛上亭长。

【药用部位】成虫（葛上亭长）。

【生境分布】生活在农田及菜园附近，危害豆类、花生、甜菜、茄子及棉、桑。分布于辽宁各地。

【功效应用】味辛，微温，有毒。逐瘀，破积。用于血瘀经闭，癥瘕积聚，白癞。

附注：功效相似的有**大头豆芫菁 *E. megalocephala* Gebler** 和**锯角豆芫菁 *E. gorhami* Marseul** 均分布于辽宁各地；**黑豆芫菁 *E. taishoensis* Lewis**，分布于庄河。

绿芫菁属 *Lytta* Fabricius

绿芫菁 *Lytta caraganae* Pallas

【别　　名】青虫、芫菁、青娘子。

【药用部位】成虫（芫菁）。

【生境分布】生活在菜园及野生豆科植物附近，危害豆类、花生、苜蓿、刺槐、紫穗槐、黄芪、锦鸡儿。分布于辽宁各地。

【功效应用】味辛，性温，有毒。攻毒，破瘀，逐水。用于瘰疬，血瘀经闭，水肿尿少，狂犬咬伤。

附注：功效相似的有**绿边芫菁 *L. suturella* Motschulsky**，分布于辽宁各地。

短翅芫菁属 *Meloe* Linnaeus

地胆 *Meloe coarctatus* Motschulsky

【别　　名】短翅地胆、土斑蝥、上斑蝥。

【药用部位】成虫（地胆）。

【生境分布】成虫栖于草丛中，幼虫寄生于蜂类。分布于辽宁各地。

【功效应用】味辛，性微温，有毒。攻毒，逐瘀，消癥。用于瘰疬，癥瘕痞块，疥癣恶疮，鼻息肉。

附注：功效相似的有**长地胆 *M. violaceus* Marsham**，分布于辽宁各地。

斑芫菁属 *Mylabris* Fabricius

大斑芫菁 *Mylabris phalerata* Pallas

【别　　名】南方大斑蝥、斑蝥、放屁虫、花斑蝥、阿拉嘎—斑布、章瓦、章日哈、江查—浩日海（蒙药）、都给达、哈日呼（满药）。

【药用部位】成虫（斑蝥）。

【生境分布】群集生活在菜园及棉田附近，危害豆类、花生、茄子、棉花。幼虫寄生于蝗卵。分布于辽宁各地。

【功效应用】味辛，性热。有大毒。破血逐瘀，散结消癥，攻毒蚀疮。用于癥瘕，经闭，顽癣，瘰疬，赘疣，痈疽不溃，恶疮死肌。

【民族用药】蒙医：全虫入药，味苦、辛，性平。有毒。利尿，泻脉疾，攻毒。用于狂犬病，脉管病，秃疮、协日乌素、痧症、鼠疮、恶疮。满医：全体入药，破血逐瘀，散结消癥，攻毒蚀疮。水煎服用于跌打损伤，癥瘕积聚；全体研细末，用蜂蜜调和外敷患处，用于痈疽，瘰疬，顽癣等。

附注：功效相同的有**眼斑芫菁（黄黑小斑蝥）*M. cichorii* Linnaeus**，分布于辽宁各地。二者均为《中国药典》2020 年版收载药材斑蝥的基原动物。功效相似的有**丽斑芫菁（红斑芫菁）*M. speciosa* Pallas**，分布于辽宁各地；**苹斑芫菁 *M. calida* (Pallas)**，分布于辽宁西部地区。

107. 夜蛾科 Erebidae

灯蛾属 *Arctia* Schrank

豹灯蛾 *Arctia caja* Linnaeus

【别　　名】飞蛾，扑灯蛾。

【药用部位】成虫（灯蛾）。

【生境分布】危害大麻、桑、菊等，白天停息在植物上，夜晚活动。分布于辽宁各地。

【功效应用】解毒，敛疮。用于痔瘘。

108. 刺蛾科 Limacodidae

黄刺蛾属 *Monema* Walker

黄刺蛾 *Monema flavescens* Walker—*Cnidocampa flavescens* (Walker)

【别　　名】洋蝲子、毛八角。

【药用部位】虫茧（雀瓮）。

【生境分布】危害枣、苹果、柿、核桃、刺槐、榆、杨等多种树。分布于辽宁各地。

【功效应用】味甘，性平。息风止惊，解毒消肿。用于小儿惊风，脐风，癫痫，乳蛾肿痛。

109. 凤蝶科 Papilionidae

凤蝶属 *Papilio* Linnaeus

金凤蝶 *Papilio machaon* Linnaeus

【别　　名】黄凤蝶、茴香凤蝶、芹菜金凤蝶、胡萝卜凤蝶、凤蝶、后蹬蝶、美蝶。

【药用部位】幼虫（茴香虫）。

【生境分布】栖于并危害茴香、胡萝卜等伞形科植物。分布于辽宁各地。

【功效应用】味辛、甘，性温。理气，化瘀，止痛。用于胃痛，疝气腹痛，噎膈，呃逆。

附注：功效相似的有**柑橘凤蝶（花椒凤蝶）*P. xuthus* Linnaeus**，分布于辽宁各地。

110. 粉蝶科 Pieridae

豆粉蝶属 *Colias* Fabricius

斑缘豆粉蝶 *Colias erate* (Esper)

【别　　名】黄蝴蝶、黄粉蝶、黄纹粉蝶、纹黄蝶、迷黄蝶、豆粉蝶。

【药用部位】成虫（斑缘豆粉蝶）。

【生境分布】栖于草原或田野。分布于辽宁各地。

【功效应用】用于肌肉扭转缩痛，龋齿痛。

粉蝶属 *Pieris* Hubner

菜粉蝶 *Pieris rapae* (Linnaeus)

【别　　名】白粉蝶、小菜粉蝶、白蝴蝶、粉蝶、菜白蝶、菜青虫、青菜虫。

【药用部位】成虫（白粉蝶）。

【生境分布】栖于并危害十字花科蔬菜，尤喜甘蓝。分布于辽宁各地。

【功效应用】消肿止痛。用于跌打损伤。

111. 草螟科 Crambidae

禾草螟属 *Chilo* Zincken

高粱条螟 *Chilo sacchariphagus* Bojer—*Ch. venosatus* Walker—*Proceras venosatum* Walker

【别　　名】高粱钻心虫。

【药用部位】幼虫（钻杆虫）。

【生境分布】栖于并危害高粱、玉米、栗、麻、甘蔗。幼虫蛀食茎秆。分布于辽宁各地。

【功效应用】凉血止血。用于便血。

野秆螟属 *Ostrinia* Hübner

亚洲玉米螟 *Ostrinia furnacalis* Guenée

【别　　名】玉米螟、玉米钻心虫、玉米髓虫、钻茎虫、钻杆虫、箭杆虫、挖心虫。

【药用部位】干或鲜幼虫（钻杆虫）。

【生境分布】栖于玉米、高粱、谷子、大麻等多种作物及葎草等杂草，造成危害。分布于辽宁各地。

【功效应用】清热解毒，凉血止血。

附注：功效相似的有**玉米螟（欧洲玉米螟）*O. nubilalis* Hübner**，分布于辽宁各地。

112. 蚕蛾科 Bombycidae

家蚕蛾属 *Bombyx* Pliny

家蚕 *Bombyx mori* Linnaeus

【别　　名】天虫、桑蚕、蚕河、白僵蚕、僵蚕、雄蚕蛾、茧蛹、蚕蛹，白僵蚕、努埃勾其（朝药）。

【药用部位】幼虫粪便（蚕沙）；感染白僵菌僵死的幼虫（僵蚕）；蚕蛹感染白僵菌发酵的制成品（僵蛹）；卵（原蚕子）；雄虫全体（原蚕蛾）；茧壳（蚕茧）；幼虫脱皮（蚕蜕）；蛹（蚕蛹）；孵化后的卵壳（蚕退纸）；蚕茧下脚料精炼拉松制品（丝绵）。

【生境分布】人工饲养，以桑叶为食。分布于辽宁各地。

【功效应用】幼虫粪便（蚕沙）：味甘、辛，性温。祛风除湿，和胃化浊，活血通经。用于风湿痹痛，肢体不遂，风疹瘙痒，吐泻转筋，闭经，崩漏。感染白僵菌僵死的幼虫（僵蚕）：味咸、辛，性平。息风止痉，祛风止痛，化痰散结。用于肝风夹痰，惊痫抽搐，小儿急惊风，破伤风，中风口㖞，风热头痛，目赤咽痛，风疹瘙痒，发颐疔腮。蚕蛹感染白僵菌发酵的制成品（僵蛹）：味咸、辛，性平。清热镇惊，化痰止咳，消肿散结。用于高热惊风，痉挛抽搐，癫痫，急性喉炎，肋腺炎，急、慢性支气管炎，荨麻疹，高脂血症。卵（原蚕子）：味甘，性平。清热，止痉。用于风热牙疳，破伤风，热淋，难产。雄虫全体（原蚕蛾）：味咸，性温。补肾壮阳，涩精，止血，解毒消肿。用于阳痿遗精，白浊，血淋，金疮出血，咽喉肿痛，口舌生疮，痈肿毒，冻疮，蛇伤。茧壳（蚕茧）：味甘，性温。止血，止渴，解毒疗疮。用于肠风便血，淋痛尿血，妇女血崩，消渴引饮，反胃吐食，痈疽脓成不溃，疳疮。幼虫脱皮（蚕蜕）：味甘，性平。祛风止血，退翳明目。用于崩漏，带下，痢疾，肠风便血，吐血衄血，牙疳，口疮，喉风，目翳。蛹（蚕蛹）：味甘、咸，性平。杀虫疗疳，生津止渴。用于肺痨，小儿疳积，发热，蛔虫病，消渴。孵化后的卵壳（蚕退纸）：味甘，性平。止血，止痢，解毒消肿。用于吐血，衄血，崩漏，肠痔下血，赤白痢疾，咽喉肿痹，牙疳，口疮，聘耳，疮疡，疔肿。蚕茧下脚料精炼拉松制品（丝绵）：用于吐血，衄血，便血，血崩，痔漏，外伤出血，冻疮，中耳炎。

【民族用药】朝医：白僵蚕为少阴人药。祛风化痰，解毒。用于中风。

附注：本种是《中国药典》2020年版收载药材僵蚕的基原动物。

113. 大蚕蛾科 Saturniidae

柞蚕属 *Antheraea* Hubner

柞蚕 *Antheraea pernyi* Geuin-Meneville

【别　　名】栎蚕、檞蚕、天蚕、大蚕、茧蛹、蚕蛹。

【药用部位】蛹（柞蚕蛹）。

【生境分布】取食栎叶。分布于辽宁各地。

【功效应用】生津止渴，止痉。用于消渴尿多，癫痫抽搐。

114. 虻科 Tabanidae

黄虻属 *Atylotus* Osten-Sacken

骚扰黄虻 *Atylotus miser* (Szilády)—*A. bivittateinus* Takahasi—*Tabanus bivittatus* Matsumura

【别　　名】双斑黄虻、复带虻、牛虻、牛蝱、牛苍蝇、瞎蠓、瞎眼虻。

【药用部位】雌成虫（虻虫）。

【生境分布】栖于草丛及树林中，性喜阳光，白昼活动。雌虻吸食牛、马、驴等家畜血液；雄虻不吸血，吸食植物汁液。分布于辽宁各地。

【功效应用】味苦、微咸，性凉。有毒。破血通经，逐瘀消癥。用于血瘀经闭，产后恶露不尽，干血痨，少腹蓄血，癥瘕积块，跌打伤痛，痈肿，喉痹。

附注：功效相似的有**原野虻** *T. amaenus* Walker、**佛光虻** *T. budda* Portschinsky、**金色虻** *T. chrysurus* Loew、**中华虻** *T. mandarinus* Schiner—*T. yamasakii* Ôuchi、**雁氏虻** *T. pleskei* Kröber、**三角虻** *T. trigonus* Coquillett、**姚氏虻** *T. yao* Macquart 和**中华斑虻** *Chrysops sinensis* Walker 等，均分布于辽宁各地。

115. 食芽蝇科 Syrphidae

管蚜蝇属 *Eristalis* Latreille

长尾管蚜蝇 *Eristalis tenax* Linnaeus

【别　　名】拟蜂蝇、花虻、尾蛆蝇、鼠尾蛆、蜂蝇、食蚜蝇、雄蜂蝇。

【药用部位】幼虫（蜂蝇）。

【生境分布】成虫栖于野外花丛间，幼虫生在稀粪坑、污水潭中。分布于辽宁各地。

【功效应用】消食积，健脾胃。用于消化不良，脾虚食滞。

116. 丽蝇科 Calliphoridae

金蝇属 *Chrysomya* Robineau-Desvoidy

大头金蝇 *Chrysomya megacephala* (Fabricius)

【别　　名】红头蝇、绿头苍蝇。

【药用部位】幼虫（五谷虫）。

【生境分布】成虫为室内常见蝇类，传播各种疾病。幼虫主要攀生于厕所人粪中、腐败动物尸体、骨堆中，人畜伤口处也偶见。分布于辽宁各地。

【功效应用】味咸、甘，性寒。健脾消积，清热除疳。用于疳积发热，食积泻痢，疳疮，疳眼，走马牙疳。

附注：功效相同的有**舍蝇** *Musca domestica vicina* Macquart，分布于辽宁各地。

117. 海豆芽科 Lingulidae

海豆芽属 *Lingula* Bruguière

鸭嘴海豆芽 *Lingula anatina* Lamarck

【别　　名】舌形贝、海豆芽。

【药用部位】除去贝壳的全体（舌形贝）。

【生境分布】穴居于潮间带中、下区。分布于大连夏家河子沿海。

【功效应用】补血，生津，润肠，通乳，养发。身体虚弱，头发早白，贫血，津液不足，大便秘结，头晕耳鸣。

118. 海盘车科 Asteriidae

海盘车属 *Asterias* Linnaeus

多棘海盘车 *Asterias amurensis* Lütken

【别　　名】海星、五角星、星鱼、海盘车。

【药用部位】全体（海盘车）。

【生境分布】生活在潮间带至 40m 深海中，泥沙底处较多，石底处也有发现。分布于大连沿海。

【功效应用】味咸，性平。平肝镇惊，制酸和胃，清热解毒。用于癫痫，胃痛吐酸，甲状腺肿大，中耳炎。

附注：功效相似的有**罗氏海盘车** *A. rollestoni* Bell、**异色海盘车** *A. versicolor* Sladen，分布于大连沿海；**粗钝海盘车** *A. argonauta* Djakonov，分布于辽东半岛沿海；**日本滑海盘车** *Aphelasterias japonica* (Bell)—*Asterias japonica* Bell 和**张氏滑海盘车** *Aphelasterias changfengyingi* Baranova & Wu，均分布于辽宁沿海。

119. 砂海星科 Luidiidae

砂海星属 *Luidia* Forbes

砂海星 *Luidia quinaria* von Martens

【别　　名】海星、五角星。

【药用部位】全体（砂海星）。

【生境分布】生活在 4~50m 的沙、沙泥和砂砾海底。分布于大连沿海。

【功效应用】软坚散结，清热解毒，制酸止痛。用于甲状腺肿大，胃酸过多，胃痛。

附注：功效相同的有**虾夷砂海星** *L. yesoensis* Goto，分布于辽宁沿海。

120. 棘海星科 Echinasteridae

鸡爪海星属 *Henricia* Gray

鸡爪海星 *Henricia leviuscula* (Stimpson)

【别　　名】海星。

【药用部位】全体（海星）。

【生境分布】生活在深 15~45m 的岩石海底中。分布于大连沿海。

【功效应用】消肿，镇惊。用于胃脘痛胀，肝炎。

附注：功效相同的有**刺鸡爪海星** *H. leviuscula spiculifera* (H. L.Clark) 和**粗鸡爪海星** *H. aspera robusta* Djakonov，均分布于辽宁黄海海域。

121. 太阳海星科 Solasteridae

太阳海星属 *Solaster* Forbes

陶氏太阳海星 *Solaster dawsoni* Verrill

【别　　名】太阳海星、太阳鱼。

【药用部位】全体（太阳海星）。

【生境分布】生活在岩礁底或碎贝壳底的潮间带浅海水域。分布于大连沿海。

【功效应用】味咸，性平。和胃止痛。用于胃及十二指肠溃疡。

附注：功效相似的有**轮海星 *Crossaster papposus* (Linnaeus)**，分布于辽宁黄海海域。

122. 海燕科 Asterinidae

蝙蝠星属（新拟）*Patiria* Gray

海燕 *Patiria pectinifera* (Müller & Troschel)—*Asterina pectinifera* (Müller & Troschel)

【别　　名】海五星、五角星。

【药用部位】全体（海燕）。

【生境分布】生活在岩礁底或碎贝壳底的潮间带浅海水域。分布于大连沿海。

【功效应用】味咸，性温。补肾，祛风湿，制酸，止痛。用于阳痿，风湿腰腿痛，劳伤疼痛，胃痛泛酸。

123. 阳遂足科 Amphiuridae

阳遂足属 *Amphiura* Forbes

滩栖阳遂足 *Amphiura vadicola* Matsumoto

【别　　名】蛇尾、海蛇尾。

【药用部位】全体（阳遂足）。

【生境分布】生活在潮间带中、下区的泥沙滩上，营穴居生活。分布于辽宁沿海。

【功效应用】味咸，性温。祛风湿，杀虫止痒。用于风湿疼痛，劳伤疼痛，顽癣。

124. 球海胆科 Strongylocentrotidae

马粪海胆属 *Hemicentrotus* A. Agassiz

马粪海胆 *Hemicentrotus pulcherrimus* (A. Agassiz)

【别　　名】海胆、刺锅子、刺海螺、海锅、海肚脐、海底空。

【药用部位】骨壳（海胆）。

【生境分布】生活在潮间带 4m 的砂砾底和藻类繁茂的岩礁间石下或石缝内。分布于辽宁沿海。

【功效应用】味咸，性平。有小毒。化痰软坚，散结，制酸止痛。用于瘰疬痰核，哮喘，胸胁胀痛，胃痛。

附注：功效相似的有**光棘球海胆 *Mesocentrotus nudus* (A. Agassiz)—*Strongylocentrotus nudus* (A. Agassiz)**、**细雕刻肋海胆 *Temnopleurus toreumaticus* (Leske)** 和**哈氏刻肋海胆 *T. hardwickii* (Gray)**，分布于辽宁沿海；**紫海胆 *Heliocidaris crassispina* (A. Agassiz)—*Anthocidaris crassispina* (A. Agassiz)**，分布于大连沿海。**虾夷马粪海胆 *S. intermedius* (A. Agassiz)**，原产于日本，在辽东半岛有养殖。

125. 锚参科 Synaptidae

步锚参属 *Patinapta* Heding

卵板步锚参 *Patinapta ooplax* (von Marenzeller)—*Leptosynapta ooplax* von Marenzeller

【别　　名】纽细锚参。

【药用部位】全体（纽细锚参）。

【生境分布】穴居于潮间带的泥沙滩内，尤其在砾石底的泥沙中为多，分布于辽宁沿海。

【功效应用】味甘，性温。补肾益精，解毒透疹，通肠润燥。用于肺痨，阳痿，便秘，水肿等。

126. 尻参科 Caudinidae

海棒槌属 *Paracaudina* Heding

海棒槌 *Paracaudina chilensis* (J.Müller)

【别　　名】海老鼠、海耗子。

【药用部位】全体（海棒槌）。

【生境分布】穴居于潮下带的泥沙滩内，分布于大连渤海海域。

【功效应用】味甘，性温。补肾益精，解毒透疹，通肠通便。用于肺痨，神经衰弱，阳痿，便秘，水肿等。

127. 刺参科 Stichopodidae

仿刺参属 *Apostichopus* Liao

仿刺参 *Apostichopus japonicus* (Selenka)—*Stichopus japonicus* Selenka

【别　　名】海参、刺海参、灰刺参、刺参、海鼠。

【药用部位】全体（海参）；内脏（海参内脏）。

【生境分布】生活在波流静稳、海草茂盛、无淡水注入的海湾内，水深 3~15m，岩礁或细沙泥质海底，多人工养殖。分布于兴城、绥中、葫芦岛、锦州、盘锦、营口、盖州、鲅鱼圈、东港、长海、瓦房店、普兰店、庄河、金州、大连、旅顺口沿海。

【功效应用】全体（海参）：味甘、咸，性平。补肾益精，养血润燥，止血。用于精血亏损，虚弱劳怯，阳痿，梦遗，肠燥便秘，肺虚咳嗽咯血，肠风便血，外伤出血。内脏（海参内脏）：镇惊，和胃，解毒透疹，生肌止血。用于癫痫，小儿消化不良，胃及十二指肠溃疡，麻疹，疮疖，外伤出血。

脊索动物

1. 玻璃海鞘科 Cionidae

玻璃海鞘属 *Ciona* Fleming

玻璃海鞘 *Ciona intestinalis* (Linnaeus)

【别　　名】海鞘。

【药用部位】全体（海鞘）。

【生境分布】温水性种。生活在浅海 6~10m 处，成体固着在码头、岩石、珊瑚礁及双壳类贝壳、海藻上。分布于辽宁沿海。

【功效应用】提取类副肌球蛋白。

2. 七鳃鳗科 Petromyzonidae

双齿七鳃鳗属 *Eudontomyzon* Regan

东北七鳃鳗 *Eudontomyzon morii* (Berg)—*Lampetra morii* Berg

【别　　名】森氏七鳃鳗、森氏八目鳗、七星子、七星鳝、八目鳗、沙鳗。

【药用部位】肉或全体（七星子鱼）。

【生境分布】洄游性鱼类。部分时期栖息于海中，成鱼春季溯河流上游产卵，幼鱼秋季下海，3~5 年后发育为成鱼。分布于辽宁鸭绿江、太子河、浑河、碧流河水系。

【功效应用】味甘，性温。滋补强壮，通经活络，明目。用于口眼㖞斜，角膜干燥，夜盲症。

附注：功效相似的有**雷氏七鳃鳗 *Lethenteron reissneri* (Dybowski)—*Lampetra reissneri* (Dybowski)**，

分布于辽宁英纳河、浑河、太子河水系。以上 2 种均被列入《国家重点保护野生动物名录》，均为二级保护动物。

3. 银鲛科 Chimaeridae

银鲛属 *Chimaera* Linnaeus

黑线银鲛 *Chimaera phantasma* Jordan & Snyder

【别　　名】海兔子、鳞刀鱼、银鲛鱼、兔子鱼、鱼翅。

【药用部位】肉和鳍（银鲛）。

【生境分布】冷温性栖息较深水域的鱼类。冬季向近海洄游。分布于辽宁黄海、辽东湾海域。

【功效应用】味甘，性平。补虚，健胃。用于虚劳痰嗽，食少赢瘦，腰膝无力。

4. 鲸鲨科 Rhincodontidae

鲸鲨属 *Rhincodon* Smith

鲸鲨 *Rhincodon typus* Smith

【别　　名】大鲨鱼、鲸鲛、豆腐鲨、大憨鲨。

【药用部位】鳍（鲨鱼翅）；肉（鲨鱼肉）；脊椎骨（鲨鱼骨）；胆汁（鲨鱼胆汁）；脂肪熬制的油（鲨鱼油）。

【生境分布】大洋性上层鱼类。好群游，进行远程洄游，在我国沿海夏秋北上，冬春南返。分布于长海。

【功效应用】鳍（鲨鱼翅）：味甘，性平。益气，补虚，开胃。用于虚劳，胃虚，腹泻。肉（鲨鱼肉）：健脾利水。鳍（鲨鱼翅）：补肺气，托疮毒，消痰，健胃。用于肺气虚弱，疮毒等。脊椎骨（鲨鱼骨）：味咸，性平。祛风湿，止痛。用于风湿性关节炎，头痛。胆汁（鲨鱼胆汁）：味苦，性寒。清热解毒。用于疮疡。脂肪熬制的油（鲨鱼油）：清热解毒，止痛。用于烧烫伤。

附注：本种被 2022 年版《世界自然保护联盟濒危物种红色名录》（IUCN）列为濒危（EN）物种。被《国家重点保护野生动物名录》列为二级保护动物。由骨提制的硫酸软骨素有降血脂、抗动脉硬化和凝血作用。临床用于动脉硬化，冠心病。

5. 砂锥齿鲨科 Odontaspididae

锥齿鲨属 *Carcharias* Rafinesque

锥齿鲨 *Carcharias taurus* Rafinesque—*C. owstoni* Garman

【别　　名】欧氏锥齿鲨、沙锥齿鲨、砂虎鲨、戟齿锥齿鲨、戟齿鲨鲛、大沙。

【药用部位】肉（鲨鱼肉）；骨（鲨鱼骨）；皮（鲨鱼皮）；鳍（鲨鱼翅）；胆（鲨鱼胆）；鳔（鲛鲨白）；胎（鲨鱼胎）；精巢（鲛鲨白）；脂肪熬制的油（鲨鱼油）。

【生境分布】栖息于海近底层，但亦会巡游于中层或水表层。分布于辽宁黄海、辽东湾海域。

【功效应用】肉（鲨鱼肉）：味甘、咸，性平。补虚，健脾，利水，祛瘀消肿。用于久病体虚，脾虚浮肿，创口久不愈合，痔疮。骨（鲨鱼骨）：味咸，性平。祛风湿，止痛，止泻。用于风湿性关节炎，头痛，腹泻。皮（鲨鱼皮）：味甘、咸，性平。解鱼毒，消食积，杀痨虫。用于食鱼中毒，食鱼成积不消，肺痨。鳍（鲨鱼翅）：味甘，性平。益气，补虚，开胃。用于虚劳，胃虚，腹泻。胆（鲨鱼胆）：味苦，性寒。清热解毒。用于喉痹，疮痈。鳔（鲛鲨白）：味甘、咸，性平。益肺补心，消痰，逐水，养精固气，滋阴补阳。胎（鲨鱼胎）：味甘、咸，性平。补虚，养血，调经，止泻。用于外病体虚，咳嗽，痛经，小儿腹泻。精巢（鲛鲨白）：味甘、咸，性平。益精固气，补心益肺。用于精气不固，遗精滑泄，肺虚劳嗽。脂肪熬制的油（鲨鱼油）：清热解毒，止痛。用于烧烫伤。

附注：本种被 2022 年版《世界自然保护联盟濒危物种红色名录》（IUCN）列为极危（CR）物种。被《国家重点保护野生动物名录》列为二级保护动物。

6. 姥鲨科 Cetorhinidae

姥鲨属 *Cetorhinus* Bainvillel

姥鲨 *Cetorhinus maximus* (Gunnerus)

【别　　名】大鲨鱼、姥鲛、老鼠鲨、猪嘴鲨、昂鲨。

【药用部位】肝脏提取的脂肪油（鱼肝油）；肉（鲨鱼肉）；鳍（鲨鱼翅）；脂肪熬制的油（鲨鱼油）。

【生境分布】栖息于外海之大陆棚及岛棚水域，但时常会出现于岸边、潮间带外围或内湾，最常见于温和的滨海水域。布于辽宁黄海、辽东湾海域。

【功效应用】肝脏提取的脂肪油（鱼肝油）：滋补强壮，明目，壮骨，用于夜盲症，软骨症，营养不良。肉（鲨鱼肉）：健脾利水。鳍（鲨鱼翅）：补肺气，托疮毒，消痰，健胃。用于肺气虚弱，疮毒等。脂肪熬制的油（鲨鱼油）：清热解毒，止痛。用于烧烫伤。

附注：本种被2022年版《世界自然保护联盟濒危物种红色名录》（IUCN）列为濒危（EN）物种。被《国家重点保护野生动物名录》列为二级保护动物。

7. 皱唇鲨科 Triakidae

星鲨属 *Mustelus* Linck

白斑星鲨 *Mustelus manazo* Bleeker

【别　　名】白点鲨、星鲨，杜兰—尼玛哈依—苏库（满药）。

【药用部位】肉（鲨鱼肉）；骨（鲨鱼骨）；皮（鲨鱼皮）；鳍（鲨鱼翅）；胆（鲨鱼胆）；鳔（鲛鲨白）；胎（鲨鱼胎）；精巢（鲛鲨白）；脂肪熬制的油（鲨鱼油）。

【生境分布】栖息于潮间带至水深360m深沙泥底水域。分布于辽宁黄海、辽东湾海域。

【功效应用】肉（鲨鱼肉）：味甘、咸，性平。补虚，健脾，利水，祛瘀消肿。用于久病体虚，脾虚浮肿，创口久不愈合，痔疮。骨（鲨鱼骨）：味咸，性平。祛风湿，止痛，止泻。用于风湿性关节炎，头痛，腹泻。皮（鲨鱼皮）：味甘、咸，性平。解鱼毒，消食积，杀痨虫。用于食鱼中毒，食鱼成积不消，肺痨。鳍（鲨鱼翅）：味甘，性平。益气，补虚，开胃。用于虚劳，胃虚，腹泻。胆（鲨鱼胆）：味苦，性寒。清热解毒。用于喉痹，疮痈。鳔（鲛鲨白）：味甘、咸，性平。益肺补心，消痰，逐水，养精固气，滋阴补阳。胎（鲨鱼胎）：味甘、咸，性平。补虚，养血，调经，止泻。用于外病体虚，咳嗽，痛经，小儿腹泻。精巢（鲛鲨白）：味甘、咸，性平。益精固气，补心益肺。用于精气不固，遗精滑泄，肺虚劳嗽。脂肪熬制的油（鲨鱼油）：清热解毒，止痛。用于烧烫伤。

【民族用药】满医：鲨鱼皮解鱼毒，消食积，杀痨虫。鲨鱼皮焙干后研细末口服或水煎服，用于肺虚潮热，咳喘，盗汗或出虚汗，体虚乏力，腰膝酸软等症；鲨鱼皮水煎服，用于毒鱼中毒或食用鱼类食品过多引起的消化不良，腹胀腹痛。

附注：功效相似的有**灰星鲨 *M. griseus* Pietschmann**，分布于辽宁黄海海域；**皱唇鲨 *Triakis scyllium* Müller & Henle**，分布于辽宁黄海、渤海海域。以上3种均被2022年版《世界自然保护联盟濒危物种红色名录》（IUCN）列为濒危（EN）物种。

8. 真鲨科 Carcharhinidae

真鲨属 *Carcharhinus* Blainville

铅灰真鲨 *Carcharhinus plumbeus* (Nardo)—*C. latistomus* Fang & Wang

【别　　名】阔口真鲨、真鲨、青鲨。

【药用部位】肉（鲨鱼肉）；鳍（鲨鱼翅）；骨（鲨鱼骨）；胎（鲨鱼胎）；肝脏提取的脂肪油（鱼肝油）；心（鲨鱼心）；脂肪熬制的油（鲨鱼油）。

【生境分布】栖息于近海、外海大陆棚及岛棚外围至280m的深海，亦常出现于内湾、港湾或河川出海口。分布于辽宁黄海、辽东湾海域。

【功效应用】肉（鲨鱼肉）：味甘、咸，性平。补虚，健脾，利水，祛瘀消肿。用于久病体虚，脾虚浮肿，创口久不愈合，痔疮。鳍（鲨鱼翅）：味甘，性平。益气，补虚，开胃。用于虚劳，胃虚，腹泻。骨（鲨鱼骨）：味咸，性平。祛风湿，止痛，止泻。用于风湿性关节炎，头痛，腹泻。胎（鲨鱼胎）：味甘、咸，性平。补虚，养血，调经，止泻。用于外病体虚，咳嗽，痛经，小儿腹泻。肝脏提取的脂肪油（鱼肝油）：滋补强壮，明目，壮骨。用于夜盲症，干燥性眼炎，佝偻病，软骨症，营养不良，痨病，病后恢复期及幼儿、产妇。心（鲨鱼心）：味甘，性微温。健脾益胃，用于脾胃虚弱。脂肪熬制的油（鲨鱼油）：清热解毒，止痛。用于烧烫伤。

【附注】功效相似的有**镰状真鲨（黑印真鲨）** *C. falciformis* (Müller & Henle)—*C. menisorrah* (Valenciennes)，分布于辽宁黄海、辽东湾海域。以上 2 种均被列入 2022 年版《世界自然保护联盟濒危物种红色名录》（IUCN），其中铅灰真鲨为濒危（EN）物种，镰状真鲨为易危（VU）物种。

斜齿鲨属 *Scoliodon* Müller & Henle

宽尾斜齿鲨 *Scoliodon laticaudus* Müller & Henle—*S. sorrakowah* (Bleeker)

【别　　名】尖头斜齿鲨、尖头沙、宽尾曲齿鲛、宽尾斜齿鲛。

【药用部位】肉（斜齿鲨肉）；鳍（斜齿鲨翅）；鳔（斜齿鲨鳔）；脂肪熬制的油（鲨鱼油）。

【生境分布】栖息于礁区沿岸及河川下游，常成群巡游。分布于辽宁黄海海域。

【功效应用】肉（斜齿鲨肉）：滋补强壮。鳍（斜齿鲨翅）：补虚益气。鳔（斜齿鲨鳔）：滋阴补阳，养精固气。脂肪熬制的油（鲨鱼油）：清热解毒，止痛。用于烧烫伤。

【附注】本种被 2022 年版《世界自然保护联盟濒危物种红色名录》（IUCN）列为近危（NT）物种。

9. 双髻鲨科 Sphyrnidae

双髻鲨属 *Sphyrna* Rafinesque

路易氏双髻鲨 *Sphyrna lewini* (Griffith & Smith)

【别　　名】路氏双髻鲨、双髻鲨。

【药用部位】肉（鲨鱼肉）；骨（鲨鱼骨）；心（鲨鱼心）；鳍（鲨鱼翅）；脂肪熬制的油（鲨鱼油）。

【生境分布】栖息于沿岸至外洋表层，常出现于大陆棚或岛棚较深的水域，偶见于内湾或河口区。分布于大连沿海。

【功效应用】肉（鲨鱼肉）：健脾利水。鳍（鲨鱼翅）：补肺气，托疮毒，消痰，健胃。用于肺气虚弱，疮毒等。骨（鲨鱼骨）：用于腹泻。心（鲨鱼心）、鳍（鲨鱼翅）：补五脏，长腰力，益气开膈，消痰健胃。用于胃病。鳍（鲨鱼翅）、脂肪熬制的油（鲨鱼油）：清热解毒，止痛。用于烧烫伤。

【附注】功效相似的有**锤头双髻鲨** *S. zygaena* (Linnaeus)，分布于辽宁黄海、辽东湾海域。以上 2 种均被列入 2022 年版《世界自然保护联盟濒危物种红色名录》（IUCN），其中路易氏双髻鲨为极危（CR）物种，锤头双髻鲨为易危（VU）物种。

10. 六鳃鲨科 Hexanchidae

哈那鲨属 *Notorynchus* Ayres

扁头哈那鲨 *Notorynchus cepedianus* (Péron)—*N. platycephalus* (Tenure)

【别　　名】哈那鲨。

【药用部位】肉（鲨鱼肉）；鳍（鲨鱼翅）；肝脏或肝脏提取的脂肪油（鲨鱼肝）；骨（鲨鱼骨）；胎（鲨鱼胎）；脂肪熬制的油（鲨鱼油）。

【生境分布】栖息在浅海和海洋的大陆架上，活动范围从海滩到 570m 的深海。常见于岸边和河口附近的浅海湾。分布于辽宁黄海、辽东湾海域。

【功效应用】肉（鲨鱼肉）：味甘、咸，性平。补虚，健脾，利水，祛瘀消肿。用于久病体虚，脾虚浮肿，创口久不愈合，痔疮。鳍（鲨鱼翅）：味甘，性平。益气，补虚，开胃。用于虚劳，胃虚，腹泻。肝脏或肝脏提取的脂肪油（鲨鱼肝）：味甘，性温。健脾补气，养肝明目，解毒敛疮。用于眼结膜干燥症，夜盲症，软骨病，烫火伤，皮肤溃疡，外伤创面久治不愈。骨（鲨鱼骨）：味咸，性平。祛风湿，止痛，止泻。用于风湿性关节炎，头痛，腹泻。胎（鲨鱼胎）：味甘、咸，性平。补虚，养血，调经，止泻。用于外病体虚，咳嗽，痛经，小儿腹泻。脂肪熬制的油（鲨鱼油）：清热解毒，止痛。用于烧烫伤。

附注： 本种被 2022 年版《世界自然保护联盟濒危物种红色名录》（IUCN）列为濒危（EN）物种。

11. 角鲨科 Squalidae

角鲨属 *Squalus* Linnaeus

白斑角鲨 *Squalus acanthias* Linnaeus—*S. fernandinus* Molina

【别　　名】棘鲨、挫鱼、法氏角鲨、萨氏角鲨、角鲛。

【药用部位】肉（鲨鱼肉）；皮（鲨鱼皮）；鳍（鲨鱼翅）；胆（鲨鱼胆）；鳔（鲛鲨白）；胎（鲨鱼胎）；脂肪熬制的油（鲨鱼油）。

【生境分布】主要栖息于沿海和大陆架、大陆坡上部，从潮间带至 900m 深海。分布于辽宁黄海、辽东湾海域。

【功效应用】肉（鲨鱼肉）：味甘、咸，性平。补虚，健脾，利水，祛瘀消肿。用于久病体虚，脾虚浮肿，创口久不愈合，痔疮。皮（鲨鱼皮）：味甘、咸，性平。解鱼毒，消食积，杀痨虫。用于食鱼中毒，食鱼成积不消，肺痨。鳍（鲨鱼翅）：味甘，性平。益气，补虚，开胃。用于虚劳，胃虚，腹泻。胆（鲨鱼胆）：味苦，性寒。清热解毒。用于喉痹，疮痈。鳔（鲛鲨白）：味甘、咸，性平。益肺补心，消痰，逐水，养精固气，滋阴补阳。胎（鲨鱼胎）：味甘、咸，性平。补虚，养血，调经，止泻。用于外病体虚，咳嗽，痛经，小儿腹泻。脂肪熬制的油（鲨鱼油）：清热解毒，止痛。用于烧烫伤。

附注： 功效相似的有**短吻角鲨 *S. brevirostris* Tanaka**，分布于辽宁黄海、辽东湾海域；**长吻角鲨 *S. mitsukurii* Jordan & Snyder**，分布于辽宁黄海海域。以上 3 种均被列入 2022 年版《世界自然保护联盟濒危物种红色名录》（IUCN），其中白斑角鲨为易危（VU）物种。后 2 种为濒危（EN）物种。

12. 扁鲨科 Squatinidae

扁鲨属 *Squatina* Dumeril

日本扁鲨 *Squatina japonica* Bleeker

【别　　名】扁鲨、琵琶鱼。

【药用部位】肝肝脏提取的脂肪油（鱼肝油）；肉（鲨鱼肉）；皮（鲨鱼皮）；鳔（鲛鲨白）；脂肪熬制的油（鲨鱼油）。

【生境分布】栖息于水深 10~350m 深的大陆架浅海海域底层。分布于辽宁黄海、辽东湾海域。

【功效应用】肝脏提取的脂肪油（鱼肝油）：滋补强壮、明目，壮骨。用于夜盲症，干燥性眼炎，佝偻病，软骨症，营养不良，痨病。肉（鲨鱼肉）：味甘、咸，性平。补虚，健脾，利水，祛瘀消肿。用于久病体虚，脾虚浮肿，创口久不愈合，痔疮。皮（鲨鱼皮）：味甘、咸，性平。解鱼毒，消食积，杀痨虫。用于食鱼中毒，食鱼成积不消，肺痨。鳔（鲛鲨白）：味甘、咸，性平。益肺补心，消痰，逐水，养精固气，滋阴补阳。脂肪熬制的油（鲨鱼油）：清热解毒，止痛。用于烧烫伤。

附注： 本种被 2022 年版《世界自然保护联盟濒危物种红色名录》（IUCN）列为极危（CR）物种。

13. 鳐科 Rajidae

瓮鳐属 *Okamejei* Ishiyama

斑瓮鳐 *Okamejei kenojei* (Müller & Henle)—*Raja porosa* Günther—*R. katsukii* Tanaka

【别　　名】孔鳐、网纹鳐、孔鲾、鲾鱼、鳐鱼、老板鱼、劳子鱼。

【药用部位】肉（鲔鱼）；胆（鳐鱼胆）。

【生境分布】栖息于温带近海沿岸 20~120m 的海底。分布于辽宁黄海、辽东湾海域。

【功效应用】肉（鲔鱼）：祛风除湿，活血散瘀，消肿解毒，生肌敛疮。用于风湿关节痛，跌打肿痛，疮疖溃疡。胆（鳐鱼胆）：味苦，性寒。散瘀止痛，解毒敛疮。用于风湿性关节痛，跌打肿痛，疮疖，溃疡。

附注：功效相同的有**美鳐** *Beringraja pulchra* (Liu)—*R. pulchra* Liu、**华鳐** *Dipturus chinensis* (Basilewsky)—*R. chinensis* Basilewsky，均分布于辽宁沿海。

14. 犁头鳐科 Rhinobatidae

犁头鳐属 *Rhinobatos* Linck

许氏犁头鳐 *Rhinobatos schlegelii* Müller & Henle

【别　　名】老板鱼、犁头。

【药用部位】鳍（鱼翅）。

【生境分布】暖温性近海栖息鱼类，夏季向浅水游动，冬季游向较深水域。分布于辽宁黄海、辽东湾海域。

【功效应用】补五脏，长腰力，益气开膈，化痰健胃。

15. 魟科 Dasyatidae

半魟属 *Hemitrygon* Muller & Henle

赤魟 *Hemitrygon akajei* (Müller & Henle)—*Dasyatis akajei* (Muller & Henle)

【别　　名】老板鱼、洋鱼、鲔鱼、海鹞鱼。

【药用部位】肉（海鹞鱼）；牙齿（海鹞鱼齿）；尾刺（海鹞鱼尾刺）；脂肪油（鱼油）；肝脏提取的脂肪油（鱼肝油）；胆（海鹞鱼胆）。

【生境分布】暖温性近海底栖鱼类，喜清流激水，常居住于底质为泥沙的深潭中。分布于辽宁辽东湾海域。

【功效应用】肉（海鹞鱼）：味甘、咸，性平。益肾，通淋。用于男子白浊膏淋，阴茎涩痛。牙齿（海鹞鱼齿）：截疟。用于瘅疟。尾刺（海鹞鱼尾刺）：味甘、咸，性寒。有毒。清热解毒，软坚散结。用于咽喉肿痛，疮痈肿毒，牙痛，癌症，疟疾。脂肪油（鱼油）：味甘，性温。活血，降脂。用于高血脂症，高血压病，冠心病，脑栓塞的防治。肝脏提取的脂肪油（鱼肝油）：滋补强壮，明目，壮骨。用于夜盲症，干燥性眼炎，佝偻病，软骨症，营养不良，痨病，病后恢复期及幼儿、产妇。胆（海鹞鱼胆）：味苦，性寒。健胃，散瘀。用于胃痛，跌打损伤，湿热黄疸。

附注：功效相似的有**光魟** *H. laevigata* (Chu)—*D. laevigata* Chu、**奈氏魟** *H. navarrae* (Steindachner)—*D. navarrae* (Steindachner)、**中国魟** *H. sinensis* (Steindachner)—*D. sinensis* (Steindachner) 和**尖嘴魟** *Telatrygon zugei* (Müller & Henle)—*D. zugei* (Müller & Henle)，均分布于辽宁黄海、渤海海域。

16. 鲼科 Myliobatidae

蝠鲼属 *Mobula* Rafinesque

日本蝠鲼 *Mobula mobular* (Bonnaterre)—*M. japanica* (Muller &Henle)

【别　　名】黑鳐、角燕、锅盖鱼、角花鱼。

【药用部位】鳃体（蝱鱼鳃）；脑（蝱鱼脑）。

【生境分布】生活在暖温性中上层。分布于辽宁黄海海域。

【功效应用】鳃体（蝱鱼鳃）：味咸，性寒。清热解毒，透疹。用于小儿麻疹，麻疹后痢疾，疮疖。脑（蝱鱼脑）：味咸，性寒。化瘀通络。用于跌打损伤。

附注：功效相似的有**双吻前口蝠鲼** *M. birostris* (Walbaum)—*Manta birostris* (Walbaum)，分布于辽宁

黄海、渤海海域。以上2种均被2022年版《世界自然保护联盟濒危物种红色名录》（IUCN）列为濒危（EN）物种。

鹞鲼属 *Myliobatis* Cuvier

鸢鲼 *Myliobatis tobijei* Bleeker

【别　　名】狗头洋、洋鱼、鸢魟、鲕鱼。

【药用部位】鳃（鸢鲼鳃）；尾刺（鸢鲼尾刺）；肝脏提取的脂肪油（鱼肝油）；胆（鸢鲼胆）。

【生境分布】栖息于温水性近海底。分布于辽宁黄海海域。

【功效应用】鳃（鸢鲼鳃）：清热解毒，透疹。用于小儿麻疹，疮疡肿疖。尾刺（鸢鲼尾刺）：清热解毒，化结除癥。用于乳痈、咽喉痛、疟疾、胃癌、食管癌。肝脏提取的脂肪油（鱼肝油）：滋补强壮，明目，壮骨。用于夜盲症，干燥性眼炎，佝偻病，软骨症，营养不良，痨病，病后恢复期及幼儿、产妇。胆（鸢鲼胆）：祛风除湿。用于风湿性关节炎。

17. 鲟科 Acipenseridae

鲟属 *Acipenser* Linnaeus

中华鲟 *Acipenser sinensis* Gray

【别　　名】鲟鱼、鳇鲟、黄鲟、潭龙、鳇鱼、鲟鲨。

【药用部位】肉（鲟鱼）。

【生境分布】生活于大江和近海中，为底层鱼类，具有洄游性或半洄游性。春夏季5—6月间喜群集于河口，秋季上溯而至江河上游。分布于辽宁黄海、辽东湾海域。

【功效应用】味甘，性平。益气补虚，活血通淋。用于久病体虚，贫血，血淋，前列腺炎。

附注：功效相似的有**史氏鲟** *A. schrenckii* **Brandt**，分布于黑龙江、乌苏里江、松花江流域。在普兰店、丹东等地有养殖。以上2种的野外种群均被2022年版《世界自然保护联盟濒危物种红色名录》（IUCN）列为极危（CR）物种。以上2种的野外种群均被列入《国家重点保护野生动物名录》，中华鲟为一级保护动物；史氏鲟为二级保护动物。

18. 海鳗科 Muraenesocidae

海鳗属 *Muraenesox* Mcclelland

海鳗 *Muraenesox cinereus* (Forskål)

【别　　名】狼牙鳝、海寄钩。

【药用部位】肉（海鳗）；头（海鳗头）；鳔（海鳗鳔）；卵（海鳗卵）；血（海鳗血）。

【生境分布】常栖息在水深50~80m的泥沙或沙泥底的海区中，季节性洄游。分布于辽宁黄海、辽东湾海域。

【功效应用】肉（海鳗）：味甘，性平。有毒。消食，清热解毒。用于食欲不振，皮肤恶疮，疥癣，痔疮。头（海鳗头）：散风止痛，生肌敛疮。用于妇女产后头风，头晕，中风头痛，外阴溃疡久不收口。鳔（海鳗鳔）：味甘、咸，性平。滋养补虚，祛风明目，活血通经。卵（海鳗卵）：滋补强壮。用于体虚羸弱，肝硬化，脂肪肝，神经衰弱，贫血。血（海鳗血）：味甘、咸，性平。活血通络，明目，止血。用于急性结膜炎，百日咳。

19. 康吉鳗科 Congridae

康吉鳗属 *Conger* Bosc

星康吉鳗 *Conger myriaster* (Brevoort)—*Astroconger myriaster* (Brevoort)

【别　　名】星鳗、鳗鱼。

【药用部位】肉（鳗鱼）。

【生境分布】为温水性近海回游性鳗类,栖息于沿岸沙泥底质海区。分布于鸭绿江口及丹东、大连沿海。

【功效应用】滋补益气。

20. 鳗鲡科 Anguillidae

鳗鲡属 *Anguilla* Shaw

鳗鲡 *Anguilla japonica* Temminck & Schlegel

【别　　名】鳝鱼、日本鳗鲡、青鳝、白鳝、鳗鱼、鳗。

【药用部位】全体或肉(鳗鲡鱼);血(鳗鲡鱼血);骨(鳗鲡鱼骨);脂肪(鳗鲡鱼膏)。

【生境分布】降河性洄游鱼类,在淡水中生长,到海水中产卵。分布于辽宁鸭绿江、黄海、辽东湾海域。

【功效应用】全体或肉(鳗鲡鱼):味甘,性平。健脾补肺,益肾固冲,祛风除湿,解毒杀虫。用于五脏虚损,消化不良,小儿疳积,肺痨咳嗽,阳痿,崩漏带下,脚气水肿,风湿骨痛,肠风痢疾,疮疡痔瘘,疟疾,肠道寄生虫。血(鳗鲡鱼血):味酸,性平。明目退翳。用于疮疹入眼生翳。骨(鳗鲡鱼骨):味咸,性平。杀虫,敛疮。用于疳痢,肠风,崩带,恶疮,痔漏。脂肪(鳗鲡鱼膏):味咸,性寒。解毒消肿。用于痔漏,恶疮,耳内肿痛。

附注:本种被 2022 年版《世界自然保护联盟濒危物种红色名录》(IUCN)列为濒危(EN)物种。

21. 鳀科 Engraulidae

鲚属 *Coilia* Gray

刀鲚 *Coilia nasus* Temminck & Schlegel—*C. ectenes* Jordan & Seale

【别　　名】凤尾鱼、靠子鱼、毛花鱼、鲚鱼。

【药用部位】肉(鲚鱼)。

【生境分布】生活在海洋中,每年 2-5 月由海进入江河,5-6 月产卵,幼鱼次年入海。分布于辽宁辽东湾海域。

【功效应用】味甘,性平。健脾补气,泻火解毒。用于慢性胃肠功能紊乱,消化不良,疮疖痈疽。

附注:功效相似的有**凤鲚 *C. mystus* (Linnaeus)**,分布于辽宁黄海、辽东湾海域。以上 2 种均被 2022 年版《世界自然保护联盟濒危物种红色名录》(IUCN)列为濒危(EN)物种。

鳀属 *Engraulis* Cuvier

日本鳀 *Engraulis japonicus* Temminck & Schlegel

【别　　名】抽条、鳀、鳀鱼、鲅鱼食、离水烂、晴天烂。

【药用部位】肉(鳀鱼)。

【生境分布】生活在浅海中、上层。分布于辽宁黄海、辽东湾海域。

【功效应用】滋补。

黄鲫属 *Setipinna* Swainson

黄鲫 *Setipinna tenuifilis* Valenciennes

【别　　名】油扣、簿鲫、薄口。

【药用部位】肉(黄鲫)。

【生境分布】生活在近海中、下层。分布于辽宁黄海、辽东湾海域。

【功效应用】健脾,补气,活血。用于体虚,便秘,消化不良。

棱鳀属 *Thryssa* Cuvier

赤鼻棱鳀 *Thryssa kammalensis* (Bleeker)

【别　　名】白弓、赤鳀、红鼻鱼。

【药用部位】肉或全体(公鱼)。

【生境分布】生活在近海中、上层。5 月到辽宁沿海,6 月在内河、内湾繁殖。分布于辽宁黄海、辽东湾。

【功效应用】健脾，补气，活血，消肿解毒。用于久病体虚，疮疖。

22. 鲱科 Clupeidae

鲱属 *Clupea* Linnaeus

太平洋鲱 *Clupea pallasii pallasii* (Valenciennes)—*C. harengus pallasi* Valenciennes

【别　　名】鲱、黄海鲱鱼、青鱼、青条鱼。

【药用部位】肉（鲱鱼）；卵（鲱鱼籽）；鳔（鲱鱼鳔）；精巢（鲱鱼精巢）。

【生境分布】栖息于深80m左右的海域中央深水区，每年春季到近岸有水草和岩礁的地方产卵。分布于辽宁黄海海域。

【功效应用】肉（鲱鱼）：补虚，利尿，解毒。用于肺痨，浮肿，小便不利。卵（鲱鱼籽）：味咸，性温。补虚，健脑，止咳平喘。用于小儿痴呆，脚气病，喘息。鳔（鲱鱼鳔）：味甘、咸，性平。补身强体，止遗止血，活血通淋。用于阳痿，肾虚遗精，滑精，产后风痉。精巢（鲱鱼精巢）：益气养阴，止血。用于消渴，贫血，上消化道出血。

鳓属 *Ilisha* Richardson

鳓 *Ilisha elongata* (Bennett)

【别　　名】快鱼、白鳞鱼、鲙鱼、白鱼。

【药用部位】肉（勒鱼）；鳃（勒鱼鳃）。

【生境分布】近海洄游性中、上层鱼类，水温低时一般栖息于外海，水温高时游近沿岸。分布于辽宁黄海、辽东湾海域。

【功效应用】肉（勒鱼）：味甘，性平。养心安神，健脾强胃。用于脾虚泄泻，消化不良，噤口不食，心悸怔忡。鳃（勒鱼鳃）：截疟。用于疟疾。

斑鰶属 *Konosirus* Jordan & Snyder

斑鰶 *Konosirus punctatus* (Temminck & Schlegel)

【别　　名】梭鲫、海鲫鱼。

【药用部位】肉（斑鰶）。

【生境分布】通常栖息于水深5~15m浅海水域。喜集群，可进入淡水生活。在黄海中部南端水深40~100m水域。分布于辽宁黄海、辽东湾海域。

【功效应用】味甘，性平。滋补强壮，健脾生肌，清热，消食。用于脾气虚损，呃逆，脘腹胀满，恶心欲吐，大便溏滞，消化不良，疮疖，痈疽肿毒。

小沙丁鱼属 *Sardinella* Valenciennes

锤氏小沙丁鱼 *Sardinella zunasi* (Bleeker)—*Harengula zunasi* Bleeker

【别　　名】青皮子、青鳞鱼、柳叶鱼、青鳞小沙丁鱼。

【药用部位】肉（青鳞鱼）。

【生境分布】生活在沿岸浅海中、上层。分布于辽宁黄海、辽东湾海域。

【功效应用】味甘、淡，性温。解毒。用于海蛇咬伤，缠腰火丹。

鲥属 *Tenualosa* Fowler

鲥 *Tenualosa reevesii* (Richardson)—*Macrura reevesii* (Richardson)

【别　　名】鲥鱼。

【药用部位】肉或全体（鲥鱼）；鳞（鲥鱼鳞）。

【生境分布】暖水性中上层海洋鱼类。平时栖息于近海，每年春末夏初溯河洄游。分布于辽东湾海域。

【功效应用】肉或全体（鲥鱼）：味甘，性平。行水消肿，健脾补肺。用于虚劳，久咳，水肿。鳞（鲥鱼鳞）：敛疮，拔疔。用于疔疮，烫、烧伤，腿疮，下疳。

23. 鲤科 Cyprinidae

鲫属 *Carassius* Jarocki

1. 鲫 *Carassius auratus auratus* (Linnaeus)

【别　　名】鲫鱼、喜头、吉鱼、鲫瓜子、鲫拐子、翁郭顺（满药）。

【药用部位】肉（鲫鱼）；头（鲫鱼头）；鳞（鲫鱼鳞）；骨（鲫鱼骨）；胆（鲫鱼胆）；脑（鲫鱼脑）；鳔（鲫鱼鳔）；卵（鲫鱼子）。

【生境分布】广适性鱼类，生活在各种水体中。多在浅水湖湾或沟湾的水草丛生地带产卵。分布于辽宁各地。

【功效应用】肉（鲫鱼）：味甘，性平。健脾和胃，利水消肿，通血脉。用于脾胃虚弱，纳少反胃，产后乳汁不行，痢疾，便血，水肿，痈肿，瘰疬。头（鲫鱼头）：味甘，性温。止咳，止痢，敛疮。用于咳嗽，痢疾，小儿口疮。鳞（鲫鱼鳞）：用于止血。骨（鲫鱼骨）：杀虫，敛疮。用于疮肿。胆（鲫鱼胆）：味苦，性寒。清热明目，杀虫，敛疮。用于消渴，砂眼，痔疮，阴蚀疮。脑（鲫鱼脑）：用于耳聋。鳔（鲫鱼鳔）：用于疝气。卵（鲫鱼子）：味甘，性平。调中，补肝，明目。用于目中翳障。

【民族用药】满医：鲫鱼利水消肿，益气健脾，温胃解毒。鲫鱼去内脏后熬煮鱼汤食用，用于脾胃虚弱，少食乏力，脾虚水肿，小便不利，病后或产后气血虚弱，孕妇产后乳汁不通或不足，便血，痔疮出血。

2. 金鱼 *Carassius auratus domestic* Linnaeus

【别　　名】锦鱼、朱砂鱼。

【药用部位】肉或全体（金鱼）。

【生境分布】大部分地区均有饲养。

【功效应用】味苦、微咸，性平，有小毒。清热，利水，解毒。用于水臌，黄疸，水肿，小便不利，肺炎，咳嗽，百日咳。

草鱼属 *Ctenopharyngodon* Steindachner

草鱼 *Ctenopharyngodon idella* (Valenciennes)—*C. idellus* (Valunciennes)

【别　　名】草根、草鲩、鲩鱼、草青、白鲩。

【药用部位】肉（鲩鱼）；胆（鲩鱼胆）。

【生境分布】喜生活在水的中下层和多水草的水域。分布于辽宁各地。

【功效应用】肉（鲩鱼）：味甘，性温。温中和胃，平肝祛风。用于虚劳，肝风头痛，久疟，食后饱胀，呕吐泄泻。胆（鲩鱼胆）：味苦，性寒，有毒。清热利咽，明目，祛痰止咳。用于咽喉肿痛，目赤肿痛，咳嗽痰多。

鲌属 *Culter* Basilewsky

翘嘴鲌 *Culter alburnus* Basilewsky—*Erythroculter ilishaeformis* (Bleeker)

【别　　名】翘嘴红鲌、翘嘴巴、红鳍鲌、红鳍原鲌、短尾麻连、刀子、翘壳、大鲌鱼、白鱼。

【药用部位】肉（白鱼）。

【生境分布】栖息于多水草的开阔水体中上层，冬季在深水处越冬。分布于辽河中下游水系。

【功效应用】味甘，性平。开胃消食，健脾行水。用于食积不化，水肿。

附注：功效相似的有**达氏鲌（戴氏红鲌、青梢红鲌）** *Chanodichthys dabryi dabryi* (Bleeker)—*E. dabryi* (Bleeker)、**尖头鲌（尖头红鲌）** *Ch. oxycephalus* (Bleeker)—*E. oxycephalus* (Bleeker)，均分布于辽宁浑河、太子河水系。**红鳍鲌** *Ch. erythropterus*(Basilewsky)—*C. erythropterus* Basilewsky，分布于辽宁辽河、大凌河、六股河和英纳河水系。

鲤属 *Cyprinus* Linnaeus

鲤 *Cyprinus carpio* Linnaeus

【别　　名】鲤鱼、鲤拐子、河鲤、鲤子、红毛鲤子。

【药用部位】肉或全体（鲤鱼）；眼球（鲤鱼目）；皮（鲤鱼皮）；血（鲤鱼血）；肠（鲤鱼肠）；齿（鲤鱼齿）；胆（鲤鱼胆）；脂肪（鲤鱼脂）；脑（鲤鱼脑）；鳞（鲤鱼鳞）；鳔（鲤鱼鳔）、骨（鲤鱼骨）。

【生境分布】底栖性鱼类，喜生活于松软底层和水草丛生处。分布于辽宁各地。

【功效应用】肉或全体（鲤鱼）：味甘，性平。健脾和胃，利水下气，通乳，安胎。用于胃痛，泄泻，水湿肿满，小便不利，脚气，黄疸，咳嗽气逆，胎动不安，妊娠水肿，产后乳汁稀少。眼球（鲤鱼目）：用于中风，水肿，刺在肉中，刺疮，伤风、伤水作肿。皮（鲤鱼皮）：安胎，止血。用于胎动不安，胎漏，骨鲠。血（鲤鱼血）：解毒消肿。用于口眼㖞斜，小儿火丹，口唇肿痛。肠（鲤鱼肠）：解毒，敛疮。用于聤耳，痔瘘，肠痈。齿（鲤鱼齿）：利水通淋。用于淋证，小便不通。胆（鲤鱼胆）：味苦，性寒。清热明目，散翳消肿，利咽。用于目赤肿痛，青盲障翳，咽痛喉痹。脂肪（鲤鱼脂）：定惊止痫。用于小儿惊痫。脑（鲤鱼脑）：味甘，性平。明目，聪耳，定痫。用于青盲，暴聋，久聋，诸痫。鳞（鲤鱼鳞）：散血，止血。用于血瘀吐血，衄血，崩漏带下，产后瘀滞腹痛，痔瘘。鳔（鲤鱼鳔）：用于疝气。骨（鲤鱼骨）：利湿，解毒。用于带下病，阴疮。

鳡属 *Elopichthys* Bleeker

鳡 *Elopichthys bambusa* (Richardson)

【别　　名】鳡鱼、生母鱼、大口鳡、竿鱼。

【药用部位】肉（鳡鱼）。

【生境分布】生活在水的中上层。分布于辽宁辽河水系。

【功效应用】味甘，性温。健脾益胃，温中止呕。用于脾胃虚弱，反胃呕吐。

鳍属 *Hemibarbus* Bleeker

唇鳍 *Hemibarbus labeo* (Pallas)

【别　　名】唇鲮、鲮鳍、真口鱼、于哥、冲唇、重重、土风鱼、重口鱼、似鲮鳍鱼。

【药用部位】肉（重唇鱼）。

【生境分布】多栖于水流湍急的河流、水温较低的水域中下层，其产卵活动在流水中进行。分布于辽宁鸭绿江、英纳河、碧流河、辽河水系。

【功效应用】味甘，性平。补气利水，祛风湿，强筋骨。用于水肿，小便不利，腰膝酸痛，行动艰难。

附注：功效相似的有**花鳍** *H. maculatus* Bleeker，分布于辽宁鸭绿江、辽河、大凌河、小凌河水系；**长吻鳍** *H. longirostris* (Regan)，分布于辽宁鸭绿江、辽河水系。

餐属 *Hemiculter* Bleeker

餐 *Hemiculter leucisculus* (Basilewsky)

【别　　名】餐子、餐鲦、白条鱼、白漂子、鲹子、穿鲦子、青鳞子。

【药用部位】肉（鲦鱼）。

【生境分布】常栖息于河流、湖泊沿岸水体上层。分布于辽宁辽河、大凌河、小凌河、六股河。

【功效应用】味甘，性温。温中止泻。用于胃脘冷痛，肠寒泄泻。

附注：功效相似的有**贝氏餐** *H. bleekeri* Warpachowsky，分布于辽宁省辽河、鸭绿江水系。

鲢属 *Hypophthalmichthys* Bleeker

1. 鲢 *Hypophthalmichthys molitrix* (Valenciennes)

【别　　名】鲢鱼、白鲢、鲢子、白鱼、白脚鲢、洋胖子、白叶。

【药用部位】肉（鲢鱼）。

【生境分布】栖息在江河、湖泊及其附属水域的上层，冬季到河床或湖泊较深处越冬。分布于辽宁辽河水系。

【功效应用】味甘，性温。温中益气，利水。用于久病体虚，水肿。

2. 鳙 *Hypophthalmichthys nobilis* (Richardson)—*Aristichthys nobilis* (Richardson)

【别　　名】花鲢、大头鲢、大头鱼。

【药用部位】肉（鳙鱼）；头（鳙鱼头）。

【生境分布】生活于水的中上层。分布于辽宁各水系，辽宁各地亦有养殖。

【功效应用】肉（鳙鱼）：味甘，性温。温中健脾，壮筋骨。用于脾胃虚弱，消化不良，肢体肿胀，腰膝酸痛，步履无力。头（鳙鱼头）：味甘，性温。补虚，散寒。用于头晕，风寒头痛。

鲂属 *Megalobrama* Dybowsky

三角鲂 *Megalobrama terminalis* (Richardson)

【别　　名】鲂、乌鲂、三角鲂、鲂鱼、平胸鳊、乌鳊、花边、三角鳊、火烧鳊。

【药用部位】肉（鲂鱼）。

【生境分布】栖息于底质为淤泥或石砾，生长在有深水植物和淡水壳菜的敞水区，冬季一般集在深水的石隙中越冬。分布于辽宁辽河、鸭绿江水系。

【功效应用】味甘，性平。健脾益胃，消食和中。用于消化不良，胸腹胀满。

附注：功效相似的有**团头鲂** *M. amblycephala* Yih，分布于辽宁辽河、鸭绿江水系；**鳊** *Parabramis pekinensis* (Basilewsky)，分布于辽宁辽河、鸭绿江水系。

青鱼属 *Mylopharyngodon* Peters

青鱼 *Mylopharyngodon piceus* (Richardson)

【别　　名】青鲩、乌鲩、黑鲩、青根、青鲩、铜青、螺蛳青、五侯鲭。

【药用部位】肉（青鱼）；枕骨（青鱼枕）；胆（青鱼胆）。

【生境分布】栖息在水的中下层，冬季在河床深处越冬。分布于辽宁各地。

【功效应用】肉（青鱼）：味甘，性平。化湿除痹，益气和中。用于脚气湿痹，腰脚软弱，胃脘疼痛，痢疾。枕骨（青鱼枕）：散瘀止痛，利水。用于心腹疼痛，水气浮肿。胆（青鱼胆）：味苦，性寒，有毒。清热解毒，明目退翳。用于目赤肿痛，翳障，喉痹，热疮。

马口鱼属 *Opsariichthys* Bleeker

马口鱼 *Opsariichthys bidens* Günther

【别　　名】山鳡、大口扒。

【药用部位】去鳞及内脏全体（马口鱼）。

【生境分布】生活在各种水体，尤喜石底的山涧急流。分布于辽宁鸭绿江、英纳河、碧流河、辽河、大凌河、小凌河、六股河水系。

【功效应用】补虚，壮阳，催乳。

似鮈属 *Pseudogobio* Bleeker

似鮈 *Pseudogobio vaillanti* (Sauvage）

【别　　名】马头鱼、大马头强。

【药用部位】肉（似鮈）。

【生境分布】喜生活于深潭、洞、洄水湾处。分布于辽宁鸭绿江、大洋河、英纳河、碧流河、辽河、大凌河、小凌河水系。

【功效应用】健脾，益胃，补虚，下乳。

麦穗鱼属 *Pseudorasbora* Bleeker

麦穗鱼 *Pseudorasbora parva* (Temminck &Schlegel)

【别　　名】麦穗子。

【药用部位】肉（麦穗鱼）。

【生境分布】生活在水草丛生的小湖、溪、沟渠浅水中。分布于辽宁各地。

【功效应用】补中益气，滋补强壮。

大吻鳞属 *Rhynchocypris* Günther

拉氏大吻鳞 *Rhynchocypris lagowskii* (Dybowski)—*Phoxinus lagowskii* Dybowski

【别　　名】长尾鳞、拉氏鳞、洛氏鳞、柳根子、柳根鱼、土鱼、木叶鱼、柳根垂。

【药用部位】肉（柳根鱼）。

【生境分布】生活于水的中上层，一般在稍清冷的水体中。分布于辽宁鸭绿江、大凌河、小凌河水系。

【功效应用】强筋骨，和脾胃。

鳑鲏属 *Rhodeus* Agassiz

中华鳑鲏 *Rhodeus sinensis* Günther—*Rh. lighti* (Wu)

【别　　名】彩石鳑鲏、鳑鲏、鳑鲏鱼、葫芦籽。

【药用部位】肉（鳑鲏鱼）。

【生境分布】栖息于江河、沟渠和池塘的缓流及静水浅水中，喜生活在多水草处。分布于辽宁鸭绿江、辽河水系。

【功效应用】味甘，性温。益脾健胃，补肾壮阳。用于久病体虚。

附注：功效相似的有**黑龙江鳑鲏 *Rh. sericeus* (Pallas)**，分布于辽河水系；**兴凯鱊 *Acanthorhodeus chankaensis* (Dybowski)—*Acheilognathus chankaensis* (Dybowski)** 和**大鳍鱊 *A. macropterus* (Bleeker)**，均分布于辽宁鸭绿江、辽河水系。

鳈属 *Sarcocheilichthys* Bleeker

黑鳍鳈 *Sarcocheilichthys nigripinnis* (Günther)

【别　　名】花腰、花玉穗、花媳妇、花花鱼。

【药用部位】肉（黑鳍鳈）。

【生境分布】栖息于水体中下层。分布于辽宁鸭绿江、辽河水系。

【功效应用】味甘，性平。强健脾胃，通利小便，清热解毒。用于水肿胀满，黄疸，疮毒。

赤眼鳟属 *Squaliobarbus* Günther

赤眼鳟 *Squaliobarbus curriculus* (Richardson)

【别　　名】红目鳟、红眼棒、红眼鱼、赤眼鱼、醉眼角、野草鱼。

【药用部位】肉（鳟鱼）。

【生境分布】喜生活在流速较慢的水域中，为中、下层鱼类。分布于辽宁辽河水系。

【功效应用】味甘，性温。暖中和胃，止泻。用于反胃吐食，脾胃虚寒泄泻。

鲴属 *Xenocypris* Günther

银鲴 *Xenocypris macrolepis* Bleeker—*X. argentea* Günther

【别　　名】大鳞鲴。

【药用部位】肉（鲴鱼）。

【生境分布】为淡水中下层小型鱼类。分布于辽宁辽河水系。

【功效应用】味甘，性温。温中止泻。用于胃寒泄泻。

24. 鳅科 Cobitidae

泥鳅属 *Misgurnus* Lacepède

泥鳅 *Misgurnus anguillicaudatus* (Cantor)

【别　　名】鳅、泥勒勾子、乌亚散（满药），咪姑利（朝药）。

【药用部位】肉或全体（泥鳅）；皮肤中分泌的黏液（泥鳅滑液）。

【生境分布】淡水底栖鱼类，常出没于湖泊、池塘、沟渠和水田底层富有植物碎屑的淤泥表层。分布于辽宁辽河水系。

【功效应用】肉或全体（泥鳅）：味甘，性平。补益脾肾，利水，解毒。用于脾虚泻痢，热病口渴，消渴，小儿盗汗水肿，小便不利，阳事不举，病毒性肝炎，痔疮，疔疮，皮肤瘙痒。皮肤中分泌的黏液（泥鳅滑液）：味辛，性寒。利尿通淋，解毒消肿。用于小便不通，热淋，痈疽，丹毒，疔肿，疖腮，中耳炎，烧伤，漆疮。

【民族用药】满医：肉或全体入药，补中气，祛湿邪。煮熟食用可滋补肝脾，用于慢性肝病，糖尿病，阳痿早泄；全体研细末用香油调和，外敷患处，用于臁疮。朝医：全体入药，煮熟后食用，用于消渴，男性肾气不足。

附注：功效相似的有**花鳅** *Cobitis taenia* **Linnaeus**，分布于辽宁各地。

鱲属 *Zacco* Jordan & Evermann

宽鳍鱲 *Zacco platypus* (Temminck & Schlegel)

【别　　名】红翅子、桃花鱼、双尾鱼、七色鱼、鱲鱼。

【药用部位】肉（石鲋鱼）。

【生境分布】尤以山区溪流中为常见。常栖息于江河支流和湖泊水库。分布于辽宁鸭绿江、辽河、浑河、太子河、小凌河、六股河、英纳河及碧流河水域。

【功效应用】味甘，性平。解毒，杀虫。用于疮疖，疥癣。

25. 鲇科 Siluridae

鲇属 *Silurus* Linnaeus

鲇 *Silurus asotus* Linnaeus

【别　　名】鲶鱼、鲇鱼、鲹鱼、鲶胡子、鲇巴郎、杜瓦拉、嘎牙（满药）。

【药用部位】肉或全体（鲹鱼）；眼球（鲹鱼目）；尾（鲹鱼尾）；皮肤分泌的黏液（鲹鱼涎）；鱼鳔（鲹鱼鳔）。

【生境分布】底层肉食性鱼类。分布于辽宁各地。

【功效应用】肉或全体（鲹鱼）：味甘，性平。滋阴补虚，健脾开胃，下乳，利尿。用于虚损羸弱，脾胃不健，消化不良，产后乳少，水肿，小便不利。眼球（鲹鱼目）：用于刺伤中毒。尾（鲹鱼尾）：味甘，性平。活血通络。用于口眼㖞斜。皮肤分泌的黏液（鲹鱼涎）：味甘、咸，性凉。滋阴润燥。用于消渴，小儿疳渴。鱼鳔（鲹鱼鳔）：味甘、咸，性平。止血，敛疮。用于呕血，阴疮，瘘疮。

【民族用药】满医：全体入药，补脾益血，开胃催乳，利尿。鲇鱼熬煮鱼汤食用，用于脾虚水肿，小便不利，妇女产后气血虚亏，乳汁不足，肌体虚弱。

26. 鲿科 Bagridae

疯鲿属 *Tachysurus* Lacepède

1. **长吻鮠** *Tachysurus dumerili* (Bleeker)—*Leiocassis longirostris* **Günther**

【别　　名】江团、肥沱。

【药用部位】肉（鮠鱼）。

【生境分布】生活在江河底层，冬季在有岩石或乱石的深水处越冬。分布于辽宁鸭绿江、辽河水系。

【功效应用】味甘，性平。补中益气，开胃，行水。用于脾胃虚弱，不思饮食，水气浮肿，小便不利。

2. **黄颡鱼** *Tachysurus fulvidraco* (Richardson)—*Pelteobagrus fulvidraco* (Richardson)

【别　　名】黄腊丁、黄鳍鱼、嘎牙子、嘎鱼。

【药用部位】肉（黄颡鱼）；皮肤中分泌的黏液（黄颡鱼涎）；颊骨（黄颡鱼颊骨）。

【生境分布】底层肉食性鱼类，多生活在江河缓流、岸边或湖泊中。分布于辽宁鸭绿江、辽河、大凌河、小凌河、六股河水系。

【功效应用】肉（黄颡鱼）：味甘，性平。祛风利水，解毒敛疮。用于水气浮肿，小便不利，瘰疬。皮肤中分泌的黏液（黄颡鱼涎）：生津止渴。用于消渴。颊骨（黄颡鱼颊骨）：解毒开痹。用于喉痹。

27. 香鱼科 Plecoglossidae

香鱼属 *Plecoglossus* Temminck & Schlegel

香鱼 *Plecoglossus altivelis* (Temminck & Schlegel)

【别　　名】香油鱼、秋生子。

【药用部位】肉。

【生境分布】洄游性鱼类，每年夏天由海入河，沿河上溯，8—9 月在河中产卵，幼鱼当年入海越冬。分布于辽宁鸭绿江、大洋河、辽河水系及辽东湾海域。

【功效应用】补气活血，催乳，用于产妇发奶。

28. 银鱼科 Salangidae

银鱼属 *Salanx* Cuvier

前颌银针鱼 *Salanx prognathus* (Regan)—*Hemisalanx prognathus* Regan

【别　　名】面条鱼、间银鱼、玻璃鱼、冰鱼。

【药用部位】全体（水晶鱼）。

【生境分布】生活于近海，每年 3 月下旬，由海进入河口产卵。分布于鸭绿江及辽宁黄海海域。

【功效应用】味甘，性平。健脾补虚，润肺止咳。用于营养不良，脾虚泄泻，消化不良，小儿疳积，咳嗽。

　　附注：功效相似的有**居氏银鱼** *S. cuvieri* Valenciennes，分布于辽宁黄海海域；**有明银鱼（长鳍银鱼、尖头银鱼）** *S. ariakensis* Kishinouye—*S. longianalis* (Regan)—*S. acuticeps* Regan 和**安氏新银鱼** *Neosalanx anderssoni* (Rendahl) 分布于辽宁黄海、辽东湾海域；**大银鱼** *Protosalanx chinensis* (Basilewsky)，分布于辽宁辽河、鸭绿江入海口附近。

29. 狗母鱼科 Synodontidae

蛇鲻属 *Saurida* Cuvier & Valenciennes

长体蛇鲻 *Saurida elongata* (Temminck & Schlegel)

【别　　名】长蛇鲻、丁鱼、沙梭、神仙棱、大丁仔、奎龙、细鳞丁。

【药用部位】肉（蛇鲻）；尾（蛇鲻尾）。

【生境分布】近海底栖鱼类。分布于辽宁黄海、辽东湾海域。

【功效应用】肉（蛇鲻）：味甘，性平。健脾补肾，固精缩尿。用于小儿麻痹后遗症，遗精，夜尿多。尾（蛇鲻尾）：清热解毒。用于乳蛾。

30. 鳕科 Gadidae

鳕属 *Gadus* Linnaeus

大头鳕 *Gadus macrocephalus* Tilesius

【别　　名】大头腥、大口、大头鱼、鳕鱼。

【药用部位】肉（鳕鱼）；鱼鳔（鳕鱼鳔）；骨（鳕鱼骨）。

【生境分布】底层冷水性群聚鱼类。分布于辽宁沿海。

【功效应用】肉（鳕鱼）：味甘，性平。活血止痛，通便。用于跌打骨折，外伤出血，便秘。鱼鳔（鳕鱼鳔）：止血。用于咯血。骨（鳕鱼骨）：用于脚气。

31. 沙塘鳢科 Odontobutidae

沙塘鳢属 *Odontobutis* Bleeker

沙塘鳢 *Odontobutis obscura* (Temminck & Schlegel)

【别　　名】塘鳢。

【药用部位】肉（土附）；卵（土附子）。

【生境分布】多生活于河沟及湖泊中喜栖息于泥沙、杂草和碎石较多且相混杂的岸边浅水中。分布于辽宁鸭绿江、大洋河辽河水系。

【功效应用】肉（土附）：味甘，性温。补脾益气，除湿利水。用于脾虚食少，水肿，湿疮，疥癣。卵（土附子）：味咸，性平。助相火，开胃，利水。用于肾虚阳痿，消化不良，水肿。

鲈塘鳢属 *Perccottus* Dybowski

葛氏鲈塘鳢 *Perccottus glenii* Dybowski

【别　　名】鲈塘鳢、老头鱼。

【药用部位】全体（鲈塘鳢）。

【生境分布】生活于江河中。分布于辽宁辽河水系。

【功效应用】用于消渴。

32. 鰕虎科 Gobiidae

刺鰕虎属 *Acanthogobius* Gill

黄鳍刺鰕虎 *Acanthogobius flavimanus* (Temminck & Schlegel)

【别　　名】刺虾虎鱼、胖头鱼、楞巴。

【药用部位】肉（鰕虎鱼）。

【生境分布】栖息于沿海及河流中，多居于水的下层。分布于辽宁黄海、辽东湾海域。

【功效应用】味甘、咸，性平。温中益气，补肾壮阳。用于虚寒腹痛，胃痛，疳积，消化不良，阳痿，早泄，小便淋沥。

附注：功效相似的有**矛尾鰕虎 *Chaeturichthys stigmatias* Richardson**、**红狼牙鰕虎 *Odontamblyopus rubicundus* (Hamilton)**，均分布于辽宁沿海。

弹涂鱼属 *Periophthalmus* Bloch & Schneider

弹涂鱼 *Periophthalmus modestus* Cantor—*P. cantonensis* (Osbeck)

【别　　名】跳鱼、跳跳鱼、泥猴。

【药用部位】肉（弹涂鱼）。

【生境分布】栖息于海水或半咸水河口附近。分布于辽宁黄海、辽东湾海域。

【功效应用】味甘、咸，性微温。补肾助阳。用于肾虚阳痿，腰痛，腰酸，耳鸣，耳聋，眩晕，小儿遗尿。

吻鰕虎属 *Rhinogobius* Gill

波氏吻鰕虎 *Rhinogobius cliffordpopei* (Nichols)—*Ctenogobius cliffordpopei* (Nichols)

【别　　名】栉鰕虎、波氏栉鰕虎。

【药用部位】除内脏的全体（鰕虎鱼）。

【生境分布】喜生活于溪流中底质为沙、砾石或多贝壳等的浅水地带，幼鱼常见于水的中上层。分布于辽宁英纳河、辽河、大凌河、小凌河。

【功效应用】补虚，清热，滋阴。

附注：功效相似的有**子陵吻鰕虎（子陵栉鰕虎） *Rh. giurinus* (Rutter)—*C. giurinus* (Rutter)**，分布于辽宁鸭绿江、辽河、大凌河、小凌河水系。

33. 鲻科 Mugilidae

鲻属 *Mugil* Linnaeus

鲻 *Mugil cephalus* Linnaeus

【别　　名】梭鱼、鲻鱼、乌鲻、子鱼、白眼、斋鱼。

【药用部位】肉（鲻鱼）。

【生境分布】浅海上层鱼类，栖息于浅海或河口的咸淡水交界处。分布于辽宁黄海、辽东湾海域。

【功效应用】味甘，性平。益气健脾，开胃消食，散瘀止痛。用于脾胃虚弱，消化不良，小儿疳积，贫血，百日咳，产后瘀血，跌打损伤。

附注：功效相似的有**鲛（梭鲻、梭鱼）*Planiliza haematocheilus* (Temminck & Schlegel)—*M. soiuy* Basilewsky—*Chelon haematocheilus* (Temminck & Schlegel)**，分布于辽宁鸭绿江、黄海、辽东湾海域。

34. 飞鱼科 Exocoetidae

须唇飞鱼属 *Cheilopogon* Lowe

燕鳐须唇飞鱼 *Cheilopogon agoo* (Temminck & Schlegel)—*Cypselurus agoo* (Temminck & Schlegel)

【别　　名】燕鳐鱼、文鳐鱼、燕儿鱼、三峰燕鳐。

【药用部位】肉（文鳐鱼）。

【生境分布】近海暖水性中上层鱼类。栖息于澄清海区表层，常成群洄游。分布于辽宁黄海、辽东湾海域。

【功效应用】止痛，催产。用于胃痛，难产。

附注：功效相似的有**斯氏燕鳐 *Cypselurus starksi* Abe**，分布于辽宁黄海、辽东湾海域。

35. 鱵科 Hemiramphidae

下鱵鱼属 *Hyporhamphus* Gill

日本下鱵鱼 *Hyporhamphus sajori* (Temminck & Schlegel)—*Hemirhamphus sajori* Temminck & Schlegel

【别　　名】日本鱵、鱵鱼、针鱼、单针鱼、针扎鱼、扛针、大棒。

【药用部位】肉（鱵鱼）。

【生境分布】栖息于浅海、河口，有时亦入淡水中。分布于辽宁沿海各河口处。

【功效应用】味甘，性平。养阴益气，解毒。用于阴虚内热，盗汗烦热，自汗，疮疖溃疡不易收口。

36. 颚针鱼科 Belonidae

柱颌针鱼属 *Strongylura* van Hasselt

尖嘴柱颌针鱼 *Strongylura anastomella* (Valenciennes)—*Ablennes anastomella* (Valenciennes)

【别　　名】尖嘴扁颌针鱼、针鱼、颌针鱼、颚针鱼、青旗、鹤鱵。

【药用部位】肉（颌针鱼）。

【生境分布】为海洋暖水性上层鱼类，生活于浅海、河口，随涨潮时亦能进入江河口的淡水里。分布于辽宁沿海各河口处。

【功效应用】健脾胃。

37. 竹刀鱼科 Scomberesocidae

秋刀鱼属 *Cololabis* Gill

秋刀鱼 *Cololabis saira* (Brevoort)

【别　　名】竹刀鱼。

【药用部位】全体（秋刀鱼）。

【生境分布】生活在温带海域中上层。分布于辽宁沿海。

【功效应用】滋阴补气。用于阴虚内热，盗汗烦热。可预防高血压，动脉硬化，心肌梗死。

38. 合鳃科 Synbranchidae

黄鳝属 *Monopterus* Lacepède

黄鳝 *Monopterus albus* (Zuiew)

【别　　名】鳝鱼、鳝、黄鳝鱼。

【药用部位】肉（鳝鱼）；头（鳝鱼头）；皮（鳝鱼皮）；血（鳝鱼血）；骨（鳝鱼骨）。

【生境分布】生活于水岸泥窟中，夏出冬蛰。分布于辽宁鸭绿江、辽河水系。

【功效应用】肉（鳝鱼）：味甘，性温。益气血，补肝肾，强筋骨，祛风湿。用于虚劳，疳积，阳痿，腰痛，腰膝酸软，风寒湿痹，产后淋沥，久痢脓血，痔瘘，臁疮。头（鳝鱼头）：味甘，性平。健脾益胃，解毒杀虫。用于消化不良，痢疾，消渴，痞积，脱肛，小肠痈，百虫入耳。头（鳝鱼头）、皮（鳝鱼皮）：散结止痛。用于乳房肿块，乳痈。血（鳝鱼血）：味咸，性温。祛风通络，活血，壮阳，解毒，明目。用于口眼㖞斜，跌打损伤，阳痿，耳痛，癣，痔瘘，目翳。骨（鳝鱼骨）：清热解毒。用于流火，风热痘毒，臁疮。

39. 䲟科 Echeneididae

䲟属 *Echeneis* Linnaeus

䲟 *Echeneis naucrates* Linnaeus

【别　　名】䲟鱼、食屎鱼、印头鱼、鞋底鱼。

【药用部位】全体（䲟鱼）。

【生境分布】为世界性热带食肉性海鱼。分布于辽宁黄海、辽东湾海域。

【功效应用】滋补，燥湿化痰。用于肺虚久咳，气喘，阳痿遗精，癫痫头。

短䲟属 *Remora* Forster

白短䲟 *Remora albescens* (Temminck & Schlegel)

【别　　名】吸盘鱼、鞋底鱼、䲟鱼。

【药用部位】肉（白短䲟）。

【生境分布】栖息于热带及温带海区。分布于辽宁黄海海域。

【功效应用】味甘，性温。滋补强壮。用于肺痨，久病体虚。

附注：功效相似的有短䲟 *R. remora* (Linnaeus)，分布于辽宁沿海。

40. 鲹科 Carangidae

乌鲹属 *Parastromateus* Bleeker

乌鲹 *Parastromateus niger* (Bloch)—*Formio niger* (Bloch)

【别　　名】乌鲳、黑鲳、假鲳、铁板鲳、乌鳞鲳、三角鲳。

【药用部位】肉（乌鲹）。

【生境分布】热带及亚热带中上层鱼类。分布于辽宁沿海。

【功效应用】益气健胃。

圆鲹属 *Decapterus* Bleeker

蓝圆鲹 *Decapterus maruadsi* (Temminck & Schlegel)

【别　　名】圆鲹。

【药用部位】肉（蓝圆鲹）。

【生境分布】暖水性中上层鱼类，洄游性，喜结群。分布于辽宁沿海。

【功效应用】健脾益气，消食化积。用于脾虚乏力，食欲不振，久痢，咳血。

竹筴鱼属 *Trachurus* Rafinesque

日本竹筴鱼 *Trachurus japonicus* (Temminck & Schlege)

【别　　名】竹荚鱼、大眼棍、山台鱼、池姑鱼、刺鲅。

【药用部位】肉（竹荚鱼）。

【生境分布】为中上层洄游性鱼类，喜结群，有趋光性。分布于辽宁黄海、渤海海域。

【功效应用】消肿排脓。用于疮疖。

41. 魣科 Sphyraenidae

魣属 *Sphyraena* Artedi

油魣 *Sphyraena pinguis* Günther

【别　　名】油鱼、大魣、香梭。

【药用部位】肉（油鱼）。

【生境分布】栖息于近海海域。分布于辽宁黄海、辽东湾海域。

【功效应用】益胃健脾，用于脾虚乏力，消化不良。

42. 丝足鲈科 Osphronemidae

斗鱼属 *Macropodus* Lacepède

圆尾斗鱼 *Macropodus opercularis* (Linnaeus)—*M. chinensis* (Bloch)

【别　　名】钱䰾、斗鱼、黑老婆。

【药用部位】肉（斗鱼）。

【生境分布】喜生活于小溪近岸杂草间。分布于辽宁各地。

【功效应用】清热解毒。用于疮毒。

43. 鳢科 Channidae

鳢属 *Channa* Scopoli

乌鳢 *Channa argus* (Cantor)—*Ophicephalus argus* Cantor

【别　　名】墨鱼、乌鱼、生鱼、斑鱼、鳢鱼、蛇头鱼、父鱼、黑鱼棒子。

【药用部位】肉（鳢鱼）；血（鳢鱼血）；肠（鳢鱼肠）；胆（鳢鱼胆）；头（鳢鱼头）；骨（鳢鱼骨）；尾鳍（鳢鱼尾）。

【生境分布】生活于江河、湖泊、池沼中，喜栖于水草较多及有污泥的浑浊水底。分布于辽宁各地。

【功效应用】肉（鳢鱼）：味甘，性凉。补脾益胃，利水消肿。用于身面浮肿，妊娠水肿，温痹，脚气，产后乳少，习惯性流产，肺痨体虚，胃脘胀满，肠风及痔疮下血，疥癣。血（鳢鱼血）：味甘，性平。活血通络。用于口眼㖞斜，腰膝不利。肠（鳢鱼肠）：味甘、微涩，性平。解毒，驱虫。用于痔瘘，下肢溃疡。胆（鳢鱼胆）：味苦、甘，性寒。泻火，解毒。用于喉痹，目翳，砂眼，白秃疮。头（鳢鱼头）：通经活络。用于月经错后，经闭，头风，口眼㖞斜。骨（鳢鱼骨）：通络，止痉，收敛。用于四肢麻木，抽搐，泄泻，下痢，狐臭，外伤出血。尾鳍（鳢鱼尾）：祛风利湿，解毒。用于痔疮。

44. 牙鲆科 Paralichthyidae

牙鲆属 *Paralichthys* Girard

牙鲆 *Paralichthys olivaceus* (Temminck & Schlegel)

【别　　名】褐牙鲆、比目鱼、左口鱼、地仔鱼。

【药用部位】肉（比目鱼）。

【生境分布】暖温性底层鱼类，栖息在沙泥底上。分布于辽宁黄海、辽东湾海域。

【功效应用】味甘，性平。健脾益气，解毒。用于脾胃虚弱，消化不良，急性胃肠炎，食鲀鱼中毒。

附注：功效相似的有**桂皮斑鲆** *Pseudorhombus cinnamoneus* (Temminck & Schlegel)，分布于辽宁黄海、辽东湾海域。

45. 鲽科 Pleuronectidae

木叶鲽属 *Pleuronichthys* Girard

木叶鲽 *Pleuronichthys cornutus* (Temminck & Schlegel)

【别　　名】角木叶鲽、比目鱼、角鲽、猴子鱼。

【药用部位】肉（比目鱼）。

【生境分布】暖温性近海底层鱼类，栖息于沙泥底质海区。分布于辽宁黄海、辽东湾海域。

【功效应用】味甘，性平。健脾益气，解毒。用于脾胃虚弱，消化不良，急性胃肠炎，食鲀鱼中毒。

附注：功效相似的有**格氏虫鲽** *Eopsetta grigorjewi* (Herzenstein)、**圆斑星鲽** *Verasper variegatus* (Temminck & Schlegel)、**赫氏高眼鲽** *Cleisthenes herzensteini* (Schmidt)，均分布于辽宁黄海、辽东湾海域。

46. 舌鳎科 Cynoglossidae

舌鳎属 *Cynoglossus* Hamilton

三线舌鳎 *Cynoglossus trigrammus* Günther

【别　　名】舌鳎、鳎鱼、踏板鱼、舌头鱼、牛舌头。

【药用部位】肉（鳎鱼）。

【生境分布】热带性底层鱼类。分布于辽宁沿海。

【功效应用】味甘，性平。健脾益气，解毒。用于脾胃虚弱，消化不良，急性胃肠炎，食鲀鱼中毒。

附注：功效相似的有**窄体舌鳎** *C. gracilis* Günther，分布于辽东湾海域；**焦氏舌鳎** *C. joyneri* Günther、**半滑舌鳎** *C. semilaevis* Günther、**条鳎** *Zebrias zebra* (Bloch)、**短舌鳎** *C. abbreviatus* (Gray)，均分布于辽宁黄海、辽东湾海域；**宽体舌鳎** *C. robustus* Günther，分布于辽宁黄海海域。

47. 海龙科 Syngnathidae

海马属 *Hippocampus* Rafinesque

莫氏海马 *Hippocampus mohnikei* Bleeker—*H. japonicus* Kaup

【别　　名】日本海马、小海马、海马、海蛆。

【药用部位】去皮膜及内脏的全体（海马）。

【生境分布】近海暖水性鱼类。栖息于水质澄清、海藻丛生的海区。分布于辽宁辽东湾海域。

【功效应用】味甘，性温。温肾壮阳，散结消肿。用于阳痿，遗尿，肾虚作喘，跌打损伤，外用痈肿疔疮。

附注：功效相同的有**三斑海马** *H. trimaculatus* Leach，分布于大连沿海，以上2种均为《中国药典》2020年版收载药材海马的基原动物之一。以上2种均被2022年版《世界自然保护联盟濒危物种红色名录》（IUCN）列为易危（VU）物种。功效相似的有**冠海马** *H. coronatus* Temminck & Schlegel，分布于辽宁渤海、黄海海域。以上3种均被《国家重点保护野生动物名录》列为二级保护动物。

海龙属 *Syngnathus* Linnaeus

尖海龙 *Syngnathus acus* Linnaeus

【别　　名】杨枝鱼、海龙、小海龙。

【药用部位】去皮膜及内脏的全体（海龙）。

【生境分布】近海暖水性小型鱼类，生活于藻类繁多的浅海中。受精卵在雄鱼育儿囊内发育。分布于辽宁黄海、辽东湾海域。

【功效应用】味甘、咸，性温。温肾壮阳，散结消肿。用于阳痿遗精，不育，肾虚作喘，癥瘕积聚，瘿瘤瘰疬，跌打损伤，痈肿疔疮。

附注：本种为《中国药典》2020 年版收载药材海龙的基原动物之一。

48. 烟管鱼科 Fistulariidae

烟管鱼属 *Fistularia* Linnaeus

鳞烟管鱼 *Fistularia petimba* Lacepède—*F. villosa* Klunzinger

【别　　名】毛烟管鱼、马鞭鱼、灯笼鱼、竹鱼、火筒、火管。

【药用部位】全体（鲔鱼）。

【生境分布】近海暖水性底层鱼类，栖息于泥沙底质海域。分布于辽东湾南部海域。

【功效应用】味咸，性凉。清热利尿，抗癌。用于肾炎，食管癌。

49. 带鱼科 Trichiuridae

带鱼属 *Trichiurus* Linnaeus

带鱼 *Trichiurus lepturus* Linnaeus—*T. haumela* (Forsskål)

【别　　名】刀鱼、海刀鱼、鳞带鱼、鳞刀鱼。

【药用部位】肉、鳞、油（带鱼）；头（带鱼头）。

【生境分布】中上层结群性洄游鱼类。分布于辽宁黄海、辽东湾海域。

【功效应用】肉、鳞、油（带鱼）：味甘，性温。补虚，解毒，止血。用于病后体虚，产后乳汁不足，疮疖痈肿，外伤出血。头（带鱼头）：和中，开胃，祛风杀虫。用于呃逆。

附注：功效相似的有**小带鱼 *Eupleurogrammus muticus* (Gray)—*T. muticus* Gray**，分布于辽宁黄海、辽东湾海域。

50. 鲭科 Scombridae

马鲛属 *Scomberomorus* Lacepède

蓝点马鲛 *Scomberomorus niphonius* (Cuvier)

【别　　名】鲅鱼、日本马鲛、马鲛鱼、燕鲅鱼。

【药用部位】肉（马鲛鱼）；鳃（鲅鱼鳃）。

【生境分布】暖温性中下层鱼类。夏、秋季结群向近海洄游。分布于辽宁黄海、辽东湾海域。

【功效应用】肉（马鲛鱼）：味甘，性温。滋补强壮。用于病后及产后体虚，早衰，神经衰弱。鳃（鲅鱼鳃）：味甘，性温。补气，平喘。用于体虚咳喘。

附注：功效相同的有**中华马鲛 *S. sinensis* (Lacépède)**、**康氏马鲛 *S. commerson* (Lacépède)** 和**朝鲜马鲛 *S. koreanus* (Kishinouye)**，均分布于辽宁黄海、渤海海域。

鲭属 *Scomber* Linnaeus

日本鲭 *Scomber japonicus* Houttuyn—*Pneumatophorus japonicus* (Houttuyn)

【别　　名】鲐、鲐鱼、鲐鲅鱼、青花鱼、鲭、花身滚、花身鱼。

【药用部位】肉（鲐鱼）。

【生境分布】暖水性远洋洄游鱼类。分布于辽宁黄海、辽东湾海域。

【功效应用】味甘，性平。滋补强壮。用于脾胃虚弱，消化不良，肺痨，神经衰弱。

51. 鲳科 Stromateidae

鲳属 *Pampus* Bonaparte

银鲳 *Pampus argenteus* (Euphrasen)—*Stromateoides argenteus* (Euphrasen)

【别　　名】鲳鱼、镜鱼、平鱼、白鲳。

【药用部位】肉（鲳鱼）。

【生境分布】中下层鱼类。平时栖息外海，每年春末游向近海。分布于辽宁黄海、辽东湾海域。

【功效应用】味甘，性平。益气养血，舒筋利骨。用于脾胃虚弱，消化不良，血虚，病后体虚，筋骨酸痛，四肢麻木。

52. 䲢科 Uranoscopidae

䲢属 *Uranoscopus* Linnaeus

日本䲢 *Uranoscopus japonicus* Houttuyn

【别　　名】网纹䲢、铜锣槌、金刚脚趾头。

【药用部位】肉（日本䲢）。

【生境分布】底栖肉食性海鱼。分布于辽宁黄海、辽东湾海域。

【功效应用】健脾胃，助消化。

奇头䲢属 *Xenocephalus* Kaup

青奇头䲢 *Xenocephalus elongatus* (Temminck & Schlegel)—*Gnathagnus elongatus* (Temminck & Schlegel)

【别　　名】青䲢、䲢鱼、腊廷巴、高丽廷巴。

【药用部位】肉（䲢鱼）。

【生境分布】近海肉食性底栖鱼。分布于辽宁黄海、辽东湾海域。

【功效应用】清热解毒。

53. 马鲅科 Polynemidae

四指马鲅属 *Eleutheronema* Bleeker

四指马鲅 *Eleutheronema tetradactylum* (Shaw)

【别　　名】马鲅、马友鱼、午鱼、四鳃鲈。

【药用部位】肉（四指马鲅）。

【生境分布】热带及温带海产鱼类，喜栖于沙底海区，有时亦进入淡水。分布于辽宁辽东湾海域。

【功效应用】消食化滞。用于饮食积滞。

54. 狼鲈科 Lateolabracidae

花鲈属 *Lateolabrax* Bleeker

中国花鲈 *Lateolabrax maculatus* (McClelland)

【别　　名】花鲈、鲈鱼、鲈子、青鲈、鲈板、寨花、花寨、七星鲈、海鲈鱼。

【药用部位】肉（鲈鱼）；鳃（鲈鱼鳃）。

【生境分布】近岸浅海鱼类，喜栖息于河口咸淡水处，亦可生活于淡水中。分布于辽宁黄海、辽东湾海域。

【功效应用】肉（鲈鱼）：味甘，性平。益脾胃，补肝肾。用于脾虚泻痢，消化不良，疳积，百日咳，水肿，筋骨萎弱，胎动不安，疮疡久不愈。鳃（鲈鱼鳃）：止咳化痰。用于小儿顿咳。

　　附注：功效相同的有**日本花鲈 *L. japonicus* (Cuvier)**，分布于辽宁黄海、辽东湾海域。

55. 鮨鲈科 Percichthyidae

鳜属 *Siniperca* Gill

鳜 *Siniperca chuatsi* (Basilewsky)

【别　　名】鳜花鱼、鳌花、花鲫子。

【药用部位】肉（鳜鱼）；胆（鳜鱼胆）。

【生境分布】生活在静水或缓流的水体中，喜潜伏水底，春夏季多在沿岸浅水区觅食。产卵多在干流和大支流的流水处。分布于辽宁省鸭绿江、英纳河、碧流河、浑河、太子河、辽河水域。

【功效应用】肉（鳜鱼）：味甘，性平。补气血，益脾胃。用于虚劳赢瘦，脾胃虚弱，肠风泻血。胆（鳜鱼胆）：味苦，性寒。用于骨鲠，竹木签刺喉中。

附注：功效相似的有**斑鳜 *S. scherzeri* Steindachner**，分布于辽宁省鸭绿江、英纳河、碧流河、浑河、太子河、辽河水域。

56. 大眼鲷科 Priacanthidae

大眼鲷属 *Priacanthus* Oken

短尾大眼鲷 *Priacanthus macracanthus* Cuvier

【别　　名】大棘大眼鲷、大眼鲷、大目、大眼鸡、红目连。

【药用部位】肉或全体（大眼鲷）。

【生境分布】为暖水性中小型近底层鱼类，主要栖息于水深80~120m，以100m海区较集中。分布于辽宁黄海海域。

【功效应用】味甘，性温。消食利水，用于消化不良，水肿。

57. 弱棘鱼科 Malacanthidae

方头鱼属 *Branchiostegus* Rafinesque

日本方头鱼 *Branchiostegus japonicus* (Houttuyn)

【别　　名】马头鱼、方头鱼。

【药用部位】肉（方头鱼）。

【生境分布】温带近海中下层鱼类。通常栖息于深140m以内的沙泥底海区。分布于辽宁黄海、渤海南部海域。

【功效应用】清热解毒。

58. 髭鲷科 Hapalogeniidae

髭鲷属 *Hapalogenys* Richardson

华髭鲷 *Hapalogenys analis* Richardson—*H. mucronatus* (Eydoux & Souleyet)

【别　　名】横带髭鲷、条纹髭鲷、铜盆鱼、金鼓、海鲋。

【药用部位】鳔（海猴鳔）。

【生境分布】暖温性近海中下层鱼类，喜栖息于岩礁多的海区。分布于辽宁黄海、辽东湾海域。

【功效应用】味甘，性平。补气养血，消肿解毒。用于久病体虚，贫血，疟腮。

附注：功效相似的有**黑鳍髭鲷（斜带髭鲷）*H. nigripinnis* Temminck & Schlegel—*H. nitens* Richardson**，分布于辽宁黄海、辽东湾海域。

59. 金钱鱼科 Scatophagidae

金钱鱼属 *Scatophagus* Cuvier

金钱鱼 *Scatophagus argus* (Linnaeus)

【别　　名】金鼓、金鼓鱼。

【药用部位】胆（金钱鱼胆）。

【生境分布】生活于近岸及岩礁处的暖水性鱼类，常进入咸淡水。分布于辽宁黄海海域。

【功效应用】味咸，性寒。凉肝息风，清热凉血，清肠止痢。用于小儿惊风，温病高热，久痢，大便脓血。

附注：棘刺内有毒腺，人被刺伤后患处有疼痛及红肿等中毒反应。

60. 鲉科 Scorpaenidae

鬼鲉属 *Inimicus* Jordan & Starks

日本鬼鲉 *Inimicus japonicus* (Cuvier)

【别　　名】鬼鲉、海蝎子、蝎子鱼、海老虎、虎鱼、老虎鱼。

【药用部位】肉（鬼鲉）。

【生境分布】近海底层鱼类。生活于近岸浅水处。分布于辽宁黄海、渤海南部海域。

【功效应用】味甘，性平。滋养肝肾，清热解毒。用于腰腿酸软疼痛，肝炎，疖肿，脓疡不敛，湿疹。

菖鲉属 *Sebastiscus* Jordan & Starks

褐菖鲉 *Sebastiscus marmoratus* (Cuvier)

【别　　名】石头鲈虎头鱼、石狗公、石头鱼、狮甕。

【药用部位】肉（褐菖鲉）。

【生境分布】为暖温性近岸底层鱼类。常栖息于岩礁和海藻丛中，多栖息在水深自低潮带至80m处。分布于辽宁黄海海域。

【功效应用】健脾，开胃，益气。

61. 绒皮鲉科 Aploactinidae

虻鲉属 *Erisphex* Jordan & Starks

虻鲉 *Erisphex pottii* (Steindachner)

【别　　名】蜂鲉。

【药用部位】肉（虻鲉）。

【生境分布】栖息于较深的泥沙底质海区。分布于辽宁渤海海域。

【功效应用】滋补肝肾。用于肾虚腰痛，胸胁胀痛，黄疸。

62. 鲂鮄科 Triglidae

绿鳍鱼属 *Chelidonichthys* Kaup

绿鳍鱼 *Chelidonichthys kumu* (Cuvier)

【别　　名】绿翅鱼、莺莺。

【药用部位】肉（绿鳍鱼）。

【生境分布】近海底栖鱼类，喜栖息于沙泥底海区。分布于辽宁黄海、渤海南部海域。

【功效应用】味甘，性平。益气醒脾，祛风湿。用于病后体虚，食欲不振，神经衰弱，风湿疼痛。

红娘鱼属 *Lepidotrigla* Günther

小鳍红娘鱼 *Lepidotrigla microptera* Günther

【别　　名】短鳍红娘鱼、红头鱼、红娘子、红娘鱼、红娃鱼、穷头鱼、秀才鱼、国光鱼、红角鱼。

【药用部位】肉（红娘鱼）。

【生境分布】为冷温性海洋鱼类，通常栖息于沙泥底质海区，栖息水深度 40~140m，高龄鱼栖息水域较深。分布于辽宁黄海、辽东湾海域。

【功效应用】健脾益气。

63. 鲬科 Platycephalidae

鲬属 *Platycephalus* Bolch

鲬 *Platycephalus indicus* (Linnaeus)

【别　　名】鲬鱼、辫子鱼、牛尾鱼、竹甲、刀甲。

【药用部位】肉（鲬鱼）。

【生境分布】近海底栖鱼类，平时栖于沙底海区。分布于辽宁黄海、辽东湾海域。

【功效应用】味甘，性温。利水消肿，软坚散结。用于慢性水肿，肝硬化腹水，风湿性关节炎，小儿哮喘，伤口难愈。

64. 绵鳚科 Zoarcidae

绵鳚属 *Zoarces* Cuvier

长绵鳚 *Zoarces elongatus* Kner—*Enchelyopus elongatus* (Kner)

【别　　名】海鲇鱼、光鱼、大头光。

【药用部位】全体（海鲇鱼）。

【生境分布】近海底层鱼类，通常栖息于深 40~60m 的海区，多匍匐海底。卵胎生。分布于辽宁黄海、辽东湾海域。

【功效应用】滋补强壮。

65. 六线鱼科 Hexagrammidae

六线鱼属 *Hexagrammos* Tilesius

1. **斑头六线鱼 *Hexagrammos agrammus* (Temminck & Schlegel)—*Agrammus agrammus* (Temminck & Schlegel)**

【别　　名】斑头鱼、褐斑鱼。

【药用部位】全体（斑头鱼）。

【生境分布】底栖性鱼类，栖息在沿岸海草生长的底层水域，会洄游。分布于辽宁黄海、辽东湾海域。

【功效应用】用于消化不良。

2. **大泷六线鱼 *Hexagrammos otakii* Jordan & Starks**

【别　　名】黄鱼、六线鱼、欧氏六线鱼。

【药用部位】肉（六线鱼）。

【生境分布】冷水性近海底层鱼类，常栖息于沿岸浅水的岩礁石砾地带。分布于辽宁黄海、辽东湾海域。

【功效应用】用于肠胃痛，消化不良。

66. 杜父鱼科 Cottidae

淞江鲈属 *Trachidermus* Heckel

淞江鲈 *Trachidermus fasciatus* Heckel

【别　　名】杜父鱼、船丁鱼、媳妇鱼、回鳃鲈。

【药用部位】肉（杜父鱼）。

【生境分布】近海底层鱼类，亦进入淡水。分布于辽宁黄海、辽东湾海域。

【功效应用】味甘，性温。健脾益气。用于脾虚食少，胃脘疼痛，形瘦乏力，大便溏泄，小儿疳积。

附注：被《国家重点保护野生动物名录》列为二级保护动物。

67. 石首鱼科 Sciaenidae

梅童鱼属 *Collichthys* Günther

棘头梅童鱼 *Collichthys lucidus* (Richardson)

【别　　名】大头宝、梅童鱼。

【药用部位】全体（梅童鱼）。

【生境分布】生活于沿海近岸。分布于辽宁黄海、辽东湾海域。

【功效应用】味甘，性温。益气健脾，养血补肾。用于病后体虚，消化不良，贫血，小儿发育不良，遗尿。

附注：功效相似的有**黑鳃梅童鱼** *C. niveatus* Jordan & Starks，分布于辽宁黄海、辽东湾海域。

叫姑鱼属 *Johnius* Bloch

皮氏叫姑鱼 *Johnius belangerii* (Cuvier)

【别　　名】叫姑鱼、黑鲩。

【药用部位】全体（叫姑鱼）；鳔（鱼鳔）。

【生境分布】生活于海洋中下层，繁殖季节结群向近岸洄游。分布于辽宁黄海、辽东湾海域。

【功效应用】全体（叫姑鱼）：消食，利水，散瘀。用于消化不良，水肿，肌肉挫伤。鳔（鱼鳔）：味甘，性平。补肝肾，养血止血，散瘀消肿。用于肾虚遗精，腰膝无力，腰痛，眩晕耳鸣，白带，血虚筋挛，产后风痉，破伤风，癫痫，再生障碍性贫血，吐血，尿血，崩漏，外伤出血，阴疽，瘘管，慢性溃疡，皲裂，痛风，痔疮。

鮸鱼属 *Miichthys* Linnaeus

鮸 *Miichthys miiuy* (Basilewsky)

【别　　名】鮸鱼、敏子、敏鱼、鳘鱼。

【药用部位】肉（鮸鱼）；鳔（鱼鳔）；耳石（鮸鱼耳石）。

【生境分布】暖水性近底层鱼类，栖息于底层泥或泥沙处。分布于辽宁黄海、辽东湾海域。

【功效应用】肉（鮸鱼）：味甘，性平。补中益气，健脾利湿。用于脾胃虚弱所致消化不良，腹胀，泄泻。鳔（鱼鳔）：味甘，性平。补肝肾，养血止血，散瘀消肿。用于肾虚遗精，腰膝无力，腰痛，眩晕耳鸣，白带，血虚筋挛，产后风痉，破伤风，癫痫，再生障碍性贫血，吐血，尿血，崩漏，外伤出血，阴疽，瘘管，慢性溃疡，皲裂，痛风，痔疮。耳石（鮸鱼耳石）：清热祛瘀，利尿。

黄姑鱼属 *Nibea* Jordan & Thompson

黄姑鱼 *Nibea albiflora* (Richardson)

【别　　名】黄姑子、铜罗鱼、春水鱼、黄鸡婆、铜鱼。

【药用部位】肉（黄姑鱼）；鳔（铜罗鳔）。

【生境分布】暖温性近海中下层鱼类。具明显的季节洄游，有发声能力。分布于辽宁黄海、辽东湾海域。

【功效应用】肉（黄姑鱼）：味甘、咸，性平。补肾利水，活血止痛。用于肾虚遗精，肾炎浮肿，产后腹痛。鳔（铜罗鳔）：补肾益精，利水消肿，止血。用于水肿，妇女产后腹痛，肾虚遗精。

黄鱼属 *Larimichthys* Jordan & Starks

小黄鱼 *Larimichthys polyactis* (Bleeker)—*Pseudosciaena polyactis* Bleeker

【别　　名】小黄花鱼、古鱼、大眼。

【药用部位】肉（石首鱼）；干制鱼（石首鱼鲞）；头（石首鱼头）；耳石（鱼脑石）；鳔（鱼鳔）；肝熬制鱼肝油（石首鱼肝油）；胆（石首鱼胆）；鳍（黄鱼鳍）。

【生境分布】亚热带结群性近海洄游底层鱼类，通常栖息于软泥或泥沙质海区。分布于辽宁黄海、辽东湾海域。

【功效应用】肉（石首鱼）：味甘，性平。益气健脾，补肾，明目，止痢。用于病后、产后体虚，乳汁不足，肾虚腰痛，水肿，视物昏花，头痛，胃痛，泻痢。干制鱼（石首鱼鲞）：味甘，性平。开胃，消食，健脾，补虚。用于食积腹胀，泄泻。头（石首鱼头）：用于头晕，腰痛。耳石（鱼脑石）：味甘、咸，性寒。利尿通淋，清热解毒。用于石淋，小便淋沥不畅，鼻炎，化脓性中耳炎。鳔（鱼鳔）：味甘，性平。补肾益精，滋养筋脉，止血，散瘀，消肿。用于肾虚滑精，产后风痉，破伤风，吐血，血崩，创伤出血，痔疮。肝熬制鱼肝油（石首鱼肝油）：味甘、咸，性平。益肾壮骨，补肝明目。用于久病体虚，小儿发育不良，佝偻病。胆（石首鱼胆）：味苦，性寒。清热止咳，降血脂。用于支气管炎、哮喘、高血脂症。鳍（黄鱼鳍）：清热解毒。用于乳痈。

68. 鱚科 Sillaginidae

鱚属 *Sillago* Cuvier

多鳞鱚 *Sillago sihama* (Forsskål)

【别　　名】沙钻、船丁鱼、麦穗、白丁鱼、沙尖。

【药用部位】肉（船丁鱼）。

【生境分布】浅海底层鱼类，喜栖息于水质澄清的沙底海区，亦可进入淡水。分布于辽宁黄海、辽东湾海域。

【功效应用】利水消肿。

69. 鲷科 Sparidae

棘鲷属 *Acanthopagrus* Peters

黑棘鲷 *Acanthopagrus schlegelii* (Bleeker)—*Sparus macrocephalus* (Basilewsky)

【别　　名】黑立、黑加吉、岩雀。

【药用部位】肉（黑棘鲷）。

【生境分布】浅海底层鱼类，喜栖息于沙泥底或多岩礁的海区。分布于辽宁黄海、辽东湾海域。

【功效应用】健脾利水，补气活血。用于脾虚水肿，小儿脾胃不健，消化不良，病后气血虚弱。

赤鲷属 *Pagrus* Cuvier

真鲷 *Pagrus major* (Temminck & Schlegel)

【别　　名】加拉鱼、加吉鱼、红加吉。

【药用部位】肉（真鲷）。

【生境分布】暖水性近海底层鱼类，一般生活在30~90m的砂砾及沙泥底质海区，生殖季节游向近岸。分布于辽宁黄海、辽东湾海域。

【功效应用】味甘，性温。健脾补肾，益气活血。用于久病体虚，食欲不振，盗汗，腰痛，水肿，产后瘀血。

70. 鮟鱇科 Lophiidae

鮟鱇属 *Lophius* Linnaeus

黄鮟鱇 *Lophius litulon* (Jordan)

【别　　名】老头鱼、海蛤蟆、蛤蟆鱼。

【药用部位】头骨（黄鮟鱇）；肝（黄鮟鱇肝）；胆（黄鮟鱇胆）；胃内小鱼（黄鮟鱇胃内小鱼）。

【生境分布】冷温性近渔底层鱼类，常栖伏水底或水藻间。分布于辽宁黄海、辽东湾海域。

【功效应用】头骨（黄鮟鱇）：味咸，性平。消肿解毒。用于疮疖，牙龈肿痛。肝（黄鮟鱇肝）：滋补，抗癌。用于肿瘤。胆（黄鮟鱇胆）：味苦，性寒。清热解毒。用于目赤肿痛，水肿，黄疸。胃内小鱼（黄鮟鱇胃内小鱼）：健胃，制酸。用于胃酸过多，胃炎。

71. 蝙蝠鱼科 Ogcocephalidae

棘茄鱼属 *Halieutaea* Valenciennes

棘茄鱼 *Halieutaea stellata* (Vahl)

【别　　名】红壳鱼。

【药用部位】肉（红甲鱼）。

【生境分布】热带性底层海鱼。分布于辽宁黄海海域。

【功效应用】味甘，性温。补肾缩尿。用于小儿遗尿。

72. 三刺鲀科 Triacanthidae

三刺鲀属 *Triacanthus* Oken

双棘三刺鲀 *Triacanthus biaculeatus* (Bloch)—*T. brevirostris* Temminck & Schlegel

【别　　名】三刺鲀、炮台架、机关枪、皮匠鱼、短吻三刺鲀。

【药用部位】肉（三刺鲀）；皮（三刺鲀皮）。

【生境分布】底栖肉食性海鱼。分布于辽宁黄海、辽东湾海域。

【功效应用】肉（三刺鲀）：益胃止血，消肿散结。用于胃病吐血，乳痈，颈淋巴结结核。皮（三刺鲀皮）：味甘，性平。解毒，消肿止痛。用于皮下脓肿，中耳炎。

73. 单角鲀科 Monacanthidae

马面鲀属 *Thamnaconus* Smith

绿鳍马面鲀 *Thamnaconus septentrionalis* (Günther)—*Navodon septentrionalis* (Günther)

【别　　名】剥皮郎、剥皮鱼、扒皮鱼、象皮鱼、面包鱼、皮匠鱼。

【药用部位】肉（马面鲀）。

【生境分布】外海暖温性底层鱼类，栖息于深 50~120m 的海区。分布于辽宁黄海、辽东湾海域。

【功效应用】味甘，性平。止血解毒，健胃消食。用于消化道出血，乳痈，胃病。

74. 翻车鲀科 Molidae

翻车鲀属 *Mola* Koelreuter

翻车鲀 *Mola mola* (Linnaeus)

【别　　名】翻车鱼、头鱼、海洋太阳鱼、太阳鱼、月亮鱼。

【药用部位】肝脏炼出的油（翻车鲀）。

【生境分布】世界性热带海鱼。分布于辽宁黄海、渤海南部海域。

【功效应用】活血生肌。用于跌打损伤，烫、烧伤。

附注：本种被 2022 年版《世界自然保护联盟濒危物种红色名录》（IUCN）列为易危（VU）物种。

75. 鲀科 Tetraodontidae

多纪鲀属 *Takifugu* Abe

虫纹多纪鲀 *Takifugu vermicularis* (Temminck & Schlegel)

【别　　名】虫纹东方鲀、河豚、气鼓鱼、艇巴。

【药用部位】肉（河豚）；卵巢（河豚卵巢）；卵（河豚子）；眼球（河豚目）；肝脏熬出的油（河豚鱼肝油）。

【生境分布】近海底栖中小型肉食性鱼类。分布于辽宁黄海、辽东湾海域。

【功效应用】肉（河豚）：味甘，性温，有毒。滋补肝肾，祛湿止痛。用于阳痿，遗尿，眩晕，腰膝酸软，风湿痹痛，皮肤瘙痒。卵巢（河豚卵巢）：味甘，性温，有大毒。消肿解毒，散结镇痛。用于瘰疬，疮疖，无名肿毒。卵（河豚子）：味甘，性温，有大毒。解毒消肿，镇痛。用于乳癌，疮疖，疥癣。眼球（河豚目）：用于鸡眼。肝脏熬出的油（河豚鱼肝油）：味甘，性温。有大毒。消肿解毒，散结镇痛，杀虫。用于瘰疬，痈疖，无名肿毒，慢性皮肤溃疡。

附注：功效相似的有铅点多纪鲀（铅点东方鲀）*T. alboplumbeus* (Richardson)、黑点多纪鲀（黑点东方鲀）*T. niphobles* (Jordan & Snyder)、暗纹多纪鲀（暗纹东方鲀）*T. fasciatus* (McClelland)—*T. obscurus* Abe、豹纹多纪鲀（豹纹东方鲀）*T. pardalis* (Temminck & Schlegel)、红鳍多纪鲀（红鳍东方鲀）*T. rubripes* (Temminck & Schlegel)、黄鳍多纪鲀（黄鳍东方鲀）*T. xanthopterus* (Temminck & Schlegel)、菊黄多纪鲀（菊黄东方鲀）*T. flavidus* (Li, Wang & Wang)、假晴多纪鲀（假晴东方鲀）*T. pseudommus* (Chu)、紫色多纪鲀（紫色东方鲀）*T. porphyreus* (Temminck & Schlegel)、墨绿多纪鲀（墨绿东方鲀）*T. basilevskianus* (Basilewsky)和弓斑多记鲀（弓斑东方鲀）*T. ocellatus* (Linnaeus)，均分布于辽宁黄海、辽东湾海域。虫纹多纪鲀、红鳍多纪鲀、菊黄多纪鲀和弓斑多记鲀均被 2022 年版《世界自然保护联盟濒危物种红色名录》（IUCN）列为近危（NT）物种。

76. 刺鲀科 Diodontidae

刺鲀属 *Diodon* Linnaeus

六斑刺鲀 *Diodon holocanthus* Linnaeus

【别　　名】刺龟、刺乖、辣乖、辣龟、乖抱、抱鲀、龟鱼皮、刺河豚。

【药用部位】皮（刺鲀皮）。

【生境分布】近海鱼类。分布于辽宁黄海、渤海南部海域。

【功效应用】味咸，性平。补肾益肺，养肝。用于老年寒咳，哮喘，遗精，遗尿，尿血，神经衰弱，浮肿。

77. 铃蟾科 Bombinatoridae

铃蟾属 *Bombina* Oken

东方铃蟾 *Bombina orientalis* (Boulenger)

【别　　名】铃蛙、警蛙、臭蛤蟆、火腹铃蟾、红肚皮蛤蟆。

【药用部位】口中分泌物或全体（东方铃蟾）。

【生境分布】习居于山地丘陵小山溪的石下或净水坑内。分布于昌图、清原、新宾、本溪、桓仁、鞍山、岫岩、凤城、宽甸、东港、庄河。

【功效应用】味辛、苦，性寒。清热解毒。用于痔疮。

附注：本种被列入《国家保护的有益的或者有重要经济、科学研究价值的陆生野生动物名录》。

78. 蟾蜍科 Bufonidae

蟾蜍属 *Bufo* Laurenti

中华大蟾蜍 *Bufo gargarizans* Cantor

【别　　名】癞蛤蟆、癞蚧巴子、蟾蜍、蟾酥，巴哈音—舒素、巴勒都格、莫勒黑音—浩日（蒙药），蛙克山（满药）。

【药用部位】全体（蟾蜍）；去除内脏的干燥体（蟾皮）；耳后腺分泌物（蟾酥）；胆（蟾胆）；肝（蟾肝）；头（蟾头）；舌（蟾舌）。

【生境分布】穴居于泥土中或栖息于石块下、杂草间。生殖季节密集于静水池塘中。分布于凌源、绥中、兴城、葫芦岛、北镇、义县、彰武、铁岭、昌图、康平、沈阳、本溪、鞍山、岫岩、盖州、宽甸、东港等地。

【功效应用】全体（蟾蜍）：味辛，性凉，有毒。解毒散结，消积利水，杀虫消疳。用于痈疽，疔疮，发背，瘰疬，恶疮，症瘕癖积，膨胀，水肿，小儿疳积，破伤风，慢性咳喘。去除内脏的干燥体（蟾皮）：味苦，性凉。有毒。清热解毒，利水消肿。用于痈疽，肿毒，瘰疬，肿瘤，疳积腹胀，慢性支气管炎。耳后腺分泌物（蟾酥）：味辛，性温。有毒。解毒，止痛，开窍醒神。用于痈疽疔疮，咽喉肿痛，中暑神昏，痧胀腹痛吐泻。胆（蟾胆）：味苦，性寒。镇咳祛痰，解毒散结。用于气管炎，小儿失音，早期淋巴结结核，鼻疔。肝（蟾肝）：味辛、苦、甘，性凉。解毒散结，拔疔消肿。用于痈疽，疔毒，疮肿，蛇咬伤，麻疹。头（蟾头）：用于小儿疳积。舌（蟾舌）：味辛、苦、甘，性凉。解毒拔疔。用于疔疮。

【民族用药】蒙医：蟾酥入药，味甘、辛，性温，有毒。消肿，解毒，止痛。用于结喉，疔，蛇癣，丹毒，淋巴结肿大。满医：全体入药，解毒散结，消积利水，杀虫消疳。用于疔疮，瘰疬，癥瘕积聚，破伤风，慢性咳喘，水肿，各种肿瘤。

附注：本种为《中国药典》2020 年版收载药材蟾酥的基原动物之一。被《国家重点保护野生药材物种名录》列为二级保护野生药材物种。功效相似的有**花背蟾蜍 *Strauchbufo raddei* Strauch—*B. raddei* (Strauch)**，分布于北镇、彰武、康平、沈阳、本溪、盖州等地。以上 2 种均被列入《国家保护的有益的或者有重要经济、科学研究价值的陆生野生动物名录》。

79. 雨蛙科 Hylidae

环太雨蛙属 *Dryophytes* Fitzinger

无斑环太雨蛙 *Dryophytes immaculata* (Boettger)—*Hyla immaculata* Boettger

【别　　名】无斑雨蛙、日本雨蛙、雨蛙、雨呱呱、梆梆狗、绿蛤蟆。

【药用部位】全体（雨蛙）。

【生境分布】生活在稻田或沼泽的草丛中或灌木间的潮湿土地或树根附近的石隙间，雨后多出现在路旁活动。分布于绥中、锦州、义县、彰武、昌图、桓仁、海城、凤城、宽甸、庄河、长海、普兰店等地。

【功效应用】味甘、咸，性平。解毒，杀虫。用于湿癣。

80. 蛙科 Ranidae

腺蛙属 *Glandirana* Fei, Ye & Huang

东北粗皮蛙 *Glandirana rugosa* (Temminck & Schlegel)—*Rana rugosa* Temminck &Schlegel

【别　　名】粗皮蛙、癞皮蛙、铁蛤蟆、石蛤蟆。

【药用部位】全体（粗皮蛙）。

【生境分布】常栖息于山区冷水溪流边的乱石堆、岩石缝隙中。分布于本溪、桓仁、宽甸、丹东、庄河。

【功效应用】清热解毒。用于瘰疬，痈疽，脱肛。

侧褶蛙属 *Pelophylax* Fitzinger

黑斑侧褶蛙 *Pelophylax nigromaculatus* (Hallowell)—*Rana nigromaculata* Hallowell

【别　　名】黑斑蛙、青蛙、田鸡、癞呱呱、青拐子、蝌蚪，开姑利（朝药）。

【药用部位】除去内脏的全体（青蛙）；胆汁（青蛙胆）；幼体（蝌蚪）；输卵管（青蛙油）。

【生境分布】栖息在平原地区的池塘、河沟、稻田内，水旁草丛中。分布于北镇、义县、彰武、昌图、开原、西丰、清原、康平、沈阳、本溪、盖州、宽甸、丹东。

【功效应用】除去内脏的全体（青蛙）：味甘，性凉。利水消肿，清热解毒，补虚。用于水肿，膨胀，黄疸，虾蟆瘟，小儿热疮，痢疾，疳疾，劳热，产后体弱。胆汁（青蛙胆）：味苦，性寒。清热解毒。用于麻疹并发肺炎，咽喉糜烂。幼体（蝌蚪）：味甘，性寒。清热解毒。用于热毒疮肿，流行性腮腺炎，水火烫伤。输卵管（青蛙油）：用于体虚精力不足。

【民族用药】朝医：全体入药，利水消肿，解毒止嗽。用于水肿膨胀，咳嗽，喘息，麻疹，月经过多等症。

附注：本种被 2022 年版《世界自然保护联盟濒危物种红色名录》（IUCN）列为近危（NT）物种。

功效相似的有**金线侧褶蛙 *P. plancyi* (Lataste)—*R. plancyi* Lataste**，分布于东港。

林蛙属 *Rana* Linnaeus

东北林蛙 *Rana dybowskii* Günther

【别　　名】哈士蟆、蛤蟆、田鸡、林蛙、雪蛤、山蛤蟆、蛤蟆油，莫勒黑音—玛哈、巴拉那格沙、哈日—莫勒黑（蒙药），额勒赫、朱蛙里（满药）。

【药用部位】全体（哈士蟆）；输卵管（蛤蟆油）。

【生境分布】每年4月上旬至10月初营陆地生活，栖息在近海滨的丘陵至海拔900m左右山区植被较好的森林、灌丛、草地等湿润环境中。10月上旬至翌年3月下旬，营水栖生活，湖泊、水塘、沼泽和农田等多种静水域，然后潜向深水处，进行深沉的群体冬眠。4月初至5月初产卵繁殖，完成生殖行为的个体，分别潜入水底进行十多天的生殖休眠。分布于葫芦岛、锦州、北镇、义县、清原、抚顺、新民、本溪、桓仁、鞍山、岫岩、凤城、宽甸、丹东、东港、普兰店等地。

【功效应用】全体（哈士蟆）：味咸，性凉。补肺滋肾，利水消肿。用于虚劳咳嗽，小儿疳积，水肿腹胀，疮痈肿毒。输卵管（哈蟆油）：味甘、咸，性平。补肾益精，养阴润肺。用于病后体弱，神疲乏力，心悸失眠，盗汗，痨嗽咳血。

【民族用药】蒙医：肉入药。味甘，性寒。消肿，解毒。用于舌肿，白喉，炭疽，配制毒等症。满医：输卵管入药，补肾益精，养阴润肺。用于病后、产后虚弱乏力等各种虚弱症状。

附注：蛤蟆油为辽宁"关药"道地药材品种，主产于宽甸、凤城、本溪、桓仁等辽宁东部山区。2007年之前该种被误定为**中国林蛙 *R. chensinensis* David**。功效相似的有**黑龙江林蛙 *R. amurensis* Boulenger**，分布于彰武；**桓仁林蛙 *R. huanrenensis* Fei ,Ye & Huang**，分布于桓仁。后2种被列入《国家保护的有益的或者有重要经济、科学研究价值的陆生野生动物名录》。

81. 鳖科 Trionychidae

鳖属 *Pelodiscus* Fitzinger

中华鳖 *Pelodiscus sinensis* (Wiegmann)—*Trionyx sinensis* Wiegmann

【别　　名】鳖、脚鱼、甲鱼、团鱼、水龟、鳖甲，艾呼玛—依—呼如（满药），擦拉（朝药）。

【药用部位】背甲（鳖甲）；头（鳖头）；肉（鳖肉）；血（鳖血）；卵（鳖卵）；胆（鳖胆）；脂肪（鳖脂）；背甲熬成的胶（鳖甲胶）。

【生境分布】生活在河流、湖沼及池塘中。野生分布于凌源、朝阳、绥中、黑山、庄河等地。朝阳、葫芦岛、沈阳、辽阳、凤城等地有养殖。

【功效应用】背甲（鳖甲）：味咸，性微寒。滋阴潜阳，退热除蒸，软坚散结。用于阴虚发热，骨蒸劳热，阴虚阳亢，头晕目眩，虚风内动，手足瘛疭，经闭，癥瘕，久疟疟母。头（鳖头）：味甘、咸，性平。补气助阳。用于久痢，脱肛，产后子宫下垂，阴疮。肉（鳖肉）：味甘，性平。滋阴补肾，清退虚热。用于虚劳羸瘦，骨蒸劳热，久疟，久痢，崩漏，带下，癥瘕，瘰疬。血（鳖血）：味甘、咸，性平。滋阴清热，活血通络。用于虚劳潮热，阴虚低热，胁痛，口眼㖞斜，脱肛。卵（鳖卵）：味咸，性寒。补阴，止痢。用于小儿久泻久痢。胆（鳖胆）：味苦，性寒。解毒，消肿。用于痔漏。脂肪（鳖脂）：味甘、咸，性平。滋阴养血，乌须发。用于体弱虚羸，须发早白。背甲熬成的胶（鳖甲胶）：味咸，性微寒。滋阴退热，软坚散结。用于阴虚潮热，虚劳咳血，久疟，疟母，痔核肿痛，血虚经闭。

【民族用药】满医：鳖甲养阴清热，平肝息风，软坚散结。鳖甲水煎服或研末冲服，用于骨蒸劳热，盗汗，阴虚血亏，气喘咳嗽，咳血，慢性肝炎。朝医：鳖甲为少阴人药。补中气，退热，软坚散结。用于劳热，瘟疫，疟疾，膨胀。

附注：本种为《中国药典》2020年版收载药材鳖甲的基原动物。本种被2022年版《世界自然保护联盟濒危物种红色名录》（IUCN）列为易危（VU）物种。本种被列入《国家保护的有益的或者有重要经济、科学研究价值的陆生野生动物名录》。

82. 棱皮龟科 Dermochelyidae

棱皮龟属 *Dermochelys* Blinville

棱皮龟 *Dermochelys coriacea* (Vandelli)

【别　　名】绿海龟、海龟。

【药用部位】肉（海龟肉）；背腹甲（海龟板）；肝（海龟肝）；卵（海龟蛋）；脂肪（海龟油）；背腹甲熬成的胶（海龟胶）。

【生境分布】生活在海洋中，生殖时期到海岸上产卵。分布于庄河、长海、普兰店、大连沿海。

【功效应用】肉（海龟肉）：润肺平喘。用于哮喘，咳嗽痰喘。背腹甲（海龟板）：滋阴潜阳，柔肝补肾，去火明目。用于阴虚内热，阳亢眩晕，目赤目暗，肝硬化，咳嗽痰喘，风湿关节痛。肝（海龟肝）：用于慢性肠出血。卵（海龟蛋）：用于痢疾。脂肪（海龟油）：外用于水火烫伤。背腹甲熬成的胶（海龟胶）：用于胃病，癌肿。

附注：本种被 2022 年版《世界自然保护联盟濒危物种红色名录》（IUCN）列为易危（VU）物种。

83. 海龟科 Cheloniidae

蠵龟属 *Caretta* Rafinesque

红海龟 *Caretta caretta* (Linnaeus)

【别　　名】蠵龟、嘴蠵、海龟。

【药用部位】肉（蠵龟肉）；皮及掌（蠵龟筒）；血（蠵龟血）；胆（蠵龟胆）；脂肪（蠵龟油）；腹甲、背甲（蠵龟甲）；腹甲、背甲制成的加工品（海龟胶）。

【生境分布】生活在海洋中。分布于大连沿海。

【功效应用】肉（蠵龟肉）：味甘，性平。祛风清热，止咳平喘。药用气管炎，哮喘，干咳。皮及掌（蠵龟筒）：味甘、咸，性平。滋阴潜阳，清热解毒。用于气管炎，肝硬化，风湿痹痛，目赤肿痛。血（蠵龟血）：味咸，性平。润肺平喘，解毒疗伤。用于哮喘，干咳，刀箭伤。胆（蠵龟胆）：味苦，性凉。清肺止咳。用于咳嗽气喘。脂肪（蠵龟油）：味甘，性平。滋阴补肾，润肺止咳。用于肝硬化，慢性支气管炎，哮喘，目赤肿痛，关节痛，痢疾，便血，水火烫伤。腹甲、背甲（蠵龟甲）：退骨蒸，除瘿瘤。腹甲、背甲制成的加工品（海龟胶）：滋阴潜阳，养血止血。用于久病体虚，形瘦乏力，盗汗，自汗，吐血，衄血，崩漏，白细胞减少。

附注：本种被 2022 年版《世界自然保护联盟濒危物种红色名录》（IUCN）列为濒危（EN）物种。被《国家重点保护野生动物名录》列为一级保护动物。

海龟属 *Chelonia* Brongniart

绿海龟 *Chelonia mydas* (Linnaeus)

【别　　名】绿蠵龟、海龟。

【药用部位】全体（海龟）；肉（海龟肉）；背、腹甲及掌（海龟筒）；腹甲、背甲制成的加工品（海龟胶）；胆（海龟胆）。

【生境分布】生活在海洋中上层。分布于大连沿海。

【功效应用】全体（海龟）：味甘，性平。滋阴补肾，润肺止咳。用于肝硬化，慢性支气管炎，哮喘，目赤肿痛，关节痛，痢疾，便血，水火烫伤。肉（海龟肉）：用于咳嗽哮喘。背、腹甲及掌（海龟筒）：滋阴潜阳，柔肝补肾，清火明目。用于阴虚内热，阳亢眩晕，目赤目暗，肝硬化，咳嗽痰喘，风湿关节痛。腹甲、背甲制成的加工品（海龟胶）：滋阴潜阳，养血止血。用于久病体虚，形瘦乏力，盗汗，自汗，吐血，衄血，崩漏，白细胞减少。胆（海龟胆）：味苦，性凉。清热泻火，明目，止咳。用于气管炎，哮喘，目赤肿痛。

附注：本种被 2022 年版《世界自然保护联盟濒危物种红色名录》（IUCN）列为濒危（EN）物种。

被《国家重点保护野生动物名录》列为一级保护动物。

玳瑁属 *Eretmochelys* Fitzinger

玳瑁 *Eretmochelys imbricata* (Linnaeus)

【别　　名】瑇瑁、瑇瑁甲、明玳瑁、文甲、十三鳞、十三鲮龟。

【药用部位】背甲（玳瑁）；肉（玳瑁肉）。

【生境分布】生活在海洋中。分布于旅顺口沿海。

【功效应用】背甲（玳瑁）：味甘、咸，性寒。平肝定惊，清热解毒。用于热病高热，神昏谵语抽搐，小儿惊痫，眩晕，心烦失眠，痈肿疮毒。肉（玳瑁肉）：味甘，性平。祛风除痰，行气活血。用于咳嗽痰多，月经不调。

附注：本种被 2022 年版《世界自然保护联盟濒危物种红色名录》（IUCN）列为濒危（EN）物种。被《国家重点保护野生动物名录》列为一级保护动物。

84. 壁虎科 Gekkonidae

壁虎属 *Gekko* Linnaeus

无蹼壁虎 *Gekko swinhonis* Günther

【别　　名】守宫、壁虎。

【药用部位】全体（壁虎）。

【生境分布】栖息于屋檐、墙缝内及林木间。分布于凌源、绥中、兴城、葫芦岛、北镇、锦州、大连等地。

【功效应用】味咸，性寒。祛风定惊，解毒散结。用于历节风痛，四肢不遂，惊痫，破伤风，瘰疬，疬风，风癣，噎膈。

附注：本种被列入《国家保护的有益的或者有重要经济、科学研究价值的陆生野生动物名录》。

85. 石龙子科 Scincidae

石龙子属 *Plestiodon* Duméril & Bibron

黄纹石龙子 *Plestiodon capito* (Bocourt)—*Eumeces xanthi* Günther

【别　　名】黄纹石龙蜥。

【药用部位】全体（石龙子）。

【生境分布】栖息于山野草丛中。分布于绥中、锦州、北镇等地。

【功效应用】味咸，性寒，有小毒。利水通淋，破石散瘀，解毒。癃闭，石淋，小便不利，恶疮，臁疮，瘰疬。

附注：功效相似的有**桓仁滑蜥 *Scincella huanrenensis* Zhao & Huang**，分布于桓仁。本种被 2022 年版《世界自然保护联盟濒危物种红色名录》（IUCN）列为极危（CR）物种。被《国家重点保护野生动物名录》列为二级保护动物。以上 2 种均被列入《国家保护的有益的或者有重要经济、科学研究价值的陆生野生动物名录》。

86. 蜥蜴科 Lacertidae

麻蜥属 *Eremias* Wiegmann

丽斑麻蜥 *Eremias argus* Peters

【别　　名】麻蛇子、马蛇子、蜥蜴、蛇狮子，耶克色日很、猫瑞梅赫（满药），道玛拜姆（朝药）。

【药用部位】全体（麻蛇子）。

【生境分布】生活在山坡、平原的田野草丛。分布于凌源、绥中、葫芦岛、北镇、凌海、义县、彰武、阜新、昌图、西丰、抚顺、康平、沈阳、鞍山、岫岩、盖州等地。

【功效应用】全体（麻蛇子）：味咸，性平。有毒。软坚散结，化痰解毒。用于瘰疬，肺结核，骨结核，骨髓炎，骨折，癫痫，慢性湿疹，气管炎。

【民族用药】满医：全体入药，祛风活络，散结定惊，解毒。全体焙干研细末，温水冲服，用于癥瘕积聚，中风，风痰惊痫，瘰疬，痈疮。朝医：全体入药，活血祛痰，消瘿散结，解毒，镇静。用于骨折，淋巴结结核，气管炎，羊痫风等。

附注：本种被 2022 年版《世界自然保护联盟濒危物种红色名录》（IUCN）列为近危（NT）物种。功效相似的有**密点麻蜥 *E. multiocellata* Günther**，分布于铁岭。**黑龙江草蜥 *Takydromus amurensis* (Peters)**、**白条草蜥 *T. wolteri* (Fischer)**，均分布于辽宁东部山区。以上 4 种均被列入《国家保护的有益的或者有重要经济、科学研究价值的陆生野生动物名录》。

87. 蝰科 Viperidae

亚洲蝮属 *Gloydius* Hoge & Romano-Hoge

1. 短尾蝮 *Gloydius brevicaudus* (Stejneger)—*Agkistrodon blomhoffii brevicaudus* Stejneger

【别　　名】蝮蛇、土球子、白眉短尾蝮、贴树皮、花长虫、驴咒根子，毛盖音—昭勒保德斯（蒙医）。

【药用部位】除去内脏的全体（蝮蛇）。

【生境分布】生活在平原及丘陵地带。分布于北镇、铁岭、新宾、沈阳、鞍山、凤城、丹东、庄河、旅顺口等地。

【功效应用】祛风，镇痛，解毒，补益，下乳。用于风湿痹痛，麻风，瘰疬。

附注：功效相似的有**中介蝮（岩栖蝮）*G. intermedius* Strauch—*G. saxatilis* Emelianov—*A. halys intermedius* Strauch**，分布于北镇、铁岭、清原、新宾、桓仁、鞍山、凤城、宽甸、庄河、瓦房店、普兰店等地；**乌苏里蝮 *G. ussuriensis* Emelianov—*A. halys usuriensis* Emelianov**，分布于朝阳、北镇、昌图、铁岭、西丰、清原、新宾、抚顺、本溪、桓仁、鞍山、岫岩、营口、盖州、凤城、丹东、大连等地。以上 3 种均被列入《国家保护的有益的或者有重要经济、科学研究价值的陆生野生动物名录》。

2. 西伯利亚蝮 *Gloydius halys* (Pallas)

【别　　名】蝮蛇、土球子、贴树皮、花长虫、地扁蛇、介纹蝮。

【药用部位】除去内脏的全体（蝮蛇）；皮（蝮蛇皮）；骨（蝮蛇骨）；胆（蛇胆）；脂肪（蝮蛇脂）；蜕下的皮膜（蝮蛇蜕皮）；毒液（蝮蛇毒）。

【生境分布】生活在平原及丘陵地带。分布于凌源。

【功效应用】除去内脏的全体（蝮蛇）：味甘，性温，有毒。祛风，通络，止痛，解毒。用于风湿痹痛，麻风，瘰疬，疮疖，疥癣，痔疾，肿瘤。皮（蝮蛇皮）：味甘、咸，性平。祛风，攻毒，止痒。用于疔肿、恶疮，骨疽，疥癣，皮肤瘙痒。骨（蝮蛇骨）：味甘，性温，有毒。解毒。用于赤痢。胆（蛇胆）：味苦、微甘，微寒。清肺，凉肝，明目，解毒。用于肺热咳嗽，痰喘，百日咳，惊痫，目赤昏糊，痔疮红肿，皮肤热毒，痤疮。脂肪（蝮蛇脂）：解毒。用于耳聋，肿毒。蜕下的皮膜（蝮蛇蜕皮）：用于身痒，疮，疥，癣。毒液（蝮蛇毒）：活血通络。用于冠心病，心肌梗死，脑血栓，血管炎，硬皮病，银屑病，痤疮。

3. 蛇岛蝮 *Gloydius shedaoensis* Zhao—*Agkistrodon shedaoensis* Zhao

【别　　名】蛇岛蝮蛇。

【药用部位】毒液（蛇毒）。

【生境分布】栖息于海岛的山区。分布于旅顺口蛇岛。

【功效应用】制备蝮蛇抗栓酶注射液。用于闭塞性血管疾病。

附注：本种为中国特有种。被 2022 年版《世界自然保护联盟濒危物种红色名录》（IUCN）列为易危（VU）。被列入《国家保护的有益的或者有重要经济、科学研究价值的陆生野生动物名录》。被《国家重点保护野生动物名录》列为二级保护动物。

88. 眼镜蛇科 Elapidae

扁尾海蛇属 *Laticauda* Laurenti

半环扁尾海蛇 *Laticauda semifasciata* Reinwardt

【别　　名】半环扁尾海蛇、海蛇、蛇婆、海长虫。

【药用部位】全体（蛇婆）；皮（海蛇皮）；血（海蛇血）；脂肪（海蛇油）；胆（海蛇胆）。

【生境分布】栖息于海洋中。分布于大连沿海。

【功效应用】全体（蛇婆）：味咸，性平。祛风湿，通络止痛，解毒。用于风湿痹痛，肌肤麻木，疥癣，皮肤湿痒，疮疖。皮（海蛇皮）：味苦、涩，性平。清热解毒，杀虫祛风。用于顽癣、疥癣、肿毒、带状疱疹、白癜风。血（海蛇血）：味甘、咸，性平。补气血，壮筋骨，祛风除湿。用于腰膝酸软，白细胞减少，风湿性关节痛。脂肪（海蛇油）：味甘，性平。清热，消肿止痛，润肤，除湿。用于冻疮，烫伤，痔疮，皮肤皲裂。胆（海蛇胆）：味苦，性寒。行气化瘀，祛风除湿，清肝明目。用于肺热咳嗽，气管炎，肝热目赤，风湿性关节炎，半身不遂。

附注：本种为中国特有种。被 2022 年版《世界自然保护联盟濒危物种红色名录》（IUCN）列为近危（NT）物种。被列入《国家保护的有益的或者有重要经济、科学研究价值的陆生野生动物名录》。功效相似的有**长吻海蛇** *Hydrophis platurus* (Linnaeus)—*Pelamis platurus* (Linnaeus)、**青环海蛇** *H. cyanocinctus* **Daudin**，均分布于大连沿海。以上 3 种均被《国家重点保护野生动物名录》列为二级保护动物。

海蛇属 *Hydrophis* Latreille

海蝰 *Hydrophis viperinus* (Schmidt)—*Praescutata viperina* (Schmidt)

【别　　名】海蛇、海长虫、黑尾海蛇。

【药用部位】除去内脏的全体（海蝰）；血（海蝰血）；皮（海蝰皮）；脂肪油（海蝰油）；胆（海蝰胆）。

【生境分布】生活于海洋中，栖于浅水区。分布于大连沿海。

【功效应用】除去内脏的全体（海蝰）：味咸，性平。祛风，清湿热。用于皮肤湿疹，疮疔。血（海蝰血）：味甘、咸，性平。强筋健骨，补气养血。用于风湿性关节炎，腰膝无力，白细胞减少。皮（海蝰皮）：味苦、涩，性平。祛风除湿，解毒杀虫。用于顽癣，疥癣，肿毒。脂肪油（海蝰油）：味甘，性平。消肿止痛，润肤除湿。用于冻疮，烫伤，痔疮，皮肤皲裂，慢性湿疹。胆（海蝰胆）：味苦，性寒。清热解毒，平肝息风，清肝明目，行气化瘀，祛风除湿。用于肺热咳嗽，气管炎，肝热目赤，风湿性关节炎，高热惊厥，半身不遂。

附注：本种被列入《国家保护的有益的或者有重要经济、科学研究价值的陆生野生动物名录》。

89. 游蛇科 Colubridae

东方蛇属 *Orientocoluber* Kharin

黄脊东方蛇 *Orientocoluber spinalis* (Peters)—*Coluber spinalis* (Peters)

【别　　名】黄脊东方游蛇、黄脊游蛇、黑脊蛇、黄线蛇、白线蛇、白线子、白带子、线长虫。

【药用部位】除去内脏的全体（白线蛇）；蜕下的表皮膜（蛇蜕）；胆（蛇胆）。

【生境分布】生活在丘陵及山区。分布于凌源、朝阳、葫芦岛、北镇、彰武、阜新、铁岭、清原、新宾、本溪、桓仁、鞍山、盖州、瓦房店、凤城、宽甸、丹东等地。

【功效应用】除去内脏的全体（白线蛇）：味甘、咸，性温。祛风止痛。用于风湿痹痛，肌肤麻木不仁，肢体疼痛。蜕下的表皮膜（蛇蜕）：用于小儿惊风，抽搐痉挛，角膜出翳，喉痹，皮肤瘙痒。胆（蛇胆）：用于小儿风热咳喘，咳嗽痰喘，痰热惊厥，急性风湿性关节痛。

附注：本种被列入《国家保护的有益的或者有重要经济、科学研究价值的陆生野生动物名录》。

链蛇属 *Lycodon* Fitzinger

赤链蛇 *Lycodon rufozonatus* Cantor—*Dinodon rufozonatum* Cantor

【别　　名】火赤链、火赤链蛇、水长虫、火杠子、小豆粒子、红长虫。

【药用部位】全体（赤链蛇）；蜕下的表皮膜（蛇蜕）；胆（蛇胆）。

【生境分布】生活于田野、丘陵地区，常出现于住宅周围。分布于北镇、清原、新宾、桓仁、鞍山、凤城、宽甸、丹东、东港、庄河、大连等地。

【功效应用】全体（赤链蛇）：味甘，性温。祛风湿，止痛，解毒敛疮。用于风湿性关节炎，全身疼痛，淋巴结结核，慢性瘘管，溃疡，疥癣。蜕下的表皮膜（蛇蜕）：用于小儿惊风，抽搐痉挛，角膜出翳，喉痹，皮肤瘙痒。胆（蛇胆）：用于小儿风热咳喘，咳嗽痰喘，痰热惊厥，急性风湿性关节痛。

【附注】本种被列入《国家保护的有益的或者有重要经济、科学研究价值的陆生野生动物名录》。

锦蛇属 *Elaphe* Fitzinger

白条锦蛇 *Elaphe dione* (Pallas)

【别　　名】枕纹锦蛇、乌梢蛇、黑斑蛇、草梢子、黄点蛇、小豆粒子、香长虫，毛盖音—昭勒保德斯，布柔勒巴格（蒙药），枚赫—滚、木维赫—依—斯勒赫依（满药）。

【药用部位】全体（蛇肉）；蜕下的表皮膜（蛇蜕）；胆（蛇胆）。

【生境分布】生活在山区及平原。分布于凌源、朝阳、北票、绥中、葫芦岛、北镇、彰武、阜新、铁岭、昌图、新宾、抚顺、康平、沈阳、辽中、本溪、桓仁、鞍山、岫岩、盖州、营口、宽甸、丹东、庄河、大连等地。

【功效应用】全体（蛇肉）：祛风湿，通经络，定惊厥，强腰膝。用于中风半身不遂，口眼㖞斜，筋脉抽搐，湿痹不仁，骨节疼痛。蜕下的表皮膜（蛇蜕）：味咸、甘，性平。祛风，定惊，退翳，解毒。用于小儿惊风，抽搐痉挛，翳障，喉痹，疔肿，皮肤瘙痒。胆（蛇胆）：用于小儿风热咳喘，咳嗽痰喘，痰热惊厥，急性风湿性关节痛。

【民族用药】蒙医：脱下的皮膜入药，味甘、咸，性辛。有小毒。燥脓及协日乌素，消肿，杀虫止痒，下胎衣。用于白癜风，瘙痒，疥癣，疮疹等皮肤病。满医：蛇蜕祛风定惊，退翳止痒，解毒消肿。用于喉痹肿痛，恶疮，风疹瘙痒，乳房肿痛。蛇胆清热解毒，化痰镇惊。用于小儿肺热咳嗽痰喘，痰热惊厥，口眼生疮，胃热疼痛，口苦，目赤，风湿痹证。

【附注】功效相似的有玉斑蛇（玉斑锦蛇）*Euprepiophis mandarinus* (Cantor)—*Elaphe mandarina* Cantor，分布于义县；团花锦蛇 *Elaphe davidi* (Sauvage)、黑眉锦蛇 *Elaphe taeniura* (Cope)，均分布于绥中、沈阳、丹东；棕黑锦蛇 *Elaphe schrenckii* Strauch，分布于清原、丹东、大连；红纹滞卵蛇（红点锦蛇）*Oocatochus rufodorsatus* (Cantor)—*Elaphe rufodorsata* (Cantor)，分布于本溪、大连；东亚腹链蛇（灰链游蛇）*Hebius vibakari* (Boie)—*Natrix vibakari* (Boie)，分布于清原、新宾、本溪、桓仁、鞍山、盖州、凤城、丹东、庄河等地。其中团花锦蛇被《国家重点保护野生动物名录》列为二级保护动物。白条锦蛇、团花锦蛇、黑眉锦蛇、棕黑锦蛇这4种均被列入《国家保护的有益的或者有重要经济、科学研究价值的陆生野生动物名录》。

颈槽蛇属 *Rhabdophis* Fitzinger

虎斑颈槽蛇 *Rhabdophis tigrinus* (Boie)—*Natrix tigrina* Stejneger

【别　　名】虎斑游蛇、野鸡脖子。

【药用部位】除去内脏的全体（虎斑游蛇）；蜕下的表皮膜（蛇蜕）；胆（蛇胆）。

【生境分布】生活在山区及平原。分布于辽宁各地。

【功效应用】除去内脏的全体（虎斑游蛇）：味咸，性平。祛风止痛，解毒散结。用于风湿痹痛，骨质增生，骨结核等。蜕下的表皮膜（蛇蜕）：味咸、甘，性平。祛风，定惊，退翳，解毒。用于小儿惊风，抽搐痉挛，翳障，喉痹，疔肿，皮肤瘙痒。胆（蛇胆）：用于小儿风热咳喘，咳嗽痰喘，痰热惊厥，急性风湿性关节痛。

附注：本种被列入《国家保护的有益的或者有重要经济、科学研究价值的陆生野生动物名录》。

90. 鸭科 Anatidae

鸳鸯属 *Aix* Boie

鸳鸯 *Aix galericulata* (Linnaeus)

【别　　名】官鸭、匹鸟、邓木鸟。

【药用部位】肉（鸳鸯）。

【生境分布】栖息于山地的河谷、溪流，常见于阔叶林和针阔叶混交林的沼泽、苇塘、湖泊及被水浸没的草原、田地中。巢筑于离地较高的树洞里。分布于鞍山、盘锦、营口、丹东、东港、大连等地。

【功效应用】味咸，性平。清热，解毒，止血，杀虫。用于痔瘘下血，疥癣。

附注：本种被《国家重点保护野生动物名录》列为二级保护动物。

鸭属 *Anas* Linnaeus

1. 绿翅鸭 *Anas crecca* Linnaeus

【别　　名】小水鸭、小麻鸭、八鸭、小蚬鸭、小凫。

【药用部位】肉（绿翅鸭）。

【生境分布】栖息于湖泊、河流、水库的静水处。分布于建平、建昌、北镇、昌图、沈阳、本溪、盘锦、营口、台安、庄河、大连等地。

【功效应用】补中益气。用于脾胃虚弱，脱肛，阴挺。

附注：功效相似的有**斑嘴鸭** *A. poecilorhyncha zonorhyncha* Swinhoe—*A. zonorhyncha* Swinhoe，分布于建平、建昌、葫芦岛、北镇、彰武、开原、新民、法库、沈阳、本溪、鞍山、盘锦、营口、东港、长海、大连等地；**斑背潜鸭** *Aythya marila* (Linnaeus)，分布于普兰店、庄河、长海等地；**青头潜鸭** *Aythya baeri* (Radde)，分布于建平、抚顺、盘锦、营口、丹东、东港等地。其被 2022 年版《世界自然保护联盟濒危物种红色名录》（IUCN）列为极危（CR）物种。以上 4 种均被列入《国家保护的有益的或者有重要经济、科学研究价值的陆生野生动物名录》。

2. 绿头鸭 *Anas platyrhynchos* Linnaeus

【别　　名】大麻鸭、大野鸭、水鸭毛、大鸭鸭、大绿头、大红腿鸭、青鸭、对鸭。

【药用部位】肉（凫肉）；羽毛（凫羽）；血（凫血）；脚掌及嘴壳（凫脚掌）。

【生境分布】栖息于各种淡水河流和湖泊的芦苇中。分布于建平、辽中、本溪、盘锦、台安、营口、丹东、庄河、长海、瓦房店、大连等地。

【功效应用】肉（凫肉）：味甘，性凉。补中益气，消食和胃，利水，解毒。用于病后虚羸，食欲不振，虚羸乏力，脾虚水肿，脱肛，久疟，热毒疮疔。羽毛（凫羽）：味咸，性平。解毒敛疮。用于溃疡及水火烫伤。血（凫血）：解毒。用于食物或药物中毒。脚掌及嘴壳（凫脚掌）：祛寒通络。用于产后受寒，腰背四肢疼痛。

附注：功效相似的有**针尾鸭** *A. acuta* Linnaeus，分布于建平、北镇、本溪、盘锦、台安、营口、大连等地；**琵嘴鸭** *A. clypeata* Linnaeus，分布于建平、沈阳、营口、庄河、金州、大连等地；**罗纹鸭** *A. falcata* Georgi，分布于建平、建昌、北镇、辽中、盖州、盘锦、台安、营口、大连等地；**花脸鸭** *A. formosa* Georgi，分布于建平、沈阳、本溪、台安、丹东等地；**赤颈鸭** *A. penelope* Linnaeus 均分布于建平、台安、营口等地。以上 6 种均被列入《国家保护的有益的或者有重要经济、科学研究价值的陆生野生动物名录》。

3. 家鸭 *Anas platyrhynchos domesticus* Linnaeus

【别　　名】鸭子。

【药用部位】肉（白鸭肉）；头（鸭头）；血（鸭血）；卵（鸭卵）；脂肪油（鸭肪）；胆（鸭胆）；唾涎（鸭涎）；砂囊的角质内壁（鸭肫衣）；羽毛（鸭毛）；鸭蛋腌制品（变蛋）。

【生境分布】辽宁各地均有饲养。

【功效应用】肉（白鸭肉）：味甘、微咸，性平。补益气阴，利水消肿。用于劳热骨蒸，咳嗽，水肿。头（鸭头）：利水消肿。用于水肿尿涩，咽喉肿痛。血（鸭血）：味咸，性凉。补血，解毒。用于劳伤吐血，贫血虚弱，药物中毒。卵（鸭卵）：味甘，性凉。滋阴，清肺。用于膈热，咳嗽，咽喉痛，齿痛，泻痢。脂肪油（鸭肪）：味甘，性平。用于水肿，瘰疬，蚯蚓瘘。胆（鸭胆）：味苦，性寒。清热解毒。用于目赤肿痛，痔疮。唾涎（鸭涎）：味淡，性平。用于异物哽喉，小儿阴囊被蚯蚓咬伤肿亮。砂囊的角质内壁（鸭肫衣）：味甘，性平。消食化积。用于食积胀满，嗳腐吞酸，噎膈翻胃，诸骨哽喉。羽毛（鸭毛）：解热毒。用于粪窠毒，水火烫伤。鸭蛋腌制品（变蛋）：味辛、涩、甘、咸，性寒。泻肺热，醒酒，去大肠火。用于泄泻。

雁属 *Anser* Brisson

1. 白额雁 *Anser albifrons* (Scopoli)

【别　　名】大雁、雁。

【药用部位】肉（雁肉）；脂肪（雁肪）。

【生境分布】栖息于湖泊、沼泽地区。分布于盘锦、营口、盖州、丹东、大连等地。

【功效应用】肉（雁肉）：味甘，性平。祛风，壮骨。用于诸风麻木不仁，筋脉拘挛，半身不遂。脂肪（雁肪）：味甘，性平。益气补虚，活血舒筋。用于中风偏枯，手足拘挛，腰脚痿弱，肾虚耳聋、脱发，结热胸痞，疮痈肿毒。

附注： 本种被 2022 年版《世界自然保护联盟濒危物种红色名录》（IUCN）列为易危（VU）物种。功效相似的有**灰雁 *A. anser* (Linnaeus)**，分布于调兵山、法库、沈阳、盘锦、庄河等地；**鸿雁 *A. cygnoides* (Linnaeus)**，分布于盘锦、台安、营口、丹东、普兰店等地；**小白额雁 *A. erythropus* (Linnaeus)**，分布于盘锦、营口、丹东、大连等地；**豆雁 *A. fabalis* (Latham)**，均分布于兴城、本溪、盘锦、营口、大连等地；以上 5 种均被列入《国家保护的有益的或者有重要经济、科学研究价值的陆生野生动物名录》。白额雁、鸿雁均被《国家重点保护野生动物名录》列为二级保护动物。

2. 家鹅 *Anser cygnoides orientalis* Linnaeus

【别　　名】鹅、家雁、舒雁。

【药用部位】脂肪（白鹅膏）；肉（鹅肉）；血（鹅血）；胆（鹅胆）；唾涎（鹅涎）；尾肉（鹅臎）；羽毛（鹅毛）；砂囊内壁（鹅内金）；卵（鹅卵）；卵壳（鹅卵壳）；咽喉（鹅喉管）；胫跗骨（鹅腿骨）；脚掌及足蹼（鹅掌）；脚掌及足蹼上的黄色表皮（鹅掌上黄皮）。

【生境分布】辽宁各地均有饲养。

【功效应用】脂肪（白鹅膏）：味甘，性凉。润皮肤，消痈肿。用于皮肤皲裂，耳聋聤耳，噎膈反胃，药物中毒，痈肿，疥癣。肉（鹅肉）：味甘，性平。益气补虚，和胃止渴，用于虚羸，消渴。血（鹅血）：味咸，性平。解毒，散血，消坚。用于噎膈反胃，药物中毒。胆（鹅胆）：味苦，性寒。清热解毒，杀虫。用于痔疮，杨梅疮，疥癣。唾涎（鹅涎）：用于稻麦芒或鱼刺鲠喉，小儿鹅口疮。尾肉（鹅臎）：用于手足皲裂、聤耳耳聋。羽毛（鹅毛）：味咸，性凉。解毒消肿，收湿敛疮。用于痈肿疮毒，疥癣、瘰疬，噎膈，惊痫。砂囊内壁（鹅内金）：健脾止痢，助消化。卵（鹅卵）：味甘，性温。补五脏，补中气。卵壳（鹅卵壳）：拔毒排脓，理气止痛。用于痈疽脓成难溃，疝气，难产。咽喉（鹅喉管）：用于喉痹，哮喘，带下病。胫跗骨（鹅腿骨）：用于犬咬伤。脚掌及足蹼（鹅掌）：补气益血。用于年老体弱，病后体虚，不任峻补。脚掌及足蹼上的黄色表皮（鹅掌上黄皮）：收湿敛疮。用于湿疮，冻疮。

天鹅属 *Cygnus* Bechstein

1. 大天鹅 *Cygnus cygnus* (Linnaeus)

【别　　名】黄嘴天鹅、大天鹅、大鹄。

【药用部位】肉（鹄肉）；脂肪油（鹄油）；绒毛（鹄绒毛）。

【生境分布】栖息于有水生植物的大型湖泊、池塘、水库等处，巢多筑在干燥地面或浅滩上。分布于盘山、盘锦、台安、营口、盖州、凤城、东港、庄河、普兰店、瓦房店、大连等地。

【功效应用】肉（鹄肉）：味甘，性平。补中益气。用于气虚乏力。脂肪油（鹄油）：味甘，性平。解毒敛疮。外用于痈肿疮疡，小儿耳疳。绒毛（鹄绒毛）：止血。外用于外伤出血。

附注：功效相似的有**小天鹅** *C. columbianus* **(Ord)**，分布于大连、盖州、营口。以上 2 种均被《国家重点保护野生动物名录》列为二级保护动物。

2. 疣鼻天鹅 *Cygnus olor* (Gmelin)

【别　　名】瘤鼻天鹅、哑音天鹅、赤嘴天鹅、瘤鹄、亮天鹅、丹鹄。

【药用部位】肉（鹄肉）；脂肪油（鹄油）；绒毛（鹄绒毛）；胆汁（疣鼻天鹅胆）。

【生境分布】栖息在水草丰盛的开阔湖泊、河湾、水塘、水库、海湾、沼泽和水流缓慢的河流及其岸边等地。分布于沈阳、丹东等地。

【功效应用】肉（鹄肉）：味甘，性平。补中益气。用于气虚乏力。脂肪油（鹄油）：味甘，性平。解毒敛疮。外用于痈肿疮疡，小儿耳疳。绒毛（鹄绒毛）：止血。外用于外伤出血。胆汁（疣鼻天鹅胆）：清热解毒，消肿止痛。用于烫火伤，痈疽疮肿，咽喉肿痛。

附注：本种被《国家重点保护野生动物名录》列为二级保护动物。

秋沙鸭属 *Mergus* Linnaeus

普通秋沙鸭 *Mergus merganser* Linnaeus

【别　　名】秋沙鸭、潜水鹅、鱼鸭子、水鸭子、拉他鸭子、大锯嘴鸭子。

【药用部位】肉（秋沙鸭肉）；骨（秋沙鸭骨）；脑（秋沙鸭脑）；胆（秋沙鸭胆）。

【生境分布】栖息于湖泊、水库、河畔、沼泽及森林山溪中，巢筑于离地面较高的树洞或岩石绝壁上。分布于朝阳、绥中、盘锦、盖州、丹东、大连等地。

【功效应用】肉（秋沙鸭肉）：味甘，性平。滋补强壮，利水消肿。用于病后体弱，食欲不振，羸弱乏力，肺痨咯血，四肢肿胀，小便不利。骨（秋沙鸭骨）：利水消肿，解毒。用于全身性水肿，小腿肿痛，药物及食物中毒。脑（秋沙鸭脑）：用于神经衰弱。胆（秋沙鸭胆）：味苦，性凉。清热，解毒，利胆。用于水火烫伤，肝胆湿热。

附注：本种被列入《国家保护的有益的或者有重要经济、科学研究价值的陆生野生动物名录》。功效相似的有**中华秋沙鸭** *M. squamatus* **Gould**，分布于绥中、本溪、盘锦、东港、大连等地。其被 2022 年版《世界自然保护联盟濒危物种红色名录》（IUCN）列为濒危（EN）物种。被《国家重点保护野生动物名录》列为一级保护动物。**斑头秋沙鸭** *M. albellus* **Linnaeus**—*Mergellus albellus* **(Linnaeus)**，分布于朝阳、兴城、绥中、沈阳、盘锦、丹东、庄河、大连等地。其被《国家重点保护野生动物名录》列为二级保护动物。

麻鸭属 *Tadorna* Fleming

赤麻鸭 *Tadorna ferruginea* (Pallas)

【别　　名】黄鸭、红雁、渎凫、黄凫、喇嘛鸭。

【药用部位】肉（黄鸭）。

【生境分布】栖息于清净河畔、湖边的沼泽草地或湖中小岛上，巢一般筑在靠近水边的土岩或峭壁的洞穴中。分布于建平、兴城、辽中、本溪、盘锦、台安、营口、丹东、庄河、大连、金州等地。

【功效应用】味甘，微咸，性温。温肾兴阳，补气健脾。用于肾虚阳痿，遗精，腰膝酸软，肌肉挛痛，体虚羸瘦，脾虚脱肛，子宫下垂，溃疡溃后，脓水清稀，久不收口。

附注：本种被列入《国家保护的有益的或者有重要经济、科学研究价值的陆生野生动物名录》。

91. 雉科 Phasianidae

鹑属 *Coturnix* Bonnaterre

西鹌鹑 *Coturnix coturnix* (Linnaeus)

【别　　名】鹑、鹌鹑、赤喉鹑、红面鹌鹑。

【药用部位】肉或除去羽毛及内脏的全体（鹌鹑）；卵（鹌鹑蛋）。

【生境分布】栖息于平原、溪边及矮山的杂草、灌丛间，巢筑在较湿润的草地浅土坑内，亦有筑于灌木丛下。分布于凌源、喀左、北票、义县、黑山、彰武、开原、法库、辽中、辽阳、本溪、盘锦、凤城、庄河、普兰店等地。

【功效应用】肉或除去羽毛及内脏的全体（鹌鹑）：味甘，性平。益中气，壮筋骨，止泻痢。用于脾虚泻痢，小儿疳积，风湿痹痛，咳嗽。卵（鹌鹑蛋）：补虚，健胃。用于胃病，肺痨，肾虚，肋膜炎，神经衰弱，心脏病。

附注：本种被列入《国家保护的有益的或者有重要经济、科学研究价值的陆生野生动物名录》。功效相同的有**鹌鹑（日本鹌鹑）** *C. japonica* Temminck & Schlegel，分布于朝阳、北票、葫芦岛、锦州、铁岭、法库、沈阳、辽阳、本溪、盘山、盘锦、营口、大石桥、凤城、丹东、东港、庄河、瓦房店、普兰店、金州、大连、旅顺口等地。以上 2 种在辽宁各地均有养殖。

原鸡属 *Gallus* Brisson

1. 家鸡 *Gallus gallus domesticus* Brisson

【别　　名】鸡，乌姆罕（满药）。

【药用部位】头（鸡头）；肉（鸡肉）；翅羽（鸡翅羽）；血（鸡血）；脑（鸡脑）；嗉囊（鸡嗉）；沙囊内壁（鸡内金）；肝（鸡肝）；胆（鸡胆）；肠（鸡肠）；卵（鸡子）；蛋壳（鸡子壳）；蛋壳内膜（凤凰衣）；蛋白（鸡子白）；蛋黄（鸡子黄）；蛋黄油（鸡子黄油）；雄性的口涎（雄鸡口涎）；粪便上的白色部分（鸡屎白）。

【生境分布】辽宁各地均有饲养。

【功效应用】头（鸡头）：味甘，性温。养肝益肾，宣阳通络。用于小儿痘浆不起，湿疹毒疮，蛊毒。肉（鸡肉）：味甘，性温。温中，益气，补精，添髓。用于虚劳羸瘦，病后体虚，食少纳呆，反胃，腹泻下痢，消渴，水肿，小便频数，崩漏，带下病，产后乳少。翅羽（鸡翅羽）：破瘀，消肿，祛风。用于血闭，产后小便不禁，痈疽，阴肿，骨鲠，过敏性皮炎。血（鸡血）：味咸，性平。祛风，活血，通络。用于小儿惊风，口面㖞斜，目赤流泪，木舌舌胀，中恶腹痛，痿痹，跌打骨折，痘疮不起，妇女下血不止，痈疽疮癣，毒虫咬伤。脑（鸡脑）：止痉息风。用于小儿癫痫，夜啼，妇人难产。嗉囊（鸡嗉）：调气，解毒。用于噎膈不通，小便不禁，发背肿毒。沙囊内壁（鸡内金）：味甘，性平。健胃消食，涩精止遗，通淋化石。用于食积不消，呕吐泻痢，小儿疳积，遗尿，遗精，石淋涩痛，胆胀胁痛。肝（鸡肝）：味甘，性温。补肝肾，明目，消疳，杀虫。用于肝虚目暗，目翳，夜盲，小儿疳积，小儿遗尿，妇女胎漏、阴蚀。胆（鸡胆）：味苦，性寒。清热祛毒，祛痰止咳，明目。用于百日咳，慢性支气管炎，中耳炎，小儿痢疾，砂淋，目赤流泪，白内障，耳后湿疮，痔疮。肠（鸡肠）：益肾，固精，止遗。用于遗尿，小便频数，失禁，遗精，白浊，痔漏，消渴。卵（鸡子）：味甘，性平。滋阴润燥，养血安胎。用于热病烦闷，燥咳声哑，目赤咽痛，胎动不安，产后口渴，小儿疳痢，疟疾，烫伤，皮炎，虚人羸弱。蛋壳（鸡子壳）：味淡，性平。收敛，制酸，壮骨，止血，明目。用于胃脘痛，反胃，吐酸，小儿佝偻病，各种出血，眼生翳膜，疳疮痘毒。蛋壳内膜（凤凰衣）：味甘、淡，性平。养阴清肺，敛疮，消翳，接骨。用于久咳气喘，咽痛失音，瘰疬，溃疡不敛，目生翳障，头晕目眩，创伤性骨折。蛋白（鸡子白）：味甘，性凉。润肺利咽，清热解毒。用于伏热咽痛，失音，目赤，烦满咳逆，下痢，黄疸，疮痈肿毒，烧烫伤。蛋黄（鸡子黄）：味甘，性平。滋阴润燥，养血息风。用于心烦不眠，热病惊厥，虚劳吐血，呕逆，下痢，胎漏下血，烫伤，热疮，湿疹，小儿消化不良。蛋黄油（鸡子黄油）：味甘，性平。消肿解毒，敛疮生肌。用于烫火伤，中耳炎，湿疹，神经性皮炎，溃疡久不收口，疮痔疖癣，手足皲裂，外伤，诸虫疮毒。雄性的口涎（雄鸡口涎）：解虫毒。用于蜈蚣咬伤，蝎螫伤。粪便上的白色部分（鸡屎白）：味苦、咸，性凉。利水，泄热，祛风，解毒。用于膨胀积聚，黄疸，淋证，风痹，破伤风，中风，筋脉挛急。

【民族用药】满医：鸡蛋滋阴润燥，养血安胎。用于患热病烦闷，燥咳声哑，目赤咽痛，胎动不安，产后口渴，下痢等症。鸡蛋清涂抹患处，用于烧烫伤；鸡蛋黄烧制成卵黄油滴耳，用于中耳炎；鸡蛋壳炒黄研细粉，用温水冲服，用于骨质疏松，慢性胃炎，吐酸水。鸡蛋内膜水煎服，用于久咳气急，失音等症。

附注：本种为《中国药典》2020 年版收载药材鸡内金的基原动物。

2. 乌骨鸡 *Gallus gallus nigrosceus* Brisson

【别　　名】乌鸡、药鸡、泰和乌鸡。

【药用部位】去内脏及羽毛的全体（乌鸡）。

【生境分布】辽宁各地均有饲养。

【功效应用】味甘，性平。补肝肾，益气养血，退虚热。用于虚劳羸瘦，骨蒸痨热，消渴，遗精，滑精，久泻，久痢，崩中，带下。

山鹑属 *Perdix* Brisson

斑翅山鹑 *Perdix dauurica* (Pallas)

【别　　名】斑翅、斑鸡、沙鸡子。

【药用部位】肉或全体（斑翅山鹑）。

【生境分布】栖于半荒漠草原带的山坡。分布于凌源、喀左、阜新、抚顺、沈阳、本溪、鞍山、盖州、丹东、瓦房店等地。

【功效应用】滋补，敛疮，生肌。用于体虚疮疡久溃不敛。

附注：本种被列入《国家保护的有益的或者有重要经济、科学研究价值的陆生野生动物名录》。

雉属 *Phasianus* Linnaeus

环颈雉 *Phasianus colchicus* Linnaeus

【别　　名】雉鸡、野鸡、山鸡、呱拉鸡。

【药用部位】肉（雉）；脑（雉脑）；肝（雉肝）；尾羽（雉尾）。

【生境分布】栖于河边灌丛、草丛、苇塘、丘陵地、大片农田附近及林缘山坡。分布于辽宁各地。

【功效应用】肉（雉）：味甘、酸，性温。补中益气，生津止渴。用于脾虚泄泻，胸腹胀满，消渴，小便频数，痰喘，疮瘘。脑（雉脑）：化瘀敛疮。用于冻疮。肝（雉肝）：消疳。用于小儿疳积。尾羽（雉尾）：解毒。用于丹毒，中耳炎。

榛鸡属 *Tetrastes* Keyserling & J. H. Blasius

花尾榛鸡 *Tetrastes bonasia* (Linnaeus)

【别　　名】树鸡。

【药用部位】肉（花尾榛鸡）。

【生境分布】栖于森林中。巢置于灌丛下、倒木旁的落叶层中。分布于西丰、新宾、本溪、桓仁、鞍山、凤城、宽甸等地。

【功效应用】味甘，性温。补肾壮阳。用于阳痿，遗精，早泄。

附注：本种被《国家重点保护野生动物名录》列为二级保护动物。

92. 鸊鷉科 Podicipedidae

鸊鷉属 *Podiceps* Latham

凤头鸊鷉 *Podiceps cristatus* (Linnaeus)

【别　　名】水老呱、水驴子、水鸊、药葫芦。

【药用部位】肉（油鸭）；脂肪（鸊鷉膏）。

【生境分布】栖息于江河、湖泊、沼泽、池塘。分布于康平、沈阳、辽中、本溪、盘山、盘锦、营口、东港、庄河、大连、金州等地。

【功效应用】肉（油鸭）：味甘，性平。补中益气，缩尿固脱。用于遗尿，脱肛，痔疮。脂肪（鸊鷉膏）：味甘，性平。用于耳聋。

附注：功效相似的有**小䴙䴘 Tachybaptus ruficollis (Pallas)—P. ruficollis (Pallas)**，分布于朝阳、抚顺、新民、沈阳、辽中、盘山、盘锦、东港、丹东、庄河、大连、金州等地；**赤颈䴙䴘 P. grisegena (Boddaert)**，分布于绥中、丹东、大连等地。其被《国家重点保护野生动物名录》列为二级保护动物。以上3种被列入《国家保护的有益的或者有重要经济、科学研究价值的陆生野生动物名录》。

93. 沙鸡科 Pteroclidae

毛腿沙鸡属 *Syrrhaptes* Illiger

毛腿沙鸡 *Syrrhaptes paradoxus* (Pallas)

【别　　名】沙鸡、突厥雀、寇雉、鸠。

【药用部位】肉（突厥雀）。

【生境分布】冬季做不规则迁徙而抵居我国东北平原，常见于开阔地带。巢仅在沙土中挖个浅窝或稍敷以杂草。分布于朝阳、凌海、彰武、昌图、康平、法库、新民、沈阳、辽中、大连、金州等地。

【功效应用】味甘，性热。补中益气，暖胃健脾。用于脾虚泄泻，胃寒呃逆，肢体倦怠，脱肛，崩漏。

附注：本种被列入《国家保护的有益的或者有重要经济、科学研究价值的陆生野生动物名录》。

94. 鸠鸽科 Columbidae

鸽属 *Columba* Linnaeus

1. 家鸽 *Columba livia domestica* Linnaeus

【别　　名】鸽子。

【药用部位】肉（鸽肉）；卵（鸽卵）。

【生境分布】辽宁各地均有饲养。

【功效应用】肉（鸽肉）：味咸，性平。滋肾益气，祛风解毒，调经止痛。用于虚羸，妇女血虚经闭，消渴，久疟，麻疹，肠风下血，恶疮，疥癣。卵（鸽卵）：味甘、咸，性平。补肾益气，解疮痘毒。用于疮疥痘疹。

2. 岩鸽 *Columba rupestris* Pallas

【别　　名】野鸽子、山石鸽。

【药用部位】肉（岩鸽）。

【生境分布】栖于山区多岩和峭壁的地方，常小群在山谷或平原田野上觅食。营巢于岩缝或峭壁上的岩洞中，亦见于建筑物上。分布于建昌、葫芦岛、北镇、西丰、开原、新宾、沈阳、桓仁、本溪、盖州、岫岩、庄河等地。

【功效应用】祛风，补益。用于羸弱，消渴，久疟，妇女血虚经闭，恶疮疥癣。

附注：本种被列入《国家保护的有益的或者有重要经济、科学研究价值的陆生野生动物名录》。

斑鸠属 *Streptopelia* Bonaparte

山斑鸠 *Streptopelia orientalis* (Latham)

【别　　名】金背斑鸠、雉鸠、山鸽子。

【药用部位】肉（斑鸠）；血（斑鸠血）；脑（斑鸠脑）；毛（斑鸠毛）；粪便（斑鸠粪）。

【生境分布】栖息于平原和山地的树林间、农田中。营巢于较隐蔽的矮树上。分布于绥中、抚顺、沈阳、辽中、辽阳、鞍山、海城、盘锦、营口、东港、庄河、瓦房店、普兰店、金州、大连等地。

【功效应用】肉（斑鸠）：味甘，性平。补肾，益气，明目。用于久病气虚，身疲乏力，呃逆，两目昏暗。血（斑鸠血）：味苦、咸，性寒。清热解毒，凉血化斑。用于热毒斑疹，水痘。脑（斑鸠脑）：味甘，性平。活血消肿，生肌敛疮。用于耳疮，冻疮溃烂。毛（斑鸠毛）：火煅后用于外伤出血。粪便（斑鸠粪）：外用于中耳炎。

附注：功效相似的有**火斑鸠 *S. tranquebarica* (Hermann)—*Oenopopelia tranquebarica* Baker**，分布于

营口。以上 2 种均被列入《国家保护的有益的或者有重要经济、科学研究价值的陆生野生动物名录》。

95. 鸨科 Otididae

鸨属 *Otis* Linnaeus

大鸨 *Otis tarda* Linnaeus

【别　　名】野雁、青鸨、地鵏、羊鵏。

【药用部位】肉（鸨肉）；脂肪（鸨油）。

【生境分布】栖息于平原起伏不平的草甸与林洼地之间或耕地边缘。巢筑于干燥的草岗向阳的缓坡上。分布于本溪、瓦房店、金州、大连等地。

【功效应用】肉（鸨肉）：味甘，性平。益气补虚，祛风蠲痹。用于身体虚弱，风湿痹证。脂肪（鸨油）：味甘，性平。补肾，解毒，润肤。用于肾虚气短，脱发，痈疖肿毒，肌肤粗裂。

附注：本种被 2022 年版《世界自然保护联盟濒危物种红色名录》（IUCN）列为易危（VU）物种。本种被《国家重点保护野生动物名录》列为一级保护动物。

96. 杜鹃科 Cuculidae

杜鹃属 *Cuculus* Linnaeus

1. 四声杜鹃 *Cuculus micropterus* Gould

【别　　名】花咯咕、咕咕鸟、光棍好过。

【药用部位】去内脏全体（布谷鸟）。

【生境分布】栖息于密林中。分布于新民、沈阳、开原、西丰、桓仁、鞍山、盘锦、凤城、宽甸、丹东、庄河、大连等地。

【功效应用】味甘，性温。消瘰，通便，镇咳，安神。用于瘰疬，肠燥便秘，顿咳，体虚神倦。

附注：功效相似的有**大杜鹃 *C. canorus* Linnaeus**，分布于沈阳、盘锦、营口、瓦房店、金州、普兰店、大连等地；**中杜鹃 *C. saturatus* Blyth**，分布于开原、鞍山、盘锦、凤城、丹东、庄河等地。以上 3 种均被列入《国家保护的有益的或者有重要经济、科学研究价值的陆生野生动物名录》。

2. 小杜鹃 *Cuculus poliocephalus* Latham

【别　　名】阴天打酒喝、杜鹃。

【药用部位】肉或全体（杜鹃）。

【生境分布】栖息于杂木林林缘一带。分布于西丰、桓仁、鞍山、盘锦、凤城、宽甸、庄河、大连等地。

【功效应用】味甘，性平。滋养补虚，解毒杀虫，活血止痛。用于病后体虚，气血不足，疮瘘，跌扑肿痛，关节不利。

附注：本种被列入《国家保护的有益的或者有重要经济、科学研究价值的陆生野生动物名录》。

97. 秧鸡科 Rallidae

黑水鸡属 *Gallinula* Brisson

黑水鸡 *Gallinula chloropus* (Linnaeus)

【别　　名】鷭、江鸡、红骨顶。

【药用部位】肉（黑水鸡）。

【生境分布】栖息于平原和山地沼泽、小溪周围的灌木杂草或芦苇丛中，亦见于田野。分布于沈阳、辽中、鞍山、盘锦、丹东、金州、大连等地。

【功效应用】味甘，性平。滋补强壮，开胃消食。用于脾虚泄泻，食欲不振，消化不良。

附注：本种被列入《国家保护的有益的或者有重要经济、科学研究价值的陆生野生动物名录》。

田鸡属 *Porzana* Vieillot

斑胁田鸡 *Porzana paykullii* (Ljungh)

【药用部位】全体（斑胁田鸡）。

【生境分布】生活在稻田及沼泽水草丰茂处。分布于大连。

【功效应用】用于消渴。

附注：本种被《国家重点保护野生动物名录》列为二级保护动物。被列入《国家保护的有益的或者有重要经济、科学研究价值的陆生野生动物名录》。

秧鸡属 *Rallus* Linnaeus

普通秧鸡 *Rallus indicus* Blyth

【别　　名】秧鸡、水鸡、秋鸡、西秧鸡东北亚种。

【药用部位】肉（秧鸡）。

【生境分布】栖息于水边植被茂密处、沼泽及红树林。分布于义县、大连等地。

【功效应用】味甘，性温。解毒杀虫，补中益气。用于瘰疮，脾胃虚弱，食欲不振。

附注：本种被列入《国家保护的有益的或者有重要经济、科学研究价值的陆生野生动物名录》。

98. 鹤科 Gruidae

蓑羽鹤属 *Anthropoides* Vieillot

蓑羽鹤 *Anthropoides virgo* (Linnaeus)

【别　　名】闺秀鹤。

【药用部位】脂肪（蓑羽鹤油）。

【生境分布】生活在草原及湖泊地区。分布于康平、盘锦等地。

【功效应用】舒筋活络。用于手足麻木。

附注：本种被《国家重点保护野生动物名录》列为二级保护动物。

鹤属 *Grus* Brisson

丹顶鹤 *Grus japonensis* (Statius Müller)

【别　　名】白鹤、仙鹤、红顶子。

【药用部位】肉（鹤肉）；骨骼（鹤骨）；脑髓（鹤脑）；卵（鹤卵）。

【生境分布】栖息于芦苇及其他荒草的沼泽地带，夜间多栖于四周环水的草滩上，巢多营于周围环水的浅滩枯草丛中。分布于凌海、本溪、盘锦、营口、大连等地。

【功效应用】肉（鹤肉）：味咸，性平。益气，解热。用于消渴。骨骼（鹤骨）：味辛、咸，性温。补益，壮骨，除痹，解毒。用于久病体虚，筋骨痿弱，风湿痹痛，痔疮。脑髓（鹤脑）：明目。用于目暗。卵（鹤卵）：味甘、咸，性平。解痘毒。用于小儿水痘。

附注：本种被《国家重点保护野生动物名录》列为一级保护动物。功效相似的有**灰鹤 *G. grus* (Linnaeus)**，分布于兴城、盘锦、瓦房店、金州、大连。其被《国家重点保护野生动物名录》列为二级保护动物。

99. 鹬科 Scolopacidae

鹬属 *Tringa* Linnaeus

1. 白腰草鹬 *Tringa ochropus* Linnaeus

【别　　名】草鹬、绿鹬。

【药用部位】肉（草鹬肉）。

【生境分布】栖息于河边沙滩、水田或田埂上。分布于朝阳、北镇、凌海、灯塔、桓仁、盘锦、盖州、岫岩、宽甸、庄河、大连等地。

【功效应用】清热解毒，补虚。用于麻疹，久病体虚，肝肾不足，视物不清。

附注：本种被列入《国家保护的有益的或者有重要经济、科学研究价值的陆生野生动物名录》。

2. 红脚鹬 *Tringa totanus* (Linnaeus)

【别　　名】赤足鹬、东方红腿。

【药用部位】肉（鹬肉）。

【生境分布】栖息于海岸、沼泽、池塘、河口。营巢于沼泽、河川等草丛干燥处。分布于朝阳、凌海、昌图、盘锦、台安、丹东、瓦房店、普兰店等地。

【功效应用】味甘，性温。补虚益精，健脾和胃。用于久病虚损，虚寒泄泻，肝肾不足，视物不清。

附注：功效相似的有**青脚鹬 *T. nebularia* (Gunnerus)**，分布于朝阳、兴城、康平、辽中、北镇、盘锦、盖州、凤城、东港、大连等地；**大杓鹬 *Numenius madagascariensis* (Linnaeus)**，分布于葫芦岛、本溪、盘锦、营口、凤城、庄河等地。其被 2022 年版《世界自然保护联盟濒危物种红色名录》（IUCN）列为濒危（EN）物种；**白腰杓鹬 *N. arquata* (Linnaeus)**，分布于朝阳、北镇、义县、灯塔、本溪、盘锦、盖州、凤城、丹东、庄河、大连等地。其被 2022 年版《世界自然保护联盟濒危物种红色名录》（IUCN）列为近危（NT）物种；后二者均被《国家重点保护野生动物名录》列为二级保护动物。以上 4 种均被列入《国家保护的有益的或者有重要经济、科学研究价值的陆生野生动物名录》。

100. 三趾鹑科 Turnicidae

三趾鹑属 *Turnix* Bonnaterre

黄脚三趾鹑 *Turnix tanki* Blych

【别　　名】水鹌鹑、三爪爬、三斑鹑、黄地闷子。

【药用部位】肉（鹌肉）。

【生境分布】栖息于山坡、平原的灌丛、草丛间。营巢于草丛灌木中。分布于朝阳、兴城、北镇、辽中、开原、盖州、凤城、宽甸、金州、大连等地。

【功效应用】味甘，性平。清热解毒。用于诸疮肿毒。

101. 鸥科 Laridae

彩头鸥属 *Chroicocephalus* Eyton

红嘴鸥 *Chroicocephalus ridibundus* (Linnaeus)—*Larus ridibundus* Linnaeus

【别　　名】笑鸥、钓鱼郎、赤嘴鸥、水鸽子。

【药用部位】肉（鸥）。

【生境分布】栖息于沿海、河流、湖泊及水田中。巢置于干草堆、芦苇丛或平坦而潮湿的土壤上。分布于朝阳、葫芦岛、锦州、凌海、铁岭、康平、法库、沈阳、辽阳、本溪、台安、盘山、盘锦、营口、大石桥、盖州、凤城、丹东、东港、庄河、瓦房店、普兰店、金州、大连、旅顺口等地。

【功效应用】味甘，性寒。养阴润燥，除烦止渴。用于病后阴液损伤，余热未清，口渴咽干，烦躁不眠，大便秘结。

附注：功效相似的有**银鸥 *L. argentatus* Pontoppidan**，分布于大连、盘锦；**普通燕鸥 *Sterna hirundo* Linnaeus**，分布于盘锦、庄河；**普通海鸥 *L. canus* Linnaeus**，分布于盘锦、营口、大连。以上 4 种均被列入《国家保护的有益的或者有重要经济、科学研究价值的陆生野生动物名录》。

102. 夜鹰科 Caprimulgidae

夜鹰属 *Caprimulgus* Linnaeus

普通夜鹰 *Caprimulgus indicus* Latham

【别　　名】夜燕、蚊母鸟、贴树皮、鬼鸟。

【药用部位】肉和脂肪油（夜鹰）。

【生境分布】栖息于山地林区边缘、丘陵次生林区的稀疏丛林及平原砍伐地、林缘。分布于朝阳、北镇、盘锦、大连、金州、灯塔、本溪、凤城、丹东等地。

【功效应用】滋补，调经。用于肢体倦怠，妇女不育，月经不调。

附注：本种被列入《国家保护的有益的或者有重要经济、科学研究价值的陆生野生动物名录》。

103. 雨燕科 Apodidae

雨燕属 *Apus* Scopoli

普通雨燕 *Apus apus* (Linnaeus)

【别　　名】楼燕、麻燕。

【药用部位】肺（雨燕）。

【生境分布】见于古塔及高楼隐蔽处。分布于朝阳、北镇、康平、沈阳、辽阳、本溪、盘锦等地。

【功效应用】清热消痈，用于肺脓肿。

附注：功效相同的有**白腰雨燕 *A. pacificus* (Latham)**，分布于朝阳、义县、锦州、盘山、台安、鞍山、丹东、长海、普兰店、金州、大连、旅顺口等地。以上 2 种均被列入《国家保护的有益的或者有重要经济、科学研究价值的陆生野生动物名录》。

104. 鹳科 Ciconiidae

鹳属 *Ciconia* Brisson

白鹳 *Ciconia ciconia* (Linnaeus)

【别　　名】老鹳、捞鱼鹳。

【药用部位】骨（鹳骨）；肉（鹳肉）；肝和砂囊（鹳肝肫）。

【生境分布】栖息于开阔的平原、沼泽的浅水处，营巢于大树上。分布于建平、绥中、沈阳、台安、盘山、盘锦、盖州、庄河、大连等地。

【功效应用】骨（鹳骨）：味甘，性寒。解毒，止痛。用于瘰疬，胸腹痛，喉痹，蛇咬伤。肉（鹳肉）：滋养补虚。用于干血痨，闭经，身痛发烧，喘咳。肝和砂囊（鹳肝肫）：和胃降逆。用于反胃噎食。

附注：本种被《国家重点保护野生动物名录》列为一级保护动物。功效相同的有**东方白鹳 *C. boyciana* Swinhoe**，分布于朝阳、锦州、法库、康平、沈阳、盘锦、营口、庄河、长海、瓦房店、普兰店、金州、大连、旅顺口等地。其被列入《国家保护的有益的或者有重要经济、科学研究价值的陆生野生动物名录》。

105. 鸬鹚科 Phalacrocoracidae

鸬鹚属 *Phalacrocorax* Brisson

普通鸬鹚 *Phalacrocorax carbo* (Linnaeus)

【别　　名】鱼鹰、水老鸦、鱼老鸦、黑鱼郎。

【药用部位】肉（鸬鹚肉）；头（鸬鹚头）；骨（鸬鹚骨）；唾涎（鸬鹚涎）；嗉囊（鸬鹚嗉）；翅羽（鸬鹚翅羽）。

【生境分布】栖息于河溪、水库、沼泽及池塘中。分布于盘锦、丹东、大连等地。

【功效应用】肉（鸬鹚肉）：味酸、咸，性寒。利水消肿。用于腹胀水肿。头（鸬鹚头）：味酸、咸，性微寒。化骨鲠，下气。用于鱼骨鲠喉，噎膈。骨（鸬鹚骨）：化骨鲠，去面斑。用于鱼骨鲠喉，面部雀斑。唾涎（鸬鹚涎）：味咸，性平。化痰镇咳。用于百日咳。嗉囊（鸬鹚嗉）：用于鱼骨鲠喉，麦芒哽咽。翅羽（鸬鹚翅羽）：用于鱼骨鲠喉。

106. 鹭科 Ardeidae

鹭属 *Ardea* Linnaeus

1. 大白鹭 *Ardea alba* Linnaeus—*Egretta alba* (Linnaeus)

【别　　名】白鹭鸶、白漂鸟、雪客。

【药用部位】肉（大白鹭）。

【生境分布】栖息于近水处，营巢于人烟稀少的高大乔木上或稠密的芦苇和竹林中。分布于鞍山、岫岩、宽甸、盘锦、营口、庄河、大连。

【功效应用】解毒。用于痔疮，痈肿。

附注：本种被列入《国家保护的有益的或者有重要经济、科学研究价值的陆生野生动物名录》。

2. 苍鹭 *Ardea cinerea* Linnaeus

【别　　名】灰鹭。

【药用部位】肉（苍鹭）。

【生境分布】栖息于水田边、湖泊、水库等浅水沼泽处。营巢于大树上。分布于凌源、喀左、朝阳、葫芦岛、绥中、本溪、盘锦、盖州、岫岩、凤城、宽甸、丹东、东港、瓦房店、金州、大连等地。

【功效应用】活血，利水，止痛。用于骨折，水肿。

附注：本种被列入《国家保护的有益的或者有重要经济、科学研究价值的陆生野生动物名录》。

3. 草鹭 *Ardea purpurea* Linnaeus

【别　　名】紫鹭。

【药用部位】肉（草鹭）。

【生境分布】栖息于水田边、沼泽、池塘、湖泊。营巢于芦苇草丛间。分布于朝阳、兴城、绥中、葫芦岛、新民、沈阳、辽中、盘山、盘锦、丹东、庄河、金州、大连等地。

【功效应用】补肺气，止喘咳，消痰积。

附注：本种被列入《国家保护的有益的或者有重要经济、科学研究价值的陆生野生动物名录》。

池鹭属 *Ardeola* Boie

池鹭 *Ardeola bacchus* (Bonaparte)

【别　　名】沙鹭、红毛鹭、花鹬、田螺鹭。

【药用部位】肉（池鹭）。

【生境分布】栖息于沼泽、溪边、水田、池塘，亦见于桑田，营巢于高大乔木上。分布于绥中、兴城、葫芦岛、锦州、凌海、铁岭、康平、法库、沈阳、辽中、台安、盘山、盘锦、营口、东港、瓦房店、普兰店、金州、大连、旅顺口等地。

【功效应用】解毒。用于鱼虾中毒。

附注：本种被列入《国家保护的有益的或者有重要经济、科学研究价值的陆生野生动物名录》。

牛背鹭属 *Bubulcus* Bonaparte

牛背鹭 *Bubulcus ibis* (Linnaeus)

【别　　名】黄头鹭、尼鹭、红头鹭、畜鹭、放牛郎。

【药用部位】肉（牛背鹭）。

【生境分布】栖息于沼泽、池塘、耕地或荒地上。分布于长海、金州等地。

【功效应用】味咸，性平。益气补虚，托毒消肿。用于体虚羸瘦，痈肿疮毒。

附注：本种被列入《国家保护的有益的或者有重要经济、科学研究价值的陆生野生动物名录》。

绿鹭属 *Butorides* Blyth

绿鹭 *Butorides striata* (Linnaeus)

【别　　名】鹭鸶。

【药用部位】肉（绿鹭）。

【生境分布】栖息于沼泽、江河、水田地及山溪边，也见于树上或岩石上。分布于朝阳、绥中、铁岭、鞍山、海城、岫岩、盘锦、凤城、宽甸、庄河、金州、大连等地。

【功效应用】补气，益脾，解毒。

附注：本种被列入《国家保护的有益的或者有重要经济、科学研究价值的陆生野生动物名录》。

白鹭属 *Egretta* T. Forster

白鹭 *Egretta garzetta* Linnaeus

【别　　名】白鹤、小白鹭、鹭鸶、白鹭鸶、春锄。

【药用部位】肉（鹭肉）。

【生境分布】栖息于水田、沼泽、水塘、湖泊、海岸浅滩处。分布于朝阳、喀左、葫芦岛、锦州、盘锦、营口、台安、辽中、丹东、庄河、普兰店、瓦房店、金州、大连等地。

【功效应用】味咸，性平。补脾益气，解毒。用于脾虚羸瘦，食欲不振，大便泄泻，脱肛，崩漏，疔疮痈肿。

附注：本种被列入《国家保护的有益的或者有重要经济、科学研究价值的陆生野生动物名录》。

苇鳽属 *Ixobrychus* Billberg

栗苇鳽 *Ixobrychus cinnamomeus* (Gmelin)

【别　　名】水骆驼、水老。

【药用部位】全体（栗苇鳽）。

【生境分布】栖息于水滨，结群在稻田及附近的小灌木上。筑巢于稻田附近的芒丛中。分布于大连。

【功效应用】益气健脾，利水渗湿，祛风解毒。

附注：本种被列入《国家保护的有益的或者有重要经济、科学研究价值的陆生野生动物名录》。

107. 鸱鸮科 Strigidae

雕鸮属 *Bubo* Dumeril

雕鸮 *Bubo bubo* (Linnaeus)

【别　　名】猫头鹰、夜猫子、角鸱。

【药用部位】肉和骨（猫头鹰）。

【生境分布】栖息于山地、林间，冬季常迁徙至平原树丛中。分布于昌图、西丰、沈阳、辽中、本溪、桓仁、鞍山、盘锦。

【功效应用】味酸、咸，性平。定惊，解毒，祛风湿。用于瘰疬，噎食，癫痫，头风，风湿痛。

附注：功效相同的有**长耳鸮 *Asio otus* Linnaeus**，分布于绥中、兴城、葫芦岛、北镇、义县、彰武、昌图、清原、新宾、康平、法库、辽中、本溪、盘锦、凤城、宽甸、庄河等地；**短耳鸮 *Tringa flammeus* Pontoppidan**，分布于朝阳、绥中、北镇、彰武、义县、沈阳、辽中、本溪、盘锦、宽甸、大连等地。**鹰鸮 *Ninox scutulata* (Raffles)**，分布于建昌、朝阳、大连等地。以上4种均被《国家重点保护野生动物名录》列为二级保护动物。

角鸮属 *Otus* Pennant

西红角鸮 *Otus scops* (Linnaeus)

【别　　名】欧亚角鸮、普通角鸮、红角鸮、猫头鹰、夜猫子。

【药用部位】骨和肉（鸱鸺）。

【生境分布】昼伏于树林间，夜间外出活动。分布于建平、北票、法库、本溪、宽甸、瓦房店等地。

【功效应用】味酸、咸，性寒。滋阴补虚，截疟。用于肺痨，虚风眩晕，疟疾。

附注：功效相同的有**领角鸮 *O. lettia* (Hodgson)**，分布于建昌、义县、北镇、鞍山、台安、本溪等地。以上2种均被《国家重点保护野生动物名录》列为二级保护动物。

108. 鹰科 Accipitridae

鹰属 *Accipiter* Brisson

苍鹰 *Accipiter gentilis* (Linnaeus)

【别　　名】黄鹰、牙鹰。

【药用部位】肉（鹰肉）；头（鹰头）；骨骼（鹰骨）；眼睛（鹰眼睛）；嘴和脚爪（鹰嘴爪）；胃中吐出的毛团（鹰吐毛）。

【生境分布】栖息于针叶林、阔叶林、杂木林的山麓，营巢于高大乔木树上。分布于朝阳、绥中、辽中、台安、盘锦、丹东、东港、瓦房店、普兰店、金州、大连、旅顺口等地。

【功效应用】肉（鹰肉）：滋补气血。用于久病体虚，浮肿。头（鹰头）：滋阴息风。用于头目眩晕。骨骼（鹰骨）：味辛、咸，性温。续筋骨，祛风湿。用于损伤骨折，筋骨疼痛。眼睛（鹰眼睛）：明目退翳。用于视物不清，翳膜遮睛。嘴和脚爪（鹰嘴爪）：用于痔疮。胃中吐出的毛团（鹰吐毛）：用于噎膈反胃，戒酒。

附注：功效相似的有**雀鹰** *A.nisus* Linnaeus，分布于建平、朝阳、义县、辽阳、本溪、大连等地。**松雀鹰** *A. virgatus* (Temminck)，分布于朝阳、绥中、开原、本溪、鞍山、丹东、东港、金州、大连等地。**赤腹鹰** *A. soloensis* (Horsfield)，分布于盘锦及辽东半岛南部地区。以上 4 种均被《国家重点保护野生动物名录》列为二级保护动物。

秃鹫属 *Aegypius* Savigny

秃鹫 *Aegypius monachus* (Linnaeus)

【别　　名】狗头鹫、座山雕、狗头雕，塔斯音—巴斯、札塔拉（蒙药）。

【药用部位】肉或骨骼（秃鹫）；头（雕头）。

【生境分布】栖息于山区，营巢于乔木上。分布于康平、辽中、本溪、盘锦、大连。

【功效应用】肉或骨骼（秃鹫）：味酸、咸，性平。滋补养阴，消瘿散结。用于肺痨，甲状腺肿大，眼花目眩。头（雕头）：祛湿热，散头风。用于头风眩晕，五痔湿热。

【民族用药】蒙医：粪入药，味辛，性温。破痞，温中，消食，开欲，消肿。用于食痞，胃寒，消化不良。

附注：本种被 2022 年版《世界自然保护联盟濒危物种红色名录》（IUCN）列为近危（NT）物种。被《国家重点保护野生动物名录》列为一级保护动物。

鵰属 *Aquila* Brisson

金雕 *Aquila chrysaetos* (Linnaeus)

【别　　名】红头雕、洁白雕、大山鵰。

【药用部位】骨骼（雕骨）；头（雕头）。

【生境分布】栖息于人迹较少的荒原及湖畔，营巢于距地面 15~18m 的云杉和松树、桦树或杨树上。分布于建平、彰武、本溪、营口、丹东、庄河、瓦房店、金州、大连等地。

【功效应用】骨骼（雕骨）：活血止痛。用于跌扑骨折。头（雕头）：祛湿热，散头风。用于头风眩晕，五痔湿热。

附注：本种被《国家重点保护野生动物名录》列为一级保护动物。

鵟属 *Buteo* Lacepède

1. 欧亚鵟 *Buteo buteo* (Linnaeus)

【别　　名】普通鵟。

【药用部位】爪（鹰爪）；去羽毛和内脏的全体（欧亚鵟）；羽毛（欧亚鵟羽）；粪便（欧亚鵟粪）；卵（欧亚鵟卵）。

【生境分布】常见于岩石裸露的山顶、空旷的湖畔及稀疏的针叶林中。分布于沈阳、辽中、本溪、丹东、金州、大连等地。

【功效应用】爪（鹰爪）：用于小儿惊风，头昏晕，痔疮。去羽毛和内脏的全体（欧亚鵟）：用于哮喘，神经性头痛。羽毛（欧亚鵟羽）：用于妇女脸肿，贫血，小便涩痛。粪便（欧亚鵟粪）：解毒拔脓。卵（欧亚鵟卵）：用于阴茎红肿脓血。

附注：本种被《国家重点保护野生动物名录》列为二级保护动物。

2. 大鵟 *Buteo hemilasius* Temminck & Schlegel

【别　　名】白鹭豹、土豹。

【药用部位】肉（鵟肉）；羽毛（鵟羽）。

【生境分布】栖息于山坡及干草原上。巢置于崩壁缝隙或乔木上。分布于朝阳、辽中、本溪、金州、大连等地。

【功效应用】肉（鵟肉）：滋补，消肿。用于久病体虚，脸部浮肿。羽毛（鵟羽）：止血。用于外伤出血。

附注：本种被《国家重点保护野生动物名录》列为二级保护动物。

鹞属 *Circus* Lacepède

白尾鹞 *Circus cyaneus* (Linnaeus)

【别　　名】鸡鹰。

【药用部位】头（鸥头）；肉（鸥肉）；翅骨（鸥骨）。

【生境分布】栖息于开阔地带，常单独生活。分布于绥中、辽中、盘锦、营口、庄河、普兰店、大连等地。

【功效应用】头（鸥头）：味咸，性平。祛风，定惊。用于头风，目眩，痫疾。肉（鸥肉）：壮骨益气，定惊，消积。用于身软乏力，癫痫，肉积。翅骨（鸥骨）：味咸，性平。止血。用于鼻衄不止。

附注：本种被《国家重点保护野生动物名录》列为二级保护动物。

胡兀鹫属 *Gypaetus* Storr

胡兀鹫 *Gypaetus barbatus* (Linnaeus)

【别　　名】大胡子鹫、髭兀鹫、胡子雕、黑鹰，腰勒音—巴斯、高布润（蒙药）。

【药用部位】肉（兀鹫）；胃（胡秃鹫胃）。

【生境分布】栖息于海拔 500m 及以上的山地裸岩地区。营巢于岩壁凹处或石洞中。分布于大连等地。

【功效应用】肉（兀鹫）：镇静，消肿，化积。用于癫痫，癫狂，肺痈，泄泻，食积。胃（胡秃鹫胃）：味咸，性平。镇惊安神，清热解毒，消食化积。用于癫痫，肺脓肿，肠炎，食积。

【民族用药】蒙医：粪入药，味辛，性温。破痞，温中，消食，开欲，消肿。用于食痞，消化不良，红肿，胃寒。

附注：本种被 2022 年版《世界自然保护联盟濒危物种红色名录》（IUCN）列为近危（NT）物种。本种被《国家重点保护野生动物名录》列为二级保护动物。

海鵰属 *Haliaeetus* Savigny

玉带海雕 *Haliaeetus leucoryphus* Pallas

【别　　名】黑鹰。

【药用部位】肉（玉带海雕）；头（雕头）。

【生境分布】多栖息于内陆地区，经常在平原地区活动，在湖泊及河流附近寻觅猎物，有时亦见于水域附近的渔村和农田上空。分布于大连。

【功效应用】肉（玉带海雕）：味苦、甘，性凉。镇静，安神。用于惊痫，失眠，癫狂。头（雕头）：祛湿热，散头风。用于头风眩晕，五痔湿热。

附注：本种被 2022 年版《世界自然保护联盟濒危物种红色名录》（IUCN）列为濒危（EN）物种。本种被《国家重点保护野生动物名录》列为一级保护动物。

鸢属 *Milvus* Lacepède

黑鸢 *Milvus migrans* (Boddaert)—*M. korschun* Gimelin

【别　　名】鸢、老鹰、饿老刁、鹞鹰。

【药用部位】肉（鸢肉）；头（雕头）；脑髓（鸢脑）；脚爪（鸢脚爪）；骨（鸢翅骨）；脂肪油（鸢油）；胆（鸢胆）；嘴（鸢嘴）。

【生境分布】常见于城镇及村野。巢多筑于山岩棚上或山谷间的高树上。分布于朝阳、彰武、沈阳、本溪、鞍山、盖州、大连等地。

【功效应用】肉（鸢肉）：味甘、微咸，性温。补肝肾，强筋骨。用于肾虚哮喘，气不接续，腰痛膝软，行走乏力，风湿痹痛。头（雕头）：祛湿热，散头风。用于头风眩晕，五痔湿热。脑髓（鸢脑）：止痛，解毒。用于头风痛，痔疮。脚爪（鸢脚爪）：味咸，性温，有小毒。镇惊，息风，解毒。用于小儿惊风，头晕眩昏，痔瘘。骨（鸢翅骨）：活血定痛，止咳。用于跌打骨折，小儿龟咳。脂肪油（鸢油）：用于疥疮癣癞。胆（鸢胆）：用于胃气痛。嘴（鸢嘴）：用于小儿惊风。

附注：本种被《国家重点保护野生动物名录》列为二级保护动物。

亚洲鹰雕属 *Nisaetus* Hodgson

鹰雕 *Nisaetus nipalensis* Hodgson—*Spizaetus nipalensis* (Hodgson)

【别　　名】赫氏角鹰、熊鹰。

【药用部位】骨（雕骨）。

【生境分布】栖息于高山密林中，巢多筑于高山近溪的大树上。分布于丹东。

【功效应用】用于损伤骨折。

附注：本种被《国家重点保护野生动物名录》列为二级保护动物。

鹗属 *Pandion* Savigny

鹗 *Pandion haliaetus* (Linnaeus)

【别　　名】鱼鹰、鱼雕、鱼江鸟、吃鱼鹰。

【药用部位】骨骼（鹗骨）。

【生境分布】常活动于江河、湖沼及海滨地带。营巢于海岸或岛屿的岩礁上或湖沼、河流附近的松、桦、云杉等乔木上。分布于朝阳、盘锦、大连等地。

【功效应用】续筋骨，消肿痛。用于跌打损伤，骨折。

附注：本种被《国家重点保护野生动物名录》列为二级保护动物。

109. 戴胜科 Upupidae

戴胜属 *Upupa* Linnaeus

戴胜 *Upupa epops* Linnaeus

【别　　名】发三头鸟、鸡冠鸟、屎咕咕、臭姑鸪。

【药用部位】肉（屎咕咕）。

【生境分布】栖息于田野、村庄附近。营巢于树洞或在岩隙岸堤和墙壁的窟窿里。分布于辽中、本溪、盘锦、营口、大连等地。

【功效应用】平肝息风，镇心安神。用于癫痫，癫狂，疟疾。

附注：本种被列入《国家保护的有益的或者有重要经济、科学研究价值的陆生野生动物名录》。

110. 翠鸟科 Alcedinidae

翠鸟属 *Alcedo* Linnaeus

普通翠鸟 *Alcedo atthis* (Linnaeus)

【别　　名】翠鸟。

【药用部位】肉或全体（鱼狗）。

【生境分布】栖息于溪边、湖边的矮树或岩石上。巢筑在水边光裸而垂直的土洞中。分布于沈阳、辽中、辽阳、鞍山、盘锦、营口、东港、普兰店、大连等地。

【功效应用】味咸，性平。止痛，定喘，通淋。用于痔疮，淋证，鱼骨鲠喉。

附注：功效相似的有**冠鱼狗** *Megaceryle lugubris* (Temminck)—*Ceryle lugubris* (Temminck)，分布于建平、义县、沈阳、辽阳等地。

111. 啄木鸟科 Picidae

蚁䴕属 *Jynx* Linnaeus

蚁䴕 *Jynx torquilla* Linnaeus

【别　　名】歪脖、地啄木、蛇皮鸟。

【药用部位】肉或全体（蛇皮鸟）。

【生境分布】在丘陵、平原的树枝、树干甚至地面上活动。分布于开原、本溪、桓仁、凤城、宽甸、丹东、东港等地。

【功效应用】味甘，性平。滋阴补肺，解毒止痛。用于肺痨，瘰疬，小儿疳积，痔疮肿痛，痔疮。

附注：本种被列入《国家保护的有益的或者有重要经济、科学研究价值的陆生野生动物名录》。

绿啄木鸟属 *Picus* Linnaeus

灰头绿啄木鸟 *Picus canus* J. F. Gmelin

【别　　名】绿啄木鸟、黑枕绿啄木鸟、火老鸦、山䴕。

【药用部位】肉（啄木鸟）。

【生境分布】夏季栖于山地密林，冬季迁徙于丘陵平原次生丛林。巢筑在树洞里。分布于开原、西丰、辽中、本溪、桓仁、盘锦、凤城、宽甸、东港等地。

【功效应用】味甘，性平。滋养补虚，消肿止痛。用于肺痨，虚劳，小儿疳积，痔疮肿痛，龋齿牙痛。

附注：功效相似的有**大斑啄木鸟** *Dendrocopos major* (Linnaeus)，分布于北镇、辽中、辽阳、盘锦、丹东等地；**白背啄木鸟** *D. leucotos* (Bechstein)，分布于义县、铁岭、沈阳、本溪、桓仁、宽甸、庄河等地；**棕腹啄木鸟** *D. hyperythrus* (Vigors)，分布于朝阳、葫芦岛、阜新、铁岭、西丰、沈阳、本溪、桓仁、盘锦、丹东等地；**星头啄木鸟** *D. canicapillus* (Blyth)，分布于朝阳、丹东等地；**小星头啄木鸟** *D. kizuki* (Temminck)，分布于西丰、本溪、桓仁、凤城、庄河等地。以上 6 种均被列入《国家保护的有益的或者有重要经济、科学研究价值的陆生野生动物名录》。

112. 王鹟科 Monarchidae

寿带属 *Terpsiphone* Gloger

印度寿带 *Terpsiphone paradis* (Linnaeus)

【别　　名】练鹊、绶带鸟、长尾鹊。

【药用部位】去内脏全体（练鹊肉）。

【生境分布】常见于山区阔叶林带，多在高大乔木的中、下层成对或小群活动。分布于北镇、本溪、盖州、盘锦、营口、宽甸、丹东、大连等地。

【功效应用】解毒杀虫，止血。用于痔疮，龋齿。

附注：本种被列入《国家保护的有益的或者有重要经济、科学研究价值的陆生野生动物名录》。

113. 鸦科 Corvidae

寒鸦属 *Coloeus* Kaup

寒鸦 *Coloeus monedula* (Linnaeus)—*Corvus monedula* Linnaeus

【别　　名】老鸹、寒老鸹、小山老鸹、黑老鸹、慈乌、慈乌。

【药用部位】全体或肉（慈乌）；胆（慈乌胆）。

【生境分布】常见于山地、平原的山崖、田野及城乡居民点附近。营巢于高原地带山沟的土洞里或旧城墙屋檐、楼阁等裂缝处以及树洞里。分布于葫芦岛、义县、阜新、沈阳、本溪、盖州、凤城、大连等地。

【功效应用】全体或肉（慈乌）：味酸、咸，性平。滋阴潜阳。用于虚劳咳嗽，骨蒸烦热，体弱消瘦。胆（慈乌胆）：味苦，性凉。明目解毒。用于烂弦风眼，翳障，藤黄中毒。

鸦属 *Corvus* Linnaeus

1. 大嘴乌鸦 *Corvus macrorhynchos* Wagler

【别　　名】乌鸦、老鸹、黑老鸹。

【药用部位】肉或全体（乌鸦）；头（乌鸦头）；胆（乌鸦胆）；翅羽（乌鸦翅羽）。

【生境分布】栖于山区或近村落的树丛中。筑巢于山林中高大树顶上。分布于朝阳、昌图、新宾、本溪、鞍山、盘锦、营口、凤城、宽甸等地。

【功效应用】肉或全体（乌鸦）：味酸，性平。祛风定痫，滋阴止血。用于头风眩晕，小儿风痫，肺痨咳嗽，吐血。头（乌鸦头）：味甘、苦，性寒。清肺，解毒，凉血。用于肺热咳喘，瘰疬，烂眼边。胆（乌鸦胆）：解毒，明目。用于风眼红烂，腹痛。翅羽（乌鸦翅羽）：活血祛瘀。用于跌打瘀血，破伤风，痘疮倒陷。

附注：功效相似的有**秃鼻乌鸦** *C. frugilegus* Linnaeus，分布于朝阳、彰武、沈阳、辽中、营口、凤城、丹东等地。其被列入《国家保护的有益的或者有重要经济、科学研究价值的陆生野生动物名录》。

2. 小嘴乌鸦 *Corvus corone* Linnaeus

【别　　名】老鸹、细嘴乌鸦、黑老鸹。

【药用部位】肉（小嘴乌鸦）。

【生境分布】常见于村落附近或田野间。分布于沈阳、辽中、本溪、盘锦、营口、凤城、丹东、庄河等地。

【功效应用】滋补强壮。

3. 白颈鸦 *Corvus pectoralis* Gould—*C. torquatus* Lesson

【别　　名】老鸹。

【药用部位】肉（白颈鸦）。

【生境分布】栖息于灌木丛以及次生林缘地带，亦常活动于农田。分布于绥中。

【功效应用】消食散结。

松鸦属 *Garrulus* Brisson

松鸦 *Garrulus glandarius* (Linnaeus)

【别　　名】山和尚。

【药用部位】全体（松鸦）。

【生境分布】栖息于树干顶端。分布于朝阳、铁岭、抚顺、本溪、鞍山、辽阳、盘锦、营口、凤城、宽甸、丹东、东港、庄河、旅顺口等地。

【功效应用】补肝肾，壮筋骨，益气力。

星鸦属 *Nucifraga* Brisson

星鸦 *Nucifraga caryocatactes* (Linnaeus)

【别　　名】山鸦、黄嘴黑老鸹。

【药用部位】肉（星鸦）。

【生境分布】栖息于山地针叶林及混交林中。分布于建昌、阜新、抚顺和本溪等地。

【功效应用】滋阴补虚。用于虚劳发热，咳嗽，骨蒸烦热，体弱消瘦。

附注：本种被列入《国家保护的有益的或者有重要经济、科学研究价值的陆生野生动物名录》。

鹊属 *Pica* Brisson

喜鹊 *Pica pica* (Linnaeus)

【别　　名】鹊、客鹊。

【药用部位】肉（鹊）。

【生境分布】栖息地多样，常出没于人类活动地区，喜欢将巢筑在民宅旁的大树上。全年大多成对生活。分布于辽宁各地。

【功效应用】味甘，性寒。清热，补虚，散结，通淋，止渴。用于虚劳发热，胸膈痰结，石淋，消渴，鼻衄。

附注：本种被列入《国家保护的有益的或者有重要经济、科学研究价值的陆生野生动物名录》。

山鸦属 *Pyrrhocorax* Tunstall

红嘴山鸦 *Pyrrhocorax pyrrhocorax* (Linnaeus)

【别　　名】红嘴乌鸦、红嘴老鸦、山老鸦、山乌。

【药用部位】除去羽毛及内脏的全体或肉（红嘴山雀）。

【生境分布】结群栖于山地谷间，有时亦见于山村附近庄稼地中。营巢于边远山区的悬崖陡壁或破旧洞窟的裂缝间。分布于凌源、建平、喀左、建昌、葫芦岛、阜新、本溪、盘锦、庄河等地。

【功效应用】味甘，性凉。滋养补虚，清肺定喘。用于虚劳发热，咳嗽，哮喘，胸胁疼痛。

114. 黄鹂科 Oriolidae

黄鹂属 *Oriolus* Linnaeus

黑枕黄鹂 *Oriolus chinensis* Linnaeus

【别　　名】黄鹂、黄莺、黄鸟。

【药用部位】肉（莺）。

【生境分布】生活在丘陵、平原或村庄附近的大树或疏林中。分布于锦州、沈阳、辽阳、鞍山、海城、台安、盘山、盘锦、营口、宽甸、丹东、东港、庄河、瓦房店、普兰店、金州、大连、旅顺口等地。

【功效应用】味甘，性温。补中益气，疏肝解郁。用于脾胃虚弱，食欲不振，食后饱胀，两胁不适，肢体倦怠。

附注：本种被列入《国家保护的有益的或者有重要经济、科学研究价值的陆生野生动物名录》。

115. 攀雀科 Remizidae

攀雀属 *Remiz* Jarocki

中华攀雀 *Remiz consobrinus* (Swinhoe)

【别　　名】倒攀山雀、洋红儿。

【药用部位】巢窝（攀雀巢）。

【生境分布】常集群活动与近水的苇丛和柳、桦、杨等阔叶树间。分布于朝阳、开原、康平、盘锦等地。

【功效应用】止痛，用于寒疝作痛。

116. 山雀科 Paridae

山雀属 *Parus* Linnaeus

欧亚大山雀 *Parus major* Linnaeus

【别　　名】大山雀、白脸山雀。

【药用部位】全体（大山雀）。

【生境分布】常栖息于山区阔叶林或针叶林间，夏季可见于山区，冬季降至平原地带的林间、农田或庭院中活动。分布于绥中、沈阳、本溪、盘锦等地。

【功效应用】滋阴补肾，强腰壮膝。

附注：本种被列入《国家保护的有益的或者有重要经济、科学研究价值的陆生野生动物名录》。

117. 百灵科 Alaudidae

云雀属 *Alauda* Linnaeus

云雀 *Alauda arvensis* Linnaeus

【别　　名】大鹨、阿鹨、天鹨、朝天柱、告天鸟、百灵。

【药用部位】去内脏全体（云雀肉）；脑（云雀脑）。

【生境分布】喜栖于开阔的环境，草原和沿海一带的平原区尤为常见。分布于凌海、北镇、开原、辽中、本溪、桓仁、盘锦、盖州、凤城、丹东、庄河、大连等地。

【功效应用】去内脏全体（云雀肉）：味甘、酸，性平。解毒，缩尿。用于赤痢，肺痨，胎毒，遗尿。脑（云雀脑）：滋补，壮阳。

附注：本种被《国家重点保护野生动物名录》列为二级保护动物。被列入《国家保护的有益的或者有重要经济、科学研究价值的陆生野生动物名录》。

118. 苇莺科 Acrocephalidae

苇莺属 *Acrocephalus* J. A. Naumann & J. F. Naumann

大苇莺 *Acrocephalus arundinaceus* (Linnaeus)

【别　　名】刮苇、车喝子。

【药用部位】全体（大苇莺）。

【生境分布】喜栖于河畔或湖边的苇丛中，亦见于附近的灌丛中。分布于开原、康平、本溪、盘锦、营口、凤城、丹东、东港、庄河、大连等地。

【功效应用】祛风解痉，和血柔筋。

附注：本种被列入《国家保护的有益的或者有重要经济、科学研究价值的陆生野生动物名录》。功效相同的有**东方大苇莺** *A. orientalis* (Temminck & Schlegel)，分布于建昌、锦州、调兵山、康平、新民、沈阳、辽中、盘山、盘锦、营口丹东、瓦房店、普兰店、金州、大连、旅顺口等地。

119. 燕科 Hirundinidae

斑燕属 *Cecropis* F.Boie

金腰燕 *Cecropis daurica* (Laxmann)—*Hirundo daurica* Linnaeus

【别　　名】巧燕、花燕、金尾根燕。

【药用部位】肉（燕肉）；卵（胡燕卵）；泥巢（燕窠土）。

【生境分布】习见夏候鸟，多栖于山间村镇附近的树枝或电线上，大部分时间在原野飞行。分布于绥中、葫芦岛、锦州、凌海、铁岭、新宾、抚顺、法库、新民、沈阳、辽中、海城、台安、盘山、盘锦、营口、凤城、丹东、东港、瓦房店、普兰店、金州、大连、旅顺口等地。

【功效应用】肉（燕肉）：用于顿咳。卵（胡燕卵）：味甘、淡，性平。利水消肿。用于水肿。泥巢（燕窠土）：味咸，性寒。清热解毒，祛风止痒。用于风疹，湿疮，丹毒，白秃，口疮，小儿惊风。

附注：功效相似的有**家燕** *H. rustica* Linnaeus，分布于兴城、北镇、抚顺、沈阳、辽阳、本溪、盘锦、台安、营口、东港、庄河、普兰店、金州、大连等地。以上2种均被列入《国家保护的有益的或者有重要经济、科学研究价值的陆生野生动物名录》。

毛脚燕属 *Delichon* Moore

毛脚燕 *Delichon urbicum* (Linnaeus)

【别　　名】白腰毛脚燕。

【药用部位】全体（白腰燕）。

【生境分布】栖居于高山峡谷。营巢于山地古建筑物廊廓，高山悬崖凸出或凹进处，高大桥梁的桥墩上。分布于绥中、兴城、凌海、康平、法库、沈阳、辽中、盘锦、普兰店、大连、旅顺口等地。

【功效应用】用于风湿痛。

沙燕属 *Riparia* T. Forster

崖沙燕 *Riparia riparia* (Linnaeus)

【别　　名】灰沙燕、水燕子、土燕。

【药用部位】去内脏的全体（土燕）；肺（灰沙燕肺）；粪便（灰沙燕粪）；巢泥（燕窠土）。

【生境分布】生活在河川、湖泊的泥沙滩上或其附近的岩石间。分布于义县、本溪、盘锦等地。

【功效应用】去内脏的全体（土燕）：清热解毒，活血消肿。用于诸疮肿毒。肺（灰沙燕肺）：味甘、性平。用于肺脓肿。粪便（灰沙燕粪）：止痢。用于痢疾，慢性腹泻。巢泥（燕窠土）：清热解毒。用于湿疹，恶疮，口疮、丹毒。

附注：本种被列入《国家保护的有益的或者有重要经济、科学研究价值的陆生野生动物名录》。

120. 绣眼鸟科 Zosteropidae

绣眼鸟属 *Zosterops* Vigors & Horsfield

暗绿绣眼鸟 *Zosterops japonicus* Temminck & Schlegel

【别　　名】金眼圈、杨柳鸟、绣眼、白眼儿、粉眼儿、白目眶、金眼圈。

【药用部位】全体（绣眼）。

【生境分布】多见于山地林间、田野和村寨附近的高大乔木上，常集群活动在阔叶树林中。分布于绥中、兴城、葫芦岛。

【功效应用】强心利水。用于肾炎性水肿，心脏病。

附注：功效相似的有**红胁绣眼鸟** *Z. erythropleurus* Swinhoe，分布于建平、新民、辽阳、鞍山、海城、盘锦、营口、凤城、宽甸等地。本种被《国家重点保护野生动物名录》列为二级保护动物。以上2种均被列入《国家保护的有益的或者有重要经济、科学研究价值的陆生野生动物名录》。

121. 鸭科 Sittidae

鸭属 *Sitta* Linnaeus

普通鸭 *Sitta europaea* Linnaeus

【别　　名】贴树皮、蓝大胆儿。

【药用部位】全体（鸭）。

【生境分布】栖息于山区林中，常在高大的针、阔叶树上活动，分布于凌源、喀左、朝阳、北镇、西丰、清原、新宾、抚顺、新民、灯塔、本溪、桓仁、盘锦、营口、凤城、宽甸、东港、庄河等地。

【功效应用】润肺止咳。

122. 鹪鹩科 Troglodytidae

鹪鹩属 *Troglodytes* Vieillot

鹪鹩 *Troglodytes troglodytes* (Linnaeus)

【别　　名】山蝈蝈、巧妇鸟。

【药用部位】去内脏全体（巧妇鸟）。

【生境分布】夏季多栖于高山密林灌丛中，冬时移向较低地带，在山泉、溪流沿岸的砾石堆中活动，营巢于茂密的灌木丛间或长有苔藓的岩石堆隙间或树洞中。分布于绥中、义县、辽中、盘锦、营口、东港等地。

【功效应用】味甘，性温。补脾益肺，强精益智。用于脾虚泄泻，肺虚喘嗽，智力减退。

123. 河乌科 Cinclidae

河乌属 *Cinclus* Borkhausen

褐河乌 *Cinclus pallasii* Temminck

【别　　名】水黑老婆、水老鸹。

【药用部位】肉（河乌）。

【生境分布】生活在高海拔地带的溪流、岩石或浅滩处。巢筑在急流边的石隙中，略高出水面。分布于岫岩、凤城等地。

【功效应用】清热解毒，消肿散结。外用于瘰疬。

124. 椋鸟科 Sturnidae

丝光椋鸟属 *Spodiopsar* Sharpe

灰椋鸟 *Spodiopsar cineraceus* (Temminck)—*Sturnus cineraceus* Temminck

【别　　名】假画眉、高粱头、管莲子。

【药用部位】肉（灰札子）。

【生境分布】多栖息于较开阔的林缘、田野、山岗荒地等处。分布于建平、建昌、新宾、法库、本溪、桓仁、营口、丹东、东港、普兰店、大连等地。

【功效应用】味酸，性寒。收敛固涩，益气养阴。用于男子阳痿早泄，遗精，妇女赤白带下，虚劳发热。

附注：本种被列入《国家保护的有益的或者有重要经济、科学研究价值的陆生野生动物名录》。

125. 鸫科 Turdidae

鸫属 *Turdus* Linnaeus

1. 红尾斑鸫 *Turdus naumanni* (Temminck)

【别　　名】穿草鸡、窜儿鸡、红麦鹆、斑点鸫、傻画眉。

【药用部位】肉（红尾鸫）。

【生境分布】主要栖息于松林、杂木林或荒山灌丛，也出现于农田、地边、果园和村镇附近疏林灌丛草地和路边树上。分布于沈阳、盘锦、庄河、普兰店、金州、大连、旅顺口等地。

【功效应用】活血，散肿，止痛。

附注：功效相同的有**斑鸫 *T. eunomus* Temminck**，分布于沈阳、盘锦、营口、丹东、东港、庄河、长海、瓦房店、普兰店、金州、大连、旅顺口等地。本种被列入《国家保护的有益的或者有重要经济、科学研究价值的陆生野生动物名录》。

2. 赤颈鸫 *Turdus ruficollis* (Pallas)

【别　　名】红喉鸫、红脖子穿草鸫。

【药用部位】肉（赤颈鸫）。

【生境分布】主要栖息于各种类型的森林中，尤以针叶林和泰加林中较常见，迁徙季节和冬季也出现于低山丘陵和平原地带的阔叶林、次生林和林缘疏林与灌丛中，有时也见在乡村附近果园、农田和地边树上或灌木上活动和觅食。分布于大连。

【功效应用】杀虫。

附注：功效相同的有**白腹鸫 *T. pallidus* (Gmelin)**，分布于葫芦岛、朝阳、锦州、沈阳、抚顺、新宾、灯塔、本溪、桓仁、盖州、丹东、东港、金州、旅顺口等地。以上 2 种均被列入《国家保护的有益的或者有重要经济、科学研究价值的陆生野生动物名录》。

地鸫属 *Zoothera* Vigors

虎斑地鸫 *Zoothera aurea* (Holandre)

【别　　名】虎鸫。

【药用部位】肉（虎斑地鸫）。

【生境分布】常见单个或成对于松、杉林或灌丛或农田中活动觅食。分布于朝阳、义县、北镇、新宾、沈阳、盘锦、宽甸、丹东、东港、庄河、金州、大连等地。

【功效应用】补气益脾。

附注：本种被列入《国家保护的有益的或者有重要经济、科学研究价值的陆生野生动物名录》。

126. 鹟科 Muscicapidae

啸鸫属 *Myophonus* Temminck

紫啸鸫 *Myophonus caeruleus* (Scopoli)

【别　　名】鸣鸡、黑雀儿。

【药用部位】肉（紫啸鸫）；胃内壁（紫啸鸫内金）。

【生境分布】栖息于多石的山涧溪流旁，亦见于居民点厕所附近。巢置于山溪近旁的岩隙间。分布于绥中。

【功效应用】肉（紫啸鸫）：味甘、咸，性平。解毒，止血，止咳。用于痔疮，吐血，咳嗽，神经衰弱，偏头痛。胃内壁（紫啸鸫内金）：消食。用于消化不良。

红尾鸲属 *Phoenicurus* T.Forster

北红尾鸲 *Phoenicurus auroreus* (Pallas)

【别　　名】郎鹟。

【药用部位】全体（北红尾鸲）。

【生境分布】常成对活动在村寨附近的灌丛或矮树、电线或屋脊上。分布于凌源、喀左、朝阳、北镇、西丰、清原、新宾、抚顺、新民、辽中、灯塔、本溪、桓仁、盘锦、营口、凤城、宽甸、东港、庄河等地。

【功效应用】补肾缩尿。用于肾虚遗尿。

附注：本种被列入《国家保护的有益的或者有重要经济、科学研究价值的陆生野生动物名录》。

127. 雀科 Passeridae

麻雀属 *Passer* Brisson

麻雀 *Passer montanus* (Linnaeus)

【别　　名】家雀、老家贼、谷雀、只只、毕勒珠海音—玛哈、札其勒沙（蒙药），擦姆塞（朝药）。

【药用部位】肉或全体（雀）；卵（雀卵）；脑髓（雀脑）；头部血液（雀头血）；粪便（白丁香）。

【生境分布】成群栖于村镇和农田附近，常营巢于房檐、墙隙或树洞中。分布于辽宁各地。

【功效应用】肉或全体（雀）：味甘，性温。补肾壮阳，益精固涩。用于肾虚阳痿，早泄，遗精，腰膝酸软，疝气，小便频数，崩漏，带下，百日咳，痈毒疮疖。卵（雀卵）：味甘、酸，性温。补肾阳，益精血，调冲任。用于男子阳痿，疝气，妇女血枯，崩漏，带下。脑髓（雀脑）：味甘，性平。补肾兴阳，润肤生肌。用于肾虚阳痿，耳聋，聤耳，冻疮。头部血液（雀头血）：明目。用于雀盲。粪便（白丁香）：味苦，性温。化积，消翳。用于疝瘕，目翳，赘肉，龋齿。

【民族用药】蒙医：肉入药，味甘，性温。补精壮阳，祛寒，愈伤。用于肾衰弱，精液耗损，阳痿，身体虚弱。朝医：肉入药，滋阴补肾。用于腰膝疼痛，头痛眩晕等。

附注：本种被列入《国家保护的有益的或者有重要经济、科学研究价值的陆生野生动物名录》。

128. 鹡鸰科 Motacillidae

鹡鸰属 *Motacilla* Linnaeus

白鹡鸰 *Motacilla alba* Linnaeus

【别　　名】白颤儿、白面鸟、白颊鹡鸰、眼纹鹡鸰。

【药用部位】全体（白鹡鸰）。

【生境分布】常活动于河边、溪流、水塘边、湖沼、水渠、稻田及其附近。分布于朝阳、义县、清原、新宾、抚顺、新民、沈阳、本溪、桓仁、营口、盖州、岫岩、凤城、丹东、庄河、大连等地。

【功效应用】补益脾肾，利水消肿。

附注：本种被列入《国家保护的有益的或者有重要经济、科学研究价值的陆生野生动物名录》。

129. 燕雀科 Fringillidae

金翅雀属 *Chloris* Cuvier

金翅雀 *Chloris sinica* (Linnaeus)—*Carduelis sinica* Linnaeus

【别　　名】芦花黄雀。

【药用部位】全体（金翅雀）。

【生境分布】常成群活动于稀疏的针叶林或村寨、路旁的树上。分布于兴城、义县、彰武、开原、康平、沈阳、本溪、鞍山、盘锦、大连等地。

【功效应用】养心安神。

附注：功效相似的有**黄雀 *Spinus spinus* (Linnaeus)—*Carduelis spinus* (Linnaeus)**，分布于兴城、葫芦岛、开原、清原、沈阳、本溪、宽甸、大连等地。以上2种均被列入《国家保护的有益的或者有重要经济、科学研究价值的陆生野生动物名录》。

锡嘴属 *Coccothraustes* Brisson

锡嘴雀 *Coccothraustes coccothraustes* (Linnaeus)

【别　　名】铁嘴、灰雀儿。

【药用部位】全体（锡嘴雀）。

【生境分布】栖息于平原和山地针叶林或针阔叶混交林中，冬季多在树枝的上部向阳处。分布于建平、葫芦岛、新民、辽中、沈阳、盘锦等地。

【功效应用】解毒，敛疮。

附注：被列入《国家保护的有益的或者有重要经济、科学研究价值的陆生野生动物名录》。

蜡嘴属 *Eophona* Gould

黑头蜡嘴雀 *Eophona personata* (Temminck & Schlegel)

【别　　名】蜡嘴雀、蜡嘴。

【药用部位】肉（桑鳸）。

【生境分布】栖息于山地混交林或平原杂木林中。分布于兴城、葫芦岛、沈阳、辽中、本溪、盘锦、凤城、丹东、大连等地。

【功效应用】味甘，性温。补气健胃。用于久病气虚，羸瘦，肢体乏力。

附注：功效相似的有**黑尾蜡嘴雀 *E. migratoria* Hartert**，分布于绥中、葫芦岛、义县、北镇、康平、法库、新民、沈阳、辽中、本溪、凤城、盘锦、营口、大连等地。以上2种均被列入《国家保护的有益的或者有重要经济、科学研究价值的陆生野生动物名录》。

130. 鹀科 Emberizidae

鹀属 *Emberiza* Linnaeus

1. 黄胸鹀 *Emberiza aureola* Pallas

【别　　名】黄胆、黄肚囊、麦黄雀。

【药用部位】肉（禾花雀）。

【生境分布】栖息于平原、半山区、草原和森林。分布于葫芦岛、凌海、北镇、彰武、灯塔、本溪、桓仁、盘山、丹东、金州、大连等地。

【功效应用】味甘，性温。滋补强壮，祛风湿。用于年老体衰，肢体乏力，头晕目眩，腰膝酸痛，阳痿，风湿痹痛。

附注：本种被《国家重点保护野生动物名录》列为一级保护动物。被列入《国家保护的有益的或者有重要经济、科学研究价值的陆生野生动物名录》。

2. 黄喉鹀 *Emberiza elegans* Temminck

【别　　名】黄眉子。

【药用部位】肉（黄画眉）。

【生境分布】栖息于林缘、山道旁次生林、沟谷杂木林及农田边的灌丛或草地上。分布于凌源、喀左、葫芦岛、凌海、义县、黑山、辽中、灯塔、本溪、桓仁、盘锦、营口、盖州、岫岩、凤城、宽甸、东港、普兰店、大连等地。

【功效应用】补中益气，祛风湿，壮筋骨。

附注：本种被列入《国家保护的有益的或者有重要经济、科学研究价值的陆生野生动物名录》。

3. 灰头鹀 *Emberiza spodocephala* Pallas

【别　　名】青头雀、青头鹀、蒿雀。

【药用部位】肉或全体（蒿雀）。

【生境分布】栖息于山地或平原的灌丛、荆棘间。巢多筑在离地面不高的矮灌木丛的树枝上。分布于凌海、彰武、昌图、辽中、灯塔、本溪、桓仁、盘锦、盖州、宽甸、丹东、金州、大连等地。

【功效应用】味甘，性温。壮阳，解毒。用于阳痿，酒中毒。

131. 猬科 Erinaceidae

猬属 *Erinaceus* Linnaeus

东北刺猬 *Erinaceus amurensis* Schrenk

【别　　名】普通刺猬、黑龙江刺猬、远东刺猬、刺猬猬、毛刺、刺球子、毛猬、札拉音—乌苏（蒙药），僧格—依—苏库（满药），姑塞姆道其（朝药）。

【药用部位】皮（刺猬皮）；肉（猬肉）；脂肪油（猬脂）；脑（猬脑）；心、肝（猬心肝）；胆（猬胆）。

【生境分布】广泛栖居于山地、丘陵、平原的田野、灌丛、草丛及瓜地、果园。分布于辽宁各地。

【功效应用】皮（刺猬皮）：味苦、涩，性平。化瘀止痛，收敛止血，涩精缩尿。用于胃脘疼痛，反胃吐食，便血，肠风下血，痔漏，脱肛，遗精，遗尿。肉（猬肉）：味甘，性平。降逆和胃，生肌敛疮。用于反胃，胃痛，食少，痔瘘。脂肪油（猬脂）：味甘，性平。止血，杀虫。用于肠风下血，秃疮，疥癣，耳聋。脑（猬脑）：用于狼瘘。心、肝（猬心肝）：味甘，性平。解毒疗疮。用于瘰疬，恶疮，诸瘘。胆（猬胆）：味苦，性寒。清热，解毒，明目。用于睑弦赤烂，迎风流泪，痔疮。

【民族用药】蒙医：皮刺入药，味苦、微甘，性平。化瘀止痛，止血，涩精，缩尿。用于遗精，便血，催乳，胃脘疼痛。满医：刺猬皮固精缩尿，收敛止血，化瘀止痛。用于便血，痔漏，痔疮出血，脱肛，遗精，遗尿，胃脘疼痛。朝医：刺猬皮味甘，性平。收敛，止血，解毒，镇痛。用于反胃吐食，腹痛疝气，肠风痔漏，遗精，劳伤咳嗽等。刺猬胆清热祛风，胆汁点眼用于睑弦赤烂。刺猬胆酒冲服，用于妇女产后恢复体力。

　　附注：该种曾被误定为**欧洲刺猬** *E. europaeus* Linnaeus。功效相似的有**达乌尔猬** *Mesechinus dauuricus* (Sundevall)，分布于彰武、建平。东北刺猬和达乌尔猬均被列入《国家保护的有益的或者有重要经济、科学研究价值的陆生野生动物名录》。

132. 鼹科 Talpidae

缺齿鼹属 *Mogera* Pomel

大缺齿鼹 *Mogera robusta* Nehring

　　【别　　名】缺齿鼹、鼹鼠、地爬子、田鼠。

　　【药用部位】除去内脏的全体（鼹鼠）。

　　【生境分布】栖息于森林草地地带的潮湿、多草、土地松软、腐殖质丰富的地方以及草地和耕地附近。分布于沈阳、桓仁、宽甸等地。

　　【功效应用】味咸，性寒。解毒，杀虫。用于痈疽疔毒，痔瘘，淋病，蛔虫病。

　　附注：功效相似的有**小缺齿鼹** *M. wogura* (Temminck)，分布于普兰店；**麝鼹** *Scaptochirus moschatus* Milne-Edwards，分布于建平、彰武等地。

133. 蝙蝠科 Vespertilionidae

蝙蝠属 *Vespertilio* Linnaeus

东方蝙蝠 *Vespertilio sinensis* (Peters)—*V. superans* Thomas

　　【别　　名】蝙蝠、盐老鼠、盐蝙蝠、夜明砂（中药、朝药）。

　　【药用部位】全体（蝙蝠）；粪（夜明砂）。

　　【生境分布】栖息于屋檐、房梁、石缝、岩洞或树洞中。分布于大连。

　　【功效应用】全体（蝙蝠）：味咸，性平。止咳平喘，利水通淋，平肝明目，解毒。用于咳嗽，喘息，淋证，带下目昏，目翳，瘰疬。粪（夜明砂）：味辛，性寒。清肝明目、散瘀消积。用于青盲，雀目，目赤肿痛，白睛溢血，内外障翳，瘰疬，小儿疳积，疟疾。

　　【民族用药】朝医：夜明砂解热，明目，去翳。用于夜盲症，目内翳，间歇热，耳漏，腋臭等症。

　　附注：功效相似的有**马铁菊头蝠** *Rhinolophus ferrumequinum* (Schreber)，分布于北镇、昌图、清原、新宾、抚顺、桓仁、鞍山、大连；**普通蝙蝠** *V. murinus* Linnaeus，分布于辽宁各地；**东方棕蝠（大棕蝠、小夜蝠）** *Eptisicus pachyomus* (Tomes)—*E. serotinus* Schreber—*V. serotinus* Schreber，分布于义县、北镇；**金黄鼠耳蝠（绯鼠耳蝠）** *Myotis formosus* (Hodgson)，分布于阜新、桓仁、庄河；**伊氏鼠耳蝠** *M. ikonnikovi* Ognev，分布于凤城、丹东；**白腹管鼻蝠** *Murina leucogaster* A Milne-Edwards，分布于清原、桓仁；**褐山蝠** *Nyctalus noctula* (Schreber)，分布于义县；**东亚伏翼（普通伏翼）** *Pipistrellus abramus* (Temminck)，分布于大连；**萨氏伏翼** *Hypsugo savii* (Bonaparte)—*P. savii* (Bonaparte)，分布于大连。

134. 人科 Hominidae

人属 *Homo* Linnaeus

智人 *Homo sapiens* Linnaeus

　　【别　　名】人，乌孙乃—奴日苏（蒙药）。

　　【药用部位】头发碳化物（血余炭）；健康人指甲（人指甲）；乳汁（人乳汁）；健康人小便（人尿）；人尿自然沉结的固体物（人中白）；胎盘（紫河车）；初生健康婴儿的脐带（脐带）。

　　【生境分布】广泛分布。

　　【功效应用】头发碳化物（血余炭）：味苦，性平。收敛止血，化瘀，利尿。用于吐血，咯血，衄血，血淋，尿血，便血，崩漏，外伤出血，小便不利。健康人指甲（人指甲）：味甘、咸，性平。止血，利尿，去翳。用于鼻衄，尿血，咽喉肿痛，小便不利，目生翳障，中耳炎。乳汁（人乳汁）：味甘、咸，性平。补阴养血，润燥止渴。用于虚劳羸瘦，虚风瘫痪，噎膈，消渴，血虚经闭，大便燥结，目赤昏暗。健康人小便（人尿）：味咸，性寒。滋阴降火，止血散瘀。用于虚劳咳血，骨蒸发热，吐血，衄血，产后血晕，跌打损伤，血瘀作痛。人尿自然沉结的固体物（人中白）：味咸，性凉。清热降火，止血化瘀。用于肺痿劳热，吐血，衄血，喉痹，牙疳，口舌生疮，诸湿溃烂，烫火伤。胎盘（紫河车）：味甘、咸，性温。补肾益精，益气养血。用于虚劳羸瘦，虚喘劳嗽，气虚无力，血虚面黄，阳痿遗精，不孕少乳。初生健康婴儿的脐带（脐带）：味甘、咸，性温。益肾，纳气。用于肾虚喘咳，虚劳羸弱，气血不足，盗汗，久疟。

【民族用药】蒙医：头发碳化物入药，味苦、涩，性微温。咳血，排脓，燥协日乌素。用于脉伤、崩漏，肝包如，咳血，经血淋漓，皮肤湿疹。

附注：本种为《中国药典》2020年版收载药材血余炭的基原动物。

135. 犬科 Canidae
犬属 Canis Linnaeus
1. 狼 Canis lupus Linnaeus
【别　　名】灰狼、奇奴瓦音—赫勒、丈哲、奇奴瓦音—浩道社、丈给泡瓦（蒙药）。

【药用部位】肉（狼肉）；脂肪（狼膏）；甲状腺体（狼喉厴）；骨（狼骨）；粪便（狼粪）。

【生境分布】栖息于山地、丘陵、平原、森林地带、草原、荒漠及冻原等多种环境。分布于建平、北票、朝阳、建昌、阜新、清原、新宾、本溪、桓仁、凤城、宽甸等地。

【功效应用】肉（狼肉）：味咸，性热。补五脏，厚肠胃，填精髓，御风寒。用于虚劳，冷积腹痛，风湿痹痛，瘫痪。脂肪（狼膏）：味甘、咸，性温。祛风补虚，润肤泽皱。用于风痹疼痛，肺痨，咳嗽，老年性慢性支气管炎，皮肤皲裂，秃疮。甲状腺体（狼喉厴）：开郁顺气。用于噎膈。骨（狼骨）：用于眩晕，神经痛。粪便（狼粪）：用于瘰疬。

【民族用药】蒙医：舌入药，味甘、苦，性凉。杀黏，消肿。用于舌肿，化脓性扁桃体炎，结喉，龈肿。胃入药，味甘，性热。温中，消食。用于消化不良，胃巴达干病，胃痛，肋痞。

附注：本种被《国家重点保护野生动物名录》列为二级保护动物。被列入《国家保护的有益的或者有重要经济、科学研究价值的陆生野生动物名录》。

2. 家犬 Canis lupus familiaris Linnaeus
【别　　名】狗、犬，盖、盖要尔（朝药）。

【药用部位】胃结石（狗宝）；肾（狗肾）；阴茎和睾丸（狗鞭）；骨骼（狗骨）；肉（狗肉）；心（狗心）；肝（狗肝）；胆汁（狗胆）；脑髓（狗脑）；血（狗血）；四足（狗蹄）；齿（狗齿）；毛（狗毛）；头骨（狗头骨）；乳汁（狗乳汁）。

【生境分布】辽宁各地均有饲养。

【功效应用】胃结石（狗宝）：味甘、苦、咸，性平。有小毒。降逆气，开郁结，消积，解毒。用于噎膈，反胃，胸胁胀满，痈疽疔疮。肾（狗肾）：有小毒。用于妇女产后肾劳。阴茎和睾丸（狗鞭）：味咸，性温。温肾壮阳，补益精髓。用于阳痿，遗精，不育，阴囊湿冷，虚寒带下，腰膝酸软，形体羸弱，产后体虚。骨骼（狗骨）：味甘、咸，性温。补肾壮骨，祛风止痛，止血止痢，敛疮生肌。用于风湿关节疼痛，腰腿无力，四肢麻木，崩漏带下，久痢不止，外伤出血，小儿解颅，痈肿疮瘘，冻疮。肉（狗肉）：味咸、酸，性温。补中益气，温肾壮阳，填精。用于脘腹胀满，浮肿，腰膝酸软，阳痿，寒疟，久败疮。心（狗心）：味甘、咸，性温。安神，祛风，止血，解毒。用于气郁不舒，风痹，鼻衄及下部疮。肝（狗肝）：味甘、苦、咸，性温。降逆气，止泻痢，祛风止痉。用于脚气攻心，下痢腹痛，心风发狂，狂犬咬伤。胆汁（狗胆）：味苦，性寒。清肝明目，止血消肿。用于风热眼痛，目赤涩痒，吐血，鼻衄，崩漏，跌打损伤，聤耳，疮疡疥癣。脑髓（狗脑）：味甘、咸，性平。祛风止痛，解毒敛疮。用于头风痹痛，下部慝疮，鼻中隔息肉，狂犬咬伤。血（狗血）：味咸，性温。补虚劳，散瘀止血，定惊痫，解毒。用于虚劳吐血，惊风癫疾，下痢腹痛，疔疮恶肿。四足（狗蹄）：味酸、性平。补虚通乳。用于妇女产后乳少。齿（狗齿）：味甘、咸，性平。镇痉，祛风，解毒。用于癫痫，风痹，痘疹，发背。毛（狗毛）：截疟，敛疮。用于疟疾，烧烫伤。头骨（狗头骨）：味甘、酸，性平。用于久痢，崩中带下，头风目眩，创伤出血，瘘疮。乳汁（狗乳汁）：味甘，性平。明目，生发。用于青盲，脱发。

【民族用药】朝医：狗胆清热解毒，活血。用于跌打损伤，陈旧性瘀血，中耳炎，大肠炎等。朝医：狗宝止咳，解毒，镇痉。用于咳嗽及化脓性疾患。胆管结石（狗砂）解毒，镇痉，用于化脓性疾患，反胃，噎膈等。

貉属 *Nyctereutes* Temmick

貉 *Nyctereutes procyonoides* (Gray)

【别　　名】狸、貉子、土狗、毛狗、椿尾巴。

【药用部位】肉（貉肉）。

【生境分布】生活在平原、丘陵及部分山地的河谷、草原和溪流、河川、湖沼附近的丛林中。分布于建平、北票、建昌、葫芦岛、凌海、义县、北镇、黑山、阜新、彰武、昌图、清原、新宾、本溪、桓仁、盖州、盘锦、凤城、宽甸、庄河、普兰店等地。

【功效应用】味甘，性平。滋补强壮，健脾消疳。用于虚劳，疳积。

附注：本种被《国家重点保护野生动物名录》列为二级保护动物。被列入《国家保护的有益的或者有重要经济、科学研究价值的陆生野生动物名录》。

狐属 *Vulpes* Frisch

赤狐 *Vulpes vulpes* (Linnaeus)

【别　　名】狐狸、草狐、红狐、白尾狗，乌讷根—奥西格、瓦老（蒙药）。

【药用部位】肉（狐肉）；头（狐头）；四足（狐四足）；心（狐心）；肺（狐肺）；肝（狐肝）；胆（狐胆）；肠（狐肠）。

【生境分布】栖息于森林、草原、荒漠、高山、丘陵、平原等多种环境。分布于建平、北票、葫芦岛、建昌、义县、黑山、北镇、阜新、彰武、昌图、铁岭、康平、清原、新宾、本溪、桓仁、盖州、凤城、宽甸、庄河、普兰店等地。

【功效应用】肉（狐肉）：味甘，性温。补虚暖中，镇静安神，祛风，解毒。用于虚劳羸瘦，寒积腹痛，癔病、惊痫，痛风，水积黄肿，疥疮，小儿卵肿。头（狐头）：补虚祛风，散结解毒。用于头晕，瘰疬。心（狐心）：味甘，性平。补血安神，利尿消肿。用于癫狂，水肿，腹水。肺（狐肺）：味苦，性凉。滋肺解毒，止咳定喘。用于肺痨，肺脓肿，久咳，虚喘。肝（狐肝）：味苦，性微寒。祛风，镇痉，止痛明目。用于破伤风，癫痫，中风瘫痪，心气痛，目昏不明。胆（狐胆）：味苦，性寒。开窍，镇惊，清热健胃。用于昏厥，癫痫，心气痛，疟疾，纳呆。肠（狐肠）：味苦，性微寒。镇痉，止痛，解毒。用于惊风，心胃气痛，疥疮。四足（狐四足）：止血疗痔。用于痔漏下血。

【民族用药】蒙医：肺入药，味甘、性平。效软。滋肺，定喘。用于肺脓肿，干咳，肺陈热，肺气肿。

附注：本种被《国家重点保护野生动物名录》列为二级保护动物。

136. 熊科 Ursidae

棕熊属 *Ursus* Linnaeus

亚洲黑熊 *Ursus thibetanus* G. Cuvier

【别　　名】黑熊、狗熊、黑瞎子、熊瞎子、月牙熊、狗驼子，巴巴盖音—苏斯、道木日黑、乌德格音—苏斯（蒙药），来福—依—斯勒赫依（满药），翁达姆、公要尔（朝药）。

【药用部位】胆囊（熊胆）；肉（熊肉）；骨骼（熊骨）；脂肪油（熊脂）；脑髓（熊脑）；足掌（熊掌）；肌腱（熊筋）。

【生境分布】栖息于阔叶林或针阔混交林中。分布于新宾、本溪、桓仁、凤城、宽甸、丹东等地。

【功效应用】胆囊（熊胆）：味苦，性寒。清热解毒，平肝明目，杀虫止血。用于湿热黄疸，暑湿泻痢，热病惊痫，目赤翳障，喉痹，鼻蚀，疔疮，痔漏，痔疾，蛔虫，多种出血。肉（熊肉）：味甘，性温。补虚损，强筋骨。用于脚气，风痹，麻木不仁，手足不遂，筋脉挛急。骨骼（熊骨）：味咸、微辛，性温。祛风，除湿，定惊。用于风湿骨节肿痛，小儿惊风。脂肪油（熊脂）：味甘，性温。补虚损，强筋骨，润肌肤，消积，杀虫。用于虚损羸瘦，风痹不仁，筋脉挛急，积聚，癣，白秃，臁疮。脑髓（熊脑）：味咸，性温。补虚祛风。用于眩晕，耳鸣耳聋，白秃风屑。足掌（熊掌）：味甘，性平。健脾胃，补气血，除风湿。用于脾胃虚弱，诸虚劳损，风寒湿痹。肌腱（熊筋）：味甘，性温。祛风，强筋骨。用于风湿痹痛筋骨，痿弱。

【民族用药】蒙医：胆汁入药，味苦，性凉。锁脉止血，平息协日，明目，止腐，生肌。用于鼻衄，吐血、便血、咯血，子宫出血，肝热，协日病，黄疸，目赤肿痛，疮疡。满医：熊胆清热解毒，息风止痉，清肝明目，杀虫。熊胆汁温水冲服，用于小儿痰热惊痫，抽搐，疮疡痈疽，咽喉肿痛，肺热咳嗽痰喘，口眼生疮；熊胆汁滴眼，用于目赤翳障，目赤肿痛，羞明流泪等；熊脂外涂患处，用于头癣，臁疮，皮肤干裂。熊骨泡酒饮用，饮用于风湿骨痛，腰腿酸软等症。朝医：熊胆为太阴人药，味苦，性寒。活血化瘀，清热解毒，祛风镇痉，杀虫，明目。用于跌打损伤所致瘀血，瘀血性肝炎，慢性化脓性中耳炎，产后受风所致疼痛及产后瘀血等。

附注：本种被2022年版《世界自然保护联盟濒危物种红色名录》（IUCN）列为易危（VU）物种。功能相同的有**棕熊** *U. arctos* **Linnaeus**，分布于新宾、本溪等地。以上2种均被《国家重点保护野生动物名录》列为二级保护动物。以上2种均被《国家重点保护野生药材物种名录》列为二级保护野生药材物种。

137. 海狮科 Otariidae

海狗属 *Callorhinus* J.E.Gray

北海狗 *Callorhinus ursinus* (Linnaeus)

【别　　名】海狗、腽肭兽、海熊、骨貀、貀兽。

【药用部位】阴茎和睾丸（海狗肾）；脂肪油（海狗油）；肝脏、胆（海狗肝胆）。

【生境分布】生活在海洋中，5—6月到岛上繁殖。分布于辽宁黄海海域。

【功效应用】阴茎和睾丸（海狗肾）：味咸，性热。肾壮阳，益精补髓。用于虚劳损伤，阳痿，遗精，早泄，腰膝痿弱，心腹疼痛。脂肪油（海狗油）：味咸，性热。温阳，蠲饮，降浊，滋肌肤。用于痰饮，肠鸣泄泻，冻疮，皲裂。肝脏、胆（海狗肝胆）：用于肋膜炎。

附注：本种被2022年版《世界自然保护联盟濒危物种红色名录》（IUCN）列为易危（VU）物种。本种被《国家重点保护野生动物名录》列为二级保护动物。

138. 鼬科 Mustelidae

猪獾属 *Arctonyx* F. G. Cuvier

猪獾 *Arctonyx collaris* F. G. Cuvier

【别　　名】獾子、沙獾、貒，芒给苏音—陶苏（蒙药）。

【药用部位】肉（貒肉）；脂肪油（貒膏）；四肢骨（貒骨）。

【生境分布】挖洞穴居于荒丘或栖居于岩石裂缝和树洞之中。分布于建平、绥中、建昌等地。

【功效应用】肉（貒肉）：味甘、酸，性平。补脾胃，益气血，利水，杀虫。用于虚劳羸瘦，咳嗽，水胀，久痢，小儿疳积。脂肪油（貒膏）：味甘，性平。润肺止咳，除湿解毒。用于肺痿，咳逆上气，秃疮，顽癣，痔疮，臁疮，外用烧、烫伤。四肢骨（貒骨）：味辛，性温。祛风湿，止咳。用于风湿筋骨疼痛，皮肤瘙痒，咳嗽。

【民族用药】蒙医（脂肪油）：愈伤，镇赫依，消肿，止痛。用于烧伤，烫伤，冻疮。

附注：本种被 2022 年版《世界自然保护联盟濒危物种红色名录》（IUCN）列为易危（VU）物种。被列入《国家保护的有益的或者有重要经济、科学研究价值的陆生野生动物名录》。

水獭属 *Lutra* Brisson

欧亚水獭 *Lutra lutra* (Linnaeus)

【别　　名】水獭、獭猫、獭、水毛子，海鲁音—玛哈（蒙药），海伦（满药）。

【药用部位】肝脏（獭肝）；骨骼（獭骨）；胆汁（獭胆）；四肢（獭四足）；皮毛（獭皮毛）；肉（獭肉）。

【生境分布】营半水栖生活，主要栖居于河流、湖泊、两岸林木繁茂的溪河地带。大面积的沼泽地、低洼水地、池塘、养鱼较多的山区及沿海咸、淡水交界地区，也常有水獭活动。分布于清原、新宾、本溪、桓仁、凤城、宽甸等地。

【功效应用】肝脏（獭肝）：味甘、咸，性温。益肺，补肝肾，明目，止血。用于虚劳羸瘦，肺虚咳嗽，肺痨，骨蒸潮热盗汗，目翳，夜盲，咯血，便血。骨骼（獭骨）：味咸，性平。消骨鲠，止呕吐，利水解毒。用于鱼骨鲠喉，呕哕，水积黄肿，恶疮。胆汁（獭胆）：味苦，性寒。明目退翳，清热解毒。用于翳膜遮睛，小儿发热咳嗽，金创疼痛，结核瘰疬。四肢（獭四足）：味甘，性平。润肤，杀虫。用于手足皮肤皲裂，肺痨。皮毛（獭皮毛）：味苦，性凉。利水，解毒，止血。用于水饮，痔疮，烧烫伤，外伤出血。肉（獭肉）：味甘、咸，性寒。益阴清热，和血通经，利水通便。用于虚劳咳嗽，劳热骨蒸，时疫温病，水肿胀满，小便不利，大便秘结，经闭。

【民族用药】蒙医：肉入药，味甘，性温。助阳，补肾，止咳，杀虫。用于肾寒，身虚体弱。满医：水獭肝养阴除热，止咳喘，止血。水獭肝煮熟食用，用于肺虚气喘、体虚乏力、潮热盗汗、咳血等阴虚血亏引起的虚劳证，气血虚弱引起的夜盲症，痔疮出血等。

附注：本种被 2022 年版《世界自然保护联盟濒危物种红色名录》（IUCN）列为近危（NT）物种。被《国家重点保护野生动物名录》列为二级保护动物。

狗獾属 *Meles* Brisson

亚洲狗獾 *Meles leucurus* Linnaeus

【别　　名】獾子、狟子、芝麻狟，芒给苏音—陶苏、如木次勒（蒙药），道尔冈—尼蒙格依（满药）。

【药用部位】肉（獾肉）；油（獾油）。

【生境分布】栖息于森林、山坡灌丛、荒野、沙丘草丛及湖泊堤岸。分布于建平、北票、兴城、建昌、葫芦岛、义县、北镇、阜新、彰武、铁岭、清原、新宾、辽阳、本溪、桓仁、盖州、宽甸、大连等地。

【功效应用】肉（獾肉）：味甘、酸，性平。补中益气，祛风除湿，杀虫。用于小儿疳瘦，风湿性关节炎，腰腿痛，蛔虫症，酒渣鼻。油（獾油）：味甘，性平。补中益气，润肤生肌，解毒消肿。用于中气不足，阴挺，贫血，胃溃疡，半身不遂，关节疼痛，皮肤皲裂，咳血，痔疮，疳疮，疥癣，白秃，烧烫伤，冻疮。

【民族用药】蒙医：脂肪油入药，味甘、酸，性平。愈伤，镇赫依，消肿，止痛。用于烧伤，烫伤，冻疮。满医：獾油清热解毒，消肿止痛，润肠。獾油涂患处，用于烧烫伤，冻疮，痔疮，疥癣，手脚、皮肤皲裂；獾油口服，用于大便干燥，肺痨咳血，胃溃疡，子宫脱垂。

附注：2006 年之前本种被误定为**狗獾（欧洲狗獾）** *M. meles* Linnaeus。

鼬属 *Mustela* Linnaeus

1. 香鼬 *Mustela altaica* Pallas

【别　　名】香鼠子、香鼬子，扫龙嘎音—玛哈、斯日孟（蒙药）。

【药用部位】肉（香鼬）。

【生境分布】栖息在森林、森林草原、高山灌丛及草甸。分布于彰武、昌图、清原、新宾、康平等地。

【功效应用】味甘，性温。解毒。用于肉食中毒，药物中毒，唇疮。

【民族用药】蒙医：肉入药，味甘，性温。祛寒。用于遗尿，肝硬化，水配制毒，炭疽。

附注：本种被 2022 年版《世界自然保护联盟濒危物种红色名录》（IUCN）列为近危（NT）物种。被列入《国家保护的有益的或者有重要经济、科学研究价值的陆生野生动物名录》。

2. 艾鼬 *Mustela eversmanni* Lesson

【别　　名】艾虎、地狗、黑脚鼬、臭狗子、两头乌。

【药用部位】肉（艾虎）；脑（艾虎脑）。

【生境分布】栖息在海拔 1200m 以下的开阔山地、草原、森林草原、灌丛及村庄附近。分布于建平、北票、义县、北镇、阜新、彰武、铁岭、昌图、康平等地。

【功效应用】肉（艾虎）：味甘，性温。祛风，镇痉，活血通络。用于癫痫，瘫痪，半身不遂。脑（艾虎脑）：味甘、咸，性微寒。解毒。用于肉食中毒，药物中毒。

附注：本种被列入《国家保护的有益的或者有重要经济、科学研究价值的陆生野生动物名录》。

3. 黄鼬 *Mustela sibirica* Pallas

【别　　名】黄鼠狼、黄狼、黄皮子、黄皮。

【药用部位】肉（鼬鼠肉）；心、肝（鼬鼠心肝）。

【生境分布】栖息于平原、沼泽、河谷、村庄、城市和山区等地带。广泛分布于辽宁各地。

【功效应用】肉（鼬鼠肉）：味甘，性温。解毒，杀虫，通淋，升高血小板。用于淋巴结核、疥癣，疮瘘，淋证，血小板减少性紫癜。心、肝（鼬鼠心肝）：味甘、微咸，性温。有小毒。止痛。用于心腹痛。

附注：功效相同的有**黄喉貂（青鼬）** *Martes flavigula* (Boddaert)—*Mustela flavigula* Boddaert，分布于清原、新宾、桓仁、凤城、宽甸。被列入《国家保护的有益的或者有重要经济、科学研究价值的陆生野生动物名录》。

139. 海豹科 Phocidae

海豹属 *Phoca* Linneaus

斑海豹 *Phoca largha* Pallas

【别　　名】海豹、环斑海豹、西太平洋斑海豹。

【药用部位】肉（海豹）；脂肪油（海豹油）。

【生境分布】生活在海洋中。分布于辽宁渤海、黄海海域。

【功效应用】肉（海豹）：味甘，性温。补气养血。用于体虚，气血虚，并预防心脑血管疾病，癌症等。脂肪油（海豹油）：味甘，性温。补气养血。用于预防并治疗心脑血管疾病，癌症，呃逆，皮肤皲裂等。

附注：功效相似的有**髯海豹 *Erignathus barbatus* (Erxleben)**，分布于辽宁黄海、渤海海域。此 2 种均被列入《国家重点保护野生动物名录》，斑海豹为一级保护动物，髯海豹为二级保护动物。

140. 猫科 Felidae

猫属 *Felis* Linnaeus

家猫 *Felis catus* Linnaeus

【别　　名】猫、花猫。

【药用部位】肉（猫肉）；头或头骨（猫头骨）；脂肪油（猫油）；骨骼（猫骨）；肝（猫肝）；皮毛（猫皮毛）；胎盘（猫胞衣）。

【生境分布】辽宁各地均有饲养。

【功效应用】肉（猫肉）：味甘、酸，性温。补虚劳，祛风湿，解毒散结。用于虚劳体瘦，风湿痹痛，瘰疬恶疮，溃疡，烧烫伤。头或头骨（猫头骨）：味甘、酸，性温。消痰定喘，散结解毒。用于痰喘，心腹疼痛，牙疳，瘰疬，痈疽，恶疮，痔疾。脂肪油（猫油）：味甘，微咸，性平。解毒生肌。用于烧伤。骨骼（猫骨）：消肿，解毒，杀虫。用于瘰疬，水肿，虫积。肝（猫肝）：味甘、苦，性平。杀虫，补虚。用于痨瘵，咳喘。皮毛（猫皮毛）：味涩，性平。消肿解毒，生肌敛疮。用于瘰疬，疮疡。胎盘（猫胞衣）：味甘，性温。和胃止呕。用于噎膈反胃，呕吐不食，胃脘疼痛。

猞猁属 *Lynx* Kerr

猞猁 *Lynx lynx* (Linnaeus)—*Felis lynx* Linnaeus

【别　　名】马猞猁、羊猞猁、猞猁狲。

【药用部位】肉（猞猁肉）；肠（猞猁肠）。

【生境分布】栖息于林下岩石缝隙、树洞内。分布于桓仁。

【功效应用】肉（猞猁肉）：味甘，性温。用于癫痫。肠（猞猁肠）：味甘，性平。止痛，止痢，用于腹中刺痛，急性胃肠炎，痢疾。

附注：被《国家重点保护野生动物名录》列为二级保护动物。

豹属 *Panthera* Oken

1. 豹 *Panthera pardus* (Linnaeus)

【别　　名】豹子、金钱豹、文豹、华北豹。

【药用部位】肉（豹肉）；皮（豹皮）；骨（豹骨）；胃（豹胃）。

【生境分布】生活环境多样，主要栖息在森林覆盖的山地、丘陵。分布于建平。

【功效应用】肉（豹肉）：味甘、酸，性温。滋补行气，强筋骨。用于气虚体弱，筋骨痿软，胆怯神衰。皮（豹皮）：用于冷痹脚气，疳痢。骨（豹骨）：味辛、咸，性温。祛风湿，强筋骨，镇惊安神。用于风寒湿痹，筋骨疼痛，四肢麻木拘挛，腰膝酸软，小儿惊风抽搐。胃（豹胃）：消食化积。

附注：本种被 2022 年版《世界自然保护联盟濒危物种红色名录》（IUCN）列为易危（VU）物种。被《国家重点保护野生动物名录》列为一级保护动物。被《国家重点保护野生药材物种名录》列为一级保护野生药材物种。

2. 虎 *Panthera tigris* (Linnaeus)

【别　　名】老虎、东北虎，塔什哈（满药），虎郎依（朝药）。

【药用部位】肉（虎肉）；骨骼（虎骨）；阴茎和睾丸（虎鞭）；胃（虎肚）；眼睛（虎眼）；胆（虎胆）；肾（虎肾）；肌腱（虎筋）；牙齿（虎牙）；爪（虎爪）；脂肪油（虎膏）；骨骼煎熬而成的胶（虎骨胶）。

【生境分布】栖息于森林山地，丘陵起伏的山林、灌木及野草丛生处。野生分布于清原、新宾、桓仁等地。

【功效应用】肉（虎肉）：味甘、酸，性温。补脾胃，益气力，壮筋骨。用于脾胃虚弱，腰腿寒痛，疟疾。骨骼（虎骨）：味辛，性温。追风定痛，健胃，镇惊。用于历节风痛，四肢拘挛，腰脚不随，惊悸癫痫，痔瘘脱肛。阴茎和睾丸（虎鞭）：补虚，壮阳。胃（虎肚）：用于反胃吐食。眼睛（虎眼）：镇惊，明目。用于惊悸，癫痫，目翳。胆（虎胆）：用于小儿惊痫，疳痢，跌打损伤。肾（虎肾）：用于瘰疬。肌腱（虎筋）：用于风湿关节痛。牙齿（虎牙）：杀痨虫。用于狂犬病发狂，男子阴头疮及疳瘘。爪（虎爪）：用于脱骨疽。脂肪油（虎膏）：用于反胃，头疮白秃，痔疮下血。骨骼煎熬而成的胶（虎骨胶）：味咸，性温。补益气血，强健筋骨。用于中风瘫痪，筋骨拘挛，四肢麻木，不能屈伸。

【民族用药】满医：虎骨入药，固肾益精，强筋健骨，舒筋活血。用于腰膝痿软，四肢拘挛，筋骨痿弱，各类风湿痹痛等。朝医：虎骨为太阴人药，祛风定痛，健骨。用于风湿痹痛，关节屈伸不利，腰膝酸痛及历节风。

附注：本种被 2022 年版《世界自然保护联盟濒危物种红色名录》（IUCN）列为濒危（EN）物种。被《国家重点保护野生动物名录》列为一级保护动物。被《国家重点保护野生药材物种名录》列为一级保护野生药材物种。

豹猫属 *Prionailurus* Severtzov

豹猫 *Prionailurus bengalensis* (Kerr)—*Felis bengalensis* Kerr

【别　　名】狸猫、麻狸、狸子、石虎、山狸子。

【药用部位】肉（狸肉）；骨骼（狸骨）；阴茎（狸阴茎）。

【生境分布】栖息于山地林区或郊野灌丛等近水处。分布于葫芦岛、建昌、北票、义县、阜新、彰武、昌图、新民、康平、清原、新宾、桓仁、本溪、凤城、宽甸、普兰店、大连、盖州、盘锦等地。

【功效应用】肉（狸肉）：味甘，性温。益气养血，祛风止血，解毒散结。用于气血虚弱，皮肤游风，肠风下血，痔漏，瘰疬。骨骼（狸骨）：味辛、甘，性温。除风湿，开郁结，解毒杀虫。用于风湿痹痛，心腹刺痛，噎膈，疳疾，瘰疬，肠风下血，痔瘘，恶疮。阴茎（狸阴茎）：活血止痛。用于妇女闭经，男子阴颓。

附注：本种被《国家重点保护野生动物名录》列为二级保护动物。被列入《国家保护的有益的或者有重要经济、科学研究价值的陆生野生动物名录》。

141. 马科 Equidae

马属 *Equus* Linnaeus

1. 驴 *Equus asinus* Linnaeus

【别　　名】毛驴、家驴、驴子、黑驴，额勒吉根—赤素、泵日哈（蒙药）。

【药用部位】肉（驴肉）；皮（阿胶）；骨骼（驴骨）；脂肪（驴脂）；头（驴头）；雄性外生殖器（驴鞭）；乳汁（驴乳）；蹄（驴蹄）；毛（驴毛）。

【生境分布】农家饲养。辽宁广泛分布。

【功效应用】肉（驴肉）：味甘、酸，性平。补血益气。用于劳损，风眩，心烦。皮（阿胶）：味甘，性平。补血滋阴，润燥，止血。用于血虚萎黄，眩晕心悸，肌痿无力，心烦不眠，虚风内动，肺燥咳嗽，劳嗽咯血，吐血尿血，便血崩漏，妊娠胎漏。骨骼（驴骨）：味甘，性平。补肾滋阴，强筋健骨。用于小儿解颅，消渴，历节风。脂肪（驴脂）：味甘，性平。润肺止咳，解毒消肿。用于咳嗽，疟疾，耳聋，疮癣。头（驴头）：味甘，性平。祛风止痉，解毒生津。用于中风头眩，风瘫，消渴，黄疸。雄性外生殖器（驴鞭）：味甘、咸，性温。补肾壮阳，强筋健骨。用于阳痿阴冷，筋骨酸软，骨结核，骨髓炎，妇女乳汁不足。乳汁（驴乳）：味甘，性寒。清热解毒，润燥止渴。用于消渴，黄疸，小儿惊痫，风热赤眼。蹄（驴蹄）：味甘，性平。解毒消肿。用于痈疽疮疡。毛（驴毛）：祛风。用于头风，小儿中风。

【民族用药】蒙医：血入药，味咸，性温。燥协日乌素。用于关节协日乌素病，痛风，游痛症，巴木病。

附注：本种为《中国药典》2020年版收载药材阿胶的基原动物。

2. 马 *Equus caballus* Linnaeus

【别　　名】家马、马驹。

【药用部位】胃肠道结石（马宝）；皮（马皮）；肉（马肉）；骨骼（马骨）；乳汁（马乳）；心（马心）；肝（马肝）；牙（马齿）；鬃毛或尾毛（马鬃）；胎盘（驹胞衣）；雄性外生殖器（白马阴茎）；足部倒悬不着地的小蹄（马悬蹄）；蹄甲（马蹄甲）；项上的皮下脂肪（马鬐膏）。

【生境分布】辽宁各地均有饲养。

【功效应用】胃肠道结石（马宝）：味甘、咸、微苦，性凉。镇惊化痰，清热解毒。用于惊风癫痫，痰热神昏，吐血衄血，痰热咳嗽，恶疮肿毒。皮（马皮）：味酸、咸，性平。杀虫止痒。用于小儿赤秃，牛皮癣。肉（马肉）：味甘、酸、辛，性微寒。强筋壮骨，除热下气。用于寒热痿痹，筋骨无力，疮毒。骨骼（马骨）：味甘，性微寒。醒神，解毒敛疮。用于嗜睡，头疮，耳疮，臁疮，阴疮，瘰疬。乳汁（马乳）：味甘，性凉；养血润燥，清热止渴。用于血虚烦热，虚劳骨蒸，消渴，牙疳。心（马心）：味甘，性平。养心安神。用于健忘。肝（马肝）：味甘、苦，性平，有毒。活血通经。用于闭经。牙（马齿）：味甘，性平；镇惊息风，解毒止痛。用于小儿惊痫，疔疮痈疽，龋齿疼痛。鬃毛或尾毛（马鬃）：味涩，性平。止血止带，解毒敛疮。用于崩漏、带下，痈疮。胎盘（驹胞衣）：味甘、咸，性温。温肾益精，补血行血。用于月经不调，闭经，崩漏，带下，风湿痹痛。雄性外生殖器（白马阴茎）：味甘、咸，性温。补肾阳，益精气。用于肾虚阳痿，精亏不育，虚弱羸瘦。足部倒悬不着地的小蹄（马悬蹄）：味甘，性平。定惊止痉，止血，止痛。用于惊风，癫痫，衄血，龋齿牙痛。蹄甲（马蹄甲）：味甘，性平。活血止血，解毒杀虫。用于跌打损伤，崩漏带下，肠痈，牙疳，湿疹，秃疮，疥癣，脓疱疮。项上的皮下脂肪（马鬐膏）：味甘，性平。生发，润肤，祛风。用于脱发，白秃疮，皮肤皲裂，偏风口㖞僻。

3. 骡 *Equus asinus* Linnaeus × *Equus caballus* Noack

【别　　名】骡子、马骡。

【药用部位】胃结石（骡宝）；蹄甲（骡蹄甲）。

【生境分布】辽宁各地均有饲养。

【功效应用】胃结石（骡宝）：味甘，微咸，性平。清热解毒，化痰定惊。用于小儿急惊风，癫狂谵语，吐血，衄血，痈疮。蹄甲（骡蹄甲）：祛风，镇痛，活络。

附注：功效相同的有**駃騠** *E. caballus* Noack× *E. asinus* Linnaeus，辽宁各地均有饲养。

142. 猪科 Suidae

猪属 *Sus* Linnaeus

1. 野猪 *Sus scrofa* Linnaeus

【别　　名】欧亚野猪、山猪，哈日—嘎布日、嘎日那格、帕格日勒—塔勒（蒙药），杜爱基（朝药）。

【药用部位】肉（野猪肉）；皮（野猪皮）；蹄爪（野猪蹄）；牙齿（野猪齿）；头骨（野猪头骨）；骨髓（野猪骨髓）；脂肪（野猪脂）；血（野猪血）；胆或胆汁（猪胆）；胆囊中结石（野猪黄）；睾丸（野猪外肾）。

【生境分布】栖息于落叶阔叶林中。分布于朝阳、铁岭、开原、西丰、新宾、清原、沈阳、本溪、桓仁、鞍山、岫岩、海城、凤城、宽甸、丹东、庄河、瓦房店、普兰店、大连等地。

【功效应用】肉（野猪肉）：味甘，性平。补五脏，润肌肤，祛风解毒。用于虚弱羸瘦，痫病，便血，痔疮出血。皮（野猪皮）：味甘，性平。解毒生肌，托疮。用于鼠瘘，恶疮，疥癣。蹄爪（野猪蹄）：味甘，性平。祛风通痹，解毒托疮。用于风痹，痈疽，漏疮。牙齿（野猪齿）：味咸，性平。解毒。用于蛇虫咬伤。头骨（野猪头骨）：味咸，性平。截疟，利水。用于疟疾，水肿。骨髓（野猪骨髓）：味甘、咸，性平。养血生发，用于脱发。脂肪（野猪脂）：味甘，性平。补虚养颜，祛风解毒。用于产后无乳，肿毒疮癣。血（野猪血）：味甘、咸，性平。解毒和胃。用于中毒性肝脏损害，胃溃疡，胃痉挛。胆或胆汁（猪胆）：味苦，性寒。清热镇惊，解毒生肌。用于癫痫，小儿疳积，产后风，目赤肿痛，疔疮肿毒，烧烫伤。胆囊中结石（野猪黄）：味辛、苦，性凉。清热解毒，息风镇惊。用于癫痫，惊风，血痢，金疮。睾丸（野猪外肾）：味甘，性温。止血，止带。用于血崩，肠风泻血，血痢，带下。

【民族用药】蒙医：粪便入药（黑冰片），味苦、辛，性温。消食，平息协日，杀黏，破痞。用于寒性协日病，消化不良，黏瘀。朝医：胆汁入药，利尿，消炎，利胆，通便，止咳。鲜胆汁冲糖水服，用于妇女产后瘀血的预防和治疗，小儿百日咳。

2. 家猪 *Sus scrofa domesticus* Brisson

【别　　名】猪，嘎海音—赤素、帕格日哈嘎（蒙药）。

【药用部位】肉（猪肉）；皮肤（猪肤）；毛（猪毛）；四足（猪蹄）；蹄甲（猪蹄甲）；骨（猪骨）；脊髓或骨髓（猪髓）；脂肪油（猪脂膏）；血（猪血）；脑（猪脑）；心（猪心）；肝（猪肝）；胆（猪胆）；脾（猪脾）；胰（猪胰）；肺（猪肺）；肾（猪肾）；胃（猪肚）；肠（猪肠）；甲状腺体（猪靥）；牙齿（猪齿）；舌（猪舌）；膀胱（猪脬）；睾丸（豚卵）；肾精子（膀胱结石）；乳汁（猪乳）；腿腌制品（火腿）。

【生境分布】辽宁各地均有饲养。

【功效应用】肉（猪肉）：味甘、咸、性平。补肾养血，滋阴润燥，益气，消肿。用于肾虚羸瘦，血燥津枯，燥咳，消渴，便秘，虚肿。皮肤（猪肤）：味甘，性凉。清热养阴，利咽，止血。用于下痢，咽喉痛，吐血，衄血，月经不调，崩漏。毛（猪毛）：味涩，性平。止血，敛疮。用于崩漏，烫伤。四足（猪蹄）：味甘、咸，性平。补气血，润肌肤，通乳汁，托疮毒。用于虚伤羸瘦，产后乳少，面皱少华，痈疽疮毒。蹄甲（猪蹄甲）：味咸，性微寒。化痰定喘，解毒生肌。用于咳嗽喘息，肠痈，痔疮，疝气偏坠，白秃疮，冻疮。骨（猪骨）：味涩，性平。止渴，解毒，杀虫止痒。用于消渴，肺痨，下痢，疮癣。脊髓或骨髓（猪髓）：味甘，性寒。益髓滋阴，生肌。用于骨蒸劳热，遗精带浊，消渴，疮疡。脂肪油（猪脂膏）：味甘，性微寒。滋阴润燥，清热解毒。用于虚劳羸瘦，咳嗽，黄疸，便秘，皮肤皲裂，疮疡，烫火伤。血（猪血）：味咸，性平。补血养心，息风镇惊，下气，止血。用于头风眩晕，癫痫惊风，中满腹胀，奔豚气逆，淋漏下血，宫颈糜烂。脑（猪脑）：味甘，性寒，补益脑髓，疏风，润泽生肌。用于头风，眩晕，失眠，痈肿，冻疮，手足皲裂。心（猪心）：味甘、咸，性平。养心安神，镇惊。用于惊悸，怔忡，自汗，不眠，神志恍惚，癫狂，癫痫。肝（猪肝）：味甘，苦，性温。养肝补肝明目，补气健脾。用于肝虚目昏，夜盲，疳眼，脾胃虚弱，小儿疳积，脚气浮肿，水肿，久痢脱肛，带下。胆（猪胆）：味苦，性寒。清热，润燥，解毒。用于热病燥渴，大便秘结，咳嗽，哮喘，目赤，目翳，泻痢，黄疸，喉痹，聤耳，痈疽疔疮，鼠瘘，湿疹，头癣。脾（猪脾）：味甘，性平。健脾胃，消积滞。脾胃虚热，脾积痞块。胰（猪胰）：味甘，性平。益肺止咳，健脾止痢，通乳润燥。用于肺痿咳嗽，肺胀喘急，咯血，脾虚下痢，乳汁不通，手足皲裂，不孕，消渴。肺（猪肺）：味甘，性平。补肺止咳，止血。用于肺虚咳嗽，咯血。肾（猪肾）：味咸，性平。补肾益阴，利水。用于肾虚耳聋，遗精盗汗，腰痛，产后虚羸，身面浮肿。胃（猪肚）：味甘，性温。补虚损，健脾胃。用于虚劳羸瘦，肺痨咳嗽，脾虚食少，消渴便数，泄泻，水肿脚气，妇女赤白带下，小儿疳积。肠（猪肠）：味甘，性微寒。清热，祛风，止血。用于肠风便血，血痢，痔疮，脱肛。甲状腺体（猪靥）：味甘，性微温。有毒。散结消瘿。用于气瘿，气瘤。牙齿（猪齿）：味甘，性平。镇惊息风，解毒。用于小儿惊风，癫痫，痘疮，蛇咬伤，牛肉中毒。舌（猪舌）：味甘，性平。健脾益气。用于脾虚食少，四肢羸弱。膀胱（猪脬）：味甘、咸，性平。止渴，缩尿，除湿。用于消渴，遗尿，疝气坠痛，阴囊湿疹，阴茎生疮。睾丸（豚卵）：味甘，咸，性温。温肾散寒，镇惊定痛。用于哮喘，睾丸肿痛，疝气痛，阴茎痛，癫闲，惊痫。肾精子（膀胱结石）：利尿通淋。乳汁（猪乳）：味甘、咸，性凉。补虚，清热，镇惊。用于小儿惊风，癫痫，虚羸发热。腿腌制品（火腿）：味甘、咸，性温。健脾开胃，滋肾益精，补气养血。用于虚劳，怔忡，虚痢，泄泻，腰脚软弱，漏疮。

【民族用药】蒙医：血入药，味甘，性凉。燥协日乌素，解毒，收敛包如扩散。用于协日乌素病，毒症，包如病。朝医（猪胆）：利尿，消炎，利胆，通便，用于止咳，百日咳等。

143. 麝科 Moschidae

麝属 *Moschus* Linnaeus

原麝 *Moschus moschiferus* Linnaeus

【别　　名】山驴子、香獐子、獐子，札阿日、拉尔泽、宝日—嘎布日、希莫音—罕（蒙药），脐香、加林（满药），赛赫阳（朝药）。

【药用部位】雄麝香腺分泌物（麝香）；香腺囊外壳（麝香壳）；香囊内层薄皮（麝香银皮）、肉（麝肉）。

【生境分布】栖息在针叶林和高山灌丛里。分布于桓仁。

【功效应用】雄麝香腺分泌物（麝香）：味辛，性温。开窍醒神，活血通经，消肿止痛。用于热病神昏，中风痰厥，气郁暴厥，中恶昏迷，经闭，癥瘕，难产死胎，心腹暴痛，痈肿瘰疬，咽喉肿痛，跌打伤痛，痹痛麻木。香腺囊外壳（麝香壳）：味辛，性温。通经入络，解毒消肿。用于痈疽，疔疮，无名肿痛。香囊内层薄皮（麝香银皮）：味辛，性温。解毒消肿。用于疔疮，痈肿。肉（麝肉）：味甘，性温。补虚消积。用于腹中癥积、小儿疳积。

【民族用药】蒙医：麝香入药，味辛、苦，性凉。杀黏，解毒，开窍，燥协日乌素，消肿。用于黏症，瘟疫，虫疾，亚玛，毒热，脉病，中风，热性协日乌素症，肾病，肝病。满医：麝香入药，开窍辟秽，通络散瘀。用于中风，痰厥，惊痫，心腹暴痛，癥瘕癖积，跌打损伤，痈疽肿毒。朝医：麝香为太阴人药，除肺气之久病，通窍，行气止痛。用于气郁，七气，九气，中毒吐泻，急腹痛。

附注：本种为《中国药典》2020年版收载药材麝香的基原动物之一。本种被2022年版《世界自然保护联盟濒危物种红色名录》（IUCN）列为易危（VU）物种。被《国家重点保护野生动物名录》列为一级保护动物。被《国家重点保护野生药材物种名录》列为二级保护野生药材物种。

144. 鹿科 Cervidae

狍属 *Capreolus* Gray

狍 *Capreolus pygargus* (Pallas)

【别　　名】东方狍、中国狍、西伯利亚狍、狍鹿、麅、狍子、矮鹿。

【药用部位】雄体未骨化的幼角（狍茸）。

【生境分布】栖于丘陵山地的疏林、林缘或沟谷的灌、草丛中。分布于建昌、北票、义县、清原、新宾、本溪、桓仁、凤城、宽甸等地。

【功效应用】味甘、咸，性温。补肝肾，益精血，强筋骨。用于虚劳羸弱，腰膝酸软，阳痿，不孕。

附注：本种被列入《国家保护的有益的或者有重要经济、科学研究价值的陆生野生动物名录》。

鹿属 *Cervus* Linnaeus

梅花鹿 *Cervus nippon* Temminck

【别　　名】花鹿、鹿，宝格音—额布日、纱如、楚松—额布日、挂道尔（蒙药），布呼（满药），姑萨塞姆、捞永（朝药）。

【药用部位】雄鹿未骨化的幼角（鹿茸）；角（鹿角）；角熬制的胶块（鹿角胶）；熬制鹿角胶剩余的骨渣（鹿角霜）；皮（鹿皮）；头部肌肉（鹿头肉）；蹄肉（鹿蹄肉）；尾（鹿尾）；肉（鹿肉）；骨（鹿骨）；脊髓及骨髓（鹿髓）；血（鹿血）；脂肪油（鹿脂）；四肢肌腱（鹿筋）；齿（鹿齿）；甲状腺体（鹿靥）；心脏（鹿心）；胆（鹿胆）；睾丸和阴茎（鹿鞭）；胎兽及胎盘（鹿胎）。

【生境分布】野生栖于混交林、山地草原和森林边缘。野生分布于大连，在西丰、清原等地多人工饲养。

【功效应用】雄鹿未骨化的幼角（鹿茸）：味甘、咸，性温。壮肾阳，益精血，强筋骨，调冲任，托疮毒。用于阳痿滑精，宫冷不孕，羸瘦，神疲，畏寒，眩晕，耳鸣耳聋，腰背冷痛，筋骨瘫软，崩漏带下，阴疽不敛。角（鹿角）：味咸，性温。补肾阳，益精血，强筋骨，行血消肿。用于肾虚腰脊冷痛，阳痿遗精，崩漏，白带，尿频尿多，阴疽疮疡，乳痈肿痛，跌打瘀肿，筋骨疼痛。角熬制的胶块（鹿角胶）：味甘、咸，性温。温补肝肾，益精养血。用于阳痿滑精，腰膝酸冷，虚劳羸瘦，崩漏下血，便血尿血，阴疽肿痛。熬制鹿角胶剩余的骨渣（鹿角霜）：味咸、涩，性温。温肾助阳，收敛止血。用于脾肾阳虚，白带过多，遗尿尿频，崩漏下血，疮疡不敛。皮（鹿皮）：味咸，性温。补气，涩精，敛疮。用于带下病，血崩，肾虚滑精，瘘疮。头部肌肉（鹿头肉）：味甘，性平。补气益精，生津安神。用于虚劳消渴，烦闷多梦。蹄肉（鹿蹄肉）：味甘，性平。补虚祛风，除湿止痛。用于风寒湿痹，腰脚酸痛。尾（鹿尾）：味甘、咸，性温。补肾阳，益精气。用于肾虚遗精，腰脊疼痛，头晕耳鸣。肉（鹿肉）：味甘，性温。益气助阳，养血祛风。用于虚劳羸瘦，阳痿腰酸，中风口僻。骨（鹿骨）：味甘，性温。补虚羸，强筋骨，除风湿，止泻痢，生肌敛疮。用于虚劳骨弱，风湿痹痛，泻痢，瘰疬，疮毒。脊髓及骨髓（鹿髓）：味甘，性温。补阳益阴，生精润燥。用于虚劳羸弱，筋骨急痛，血枯阳痿，肺痿咳嗽。血（鹿血）：味甘、咸，性温。养血益精，止血，止带。用于精血不足，腰痛，阳痿遗精，血虚心悸，失眠，肺痿吐血，崩中带下，痈肿折伤。脂肪油（鹿脂）：味甘，性温。祛风润肤，解毒消肿。用于头风头痹，皮肤痒痛，痈肿疮毒。四肢肌腱（鹿筋）：味咸，性温。补肝肾，壮筋骨，祛风湿。用于肝肾亏虚，劳损绝伤，风湿痹痛，转筋。齿（鹿齿）：味咸，性平。散结，解毒，止痛。用于鼠瘘疮毒。甲状腺体（鹿靥）：味微咸，性温。散结消瘿。用于瘿瘤。心脏（鹿心）：养心安神。用于心悸不安。胆（鹿胆）：味苦，性寒。解毒散肿。用于痈肿疮毒。睾丸和阴茎（鹿鞭）：味甘、咸，性温。补肾精，壮肾阳，强腰膝。用于肾虚劳损，腰膝酸痛，耳聋耳鸣，阳痿滑精，宫寒不孕。胎兽及胎盘（鹿胎）：味甘、咸，性温。益肾壮阳，补血生精，调经止血。用于肾阳虚损，精血不足，腰膝酸软，痨瘵，月经不调，宫寒不孕，崩漏带下。

【民族用药】蒙医：角入药，味咸，性温。燥脓，燥恶血，干协日乌素，消肿，止刺痛，解毒。用于肺脓肿，咯血痰，胸伤水肿，胸胁刺痛症，乳肿，疮疡。尚未骨化的角入药，味甘、咸，性温。燥脓，燥协日乌素，益精补血，强筋骨，壮身。用于肺脓肿，瘀血，遗精，滑精，阳痿，月经不调，创伤，伤筋折骨，体虚精衰。满医：鹿茸补肾壮阳，益精补血，强筋壮骨。用于脾肾阳虚引起的阳痿，身体畏寒，小便频数，风湿痹痛，腰膝疼痛等症。鹿角补肾益精。鹿角研末水煎服，用于乳房肿痛，腰膝酸软无力，筋骨疼痛等症。鹿角胶开水温化后冲服，补肝益肾，补精养血。用于因肾阳不足引起的精血亏虚，虚劳损伤，吐衄便血，虚寒崩漏。鹿角托盘补益肝肾，强筋健骨，镇痛散瘀，活血消肿，软坚散结。鹿角托盘研细末后用温水冲服，或用香油调和后外敷患处，用于乳腺炎，痈肿恶疮。鹿角霜补肾助阳，收敛涩精，止血敛疮。鹿角霜水煎服，用于遗精，崩漏；鹿角霜研末外用，用于创伤出血，疮疡久不收敛。鹿鞭壮阳，填精补髓。用于各种因肾气虚弱引起的腰膝酸软，遗精早泄，阳痿不育，耳聋目眩，妇女宫寒不孕。鹿尾煮熟服食或泡酒饮用，滋补肾精。用于腰膝酸软，阳痿，遗精早泄，头昏耳鸣等症。鹿血补益精血。做酒饮用或蒸糕食用，用于精血亏虚引起的体倦乏力，心悸失眠，头昏耳鸣。蒸糕口服用于肺痿咳血，崩漏，妇女血虚证。鹿心补益心气。蒸煮后食用，用于老年人心气虚弱，气短乏力，心悸心慌，失眠健忘。心脏残留的血液（鹿心血）补益心血。制成鹿心血酒、鹿心血糕或将鹿心血晾干研末口服，用于强身健体，心悸，眩晕，头痛，失眠，阳痿早泄，腰痛肢冷等症。鹿骨强筋壮骨。鹿骨焙干磨粉口服，用于腰酸腿软，肢体麻木；鹿骨焙干用黄酒调服，用于跌打损伤，骨折筋伤。鹿筋直接服食或泡酒饮用，用于强身健体，风寒湿痛，腰膝酸软，肢体麻木，阳痿遗精。鹿胎补气养血，滋肾生精，通经散寒。熬制成鹿胎膏用黄酒溶化冲服，用于妇女精血不足，产后虚寒，崩漏带下；鹿胎加红糖水煮熟食用或鹿胎焙干后研细末食用，用于妇女产后腹痛，体虚倦怠。朝医：鹿茸为太阴人药，温肾壮阳，生精益血，补髓健骨。用于太阴人虚劳及气虚证。鹿角温肾阳，强筋骨，行血消肿。用于阳痿遗精，腰膝疼痛，疮疡肿毒，乳痈初起等。鹿角胶滋补肝肾，填精止血。用于虚劳羸瘦，腰膝酸痛，夜梦遗精，崩漏带下。鹿胎益肾阳，补精血。用于肾阳虚衰，精血不足。鹿鞭补肾壮阳，益精补髓。用于肾阳不足，腰膝酸痛，肾虚耳鸣，阳痿遗精。鹿尾补肾壮阳，强腰健膝。用于阳痿，遗精，腰脊疼痛不能屈伸，头昏耳鸣。

【附注】 鹿茸为辽宁"关药"道地药材品种，主产于西丰县，被称为"鹿茸之乡"。本种被《国家重点保护野生药材物种名录》列为一级保护野生药材物种；被《国家重点保护野生动物名录》列为一级保护动物。功效相同的有**马鹿** *C. elaphus* Linnaeus，被《国家重点保护野生动物名录》列为二级保护动物。被《国家重点保护野生药材物种名录》列为二级保护野生药材物种。二者均为《中国药典》2020 年版收载药材鹿茸、鹿角、鹿角胶和鹿角霜的基原动物。

145. 牛科 Bovidae

牛属 *Bos* Linnaeus

牛 *Bos taurus domesticus* Gmelin

【别　　名】 家牛，乌赫仁—额布日、给旺（蒙药），依罕—孙、孙音（满药），臊、臊布尔、乌黄（朝药）。

【药用部位】 肉（牛肉）；肉熬炼成的膏（霞天膏）；皮（牛皮）；皮所熬的胶（黄明胶）；骨骼（牛骨）；骨髓（牛髓）；肌腱（牛筋）；血（牛血）；脂肪（牛脂）；角（黄牛角）；角中的骨质角髓（牛角鰓）；鼻（牛鼻）；齿（牛齿）；蹄（牛蹄）；蹄甲（牛蹄甲）；脑髓（牛脑）；甲状腺体（牛靥）；咽喉部（牛喉咙）；肺（牛肺）；肝（牛肝）；胆结石（牛黄）；胆或胆汁（牛胆）；胃（牛肚）；胃内的草结块（牛草结）；肠（牛肠）；脾（牛脾）；肾（牛肾）；乳汁（牛乳）；牛乳经提炼而成的酥油（酥）；牛乳炼制而成的乳制品（酪）；牛乳制成的食用脂肪（醍醐）；牛乳加工制成品（乳腐）；唾涎（牛口涎）；胎盘（牛胞衣）；睾丸和阴茎（牛鞭）；膀胱结石（肾精子）。

【生境分布】 辽宁各地均有饲养。

【功效应用】 肉（牛肉）：味甘，性温。补脾胃，益气血，强筋骨。用于脾胃虚弱，气血不足，虚劳羸瘦，腰膝酸软，消渴，吐泻，痞积，水肿。肉熬炼成的膏（霞天膏）：味甘，性温。健脾胃，补气血，润燥化痰。用于虚劳羸瘦，中风偏废，痰饮痞积，皮肤痰核。皮（牛皮）：味咸，性平。利水消肿，解毒。

用于水肿，腹水，尿少，痈疽疮毒。皮所熬的胶（黄明胶）：味甘，性平。滋阴润燥，养血活血，止血消肿，解毒。用于虚劳肺痿，咳嗽咯血，吐衄，崩漏，下痢便血，跌打损伤，痈疽疮毒，烧烫伤。骨骼（牛骨）：味甘，性温。蠲痹，截疟，敛疮。用于关节炎，泻痢，疟疾，疳疮。骨髓（牛髓）：味甘，性温。补血益精，止渴，止血，止带。用于精血亏损，虚劳羸瘦，消渴，吐衄，便血，崩漏带下。肌腱（牛筋）：味甘，性凉。补肝强筋，祛风热，利尿。用于筋脉劳伤，风热体倦，腹胀，小便不利。血（牛血）：味咸，性平。健脾补中，养血活血。用于脾虚羸瘦，经闭，血痢，便血，金疮折伤。脂肪（牛脂）：味甘，性温。润燥止渴，止血，解毒。用于消渴，黄疸，七窍出血，疮疡疥癣。角（黄牛角）：味苦，性寒。清热解毒，凉血止血。用于温病高热，神昏谵语，风毒喉痹，疮毒，血淋，吐血，崩漏，尿血。角中的骨质角髓（牛角䚡）：味苦，性温。化瘀止血，收涩止痢。用于瘀血疼痛，吐血，衄血，肠风下血，崩漏，带下，痢下赤白，水泻，浮肿。鼻（牛鼻）：味甘，性平。生津，下乳，止咳。用于消渴，妇女无乳，咳嗽，口眼㖞斜。齿（牛齿）：味涩，性凉。镇惊，固齿，敛疮。用于小儿牛痫，牙齿动摇，发背恶疮。蹄（牛蹄）：味甘，性凉。清热止血，利水消肿。用于风热，崩漏，水肿，小便涩少。蹄甲（牛蹄甲）：味甘，性温。定惊安神，敛疮。用于癫痫，小儿夜啼，臁疮。脑髓（牛脑）：味甘，性温。补脑祛风，止渴消痞。用于头风眩晕，脑漏、消渴，痞气。甲状腺体（牛靥）：味甘，性温。利咽消瘿。用于喉痹，气瘿。咽喉部（牛喉咙）：降逆止呕。用于反胃，呕逆。肺（牛肺）：味甘，性平。益肺，止咳喘。用于肺虚咳嗽喘逆。肝（牛肝）：味甘，性平。养血，补肝，明目。用于虚劳羸瘦，血虚萎黄，青盲雀目，惊痫。胆结石（牛黄）：味甘，性凉。清心，豁痰，开窍，凉肝，息风，解毒。用于热病神昏，中风痰迷，惊痫抽搐，癫痫发狂，咽喉肿痛，口舌生疮，痈肿疔疮。胆或胆汁（牛胆）：味苦，性寒。清肝明目，利胆通肠，解毒消肿。用于风热目疾，心腹热渴，黄疸，咳嗽痰多，小儿惊风，便秘，痈肿，痔疮。胃（牛肚）：味甘，性温。补虚羸，益脾胃。用于病后虚羸，气血不足，消渴，风眩，水肿。胃内的草结块（牛草结）：味淡，性微温。降逆止呕。用于噎膈反胃，呕吐。肠（牛肠）：味甘，性平。厚肠。用于肠风痔漏。脾（牛脾）：味甘、微酸，性温。健脾开胃，消积除痞。用于脾胃虚弱，食积痞满，痔瘘。肾（牛肾）：味甘、咸，性平。补肾益精，强腰膝，止痹痛。用于虚劳肾亏，阳痿气乏，腰膝酸软，湿痹疼痛。乳汁（牛乳）：味甘，性微寒。补虚损，益肺胃，生津润肠，解毒。用于虚弱劳损，反胃噎膈，消渴，血虚便秘，气虚下痢，黄疸。牛乳经提炼而成的酥油（酥）：味甘，性微寒。养阴清热，益气血，止渴润燥。用于阴虚劳热，肺痿咳嗽，失音，吐血，消渴，便秘，肌肤失润。牛乳炼制而成的乳制品（酪）：味甘、酸，性微寒。滋阴清热，益肺养胃，止渴润燥。用于胸中烦热口渴，肠燥便秘，肌肤枯涩，瘾疹热疮。牛乳制成的食用脂肪（醍醐）：味甘，性凉。滋阴清热，益肺止血，润燥止渴。用于虚劳烦热惊悸，肺痿咳唾脓血，消渴，便秘，风痹，皮肤瘙痒。牛乳加工制成品（乳腐）：润五脏，利大小便。唾涎（牛口涎）：和胃止呕，明目去疣。用于噎膈，反胃呕吐，霍乱，喉闭口噤，目睛伤损，目疣。胎盘（牛胞衣）：味甘，性温。敛疮，止痢。用于臁疮不敛，冷痢。睾丸和阴茎（牛鞭）：味甘、咸，性温。补肾益精壮阳，散寒止痛。用于肾虚阳痿，遗精，宫寒不孕，遗尿，耳鸣，腰膝酸软，疝气。膀胱结石（肾精子）：化石通淋。用于石淋。

【民族用药】蒙医：角入药，味涩、咸，性温。燥脓恶血，燥协日乌素，利水。用于肺脓肿，水肿，肝热。胆结石入药，味苦、甘，性凉。效重、钝、软、柔。清热，解毒，镇静。用于瘟疫毒热，肝热，胆热，高烧抽搐昏迷，神志不清，狂犬病，癫狂症。满医：牛奶补虚损，益肺胃，生津润肠。民间内服牛奶解食物中毒，外涂牛奶保养皮肤。朝医：牛角清热解毒，凉血。用于温热病高热，疮毒，血崩，衄血，吐血，止泻，止久痢，带下，肛门出血等。牛胆清热解毒，助消化。用于肝炎，消化不良，大便秘结等症。牛骨用于高血压。牛黄清热，解毒，镇惊，开窍。用于高热昏迷，癫狂，小儿惊风，咽喉肿痛，痈疮中毒等症。

附注：本种为《中国药典》2020年版收载药材牛黄的基原动物。

山羊属 *Capra* Linnaeus

山羊 *Capra hircus* Linnaeus

【别　　名】家山羊，伊麻音—赤素、拉日哈（蒙药）。

【药用部位】雄羊角（羖羊角）；须（羊须）；头或蹄肉（羊头蹄）；皮（羊皮）；肉（羊肉）；血（羊血）；骨骼（羊骨）；骨髓或脊髓（羊髓）；脂肪油（羊脂）；脑（羊脑）；甲状腺体（羊靥）；心（羊心）；肺（羊肺）；肝（羊肝）；胆汁（羊胆）；胆囊结石（羊黄）；胃（羊肚）；胃中的草结（羊胲子）；胰脏（羊胰）；肾（羊肾）；膀胱（羊脬）；睾丸（羊外肾）；乳汁（羊乳）；母羊腹中的胎兽（羊胎）。

【生境分布】辽宁各地均有饲养。

【功效应用】雄羊角（羖羊角）：味苦、咸，性寒。清热，镇惊，明目，解毒。用于风热头痛，温病发热神昏，烦闷，吐血，小儿惊痫，惊悸，青盲内障，痈肿疮毒。须（羊须）：收湿敛疮。用于小儿口疮，小儿疳疮。头或蹄肉（羊头蹄）：味甘，性平。补肾益精。用于肾虚劳损，精亏羸瘦。皮（羊皮）：味甘，性温。补虚，祛瘀，消肿。用于虚劳羸弱，肺脾气虚，跌打肿痛，蛊毒下血。肉（羊肉）：味甘，性热。温中健脾，补肾壮阳，益气养血。用于脾胃虚寒，食少反胃，泻痢，肾阳不足，气血亏虚，虚劳羸瘦，腰膝酸软，阳痿，寒疝，产后虚羸少气，缺乳。血（羊血）：味咸，性平。补血，止血，散瘀，解毒。用于妇女血虚中风，月经不调，崩漏，产后血晕，吐血，衄血，便血，痔血，尿血，筋骨疼痛，跌打损伤。骨骼（羊骨）：味甘，性温。补肾，强筋骨，止血。用于虚劳羸瘦，腰膝无力，筋骨挛痛，耳聋，齿摇，膏淋，白浊，久泻久痢，月经过多，鼻衄，便血。骨髓或脊髓（羊髓）：味甘，性平。益阴填髓，润肺泽肤，清热解毒。用于虚劳腰痛，骨蒸劳热，肺痿咳嗽，消渴，皮毛憔悴，目赤障翳，痈疽疮疡。脂肪油（羊脂）：味甘，性温。补虚，润燥，祛风，解毒。用于虚劳羸瘦，久痢，口干便秘，肌肤皲皱，痿痹，赤丹肿毒，疮癣疥疡，烧烫伤，冻伤。脑（羊脑）：味甘，性温。补虚健脑，润肤。用于体虚头昏，皮肤皲裂，筋伤骨折。甲状腺体（羊靥）：味甘、淡，性温。化痰消瘿。用于气瘿。心（羊心）：味甘，性温。解郁，补心，安神。用于心气郁结，惊悸不安，膈中气逆。肺（羊肺）：味甘，性平。补肺，止咳，利水。用于肺痿，咳嗽气喘，消渴，水肿，小便不利或频数。肝（羊肝）：味甘、苦，性凉。养血，补肝，明目。用于血虚萎黄，羸瘦乏力，肝虚目暗，雀目，青盲，障翳。胆汁（羊胆）：味苦，性寒。清热解毒，明目退翳，止咳。用于目赤肿痛，青盲夜盲，翳障，肺痨咳嗽，小儿热惊，咽喉肿痛，黄疸，痢疾，便秘，热毒疮疡。胆囊结石（羊黄）：味苦，性平，有小毒。清热，开窍，化痰，镇惊。用于热盛神昏，风痰闭窍，谵妄，惊痫。胃（羊肚）：味甘，性温。补虚损，健脾胃。用于脾胃虚弱，虚劳羸瘦，纳呆，反胃，自汗盗汗，消渴，尿频。胃中的草结（羊胲子）：味淡，性温。降逆止呕，解百草毒。用于噎膈反胃，噫气，晕船呕吐，草药中毒。胰脏（羊胰）：润肺止咳，泽肌肤，止带。用于肺燥久咳，带下，皮肤色暗。肾（羊肾）：味甘，性温。补肾气，益精髓。用于肾虚劳损，腰脊冷痛，足膝痿弱，耳鸣，耳聋，消渴，阳痿，遗精，滑精，尿频，遗尿。膀胱（羊脬）：味甘，性温。缩小便。用于下焦气虚，尿频遗尿。睾丸（羊外肾）：味甘、咸，性温。补肾，益精，助阳。用于肾虚精亏，腰背疼痛，阳痿阴冷，遗精，滑精，淋浊，带下，消渴，尿频，疝气，睾丸肿痛。乳汁（羊乳）：味甘，性微温。补虚，润燥，和胃，解毒。用于虚劳羸瘦，消渴，心痛，反胃呕逆，口疮，漆疮，蜘蛛咬伤。母羊腹中的胎兽（羊胎）：味甘、咸，性温。补肾益精，益气养血。用于肾虚羸瘦，久疟，贫血。

【民族用药】蒙医：血入药，味甘，性凉。解毒，愈伤，接骨，止血，燥协日乌素。用于杨梅疮，黑、白天花，肌肉损伤，骨伤，外伤肿痛，各种癣。

附注：功效相似的有**绵羊** *Ovis aries* **Linnaeus**，辽宁各地均有饲养。

原羚属 *Procapra* Hodgson

蒙原羚 *Procapra gutturosa* (Pallas)

【别　　名】黄羊、蒙古瞪羚、蒙古原羊、蒙古原羚、短尾巴黄羊。

【药用部位】角（黄羊角）；肉（黄羊肉）；油（黄羊油）。

【生境分布】分布于北票、葫芦岛等地。

【功效应用】角（黄羊角）：味甘、淡，性平。平肝息风，清热解毒。用于痫症，中风，小儿惊风，肝火炽盛。肉（黄羊肉）：味甘，性温。补中益气。用于劳伤，虚寒。油（黄羊油）：用于痔疮。

附注：本种被《国家重点保护野生动物名录》列为一级保护动物。

146. 露脊鲸科 Balaenidae

黑露脊鲸属 *Eubalaena* Gray

北太平洋露脊鲸 *Eubalaena japonica* (Lacépède)

【别　　名】鲸鱼、黑真鲸、直背鲸、瘤头鲸、露脊鲸。

【药用部位】肉（鲸肉）；肝（露脊鲸肝）；胰（鲸胰）；脂肪油（鲸油）。

【生境分布】主要栖息于北太平洋的温带和亚极带水域，每年秋末至翌年春末洄游到辽宁黄海海域越冬，在接近大陆或岛屿的浅水区域逗留。

【功效应用】肉（鲸肉）：健脾，利水，强壮。用于久病体虚，脾虚水肿，伤口久不愈等。肝（露脊鲸肝）：制取鱼肝油。胰（鲸胰）：用于制取胰岛素。脂肪油（鲸油）：活血化瘀，软坚散结。用于冠心病。

【附注】本种被 2022 年版《世界自然保护联盟濒危物种红色名录》（IUCN）列为濒危（EN）物种。被《国家重点保护野生动物名录》列为一级保护动物。分布在中国的本种之前曾被误定为**北大西洋露脊鲸（黑露脊鲸）** *E. glacialis* (Müller)。

147. 灰鲸科 Eschrichtiidae

灰鲸属 *Eschrichtius* Gray

灰鲸 *Eschrichtius robustus* (Lilljeborg)—*E. gibbosus* (Erxleben)

【别　　名】鲸鱼、克鲸、儿鲸、腹沟鲸。

【药用部位】肉（鲸肉）；肝（鲸肝）；胰（鲸胰）；脂肪油（鲸油）。

【生境分布】栖息于北太平洋海域。洄游时经过长海县、金州的黄海海域。

【功效应用】肉（鲸肉）：健脾，利水，强壮。用于久病体虚，脾虚水肿，伤口久不愈等。肝（鲸肝）：滋阴补血，养肝明目。用于贫血，夜盲症，干燥性眼炎。胰（鲸胰）：用于制取胰岛素。脂肪油（鲸油）：活血化瘀，软坚散结。用于冠心病。

148. 须鲸科 Balaenopteridae

须鲸属 *Balaenoptera* Lacépède

小须鲸 *Balaenoptera acutorostrata* Lacépède

【别　　名】鲸鱼、小鳁鲸、明克鲸、尖头鲸、尖嘴鲸、湾鲸。

【药用部位】肉（鲸肉）；骨骼（鲸骨）；肝（鲸肝）；胰（鲸胰）；脂肪油（鲸油）。

【生境分布】生活在海洋近岸和内海海域。分布于长海、大连海域。

【功效应用】肉（鲸肉）：益气健脾，利水消肿。用于久病体虚，水肿。骨骼（鲸骨）：祛风除湿。用于风湿性关节炎，类风湿性关节炎。肝（鲸肝）：滋阴补血，养肝明目。用于贫血，夜盲症，干燥性眼炎。胰（鲸胰）：用于制取胰岛素。脂肪油（鲸油）：活血化瘀。用于冠心病。

【附注】功效相似的有**长须鲸** *B. physalus* (Linnaeus)，分布于葫芦岛海域；**大翅鲸（座头鲸）** *Megaptera novaeangliae* (Borowski)，分布于长海海域。以上 3 种均被《国家重点保护野生动物名录》列为一级保护动物。

149. 抹香鲸科 Physeteridae

抹香鲸属 *Physeter* Linnaeus

抹香鲸 *Physeter macrocephalus* Linnaeus—*Ph. catodon* Linnaeus

【别　　名】鲸鱼、巨头鲸、真甲鲸。

【药用部位】骨骼（鲸骨）；肠内分泌物（龙涎香）；肝（鲸肝）。

【生境分布】生活在热带、亚热带的温暖海域。洄游经辽宁黄海海域。

【功效应用】骨骼（鲸骨）：祛风除湿。用于风湿性关节炎，类风湿性关节炎。肠内分泌物（龙涎香）：味甘、酸、涩，性温。化痰平喘，行气散结，利水通淋。用于咳喘气逆，胸闷气结，癥瘕积聚，心腹疼痛，神昏，淋证。肝（鲸肝）：养肝明目。用于贫血，恶性贫血。

附注：本种被 2022 年版《世界自然保护联盟濒危物种红色名录》（IUCN）列为易危（VU）物种。被《国家重点保护野生动物名录》列为一级保护动物。

150. 鼠海豚科 Phocoenidae

江豚属 *Neophocaena* Palmer

东亚江豚 *Neophocaena sunameri* Pilleri & Gihr—*N. asiaeorientalis sunameri* Pilleri & Gihr

【别　　名】江豚、江猪、海豚、窄脊江豚

【药用部位】肝（江豚肝）；脂肪（江豚油）。

【生境分布】栖于咸淡水交界的海域，也能在大小河川的下游地带等淡水中生活。分布于兴城、锦州、盘山、大洼、丹东、东港、庄河、金州和大连等地近海处和海域。

【功效应用】肝（江豚肝）：味甘，性温。滋阴养肝，明目。用于贫血，夜盲，青盲。脂肪（江豚油）：味酸，性凉。解毒消炎，生肌止痛。用于癫痫头，疮疖，烧、烫伤。

附注：本种被 2022 年版《世界自然保护联盟濒危物种红色名录》（IUCN）列为易危（VU）物种。被《国家重点保护野生动物名录》列为二级保护动物。

151. 海豚科 Delphinidae

真海豚属 *Delphinus* Linnaeus

真海豚 *Delphinus delphis* Linnaeus

【别　　名】普通海豚、短喙真海豚、海狝鱼、海猪。

【药用部位】肝（海豚肝）；肉或皮下脂肪（海豚鱼）。

【生境分布】生活在温带及热带海洋中。分布于辽宁辽东湾及黄海海域。

【功效应用】肝（海豚肝）：用于制鱼肝油。肉或皮下脂肪（海豚鱼）：味甘、咸，性平。解毒，生肌，镇痛。用于癫痫头，疮疖，痔瘘，水火烫伤，瘴疟，蛊毒。

附注：功效相似的有**瓶鼻海豚（宽吻海豚）*Tursiops truncatus* (Montagu)**，分布于辽宁黄海海域。以上 2 种均被《国家重点保护野生动物名录》列为二级保护动物。

虎鲸属 *Orcinus* Fitzinger

虎鲸 *Orcinus orca* (Linnaeus)

【别　　名】逆戟鲸、恶鲸。

【药用部位】肉（鲸肉）；肝（虎鲸肝）；胰（虎鲸胰）；脂肪油（鲸油）。

【生境分布】大洋性种类，栖息地为极地和温带海域为主。每年 3—7 月洄游进入辽宁渤海南部、黄海海域，见于长海、大连海域。

【功效应用】肉（鲸肉）：益气健脾，利水消肿。用于久病体虚，水肿。肝（虎鲸肝）：用于制取鱼肝油。胰（虎鲸胰）：用于制取胰岛素。脂肪油（鲸油）：活血化瘀。用于冠心病。

附注：功效相同的有**伪虎鲸 *Pseudorca crassidens* (Owen)**，分布于丹东港、长海、瓦房店长兴岛、金州、旅顺口海域，以上 2 种均被列入《国家重点保护野生动物名录》，均为二级保护动物。

152. 松鼠科 Sciuridae

黄鼠属 *Spermophilus* F. Cuvier

达乌尔黄鼠 *Spermophilus dauricus* Brandt—*Citellus dauricus* Brandt

【别　　名】黄鼠、草原黄鼠、蒙古黄鼠、豆鼠、禾鼠、地松鼠、大眼贼。

【药用部位】脂肪（黄鼠油）；肉（黄鼠肉）。

【生境分布】栖居于草原和沙土地带。常见于农田附近的草地、墓地及丘陵地带、半沙坨地、土丘田埂及小渠堤旁。筑洞独居。分布于建平、北票、兴城、凌海、义县、北镇、黑山、阜新、彰武、昌图、铁岭、康平、新民、沈阳、辽阳、本溪、盖州、瓦房店、大连等地。

【功效应用】脂肪（黄鼠油）：润肺生津，解毒止痛。外敷用于疮肿。肉（黄鼠肉）：味甘，性平。润肺生津，解毒止痛。用于疮毒肿痛。

松鼠属 *Sciurus* Linnaeus

北松鼠 *Sciurus vulgaris* Linnaeus

【别　　名】松鼠、灰鼠、松狗子。

【药用部位】去除内脏的全体（松鼠）。

【生境分布】栖息在亚寒带针叶林或针阔混交林中，栖居于树洞中或在树上筑巢。分布于铁岭、清原、新宾、辽阳、本溪、桓仁、凤城、宽甸、庄河等地。

【功效应用】味甘，咸，性平。理气调经，杀虫消积。用于月经不调，痛经，肺痨，胸膜炎，疳积，瓜果食积，痔瘘。

附注：本种被列入《国家保护的有益的或者有重要经济、科学研究价值的陆生野生动物名录》。

岩松鼠属 *Sciurotamias* Miller

岩松鼠 *Sciurotamias davidianus* (Milne-Edwards)

【别　　名】扫毛子、石老鼠。

【药用部位】骨骼（岩松鼠骨）。

【生境分布】栖息于山区的针叶林、针阔叶混交林、落叶阔林和稀树灌丛林中，多以树洞、石洞、土穴、石缝为栖息场所。分布于建平、建昌、阜新、铁岭、清原、新宾、本溪、桓仁、盖州、凤城、宽甸、庄河、普兰店、瓦房店、大连等地。

【功效应用】味甘、咸，性平。活血止痛。用于跌打疼痛，骨折，腰腿痹痛。

附注：本种被列入《国家保护的有益的或者有重要经济、科学研究价值的陆生野生动物名录》。

花鼠属 *Tamias* Illiger

花鼠 *Tamias sibiricus* (Laxmann)

【别　　名】串树林、五道眉、花丽棒子、花栗鼠、金花鼠、豹鼠、花犷狇。

【药用部位】全体（花鼠）；脑（花鼠脑）。

【生境分布】栖息于山区的针叶林、针阔混交林、落叶阔林和稀树灌丛林中，多以树洞、石洞、土穴、石缝为栖息场所。分布于建平、建昌、阜新、铁岭、清原、新宾、本溪、桓仁、盖州、凤城、宽甸、庄河、普兰店、瓦房店、大连等地。

【功效应用】全体（花鼠）：理气，调经。用于肺痨，肋膜炎，月经不调。脑（花鼠脑）：味甘、咸，性平。平肝降压，用于高血压病。

附注：本种被列入《国家保护的有益的或者有重要经济、科学研究价值的陆生野生动物名录》。

复齿鼯鼠属 *Trogopterus* Heude

复齿鼯鼠 *Trogopterus xanthipes* (Milne-Edwards)

【别　　名】橙足鼯鼠、黄足鼯鼠、寒号鸟、飞虎，哈敦—海鲁莫勒、巴日格顺、额力格乃—希莫（蒙药），五灵脂（朝药）。

【药用部位】粪便（五灵脂）。

【生境分布】栖于长有松柏树的高山岩石陡壁的石洞或石缝中。分布于绥中。

【功效应用】味苦、甘，性温。活血止痛，化瘀止血，消积解毒。用于心腹血气诸痛，妇女闭经，产后瘀血腹痛，崩漏下血，小儿疳积，外用蛇、蝎、蜈蚣咬伤。

【民族用药】蒙医：粪便入药。味苦、微咸，性凉。效锐。清热，调元，止痛，清腺肿，利尿，燥协日乌素。用于肝胆热，胃热肾热，腹泻，陶赖，协日乌素病，淋巴腺肿，慢性肝病。朝医：五灵脂为少阴人药。破瘀血，镇痛。用于腹痛，月经痛。

附注：本种为我国特有种，被列入《国家保护的有益的或者有重要经济、科学研究价值的陆生野生动物名录》。功效相似的有**小飞鼠** *Pteromys volans* **(Linnaeus)**，分布于清原、新宾、本溪、桓仁等地。

153. 仓鼠科 Circetidae

麝鼠属 *Ondatra* Link

麝鼠 *Ondatra zibethicus* **(Linnaeus)**

【别　　名】青根貂、麝香鼠、水耗子。

【药用部位】腺体分泌物（麝鼠香）。

【生境分布】栖息于水生植物和岸生植物丰富的湖泊、池塘、江河、渠沟、溪流等水域的岸边，以及河流中灌木杂草丛生的浅滩、小岛和芦苇沼泽地。原产于北美洲，分布于黑山、义县、彰武、铁岭、康平、新民、盘锦、凤城等地。

【功效应用】味辛，性温。开窍通络，散瘀止痛。用于中风，神昏，痈肿疮毒，跌打损伤等症。

154. 鼠科 Muridae

家鼠属 *Rattus* Fischer

褐家鼠 *Rattus norvegicus* **(Berkenhout)**

【别　　名】大家鼠、挪威鼠、白尾吊、粪鼠、沟鼠。

【药用部位】肉（鼠肉）；未长毛的幼鼠（幼鼠）；皮（鼠皮）；血（鼠血）；脂肪油（鼠脂）；肝（鼠肝）；胆（鼠胆）；睾丸（鼠肾）；雄鼠粪（牡鼠粪）。

【生境分布】栖居于人住家及其附近的农耕地、灌草丛中。分布于辽宁各地。

【功效应用】肉（鼠肉）：味甘，性平。补虚消疳，解毒疗疮。用于虚劳羸瘦，小儿疳积，烧烫伤，外伤出血，冻疮，跌打损伤。未长毛的幼鼠（幼鼠）：味甘，性微温。解毒敛疮，止血，止痛。用于烧烫伤，外伤出血，鼻衄，跌打肿痛。皮（鼠皮）：味甘、咸，性平。解毒敛疮。用于痈疖疮疡久不收口，附骨疽。血（鼠血）：味甘、咸，性凉。清热凉血。用于牙龈肿痛，齿缝出脓、血，牙根宣露。脂肪油（鼠脂）：味甘，性平。用于疮毒，风疹，烫、烧伤。肝（鼠肝）：味甘、微苦，性平。化瘀，解毒疗伤。用于肌肤破损，聤耳流脓。胆（鼠胆）：味苦，性寒。清肝利胆，明目聪耳。用于青盲，雀目，聤耳，耳聋。睾丸（鼠肾）：味咸、微甘，性平。镇静安神，疏肝理气。用于小儿惊风，狐疝。雄鼠粪（牡鼠粪）：味苦、咸，性寒。导浊行滞，清热通瘀。用于伤寒劳复发热，疝瘕，腹痛，淋浊，闭经，疳积，乳痈，瘘疮，疔肿。

附注：功效相似的有**黑家鼠** *R. rattus* **(Linnaeus)**、**小家鼠** *Mus musculus* **Linnaeus**，均分布于辽宁各地。

155. 鼹形鼠科 Spalacidae

平颅鼢鼠属 *Myospalax* Laxmann

东北鼢鼠 *Myospalax psilurus* **(Milne-Edwards)**

【别　　名】瞎摸老鼠、瞎摸鼠子、瞎老鼠、华北鼢鼠、地羊、盲鼠、北地排子，土道基（朝药）。

【药用部位】干燥全体（鼢鼠）。

【生境分布】栖于农田、草原、丘陵台地、河谷及草甸中。穴居。分布于凌海、北镇、黑山、新民、清原、台安、宽甸等地。

【功效应用】味咸，性寒。清热解毒，活血祛瘀。用于红斑狼疮，慢性肝炎，胃溃疡，再生障碍性贫血，白细胞减少症。

【民族用药】朝医：全体入药，解毒消肿。用于红斑狼疮，慢性肝炎，再生障碍性贫血，胃溃疡，牙周炎等。

附注：功效相似的有**草原鼢鼠** *M. aspalax* **(Pallas)**，分布于建平、北票、彰武、阜新、昌图、康平等地。

156. 鼠兔科 Ochotonidae
鼠兔属 *Ochotona* Link

1. 达乌尔鼠兔 *Ochotona dauurica* (Pallas)

【别　　名】蒿兔子、鸣声鼠、啼兔、达乌里啼兔、蒙古鼠兔、耗兔子。

【药用部位】粪（草灵脂）。

【生境分布】栖于较高山地的山坡灌丛、草丛中或草甸草原上。营穴居生活，一般在草根下方筑洞。分布于辽宁西部地区。

【功效应用】味苦、咸，性温。通经，祛瘀。用于月经失调，产后腹痛，跌打损伤及瘀血积滞。

2. 东北鼠兔 *Ochotona hyperborean* (Pallas)

【别　　名】石兔、啼兔、鸣声鼠、高山兔、北鼠兔、耗兔子、北啼兔。

【药用部位】去除内脏的全体（东北鼠兔）。

【生境分布】栖息于山地碎石坡的林中或林缘的天然石堆及岩缝中。营群居生活，多筑巢于乱石间，以天然石隙为洞口，有时亦建巢于大石块下或树洞中。分布于辽宁西部地区。

【功效应用】味甘，性温。补肾益精，养血明目。用于阳痿，遗精，神经衰弱，贫血，头晕目眩。

157. 兔科 Leporidae
兔属 *Lepus* Linnaeus

蒙古兔 *Lepus tolai* Pallas

【别　　名】托氏兔、野兔、草兔、沙兔、草原兔、山兔、山跳子、跳猫，陶来音—珠日和（蒙药），姑勒玛浑（满药）。

【药用部位】肉（兔肉）；皮毛（兔皮毛）；骨骼（兔骨）；血（兔血）；头骨（兔头骨）；脑（兔脑）；肝（兔肝）；粪便（望月砂）。

【生境分布】栖息于草原、半荒漠或荒漠地区，也常见于盆地盐渍荒漠、沼泽草甸及芦苇地、沙丘、农田。分布于辽宁各地。

【功效应用】肉（兔肉）：味甘，性寒。健脾补中，凉血解毒。用于胃热消渴，反胃吐食，肠热便秘，肠风便血，湿热痹，丹毒。皮毛（兔皮毛）：活血通利，敛疮止带。用于产后胞衣不下，小便不利，带下，灸疮久不敛，烫伤。骨骼（兔骨）：味甘、酸，性平。清热止渴。平肝祛风。用于消渴，头晕目眩，疮疥，霍乱吐利。血（兔血）：味咸，性寒。凉血活血，解毒。用于小儿痘疹，产后胞衣不下，心腹气痛。头骨（兔头骨）：味甘、酸，性平。平肝清热，解毒疗疮。用于头痛眩晕，消渴，难产，产后恶露不下，小儿疳疾，痈疽恶疮。脑（兔脑）：味甘，性温。润肤疗疮。用于冻疮，烫火伤，皮肤皲裂。肝（兔肝）：味甘、苦、咸，性寒。养肝明目，清热退翳。用于肝虚眩晕，目暗昏花，目翳，目痛。粪便（望月砂）：味辛，性寒。去翳明目，解毒杀虫。用于目翳目暗，疳积，痔瘘。

【民族用药】蒙医：心入药，味甘、涩，性温。效腻。镇赫依，镇静，镇刺痛。用于气喘，心刺痛，失眠，心神不安，胸闷，心赫依引起的昏迷，命脉赫依病。满医：兔肉补中益气，凉血解毒，健脾止渴。用于心悸气短，乏力虚弱等症。

附注：该种在 2005 年之前被误定为**草兔** *L. capensis* **Linnaeus**。功效相似的有**东北兔** *L. mandshuricus* **Radde**，分布于清原、新宾、本溪、桓仁、凤城、宽甸等地。**家兔** *Oryctolagus cuniculus domesticus* **Gmelin**，辽宁各地均有饲养。东北兔被列入《国家保护的有益的或者有重要经济、科学研究价值的陆生野生动物名录》。

药用矿物

1.钠化合物类

1.硼砂 Borax

【别　　名】蓬砂、月石、盆砂、焦性硼酸钠，通萨、擦拉（蒙药）。

【药用部位】硼砂矿精制而成的结晶（硼砂）。

【生境分布】为盐湖的化学沉积产物，多见于干涸的含硼盐湖中。分布于鞍山、营口、丹东、大连等地。

【功效应用】味甘、咸，性凉。清热消痰，解毒防腐。内服用于痰热咳嗽，噎膈积聚，骨哽；外用于咽喉肿痛，口舌生疮，目赤翳障胬肉，阴部溃疡。

【民族用药】蒙医：硼砂味甘、咸，性凉。效稀。活血，破痞，愈伤，燥协日乌素。用于妇血症，闭经，血痞，包如痞，疮疡，协日乌素病。

2.盐水 Salinus

【别　　名】海水、海盐水、井盐水，毛鲁日—达布斯、札木萨（蒙药），达布孙（满药）。

【药用部位】经煎晒形成的结晶（食盐）；食盐沥下的卤汁（盐胆水）；天然形成的结晶（光明盐）；人工加工制品（咸秋石）。

【生境分布】辽宁主要为海盐水和少量井盐水。海盐水分布于辽宁沿海地区；井盐水分布于盘山。

【功效应用】经煎晒形成的结晶（食盐）：味咸，性寒。涌吐，清火，凉血，解毒，软坚，杀虫，止痒。用于食停上脘，心腹胀病，脑中痰癖，二便不通，齿龈出血，喉痛，牙痛，目翳，疮疡，毒虫螫伤。食盐沥下的卤汁（盐胆水）：味咸、苦，性寒，有大毒。用于疥、癣、瘘。天然形成的结晶（光明盐）：味咸，性平。祛风明目，消食化积，解毒。用于目赤肿痛，泪多，食积脘胀，食物中毒。人工加工制品（咸秋石）：味咸，性寒。滋阴涩精；清心降火。用于骨蒸劳热，虚劳咳嗽，遗精，赤白带下，暑热心烦，口疮，咽喉肿痛。

【民族用药】蒙医：光明盐味甘、咸，性温。效重、锐、软。温中，消食，祛巴达干赫依，明目。用于胃寒，消化不良，痧症，胃脘胀满，干哕，腹泻，赫依性头昏，云翳。满医：食盐涌吐，清火凉血，解毒软坚，杀虫止痒。用于消毒和解食物毒。将大粒食盐炒热后装入布袋中，贴敷在疼痛部位，用于跌打损伤，风寒湿痹，寒湿腹痛等症；食盐水泡脚，用于脚癣。

3.芒硝 Mirabilite

【别　　名】盆消、马牙消、盐消、朴消、海皮消、毛消、硫酸钠矿，查森—疏、雅巴格查拉（蒙药），白龙粉、山木瑞奋（满药），玛恩乔（朝药）。

【药用部位】矿物芒硝的精制品（芒硝）；风化失去结晶水形成的无水硫酸钠（玄明粉）；粗制结晶（朴消）。

【生境分布】产于海边碱土地区、矿泉、盐场附近较潮湿的山洞中。分布于大连。

【功效应用】矿物芒硝的精制品（芒硝）：味辛、苦、咸，性寒。泻下通便，软坚，清火消肿。用于胃肠道实热积滞，腹满痞痛，大便燥结，目赤翳障，咽喉肿痛，口疮，肠痈，乳痈，丹毒。粗制结晶（朴消）：泻热润燥，清热消肿，软坚散结。用于实热积滞，腹胀便秘，停痰积聚，目赤肿痛，喉痹，痈肿，乳肿，痔疮肿痛，停痰积聚，妇人瘀血腹痛。风化失去结晶水形成的无水硫酸钠（玄明粉）：味辛、咸，性寒。泻热通便，润燥软坚，消肿散结。用于实热积滞，大便秘结或热结旁流，脘腹胀痛，目赤肿痛，口疮咽肿，痈疽肿毒。

【民族用药】蒙医：芒硝味咸、苦，性温。有毒。破痞，利水，杀虫。用于胃脘痞，子宫痞，血痞，膀胱结石，闭尿，尿频。满医（玄明粉）：白龙粉泻热通便，软坚散结，清热解毒，清肺解暑，消积和胃。白龙粉研磨冲服，用于腹胀，胃脘痛，大便不通，鼻衄；白龙粉研细末喷涂患处，用于咽喉肿痛，音哑。

白龙粉研细末，水溶过滤滴眼，用于目赤疼痛。朝医：芒硝为少阳人药。清热，泻下，软坚。用于少阳人积热，烦躁，肿疮，以及亡阳证，谵语，便秘，再次动风先兆。

　　附注：本种为《中国药典》2020年版收载药材芒硝的基原矿物。

　　4. 天然碱 Trona

　　【别　　名】自然碱，胡吉尔、布勒道格、宝德萨（蒙医）。

　　【药用部位】矿物（碱花）。

　　【生境分布】在干旱地区呈盐霜状出现。分布于彰武、昌图、法库、盘锦等地。

　　【功效应用】味甘、咸，性平，有小毒。消积，祛瘀，除虫，润肠。用于消化不良，胃酸过多，胃寒，胃胀，胎盘滞留，闭经，疮伤溃烂，虫病。

　　【民族用药】蒙医：碱花白味咸、甘、苦，性平。效重。祛巴达干，消食，通便，止腐，解毒。用于消化不良，胃巴达干病，痧症，便秘，妇女血症，闭经，胎衣不下，疮疡。

2. 铵化合物类

　　硇砂 Ammoniac

　　【别　　名】白硇砂、淡硇砂、岩硇砂，赫勒—朝日格其—达布斯、札萨（蒙药）。

　　【药用部位】硇砂的晶体或人工制成品（白硇砂）。

　　【生境分布】多产于火山熔岩的岩穴内，成壳皮状覆于岩石表面。分布于大连。

　　【功效应用】味咸，苦，辛，性温。消积软坚，化腐生肌，祛痰，利尿。用于症瘕积聚，噎膈反胃，喉痹肿痛，痈肿，瘰疬，翳障，息肉，赘疣。

　　【民族用药】蒙医：白硇砂味咸、苦、辛，性温。效锐、重、糙。有毒。利尿，泻脉疾，消水肿，止痛，燥协日乌素，解毒，去翳，收缩子宫。用于闭尿，水肿，肾热，膀胱结石，白喉，疮疡，云翳，目赤干涩，宫缩无力，胎衣不下。

3. 镁化合物类

　　1. 透闪石 Tremolitum

　　【别　　名】白石、羊起石、石生、阳石、起阳石、阳起石、羊起石、五精金，续日布森—朝鲁、道巨（蒙药）。

　　【药用部位】矿石（阳起石）。

　　【生境分布】常产在火成岩或白岩之接触带。也常见于结晶质灰岩和白云岩及结芯片岩等变质岩中。分布于辽阳、本溪、岫岩、丹东、瓦房店。

　　【功效应用】味咸，性温。温肾壮阳。用于肾阳虚衰，腰膝冷痹，阳痿遗精，宫冷不孕，崩漏，癥瘕。

　　【民族用药】蒙医：阳起石味咸，性微温。强筋健脉。用于肌肤、筋脉、骨骼、颅脑、胸部损伤。

　　2. 阳起石岩 Actinolitum

　　【别　　名】阴起石、石生。

　　【药用部位】矿石（阴起石）。

　　【生境分布】产于石灰岩经接触交代作用形成的矽卡岩中，亦产于低质区域变质岩中。分布于辽阳、本溪、鞍山、岫岩、大石桥、丹东、瓦房店等地。

　　【功效应用】味咸，性微温。温肾补阴。用于阳痿，遗精，早泄，子宫虚冷，不孕，腰膝酸软，带下白淫。

　　附注：滑石片岩 Talc schist，分布于辽阳、大石桥。其矿石亦为药材阴起石的基原矿物。

　　3. 滑石 Talcum

　　【别　　名】画石、活石、北石、尽石、肥皂石、立制石、快滑石，特尼格尔、哈西格（蒙药），乌克依—窝赫（满药）。

　　【药用部位】矿石（滑石）。

【生境分布】产于变质岩、石灰岩、白云岩、菱镁矿及页岩中。分布于辽阳、本溪、桓仁、鞍山、海城、岫岩、大石桥、营口、东港、庄河、大连等地。

【功效应用】味甘、淡，性寒。利尿通淋，清热解暑，祛湿敛疮。用于膀胱湿热，小便不利，尿淋涩痛，水肿，暑湿烦渴，泄泻，湿疹，湿疮，痱子。

【民族用药】蒙医：滑石味甘，性寒。效重。利尿，清热，破痞，泻脉病，燥协日乌素。用于膀胱灼痛，掌脚发热，妇女血症，子宫痞，月经不调，闭经，脉伤，陶赖，协日乌素病。满医：滑石清热渗湿利窍，水煎服用于暑热烦渴，小便不利，水泻，淋病，热痢，黄疸，水肿，衄血；用滑石粉涂抹患处，用于皮肤湿烂，脚气。朝医：涤肾之秽气，行水，泻火。用于腹痛无泄者，中寒，瘟疫，虫积，蛔虫病。

附注：本种为《中国药典》2020年版收载药材滑石的基原矿物。

4. 角闪石石棉 Asbestos hornblendum

【别　　名】无灰木、不灰木、滑石根、石棉、亚哈那—莫（满药）。

【药用部位】矿物（不灰木）。

【生境分布】产于变质岩中。分布于大连。

【功效应用】味甘，性寒。清热止咳，除烦利尿。用于肺热咳嗽，咽喉肿痛，热性病烦热肢厥，小便不利，热痱疮疖。

【民族用药】满医：不灰木清热除烦，利尿。不灰木水煎服，用于肺热咳嗽，咽喉肿痛；不灰木研末涂抹患处，用于热痱痈疮，皮肤湿疹，瘙痒症。

附注：功效相似的有**蛇纹石石棉矿石 A. serpentinum**，分布于本溪、鞍山。

5. 蛭石 Vermiculitum

【别　　名】金星石、金晶石、金精石。

【药用部位】矿物（金精石）。

【生境分布】产于蚀变的含黑云母或金云母的岩脉中，石黑云母和金云母变化的产物。分布于清原、大连等地。

【功效应用】味咸，性寒。镇惊安神，止血，明目去翳。用于心悸怔忡，失眠多梦，吐血，嗽血，目疾翳障。

6. 卤碱 Bischofitum

【别　　名】卤咸、卤盐、卤水、盐卤。

【药用部位】卤水加工成的白色结晶体（卤碱）。

【生境分布】产于沿海及内陆湖泊、盐井，分布于辽宁各地。

【功效应用】味苦、咸，性寒。清热泻火，化痰，软坚，明目。用于大热烦渴，风热目赤涩痛，克山病，大骨节病，甲状腺肿，风湿性心脏病，风湿性关节炎，高血压，慢性支气管炎。

7. 黑云母片岩 Biotite Schist

【别　　名】礞石、青礞石、黑云母。

【药用部位】矿物（青礞石）。

【生境分布】产于接触变质区域变质基中酸碱性浸入岩及火成岩、伟晶岩中，分布于抚顺、鞍山、海城、凤城等地。

【功效应用】味甘、咸，性平。坠痰下气，平肝镇惊。用于顽痰胶结，咳逆喘急，癫痫发狂，烦躁胸闷，惊风抽搐。

附注：本种为《中国药典》2020年版收载药材青礞石的基原矿物之一。

8. 水黑云母片岩 Hydrobiotite schist

【别　　名】烂石、酥酥石、礞石、金礞石。

【药用部位】复矿岩（金礞石）。

【生境分布】产于区域变质作用形成的云母片岩中。分布于本溪、大连等地。

【功效应用】味甘、咸，性平。坠痰下气，平肝镇惊。用于顽痰胶结，咳逆喘急，癫痫发狂，烦躁胸闷，惊风抽搐。

【民族用药】朝医：下气，消痰，镇惊。用于太阴人痰饮证。

附注：本种为《中国药典》2020 年版收载药材金礞石的基原矿物。

4. 钙化合物类

1. 石膏 Gypsum

【别　　名】软石膏、大石膏、冰石、中理石、直石、土石，朝伦—竹冈、道竹冈、呼勒特格讷、毛壮、额莫—壮西（蒙药），扫膏（朝药）。

【药用部位】透明板块状、纤维状集合体矿石（石膏）；粉红色扁平块状矿石（寒水石）；青白色龟背状矿石（玄精石）。

【生境分布】产于海湾盐湖和内陆湖泊中形成的沉积岩中。常与石灰岩、黏土岩盐共生。分布于凌源、阜新、辽阳、本溪、海城、大连等地。

【功效应用】透明板块状、纤维状集合体矿石（石膏）：味甘、辛，性大寒。清热泻火，除烦止渴。用于外感热病，高热烦渴，肺热咳喘，胃火亢盛，头痛，牙痛。粉红色扁平块状矿石（寒水石）：味辛，性寒。凉血降火，利窍，解毒消肿。用于时行热病，壮热烦渴，水肿，尿闭，咽喉肿痛，口舌生疮，痈疽，丹毒，烫伤。青白色龟背状矿石（玄精石）：味咸，性寒。滋阴降火，软坚，消痰。用于壮热烦渴，头风脑痛，目赤障翳，咽喉生疮。

【民族用药】蒙医：石膏味微甘，性凉。效软、重、钝。清热，止咳，愈伤，退黄。用于肺热咳嗽、肺痼疾，伤热，骨折，黄疸。寒水石味辛，性平。效糙。清巴达干热，止吐，止泻，消食，解毒，破痞，调元，愈伤，接骨。用于巴达干热，嗳气，泛酸，消化不良，腹泻，胃巴达干病，包如病，痞，身体营养缺乏，骨折，外伤。朝医：石膏为少阳人药，驱逐肾气弱而不能除外热，热气侮肾周匝凌浸于胃之四周者。用于阳阴病烦躁，阳厥证，谵语，大便不通，小便不利等症。

附注：本种为《中国药典》2020 年版收载药材石膏的基原矿物。粉红色扁平块状矿石又称红石膏，作寒水石药用，商品名称为"北寒水石"。

2. 硬石膏 Anhydritum

【别　　名】方石、土石、直石、白长石。

【药用部位】矿物（长石）。

【生境分布】产于沉积岩层、热液矿脉、火成熔岩及接触交代矿床中。分布于凌源、阜新、辽阳、本溪、海城、大连等地。

【功效应用】味苦、辛，性寒。清肝明目，行气利水。用于身热烦渴，目赤翳障，小便不利。

3. 纤维石膏 Gypsum fibrosum

【别　　名】立制石、长理石、理石。

【药用部位】矿石（理石）。

【生境分布】产于内陆湖泊中形成的沉积岩中。分布于兴城、北票、阜新、铁岭、开原、抚顺、辽阳、本溪、鞍山、岫岩、凤城、宽甸、丹东等地。

【功效应用】味辛、苦，性寒。清热，除烦，止渴。用于身热心烦，消渴，痿痹。

4. 钙芒硝 Glauberitum

【别　　名】玄精石、玄英石、银精石、钙芒硝质玄精石、龟背玄精石。

【药用部位】矿石（玄精石）。

【生境分布】盐湖中化学沉积物，共存于现代和地质时代的湖相沉积层中。分布于凌源、辽阳、本溪等地。

【功效应用】味咸，性寒。滋阴降火，软坚，消痰。用于壮热烦渴，头风脑痛，目赤障翳，咽喉生疮。

5. 方解石 Calcitum

【别　　名】黄石、冰洲石、额热—壮西、跑壮、楚鲁因希莫（蒙药）。

【药用部位】矿石（方解石）；无色透明或白色解理状矿石（寒水石）。

【生境分布】产于内生热液矿脉及石灰岩、大理石溶洞、裂隙的沉积物中。分布于兴城、本溪、桓仁、鞍山、岫岩、大石桥、凤城、瓦房店、金州、大连等地。

【功效应用】矿石（方解石）：味咸，性寒。清热泻火解毒。用于胸中烦热，口渴，黄疸。无色透明或白色解理状矿石（寒水石）：味辛，性寒。凉血降火，利窍，解毒消肿。用于时行热病，壮热烦渴，水肿，尿闭，咽喉肿痛，口舌生疮，痈疽，丹毒，烫伤。

【民族用药】蒙医：方解石味辛，性平，效糙。清巴达干热，止吐，止泻，消食，解毒，破痞，愈伤，接骨，调元。用于巴达干热，嗳气，泛酸，消化不良，胃巴达干病，包如病，痞，身体营养缺乏，骨折，外伤。

附注：无色透明或白色解理状矿石作寒水石药用，商品名称为"南寒水石"。

6. 钟乳石 Stalactitum

【别　　名】钟乳、乳石、石乳、钟石、石钟乳、殷孽，胡浑—朝鲁、娃奴（蒙药）。

【药用部位】圆柱状或圆锥状单矿岩（钟乳石）；笔管状、中空稍弯曲的单矿岩（鹅管石）；钟乳液滴石上散溅如花者（乳花）；钟乳液滴下后凝结成笋状者（石床）。

【生境分布】长在岩洞的阴暗处，是山液流下而成。分布于朝阳、辽阳、本溪、大连。

【功效应用】圆柱状或圆锥状单矿岩（钟乳石）：味甘，性温。温肺，壮阳，下乳。用于虚劳喘咳，寒嗽，阳痿，腰膝冷痹，乳汁不通。笔管状、中空稍弯曲的单矿岩（鹅管石）：味甘、微咸，性温。温肺，壮阳，通乳。用于肺寒久嗽，虚劳咳喘，阳痿早泄，梦遗滑精，腰脚冷痹，乳汁不通。钟乳液滴石上散溅如花者（乳花）：味甘，性温。温肾，壮骨，助阳。用于筋骨痿软，腰脚冷痛，阳痿早泄。钟乳液滴下后凝结成笋状者（石床）：味甘，性温。温肾，壮骨。用于筋骨痿软，腰脚冷痛。

【民族用药】蒙医：钟乳石愈伤，壮筋。用于关节损伤，协日乌素病，拘挛，陶赖，赫如虎，巴木病。

7. 石灰岩 Limestonum

【别　　名】垩灰、矿灰、石灰。

【药用部位】煅烧的石灰岩（石灰）。

【生境分布】产于内生热液矿脉或大理石岩洞、裂隙的沉积物中。分布于喀左、朝阳、葫芦岛、阜新、彰武、昌图、铁岭、清原、抚顺、辽阳、本溪、鞍山、海城、营口、丹东、东港、瓦房店、金州、大连等地。

【功效应用】味辛、苦、涩，性温，有毒。解毒蚀腐，敛疮止血，杀虫止痒。用于痈疽疔疮，丹毒，瘰疬痰核，下肢溃疡，创伤出血，汤火烫伤，久痢脱肛，赘疣，疥癣，湿疹，痱子。

8. 蛇纹大理岩 Ophicalcitum

【别　　名】花乳石、花蕊石、白云石。

【药用部位】矿石（花蕊石）。

【生境分布】产于煤系地层中，为石灰岩或白云岩在高温和高压下重结晶的产物，是一种变质岩。分布于大连。

【功效应用】味酸、涩，性平。化淤，止血。用于咯血，吐血，衄血，便血，崩漏，产妇出血，死胎，胞衣不下，外伤出血，跌扑伤痛。

附注：本种为《中国药典》2020年版收载药材花蕊石的基原矿物。

9. 黄土钙质结核 Calcareous loess nodule

【别　　名】裂姜石、姜石、黄土小僧。

【药用部位】矿石（姜石）。

【生境分布】产于石灰岩风化淋滤的钙质结核和黄土结核地带。分布于辽宁各地。

【功效应用】味咸，性寒。清热解毒消肿。用于疔疮肿毒，乳痈，瘰疬，豌豆疮。

10. 萤石 Fluoritum

【别　　名】氟石、赤石英、紫玉英、紫石、弗石。

【药用部位】矿石（紫石英）。

【生境分布】形成于热液矿床中，或伟晶气液作用形成的矿脉中。分布于本溪、丹东等地。

【功效应用】味甘，性温。镇心，安神，降逆气，暖宫。用于虚劳惊悸，咳逆上气，妇女不孕。

附注：本种为《中国药典》2020 年版收载品种。

5. 铝化合物类

1. 明矾石 Alunite

【别　　名】明矾、矾石、白矾、马齿矾、无水明矾，白邦、达粗尔、嘎日粗尔（蒙药），三延—丰克孙（满药），枯白矾（朝药）。

【药用部位】加工提炼而成的含水结晶（白矾）；白矾的煅烧加工品（枯矾）。

【生境分布】多产于火山岩中，为含硫酸的溶液或蒸气与含钾和铝的岩石，尤其是酸性火山岩经化学变化而成。分布于本溪、鞍山。

【功效应用】加工提炼而成的含水结晶（白矾）：味酸、涩，性寒。外用解毒杀虫，燥湿止痒，用于湿疹，疥癣，脱肛，痔疮，聤耳流脓；内服止血止泻，祛除风痰。用于久泻不止，便血，崩漏，癫痫发狂。白矾的煅烧加工品（枯矾）：收湿敛疮，止血化腐。用于湿疹湿疮，脱肛，痔疮，聤耳流脓，阴痒带下，鼻衄齿衄，鼻息肉。

【民族用药】蒙医：白矾味涩、酸、咸，性寒。清热解毒，止血，止腐，杀虫。用于口舌生疮，咽喉肿痛，呕血，协日疫，痢疾，疮疡，眼疾。满医：白矾祛痰除湿，止泻止血，解毒。白矾配伍其他药物水煎服，用于久泻不止，便血，胃及十二指肠溃疡，子宫脱垂，白带，崩漏。白矾研细末外涂患处，用于痔疮疥癣，喉痹，口舌生疮，湿疹瘙痒，烧烫伤，蚊虫咬伤。朝医：枯白矾解毒杀虫，燥湿止痒，消痰。用于太阴人蛔虫病，赤白带下症。

附注：本种为《中国药典》2020 年版收载品种。

2. 多水高岭石 Halloysitum

【别　　名】红高岭、高岭石、吃油脂、赤石脂、赤石土、赤符、红土、赤脂、大红土，乔扫基（朝药）。

【药用部位】黏土矿物（赤石脂）。

【生境分布】产于岩石的风化壳和黏土层中。为湿热气候和氧化条件下风化生成的外生矿物。分布于抚顺、本溪、丹东、东港等地。

【功效应用】味甘、涩，性温。涩肠，止血，生肌，敛疮。用于久泻久痢，便血，脱肛，遗精，崩漏带下，溃疡不敛。

【民族用药】朝医：赤石脂为少阴人药。涩肠止泻。用于痢疾。

附注：本种为《中国药典》2020 年版收载药材赤石脂的基原矿物。

3. 高岭石 Kaolinitum

【别　　名】白符、白陶土、陶土、土磁石、白石脂、白色石脂，查干—莫勒黑—朝鲁（蒙药）。

【药用部位】黏土矿物（白石脂）。

【生境分布】产于沉积岩系或煤层中或岩浆岩、变质岩等热液蚀变产物中，少存于风化壳中。分布于东港、丹东、本溪、抚顺等地。

【功效应用】味甘、酸，性平。涩肠，止血。用于久泻，久痢，崩漏带下，遗精。

【民族用药】蒙医：白石脂味甘、酸，性平。愈伤，接骨，干脓，燥协日乌素，止血，除脑疾。用于骨伤，肌筋脉断，天花疹毒。

4. 水云母 Hydromica

【别　　名】黄符、水白云母、南石。

【药用部位】矿物（黄石脂）。

【生境分布】产于各种有色金属蚀变带，为酸性火成岩或火山岩蚀变产物。分布于喀左、阜新、本溪等地。

【功效应用】味苦，性平。健脾涩肠，止血敛疮。用于泻痢脓血，痈疽恶疮，久不收口。

5. 白云母 Muscovitum

【别　　名】云母、火齐、云母片、千层纸、云精石、银精石、千片石、查干—给勒塔嘎淖尔、勒杭萨尔—嘎日布（蒙药）。

【药用部位】矿石（云母）。

【生境分布】产于酸性岩浆岩、花岗岩、伟晶岩、变质岩及片麻岩中。是一种在较高温度和压力下形成的矿石。分布于兴城、清原、辽阳、本溪、鞍山、海城、瓦房店营口、丹东、大连等地。

【功效应用】味甘，性温。安神镇惊，止血敛疮。用于心悸，失眠，眩晕，癫痫，久泻，带下，外伤出血，湿疹。

【民族用药】蒙医：银精石味甘、咸，性平。解毒，敛疮。用于各种外伤。

6. 白垩 Creta

【别　　名】白粉土、白土粉、白土子、白埴土、白垩土、白善、白墡。

【药用部位】土状结块或粉末（白垩）。

【生境分布】由古生物的残骸集聚形成，产于白垩纪沉积岩中。分布于本溪、丹东等地。

【功效应用】味苦，性温。可温中涩肠，止血，敛疮。用于泻痢，吐血，衄血，眼弦赤烂，臁疮，痔瘘。

7. 黏土岩膨润土 Bentonitum

【别　　名】膨润土、蒙脱石。

【药用部位】土状矿物（甘土）。

【生境分布】凝灰岩或其他火山岩在碱性水的作用下蚀变而成。分布于凌源、黑山。

【功效应用】清热解毒。用于食物或菌类中毒。

8. 灶心土 Terra flava usta

【别　　名】釜下土、灶中土、灶中黄土、灶内黄土、灶心黄土、伏龙肝、赤伏龙肝、陈伏龙肝。

【药用部位】久经草或木柴熏烧的土块（伏龙肝）。

【生境分布】可从烧柴草的灶中心取出，分布于辽宁各地。

【功效应用】味辛，性温。温中止血，止呕，止泻，用于虚寒失血，呕吐，泄泻。

6. 硅化合物类

1. 石英 Quartz

【别　　名】白石英、水精、白砂、银华眼镜石。

【药用部位】白色晶体矿石（白石英）。

【生境分布】产于热液矿脉中和岩石晶洞中，多产于伟晶岩、石英脉和金属矿脉中。分布于葫芦岛、锦州、辽阳、瓦房店、大连等地。

【功效应用】味甘，性温。温肺肾，安心神，利小便。用于肺寒咳喘，阳痿，消渴，心神不安，小便不利，黄疸。

2. 浮石 Pumex

【别　　名】海浮石、大海浮石、浮水石、羊肚石、水石、轻石、擦脚石。

【药用部位】多孔状物岩石（海浮石）。

【生境分布】为火山作用形成的多孔质熔结熔岩。产于火山岩地区及转石分布的河滩。分布于锦州、营口、大连等地。

【功效应用】味咸，性寒。清肺化痰，软坚散结。用于痰热喘咳，老痰积块，瘿瘤，瘰疬，淋证，疝气，疮肿，目翳。

3. 麦饭石 Maifanitum

【别　　名】中华麦饭石、北票麦饭石、粗理黄色麻石、长寿石、健康石、炼山石、马牙砂、豆渣石。

【药用部位】复矿岩（麦饭石）。

【生境分布】产于火山岩、次火山岩及蚀变岩石。分布于北票、阜新、阜蒙等地。

【功效应用】味甘，性温。解毒散结，去腐生肌，除寒祛湿，益肝健胃，活血化瘀，利尿化石，延年益寿。用于痈疽发背，痤疮，湿疹，脚气，痱子，手指皲裂，黄褐斑，牙痛，口腔溃疡，风湿痹痛，腰背痛，慢性肝炎，胃炎，痢疾，糖尿病，神经衰弱，外伤红肿，高血压，老年性血管硬化，肿瘤，石淋。

4. 玉髓 Chalcedony

【别　　名】马脑、玛瑙。

【药用部位】由多色玉髓组成并具有同心带状结构晶块（玛瑙）。

【生境分布】产于喷出岩空洞、热液脉或温泉沉积中，由低温热液而成。也有由风化沉积而成的，产于风化壳碎屑沉积物中。分布于凌源、北票、阜新。

【功效应用】味辛，性寒。清热明目除翳。用于睑弦赤烂，目生翳障，视物不清。

5. 岫玉 Lapis sapo

【别　　名】蛇纹石玉、玉石、玉。

【药用部位】致密体块状集合体（玉）。

【生境分布】存在厚层状白云石大理岩中，特别是夹在白云石大理岩中的菱镁大理岩透镜体内。分布于岫岩、瓦房店。

【功效应用】味甘，性平。润肺清胃，除烦止渴，镇心，明目。用于喘息烦满，消渴，惊悸，目翳，丹毒。

附注：软玉 Nephritum，分布于岫岩，其致密体块状集合体亦为药材玉的基原矿物。

7. 锰化合物类

软锰矿 Pyrolusitum

【别　　名】铁砂、棕铁矿、软锰铁、黑赭石、黑锰、锰矿。

【药用部位】矿石（无名异）。

【生境分布】产于不同地质年代的浅海胶体沉积矿中。分布于凌源、喀左、朝阳、葫芦岛、建昌、北镇、辽阳、营口、丹东、大连等地。

【功效应用】味甘，性平。祛瘀止痛，消肿生肌。用于跌打损伤，痈疽肿毒，创伤出血。

8. 铁化合物类

1. 铁 Ferrum

【别　　名】生铁、黑金、乌金、特木日音—塔拉哈、札格策（蒙药），猜卜恩（朝药）。

【药用部位】冶炼成的灰黑色金属（铁）；钢铁飞炼而成的粉末或生铁打碎成粉，用水漂出的细粉（铁粉）；生铁浸于水中生锈后形成的溶液（铁浆）；生铁煅至红赤，外层氧化时被锤落的铁屑（铁落）；铁露置空气中氧化后生成的褐色锈衣（铁锈）；炼铁炉中的灰烬（铁精）；铁与醋酸作用生成的锈末（铁华粉）；制造钢针时磨下的细屑（针砂）。

【生境分布】由赤铁矿、褐铁矿和磁铁矿冶炼而成。以上3种矿分布于凌源、喀左、朝阳、建昌、葫芦岛、北镇、阜新、铁岭、西丰、清原、新宾、抚顺、沈阳、辽阳、本溪、鞍山、岫岩、营口、凤城、宽甸、丹东、瓦房店、大连等地。

【功效应用】冶炼成的灰黑色金属（铁）：味辛，性凉。镇心平肝，消痈解毒。用于惊痫，癫狂，疗疮痈肿，跌打瘀血，脱肛。钢铁飞炼而成的粉末或生铁打碎成粉，用水漂出的细粉（铁粉）：味咸，性平。平肝镇心。用于惊痫，发狂，脚气冲心，疔疮。生铁浸于水中生锈后形成的溶液（铁浆）：味甘、涩，性平。镇心定痛，解毒敛疮。用于癫痫狂乱，疔疮肿毒。生铁煅至红赤，外层氧化时被锤落的铁屑（铁落）：味辛，性凉。平肝镇惊。用于癫狂，热病谵妄，心悸，易惊善怒，疮疡肿毒。铁露置空气中氧化后生成的褐色锈衣（铁锈）：味辛，性寒。清热解毒，镇心平肝。用于疔疮肿毒，口疮，重舌，疥癣，烫伤，毒虫螫伤，痫病。炼铁炉中的灰烬（铁精）：味辛、苦，平。镇惊安神，消肿解毒。用于惊痫心悸，疔毒，阴肿，脱肛。铁与醋酸作用生成的锈末（铁华粉）：味咸，性平、寒。养血安神，平肝镇惊。用于血虚，惊悸，健忘，痫疾，疮癣，脱肛，痔漏。制造钢针时磨下的细屑（针砂）：味酸、辛，性平。补血，除湿，利水。用于黄疸，水肿。

【民族用药】蒙医：铁加工成的铁屑，味辛、酸，性凉。消浮肿，清肝热，明目，解肝脏毒。用于水肿，浮肿，肝热，肝包如。朝医：铁粉为少阴人药。平肝镇心。用于中风半身不遂证。

2. 赤铁矿 Hematitum

【别　　名】赭铁矿、红色铁矿、代赭、赭石、大赭石、丁赭石、卵状赭石、红石头，乌兰—吉必—朝鲁、东泽玛尔布、东泽（蒙药），达勒格依延—窝赫（满药），代租扫（朝药）。

【药用部位】矿石（赭石）。

【生境分布】产于沉积铁矿床、沉积变质铁矿床、火成岩、接触变质矿床、热液矿脉及金属矿床的铁帽中。分布于辽阳、鞍山、营口、大连。

【功效应用】味苦，寒。平肝潜阳，降逆，止血。用于眩晕耳鸣，呕吐，噫气，呃逆，喘息，吐血，衄血，崩漏下血。

【民族用药】蒙医：赭石味苦，性寒。愈伤，接骨，干脓，燥协日乌素，祛云翳，用于颅脑损伤，外伤创口化脓，筋或白脉损伤所致的肌体拘挛，视力模糊，昏朦症，目翳，眼睑干性糜烂。满医：代赭石平肝镇逆，凉血止血。用于吐血，痔疮出血，惊痫，妇女月经过多，白带污浊。朝医：代赭石为少阴人药。降气，解逆，止呕。用于呕吐，呃逆等症。

附注：本种为《中国药典》2020年版收载药材赭石的基原矿物。

3. 磁铁矿 Magnetitum

【别　　名】吸铁石、磁石、玄石、磁铁石，扫仁金、卡布冷（蒙药）。

【药用部位】矿石（磁石）。

【生境分布】产于岩浆岩、变质岩，也见于砂床矿中。分布于朝阳、葫芦岛、沈阳、辽阳、本溪、鞍山、瓦房店、大连等地。

【功效应用】味辛、咸，性寒。平肝潜阳，聪耳明目，镇静安神，纳气平喘。用于头晕目眩，视物昏花，耳鸣耳聋，惊悸失眠，肾虚气喘。

【民族用药】蒙医：磁石味辛、咸，性平。镇静，愈伤，接骨，清脑。用于白脉病，中风，颅脑损伤，骨折，耳脓。

附注：本种为《中国药典》2020年版收载药材磁石的基原矿物。

4. 黄铁矿 Pyritum

【别　　名】石髓铅、铜矿石、方块铜、铁硫，都新—朝鲁、阿日希音—额莫（蒙药）。

【药用部位】矿石（自然铜）；黄铁矿结核（蛇含石）。

【生境分布】产于热液作用沉积矿层及变质作用形成的矿床中。矿石分布于凌源、葫芦岛、兴城、阜新、本溪、宽甸。黄铁矿结核分布于大连。

【功效应用】矿石（自然铜）：味辛，性平。散瘀止痛，续筋接骨。用于跌打损伤，筋骨折伤，瘀肿疼痛。黄铁矿结核（蛇含石）：味甘，性寒。安神镇惊，止血定痛。用于惊风，癫痫，骨节酸痛。

【民族用药】蒙医：自然铜味辛，性平。接骨愈脉，明目。用于骨折，筋脉损伤，云翳，视力减退。

附注：本种为《中国药典》2020年版收载药材自然铜的基原矿物。

5. 褐铁矿 Limonitum

【别　　名】棕铁矿、朱铁矿、棕色铁矿、黄土铁、禹粮石，乌压高（朝药）。

【药用部位】多矿物集合体（禹余粮）。

【生境分布】产于风化地壳中，以含铁矿物经氧化分解，胶溶凝集而成。分布于朝阳、本溪、鞍山等地。

【功效应用】涩肠止泻，收敛止血。用于体虚久泻，崩漏，带下，痔漏。

【民族用药】朝医：禹余粮为少阴人药。补脾涩肠止泻。用于太阳病，中暑，暑滞，冷滞，蛔虫，暑泄，虚泄。

附注：本种为《中国药典》2020 年版收载药材禹余粮的基原矿物。

6. 水绿矾 Melanteritum

【别　　名】绿矾、青矾、皂矾、滥矾、黑矾、土绿矾、青明矾，哈日—白邦、纳格粗尔、粗日纳格（蒙药），尼奥万格依延—丰克孙（满药）。

【药用部位】矿石（绿矾）。

【生境分布】产于氧化带以下富含黄铁矿半分解矿石的裂隙中，分布于兴城。

【功效应用】味酸、涩，性凉。燥湿化痰，消积杀虫，止血补血，解毒敛疮。用于黄肿胀满，疳积久痢，肠风便血，血虚萎黄，湿疮疥癣，喉痹口疮，烂弦风眼。

【民族用药】蒙医：称本品为黑矾，味酸、涩，性平。效糙、燥。破痞，止腐。用于食痞，子宫痞，胃脘痞，口舌生疮，白喉，炭疽。满医：研末口服治疗胀满，疳积，久痢便血，血虚肌痿。研末用温水外擦患处治疗湿疮，疥癣瘙痒，喉痹口疮。满医：绿矾燥湿化痰，消积杀虫，止血补血，解毒敛疮。绿矾研末口服，用于胀满，疳积，久痢便血，血虚肌痿；绿矾研细末，用温水调和外擦患处，用于湿疮，疥癣瘙痒，喉痹口疮等。

附注：本种为《中国药典》2020 年版收载药材绿矾的基原矿物。

9. 铜化合物类

1. 铜 Cuprum

【别　　名】熟铜、红铜、赤铜，吉森—吉卜、萨格贼、桑亚（蒙药）。

【药用部位】煅铜时打落的屑末（赤铜屑）；铜表面经二氧化碳或醋酸作用生成的绿色锈衣（铜绿）。

【生境分布】各种地质作用中还原条件下的产物，形成于原生热液矿床。也见于含铜矿床的氧化带下部，系由含铜硫化物经变化还原而成。分布于凌源、绥中、兴城、葫芦岛、铁岭、开原、西丰、清原、新宾、抚顺、本溪、鞍山、海城、营口、凤城、丹东等地。

【功效应用】煅铜时打落的屑末（赤铜屑）：味苦，性平，微毒。接骨散瘀。用于筋骨折伤，瘀血肿痛，外伤出血，烂弦风眼，狐臭。铜表面经二氧化碳或醋酸作用生成的绿色锈衣（铜绿）：味酸、涩，性平，有毒。退翳，祛腐敛疮，杀虫，吐风痰。用于目翳，烂弦风眼，疽、痔恶疮，喉痹，牙疳，臁疮，顽癣，风痰卒中。

【民族用药】蒙医：铜绿味酸、涩，性平。有毒。去翳，止腐，提脓，燥协日乌素，愈伤。用于云翳，创伤，癣，协日乌素病。

2. 蓝铜矿 Azuritum

【别　　名】被膜蓝铜矿、石青、扁青、曾青、空青、朴青、层青。

【药用部位】块状矿石（扁青）；层状矿石（曾青）；中空或球状矿石（空青）。

【生境分布】产于含铜硫化物矿床氧化带，是原生含铜矿物氧化后所形成的表升矿物，与绿青（孔雀石）共生。分布于本溪、丹东、瓦房店等地。

【功效应用】块状矿石（扁青）：味酸、咸，性平，有小毒。涌吐风痰，明目，解毒。用于癫痫，惊风，痰涎壅盛，目翳，痈肿。层状矿石（曾青）：味酸，性寒。凉肝明目，祛风定惊。用于目赤疼痛，涩痒，眵多赤烂，头风，惊痫，风痹。中空或球状矿石（空青）：味甘、酸，性寒，有小毒。凉肝清热，明目去翳，活血利窍。用于目赤肿痛，青盲，雀目，翳膜内障，中风口祸，手臂不仁，头风，耳聋。

3. 孔雀石 Malachitum

【别　　名】石绿、大绿、铜绿、铜青、石绿（满药）。

【药用部位】矿石（绿青）。

【生境分布】产于含铜硫化物矿床氧化带，属铜矿的次生矿物，与少量的石英等矿物伴生。分布于清原、鞍山、凤城、瓦房店。

【功效应用】味酸，性寒，有毒。催吐祛痰，镇惊敛疮。用于风痰壅塞，眩晕昏仆，痰迷惊痫，疳疮。

【民族用药】满医：石绿涂患处，用于疥疮；石绿水煎服，用于痰迷惊痫。

4. 胆矾 Chalcanthitum

【别　　名】蓝矾、石胆、云胆矾、硫酸铜矿，呼和—白帮、毕格板（蒙药）。

【药用部位】矿石（胆矾）。

【生境分布】产于铜矿床的氧化带中，为含铜硫化物氧化分解形成的次生矿物，与蓝铜矿、孔雀石等矿物共生。分布于鞍山。

【功效应用】矿石（胆矾）：味酸、辛，性寒，有毒。催吐，祛腐，解毒。用于风痰壅塞，喉痹，癫痫，牙疳，口疮，风眼，痔疮。

【民族用药】蒙医：胆矾用于协日乌素，疮疡，淋巴腺肿。

5. 氯铜矿 Atacamitum

【别　　名】绿盐、盐绿。

【药用部位】矿石（绿盐）。

【生境分布】产于铜矿床地表氧化带中，属卤化物矿物。分布于清原。

【功效应用】味咸、苦、辛，性平。明目消翳，用于目翳，目涩昏暗，泪多眵多。

10. 锌化合物类

菱锌矿 Smithsomtum

【别　　名】甘石、浮水甘石、炉甘石、羊肝石、炉眼石、干石，查森—多斯勒—朝鲁、刚梯格（蒙药），炉甘扫（朝药）。

【药用部位】矿石（炉甘石）。

【生境分布】产于原生铅锌矿的氧化带中。分布于朝阳、绥中、兴城、葫芦岛、铁岭、开原、抚顺、岫岩、凤城、丹东等地。

【功效应用】味甘，性温。明目去翳，收湿止痒，敛疮生肌。用于目赤肿痛，烂弦风眼，多泪怕光，翳膜胬肉，溃疡不敛，皮肤湿疮，阴部湿痒。

【民族用药】蒙医：炉甘石味甘，性凉。清肝，明目，燥协日乌素，接骨。用于肝热，血热，协日乌素性眼病，肝包如，颅骨损伤，痘疹，热性协日乌素病。朝医：炉甘石为少阳人药。明目去翳，收敛生肌。用于少阳人目病，目暴赤肿，目生翳膜，多种目疾。

附注：本种为《中国药典》2020年版收载药材炉甘石的基原矿物。

11. 砷化合物类

1. 砷华 Arsenolitum

【别　　名】信石、红信、白信、红信石、白信石、毒石、砒华、无水亚砷酸，朝伦—浩日、道都格（蒙药）。

【药用部位】矿石（砒石）；砒石经升华而得到的精制品（砒霜）。

【生境分布】产于含砷矿物的矿床氧化带，为典型的次生矿物。分布于辽阳、营口、大连等地。

【功效应用】矿石（砒石）：味辛、酸，性热，有大毒。蚀疮去腐，杀虫，祛痰定喘，截疟。用于寒痰哮喘，疟疾，痔疮，瘰疬，走马牙疳，癣疮，溃烂腐肉不脱。砒石经升华而得到的精制品（砒霜）：

功效同砒石。

【民族用药】蒙医：砒石味辛，性热。有毒。杀虫，化痰，止腐。用于黏性淋巴结肿，梅毒，疖，炭疽，疟疾。

2. 雄黄 Realgar

【别　　名】明雄黄、黄金石、雄黄精、雄精、腰黄、刁黄，额热—阿拉坦—呼胡尔、东瑞（蒙药），阿梅混（满药），翁夯（朝药）。

【药用部位】矿石（雄黄）。

【生境分布】产于低温热液脉矿中，温泉及火山附近也有存在。常与雌黄、辉锑矿等共生。分布于本溪。

【功效应用】味辛、苦，性温，有毒。燥湿，祛风，杀虫，解毒。用于疥癣，秃疮，痈疽，走马牙疳，缠腰火丹，破伤风，蚊虫螫伤，腋臭，腋疮，哮喘，惊痫，痔疮。

【民族用药】蒙医：雄黄味苦、辛，性温。效重。有毒。止腐敛疮，燥协日乌素，消肿，杀肿，杀黏虫。用于疮疡，白喉，炭疽，梅毒，疥癣，脓疱疮，痘疹，咽喉肿痛，蛇虫咬伤。满医：雄黄解毒杀虫。雄黄研末，水稀释后涂擦患处，用于皮肤瘙痒；雄黄研细末外涂患处，用于痈肿疔毒，疥疮，蛇虫咬伤。朝医：雄黄为少阳人药。解毒，杀虫。用于各种疮疡，咽喉风以及毒蛇咬伤。

附注：本种为《中国药典》2020 年版收载药材雄黄的基原矿物。

3. 雌黄 Auripigmentum

【别　　名】昆仑黄、石黄、天阳石、黄石、鸡冠石、砒黄、黄砒。

【药用部位】矿石（雌黄）。

【生境分布】产于低温热液矿床中，温泉及火山附近也有存在，形成条件完全与雄黄相似，并且与雄黄辉锦矿等密切共生。分布于本溪。

【功效应用】味辛、性平，有毒。燥湿，杀虫，解毒。用于疥癣，恶疮，蛇虫咬伤，癫痫，寒痰咳喘，虫积腹痛。

4. 毒砂 Arsenopyritum

【别　　名】大白石、立制石、砷黄铁矿。

【药用部位】矿石（礜石）。

【生境分布】产于高中温热液矿床和某些接触变化矿床中。在热液矿脉中，与黄铁矿及其他硫磷化合物共生；在接触变化矿床中，与磁黄铁矿等共生。并有多种脉石矿物伴生。分布于凤城、本溪等地。

【功效应用】味辛、甘，性热，有毒。消冷积，祛风寒，蚀恶肉，杀虫。用于痼冷腹痛，积聚坚癖。风寒湿痹，痔漏息肉，恶疮癣疾。

12. 汞化合物类

1. 汞 Hydrargyrum

【别　　名】水银、自然汞、生汞、贝汞、活水银，孟根—沃斯、乌勒楚、雄胡因—沃斯、雄胡、擦勒、查干—雄胡、查干—擦勒、达础（蒙药），银朱、茨奴混（满药），甘红、苏恩（朝药）。

【药用部位】液态汞（水银）；加工制成的赤色硫化汞（银朱）；加工制成的氯化亚汞结晶（轻粉）；由水银、硝石、白矾或由水银和硝酸炼制而成的红色氧化汞（红粉）；由水银、火硝、白矾、朱砂、雄黄、皂矾制炼而成的红色氧化汞（红升丹）；加工制成的二氯化汞和氯化亚汞混合结晶（白降丹）；加工制成的氧化汞（升药）；加工制成的氯化亚汞和氮化汞的精制品（粉霜）；炼制升药后留在锅底的残渣（升药底）；炼制轻粉所用器具内积累而成的黑色厚片（黑砂）。

【生境分布】产于辰砂（硫化汞）矿脉的氧化带，常呈小珠球存在于矿脉及岩石的洞隙内及浮土中。分布于锦州、辽阳、营口、大连等地。

【功效应用】液态汞（水银）：味辛，性寒。有毒。杀虫，攻毒。用于疥癣，梅毒，恶疮，痔漏。加工制成的赤色硫化汞（银朱）：味辛，性温，有毒。攻毒，杀虫，燥湿，祛痰。用于疥癣恶疮，疹气心腹痛。加工制成的氯化亚汞结晶（轻粉）：味辛，性寒，有毒。杀虫，攻毒，利水，通便。用于疥癣，瘰疬，梅毒，下疳，皮肤溃疡，水肿，臌胀，大小便闭。由水银、硝石、白矾或由水银和硝酸炼制而成的红色氧化汞（红粉）：味辛，性热。有大毒。拔毒，除脓，去腐，生肌。用于痈疽疔疮，梅毒性下疳，一切恶疮，肉暗紫黑，腐肉不去，窦道瘘管，脓水淋漓，久不收口。由水银、火硝、白矾、朱砂、雄黄、皂矾制炼而成的红色氧化汞（红升丹）：味辛，性热，有大毒。拔毒提脓，去腐生肌，杀虫燥湿。用于疔疮痈疽，瘘管窦道，瘿瘤瘰疬，乳癌乳痈，疥癣，湿疹，梅毒，一切顽疮久溃不敛，晦暗紫黑，脓出不畅，腐肉不去，新肉难生。加工制成的二氯化汞和氯化亚汞混合结晶（白降丹）：败毒消肿，化腐生肌。用于痈疽发背，疔毒恶疮。加工制成的氧化汞（升药）：有毒。搜脓，拔毒，去腐，生肌。用于痈疽，疔疮，梅毒，下疳。加工制成的氯化亚汞和氮化汞的精制品（粉霜）：味辛，性温，有毒。攻毒，利水，通便。用于牙疳，梅毒恶疮，水肿，臌胀，大小便闭。炼制升药后留在锅底的残渣（升药底）：杀虫，止痒。用于疥疮。炼制轻粉所用器具内积累而成的黑色厚片（黑砂）：功效同轻粉。多外用。

【民族用药】蒙医：水银味辛，性重、凉。有毒。燥协日乌素，干脓血，杀虫，消痈疽。用于协日乌素病，陶赖，梅毒，疥癣，赫如虎，白喉，吾雅曼，痈疽，秃疮，痘疹，瘙痒，淋巴腺肿大，胸伤。轻粉味辛，性凉。杀虫，攻毒，接骨，敛疮。用于疥疮，顽癣，梅毒，骨折，伤口不愈，疮痒，湿疹。银朱味辛、甘，性凉。效轻。有毒。清热，止腐，制伏痈疽，愈伤。用于肺热，咳嗽，肝热，肝区疼痛，黄疸，黏热，痈疽，苏日亚，疮疡，梅毒，脉管肿胀结块，手足麻木，白喉，炭疽。满医：银朱入药，攻毒杀虫，燥湿劫痰。用于疥癣恶疮，痧气心腹痛。多替代朱砂配伍其他药物外用，用于疔疮疖肿。朝医：水银、轻粉均为少阳人药。水银杀虫，攻毒。用于杨梅毒疮，天疱疹。轻粉除肾之久病。用于少阳人破伤风，挫闪痛，历关节，疥癣。

附注：本种为《中国药典》2020年版收载药材轻粉、红粉的基原矿物。

2. 辰砂 Cinnabaris

【别　　名】丹砂、朱砂、红汞矿、天然硫化汞、赤色硫化汞，朝伦—雄胡、昭格拉玛、擦勒高得（蒙药），茨奴混、鹅瑞烟滚（满药），朱砂（朝药）。

【药用部位】矿物晶体（朱砂）。

【生境分布】产于近代火山岩及温泉沉积附近的矿脉中或在石灰岩、白云岩中，与方解石、白云石连生。在晶洞中，呈晶簇状结晶集合体存在。分布于辽阳、营口、大连等地。

【功效应用】味甘，性微寒，有毒。清心镇惊，安神解毒。用于心悸，失眠多梦，癫病发狂，小儿惊风，视物昏花，口疮，喉痹，疮疡肿毒。

【民族用药】蒙医：朱砂味甘，性凉。镇惊，清热解毒，接骨，愈脑伤，敛疮。用于偏瘫，白脉病，小儿肺热，惊风，抽搐，疮疡，喉喑，骨折，利刀伤，创口化脓。满医：朱砂清心镇惊，安神解毒。将朱砂放入洗净的猪心或其他动物心脏，焙干研细末，分次口服或煮熟后分次食用猪心，治疗心跳心慌，胸闷气短；与其他药物配伍，用于疮疡肿毒，咽喉肿痛，口舌生疮，惊风，癫痫，惊厥抽搐。朝医：朱砂安神定惊。研末温水送服，用于小儿惊风；用本品炖牛心或猪心内服，用于惊悸、心烦或心脏衰弱。

附注：本种为《中国药典》2020年版收载药材朱砂的基原矿物。

13. 铅化合物类

方铅矿 Galenitum

【别　　名】黑铅矿，混杜、混杜、利日黑、当西勒、哈热—舒得尔—朝鲁（蒙药）。

【药用部位】炼出的金属（铅）；用铅加工制成的四氧化三铅（铅丹）；用铅加工制成的碱式碳酸铅（铅粉）；用铅加工制成的醋酸铅（铅霜）；铅在铁器中熬制而成的黑灰（铅灰）；用铅粗制的氧化铅（密陀僧）。

【生境分布】产于热液矿床中，常与闪锌矿共生。分布于葫芦岛、铁岭、抚顺、本溪、岫岩、凤城、丹东、大连等地。

【功效应用】炼出的金属（铅）：味甘，性寒。有毒。镇逆，坠痰，杀虫，解毒。用于痰气壅逆，上盛下虚，气短喘急，噎膈反胃，瘿瘤，瘰疬，疔毒，恶疮。用铅制成的四氧化三铅（铅丹）：味辛、咸，性寒，有毒。解毒，生肌，坠痰镇惊。用于痈疽，溃疡，金疮出血，口疮，目翳，汤火灼伤，惊痫癫狂，疟疾，痢疾，吐逆反胃。用铅加工制成的四氧化三铅（铅丹）：味辛、咸，性寒，有毒。解毒祛腐，收湿敛疮，坠痰镇惊。用于痈疽疮疡，外痔，湿疹，烧烫伤，溃疡，金疮出血，口疮，目翳，惊痫癫狂，疟疾，痢疾，吐逆反胃。用铅加工制成的碱式碳酸铅（铅粉）：味甘、辛，性寒，有毒。消积，杀虫，解毒，生肌。用于疳积，下痢，虫积腹痛，癥瘕，疟疾，疥癣，口疮，丹毒，烫伤。用铅加工制成的醋酸铅（铅霜）：味甘、酸，性寒，有毒。坠痰，镇惊，止衄，敛疮。用于惊痫，热痰，鼻衄，喉痹，牙疳，口疮，溃疡。铅在铁器中熬制而成的黑灰（铅灰）：用于瘰疬，虫积。用铅粗制的氧化铅（密陀僧）：味咸、辛，性平，有毒。消积杀虫，收敛防腐，坠痰镇惊。用于痔疮，肿毒，溃疡，湿疹，狐臭，创伤，久痢，惊痫。

【民族用药】蒙医：铅加工成的四氧化三铅，称黄丹，味辛，性凉。效重，有毒。止腐，生肌，清火。用于久治不愈的疮疡，刀伤，血热性眼疾。密陀僧味咸、辛。效温。有毒。愈伤，壮骨。用于颅骨损伤。

14. 自然元素类

1. 自然金 Aurum natura

【别　　名】生金、黄金，尼斯莫勒—阿拉塔、斯日达伯（蒙药）。

【药用部位】锤或碾压制成纸状箔片（金箔）。

【生境分布】产于高、中温热液成因的含金石英脉中，或火山岩系里与火山热液作用有关的热液矿床中，分布于凌源、北票、喀左、朝阳、建昌、绥中、葫芦岛、锦州、义县、北镇、阜新、阜蒙、铁岭、调兵山、清原、新宾、抚顺、辽阳、盖州、大石桥、岫岩、凤城、丹东、东港、庄河、瓦房店等地。

【功效应用】味辛、苦，性平。镇心，安神，解毒。用于惊痫，癫狂，心悸，疮毒。

【民族用药】蒙医：金箔味涩，性凉。有毒。强身，解毒。用于年迈虚劳，体弱，珍宝丸中毒。

2. 自然银 Argentum natura

【别　　名】银、生银，尼斯莫勒—孟格、乌勒梢格（蒙药）。

【药用部位】锤成的纸状箔片（银箔）。

【生境分布】产于高、中温热液成因的含金石英脉中，或火山岩系里与火山热液作用有关的热液矿床中，分布于喀左、锦州、义县、铁岭、开原、新宾、抚顺、辽阳、鞍山、大石桥、营口、凤城、瓦房店等地。

【功效应用】味辛，性平、大寒。镇惊，安神，定痫。用于心悸恍惚，惊痫癫狂，夜不安寐。

【民族用药】蒙医：银箔味苦，性平。干脓血，燥协日乌素，止腐。用于协日乌素病，水肿，痈疽，瘰疬。

3. 自然硫 Sulphur

【别　　名】硫块、硫磺、硫黄矿、倭硫黄、硫黄香、生黄、呼胡日、木色依（蒙药），硫黄（满药），优夯（朝药）。

【药用部位】自然硫矿冶炼物（硫黄）；与雄黄经升华制成的砷硫化合物（小灵丹）。

【生境分布】产于火山作用形成的矿床和沉积岩层中。分布于建昌、抚顺、辽阳、本溪等地。

【功效应用】自然硫矿冶炼物（硫黄）：味酸，性热，有毒。壮阳，杀虫。用于阳痿，虚寒泻痢，大便冷秘；外用于湿疹，疥癣，癫疮。与雄黄经升华制成的砷硫化合物（小灵丹）：散寒止痛。用于脾虚久泻，胃寒腹痛，妇女血寒，行经腹痛，肾寒疝气。

【民族用药】蒙医：硫黄味酸，性温。有毒。干脓血，燥协日乌素，止痒，杀虫。用于协日乌素病，疥癣，协日乌素疮，吾雅曼病，白癜风。满医：硫黄解毒杀虫，燥湿止痒，助阳通便。硫黄外敷患处，用于疥癣，湿疹，阴疽疮疡。硫黄研细粉装入布袋，戴在内裤靠近阴部处，用于男性阴囊湿疹瘙痒，女性阴部瘙痒；戴在腰腹部，用于男性阳虚，精冷不育。朝医：硫黄为少阴人药。解毒杀虫，壮阳通便。外用于眼病，疥癣或蛇咬伤；内用于便秘。

15. 古生物化石类

1. 松科植物树脂化石 Fossil pinaceae resim

【别　　名】琥珀、虎珀、血琥珀、血珀、红琥珀、光珀，浩伯、博衣舍勒、布日论（蒙药），波依斯勒、贝什里（满药）。

【药用部位】化石（琥珀）。

【生境分布】产于褐煤、黏土、沉积岩和冲积土壤中。多属第三纪湖泊、河流相沉积物和陆源成因的沉积物。分布于阜新、抚顺。

【功效应用】味甘，性平，镇惊安神，散瘀止血，利水通淋。用于惊风癫痫，惊悸失眠，血淋血尿，小便不通，妇女闭经，痈疽疮毒，跌打损伤。

【民族用药】蒙医：琥珀味甘，性平。利尿，明目，愈伤。用于闭尿，目赤，云翳，久疮不愈，腰腿痛。满医：琥珀，镇惊安神，散瘀止血，利水通淋，祛翳明目。用于心神不宁，心悸失眠，健忘，血虚，惊风癫痫，惊悸怔忡，夜卧不安，痛经，心腹刺痛，妇女产后血瘀腹痛，症瘕积聚，淋证，癃闭，跌打损伤，痈疮肿毒等。

2. 古脊椎动物化石 Fossil paleovertebrales

【别　　名】龙骨、龙齿、白龙齿、青龙齿、青条牙、五花龙骨、龙角，鲁—牙斯、布如格瑞（蒙药），白龙骨、乌延依—阿力甘（满药），拥骨尔（朝药）。

【药用部位】骨骼化石（龙骨）；牙齿化石（龙齿）；角骨化石（龙角）。

【生境分布】为古代哺乳动物如象类、犀牛类、三趾马类等动物化石。分布于朝阳、锦州、阜新、辽阳、大连等地。

【功效应用】骨骼化石（龙骨）：味甘、涩，性平。镇惊安神，敛汗固精，止血涩肠，生肌敛疮。用于癫狂，怔忡健忘，失眠多梦，自汗盗汗，遗精淋浊，吐衄便血，崩漏带下，泻痢脱肛，溃疡久不收口。牙齿化石（龙齿）：味涩，性凉。镇惊安神，除烦热。用于惊痫癫狂，烦热不安，失眠多梦。角骨化石（龙角）：味甘，性平。用于惊痫癫狂，身热，腹坚及热泄。

【民族用药】蒙医：龙骨味甘、涩，性平。杀黏，止刺痛，止腐，生肌，敛伤，安神。用于脑刺痛，筋骨损伤，骨折，刀伤，盗汗，遗精，淋病，失眠多梦，巴木病。满医：龙骨重镇安神，敛汗固精，止血涩肠，生肌敛疮。用于惊痫癫狂，怔忡健忘，失眠多梦，自汗盗汗，遗精淋浊，吐衄便血，崩漏带下，泻痢脱肛，疮疡溃烂久不收口。朝医：龙骨为太阴人药。镇静安神，收敛固涩。用于太阴人惊悸，怔忡，健忘症。

3. 古腕足类动物化石 Fossil paleobrachiopod

【别　　名】燕子石、石燕、大石燕、土燕，宝力珠木尔—陶鲁钙—朝鲁、吉乌告（蒙药）。

【药用部位】化石（石燕）。

【生境分布】为古代腕足类石燕子科动物中华弓石燕及近缘动物的化石。分布于大连。

【功效应用】味咸，性凉。除湿热，利小便，退目翳。用于淋证，小便不通，带下病，尿血，肠风痔漏，眼目障翳。

【民族用药】蒙医：石燕味甘，性温。燥协日乌素，愈伤，生肌，接骨。用于头颅损伤。

4. 古节肢动物化石 Fossil paleoarthropod

【别　　名】石螃蟹、石蟹、大石蟹、全石蟹。

【药用部位】化石（石蟹）。

【生境分布】为古代节肢动物石蟹及其他近缘动物化石。分布于大连。

【功效应用】味咸，性寒。清肝明目，消肿解毒。用于目赤，翳膜遮睛，喉痹，痈肿，漆疮。

16. 其他矿物类

1. 锡石 Cassiteritum

【别　　名】白锡、镴、白镴。

【药用部位】锡石炼出的金属（锡）。

【生境分布】产于岩浆作用后期的气液或高温热液矿床中。分布于葫芦岛、本溪。

【功效应用】味甘，性寒，有毒。清热解毒，祛腐生肌。用于疔疮肿毒，杨梅毒疮，恶毒风疮。

附注：本品有毒，不可内服。

2. 井底泥 Shaft bottom clay

【别　　名】井底沙。

【药用部位】淤泥（井底泥）。

【生境分布】为淤积在井底的灰黑色泥土。分布于辽宁各地。

【功效应用】味淡，性寒。清热解毒，安胎，用于妊娠热病，胎动不安，风热头痛，天疱疮，热疖，烫火烧伤。

3. 石油 Petraleum

【别　　名】石漆、火油、石脑油。

【药用部位】原油（石脑油）。

【生境分布】低级动、植物在地层由细菌作用，经过复杂的生化作用变化而成。通常聚集在有孔隙及裂缝的岩石中。分布于葫芦岛、锦州、凌海、彰武、沈阳、辽阳、台安、盘锦。

【功效应用】味辛、苦，性寒。有毒。解毒杀虫。用于小儿惊风，恶疮。

4. 煤 Coal

【别　　名】黑金石、乌金石、石炭。

【药用部位】矿物（石炭）。

【生境分布】植物残骸经过复杂的生物化学作用和物理化学作用转变而成，分布于凌源、朝阳、北票、兴城、葫芦岛、锦州、凌海、义县、阜新、彰武、阜蒙、铁岭、调兵山、开原、新宾、抚顺、沈阳、辽阳、本溪、桓仁、凤城、丹东等地。

【功效应用】味甘、辛，性温。活血止血，化积止痛。用于血瘀疼痛，月经不调，金疮出血，疮毒。

5. 百草霜 Fuligo Plantae

【别　　名】锅底灰、锅底黑、锅烟子、灶烟煤、灶煤、灶突墨、釜底墨、灶突中尘。

【药用部位】稻草、麦秸、杂草燃烧后附于锅底或烟囱内的黑色烟灰（百草霜）。

【生境分布】可从烧柴草的锅底或烟囱内刮取，分布于辽宁各地。

【功效应用】味苦、辛，性温。止血，消积，清毒散火。用于吐血，衄血，便血，血崩，带下，食积，痢疾，黄疸，咽喉肿痛，口舌生疮，臁疮，白秃头疮，外伤出血。

6. 地浆 Earth mud

【别　　名】土浆、土浆水。

【药用部位】地浆水（地浆）。

【生境分布】产于黄土水坑中，分布于辽宁各地。

【功效应用】味甘，性寒。清热解毒，和中。用于热渴烦闷，伤食吐泻，脘腹胀痛，痢疾，食物中毒，解鱼毒、砒霜毒。

7. 水 Aqua

【别　　名】山泉水、矿泉水、温泉水、井水。

【药用部位】未受污染的天然井泉中新汲水或矿泉水（泉水）；温度显著高于气温的地下天然泉水（温泉水）；水凝结成的无色透明固体（冰）。

【生境分布】泉水来自地下深层水源，泉水、温泉水、冰均分布于辽宁各地。

【功效应用】未受污染的天然井泉中新汲水或矿泉水（泉水）：味甘、凉，性平，益五脏，清肺胃，生津止渴，养阴利尿。用于消渴，反胃，热痢，热淋，小便赤涩，脾胃火邪，口燥口苦。温度显著高于气温的地下天然泉水（温泉水）：味甘、辛，性热，有小毒。祛风通络，解毒杀虫。外洗用于筋骨拘挛，顽痹，手足不遂，眉发脱落，疥癣，疮疡。水凝结成的无色透明固体（冰）：味甘，性寒。退热消暑，解渴除烦。用于伤寒阳毒，热甚昏迷，中暑烦渴。

中文名索引

检字表

【二十一画】露髓螣鳡鳢麝
【二十二画】囊鹳
【二十三画以上】鼹鳝蘺蟥鸛鳜鳢

十二画

十六画

拉丁学名索引

F

G

H

参考文献

[1] 国家中医药管理局《中华本草》编委会 . 中华本草 [M]. 上海：上海科学技术出版社 , 1999.

[2] 中国药材公司 . 中国中药资源志要 [M]. 北京：科学出版社 , 1994.

[3] 管华诗，王曙光 . 中华海洋本草 [M]. 上海：上海科学技术出版社 ,2009.

[4] 李军德，黄璐琦，曲晓波 . 中国药用动物志（第 2 版）[M]. 福州：福建科学技术出版社 , 2013.

[5] 孙传奇 . 辽宁省中药资源名录（内部资料）[M]. 沈阳：辽宁省中药资源普查办公室 , 1987.

[6] 高松 . 辽宁中药志（动物、矿物、海洋类）[M]. 沈阳：辽宁科学技术出版社 , 2015.

[7] 江苏省植物研究所，中国医学科学院药用植物资源开发研究所，中国科学院昆明植物研究所 . 新华本草
纲要 [M]. 上海：上海科学技术出版社 , 1988-1991.

[8] 国家药典委员会 . 中华人民共和国药典（一部）[S]. 北京：中国医药科技出版社 , 2020.

[9] Ruggiero M A., Gordon D P, Orrell T M, et al. A Higher Level Classification of All Living Organisms[J].PloS
ONE, 2015,10(4):e0119248.

[10] 刘瑞玉 . 中国海洋生物名录 [M]. 北京：科学出版社 , 2008.

[11] 中国科学院中国孢子植物志编辑委员会 . 中国海藻志 第 1 卷 蓝藻门 [M]. 北京：科学出版社 , 2017.

[12] RE 李 . 藻类学 [M]. 北京：科学出版社 , 2012.

[13] 刘涛 . 藻类系统学 [M]. 北京：海洋出版社 , 2017.

[14] 李莹，王晗，田丽斯，等 . 辽宁沿海大型药用底栖海藻资源调查 [J]. 现代农业科技 , 2008, (21):308-310.

[15] 栾日孝 . 大连沿海藻类实习指导 [M]. 大连：大连海运学院出版社 , 1989.

[16] 李茹光，王翠婷 . 旅大沿海的季节性海藻 [J]. 东北师大学报 (自然科学版), 1982,(3):83-88.

[17] 周汝金 . 大连金石滩潮间带底栖海藻生态学研究 [D]. 大连：辽宁师范大学 , 2016.

[18] Guiry, M D, Guiry, G M. AlgaeBase. World-wide electronic publication, National University of Ireland,
Galway. https://www.algaebase.org; searched on 15. July. 2023.

[19] Kawai H, Hanyuda T, Akita S, et al. The macroalgal culture collection in Kobe University (KU-MACC) and
a comprehensive molecular phylogeny of macroalgae based on the culture strains[J]. Applied Phycology,
2022, 3(1): 159-166.

[20] 朱建一，严兴洪，丁兰平，等 . 中国紫菜原色图集 [M]. 北京：中国农业出版社 , 2016.

[21] Yang L E, Deng Y Y, Xu G P, et al. Redefining Pyropia (Bangiales, Rhodophyta):Four New Genera,
Resurrection of Porphyrella and Description of Calidia pseudolobata sp. nov. From China[J]. Journal of
phycology, 2020, 56(4):862-879.

[22] Kawaguchi S,Wang H W, Horiguchi T, et al. A comparative study of the red alga Grateloupia filicina
(Halymeniaceae) from the northwestern Pacific and Mediterranean with the description of Grateloupia
asiatica, sp. Nov.[J]. Journal of Phycology, 2001, 37(3):433-442.

[23] 王宏伟，戚贵成 . 辽宁沿海蜈蚣藻属的初步研究 [J]. 辽宁师范大学学报 (自然科学版), 2009, 32(2):231-
234.

[24] 张峻甫，夏邦美 . 中国的真江蓠和英国江蓠 [J]. 海洋与湖沼 ,1985, (3):175-180.

[25] Zhang J F, Xia B M. Some problems in the taxonomy of Chinese species of Gracilaria (Rhodophyta)[J].
Hydrobiologia, 1984, 116-117(1):59-62.

[26] 丁兰平 . 中国凹顶藻类的研究 [D]. 青岛：中国科学院海洋研究所 , 2003.

[27] 夏邦美 . 中国海藻志：第二卷 . 红藻门 第七册 仙菜目 松节藻科 [M]. 北京：科学出版社 , 2011.

[28] 丁兰平 , 黄冰心 , 王宏伟 . 中国海洋红藻门新分类系统 [J]. 广西科学 , 2015, 22(2):164-188.

[29] 王旭雷 . 中国海洋红藻分子系统发育初步分析及石花菜目的分类学研究 [D]. 北京 : 中国科学院大学 , 2016.

[30] 雷新明 , 黄晖 , 练健生 , 等 . 中国珊瑚藻分类与分布名录 (珊瑚藻亚纲 : 珊瑚藻目 , 混石藻目 , 孢石藻目) [J]. 海洋科学前沿 , 2019, 6(2):70-92.

[31] Kurigi M, Yamada I. New knowledge obtained by the observation on the original specimens of F.R. Kjellman: Japanska arter afslagtet Porphyra[J]. Japanese Journal of Phycology, 1986 (34):62-68

[32] 黄冰心 , 丁兰平 , 栾日孝 , 等 . 中国海洋褐藻门新分类系统 [J]. 广西科学 , 2015, 22(2):189-200.

[33] 张耀东 . 几种石莼目大型海洋绿藻的系统发育分析 [D]. 苏州 : 苏州大学 , 2008.

[34] 李艳燕 , 朱立静 , 沈颂东 , 等 . 石莼目几种绿藻的 ITS 区和 5.8S rDNA 的序列及系统发育分析 [J]. 海洋学报（中文版）, 2009, 31(5):162-168

[35] D. J. 麦克劳克林 , J. W. 斯帕塔福拉 . 菌物系统进化学（第 2 版）[M]. 北京 : 科学出版社 , 2018.

[36] Spatafora J W, Aime M C ,Grigoriev I V, et al. The Fungal Tree of Life: from Molecular Systematics to Genome-Scale Phylogenies[J]. Microbiology Spectrum, 2017.

[37] Naranjo-Ortiz M A, Gabaldón T. Fungal evolution: major ecological adaptations and evolutionary transitions[J]. Biological Reviews, 2019, 94(4):1443-1476.

[38] Schoch C L, Sung G H, López-Giráldez F, et al. The Ascomycota Tree of Life: A Phylum-wide Phylogeny Clarifies the Origin and Evolution of Fundamental Reproductive and Ecological[J]. Traits.Syst. Biol, 2009, 58(2):224-239.

[39] Naranjo-Ortiz M A, Gabaldón T. Fungal evolution: diversity, taxonomy and phylogeny of the Fungi[J]. Biological Reviews,2019, 94(6):2101-2137.

[40] He M Q, Zhao R L, Hyde K D., et al. Notes, outline and divergence times of Basidiomycota[J]. Fungal Diversity, 2019, 99:105-367.

[41] Zhao R L, Li G J, Sánchez-Ramírez S., et al. A six-gene phylogenetic overview of Basidiomycota and allied phyla with estimated divergence times of higher taxa and a phyloproteomics perspective[J]. Fungal Diversity, 2017, 84:43-74.

[42] Hyde K D, Maharachchikumbura S S N., Hongsanan S, et al. The ranking of fungi:a tribute to David L. Hawksworth on his 70th birthday[J]. Fungal Diversity, 2017,84:1–23.

[43] 赵瑞琳 , 贺茂强 , 刘建魁 . 以演化时间为新增指标构建真菌分类系统 .[J]. 菌物学报，2021,40(4):834-843.

[44] Spatafora J W, Sung G H, Johnson D, et al. A five-gene phylogeny of Pezizomycotina[J]. Mycologia, 2006, 98(6):1018-1028.

[45] Wu F, Li S J, Dong C H, et al.The Genus Pachyma (Syn. Wolfiporia) Reinstated and Species Clarification of the Cultivated Medicinal Mushroom "Fuling" in China[J]. Frontiers in Microbiology, 2020,11:1-12.

[46] Stalpers J A, Redhead S A, May T W, et al. Competing sexual-asexual generic names in Agaricomycotina (Basidiomycota) with recommendations for use[J]. IMA Fungus, 2021, 12(1):22-52.

[47] Cao T, Hu Y P, Yu J R, et al. A phylogenetic overview of the Hydnaceae (Cantharellales, Basidiomycota) with new taxa from China[J]. Studies in Mycology, 2021, 99:100121.

[48] He Z M, Chen Z H, Bau T, et al. Systematic arrangement within the family Clitocybaceae (Tricholomatineae, Agaricales): phylogenetic and phylogenomic evidence, morphological data and muscarine-producing innovation[J].Fungal Diversity,2023,123:1-47.

[49] Binder M, Hibbett D S. Molecular systematics and biological diversification of Boletales[J]. Mycologia, 2006, 98 (6):971-981.

[50] Justo A, Miettinen O, Floudas D, et al. A revised family-level classification of the Polyporales (Basidiomycota) [J]. Fungal Biology, 2017,121:798-824.

[51] Shen G W, Qing C, Jia Y H, et al. Phylogenetic and taxonomic updates of;Agaricales;with an emphasis on Tricholomopsis[J]. Mycology, 2024, 15(2):180-209.

[52] Krakhmalnyi M, Isikhuemhen O S, Jeppson M , et al. Species Diversity of Lycoperdaceae (Agaricales) in Israel, with Some Insights into the Phylogenetic Structure of the Family[J]. Journal of Fungi, 2023, 9(10):1038-1086.

[53] Vellinga C E, Sysouphanthong P, Hyde D K.The family Agaricaceae: phylogenies and two new white-spored genera[J]. Mycologia, 2011, 103(3):494-509.

[54] Larsson E, Larsson K H. Phylogenetic relationships of russuloid basidiomycetes with emphasis on aphyllophoralean taxa[J]. Mycologia, 2003, 95(6):1037-1065.

[55] Matheny P B, Curtis J M, Hofstetter V, et al. Major clades of Agaricales: a multilocus phylogenetic overview[J]. Mycologia, 2006, 98(6):982-995.

[56] Wang X C, Xi R J, Li Y, et al. The Species Identity of the Widely Cultivated Ganoderma, 'G. lucidum' (Ling-zhi), in China[J].PloS ONE, 2012, 7:e40857.

[57] 戴玉成 , 古力图尔 , 崔宝凯 , 等 . 中国药用真菌图志 [M]. 哈尔滨 : 东北林业大学出版社 , 2013.

[58] 朱有昌 , 吴德成 , 李景富 . 东北地区药用真菌资源（初报）[J]. 自然资源研究 , 1981 (3):34-53.

[59] 马腾飞 , 高国平 , 王月 , 等 . 辽宁马勃科大型真菌多样性（Ⅰ)[J]. 北方园艺 ,2017, (5):142-144.

[60] 戴玉成 , 杨祝良 . 中国药用真菌名录及部分名称的修订 [J]. 菌物学报 , 2008, (6): 801-824.

[61] 王德宏 , 姚杰坤 . 辽宁东部山区药用真菌资源 [J]. 中国林副特产 , 2000, (1):57-58.

[62] 朱有昌 . 东北地区药用地衣资源（初报）[J]. 自然资源研究 , 1983, (4):25-29.

[63] 陈锡龄 , 赵从福 , 罗光裕 . 东北地衣名录 [J]. 东北林学院学报 , 1981, (3):127-135.

[64] 陈锡龄 , 赵从福 , 罗光裕 . 东北地衣名录（二)[J]. 东北林学院学报 , 1981, (4):150-160.

[65] GBIF: The Global Biodiversity Information Facility. https://www.gbif.org/

[66] Catalogue of Life. https://www.catalogueoflife.org/

[67] 物种 2000 中国节点 中国生物物种名录 . http://www.sp2000.org.cn/

[68] 大型真菌分类系统及经济真菌信息平台 . https://nmdc.cn/macrofungi/

[69] 王鹏 , 邱英杰 . 辽宁仙人洞国家级自然保护区科学考察集 [M]. 北京 : 中国林业出版社 , 2002.

[70] 宋殿云 , 邱英杰 . 辽宁医巫闾山国家级自然保护区科学考察集 [M]. 北京 : 中国林业出版社 , 2004.

[71] 李剑源 , 刘德栋 , 吕蕊 . 老秃顶子国家级自然保护区科学考察报告集 [M]. 沈阳 : 沈阳出版社 , 2016.

[72] 陈玮 , 曲再春 , 张粤 . 辽宁白石砬子自然保护区生物多样性 [M]. 沈阳 : 辽宁科学技术出版社 , 2017.

[73] Crandall-Stotler B, Stotler R E, Long D G. Phylogeny and classification of the Marchantiophyta [J]. Edinburgh Journal of Botany, 2009, 66(1):155-198.

[74] Liu Y, Johnson M G , Cox C J , et al. Resolution of the ordinal phylogeny of mosses using targeted exons from organellar and nuclear genomes[J]. Nature Communications, 2019, 10(1):1485-1495

[75] 辽宁省林业土壤研究所 . 东北藓类植物志 [M]. 北京 : 科学出版社 , 1977.

[76] 高谦 , 张光初 . 东北苔类植物志 [M]. 北京 : 科学出版社 , 1981.

[77] 衣艳君 . 中国药用苔藓植物资源 [J]. 中草药 , 2000: 31(8):624-628.

[78] 曹同 , 路勇 , 吴玉环 , 等 . 苔藓植物对鞍山市环境污染生物指示的研究 [J]. 应用生态学报 , 1998, 9(6):635-639.

[79] Zhang J, Fu X X, Li R Q, et al. The hornwort genome and early land plant evolution[J]. Nat. Plants, 2020, (6):107-118.

[80] 多识苔藓系统 . https://duocet.ibiodiversity.net/index.php?title= 多识苔藓系统

[81] 张淑梅 . 辽宁植物 : 上中下 [M]. 沈阳 : 辽宁科学技术出版社 , 2021.

[82] 张淑梅 , 李微 , 李丁男 . 辽宁省高等植物多样性编目 [J]. 生物多样性 , 2022, 30(6):18-24.

[83] Plants of the World Online. https://powo.science.kew.org/

[84] 朱有昌 . 东北药用植物 [M]. 哈尔滨 : 黑龙江科学技术出版社 , 1989.

[85] Kayal E, Bentlage B, Pankey M. S, et al. Phylogenomics provides a robust topology of the major cnidarian lineages and insights on the origins of key organismal traits[J]. BMC Evolutionary Biology, 2018, 18:68-86.

[86] Struck T H, Schult N, Kusen T, et al. Annelid phylogeny and the status of Sipuncula and Echiura[J]. BMC Evolutionary Biology, 2007,7:57-67.

[87] Wanninger A, Wollesen T. The evolution of molluscs[J]. Biological reviews of the Cambridge Philosophical Society, 2019, 94(1):102-115.

[88] Uribe J E, González V L, Irisarri I, et al. A Phylogenomic Backbone for Gastropod Molluscs[J]. Syst Biol., 2022, 71(6):1271-1280.

[89] Uribe J E, Zardoya R. Revisiting the phylogeny of Cephalopoda using complete mitochondrial genomes[J]. Journal of Molluscan Studies,2017, 83(2): 133-144.

[90] Sanchez G, Setiamarga D H E, Tuanapaya S, et al. Genus-level phylogeny of cephalopods using molecular markers: current status and problematic areas[J]. Peer J, 2018, 6:e4331.

[91] Lee H, Samadi S, Puillandre N, et al. Eight new mitogenomes for exploring the phylogeny and classifification of Vetigastropoda[J]. Journal of Molluscan Studies, 2016, 82: 534-541.

[92] Kantor Y I, Fedosov A E, Kosyan A R, et al. Molecular phylogeny and revised classification of the Buccinoidea (Neogastropoda)[J]. Zoological Journal of the Linnean Society, 2022, 194:789-857.

[93] Combosch D J, Collins T M, Glover E A, et al. A family-level Tree of Life for bivalves based on a Sanger-sequencing approach [J]. Mol Phylogenet Evol, 2017,107:191-208.

[94] Giribet G, Edgecombe G D. The Phylogeny and Evolutionary History of Arthropods[J]. Curr Biol, 2019, 29(12):R592-602.

[95] Zhang R, Chen R R, An J M, et al. Phylogeny of Terrestrial Isopods Based on the Complete Mitochondrial Genomes, Subvert the Monophyly of Oniscidea[J]. Integrative Biology Faculty and Staff Publications.2020:541.

[96] Wolfe J M, Breinholt J W, Crandall K A, et al. A phylogenomic framework, evolutionary timeline and genomic resources for comparative studies of decapod crustaceans[J]. Proc Biol Sci, 2019, 286(1901):20190079.

[97] Mah C L, Blake D B. Global Diversity and Phylogeny of the Asteroidea (Echinodermata)[J]. PLoS ONE, 2012, 7(4):e35644.

[98] Wheeler W C, Coddington J A, Crowley L M, et al. The spider tree of life:Phylogeny of Araneae based on target-gene analyses from an extensive taxon sampling[J]. Cladistics, 2017, 33(6):574-616.

[99] Shen X, Tian M, Yan B, et al. Phylomitogenomics of Malacostraca (Arthropoda: Crustacea)[J] .Acta Oceanologica Sinica, 2015, 34(2):1-9.

[100] Tan M H, Gan H M, Lee Y P, et al. Comparative mitogenomics of the Decapoda reveals evolutionary heterogeneity in architecture and composition[J]. Sci Rep. 2019, 9(1):10756.

[101] Tsang L M, Schubart C D, Ahyong S T, et al. Evolutionary History of True Crabs (Crustacea: Decapoda: Brachyura) and the Origin of Freshwater Crabs[J]. Mol Biol Evol. 2014, 31 (5):1173-1187

[102] Brenzinger B, Schrödl M, Kano Y, et al. Origin and significance of two pairs of head tentacles in the radiation of euthyneuran sea slugs and land snails[J]. Sci Rep., 2021, 11(1):21016.

[103] Rodríguez E, Barbeitos M S, Brugler M R, et al. Hidden among Sea Anemones:The First Comprehensive

Phylogenetic Reconstruction of the Order Actiniaria (Cnidaria, Anthozoa, Hexacorallia) Reveals a Novel Group of Hexacorals[J]. PLoS ONE. 2014, 9(5):e96998.

[104] Weigert A, Bleidorn C. Current status of annelid phylogeny[J]. Org Divers Evol 2016, 16:345-362.

[105] 李景科, 高梅香, 林琳, 等. 中国东北丽金龟科分布名录 (鞘翅目)[J]. 哈尔滨师范大学自然科学学报, 2014, 30(4):111-114.

[106] 王哲, 钟涛, 赵彤华, 等. 重要地下害虫东北大黑鳃金龟研究进展 [J]. 环境昆虫学报, 2019, 41(5):1023-1030.

[107] Misof B, Liu S, Meusemann K, et al. Phylogenomics resolves the timing and pattern of insect evolution[J]. Science, 2014, 346(6210):763-767.

[108] Johnson K P, Dietrich C H, Friedrich F, et al. Phylogenomics and the evolution of hemipteroid insects[J]. PNAS, 2018, 115:12775-12780.

[109] 吕红娟, 黄原. 基于线粒体 COI 基因全序列的直翅目部分类群系统发育关系分析 [J]. 动物学研究, 2012, 33(3):319-328.

[110] 赵乐, 李雪娟, 黄原. 直翅目昆虫线粒体基因组特征及系统发育研究 [J]. 生命科学, 2018, 30(1):113-123.

[111] Bybee S M, Kalkman V J, Erickson R J, et al. Phylogeny and classification of Odonata using targeted genomics[J]. Mol Phylogenet Evol, 2021, 160:107115.

[112] Liu Q P, Liu Z J, Wang G L, et al. Taxonomic revision of the praying mantis subfamily Hierodulinae of China (Mantodea: Mantidae)[J]. Zootaxa,2021, 4951(3):401-433.

[113] Djernæs M, Klass K D, Eggleton P. Identifying possible sister groups of Cryptocercidae+ Isoptera: a combined molecular and morphological phylogeny of Dictyoptera[J]. Mol Phylogenet Evol, 2015, 84:284-303.

[114] Li H, Leavengood J M Jr, Chapman E G, et al. Mitochondrial phylogenomics of Hemiptera reveals adaptive innovations driving the diversification of true bugs[J]. Proc Biol Sci., 2017, 284 (1862):1-11.

[115] Peters R S, Krogmann L, Mayer C, et al. Evolutionary History of the Hymenoptera[J]. Curr Biol. 2017,27(7):1013-1018.

[116] 董大志, 王云珍. 胡蜂属 Vespa Linnaeus 的系统发育研究 (膜翅目：胡蜂科)[J]. 西南农业大学学报 (自然科学版), 2003, (5):405-408.

[117] Chen P Y, Wei S J, Liu J X. The mitochondrial genome of the Vespa mandarinia Smith (Hymenoptera: Vespidae: Vespinae) and a phylogenetic analysis of the Vespoidea[J]. Mitochondrial DNA Part A. 2016, 27(6):4414-4415.

[118] Zhang S Q, Che L H, Li Y, et al. Evolutionary history of Coleoptera revealed by extensive sampling of genes and species[J]. Nat Commun, 2018, 9(1):205-215.

[119] 杨邦和, 吴孝兵, 诸立新, 等. 基于 CO Ⅱ 和 EF-1α 基因部分序列的中国蝶类科间系统发生关系 [J]. 动物学报, 2008, (2):233-244.

[120] 谷星石. 十三种蚕蛾总科昆虫线粒体基因组序列分析及其系统地位 [D]. 长沙：湖南农业大学 .2017.

[121] Mitter C, Davis D R, Cummings M P. Phylogeny and Evolution of Lepidoptera[J]. Annu Rev Entomol. 2017,62:265-283.

[122] 王小奇, 方红, 张治良. 辽宁甲虫原色图鉴 [M]. 沈阳：辽宁科学技术出版社 .2012.

[123] 刘思昭, 程晓冬, 刘丽, 等. 大连地区天敌昆虫调查及研究 (昆虫纲)[J]. 辽宁师范大学学报 (自然科学版), 2018, 41(4):503-515.

[124] Miller A K, Kerr A M, Paulay G, et al. Molecular phylogeny of extant Holothuroidea (Echinodermata)[J]. Molecular Phylogenetics and Evolution, 2017,111:110-131.

[125] Sun S, Xiao N, Sha Z. Mitogenomics provides new insights into the phylogenetic relationships and evolutionary history of deep-sea sea stars (Asteroidea)[J]. Sci Rep. 2022, 12(1):4656-4667.

[126] Nelson J S, Grande T, Willsom M V H. Fishes of the World(Fifth edition)[M].John Wiley & Sons, 2016.

[127] 蔡波，王跃招，陈跃英，等 . 中国爬行纲动物分类厘定 [J]. 生物多样性 , 2015, 23(3):365-382.

[128] 孙宇辰，陆宇燕，王伟，等 . 我国学者对亚洲蝮属蝮蛇分类研究的贡献 [J]. 蛇志 ,2020,32(1):1-5.

[129] Crawford N G, Parham J F, Sellas A B, et al. A phylogenomic analysis of turtles[J]. Molecular Phylogenetics and Evolution, 2015,83:250-257

[130] 曹善茂 . 大连近海无脊椎动物 [M]. 沈阳 : 辽宁科学技术出版社 , 2017.

[131] 宋鹏东，李映溪，王桂云，等 . 大连沿海无脊椎动物实习指导 [M]. 北京 : 高等教育出版社 , 1989.

[132] 王剀，任金龙，陈宏满，等 . 中国两栖、爬行动物更新名录 [J]. 生物多样性 , 2020, 28(2): 189-218.

[133] 中国两栖类信息系统 . http://www.amphibiachina.org/.

[134] Uetz P, Freed, P, Aguilar, R, et al. The Reptile Database, http://www.reptile-database.org

[135] Josefin Stiller J, Feng S H, Chowdhury A, et al. Complexity of avian evolution revealed by family-level genomes[J]. Nature, 2024,629(8013):851-860.

[136] Kuhl H, Frankl-Vilches C, Bakker A, et al. An Unbiased Molecular Approach Using 3'-UTRs Resolves the Avian Family-Level Tree of Life[J]. Mol Biol Evol, 2021, 38(1):108-127.

[137] Jarvis D E, Mirarab S, Aberer J A, et al. Whole-genome analyses resolve early branches in the tree of life of modern birds[J]. Science, 2014,346(6215):1320-1331.

[138] 辽宁省科学技术委员会辽宁动物志编辑委员会 . 辽宁动物志 两栖类 爬行类 [M]. 沈阳 : 辽宁科学技术出版社 , 1987

[139] 辽宁省科学技术委员会辽宁动物志编辑委员会 . 辽宁动物志 鱼类 [M]. 沈阳 : 辽宁科学技术出版社 ,1987.

[140] 辽宁省科学技术委员会辽宁动物志编辑委员会 . 辽宁动物志 兽类 [M]. 沈阳 : 辽宁科学技术出版社 ,1988.

[141] 辽宁省科学技术委员会辽宁动物志编辑委员会 . 辽宁动物志 鸟类 [M]. 沈阳 : 辽宁科学技术出版社 ,1989.

[142] 蒋志刚，刘少英，吴毅，等 . 中国哺乳动物多样性 (第 2 版)[J]. 生物多样性 , 2017, 25(8):886-895.

[143] 蒋志刚，马勇，吴毅，等 . 中国哺乳动物多样性 [J]. 生物多样性 , 2015, 23(3):351-364.

[144] 史宇飞，周正 . 朝阳哺乳纲兽类资源简述 [J]. 辽宁林业科技 , 2017, (5):60-62.

[145] 邱英杰 . 辽宁的兽类资源 [J]. 辽宁林业科技 , 2015, (6):37-39+51.

[146] 赵文双，杨春明，肖常青，等 . 辽宁省兽类资源现状及保护利用研究 [J]. 辽宁林业科技 , 2004, (2):8-10+32.

[147] Chinese Register of Marine Species (ChaRMS) https://marinespecies.org/charms/

[148] World Register of Marine Species. (WoRMS) https://www.marinespecies.org

[149] Avibase -The World Bird Database https://avibase.bsc-eoc.org/

[150] 于昕 , 2010. 蜻蜓学研究 . https://www.china-odonata.top

[151] MolluscaBase Eds. MolluscaBase. https://www.molluscabase.org